康复医师培训教材

# 神经康复科
# 医师核心技能

主　编　王玉龙

副主编　宋为群　李建华　白玉龙

编　者（以姓氏笔画为序）

王　颖（上海交通大学医学院附属仁济医院）　　宋为群（首都医科大学附属宣武医院）

王玉龙（深圳大学第一附属医院）　　　　　　张秀花（南京医科大学附属同仁康复医院）

白玉龙（复旦大学附属华山医院）　　　　　　陈红霞（广州中医药大学第二附属医院）

巩尊科（徐州市中心医院）　　　　　　　　　陈妙玲（深圳大学第一附属医院）

朱　燕（上海市第二康复医院）　　　　　　　胡昔权（中山大学第三附属医院）

李　华（深圳大学第一附属医院）　　　　　　钟卫权（徐州医科大学医学技术学院）

李建华（浙江大学医学院附属邵逸夫医院）　　钱宝延（河南省人民医院）

李振海（赣南医学院）　　　　　　　　　　　崔宝娟（山东大学第二医院）

杨　敏（西南医科大学附属医院）　　　　　　谢菊英（湘南学院附属医院）

何任红（南方医科大学南方医院）　　　　　　颜凤华（第三军医大学第三附属医院）

秘　书　李　华（深圳大学第一附属医院）

人民卫生出版社

图书在版编目（CIP）数据

神经康复科医师核心技能 / 王玉龙主编. —北京：人民卫生出版社，2017

ISBN 978-7-117-24630-9

Ⅰ. ①神… Ⅱ. ①王… Ⅲ. ①神经系统疾病－康复医学 Ⅳ. ①R741.09

中国版本图书馆 CIP 数据核字（2017）第 132703 号

| 人卫智网 www.ipmph.com | 医学教育、学术、考试、健康， 购书智慧智能综合服务平台 |
| 人卫官网 www.pmph.com | 人卫官方资讯发布平台 |

**神经康复科医师核心技能**

主　　编：王玉龙
出版发行：人民卫生出版社（中继线 010-59780011）
地　　址：北京市朝阳区潘家园南里 19 号
邮　　编：100021
E - mail：pmph @ pmph.com
购书热线：010-59787592　010-59787584　010-65264830
印　　刷：三河市宏达印刷有限公司（胜利）
经　　销：新华书店
开　　本：787×1092　1/16　印张：32
字　　数：799 千字
版　　次：2017 年 9 月第 1 版　2017 年 9 月第 1 版第 1 次印刷
标准书号：ISBN 978-7-117-24630-9/R·24631
定　　价：62.00 元

打击盗版举报电话：**010-59787491**　**E-mail：WQ @ pmph.com**
（凡属印装质量问题请与本社市场营销中心联系退换）

# 前　言

　　每次有新医生到我科来学习或进修时，他们常常会问同一个问题，"神经康复科医师学什么？"这时我便告诉他们，一位合格的神经康复科医师应该具备哪些技能、常常会遇到患有哪些疾病的病人、需要处理的临床问题是什么、应该读哪些书、应该拥有什么样的知识结构等。过了一段时间，他们又会问，"我现在学得怎么样了？"我此时会告诉他们检验一位神经康复科医师水平高低的指标是什么。诸如此类的问题几乎每年我都要回答多次，时间一长，有一个想法就涌上心头，能否组织一些专家编写一本关于神经康复科医师应该具备的技能的专著供新入门的医师学习，以便他们能尽快地掌握相关的知识和技能，以满足神经康复科临床的需要。于是，我便鼓起勇气着手编写《神经康复科医师核心技能》一书。

　　要编写《神经康复科医师核心技能》，首先要编写写作大纲，但因为迄今为止国内外尚未有同类书籍，所以我们做了大量的市场调查，走访了多个神经康复科主任，询问他们对上述问题的认识。前后经过大约3个月的时间，才完成编写大纲任务。大多数康复专家认为，神经康复科医师的核心技能应该包括诊断和鉴别诊断、康复功能评定、制订康复治疗计划、开具神经康复科医嘱以及组织和安排康复治疗五个部分。

　　因为本教材是针对毕业后的康复医学科医师编写的，所以对在大学阶段学习的康复知识进行了概括和浓缩，并强调在临床的实用性和操作性，内容的重点放在对康复医学科常见的神经疾病诊断与鉴别诊断、功能评定及其内容、评定流程、制订康复计划、书写康复医嘱和组织康复治疗上，务求临床实用。本教材共有20章，前3章介绍了神经康复科的常见疾病、诊断所需的临床知识、值班医师常见问题的处理以及康复功能评定的一般工具和方法，包括临床评定和功能评定，最后一章是神经康复科病历书写规范要求，供临床使用时参考。

　　参加本教材编写的作者多数为在康复医学科临床第一线工作多年的专家，既有丰富的临床工作经验，又有多年本科、研究生教学和临床住院医师培养的实践，在本教材的编写过程中，他们就教材内容、全书架构设置和重点内容描述字数的把握都提出了宝贵的意见。我们希望本教材能够真正成为康复医学科临床医师的良师益友，为积极推动我国康复医学科康复医师的继续教育作出有益贡献。

　　在本教材的编写过程中，曾得到深圳大学第一附属医院领导的大力支持和帮助，在此表示衷心感谢。深圳大学第一附属医院康复医学科多位同事参与了本书的校对工作，他们为此书的顺利出版也付出了辛勤的劳动，在此一并表示感谢！

由于编写本类教材的经验不足，加上编者水平有限，不当之处在所难免，恳请广大读者不吝赐教、批评和指正。

王玉龙

2017 年 7 月于攀枝花

# 目 录

# 第一章

# 总　论

神经疾病的临床康复是目前综合医院康复医学科和康复医院的主要工作内容之一，在临床上占有极其重要的地位。神经疾病的康复效果在一定程度上反映了当地或某个医疗机构康复医学的发展水平。作为一名神经康复科医师，如何尽快、全面地掌握神经康复科的核心技能，使之能够满足临床需求则是顺利开展神经康复工作的关键。然而，由于神经康复在全国各地开展的情况参差不齐，对于一名神经康复科医师应该掌握的知识和技能也有不同的观点和认识，所以特别有必要就上述问题达成共识，供临床参考使用。

对神经康复科病人的服务离不开准确的诊断和鉴别诊断、全面系统的康复评定、适宜的康复计划、恰当的康复医嘱和有效的康复治疗。因此，神经康复科医师的核心技能就是对神经疾病的诊断和鉴别诊断、康复功能评定、制订康复治疗计划、开具康复医嘱以及组织和安排康复治疗，至于康复治疗的具体完成则由康复治疗师完成。

## 第一节　神经康复科服务对象

对神经康复科医师来说，了解神经康复科的服务对象是最基本的要求。神经系统是人体结构和功能最精细、最复杂的系统，分为中枢神经系统（包括脑和脊髓）和周围神经系统（包括脑神经和脊神经）。神经系统疾病是神经系统和骨骼肌由于感染、肿瘤、血管病变、外伤、中毒、免疫障碍、变性、遗传、先天发育异常、营养缺陷、代谢障碍等引起的神经系统和骨骼肌疾病。一旦发生，常常遗留有严重的功能障碍。需要特别指出的是，许多内科疾病与神经系统疾病密切相关，如高血压、糖尿病、心脏病、血液病是脑血管病的重要危险因素，因此，神经康复科的服务对象除了常见的神经系统疾病以外，还需要对病人的其他合并症进行诊断和鉴别诊断，只有这样，诊断和鉴别诊断的结果才能做到全面、准确、可靠，保障临床安全，具有临床操作性。

### 一、脑血管疾病

在神经康复科住院病人中，脑血管疾病无疑占有最大的比例。近年来我国的流行病学资料表明，与西方发达国家相比，我国脑血管疾病的发病率和死亡率明显高于心血管疾病，在人口死亡原因中占第一位。每年全国新发脑卒中病人约为200万人，每年死于脑卒中的病人约150万人，存活的病人人数达600万～700万。

除常见的蛛网膜下腔出血、脑出血和脑梗死外，近年来收治的颅内动脉瘤、颅内血管畸形、脑动脉炎和血管性痴呆的病人越来越多，呈现出明显的增长趋势。

### （一）脑梗死

脑梗死最常见的类型是动脉粥样硬化性血栓性脑梗死,其次是心源性脑栓塞性脑梗死、小动脉闭塞性脑梗死和其他原因不明的脑梗死。脑梗死后其临床表现和功能障碍决定于梗死灶的大小和部位,主要是局灶性神经功能缺损的症状和体征,如认知障碍、偏瘫、偏身感觉障碍、失语、共济失调等。大脑中动脉主干闭塞可出现偏瘫、偏身感觉障碍和同向性偏盲,可伴有双眼向病灶侧凝视;优势半球受累可出现失语,非优势半球病变可出现体像障碍。大脑后动脉主干闭塞表现为对侧偏盲、偏瘫及偏身感觉障碍,丘脑综合征,优势半球受累可伴有失读。

### （二）脑出血

不同病因的脑出血,出血方式不同。高血压、脑淀粉样血管病、脑动脉瘤和脑动静脉畸形等常导致血管破裂,出血量大,病情较重,而血液病、脑动脉炎及部分梗死后出血常表现为点状、环状出血,出血量小,症状较轻。壳核是高血压性脑出血最常见的出血部位,占全部脑出血的30%~50%。壳核出血血肿常向内扩展累及内囊,临床表现与血肿的部位和血肿量有关,常表现为对侧偏瘫,也可表现为双眼向病灶侧凝视,病灶对侧偏身感觉障碍,同向性偏盲,优势半球受累可有失语。

### （三）血管性痴呆

65岁以上人群中痴呆的发病率约为5%,其中血管性痴呆约占20%。血管性病变导致的痴呆常有认知功能障碍和脑血管病相关的神经功能障碍两个方面。典型的临床表现为一侧的感觉和运动功能障碍,突发的认知功能损害、失语、失认、失用、视空间或结构障碍。早期可出现程度较轻的记忆障碍,多伴有一定程度的执行能力受损,如缺乏目的性、主动性、计划性,组织能力减退和抽象思维能力差等。

## 二、颅脑外伤

颅脑外伤(traumatic brain injury,TBI)常发生于交通事故、工伤、运动损伤等事件中。有人统计,全世界每年有5400万~6000万人患有TBI,其中有220万~360万人为中、重度损害。按损伤后脑组织是否与外界相通分为开放性损伤和闭合性损伤。常见的脑外伤有头皮裂伤、头皮撕脱伤、头皮血肿、颅骨骨折、脑震荡、脑挫裂伤、颅内血肿等。

### （一）脑震荡

一般认为是损伤较轻的一种颅脑损伤,在电子显微镜下可见神经元线粒体变化,ATP酶消失,血脑屏障通透性发生改变等。意识障碍常在半小时之内恢复。脑震荡的临床表现是:①原发性意识障碍:伤后马上出现的昏迷,清醒后有嗜睡、头痛、头晕等;②逆行性健忘:不能记忆受伤当时或伤前一段时间的情况;③内脏神经系统功能紊乱:伤后有面色苍白、冷汗、瞳孔变化、血压下降、脉弱及呼吸缓慢等,随着意识情况的改善上述症状会逐渐消失,但仍会有头痛、头晕、心悸、恶心、失眠和注意力不集中等症状。

### （二）脑挫裂伤

不仅在电镜下可见损伤,而且肉眼也可见有脑组织的器质性损害,可以是挫伤、裂伤或挫裂伤;分为局部性的、弥漫性的和继发性的三类。脑挫裂伤的临床表现为:①意识障碍:原发性意识障碍的程度比脑震荡重,并且持续时间长;②"三偏"体征:因脑挫裂伤的部位不同而有不同的神经系统定位体征,如偏瘫、偏身感觉障碍、偏盲、失语和局灶性癫痫等;③内脏神经系统改变:如血压升高、脉搏缓慢,提示可能有脑水肿和颅内血肿等所引起的颅内压升高,应激性溃疡、高热等提示可能有颅内压升高所致的下丘脑损伤。

### (三)脑干损伤

原发性脑干损伤都是直接伤及脑干,继发性脑干损伤多是颅脑外伤后引起颅内血肿、脑水肿,脑受压移位而压迫脑干使其受损,后者更为常见。原发性脑干损伤死亡率很高。临床表现为伤后持续昏迷,瞳孔大小不定,时大时小或为针尖样瞳孔;眼球分离或同向凝视,去大脑强直;生命体征有较大的改变。

## 三、颅内占位性病变

以颅内肿瘤和脑脓肿较为常见,可引起局灶性神经功能损伤,类似于脑梗死。

### (一)颅内肿瘤

颅内肿瘤分为原发性和继发性肿瘤两大类,原发性肿瘤可发生于脑组织、脑膜、颅神经、垂体等部位。成人以脑胶质瘤最多见。脑胶质瘤(脑胶质细胞瘤)约占颅内肿瘤的46%,如星形细胞瘤、胶质细胞瘤、室管膜瘤等,其次为脑膜瘤、垂体瘤、颅咽管瘤、神经纤维瘤、海绵状血管瘤、胆脂瘤等。

世界卫生组织 1998 年公布按死亡率顺序排位,恶性胶质瘤是 34 岁以下肿瘤病人的第 2 位死亡原因,是 35～54 岁病人的第 3 位死亡原因。胶质细胞瘤偏良性者生长缓慢,病程较长,自出现症状至就诊时间平均两年,恶性者瘤体生长快,病程短,自出现症状到就诊时多数在 3 个月之内,70%～80% 多在半年之内。一般症状为颅内压增高表现,如头痛、呕吐、视乳头水肿、视力视野改变、癫痫、复视、颅扩大(儿童期)和生命体征改变等。尽管胶质细胞瘤的临床表现差异很大,但颅内压增高、局灶性神经系统症状和进行性加重是其共同的特征。

### (二)脑脓肿

脑脓肿可发生在任何年龄,以儿童和青壮年多见。细菌感染引起的脑脓肿根据感染的来源途径常分为四类:

1. **耳源性与鼻源性脑脓肿** 耳源性脑脓肿最多见,约占脑脓肿的 2/3,中耳炎、乳突炎、鼻窦炎、颅骨骨髓炎及颅内静脉窦炎等化脓性感染病灶可直接向脑内蔓延,形成脑脓肿。其中以慢性中耳炎、乳突炎导致的脑脓肿最为多见,其感染途径多经鼓室盖或鼓窦波及颅内颞叶的中后部,约占耳源性脑脓肿的 2/5。常见致病菌以变形杆菌及厌氧菌为主,厌氧菌以链球菌居多,其次为杆菌,也可为混合性感染。

由鼻窦炎引起的脑脓肿称为鼻源性脑脓肿,较少见。多发生于额叶底部,多为单发,偶有多发。多为混合菌感染。

2. **血源性脑脓肿** 约占脑脓肿的 1/4。身体其他部位感染后细菌可经动脉血行到脑内而引起颅内感染。而面部三角区的感染可由静脉回流至颅内形成颅内感染。感染来源常见的有胸部各种化脓性感染,如肺炎、肺脓肿、脓胸、支气管扩张,此外细菌性心内膜炎、先天性心脏病尤其是发绀型心脏病也可引起脑脓肿。经动脉播散的脓肿常位于大脑中动脉分布的脑白质或白质与皮质交界处,故好发于额、顶、颞叶;而位于面部的感染灶好发于额叶。致病菌以溶血性金黄色葡萄球菌为主,其他多为混合菌。

3. **外伤性脑脓肿** 多继发于开放性脑损伤,为化脓性细菌直接由外界侵入脑内所致。清创不彻底、不及时,有异物或碎骨片存留于脑内,可在数周内形成脓肿,少数可在伤后数月或数年甚至数十年才形成脓肿。病原菌多为金黄色葡萄球菌或混合菌。

**4. 隐源性脑脓肿**　指原发病灶不明，临床上无法确定其感染源。可能原发感染灶和脑内继发病灶均较轻微或机体抵抗力强，炎症得到控制而未被发现，但细菌仍潜伏于脑内，一旦机体抵抗力下降即可发病。因此，这类脑脓肿实质上为血源性脑脓肿，此类脑脓肿在全部脑脓肿中所占的比例有逐渐增高的趋势。

脑脓肿除细菌感染外还可因真菌、原虫、寄生虫等感染引起。近年来因免疫功能损害所引起的脑脓肿的报道也日渐增多。

## 四、中枢神经系统感染性疾病

依据感染部位的不同，中枢神经系统感染分为三大类：①脑炎、脊髓炎或脑脊髓炎：主要侵犯脑、脊髓实质；②脑膜炎、脊膜炎或脑脊膜炎：主要侵犯脑和脊髓的软脊膜；③脑膜脑炎：脑实质和脑膜合并受累。病毒性脑炎是常见的中枢神经系统感染性疾病，其中以单纯疱疹病毒性脑炎最常见。

### （一）单纯疱疹病毒性脑炎

主要受累部位为额叶眶部、颞叶内侧和边缘系统，多双侧受累，常常不对称，表现为受累部位脑组织水肿、软化和出血坏死，脑实质出血坏死是单纯疱疹病毒性脑炎重要的病理特征。

发病后功能障碍多表现为精神和行为异常、认知功能障碍，可出现癫痫发作，也可出现不同程度的意识障碍，甚至昏迷。多有局灶性神经系统症状，如轻度偏瘫、失语、偏盲等。

### （二）化脓性脑膜炎

化脓性脑膜炎最常见的致病菌是脑膜炎双球菌、肺炎球菌和流感嗜血杆菌。脑膜炎双球菌所致的流行性脑膜炎好发于儿童，肺炎球菌脑膜炎好发于老年人，流感嗜血杆菌好发于6岁以下儿童，金黄色葡萄球菌或绿脓杆菌脑膜炎往往继发于腰椎穿刺、脑室引流和神经外科手术后。

化脓性脑膜炎除有局灶性神经系统症状，如偏瘫、失语等外，常有颅内高压的症状，如剧烈头痛、呕吐、意识障碍等。

### （三）结核性脑膜炎

结核性脑膜炎大多为人型结核分枝杆菌感染，较少为牛型结核分枝杆菌感染，通常是结核菌经淋巴系统和血行播散，进入脑膜，导致结核性脑膜炎。颅神经损伤以动眼神经、展神经、面神经和视神经为主，表现为复视、视力减退和面神经麻痹等症状。

## 五、中枢神经系统脱髓鞘疾病

发生在脑和脊髓的以髓鞘脱失为主要特征、神经元胞体及其轴索受累相对较轻的一组疾病称为中枢神经系统脱髓鞘疾病，有遗传性和获得性两大类，前者主要是脑白质营养不良，髓鞘形成缺陷，不能完成正常发育，如肾上腺脑白质营养不良、佩-梅病、亚历山大病等；后者包括多发性硬化、视神经脊髓炎、急性播散性脑脊髓炎等。

### （一）多发性硬化

多发性硬化是一种以中枢神经系统白质炎性脱髓鞘为主要病理特征的自身免疫性疾病，表现为反复发作的神经功能障碍，多次缓解复发，病情每况愈下。最常受累的部位为脑室周围白质、视神经、脊髓、脑干和小脑。视力障碍常为首发症状，常有肢体无力、感觉异常、共济失调、内脏神经功能障碍，多有精神症状和认知功能障碍。

## （二）视神经脊髓炎

多发性硬化又叫 Devic 病，是一种主要为视神经和脊髓的炎性脱髓鞘疾病，临床上以视神经和脊髓同时或相继受损为主要特征，常伴有其他自身免疫性疾病，如甲状腺炎、干燥综合征、系统性红斑狼疮等。视神经受损常以视力下降伴有眼球胀痛为首发症状，脊髓损伤的典型表现是脊髓完全横贯性损害，少数病人表现为非对称性损害，可表现为脊髓半切综合征或脊髓中央综合征。

## 六、运动障碍性疾病

运动障碍性疾病又称锥体外系疾病，主要表现为随意运动调节障碍，而肌力、感觉和小脑功能不受影响。当锥体外系发生损害时，会产生不自主运动和肌张力障碍两大症状。一般来说，尾状核、壳核病变时常出现运动过多、肌张力减低等症状，见于舞蹈病、手足徐动症、扭转痉挛等；苍白球和黑质病变时出现运动减少、肌张力增高，见于帕金森病；丘脑底核病变时可出现投掷运动。

### （一）帕金森病

帕金森病是中老年常见的神经系统变性疾病，表现为静止性震颤、肌强直、运动迟缓和姿势步态异常等。此外，还有非运动症状，如精神方面有抑郁、焦虑、认知障碍、幻觉、淡漠、睡眠紊乱，内脏神经方面有便秘、血压偏低、多汗、性功能障碍、排尿障碍，感觉障碍方面有麻木、疼痛、痉挛、嗅觉障碍等。

### （二）肝豆状核变性

肝豆状核变性是一种常染色体隐性遗传的铜代谢障碍性疾病，通常发生于儿童和青少年，少数为成人。神经症状以锥体外系损害为突出表现，如舞蹈样动作、手足徐动和肌张力障碍，并有面部怪容、吞咽障碍、构音障碍、运动迟缓、震颤、肌强直等；精神症状表现为注意力和记忆力减退、智能障碍、反应迟钝、情绪不稳等，甚至有人格改变。

## 七、癫痫

癫痫是多种原因导致的脑部神经元高度同步化异常放电的临床综合征。癫痫发作形式因异常放电神经元位置和范围不同而表现各异，可出现感觉、运动、意识、精神、行为等的异常。

### （一）癫痫的分类

癫痫发作的分类主要参照发作起源于一侧或双侧脑部、发作时有无意识丧失两个标准来进行的，其主要依据是脑电图检查的结果和临床表现，部分性发作是发作起源于一侧、没有意识丧失，全身性发作时起源于双侧、伴有意识丧失。

### （二）癫痫的功能障碍

人类癫痫有两个基本特征，即脑电图上的痫样放电和癫痫的临床发作。癫痫脑电图的典型表现是棘波、尖波、棘 - 慢或尖 - 慢复合波。癫痫的临床表现主要特征是：①共性：即所有癫痫发作都具有的临床表现，它是发作性、短暂性、重复性和刻板性；②个性：即不同类型癫痫所具有的特征，是一种类型的癫痫区别于另一种类型的主要依据，如全身强直 - 阵挛性发作的特征是意识丧失、全身强直性收缩后有阵挛的序列活动。

癫痫发作不仅可造成脑部神经元的坏死或病理性凋亡及神经生物改变而出现相应的功能障碍，还常常引起病人及家属严重的心理障碍。

## 八、脊髓疾病

外伤、感染、肿瘤、发育异常、代谢性疾病和神经变性等原因均可造成脊髓疾病，外伤性因素造成的脊髓损伤都在骨科和骨关节康复科处理，神经康复主要的对象是感染、代谢及变性所造成的脊髓病变。

### （一）急性脊髓炎

急性脊髓炎是临床上最常见的脊髓炎，是指各种感染后变态反应引起的急性脊髓炎性病变，又称急性横贯性脊髓炎，病变部位以胸段最常见，其次为颈、腰段。发病前 1～2 周常有腹泻、上呼吸道感染或疫苗接种史。发病后有不同程度的运动障碍、感觉障碍和内脏神经功能障碍。

### （二）脊髓空洞症

脊髓空洞症是一种慢性进行性脊髓变性疾病，病变部位多位于颈髓，脊髓外形呈梭状膨大或萎缩变细，空洞不规则，由环形排列的胶质细胞及纤维组成。典型的临床表现是节段性分离性感觉障碍、病变节段支配区肌肉萎缩和营养障碍。

## 九、周围神经疾病

周围神经包括嗅、视神经以外的脑神经和脊神经，外伤、感染、中毒、压迫、缺血和代谢障碍等原因均可以引起周围神经损害，统称为神经病。按照周围神经损害的基本病理，可分主质性神经病（轴突和神经纤维）和间质性神经病（神经纤维之间的支持组织），神经传导功能障碍和疼痛是周围神经病的重要临床表现。

### （一）三叉神经痛

三叉神经痛是三叉神经分布区内反复发作的阵发性、短暂、剧烈疼痛，不伴有三叉神经功能破坏的症状。病理可见三叉神经节细胞质中出现空泡，轴突不规则增生、肥厚、扭曲或消失，髓鞘明显增厚、瓦解，多数纤维有节段性脱髓鞘改变。

### （二）特发性面神经麻痹

特发性面神经麻痹是因茎乳孔内面神经非特异性炎症所导致的周围性面神经麻痹，主要病理变化是面神经水肿，髓鞘肿胀、脱失，晚期可有不同程度的轴突变性。

### （三）急性炎症性脱髓鞘性多发性神经病

急性炎症性脱髓鞘性多发性神经病即吉兰-巴雷综合征，主要表现为四肢远端对称性无力，很快加重并向近端发展，或自近端开始向远端发展，可累及躯干和脑神经，严重者可累及肋间肌和膈肌导致呼吸麻痹。病理可见神经根、神经节和周围神经水肿、充血、局部血管周围淋巴细胞、单核巨噬细胞浸润，神经出现节段性脱髓鞘和轴突变性。

## 十、神经系统发育异常性疾病

儿童发育个体之间有较大的差异，发育评定可以发现儿童目前存在的问题，有利于尽早进行干预。

### （一）智能发育迟缓

智能发育迟缓（mental retardation，MR）是以生物、心理、社会多种因素引起的智力发育明显低于正常水平、生活适应能力缺陷为主要特征的发育障碍性疾病，发生在 18 岁以前，可有沟通、自我照顾、居家生活、社会交往、使用社会设施、自我引导、健康卫生与安全、学业、娱乐与工作等方面的障碍。

### （二）小儿脑性瘫痪

小儿脑性瘫痪（cerebral palsy,CP）是发育脑因各种原因所致的非进行性脑损伤综合征，主要表现为中枢性运动障碍、肌张力异常、姿势及反射异常，并可同时伴有瘫痪、智力低下、语言障碍、视觉障碍以及继发性肌肉和骨骼问题。

### （三）孤独症

1943年美国医生Kanner将具有以社会交往障碍、交流障碍、兴趣狭窄和刻板重复的行为方式为特征的综合征命名为"早期婴儿孤独症"，目前在命名上多称之为孤独症（autism）。对该病的认识，早期多倾向于心理因素，近年来随着诊断和评定技术的发展，越来越多的证据显示神经系统发育异常与孤独症的发生密切相关，如大脑半球优势障碍、两侧颞叶近中部位发生病变。

## 十一、与神经系统疾病联系密切的其他内科疾病

### （一）高血压

高血压是脑出血和脑梗死最重要的危险因素，控制高血压是预防脑卒中发生和发展的核心环节。在脑卒中病人中有相当比例的病人合并有高血压，因此，对高血压的认识和治疗是神经康复科康复评定的重要内容。对高血压的适宜治疗不仅可以有效防止脑卒中病人的二次卒中，还可以有效控制高血压所引起的并发症。

### （二）心房纤颤

心房纤颤常引起栓塞性脑卒中，因此对合并有心房纤颤的脑卒中病人需要应用抗凝药或者抗血小板药，防止脑卒中病人的二次卒中。

### （三）糖尿病

糖尿病病人发生脑卒中的危险性约为普通人的4倍，糖尿病病人发生动脉粥样硬化、肥胖、高血压及血脂异常的概率均高于非糖尿病病人。脑卒中的病情轻重和预后与糖尿病病人的血糖水平有关。

### （四）血脂异常

高胆固醇血症、高密度脂蛋白降低、低密度脂蛋白增高以及高甘油三酯血症是动脉粥样硬化的危险因素，因此，上述疾病的防控可以有效降低脑卒中病人发生二次卒中的机会。

### （五）电解质紊乱

在正常情况下，机体体液及其成分相对稳定，变化范围很小，但是在疾病的影响下，机体内外环境发生变化，可导致体液的代谢紊乱，造成水、电解质和酸碱平衡失调，重者可以危及生命。在康复医学科，病人可以因为摄入不足、感染、呼吸障碍而出现电解质紊乱，甚至于高位脊髓损伤的病人可因神经及内分泌调节障碍而引起低钠血症。上述问题的处理，不仅影响康复的疗效，而且影响病人生命体征的平稳。

## 第二节　神经康复科医师的诊断和评定

随着医学检验技术、影像技术和医院信息化水平的提高，各种检验数据、X射线、超声波、CT和磁共振图像、组织标本等从不同的角度为疾病的诊疗提供了信息支撑和辅助决策，康复医师需要从大量的、极为复杂的数据中获取信息从而对神经疾病做出诊断，并实施

适宜的治疗。对神经疾病的康复评定就是通过上述信息的获得，进一步明确诊断、控制危险因素以及处理康复治疗过程中的病情变化。

## 一、明确诊断

这里的明确诊断是指通过病史采集、体格检查和辅助检查，明确导致该神经疾患发生的原发疾病及其所引起的并发症，以及该病人同时所患的合并症。明确上述诊断，对于采取何种康复治疗、如何安排治疗量以及保障医疗安全都十分重要。在神经康复科，尽管多数病人是经过神经内科、神经外科或老年医学科处理后转诊过来的，大多数病人原发疾病、合并症诊断明确，但是仍有相当一部分病人需要进一步检查，特别是借助于辅助检查明确诊断，尤其是并发症的诊断。

### （一）影像学检查

1. **X线摄片** 通过头颅平片可以了解是否合并有颅骨外伤及其发生的程度；通过脊柱平片，可观察椎体是否发育异常，骨质有无破坏、骨折、脱位、变形和骨质增生等。

2. **血管造影和数字减影血管造影** 可以观察脑血管的走行、有无移位、闭塞和有无血管异常等。

3. **CT** 常规头颅CT平扫主要用于脑外伤、脑出血、蛛网膜下腔出血、脑梗死、脑肿瘤、脑积水、脑萎缩、颅脑炎症性疾病及脑寄生虫病、脑发育畸形等疾病的诊断和鉴别诊断。

4. **MRI** MRI广泛应用于脑血管疾病、脱髓鞘疾病、脑肿瘤、颅脑先天发育畸形、颅脑外伤、各种原因所致的颅内感染及脑变性病的诊断和鉴别诊断；对脊髓疾病的诊断也有明显的优势，如对脊髓肿瘤、脊髓炎、脊髓空洞症、椎间盘突出症、脊椎转移瘤和脓肿等。

### （二）神经电生理检查

1. **脑电图和脑电地形图** 脑电图主要用于癫痫的诊断、分类和病灶的定位；脑电地形图是定量脑电图的分析技术之一，主要用于脑血管病早期功能异常的显示、疗效和预后评定等。

2. **脑诱发电位** 躯体感觉诱发电位可用于吉兰－巴雷综合征、颈椎病、后侧索硬化综合征、多发性硬化及脑血管病等感觉通路受累的诊断和客观评定；视觉诱发电位可辅助诊断视通路病变，特别是对多发性硬化病人提供早期视神经损害的客观依据；脑干听觉诱发电位因为不受病人是否合作的影响，可以客观评定听力；磁刺激运动诱发电位主要用于运动通路病变的诊断；事件相关电位可用于各种大脑疾病引起的认知功能障碍的评定。

3. **脑磁图** 是对脑组织自发的神经磁场的记录，主要用于脑功能区定位和癫痫放电的病灶定位。

4. **肌电图和神经传导速度** 肌电图除可诊断和鉴别诊断神经源性和肌源性损害外，还可用于发现亚临床病灶；神经传导速度是用于评定周围神经传导功能的一项诊断技术。

### （三）头颈部超声检查

1. **经颅多普勒超声** 通过探头的位置、超声束的角度、血流方向及压颈试验等，可以识别各个相关的血管，如辅助诊断颅外血管狭窄或闭塞、颅内血管狭窄或闭塞、动静脉畸形和动静脉瘘、脑血管痉挛，脑动脉血流中微栓子的检测等。

2. **颈动脉彩色多普勒超声** 可客观检测和评定颈部血管的结构、功能状况或血流动力学的改变，对头颈部血管病变，特别是缺血性脑血管病的诊断具有重要的意义，如可发现颈部血管动脉粥样硬化、先天性颈内动脉肌纤维发育不良、颈动脉瘤、大动脉炎和锁骨下动脉盗血综合征等。

（四）放射性同位素检查

**1. 单光子发射计算机断层扫描** 单光子发射计算机断层扫描（single photon emission computed tomography，SPECT）主要是了解脑血流和脑代谢，对颅内占位性病变诊断的阳性率高达 80% 左右，对急性脑血管疾病、癫痫、帕金森病、痴呆分型及脑生理功能的研究也有重要的价值。

**2. 正电子发射计算机断层扫描** 正电子发射计算机断层扫描（positron emission tomography，PET）可客观地描绘出人体生理和病理代谢活动，对于脑肿瘤的分级、预后判断、肿瘤组织与放射性坏死组织的鉴别，癫痫病灶的定位，帕金森病的早期诊断，各种痴呆的鉴别以及对于可逆性脑缺血和不可逆组织损伤的鉴别均有重要的意义。

**3. 脊髓腔和脑池显像** 脊髓腔和脑池显像也称脑脊液（cerebrospinal fluid，CSF）显像，主要用于显示交通性脑积水、梗阻性脑积水、CSF 漏、脑穿通畸形、蛛网膜囊肿及脊髓压迫症所致的椎管阻塞等，还可以用于脑脊液分流术后的随诊及疗效评定等。

**4. 脑血流量测定** 脑血流量测定通常是指局部脑血流量测定（regional cerebral blood flow，rCBF）可用于了解脑血管病、癫痫、痴呆等病人脑血流及功能变化的情况。

（五）腰椎穿刺和脑脊液检查

腰椎穿刺可以采集脑脊液，进行常规检查，如测量压力、观察脑脊液的颜色改变、计算细胞数，也可以进行生化检查，测量蛋白质、糖和氯化物的含量，还可以通过细胞学检查、蛋白电泳及病原学检查等手段辅助诊断。

（六）脑、神经和肌肉活组织检查

**1. 脑活组织检查** 脑活组织检查（biopsy of brain tissue）是通过脑的局部组织病理检查，达到帮助诊断的目的，主要用于疑诊为亚急性硬化性全脑炎、遗传代谢性脑病，如脂质沉积病、脑白质营养不良等，以及经过 CT 或 MRI 检查证实的占位性病变，但性质不能肯定者等。

**2. 神经活组织检查** 神经活组织检查有助于周围神经病变的病因诊断和病变程度的判断，最常用的取材部位是腓肠神经，临床意义在于发现一些特异性改变，如帮助诊断血管炎，还可帮助以髓鞘脱失为主和以轴索损害为主的周围神经病的鉴别等。

**3. 肌肉活组织检查** 肌肉活组织检查有助于明确肌肉病变的病因和程度，并可鉴别神经源性和肌源性萎缩，主要用于多发性肌炎、皮肌炎、包涵体肌炎、进行性肌营养不良、先天性肌病、脊髓性肌萎缩、代谢性肌病、癌性肌病等。

**4. 皮肤神经活组织检查** 皮肤神经活组织检查取材方便，创伤小，能够多点取材，可以观察到小有髓纤维和无髓纤维，主要用于小纤维周围神经病变的评定和辅助诊断。

## 二、控制危险因素

在对神经疾病对象实施康复时对危险因素的控制十分重要，它是防止疾病复发、加重的重要内容。

（一）感染

神经疾患康复的病人发生感染的机会是很大的。一旦发生感染，不仅加重病情、延缓康复进程，而且会干扰康复治疗计划。由于康复对象的特殊性，神经康复科病人常常住院时间长、发生感染的机会多、对抗生素敏感性差，常见的有肺部感染、泌尿系感染及压疮。

由于神经康复科老年病人多、营养状况不良，发生感染后，临床表现常常不典型，且病情发展快，若判断不准确，处理不及时，预后凶险。

1. **肺部感染** 一般情况下通过咳嗽、咳痰、两肺可听到散在干、湿性啰音等临床表现，血常规检查白细胞计数和中性粒细胞计数或比例增高，胸部 X 线检查可见肺纹理增粗，痰培养见致病菌等即可诊断，但此时常常已经发病有一段时间。C 反应蛋白是急性时相反应极灵敏的指标。超敏 C 反应蛋白检查有助于早期感染的诊断。

2. **尿路感染** 它是脑卒中、脊髓损伤病人的常见并发症，通过尿常规检查、尿病原学检查、膀胱容量和残余尿检测以及影像学检查等可判断是否存在尿路感染。

3. **压疮** 压疮也是常见的感染。压疮又称压力性溃疡、褥疮，是由于局部组织长期受压，发生持续缺血、缺氧、营养不良而致组织溃烂坏死。皮肤压疮在康复治疗、康复护理中是一个常见的问题。它多发生于无肌肉包裹或肌肉层较薄、缺乏脂肪组织保护又经常受压的骨隆突处。压疮根据临床表现一般分 4 期。

（1）淤血红润期：为压疮初期。受压部位出现暂时性血液循环障碍，组织缺氧，小动脉反应性扩张，局部表现为红、肿、热、麻木或触痛。此期皮肤的完整性未破坏，为可逆性的改变，如及时去除致病因素，可阻止压疮的发展（图 1-1）。

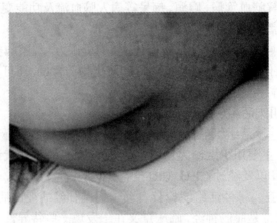

图 1-1 淤血红润期

（2）炎性浸润期：若红肿部位继续受压，血液循环得不到改善，则静脉回流受阻，局部静脉淤血，使受压皮肤表面呈紫红色，皮下产生硬结，皮肤因水肿而变薄，表面可出现水疱，擦破即可显露出潮湿红润的疮面伴有疼痛感（图 1-2）。

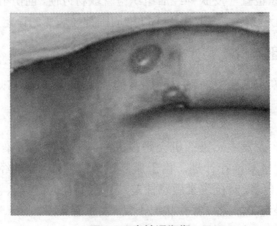

图 1-2 炎性浸润期

（3）浅度溃烂期：表皮水泡逐渐扩大，破溃后可显露潮湿红润的创面，有黄色渗出液渗出，感染后表面有脓液覆盖，形成溃疡，病人疼痛加重（图1-3）。

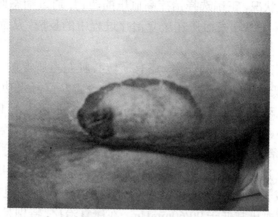

图 1-3　浅度溃烂期

（4）坏死溃疡期：为压疮严重期。溃疡达到肌肉组织，累及骨骼。坏死组织发黑，脓性分泌物增多伴有恶臭。此期若细菌侵入血液循环可引起败血症，造成全身性感染（图1-4）。

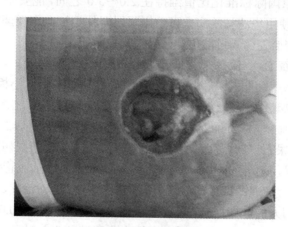

图 1-4　坏死溃疡期

### （二）再卒中

对于脑卒中病人，通过卒中危险因素的评估和及时处理，可以达到降低再次卒中的危险性。除改变不健康的生活方式，如吸烟、酗酒和熬夜等，还需要控制高血压、高同型半胱氨酸血症、心脏病以及调控异常血脂和血糖等。

1. **高血压**　高血压是指在未使用降压药物的情况下收缩压≥140mmHg 和（或）舒张压≥90mmHg。当收缩压为 140～159mmHg 和（或）舒张压 90～99mmHg 时称之为 1 级高血压（轻度），当收缩压为 160～179mmHg 和（或）舒张压 100～109mmHg 时称之为 2 级高血压（中度），当收缩压≥180mmHg 和（或）舒张压≥110mmHg 时称之为 3 级高血压。高血压不仅是引起脑出血和脑梗死最重要的危险因素，也是制订康复治疗计划必须要考虑的问题，因为不适当的运动量可以导致血压升高，所以在制订适的康复治疗计划之前，需要通过血液生化，如钾、空腹血糖、总胆固醇、甘油三酯、高密度脂蛋白胆固醇、低密度脂蛋白胆固醇、尿酸、血同型半胱氨酸、肌酐；全血细胞计数、血红蛋白和血细胞比容；尿液分析，如蛋白、糖和尿沉渣镜检；心电图、超声心动图、颈动脉超声、胸部 X 线片、眼底、冠状动脉 CT 等检查，了解靶器官的功能状况，正确选择治疗高血压的药物；通过动态血压监测可以了解连续 24 小时的血压情况，并可以观察血压在康复治疗过程中的反应，从而为康复治疗计划的制订提供依据。

很多降压药不仅有降低血压的作用，还有逆转心脏左室肥厚的功能。有研究证明，适当的运动不仅可以降低血压，还可以减轻左室肥厚、改善左室舒张功能。但不适当的运动，如进行有氧运动时，运动高峰期收缩压大于 200mmHg、舒张压大于 110mmHg，则存在过度的血压反应，可能与心、脑血管发病危险升高相关。

高血压病人由于降压药物的使用和脑卒中后的长期卧床，血压控制过低容易导致脑梗死的发生，在康复治疗过程中易出现体位性低血压。体位性低血压是指由平卧体位突然转变为坐位或直立位，或长时间站立，血压显著下降、病人出现头昏眼花甚至晕厥、一过性大小便失禁等症状，此时血压常低于 90/60mmHg。在康复治疗，特别是站立训练过程中，若站立 1～3 分钟，病人的收缩压下降大于 20mmHg 或舒张压下降大于 10mmHg，则需要高度怀疑病人有发生体位性低血压的风险。

2. **心房纤颤**　慢性房颤病人有较高的栓塞发生率，因此需要接受长期抗凝治疗，如口服华法林，使凝血酶原国际标准化比值维持在 2.0～3.0 之间，能安全而有效地预防脑卒中的发生。对于不适宜使用华法林的病人可改用阿司匹林等抗血小板药物。对于长期使用抗凝治疗的个体，应严密监控药物可能出现的潜在出血危险。

临床上常通过检查 D- 二聚体来分析、判断纤维蛋白溶解功能。当 D- 二聚体的含量增高时，见于纤维蛋白溶解功能亢进，其敏感性和特异性显著高于血小板计数、纤维蛋白原定量、纤维蛋白降解产物等检测项目。

3. **糖尿病**　空腹血糖≥7.0mmol/L（126mg/dl）或 75g 葡萄糖负荷后 2 小时血糖≥11.1mmol/L（200mg/dl）应考虑糖尿病。糖尿病可引起大血管的广泛病变，糖尿病病人动脉粥样硬化的发病率较高，发病较早，病情进展快，容易引起缺血性或出血性脑血管病。

在遵循糖尿病综合管理即糖尿病教育、医学营养治疗、运动治疗、血糖检测和药物治疗原则下，应尽可能将病人的血糖控制在空腹 3.9～7.0mmol/L、餐后 10.0mmol/L 以内。

4. **血脂异常**　血脂异常病人的脂质在血管内皮下沉积引起动脉粥样硬化，导致早发性和进展迅速的心脑血管和周围血管病变。

血脂是血浆中的中性脂肪和类脂的总称，血浆脂蛋白是由蛋白质和甘油三酯、胆固醇、磷脂等组成的球形大分子复合物，分为乳糜微粒、极低密度脂蛋白、中间密度脂蛋白、低密度脂蛋白、高密度脂蛋白。当血脂中血浆总胆固醇 <5.2mmol/L 是理想水平、5.2～6.2mmol/L 为临界、≥6.2mmol/L 为过高，血浆甘油三酯 <1.7mmol/L 为理想、1.7～2.3mmol/L 为临界、>2.3mmol/L 为过高。脂蛋白测定 LDL（低密度脂蛋白）≥4.14mmol/L 和 HDL（高密度脂蛋白）<1.04mmol/L 比总胆固醇更有意义，LDL 水平升高与心脑血管疾病患病率和病死率升高相关，HDL 水平升高有利于防止动脉粥样硬化发生。

**（三）心脏疾病**

在康复治疗过程中，由于运动量控制不良或运动项目的选择、运动时间过长，甚至由于情绪的改变可诱发心脏疾病的发生，以心力衰竭、心绞痛发作甚至心肌梗死为多见。

1. **心力衰竭**　运动使回心血量增加，左心房压力升高，加重肺淤血，导致劳累性呼吸困难,出现心力衰竭,因此,不适当的运动可以诱发心力衰竭,包括运动方式、运动量和运动时间的选择。在康复治疗过程中避免诱发心力衰竭的发生是康复医师和康复治疗师必须时刻面对的问题。在康复治疗后,康复医师通过了解病人的疲乏、无力等症状和肺部、心脏体征,结合血浆 B 型钠尿肽、胸部 X 线检查、超声心动图、心－肺吸氧运动试验等辅助检查,可以判断是否有心力衰竭的发生。

近年来血浆 B 型钠尿肽(type B natriuretic peptides,BNP)检测已成为临床诊断心衰最重要的生化指标之一。B 型钠尿肽,又称脑钠素或脑钠肽,是钠尿肽(NP)家族中的一种。钠尿肽家族是一类通过一系列影响血管、肾和内分泌作用来帮助机体维持正常血压和细胞外流动液体量,具有调节血压和血容量等多方面作用的神经激素。目前,已知的钠尿肽有四种:心房钠尿肽(又称 A 型钠尿肽,ANP)、B 型钠尿肽(BNP)、C 型钠尿肽(CNP)和 D 型钠尿肽(DNP)。四种 NP 都含有一个相同的由 17 个氨基酸组成的环状结构。除 CNP 是由血管内皮细胞合成分泌外,A、B 型钠尿肽主要由心脏合成释放。血浆 BNP 作为新的心脏标志物越来越受到重视,BNP 是含有特异性环状结构的 32 肽,其生理作用主要有利钠利尿,舒张血管,拮抗肾素－血管紧张素－醛固酮系统与抗利尿激素的分泌,选择性舒张肾动脉,提高肾血流量,并抑制肾内髓集合系统对 $Na^+$ 的转运,从而表现出强大的利尿、利钠作用;当室壁张力升高,循环容量增加时会相应升高。

2. **心肌梗死**　在正常情况下,冠状循环有很大的储备力量,其血流量可随身体的生理情况而有显著的变化,在剧烈体力活动时,冠状动脉适当地扩张,血流量可以增加到休息时的 6～7 倍,缺氧时,冠状血管也扩张,能使血流量增加 4～5 倍。动脉粥样硬化时,可使冠状动脉狭窄或部分分支闭塞,其扩张性也减弱,血流量也减少,且对心肌的供血量相对地比较固定。一旦心脏负荷突然增加,如劳累、情绪激动等,使心肌张力增加、心肌收缩力增加和心率增快等从而使心肌氧耗量增加,此时心肌对血液的需求增加,或发生冠状动脉痉挛,使冠状动脉血供进一步减少,使心肌血液供求矛盾加深,引起心绞痛。若心肌缺血严重而持久,则可能发生心肌梗死。

心电图是早期发现心肌缺血、诊断心绞痛最常用的检查方法。通过静息时心电图、心绞痛发作时心电图以及心电图负荷试验均可以发现、诊断心绞痛。使用 24 小时心电图连续监测,特别是康复治疗过程中的连续心电图监测是预防和早期发现心绞痛的有效方法。

对于怀疑有心肌梗死的病人,可以通过急诊检查血清心肌酶来实现早期发现和诊断。近年来,血清心肌肌钙蛋白 I(cardiac troponin I,cTnI)具有组织特异性,仅存于心肌细胞中,被认为是理想的心肌损伤特异性的标志物,其敏感性和特异性比肌酸激酶同工酶(CK-MB)高,是高度特异、高度灵敏的反映心肌细胞损伤坏死的标志物,对心肌微小损伤具有一定的诊断价值。血清 cTnI 已先后用于诊断急性心肌梗死、估计梗死面积、判断溶栓效果以及预测不稳定心绞痛预后。

### (四)低血糖

低血糖是糖尿病治疗过程中最常见的副作用。随着糖尿病的患病率增加、降糖药物的广泛使用,特别是长效降糖药物的使用,糖尿病病人在控制高血糖过程中常发生低血糖反应。康复医学科的糖尿病病人发生低血糖概率较其他学科糖尿病住院病人高,因为老年病人多,患糖尿病时间普遍较长,出现肾功能下降者较多,以及运动处方不适宜或康复治疗安排的时间点不对等。老年人肝肾功能下降、糖尿病肾病等致肾功能不全时,可延长降糖药的作用时间,易引起药物体内蓄积,从而导致低血糖发生,甚至反复发生;此外,老年人基础疾病多,当发生低血糖反应时,常常不易被察觉。因此,康复医学科糖尿病病人低血糖昏迷风险极高。

在糖尿病的治疗过程中,可通过动态血糖监测仪的检测,及时发现低血糖事件的发生。动态血糖监测仪是近年来糖尿病监测领域的新突破,它是由葡萄糖感应器、血糖记录器、信息提取器和分析软件等部分组成。感应器由半透膜、葡萄糖氧化酶和微电极组成,埋入受检者腹部脐周皮下,通过与皮下组织间液中的葡萄糖发生化学反应,产生电信号,记录器通过线缆每隔 10 秒接收 1 次电信号,每隔 5 分钟将获得的平均值转换成血糖值储存起来,每天可储存 288 个血糖值。受检者佩戴记录器 72 小时,期间每日至少输入 4 次指血糖值进行校正,并输入影响血糖波动的事件,如进餐、运动、降糖药物使用及低血糖反应,经信息提取器将数据下载到计算机,用专门的分析软件进行数据分析,得到血糖图和统计值,即可获得糖尿病病人 3 日内血糖连续动态变化的完整数值,使医务人员能全面了解病人的血糖波动类型和趋势,并能及时发现低血糖事件发生。

**（五）癫痫发作**

外伤性癫痫是颅脑损伤后常见的严重并发症,预防性用药对早期癫痫效果相当好。颅脑任何部位的损伤都可引起癫痫,但额叶、顶叶和弥漫性脑皮质损伤所引起的癫痫明显高于其他部位,临床上以顶叶最多,其次为额叶、颞叶、弥漫性脑损伤等,癫痫在原发颅脑损伤的基础上进一步加重了脑组织的病理损伤及神经生化改变,恶化了病情,增加伤亡风险。外伤性癫痫发病有以下特点:①未成年人比成年人外伤性癫痫发病率高;②颅脑损伤愈重,癫痫的发生率愈高;③开放性颅脑损伤比闭合性颅脑损伤更易发生外伤性癫痫;④脑挫裂伤、脑出血者比无脑挫裂伤、脑出血者易发生外伤性癫痫;⑤脑损伤位于脑功能区附近者比位于非脑功能区者发生外伤性癫痫概率高得多;⑥手术清除脑内血肿有利于降低癫痫发生率。

出血性卒中急性期并发癫痫发生率较高,危害较大。积极治疗原发病,及时治疗早期癫痫发作,并早期实施脑保护治疗,预防癫痫发作,可提高病人的生存率,改善病人的生活质量。随着基础疾病的好转,癫痫发作亦会有所改善,也有利于有效地控制癫痫。采取抗癫痫治疗,绝大多数用单一常规剂量的抗癫痫药物进行治疗,就能够得到理想的控制。

对于以癫痫为首发的脑卒中应迅速控制发作,否则会加重原发病。

**（六）跌倒**

本文此处所关注的是非晕厥性跌倒,即一个人突然倒在地上,但不是因为意识丧失、卒中、抽搐或外力导致。统计表明,跌倒造成的意外损伤是老年人死亡的重要原因之一。脑卒中病人行动不便,更容易发生跌倒意外。病人常跌倒在卫生间,也有发生在病房和治疗室。以夜间发生跌倒最多见。一旦病人在医院内发生跌倒,不仅会增加病人和家属的痛苦,而且会成为医疗纠纷的隐患,影响医疗机构的信誉度。

脑卒中后,身体功能退化、肢体柔韧性下降,关节活动不灵活,肌力减弱,平衡和协调能力有不同程度的障碍。据报道,年龄大的脑卒中病人更容易跌倒。随着年龄的增大,病人身体功能下降,但往往病人不服老,自尊心强,觉得自己能行,不愿借助他人的帮助而发生跌倒。从功能障碍的情况分析,肢体运动功能障碍、意识障碍、视力、视野受损,感觉、认知功能障碍是跌倒的常见原因。

过去人们常认为跌倒是不可预测的突发事件,但是近年来通过对跌倒的发生率、导致的后果以及多种病因的研究发现,跌倒是可以预防的。当一个人的重心移到身体之外,如果没有足够的能力去重新保持平衡的时候，就会发生跌倒。研究表明，年龄超过80岁者，日常生活不能独立和既往有跌倒史，是跌倒的高危因素，这些因素几乎都是不可逆转的；平衡、力量的缺陷和步态的不协调是导致跌倒最主要的可逆转的危险因素，它可由一些感觉系统、神经系统或肌肉骨骼系统疾病导致的，也可以是因为缺乏运动、老年性疾病和药物作用等导致的功能减退。此外，跌倒的风险还可以来自于外界的环境因素，即地板、灯光、楼梯、浴室、厨房等安全性方面存在危险因素。

### （七）深静脉血栓

深静脉血栓是临床上常见的疾病，发生后局部主要表现为肿胀和疼痛，血栓脱落可以导致肺栓塞，危及生命。血液黏稠度高、血流缓慢和血管壁的损伤是形成深静脉血栓的三大要素，多发生于各种手术后、长期卧床后以及多种原因导致的肢体运动障碍的病人。通过患肢的被动运动、早期肢体的主动活动、主动或被动站立训练以及抗凝药物的合理使用等手段可有效预防深静脉血栓的形成。

神经康复科的病人多由于肢体运动障碍、合并有多种疾病，容易发生深静脉血栓。一旦发现肢体局部肿胀，应立即进行超声多普勒血流仪检查，同时局部实施制动。

## 三、功能评定

由于康复的范畴涉及医疗、职业、教育和社会等领域，康复评定的内容就应包含有认知、感觉、言语、心理、职业、社会参与能力和环境等方面。对于不同类型的病人还各有其特定要求。康复评定项目通常在障碍的三个层次上和功能的八个不同方面进行，每个方面具体评定的方法参见相关章节的内容。

### （一）障碍的三个层次

通过对损伤、活动受限和参与限制三个层次进行全面的评定，制订出整体性、个性化的康复治疗计划。

**1. 损伤的评定** 包括评定人体形态、关节功能（活动度、灵活性和稳定性）、肌肉功能（肌力、耐力）、运动功能的发育、运动控制（肌张力、反射、姿势、平衡与协调、运动模式、步态）、感觉、循环和呼吸功能、认知、语言、情绪、行为等。

**2. 活动受限的评定** 包括评定日常生活活动等自理能力、生产性活动（工作、家务管理、学生学习和发育期婴幼儿玩耍）以及休闲活动等。

**3. 参与限制** 包括评定居住环境、社区环境、社会人文环境、生活质量等。

### （二）功能评定的八个方面

**1. 认知功能** 认知包括感知、学习、记忆、思考等过程，认知功能评定常用于了解脑损伤的部位、性质、范围和对心理功能的影响。高级认知功能主要包括以下内容：意识水平；警觉，对刺激的反应；注意力；定向力；记忆力，近期、远期记忆力；认识能力；知识基础，计算力，解决问题能力，抽象思维能力，判断力；知觉，结构能力，失用症；情感和行为。认识能力残损（cognitive impairments），指记忆力、计算能力障碍；知觉残损（perceptual impairments）是指感觉通路正常，但大脑皮层识别和解释感觉信息发生错误，如失认症、单侧忽略症等。

**2. 感觉功能** 机体通过各种感受器，接受内、外环境的刺激，经过感觉神经传入中枢神经系统，最后传至大脑皮质而产生感觉。神经系统发生病变后，除痛觉、温度觉、触觉、关节位置觉和震动觉等可发生障碍外，视觉、听觉、平衡觉和味觉均可出现异常，如丘脑损伤的病人对侧半身感觉丧失，皮层损伤的病人感觉功能明显异常。

3. **吞咽功能**　吞咽功能障碍是脑卒中常见的并发症之一。据文献报道脑卒中急性期吞咽障碍发生率为41%，慢性期为16%；脑干病变，吞咽障碍发生率为51%。吞咽障碍程度与卒中类型、性别、年龄、原发性高血压、糖尿病等危险因素无明显关系；但与卒中的部位和面积密切相关。由于吞咽困难易导致吸入性肺炎、脱水、营养不良、支气管痉挛及精神心理问题等各种并发症，严重影响病人的身心健康，甚至危及生命。因此强调吞咽困难的早期诊断、早期评定、早期治疗是非常必要的。

4. **交流功能**　语言障碍的形式主要是构音障碍（dysarthria）和失语症（aphasia）。构音障碍是因为构音器官的运动麻痹或协调运动障碍所致，主要表现为发音不清、音量小等。失语症是由于大脑优势半球受损伤所致，表现为听、说、读、写等方面的障碍。最简单的分类将失语症分为两类，即运动性失语（motor aphasia or Broca's aphasia）和感觉性失语（sensory aphasia or Wernicke's aphasia）。失语症检查的内容包括语言的四个方面，即听理解、言语表达、阅读理解和书写。

5. **运动功能**　包括关节活动度、肌张力、肌力、协调和平衡能力。包括姿势反射与原始反射评定、关节功能评定、感觉与知觉评定、肌力与肌张力评定、上肢功能评定、下肢功能评定、脊柱功能评定、步态分析、神经电生理评定、协调与平衡评定、上、下肢穿戴假肢或矫形器后功能评定、脊柱矫形器评定等。

6. **日常生活能力**　通过对病人在实际生活过程中完成功能的情况判断病人的自理程度。目前较为常用的是Barthel指数和功能独立性测量（functional independence measurement, FIM）。

7. **社会参与能力**　可用社会生活活动量表评定病人的心理和社会生活活动能力，包括运动、感觉、日常生活活动、情感、社会生活等内容，它综合地评定病人的生活质量。社会参与能力的评定一般包括社会生活能力评定、生活质量评定、就业能力的医学评定等。

8. **环境的无障碍**　2001年世界卫生组织WHO发布的《国际功能、残疾和健康分类》（中文版）《international classification of functioning, disability and health》（ICF）的观点认为，残疾人活动受限和参与限制是由于残疾人功能或结构的损伤和环境障碍交互作用的结果。残疾人的某些损伤通过医疗康复能有所改善，而有些损伤是无法改变的。为了解决残疾人的困难，可以改变环境来适应其自身的残疾并使其发挥潜能，进而最大限度地解决残疾人活动和参与的困难，使他们能够融入社会并发挥作用。为此有必要明确残疾人需要帮助的场所及其程度，以指明改造环境和创建无障碍环境的目标，这就是环境评定的内容。

## 四、康复评定的流程

### （一）选择评定的场所

一般来说，住院病人康复地点一直是整个康复团队进行综合评定的最佳场所。然而，随着医疗费用的不断上涨、医疗体制的改革、医疗保险的推广，以及政府有关部门、残联和社会团体对康复领域的积极参与，人们已经越来越多地利用诊所和社区内的其他地方进行综合性的康复评定，参见图1-5。

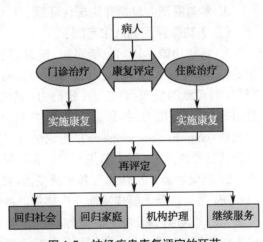

图1-5　神经疾患康复评定的环节

## （二）选择评定的手段

通过交谈、观察和查阅病历等手段，了解病人的主诉、现病史和相关的既往史；通过实验室检查、特殊检查和功能测量，有助于对病人病情的进一步掌握和鉴别。为准确地掌握病人的功能障碍状况，必须恰当地选择评定量表和检查手段。无论选择何种量表，必须满足评定量表对可靠性、有效性、灵敏性和统一性的要求。在日常的临床康复工作中，应尽量选择容易理解和操作并且费时少的评定量表。在评定的过程中应优先使用计算机和互联网技术，这样可以使评定工作高效、准确。

## （三）选择评定的时间

何时开始评定？间隔多长时间再次评定？何时结束评定？这是实施康复评定时需要掌握的时间因素。病人来院时，一般由康复医师召集物理治疗师、作业治疗师、言语治疗师、心理治疗师、假肢和矫形器制作师、康复护师、社会工作者等举行评定会议，根据有关方面的评定结果，加以综合分析并做出全面的综合性评定（即初期评定），列出问题表，并据此制订相应的康复治疗计划，书写康复医嘱，再由各相关专业人员分头执行。在康复治疗计划实施过程中，还应根据治疗和训练的进展情况，定期（一般每2周1次）进行再评定（即中期评定），检讨康复治疗计划的执行情况和康复治疗效果，并对康复治疗计划做出必要的修订和补充。在康复治疗过程结束时，还要进行总结性评定（即末期评定），与初期评定进行比较以判定治疗效果，提出出院总结，作为其随后家庭和社会随访计划的依据。因此，康复始于评定，止于评定。

近年来，由于医疗费用的不断上涨和其他相关要求，迫使康复病人的住院周期明显缩短，尤其在急诊医院更是如此，使得原来的"三期评定"（初期评定、中期评定、末期评定）发生了很大的变化，现多由科主任或上级康复医师带领的团队查房制度所取代。

## （四）选择评定的内容

神经康复学的评定包括临床评定和功能评定两个方面，先临床评定，后功能评定。临床评定主要是为了诊断原发病、合并症和并发症，一般通过检验和影像学检查来实施；功能评定主要包括认知评定、感觉评定、言语评定、吞咽评定、运动评定、日常生活活动能力评定、社会参与能力评定和环境评定。

# 第三节　神经疾病康复治疗计划的制订

康复治疗计划是康复医师向康复治疗人员下达的详细的有关治疗的指令性医疗文件。拟订完善、详细、明确的康复治疗计划对于有效地利用各种治疗是十分重要的，是康复医师的基本技能。

## 一、康复治疗计划及其内容

康复治疗计划是康复医师明确地向治疗师指出的康复治疗目标和具体的康复方案。一个完整的康复治疗计划应包括康复对象的一般情况、诊断、主要功能障碍、康复目标、康复措施（治疗部位、方法、时间、频度）和治疗过程中的注意事项六大要素。

在康复治疗计划中，康复医师使治疗师明确康复目标和治疗方案，使医师和治疗师的目标和方案一致而不至于互相误解。同时，康复治疗计划不能将治疗方法写得十分细致，治疗师可以充分地发挥自己的专业技能，与康复医师和病人甚至与照料者合作，运用恰当的康复手段和治疗方法,取得好的康复效果。

康复治疗计划也是病人、家属(或照料者)、治疗师及其他专业人员检验康复预后和预期结果的工具。康复治疗计划不是一成不变的,应根据康复目标的完成情况进行动态的变化。在治疗过程中可产生和确定新的目标,也可删除一些无关紧要和不可能实现的目标。具体康复方案的制订可由康复医师或治疗师主持,也可以由康复协作组交流后共同制订。康复专业人员必须熟悉对病人所实施的各种治疗以及对完成预期康复目标有帮助的治疗方法。

与任何医学资质要求一样,制订康复治疗计划的人员需要具备合格的证书,只有康复医师和受过康复医学规范化训练的医师才有权利制订康复治疗计划。不具备此条件者,需要对病人进行康复治疗时,可书写康复转介单,送康复医学科由康复医师接诊、制订康复治疗计划。

## 二、康复治疗计划的制订方法

### (一)设定康复目标

由于年龄、职业、文化背景、家庭经济状况不同,其康复欲望和要求也不相同,因此,应根据病人的具体情况制订个性化的康复目标。适宜的康复目标应建立在全面准确的评定基础上,包括:①在评定中发现的问题;②心理状况,如病人对问题、目的和性格的调整和适应;③社会经济和文化背景以及个人的希望;④家庭护理、身体和情绪环境、家庭反应;⑤病人的职业计划和目标。

康复目标包括长期目标和短期目标。长期目标是在康复治疗结束或出院时所期望的功能活动水平,短期目标是实现远期目标的基础和具体步骤,是实现远期目标过程中的一个又一个的阶段性目标。它常是在治疗1~2周内可解决的问题。随着康复的进展,不断出现新的短期目标,逐步接近并最终实现长期目标。模糊和不准确的康复目标将使康复治疗迷失方向,甚至发生根本性的错误,因此,一个将要实施的康复目标应包括:①有可测量的结果;②可用具体的方法进行检查;③希望实现这一目标的时间。

### (二)康复目标的描述

根据辅助的程度,可将残疾人的功能性活动分为5个等级,见表1-1。上下肢和整体功能的目标设定如下。

表1-1 功能性活动的等级划分

| 分级 | 标准 |
| --- | --- |
| 0 | 完全不能完成作业 |
| 1 | 必须有身体上的帮助 |
| 2 | 必须有可依靠的人帮助或监督 |
| 3 | 借助支具或用具可独立 |
| 4 | 无须支具可独立 |

1. **下肢功能** 下肢的功能主要是支撑体重和步行,根据假肢和支具的有无和种类设定不同的目标:①不能步行:可分为卧床不起、靠物坐位和独立坐位三种;②乘坐轮椅:分自己驱动和外力驱动两种;③平行杠内活动:分起立、平衡和步行三种;④用拐杖步行:根据能否独立起立,可区别有无实用意义;⑤用手杖步行:分有辅助和完全独立两种;⑥无手杖

步行：分有辅助和完全独立两种。

**2. 上肢功能** 主要是手功能，手的功能高度分化，要左右分别制订目标。脑卒中病人的手功能可大致判定为实用手、辅助手、候补辅助手和完全失用手。

（1）完全失用手：不能主动或被动地用手指固定物品，放在桌子上面的手不能向下推动，但可以上臂、前臂或躯干固定物品。

（2）候补辅助手：呈握拳状态的手指可被动地使其张开且能够握物体；桌上的物体被动地挂在手指上，可以拉到靠近身体并使其固定于腹部与桌子之间；依靠自己的力量或用健侧手可将放在桌上的手向下压。

（3）辅助手：不是实用手，但靠自己的力量能够抓东西，固定，放开。

（4）实用手：(左手)吃饭时虽然不集中注意力也能端端正正地拿饭碗，(右手)吃饭时，匙、叉、筷子可以较正常的使用，可以写出能读的字。

**3. 整体功能** 对于偏瘫、脊髓损伤、慢性类风湿性关节炎病人常常两侧上下肢同时出现功能障碍，常根据病人日常生活活动能力分阶段制订康复目标：①全面辅助；②部分辅助；③完全独立完成。

**4. 劳动能力** 除日常生活活动以外，最好还应预测劳动能力：①恢复原职；②恢复工作，改变原职；③改变职业，可劳动；④帮助家务。

**（三）制订康复治疗和训练方案**

通过对病人全面的评定，掌握其功能障碍情况，了解其需求，制订确实可行的康复目标，接下来便是选择为达到康复目标所需的治疗手段，安排适当的治疗量，并提出注意事项。

**1. 医嘱的书写和康复治疗的安排** 康复医嘱是根据对病人的初次康复评定结果书写的。一旦病人的问题和治疗目标列出后，就开始了医嘱的书写过程和进行相应的治疗安排。将问题整理为相应的功能障碍通常可以促进这一过程的进行。常规的做法是先列出主要存在的医疗问题，接着是功能障碍和康复问题，然后是环境和社会问题。这样有利于将医嘱分解为医疗、治疗方法和社会心理等各个方面的专项医嘱。治疗安排和医嘱可以通过处方或表格的形式表达。就医疗而言，处方是交给药剂师的，而在康复治疗中，处方则是康复医师提出的治疗要求。处方的书写有助于避免要求的含糊不清，保证病人得到所要求的治疗。表格的制订有助于住院病人治疗的协调、医师与治疗师以及各专业治疗师之间的交流，但在门诊工作中则难以实施。

无论是处方还是表格，通常都应包括以下内容：①病人的一般情况，如姓名、性别、年龄、住院号、病区、病室、床号等；②疾病诊断和残疾状态；③病历和康复评定摘要（含体格检查和目前主要存在的问题）；④预期的康复目标；⑤治疗安排，包括治疗种类、治疗部位、治疗方法和所用设备或用品用具（运动、作业、言语疗法、器械等）、治疗剂量和参数、治疗持续时间、频度（次/天或次/周）、治疗总次数；⑥注意事项，包括妨碍治疗或治疗禁忌的其他疾病或问题、治疗中为保障病人安全所需要的监测等；此外，还应有医师和治疗师签名和日期。表1-2、表1-3分别是病房住院病人常用的康复治疗计划单和康复治疗医嘱单。

实际上，如何根据需要尽可能详细地制订康复处方是测试康复医师能力的一项重要内容。但过于详尽的康复处方也非可取，其最大不足之处在于使有关医疗人员觉得不必针对病人的问题去进行创造性思维，只需提供技术性的服务。康复医师必须清楚所采用的治疗是怎样影响疾病的病理生理过程的，这样才能制订合理的治疗处方，包括强度、使用方法、部位、时间、频率及保证治疗安全的预防措施。至于治疗安排的表达，则随治疗种类的不

表 1-2　康复治疗计划单

| 姓名 | | 性别 | | 年龄 | | 床号 | | 住院号 | |
|---|---|---|---|---|---|---|---|---|---|

一、主要诊断

　　疾病诊断

　　功能诊断

二、病史摘要和存在的主要功能障碍




三、康复目标

　　近期目标

　　远期目标

四、治疗安排

　　1. 认知治疗计划

　　2. 物理治疗计划

　　3. 作业治疗计划

　　4. 言语治疗计划

　　5. 吞咽治疗计划

　　6. 传统康复治疗计划

　　7. 心理治疗计划

五、注意事项



医师签名　　　　　　　　　　　治疗师签名　　　　　　　　　护士签名

病人／委托人签名　　　　　　　与病人关系

　　　　　　　　　　　　　　　　　　　　　　　　　　记录日期：

同而异。对运动疗法，常用强度的表示有运动量相当于若干个 MET，或达靶心率，或相当于 $VO_{2max}$ 的百分数；对于运动疗法中的神经发育治疗和运动再学习等方法，很难以上述参数表示，由于初期大量使用的是被动运动，强度多以活动的弱、中或强相对定性的术语来表达，但较好的是规定活动的强度，使心率增加数不超过安静时心率的 30%；对于牵引常用所加的重量（kg）表示；对于手法治疗，常以弱、中、强但病人仍可忍受等来表示，或不用强度概念，只用时间的长短为代表。在电疗中，强度可能是 mA（毫安）、A（安培）、W（瓦特），也可能是感觉阈、运动阈、强烈肌肉收缩或病人可以耐受的耐受阈；对于产热的高频电疗，常用无热量、微热量、温热量、热量来表示；在低频电疗中，参数还有波形、波宽、频率、调制频率、差频等；对于光疗，产热者参数与产热的高频电疗；紫外线则用最小红斑量；激光等则用 mW（毫瓦）、W（瓦特）或 $mW/cm^2$（毫瓦／平方厘米）；对于超声为 $W/cm^2$（瓦／平方厘米）；对于磁疗是磁通量密度高斯；对于水疗，除直接标明温度外，还可以用不感温、温、热、高热来表示。对于作业治疗，强度可用弱、中、强表示，也可用持续时间长短代替。对于言语治

表 1-3 康复治疗医嘱单

| 日期 | 时间 | 医嘱 | 医师签名 | 执行时间 | 护士签名 |
|---|---|---|---|---|---|
|  |  |  |  |  |  |

疗,多用持续时间长短来表示。对于心理治疗,很难说有强度的标准,一般也以时间的长短表示。至于康复工程处方,则有其独自的特点,如要写出适宜的设备处方,就应该清楚辅助设备的用途、优点、危险性以及对提高日常生活活动能力,改善运动、交流和文娱活动等方面的作用。

康复医师必须既能开具合适的治疗处方又能防止不恰当的治疗。正是从病人安全的角度出发,医师的处方具有法律效力。如果没有这种专业上的默契并且在治疗过程中得以实施,就会失去医疗监督的安全网。若治疗师不愿意遵循拟定的治疗医嘱,而是依据自己所认为对病人最好的方法进行治疗而不同主管医师商量,这就会使治疗师和病人处于没有医疗监督的状况。这种情况若不能得到纠正,那么为了病人的安全和获得合适的治疗,应将病人转给更加合作的治疗师。

2. **常用的康复手段** 常用的康复治疗和训练方法涉及物理治疗(physical therapy)、作业治疗(occupational therapy)、言语治疗(speech therapy)、心理治疗(psychotherapy)、辅助技术(assistive technology)和辅助产品(assistive products)和中国传统康复治疗(the rehabilitation of traditional Chinese medicine)等。

(1)物理治疗:其中运动治疗是康复医学中应用最广泛的治疗方法,包括主动运动和被动运动,可借助或不借助器械,按照科学、有针对性、循序渐进的原则,最大限度地恢复病人已经丧失或减弱了的运动功能,并预防和治疗肌肉萎缩、关节僵硬以及局部或全身的并发症,如对肩关节周围炎的病人,可使用体操棒进行上肢主动运动,每次20分钟,每天2~3次;对昏迷病人可通过被动运动活动四肢关节,防治关节挛缩,每次20分钟,每天2~3次。此外还利用各种电、声、热、磁、水、蜡、压力等物理因子对炎症、疼痛、痉挛和血液循环障碍进行治疗,如局部冷疗多用于疼痛、关节或肌肉的急性损伤,充气压力夹板多用于偏瘫肢体的治疗，压力衣在烧伤后防止疤痕增生应用较广泛，如使用气压循环治疗仪对偏瘫侧的上、下肢进行治疗，防止深静脉血栓形成，每次 20 分钟，每天 1 次；为软化烧伤病人的瘢痕可选择中频电治疗仪进行治疗，每次瘢痕局部治疗 20 分钟，每日 1 次。

（2）作业疗法：是针对病人的功能障碍，从日常生活活动和操作劳动或文体活动中，选择一些针对性强，有助于恢复病人已经减弱了的功能并提高其技巧的活动作为治疗手段，如日常生活活动训练（改善独立生活能力）、职业训练（准备重返工作岗位）、认知训练（进行认知方面的针对性训练）、辅助器具制作（对活动困难的病人，需要制作一些助行器或自助器），如对脊髓损伤病人可选择轮椅进行训练，每次 30 分钟，每日 1 次。

（3）言语和吞咽治疗：对失语、口吃、聋及喉切除术后等病人进行言语训练，尽量恢复或改善听、讲能力，如对失语症病人进行找词训练，每次 30 分钟，每日 1 次。吞咽治疗是通过吞咽训练、治疗和辅助器具矫治以恢复或提高病人的吞咽功能，改善身体的营养状况。

（4）心理治疗：通过观察、谈话、实验和心理测验等方法对病人的智力、人格、心理等方面进行评定后，采用各种针对性的治疗，包括精神支持疗法、暗示疗法、催眠疗法、行为疗法、松弛疗法、音乐疗法以及心理咨询等，如对重症外伤病人采用每周 3 次的心理疏导治疗，每次 45 分钟。

（5）辅助技术和辅助产品：辅助技术是用于辅助技术装置或辅助技术服务的设计技术，是用于处理和解决功能障碍者所面临问题的科学知识和方法，它渗透到每个辅助产品中。辅助产品是"能预防、代偿、监护、减轻或降低损伤、活动受限和参与限制的任何产品（包括器具、设备、工具、技术和软件），可以是特别生产的或通用产品"（2007 年国际标准 ISO9999 定义）。在美国，"辅助产品"是既可以用于硬件的描述（如电脑、轮椅、助听器、家具、坡道），也可以用于软件的描述（如用于视力障碍者的上网软件、手机使用软件）。

（6）中国传统康复治疗：祖国医学中，数千年前已经有推拿、针灸、拔罐、导引等康复治疗的方法，中国传统康复治疗就是将上述治疗方法用于康复，如应用针灸治疗面神经麻痹，每次取相关穴位 6～8 个，留针 20～30 分钟。

（7）其他治疗：康复的对象常合并有其他疾病，药物治疗是必不可少的。它不仅是控制原发疾病的需要，也可以减少功能障碍的影响。近年来医学实践证明，药物注射治疗和局部手术也对康复病人的功能改善起到了很好的作用。

### 三、康复医嘱的表达

康复专业人员在对病人进行临床评定和功能评定后，需要制订适宜的康复治疗计划，最后以康复医嘱的形式加以表达。神经康复科的医嘱有别于其他专业的医嘱，它不仅反映神经疾患的特点，还要显示功能障碍的类型、程度以及对日常生活活动的影响。一份规范的康复医嘱不仅应包括对原发疾病、合并症和并发症的临床治疗，而且要有对神经疾患所造成的各种功能障碍的康复治疗，此外，还应有康复护理、营养和健康教育等内容。因此，一份高质量的康复医嘱应该是全面的、系统的、条理清晰的、有序的康复指令。康复医嘱的表达根据医嘱的性质、时间和疾病的特殊性要求，可分为一般性医嘱和专科性医嘱、长期医嘱和临时医嘱、常规性医嘱和选择性医嘱。

#### （一）一般性医嘱和专科性医嘱

一般性医嘱是指多数临床科室医师在医嘱中所包含的内容，如常规护理、饮食要求和健康教育等。专科性医嘱是指神经康复科所特有的康复医嘱，如脑外伤后造成病人认知障碍,医嘱中需要有针对认知障碍的评定、治疗的相关康复医嘱;脑卒中后导致病人出现失语症,医嘱中需要有针对失语症的评定、治疗的相关康复医嘱,而这些医嘱在其他临床科室没有,因为它需要特定的场地、设备及康复专业技术人员支持才能完成。

### (二)长期医嘱和临时医嘱

神经康复科的医嘱需要根据病人的病情变化而调整,通过调整能及时反映康复治疗计划的改变和完善。除了诊断并发症需要下临时医嘱外,如发热,需要开医嘱查血常规、尿常规、X 线片,神经康复科更多的临时医嘱内容是医师在康复治疗师的建议下所开的康复医嘱。病人的合并症所需要的医嘱通常都是长期医嘱,如高血压病人所需要的口服降压药物、高脂血症病人所需要的口服调脂药物、糖尿病病人所需要的降糖药物。

### (三)常规性医嘱和选择性医嘱

对于有功能障碍的病人实施康复治疗是神经康复科的常规性医嘱,但是即使伴有同一种功能障碍,其康复治疗手段和方法以及使用的康复设备也不尽相同。例如,对于有下肢运动障碍的病人,伴有肌张力升高的病人需要实施关节松动治疗,而对于下肢肌张力低下的病人则不能在该患肢使用关节松动技术;对于有行走困难的病人,早期的康复治疗应以训练下肢的平衡和稳定性为主,后期则以训练行走的复杂性为主。上述内容就是神经康复科的选择性医嘱。神经康复科的医师通过实施选择性医嘱可以清晰地表达同一种类型的功能障碍其障碍程度不同所实施的康复治疗的差异。

总之,适宜的康复医嘱不仅有利于康复专业人员执行,更重要的是可以保障医疗安全,及时地发现医疗隐患,可以为实施高效、优质的康复服务打下坚实的基础。

# 第四节  主要的康复治疗手段

神经康复科病人需要综合康复。综合康复需要由康复医师通过医嘱、处方和治疗安排并与多部门的医务人员沟通,如物理治疗师、作业治疗师、言语－语言治疗师、心理治疗师、矫形器师、假肢师、推拿师、针灸师、娱乐治疗师、社会工作者等,由他们根据自己的专业技能和训练基础来实施康复治疗,实现病人的康复。

## 一、物理治疗

物理治疗(physical therapy,PT)是应用力、声、光、电、磁、蜡等物理因素治疗疾病的方法,分为运动治疗和物理因子治疗两大类。

### (一)运动治疗

运动治疗(movement therapy)包括治疗性训练(therapeutic exercise)、按摩(massage)、牵引(traction)和手法治疗(manipulation)等。运动治疗是物理治疗的一种主要形式,是为了缓解症状或改善功能而进行全身或身体某一部分的运动以到达治疗目的的一种方法。既可以徒手,也可以借助于康复器械,如肢体瘫痪后通过体位转移、关节活动、关节松动、肌力训练、平衡和步态训练,使病人肢体的运动功能逐步恢复,达到坐、站、行走的功能,同时预防和治疗肌肉萎缩、关节僵硬、骨质疏松、局部或全身畸形等并发症的产生。

### (二)物理因子治疗

包括力学因素以外的,应用声、光、电、磁、蜡等物理因素的治疗,统称为物理因子治疗。这些手段对炎症、疼痛、痉挛和局部血液循环障碍都有较好的效果,如低频电刺激对于神经损伤的恢复有帮助，压力可以防止瘢痕的增生，局部冷疗对急性运动损伤有效。充气压力循环可以有效预防肢体深静脉血栓的形成。

上述治疗通常由物理治疗师完成。

## 二、作业治疗

作业治疗是利用经过选择和设计的作业活动，治疗躯体和精神疾患，使病人在日常生活各个方面的功能和独立性都达到尽可能高的水平。作业活动是进行作业治疗的基本手段，通过完成某种作业活动能够对病人的躯体、心理和社会功能起到一定的帮助作用。

作业活动可以分为若干类，如个人的日常生活活动，包括个人卫生、吃饭、穿脱衣服、如厕等；功能性作业活动，包括使用遥控器、手机、电脑、驾驶操作等；心理性作业活动，包括利用木工、皮革工艺、编织等作业活动治疗康复病人在不同时期表现出否认、不安、急躁、抑郁、悲观等各种复杂的心理状态；辅助器具配置后的作业活动，包括防止饭、菜撒落的盘挡、改造的碗、筷的使用，协助穿衣的辅助器具的使用，对于视障病人借助特殊软件帮助手机的使用等；假肢安装后的作业活动，包括前臂假肢安装后上肢功能的训练、下肢假肢安装后的负重和行走训练等；复工前的作业活动，包括模拟工作的活动训练和实际工作训练两个部分；娱乐性作业活动，包括将病人带到娱乐场所教会病人如何进行娱乐活动，也可以鼓励病人从事集体表演活动，对于孤独的病人可以安排独立的装饰、绘画等活动。

上述治疗通常由作业治疗师完成。

## 三、言语语言治疗

言语语言治疗是通过训练和指导的方法，促进言语的理解和口语表达，恢复或改善构音功能，提高语音清晰度等言语问题的治疗。对于一些言语障碍的病人，可以利用传统的手法或辅助器具帮助改善受限的与语言产生有关的运动功能。当重度言语障碍很难达到正常的交流水平时，可以考虑使用替代的方式进行交流，如手势、交流板和言语交流器等。

言语语言治疗的对象通常为失语症、运动性构音障碍、听力障碍所致的言语障碍、儿童语言发育迟缓、器质性构音障碍、功能性构音障碍、口吃和发声障碍等。国内常将吞咽治疗纳入言语语言治疗中。

上述治疗通常由言语语言治疗师完成。

## 四、心理治疗

心理治疗是掌握相关知识和技能的专业人员应用以心理学理论为基础的方法，与病人建立言语或非言语的交流，试图帮助病人减轻情绪障碍，改变适应不良的行为方式，促进人格成长，从而改善病人的心理健康，使他们能更加有效地处理生活中的问题。因此，心理治疗是合作努力的行为，不同于一般的医学治疗，也不同于一般的安慰帮助。心理治疗师应该是受过心理治疗理论和技术的训练，并能熟练掌握这些理论和技术的合格的专业人员。

## 五、辅助器具服务

辅助器具（assistive products）是由残疾人使用的，特殊生产的或可获得的用于预防、代偿、检测、缓解或降低残疾的任何产品、器具、设备或技术系统。该概念近来延伸为"功能障碍者使用的，特殊制作的或一般可得到的任何产品（包括器械、仪器、设备和软件）"。增强型辅助器具有补偿的作用、替代型辅助器具有代偿作用、适应型辅助器具有帮助残疾人适应环境的作用。

辅助器具服务（assistive technology service）是指以辅助器具为媒介围绕着如何帮助功能障碍者评定、选择、获取、使用和维修辅助器具等所做的一切服务。

上述服务可以由假肢师、矫形器师完成，也可以由康复工程师、社会工作者以及辅助器具的其他从业人员完成。

### 六、中国传统康复治疗

在中国，中医康复治疗体现了中国特色的治疗方式，起到不可替代的作用，主要包括针灸、推拿、中药药浴和导引。针灸主要是通过经络、穴位和反射而起到调整人体的阴阳平衡、扶病祛邪、疏通经络、活血化瘀、强身健体，改善人体微循环的作用，如头针治疗可通过针刺头部的特定的语言区域改善语言表达能力；水针治疗通过穴位注射适量的药液以激活神经、平衡阴阳、缓解血液循环障碍。

推拿治疗是指用手或肢体其他部位按照各种特定技巧的动作作用于病人体表的特定部位或穴位操作的方法。它通过力学作用，松解粘连缓解肌肉痉挛，直接作用于机体，解除局部病变，也可以通过间接作用，如神经系统的调节来调整内脏功能。常用的手法有拿、拨、揉、点穴、按摩、易经、牵张和拍打等手法。

中药药浴是中国传统医学独特的外治疗法，是一种独特的给药途径，系中草药加水煎煮，取药液洗浴局部或全身。洗全身浴称为药水澡，局部洗浴又有烫洗、熏洗、坐浴、足浴的区别，尤其以烫浴最为常用。药浴具有扩张血管、增加全身血流量、减少血小板聚集、降低血压和血液黏滞度、改善微循环和加快新陈代谢的作用。中药和热共同作用下能显著降低病人的肌张力。

导引是中国传统的体育锻炼与治疗方式之一。导引是通过活动躯体来运行气血、强健身体，从而达到防病治病的目的。导引首先是一种自主运动，其次是引进了呼吸和意念的概念。传统的中医导引大多是通过调身、调息、调心来实现强身健体防治疾病的作用。导引术调身的基本要求可概括为形正、体松两个方面。形正，不但指练功姿势要准确，而且行、立、坐、卧，任何时候都要讲究正确的姿势；体松，强调各种动作不外屈伸俯仰、升降开合、转摇跑跳，要刚柔并济。导引术调息强调的是重视呼吸方法的运用，胸式呼吸是利用肋间肌运动进行的呼吸，以胸廓呼吸为主；腹式呼吸是利用膈肌运动进行的呼吸，要求腹部有起伏，有按摩内脏的作用。调心是导引术的中心环节，其基本要求是入静。首先是保护心神，避免外界干扰，意守的本质特征在于轻松地到达专一，不要求对指向的事物产生明晰的认识。调心方法可分为以一念代万念的意守类和以念制念的存想类。

### 七、康复护理

康复护理是康复科护士根据总的康复治疗计划，在对功能障碍者实施护理服务时，通过体位处理、心理支持、膀胱护理、肠道护理、辅助器具使用指导等，促进病人康复，预防并发症。

康复护理工作主要包括：①基本护理任务；②康复护理任务，如体位护理、膀胱护理、肠道护理、压疮护理、康复心理护理、指导病人使用轮椅、假肢、矫形器、自助器具等；③对病人及其家属、照料者进行康复知识教育；④进行医学社会工作，作为病人与其家庭之间、病人与其工作单位之间、病人与其社区之间的桥梁，反映病人的思想情绪、困难和要求；⑤保持病区整齐、整洁、安静、有秩序，保证病人有良好的生理、心理康复环境。

## 八、文娱治疗

文娱治疗是通过娱乐、问题活动,缓解精神症状,陶冶情操,加强新陈代谢,促进疾病康复,防止精神衰退,提高适应外界环境能力的一种治疗方法。可组织病人参加旅游、音乐演唱会、联欢、观看电影等活动,也可以教授病人参加表演、游戏等,调整病人的身心状态,恢复其均衡的生活方式,促进重返社会。

文娱治疗应根据病情和医嘱,结合病人年龄、体力、专长、兴趣及爱好等分别安排不同的项目。病人在文娱活动时,常能自然地表达其本性而不受情绪的制约,在参加竞技性活动过程中可激发病人的竞争意识,强化其适应行为,促进康复;同时,文娱活动能调动病人的潜能,提高自理能力和整体活动水平,改善其行为障碍。

## 九、职业治疗

职业治疗是根据病人的职业兴趣、专长、能力及身心功能状况,对就业潜力和可能性进行分析,对适宜参加的工种提出建议,对尚需进行专门的就业适应训练者,进行就业前训练。

工伤病人的职业治疗多提倡在现实环境中进行,先在现实环境中评定,然后在现实环境中进行有针对性的训练,帮助其复工。精神病病人的职业治疗多安排在模拟工作环境中,根据其年龄、爱好、病前职业、文化教育程度等进行加强其工作习惯和社会技能训练,提供社交技巧和独立生活技能辅导、体能康复训练、居家职业治疗,有针对性开展心理治疗。该类病人治疗后病人的思维、智能技巧可以得到不同程度的改善。

## 十、社会服务

社会工作者作为康复团队中不可或缺的一部分,与医护人员一起为病人提供生理、心理和社会层面的综合支持,在帮助病人康复过程中起着重要的作用。社会工作者在康复团队中承担着多种角色,如评定者(evaluator)、咨询者(consultant)、资源联结者(connector)和调节者(mediator)等。

社会工作者职责主要包括:①了解病人的生活方式、家庭情况、经济情况及在社会中的处境,评定其在回归社会中有待解决的困难问题,并根据法规和政策解决其实际困难;②向病人征询意见,如了解其对社会康复的需求,共同探讨准备如何在出院后能适应家庭生活和回归社会;③帮助病人与其家庭、工作单位、街道、政府福利部门和有关的社会团体联系,争取得到他们的支持,以解决一些困难,为病人回归社会创造条件。

除上述康复治疗手段外,还包括药物治疗、手术治疗和饮食治疗等,因为篇幅的限制,这里就不一一介绍了。

(王玉龙)

# 第二章

# 临床评定的主要方法

对康复医学科医师而言，在临床工作中，所接诊的病人既有急性期病人，如处于急性期的脑卒中、脑外伤、脊髓损伤、吉兰－巴雷综合征的病人，也有慢性期的病人，如脑卒中、脑外伤、脊髓损伤后遗症期的病人，或是慢性下腰痛的病人。罹患不同疾病、处于疾病不同时期的病人，其临床特征也各不相同，所需要注意的方面也各有不同。针对这些病人，需要进行怎样的检查，如何选择合适的检查方法来对其进行全面评定？这是每个康复医师都需要回答的问题。在本章中，将对临床常用的评定方法进行介绍。

## 第一节　临床检验的评定

### 一、概述

实验诊断（laboratory diagnosis）是通过临床实验室分析所得到的信息为预防、治疗和预后评价所用的医学临床活动。包括临床血液学检查、临床生化学检查、临床免疫学检查、临床病原学检查、体液与排泄物检查等。实验室检查是临床工作中一个重要的组成部分，不同实验室检查及其结果对临床有着指导意义。在选择临床检验时，需要有的放矢，针对病人的具体情况选择最适合的检查项目。下文将详细叙述康复医学科病人所需要进行的临床检验及其意义。

### 二、血液的一般检测

血液一般检测包括血液细胞成分的常规检测（血常规）、网织红细胞检测和红细胞沉降率检测等。血常规包括的检测项目为血红蛋白测定、红细胞计数、红细胞平均值（平均红细胞容积、平均红细胞血红蛋白含量和平均红细胞血红蛋白浓度）测定和红细胞形态检测；白细胞计数及分类计数；血小板计数、血小板平均体积测定和血小板形态检测。

#### （一）红细胞的检测和血红蛋白测定

红细胞计数的正常参考值在成年男性中为 $4.0 \times 10^{12} \sim 5.5 \times 10^{12}/L$，成年女性为 $3.5 \times 10^{12} \sim 5.0 \times 10^{12}/L$，血红蛋白的正常参考值在成年男性中为 $120 \sim 160g/L$，成年女性中为 $110 \sim 150g/L$。检测结果较正常增高或降低都可能存在相应的临床问题。在康复医学科的病人中，意义较大的是出现检测结果较正常降低的情况。例如，若同时出现红细胞和血红蛋白的减少，可能提示存在贫血，之后则根据红细胞形态和大小的不同，进一步对贫血进行分型。最常见的贫血为缺铁性贫血，此时可结合生化中的铁代谢、叶酸和维生素 $B_{12}$ 等的检测结果来进一步明确贫血的种类,并根据贫血的病因进行治疗。贫血会影响病人的日常康复训练,一旦出现,需要尽早明确诊断并给予及时治疗。在康复医学科的病人中,如病人存在吞咽障碍或认知障碍,这些病人的营养状况很可能欠佳,也容易罹患贫血,需要加强监测,包括日常进食、营养状态和血常规的检测,如出现贫血,则需积极治疗。如果出现单位容积血液中红细胞数和血红蛋白量高于参考值上限,多次复查后仍高于正常上限,且病人不存在容量不足的情况,则可认为是红细胞和血红蛋白增多。必要时可请血液科协助诊断。

(二)白细胞的检测

白细胞的参考值在成人为 $4 \times 10^9 \sim 10 \times 10^9/L$,不同医院的检验科多有其自己的实验室标准,详情请参照本院检验科的参考值。白细胞总数高于正常值为白细胞增多,低于正常值为白细胞减少。白细胞总数的增多或减少主要受中性粒细胞数量的影响,淋巴细胞等数量上的改变也会引起白细胞总数的变化。

1. 中性粒细胞(neutrophil,N)的变化和意义 中性粒细胞的增多通常伴随白细胞总数的增多,临床提示急性感染的存在,通常提示为化脓性球菌(如金黄色葡萄球菌等)感染,此时应结合病人的临床症状和其他检查结果进行判断,明确感染灶。但是需要注意的是在某些极重度感染时,白细胞总数不但不增高,反而降低。

当中性粒细胞绝对值低于 $1.5 \times 10^9/L$,为粒细胞减少;当低于 $0.5 \times 10^9/L$,则为粒细胞缺乏症。革兰阴性杆菌的感染(如伤寒、副伤寒杆菌感染)时会出现白细胞总数和中性粒细胞均减少。某些病毒感染时白细胞也会减少。一般而言,如果出现白细胞减少,提示病人的免疫功能较差,需要注意预防感染的发生。同样在这部分病人中,即使存在感染,白细胞总数和中性粒细胞计数也可能不会出现大幅度增高,此时需结合病人临床表现和其他检查结果进行综合判断。

2. 嗜酸性粒细胞(eosinophil,E)的变化和意义 嗜酸性粒细胞的参考范围为 $0.5\% \sim 5\%$,如果出现增高主要提示过敏性疾病的存在,在寄生虫病、皮肤病和血液系统疾病中也可出现增高,需要结合病人的临床表现来对结果进行判断。

3. 嗜碱性粒细胞(basophil,B)的变化和意义 嗜碱性粒细胞的参考范围为 $0 \sim 1\%$,如果出现增多主要提示过敏性疾病、血液病或恶性肿瘤,出现减少则无临床意义。

4. 淋巴细胞的变化和意义 淋巴细胞(lymphocytosis)的参考范围为 $20\% \sim 40\%$,绝对值为 $0.8 \times 10^9 \sim 4 \times 10^9/L$。淋巴细胞增多常出现在病毒感染时,需要结合病人的临床表现进一步明确。淋巴细胞减少的病人一般在康复医学科不多见。

5. 单核细胞的变化和意义 单核细胞(monocytosis)的参考范围为 $3\% \sim 8\%$,绝对值为 $0.12 \times 10^9 \sim 0.8 \times 10^9/L$,单核细胞的增多也提示感染的存在,减少不存在临床意义。

(三)血小板的检测

血小板计数是计数单位容积(L)周围血液中血小板的数量,参考值为 $100 \times 10^9 \sim 300 \times 10^9/L$。血小板减少时容易发生出血,血小板增多时容易出现血小板聚集增加梗死的发生风险,因此无论出现增多还是减少都需要引起临床重视,结合病人的临床表现、体检结果、原发病和用药情况进行综合判断,必要时可请血液科会诊协助诊断和治疗。

(四)红细胞沉降率的检测

红细胞沉降率(erythrocyte sedimentation rate,ESR)是指红细胞在一定条件下沉降的速率,男性参考值为第 1 小时末沉降 $0 \sim 15mm$,女性为第 1 小时末沉降 $0 \sim 20mm$。在感染或免疫性疾病时,一般会出现血沉的增加,可结合病人的症状和其他检验结果进行判断。除感染以外，常见造成血沉增快的原因还包括组织损伤和坏死（心肌梗死）、恶性肿瘤、贫血、糖尿病、肾病综合征、高胆固醇血症等。

**（五）其他**

如网织红细胞检测、血细胞比容测定、红细胞平均值测定、红细胞体积分布宽度测定等，可用于贫血的鉴别诊断。

### 三、尿液的一般检测

尿液是血液经过肾小球滤过、肾小管和集合管重吸收和排泌所产生的终末代谢产物，尿液的组成和性状可反映机体的代谢状况，并受机体各系统功能状态的影响。尿常规检查是康复医学科病人所需要进行的基本检查之一。

尿液的一般检测内容包括性状的检测（尿量、气味、外观、比重、酸碱度等）、化学检测（尿蛋白、尿糖、尿酮体、尿胆原、尿胆红素等）、尿沉渣检测（细胞、管型和结晶等）。

在进行尿常规结果解读之前，首先要强调的是标本的留取。一般情况下，尿常规留取的是晨尿，一般取中段尿进行检查，检查结果能较好地反映病人疾病情况。需要注意的是，在留置导尿管的病人中，必须告知家属不能从集尿袋中留取尿液送检，这样会影响尿常规的检测结果。

尿量的参考值为成人 1000～2000ml/24h，24 小时尿量超过 2500ml 为尿量增多，少于 400ml/24h 为少尿，少于 100ml/24h 或 12h 无尿液排出则称为无尿。如果病人出现多尿，在排除生理性多尿后，需要进一步对血糖和内分泌激素进行检查以明确诊断。如果病人出现尿量减少并且肾功能检查异常（血肌酐和尿素氮增高），则需要对少尿进行鉴别诊断（肾前性、肾性、肾后性）并给予及时处理。

正常的新鲜尿液清澈透明，如果颜色为红色则需要考虑是否存在血尿，如出现酱油色则有血红蛋白尿的可能，如果尿液呈白色、较混浊或有较多沉淀物则存在尿路感染的可能。

在尿常规中需要注意的检测结果详述如下：

**（一）红细胞和白细胞**

红细胞和白细胞的定量检测参考值分别为 0～5 个 /μl 和 0～10 个 /μl。如果出现红细胞和白细胞的增多，可能存在尿路感染，需要结合尿常规中的其他结果（如白细胞酯酶、细菌、菌丝等）、血常规、C 反应蛋白（c-reactive protein，CRP）、尿培养等结果明确诊断；如果单纯存在红细胞增高，需考虑到尿路结石或泌尿系统肿瘤的可能，可结合红细胞形态学检查等明确红细胞的来源以确定病变的具体部位。需注意的是，在脊髓损伤合并有神经源性膀胱的病人中，如果尿常规中反复出现白细胞增高，但病人无明显膀胱刺激症状和其他感染征象，可能为无症状性菌尿，当病人抵抗力降低时可能加重为尿路感染，因此，在此类病人中，如在尿液常规检查中发现了白细胞，需要及时进行尿培养和药敏检查。

**（二）尿蛋白**

正常参考值定性为阴性，定量为 0～80mg/24h。如果尿蛋白为阳性，或定量大于 100mg/L，或大于 150mg/24h 时为蛋白尿，提示存在肾脏损害的可能，需要结合病人的既往史（如是否存在糖尿病、高血压等）、其他检验结果（肾功能等）寻找蛋白尿的病因。

**（三）尿糖和尿酮体**

正常人尿中可有微量的葡萄糖，当血糖浓度超过肾糖阈（8.88mmol/L）或血糖虽未升高但肾糖阈降低时，会导致尿中出现大量的葡萄糖。正常参考值为阴性，定量为 0.56～

5.0mmol/24h。如果尿糖为阳性,首先需要考虑病人是否患有糖尿病,可结合口服糖耐量试验(oral glucose tolerance test,OGTT)、糖化血红蛋白等进一步明确诊断,其次需要考虑的是肾脏损害的可能,结合尿常规中的其他结果(红细胞、白细胞、酮体等)可进一步明确诊断。

酮体是 β- 羟丁酸、乙酰乙酸和丙酮的总称。三者是体内脂肪代谢的中间产物。正常参考值为阴性,如果出现酮体,需要考虑糖尿病酮症酸中毒的可能。

### (四)尿胆红素和尿胆原

尿胆红素的定性检测为阴性,定量≤2mg/L;尿胆原定性为阴性或弱阳性,定量为≤10mg/L。如出现增高需考虑肝脏病变的可能。

## 四、粪便检测

粪便(feces)是食物在体内经消化后的最终产物。粪便检测对了解消化道及通向肠道的肝脏、胆囊、胰腺等器官有无病变,间接判断胃肠、胰腺、肝胆系统的功能状况有重要价值。

### (一)白细胞和红细胞

正常粪便中不见或偶见白细胞,在肠道炎症时可见大量白细胞,需要注意的是,长时间大量应用抗生素的病人中,如出现腹泻,粪常规中见大量白细胞,需要考虑伪膜性肠炎的可能,需要调整抗生素治疗方案。

正常粪便中可无红细胞,当存在下消化道出血、溃疡性结肠炎、肠道肿瘤时可见红细胞。

### (二)粪便隐血实验

粪便隐血实验(fecal occult blood test,FOBT)能识别粪便外观无异常改变,肉眼和显微镜均不能证实的出血。对消化道出血的鉴别有重要意义,在康复医学科需要长期抗凝治疗或抗血小板治疗的病人(如心房颤动、脑梗死、深静脉血栓、肺栓塞等)中,如出现粪隐血阳性,需要结合凝血功能检查结果调整抗凝治疗或抗血小板治疗方案。在长期粪隐血阳性的病人中,需安排胃镜和(或)肠镜检查。

## 五、肝脏功能检测

主要用于发现肝脏损伤,包括反映肝脏代谢功能状态的相关指标和反映肝脏损伤的相关指标。

### (一)血清酶检查

常用的包括氨基转移酶(aminotransferases)、碱性磷酸酶(alkaline phosphatase,ALP)、γ- 谷氨酰转移酶(γ-glutamyl transferase,GGT)。氨基转移酶中用于肝功能检查的主要是丙氨酸氨基转移酶(alanine aminotrasnferase,ALT)和天门冬氨酸氨基转移酶(aspartate aminotransferase,AST)。ALT 参考值为 5~40U/L,AST 参考值为 8~40U/L,ALP 在成年男性和女性中的参考值 40~150U/L,GGT 在男性和女性中的正常参考值分别为 11~50U/L 和 7~32U/L。如果这些血清酶增高,提示肝功能异常,需要结合病人既往病史和其他辅助检查结果,寻找肝功能异常的病因(如结合肝炎三对半判断有无甲肝、乙肝、丙肝,结合 B 超结果判断有无脂肪肝)。如果病人既往肝功能正常,新近出现肝功能指标升高,需要考虑是否为药物所导致的肝功能损伤,应停用造成肝功能损伤的药物,加用保肝药物。此外,在营养不良时,也会出现 ALP 的增高。

### (二)蛋白质代谢功能的检查

90% 以上的血清总蛋白(serum total protein,STP)和全部的血清白蛋白(albumin,A)均

由肝脏合成，因此是反映肝脏合成功能的重要指标。正常人血清总蛋白的参考值为 60～80g/L、清蛋白 40～55g/L、球蛋白（glubulin，由免疫系统合成）20～30g/L，A/G 为（1.5～2.5）:1。如果出现血清总蛋白和清蛋白的降低提示病人存在营养不良（如各种原因导致的吞咽障碍病人），出现血清总蛋白和球蛋白的增高则提示慢性肝脏疾病、血液系统肿瘤和自身免疫性疾病等。

### （三）胆红素代谢功能检查

胆红素是血液循环中衰老红细胞在肝、脾和骨髓的单核 - 巨噬细胞系统中分解或破坏的产物。血清总胆红素的正常参考值为 3.4～17.1μmol/L，结合胆红素的参考值为 0～6.8μmol/L，非结合胆红素的参考值为 1.7～10.2μmol/L，如出现增高，提示黄疸的存在，需要进一步检查。

## 六、肾脏功能检测

肾脏是一个重要的生命器官，主要功能是生成尿液，以维持体内水、电解质、蛋白质和酸碱代谢平衡。同时也兼有内分泌功能。肾脏功能评定常用的检查包括尿常规（详见二尿液的一般检测）和肾功能检测。

肾功能检测临床常用的指标有血肌酐（creatinine，Cr）、尿素氮（blood urea nitrogen，BUN）和尿酸（uric acid，UA）。Cr 的正常值为 88.4～176.8μmol/L，BUN 的正常值为 3.2～7.1mmol/L，UA 的正常值在男性和女性中分别为 150～416μmol/L 和 89～357μmmol/L。肾功能检测是判断肾脏疾病严重程度和预测预后、确定疗效、调整某些药物剂量的重要依据，但是尚无早期诊断的价值。如病人出现肾功能检测的异常，需要结合尿常规、泌尿系统 B 超等综合判断，查明病因，同时停用可能对肾脏造成损害的药物，更改病人饮食为优质低蛋白饮食。

在脊髓损伤合并神经源性膀胱的病人中，若膀胱管理不当，经常会引起残余尿增多、膀胱内压增高、输尿管扩张、肾积水，最终产生肾功能异常，甚至尿毒症，所以在这类病人中肾功能的检测具有非常重要的意义。

## 七、凝血功能检测

凝血功能检查包括对凝血因子的检测、抗凝系统检测和纤溶系统检测。

凝血因子是构成凝血机制的基础，它们参与二期止血过程。常用的检测指标包括活化的部分凝血活酶时间（activated partial thromboplastin time，APTT）和血浆凝血酶原时间（prothrombin time，PT）。APTT 和 TT 无固定的正常值，应用不同试剂、不同检测方法所得到的结果有较大差异，因此以各医院实验室标准为准。

评价抗凝系统的主要检测方法为血浆凝血酶时间（thrombin time，TT），手工法的参考值为 16～18s。纤维蛋白溶酶（纤溶酶）可将已形成的血凝块加以溶解，产生纤维蛋白（原）的降解产物，从而反映纤溶活性。纤溶活性增强可致出血，纤溶活性降低可致血栓。评价纤溶系统的主要检测方法为血浆 D- 二聚体测定和血浆纤维蛋白降解产物（fibrin degradation product，FDP）。血浆 D- 二聚体 ELISA 法的参考值为 0～0.256mg/L，FDP 的参考值 <5mg/L。

除了上述参数以外，国际标准化比值（international normalized ratio，INR）也是常用的监测指标，在康复医学科的病人中，有一部分因房颤而导致脑梗的病人需要长期服用抗凝药物（如华法林）进行治疗，在这部分病人中，需要定期检测 INR，使其维持在 2.0～3.0 之间，并根据 INR 结果及时调整药物剂量。

凝血功能检测是康复医学科病人常规需要关注的检测之一，特别是在脊髓损伤之后四肢瘫或截瘫的病人、中枢神经系统损伤所致偏瘫、关节置换术后或是由于其他原因长期卧床的病人，需要检测凝血功能，如出现 D- 二聚体增高，需要考虑是否存在深静脉血栓和肺动脉栓塞，此时需要结合病人的临床表现，如是否存在肢体的肿胀，以及其他辅助检查的结果如血管 B 超、心电图、肺部 CTA 等来帮助确定诊断。

## 八、其他临床常用生物化学检测

### （一）血清脂质和脂蛋白检测

血清脂质包括总胆固醇、三酰甘油、磷脂和游离脂肪酸。胆固醇（cholesterol，CHO）是脂质的组成成分之一。胆固醇中 70% 是胆固醇酯（cholesterol esterase，CE），30% 为游离胆固醇（free cholesterol，FC），总称为总胆固醇（total cholesterol，TC）。CHO 的参考值 <5.20mmol/L，三酰甘油的参考值为 0.56～1.70mmol/L。这两个指标都有助于早期识别动脉粥样硬化的风险，以及用于降脂药物治疗后的监测。

常用的脂蛋白指标为低密度脂蛋白（LDL）、高密度脂蛋白（HDL）和脂蛋白（a）。其中 LDL 的正常值≤3.12mmol/L，HDL 的正常值为 1.03～2.07mmol/L，脂蛋白（a）的正常值为 0～300mg/L。

总胆固醇受到多种因素的影响（如年龄、性别和饮食等），其特异性和敏感性都欠佳，但是它是脑卒中、心肌梗死的危险因素，因此，在已经发生脑卒中和心肌梗死的病人中，需要进行监测，在人群的二级预防中，也需要对该指标进行随访。

需要注意的是，在脑梗死病人的治疗中，要进行强化降脂治疗，将低密度脂蛋白控制在 1.8mmol/L 以下，但需注意的是如果低密度脂蛋白过低，可能会增加出血风险，因此，在因脑梗死行康复治疗的病人中，需定期进行血脂检查以确定降脂药物的应用剂量是否需要调整。

### （二）血清电解质检测

常用的检测指标包括血钾、血钠、血钙和血氯。血钾的参考值为 3.5～5.5mmol/L，血钠的参考值为 135～145mmol/L，血钙的参考值为 2.25～2.58mmol/L，血氯的参考值为 95～105mmol/L。在高位脊髓损伤和脑外伤的病人中，很可能会出现电解质的紊乱，主要表现为难以纠正的低钠血症，多为抗利尿激素异常分泌或脑耗盐综合征，可能危及病人生命。此时需要在查明低钠原因的同时，积极纠正电解质紊乱。而在合并吞咽障碍的病人中，由于可能存在进食量不足，易出现低钾血症，也要对电解质进行监测。

### （三）血糖的检测

包括空腹血糖、餐后两小时血糖和糖化血红蛋白。空腹血糖的参考值为 3.9～6.1mmol/L，餐后两小时血糖的参考值 <7.8mmol/L，糖化血红蛋白（HbA$_1$C）的参考值为 4%～6%。HbA$_1$C 水平反映了近 2～3 个月的平均血糖水平，因此可以评价近期血糖的控制情况。康复医学科的很多病人都同时合并有 2 型糖尿病，在这些病人的康复过程中，也不能放松对血糖的控制，以预防疾病再发。

### （四）心肌酶谱和心肌标志物的检测

在康复医学科的病人中，很多是老年病人，多伴有心血管疾病。在进行康复治疗之前，必须先要评价这些病人的心脏功能，从而帮助确定康复治疗的强度，以保证安全高效地完成康复治疗，改善病人的功能。此时，常用的评价指标包括肌酸激酶、肌酸激酶同工酶、乳酸脱氢酶、心肌肌钙蛋白 T、心肌肌钙蛋白 I、肌红蛋白、B 型钠尿肽前体（pro-BNP），如果存在 pro-BNP 增高（动态变化和绝对值变化），多提示心衰存在，则需要同时结合心脏超声检查来评估心功能。在制订康复方案的时候需要和治疗师沟通，控制训练强度，避免影响心功能。如果出现肌酸激酶、肌酸激酶同工酶、心肌肌钙蛋白 T 等的升高，则需要警惕是否存在心肌梗死的可能，需要结合心电图检查，如确实存在心肌梗死，则需要先处理心脏问题，待情况稳定后，再行康复治疗。

### （五）血液流变学检查

血液流变学检查包括全血黏度测定和血浆黏度测定。不同的实验室有各自的实验室参考值。全血黏度增高见于冠心病、心肌梗死、高血压、脑血栓形成、深静脉血栓、糖尿病、高脂血症、恶性肿瘤、多发性骨髓瘤等，降低则见于贫血、重度纤维蛋白原和其他凝血因子缺乏等。而血浆黏度测定增高则见于血浆球蛋白增高或血脂增高的疾病，如多发性骨髓瘤、糖尿病、高脂血症、动脉粥样硬化等。

### （六）骨质疏松检查

除了骨密度检查之外，一些血指标也能反映病人骨代谢的情况，包括甲状旁腺素、I 型胶原 C 端肽降解产物、I 型胶原吡啶交联终肽、骨钙素、降钙素、25- 羟维生素 D 和骨钙素 N 端中分子片段。

甲状旁腺激素（parathyroid hormone，PTH）是甲状旁腺主细胞分泌的碱性单链多肽类激素，主要功能是调节脊椎动物体内钙和磷的代谢，促使血钙水平升高，血磷水平下降。PTH 还能间接促进肠道对 $Ca^{2+}$ 的吸收，它对肾脏的直接作用是促进肾小管对 $Ca^{2+}$ 的重吸收，因而减少 $Ca^{2+}$ 从尿中排泄。PTH 通过活化维生素 $D_3$ 间接使肠道吸收的 $Ca^{2+}$ 增加。PTH 的分泌主要受血浆 $Ca^{2+}$ 浓度的调节。如果 PTH 的分泌过于旺盛，骨形成与骨吸收的平衡遭到破坏，被增强的破骨活性占优势，长期下去会引起骨钙质的消蚀而易于骨折或骨畸形，并因血钙量过高而导致一系列不良结果。若 PTH 分泌不足，肾脏的磷酸盐排泄量减低，磷酸钙沉积于骨。

I 型胶原 C 端肽降解产物是 I 型胶原降解所产生的特异性的产物，反映破骨细胞的活性，其增高反映了骨吸收的增加和骨质流失的增加，可用于检测骨质疏松症的治疗效果。

I 型胶原是人体最丰富的胶原蛋白形式，占骨质的 90%，I 型胶原吡啶交联终肽（ICTP）是 I 型胶原的特异性成分，只来源于破坏的成熟的骨基质，不会从新形成的骨质中产生，以完整的免疫源性肽形式进入血液中，不再进一步分解，是新发现的溶骨指标，能直接反映溶骨的范围且不受摄入食物的影响。ICTP 在生理性骨代谢中的反应迟缓，它的变化反映骨质病理性破坏。

骨钙素是成熟骨细胞分泌的一种非胶原骨基质蛋白，占骨基质中非胶原蛋白的 25%，骨总蛋白的 2%。血清骨钙素可反映新形成的成骨细胞的活动状态。血清中的骨钙素中有 1/3 为骨钙素 N 端中分子片段。骨钙素值随年龄的变化以及骨更新率的变化而不同。骨更新率越快，骨钙素值越高，反之降低。在原发性骨质疏松中，绝经后骨质疏松症是高转换型的，所以骨钙素明显升高；老年性骨质疏松症是低转换型的，因而骨钙素升高不明显，所以可根据骨钙素的变化情况鉴别骨质疏松是高转换型的还是低转换型的。但是在甲旁亢性骨质疏松症中骨钙素升高明显。

降钙素（calcitonin，CT）是一种含有 32 个氨基酸的直线型多肽类激素，由甲状腺的滤泡旁细胞（parafollicular cells）所分泌，其主要功能是降低血钙和血磷的水平。其降低血钙的机制包括：抑制小肠对于 $Ca^{2+}$ 的吸收；抑制破骨细胞，减少骨骼中的 $Ca^{2+}$ 流失到血液中；抑制肾小管对磷酸根的重吸收作用；抑制肾小管对 $Ca^{2+}$ 的重吸收作用，增加 $Ca^{2+}$ 自尿液流失。

维生素 D 本身无生理作用，在肠道被吸收后在肝脏转变成具有活性的 25- 羟维生素 D，促进钙的吸收。维生素 D 不足会影响钙的吸收。25- 羟维生素 D 可作为维生素 D 水平的判断，从而指导临床治疗。

# 第二节　心肺功能的评定

## 一、心功能评定

心功能评定是康复评定中一个很重要的环节，需要根据病人心功能的情况来确定和调整康复治疗方案。在康复医学科的病人中，很多是老年病人，可能合并有冠状动脉粥样硬化性心脏病，再加之某些心脏疾病是物理治疗的禁忌证，因此在进行康复治疗之前，进行心功能的评定是非常必要的。临床常用的心功能评价方法包括心电图、心脏超声、24 小时动态心电图，以及心肌酶谱和心肌标志物的检测等。

### （一）心电图（electrocardiogram，ECG）

心电图是利用心电图机从体表记录心脏每一心动周期所产生的电活动变化的曲线图形。心电图的导联包括肢体导联和胸导联，不同导联的心电图信号反映心脏不同部位的情况。

在具体介绍不同心脏病变的心电图表现之前，首先对正常心电图特点进行简要介绍。P 波代表的是心房肌除极的电位变化，正常人 P 波时间一般小于 0.12s，振幅在肢体导联一般小于 0.25mV，在胸导联一般小于 0.2mV。PR 间期是从 P 波的起点至 QRS 波群的起点，代表心房开始除极至心室开始除极的时间，心率在正常范围内时，PR 间期为 0.12～0.20s。QRS 波群代表的是心室除极的电位变化，一般不超过 0.11s，不同导联的 QRS 波群的形态和波幅各不相同，在此不详细论述。J 点是 QRS 波群的终末与 ST 段起始的交接点。ST 段是自 QRS 波群的终点至 T 波起点间的线段，代表心室的缓慢复极，正常的大多为一等电位线。T 波代表心室快速复极时的电位变化，方向大多与 QRS 主波方向一致，波幅一般不应低于同导联 R 波的 1/10（Ⅲ、aVL、aVF、$V_1$～$V_3$ 除外）。QT 间期是 QRS 波群的起点至 T 波终点的间距，代表心室肌除极和复极全过程所需的时间，心率为 60～100bpm 时，QT 间期为 0.32～0.44s。u 波是在 T 波之后 0.02～0.04s 出现的振幅很低小的波，产生机制不明。

在康复医学科的病人中，下述几种心电图需要引起注意：

1. **心律失常**　若病人存在心律失常，需要根据心律失常具体的类型来判断和处理。若为窦性心动过缓（心率小于 60bpm），首先需确定病人是否存在甲状腺功能低下，或是否应用 β 受体阻滞剂等药物，同时需要结合 24 小时动态心电图结果来评价病人 24 小时的心率情况，如合并房室传导阻滞，心率持续低于 40bpm，则联系心内科，进行永久起搏器植入。

房颤也是常见的心律失常，房颤病人的心室率极不规则，在没有接受房颤治疗的房室传导正常的病人中，心室率通常在 100～160bpm，影响心室射血。对房颤病人，需要进行 CHARD2 评分，如果评分≥2 分，那么发生血栓栓塞的风险很高，应开始抗凝治疗。同时要注意的是，房颤病人中，在康复治疗计划制订中要禁用或慎用电疗（如电刺激、电子生物反馈、电脑中频电和高频治疗等）。

2. **心肌梗死**　绝大多数心肌梗死是冠状动脉在粥样硬化基础上发生完全性或不完全性闭塞所致，属于冠心病的严重类型。若病人既往存在冠心病病史，康复期间无明显诱因下出现胸痛，心悸等，心电图表现为特征性的心肌梗死表现，即急性期表现为 ST 段弓背向上抬高，继而逐渐下降，出现异常的 Q 波或 QS 波，T 波由直立开始倒置；亚急性期表现为抬高的 ST 段逐渐恢复至基线，缺血型 T 波由倒置较深逐渐变浅以及坏死型 Q 波；慢性期则表现为坏死型 Q 波的存在，ST 段和 T 波的表现可以正常或持续倒置低平。同时伴有心肌标志物增高，则需要考虑心肌梗死的诊断，先暂停康复治疗，与心内科联系进行相应治疗。如果病人的心电图表现为陈旧性心肌梗死，则需要监测病人的心功能并进行相应的预防性治疗。

3. **肺栓塞**　是以各种栓子阻塞肺动脉及其分支为病因的一组疾病或临床综合征的总称，其中肺血栓栓塞症是临床最常见的类型。它是来自于静脉系统或右心的血栓阻塞肺动脉或其分支所导致的以肺循环和呼吸功能障碍为主要临床和病理生理特征的疾病。肺栓塞是康复医学科的急症和重症，一旦病人出现疑似肺栓塞的临床症状或体征（如突发性呼吸困难、胸痛和咯血等）时，需要及时结合辅助检查的结果（如血浆 D 二聚体、动脉血气分析、心电图、心脏彩超、CT 肺动脉造影等）快速做出诊断和鉴别诊断，以便及时做出相应处理。以下是部分肺栓塞病人心电图的特征性表现。

在肺栓塞病人中，若出现肺动脉和右心压力升高时，心电图检查可出现 $V_1$ 至 $V_2$ 甚或 $V_4$ 导联的 T 波倒置和 ST 段异常、$S_IQ_{III}T_{III}$ 征（即 I 导联 S 波加深，三导联出现 Q/q 波及 T 波倒置）、完全性或不完全性右束支传导阻滞、肺型 P 波、电轴右偏及顺钟向转位等。如果在病人的心电图上出现特征性 $S_IQ_{III}T_{III}$ 征，并且病人又具有临床症状时，需要考虑到肺栓塞的存在，并进行诊断和相应的治疗。

### （二）24 小时动态心电图（ambulatory electrocardiography, AECG）

AECG 是指连续记录 24 小时或更长时间的心电图，又称为 Holter 监测。动态心电图能对受试者在日常活动的情况下，以及在身体和精神状况不断变化的条件下进行连续的心电图监测和记录，可提供受检者白天和夜间不同状态下的心电活动信息，可作为常规心电图的补充，发现常规心电图检查不易发现的一过性异常变化。如果病人既往存在心律失常病史，或近期出现胸闷、心悸、头晕、胸痛等症状，而常规心电图检查又无异常发现时，则需要进行 Holter 检查，从而对心功能进行判断，帮助制定康复治疗方案。

### （三）超声心动图（echocardiography）

超声心动图可实时动态观察心脏的结构和功能，显示内部血流状态，包括二维超声心动图、M 型超声心动图、彩色多普勒超声心动图和频谱型多普勒超声心动图等。心脏超声检查包括经胸心脏超声、经食管心脏超声和血管内超声显像，其中临床最常用的是经胸心脏超声。在制订康复治疗方案之前，需结合左室射血分数（LVEF）来评价左室功能，确定康复方案中治疗的强度。在房颤的病人中，如果病人存在附壁血栓，那么可以通过心脏彩超检查发现，从而帮助判断病人脑卒中的原因，以及帮助制定后续的诊疗方案。

### （四）心肌酶谱和心肌标志物

与其他心脏功能评价指标结合在一起，用于评价心功能。详见本章第一节中的"八、其他临床常用生物化学检测"。

## 二、肺功能评定

肺功能检查包括通气功能检查、换气功能检查、小气道功能检查和血气分析。通过肺功能检查可以对受检者呼吸生理功能的基本状况作出质和量的评价，明确肺功能障碍的程度和类型。

### （一）通气功能检查

肺通气功能的检查是呼吸功能检查中最基本的检查项目。

**1. 肺容积**  肺容积的检查指在安静情况下，测定一次呼吸所出现的容积变化，不受时间限制，具有静态解剖学的意义。包括潮气容积、补呼气容积、补吸气容积、深吸气量、肺活量、功能残气量、残气量和肺总量。

潮气容积指的是平静呼吸时，一次吸入和呼出的气量。正常成人参考值约为 500ml。其受到吸气肌功能的影响，尤其是膈肌的运动。呼吸肌功能不全时会出现潮气容积的降低。在高位脊髓损伤的病人中，常会累及呼吸肌，需要进行潮气容积的检测，从而根据结果有的放矢地进行针对性的呼吸肌功能训练。

补呼气容积指的是平静呼气末再尽最大力量呼气所呼出的气量。正常成年男性约为 $(1609 \pm 492)$ ml，女性为 $(1126 \pm 338)$ ml，受到呼气肌力量的影响。

补吸气容积是平静吸气末再尽最大力量吸入气体的总量。正常成年人参考值男性约为 2160ml，女性约为 1400ml，也受到吸气肌功能的影响。

深吸气量是指平静呼气末尽最大力量吸气所吸入的最大气量，即潮气容积加补吸气容积。正常成年男性约为 $(2617 \pm 548)$ ml，女性为 $(1970 \pm 381)$ ml，当呼吸功能不全时，尤其是吸气肌力障碍以及胸廓、肺活动度减弱和气道阻塞时深吸气量均降低。

肺活量指的是尽力吸气后缓慢而又完全呼出的最大气量，即深吸气量加补呼气容积或潮气容积加补吸气容积。正常成年男性约为 $(4217 \pm 690)$ ml，女性为 $(3105 \pm 452)$ ml。肺活量减低提示存在限制性通气功能障碍，也可提示存在严重的阻塞性通气功能障碍。

功能残气量指的是平静呼气末肺内所含气量，即补呼气量加残气量。正常成年男性约为 $(3112 \pm 611)$ ml，女性为 $(2348 \pm 479)$ ml。在临床上接近于正常呼吸模式，反映胸廓弹性回缩和肺弹性回缩力之间的关系，肺弹性回缩力下降，可使功能残气量增高，反之使功能残气量降低。

残气量指的是最大呼气末肺内所含气量，这些气量足够继续进行气体交换。正常成年男性约为 $(1615 \pm 397)$ ml，女性为 $(1245 \pm 336)$ ml，临床意义和功能残气量相似。

肺总量指的是最大限度吸气后肺内所含气量，即肺活量加残气量。正常成年男性约为 5020ml，女性为 3460ml。肺总量减少见于广泛性肺部疾病。

**2. 通气功能**  又称为动态肺容积，指单位时间内随呼吸运动进出肺的气量和流速。包括肺通气量（每分钟静息通气量、最大自主通气量）、用力肺活量和肺泡通气量。

每分钟静息通气量指静息状态下每分钟呼出气的量，等于潮气容积×每分钟呼吸频率。正常成年男性约为 $(6663 \pm 200)$ ml，女性为 $(4217 \pm 160)$ ml，>10L/min 提示通气过度，可造成呼吸性碱中毒；小于 3L/min 提示通气不足，可造成呼吸性酸中毒。

最大自主通气量指的是在 1 分钟内以最大的呼吸幅度和最快的呼吸频率呼吸所得的通气量。可用于评估肺组织弹性、气道阻力、胸廓弹性和呼吸肌的力量，是临床上常用的通气功能障碍、通气功能储备能力考核的指标。正常成年男性约为 $(104 \pm 2.71)$ L，女性为 $(80.5 \pm 2.17)$ L。无论是阻塞性或是限制性通气障碍均可使之降低。可用于阻塞性肺气肿、呼吸肌功能障碍的评估。

用力肺活量指的是深吸气至肺总量后以最大的力量、最快的速度所能呼出的全部气量。最常用的评价指标是 $FEV_1$，指的是最大吸气至肺总量位后，开始呼气第一秒钟内的呼出气量。正常成年男性约为 $(3179 \pm 117)$ ml，女性为 $(2314 \pm 48)$ ml，是测定呼吸道有无阻力的重要指标。

肺泡通气量是指安静状态下每分钟进入呼吸性细支气管及肺泡与气体交换的有效通气量。正常成年人潮气容积为500ml，其中150ml为无效腔气。无效腔气不参与气体交换，仅在呼吸细支气管以上气道中起传导作用，根据无效腔气的值可计算出肺泡通气量。

上述检测指标的临床价值在于判断通气功能、判断是否存在阻塞性肺气肿、气道阻塞是否可逆的判断等。在一些存在慢性阻塞性肺病的老年病人中，进行通气功能的评定可以帮助制订康复治疗计划。

### （二）换气功能检查

外呼吸进入肺泡的氧通过肺泡毛细血管进入血液循环，而血中的二氧化碳通过弥散排到肺泡，这个过程称为"换气"，也称为"内呼吸"。肺有效的气体交换与通气量、血流量、吸入气体的分布和通气/血流比值以及气体的弥散有密切的关系。

在静息状态下，健康成人每分钟肺泡通气量约为4L，血流量约为5L，两者的比值为0.8，即正常的通气血流比值，主要用于评价是否存在缺氧。

肺泡弥散功能是肺泡内的气体中和肺泡壁毛细血管中的氧和二氧化碳，通过肺泡壁毛细血管膜进行气体交换的过程，以弥散量作为判定指标，如果检测结果小于正常值的80%，则提示存在弥散功能障碍。

### （三）小气道功能检查

小气道功能为区域性肺功能的一种，小气道是指吸气状态下内径≤2mm的细支气管，包括全部细支气管和终末细支气管，是许多慢性阻塞性肺病早期容易受累的部位。小气道检测方法包括闭合容积检查、最大呼气流量－容积曲线测定和频率依赖性肺顺应性，能早期诊断小气道病变，主要用于既往有慢性阻塞性肺病病史病人的评估，在此不详细阐述检测方法。

### （四）血气分析和酸碱测定

血气分析可以了解$O_2$的供应和酸碱平衡的状况，但是该项检查并非康复医学科病人常规检查项目，仅用于危重病人的检查，如肺栓塞病人的评估、感染性休克病人的评估等。血气分析中要关注的指标主要包括动脉血氧分压（判断有无缺氧、缺氧的程度和有无呼吸衰竭）、动脉血氧饱和度（判断有无缺氧）、动脉血二氧化碳分压（判断呼吸衰竭类型和程度、判断是否存在呼吸性酸碱平衡失调和代谢性酸碱失调的代偿反应）、pH值（是否存在酸碱失调）和标准碳酸氢盐（反映代谢性酸碱平衡）等，在此就不一一展开讨论。需要注意的是，如果病人出现了胸闷、呼吸困难等症状时，可先测量经皮氧饱和度，如有异常则进一步进行动脉血气分析检查。

### （五）呼吸节律的评定

正常成人静息状态下，呼吸节律是均匀的，在某些病理状态下会出现呼吸节律的变化，详述如下。

1. **潮式呼吸** 呼吸过程由浅慢逐渐变为深快，然后再由深快转为浅慢，随之出现一段呼吸暂停之后，又开始如上变化的周期性呼吸，常见于充血性心衰或脑损伤之后（皮层水平）。

2. **间停呼吸** 表现为几次有规律的呼吸之后，突然停止一段时间，随即又开始呼吸，常见于颅内压增高或药物引起的呼吸抑制。

3. **抑制性呼吸** 由胸痛而导致的呼气相突然停止，呼吸较正常浅而快，常见于胸部外伤或急性胸膜炎等。

**4. 叹息样呼吸**　表现为在正常的呼吸节律中插入一次深大呼吸,此多为功能性改变。

# 第三节　神经电生理学的评定

## 一、肌电图

肌电图是目前广泛应用于临床的电生理诊断技术,是记录肌肉静息、随意收缩及周围神经受刺激时各种电特性的一门技术。狭义的肌电图通常指运用常规同芯圆针电极,记录肌肉静息和随意收缩的各种电特性。广义的肌电图通常包括常规肌电图(electromyography,EMG)和神经传导检测(nerve conduction studies,NCS)、重复神经电刺激(repetitive nerve stimulation,RNS)、单纤维肌电图(single fiber electromyography,SFEMG)、运动单位计数、巨肌电图等。目前,肌电图在康复医学科的应用也日益广泛和重要,已成为康复医学科医师必备的临床诊疗技能之一。目前,康复医学科常用的肌电图检测项目包括常规 EMG、NCS、RNS、F 波、H 反射和各种诱发电位。下文逐一进行介绍。

### (一)神经传导检测

神经传导检测在周围神经功能的评估中扮演着一个重要的角色,其原理是电刺激触发一个神经冲动,然后这个冲动沿着运动或感觉神经纤维传导。最常进行的神经传导检测包括运动神经的复合型肌肉动作电位(compound muscle action potentials,CMAP)、感觉神经的感觉神经动作电位(sensory nerve action potentials,SNAP)、混合(感觉性和运动性)神经的混合神经动作电位(compound nerve action potentials,CNAP)以及迟发反应(主要为 F- 波和 H 反射)。

**1. 动作电位**　动作电位是许多电位的总和。CMAP 是多个运动单位(肌纤维)放电的总和,而 SNAP 是单个神经纤维放电的总和,各个神经纤维各有其本身的振幅。对动作电位的组成的简述如下:

(1)潜伏期:潜伏期代表从神经受到刺激到所测定的神经开始出现感觉神经动作电位(SNAP)或复合性肌肉动作电位(CMAP)所用的时间。在一个 CMAP 中,起始潜伏期代表传到最快神经纤维的到达时间。在感觉神经中,潜伏期仅依赖于最快神经纤维的传导速度和去极化波的传导距离。

(2)传导速度:传导速度是指神经传导动作电位的快慢程度,一般而言,上肢正常神经传导速度在 50m/s 以上,下肢则为 40m/s 以上。

(3)振幅:CMAP 的振幅表示每个电位振幅的总和,由传导速度相同的神经纤维轴突所去极化的肌肉纤维而产生,因此,振幅有赖于神经轴突的完整性、去极化的肌纤维和各纤维传导速度的差异程度。

(4)时程:时程是从偏离基线开始到恢复到稳定基线的时间。

**2. 延迟反应**　H 反射是一种涉及运动和感觉神经纤维的单突触或寡突触脊髓反射,可以用于脊神经疾病的评价。在腘窝处刺激胫神经并在腓肠 - 比目鱼肌群进行记录时,可以用于评价 $S_1$ 的传入和传出纤维;在肘部刺激正中神经并在桡侧腕屈肌进行记录时,可以评价 $C_6/C_7$ 脊神经疾病。需要注意的是,在年龄超过 60 岁的个体中,H 反射一般消失。

F 波是低振幅的延迟反应,这可能是由于周围神经受刺激之后运动神经元(脊髓前角细胞)逆行激活,这种刺激沿着相应的运动轴突逆传。F 波的振幅一般最高达正常运动反应

（M 反应）的 5%。由于在测定 F 波传导速度时，因距离测量可出现误差，因此一般对 F 波比率进行计算，上肢正常 F 波比率约为 1±0.3，下肢约为 1.1±0.3，F 波比率可用于评价是否出现了近段或远段神经的传导减慢，如果比率高于 1.3，提示近端受损，如比率低于 0.7，则提示远端受损。

## （二）肌电图

肌电图检查涉及肌肉电活动的评价，是医学电诊断技术中的一个重要组成部分。肌电图可对骨骼肌进行评价，实际上测量的是肌纤维的电兴奋性。在介绍其他肌电图基本知识之前，首先对运动单位进行介绍。一个脊髓 α- 运动神经元或脑干运动神经元和受其支配的全部肌纤维所组成的肌肉收缩的最基本的单位称为运动单位，是肌电图评价的主要结构基础。

肌电图检查分为四个部分，分别进行观察，它们是插入性电活动、静息状态的肌肉检查、运动单位检查和募集反应。

1. **插入性电活动**　正常肌肉只要避开运动终板，针电极运动一停止就会呈现出电活动的静息状态。典型的正常插入性电活动仅持续数百毫秒，当针电极插入萎缩的肌肉时会出现插入性电活动减弱。当肌肉发生病理性改变时，可以出现插入性电活动增强，这主要表现为正锐波，这种插入性电活动增强可以发生在真正失神经支配之前，任何持续时间超过 300ms 的电活动增强就可以被认为是插入性电活动增强。

检查正常的肌肉时，针极插入终板区域会检测到终板电位，它由连接发生的或相互独立的两部分组成：低波幅波浪样的终板噪声和高波幅间歇的棘波。终板噪声反映了在细胞外记录到的微终板电位，通常表现为不规则的负波，波幅在 10～50μV，时限在 1～2ms。终板棘波的波幅在 100～200μV，时限在 3～4ms，以 5～50Hz 的频率不规则激活，典型的是起始为负双向波。在检测到终板电位时病人会出现疼痛，可以帮助鉴别。

2. **静息状态的肌肉检查**　针电极一旦插入肌肉中，需要停留几秒钟，以便对自发性电活动进行评价。正常肌肉在针电极插入后应该处于电静息状态。自发性电活动是典型的异常改变，它发生在出现病理学改变时。正锐波、纤颤电位、复合性重复放电和肌强直性放电是肌纤维水平产生的典型异常自发性电位。脊髓前角运动细胞及其轴突水平产生的异常自发电位包括束颤电位、颤搐电位及痉挛电位。对自发性电活动的详细描述如下。

（1）正锐波：正锐波是所记录的受损伤神经支配的肌肉或肌肉受损部分肌纤维的动作电位。正锐波主要由从基线发生正性（向下）偏转随即返回到基线的波所组成，具有规律性放电的趋势。正锐波的声音类似于低重击音，并在肌纤维发生失神经支配后，比纤颤电位出现得要早。

（2）纤颤电位：纤颤电位是自动放电的单个肌纤维的自发性动作电位，可以发生在神经支配受损伤时。纤颤电位一般为三相波，它的声音像雨点击打铁板屋顶。正锐波和纤颤电位可以在神经源性疾病和肌病时记录到，在 EMG 出现正锐波和纤颤电位时，则提示它们与肌纤维的自发性放电相同，最多见于所检查肌肉的神经肌肉受损。正锐波和纤颤电位一般提示急性或进行性神经支配受损，可以一直到受损后 3 周或更长的时间才出现。

（3）复合型重复放电（complex repetitive discharge，CRD）：CRD 属于自发性发放动作电位类型，是受损肌肉区域的电活动刺激邻近肌纤维引起的局灶性肌肉节律失常，因此是一种永久性节律。它们一旦表现为单纯或复合峰类型，就会重复有节律地出现，这些电位均可突然出现和停止，声音类似于突然熄火的摩托艇。在神经源性疾病和肌病时都可以出现这些电位,多见于病程较长的病人,一般病损在 6 个月以上。

(4)肌强直性放电:肌强直性放电是肌纤维激活后出现的动作电位发放延迟的类型,其特征性的声音为轰炸机俯冲声音。其产生机制为膜离子通道功能障碍,肌细胞兴奋性增高,多见于肌强直性疾病。

(5)肌纤维颤搐放电:肌纤维颤搐放电是一组放电类型和节律有规律的自发性运动单位电位,有两种表现形式,其中连续型见于单个或成对的运动单位电位发放;不连续型则见于突发的运动电位发放,肌纤维颤搐反应形式发出的声音类似于士兵正步前进。其起源部位一般认为是神经元轴突,临床多见于髓鞘病变,如多发性硬化或吉兰-巴雷综合征。

3. **运动单位分析**　一旦评价完肌肉的静态电活动和插入性电活动,就应该进一步分析运动单位本身。运动单位的形态学分析包括振幅、上升时间、时程和时相。

(1)振幅:在一个正常运动单位中,全部肌纤维近乎于同步放电。位于电极顶端周围的肌纤维主要影响运动单位的振幅。振幅的测定是从正性波到负性波的峰顶,反映了肌纤维的密度,它既可以正常,也可以升高和降低。运动单位的振幅增高可见于神经源性损害几个月后神经支配恢复时,振幅降低可见于肌病。

(2)上升时间:上升时间是从开始正性偏移的波峰到继发负性向上波峰的时间间隔,有助于评价记录电极顶端到放电运动单位之间的距离。离针尖较远的运动单位,其上升时间较长。用做定量分析的运动单位,其上升时间最好在 $100\sim200\mu s$ 之间,此时可产生尖锐、清脆的声响。

(3)时程:时程是从基线开始发出到最终回到基线的时间。正常时程约为 $5\sim15ms$,表示具有不同长度、传导速度和膜兴奋性的所有肌纤维同步放电的程度。当运动单位所有的肌纤维相对同步放电时,其时程较短;如果为非同步性放电,则其时程较长。时程增加见于神经源性病变,时程缩短见于肌病。

(4)时相:时相指的是在与基线连续交叉的两点间的波形部位。时相的数值可以通过计数负相或正相峰来确定。在正常情况下,运动单位电位的时相少于 4 个,多相性运动单位提示不同步性放电或单个肌纤维遗漏。

4. **募集**　募集指运动单位有次序地增加以便增加收缩力量。在正常情况下,运动单位约以 5Hz 的频率规律放电,到大约 10Hz 时,将募集另一运动单位开始放电。在神经源性病变时,有的运动单位不能放电,一个可以放电的运动单位将设法通过提高放电频率来代偿不能放电的其他运动单位。因此,在其他运动单位被募集之前,运动单位的放电频率将增加,这也提示募集减少。在募集减少时,高频放电的运动单位很少。而在肌源性病变时,每个运动单位的肌纤维数量减少了。通常出现"早期募集"或"募集增加",其运动单位表现为短时程和低振幅。

## (三)诱发电位

诱发电位是在头皮上记录到的电活动的实际平均值,与事先确定的感觉通路施加的刺激有特定的时间关系。最常见的是在头皮固定的点位上记录头皮电位,并观察其与锁时刺激(time-locked stimulus)相对应的电压变化。所记录到的头皮电位是所有或部分来自于周围神经、网状结构、耳蜗、脊髓或中枢性传导通路以及皮层和皮层下脑结构的、由刺激所诱发的事件相关生物电位的总和。常用的诱发电位包括体感诱发电位(somatosensory evoked potential, SEP)、视觉诱发电位(visual evoked potential, VEP)、脑干听觉诱发电位(brain stem auditory evoked potential, BAEP)、磁刺激运动诱发电位(motor evoked potentials, MEP)和事件相关电位(event related potential，ERP)。

**1. 体感诱发电位** 体感诱发电位是感觉功能的电生理学检查，包括机械感受和本体感受刺激。SEP 可追踪由周围神经电刺激产生的传入性冲动经由臂丛(腰骶丛)、神经根至脊髓和脑干，到达大脑的整个过程。一般采用表面刺激，上肢通常刺激腕部的尺神经或正中神经，下肢刺激踝部的胫神经或腓神经。腕刺激在 Erb 点可记录到 N9 波，在 $C_7 \sim Fz$ 点可记录到 N11/N13/N14 等波，在 $C_3$ 点可以记录到最主要的 N20/P25 波；在踝部刺激时，在 $C_7 \sim Fz$ 可记录到 P27，在 $C_3$ 点可以记录到 N37/P40 波。如果检测结果超过正常平均值的 $2.5 \sim 3.0$ 个标准差或是患侧与健侧相差的绝对值 $>2ms$，则认为存在异常。可用于诊断脊神经疾病和周围神经病。

**2. 视觉诱发电位** 视觉诱发电位是视觉刺激(通常为交替性黑白棋盘型)后产生的枕叶皮层电位。通常用显示屏上的黑白或彩色棋盘格翻转作为刺激，可以是双眼刺激，也可以是单眼刺激或 1/2、1/4 视野刺激。基本波形有 N1、P1、N2 等主波，或称 N75、P100、N145，其中 P100 的波幅最大，潜伏期也最稳定。两眼分别刺激时 P100 潜伏期的差值约 $1.3 \pm 2.0ms$，正常应 $<10ms$，波幅正常约为 $10\mu V$，两眼波幅的差值 $<50\%$。可用于诊断多发性硬化、亚急性联合变性、视神经瘤等。

**3. 脑干听觉诱发电位** 脑干听觉诱发电位是一项脑干受损较为敏感的客观指标，是由声刺激引起的神经冲动在脑干听觉传导通路上的电活动，能客观敏感地反映中枢神经系统的功能，BAEP 记录的是听觉传导通路中的神经电位活动，反映耳蜗至脑干相关结构的功能状况，凡是累及听通道的任何病变或损伤都会影响 BAEP。使用 $100 \sim 200\mu s$ 的短声刺激，可以仅刺激患侧，也可以双侧刺激，神经兴奋到达脑干后均为双侧传导。BAEP 的典型波形主要是 I～V 波，一般认为 I 波源于听神经、II 波源于耳蜗核、III 波源于脑桥上橄榄核、IV 波源于外侧丘系、V 波源于四叠体下丘。BAEP 的潜伏期以峰值潜伏期为准，主要是比较左右侧差值，正常时差值 $<0.2ms$，当 $>0.4ms$ 时有临床意义。可用于诊断听神经瘤和脑损伤病人预后的判断，在脑损伤的病人中，如 BAEP 异常，则提示病人预后不良。

**4. 磁刺激运动诱发电位** 运动诱发电位是刺激运动皮质在对侧靶肌记录到的肌肉运动复合电位，用于检查运动神经从皮质到肌肉的传递、传导通路的整体同步性和完整性。临床上可用于脊髓疾病、周围神经病等的诊断、预后判断和术中监护。

**5. 事件相关电位** 事件相关电位是一种特殊的脑诱发电位，通过有意地赋予刺激以特殊的心理意义，利用多个或多样的刺激所引起的脑的电位，它反映了认知过程中大脑的神经电生理的变化。经典的 ERP 主要成分包括 P1、N1、P2、N2、P3，其中前三种称为外源性成分，而后两种称为内源性成分。它们不仅是大脑单纯生理活动的体现，而且反映了心理活动的某些方面；并且，它们的引出必须要有特殊的刺激安排，而且是两个以上的刺激或者是刺激的变化。ERP 具有高时间分辨率的特点，使其在揭示认知的时间过程方面极具优势，已经成为研究脑认知活动的重要手段。P300 是较早发现的内源性事件相关电位成分，主要与人在从事某一任务时的认知活动，如注意、辨别及工作记忆有关。P300 可能代表期待的感觉信息得到确认和知觉任务的结束，目前已被广泛用来研究认知功能。

**(四)康复医学科中肌电图的应用**

上文已经详细介绍了肌电图相关的基础知识，但是鉴于上述知识要点是肌电图检查方案选择和结果判读的基础，尚需仔细研读。下面介绍在康复医学科中肌电图的应用。

**1. 手外伤**　手外伤是临床常见的一种损伤，主要是由于创伤所导致上肢神经和（或）肌肉功能障碍，即使经过手术治疗，仍可能遗留有严重的残疾。采用电生理学评价能确定神经损伤的范围和严重程度，以及判断手术后神经修复的情况。

手外伤的临床表现根据损伤的神经和肌肉不同，会存在不同的症状和体征，包括麻木、疼痛、感觉减退等，也可因瘢痕挛缩、肌腱粘连肿胀、关节僵硬和肌肉萎缩等造成的运动功能障碍。手外伤后常见的神经损伤，包括尺神经损伤、桡神经损伤和正中神经损伤。根据损伤的神经的不同，具有不同的电生理表现。

如果存在尺神经损伤，可能的电诊断学表现如下，尺神经经过损伤部位时运动神经传导速度减慢、在损伤部位刺激时尺神经运动复合性肌肉动作电位的振幅降低、尺神经感觉神经动作电位振幅降低、尺神经支配肌肉具有自发性电活动（纤颤和正锐波）。

如果存在桡神经损伤，可能的电诊断学表现如下，桡神经感觉神经动作电位振幅降低、桡神经运动复合性肌肉动作电位的振幅降低、桡神经的运动传导速度在经过受累节段时减慢、桡神经支配肌肉具有自发性电活动（纤颤和正锐波）。

正中神经损伤的电诊断学表现详见腕管综合征。

**2. 腕管综合征（carpal tunnel syndrome，CTS）**　腕管综合征是最常见的神经局部受压，电诊断学检查是发生腕管综合征时可对其生理学改变进行评价的唯一方法。

CTS 的典型症状包括拇指、示指、中指和环指桡侧半的感觉异常和麻木，也可出现手部疼痛，夜间症状更加明显，还可主诉精细运动不能和（或）手部无力。体检可以发现桡侧三个半手指存在感觉障碍，可出现手指内收力量减弱，在严重的病人中，可见鱼际肌萎缩。诱发试验可再现其症状，包括 Tinnel（叩击腕部的正中神经部位）和 Phalen 试验（最大程度的屈腕，维持 1～2 分钟）。

在腕管综合征时，首先影响的是感觉神经动作电位，对比在手掌中间和越过腕管的部位记录到的感觉神经动作电位具有重要临床诊断价值。一般而言，通过腕管的速度低于 44m/s 提示传导减慢。如果患侧感觉神经动作电位的振幅与健侧相比降低超过 50%，则认为有意义。

复合性肌肉动作电位的远端潜伏期是腕管综合征中评价运动神经纤维受累的重要参数，若潜伏期大于 4.2ms 时，通常提示存在腕管综合征。需要注意的是，也应该对尺神经进行评价以排除弥漫性运动神经病的可能。

EMG 检查可以提示是否存在轴索损害和（或）神经支配恢复。检查的肌肉应该包括拇短展肌，如果其出现了自发性电活动，则应该继续对其他肌肉进行检查，以排除其他疾病的存在。

腕管综合征典型的电诊断学表现总结如下，正中神经感觉纤维传导速度经过腕管时减慢、正中神经运动纤维的远端潜伏期延长、正中神经感觉神经动作电位的振幅降低、正中神经复合性肌肉动作电位的振幅降低，以及拇短展肌出现自发性电活动（纤颤电位和（或）正锐波）。

**3. 骨折**　并不是所有骨折的病人都需要进行电生理学检查。但是在骨折的病人中，如果出现麻木、感觉异常，或者出现肌肉萎缩，在排除了废用性肌肉萎缩之后，则需要考虑到是否合并有神经损伤，并根据病人的临床表现进行神经传导速度和肌电图的检查，从而明确是否存在神经损伤，以及神经损伤的程度，以决定病人的下一步治疗方案，是否需要转介到骨科或手外科进行神经修复或粘连松解手术，还是继续进行康复治疗。

**4. 中枢神经系统损伤** 中枢神经系统损伤包括脑卒中、脑外伤、脊髓损伤等，根据原发病的不同，其临床表现各异，在脑卒中和脑外伤的病人中更多的表现为偏侧肢体运动、感觉、言语、认知障碍等，在脊髓损伤的病人中，理论上可出现自发电位和募集减弱或消失，如果存在括约肌痉挛，可出现痉挛电位。

根据损伤平面的不同，表现为四肢瘫或截瘫，合并或不合并有感觉异常。

在中枢神经系统损伤的病人中，电生理学检查并非常规检查。但是如果在病人存在肌肉痉挛的情况下，进行肌电图检查可以帮助判断痉挛的严重程度，以及指导肉毒毒素注射治疗。在痉挛的肌肉中，会在静息状态下出现类似于募集混合相或干扰相电位，根据肌电图所表现出的肌肉痉挛的程度不同，可以帮助确定肉毒毒素注射的剂量。

## 二、脑电图

脑电图（electroencephalography，EEG）是脑生物电活动的检查技术，通过测定自发的有节律的生物电活动以了解脑功能状态，是目前临床上癫痫诊断和分类的最客观手段。

在正常成人中，清醒、安静和闭眼放松状态下，脑电图的基本节律为 8～13Hz 的 α 节律，波幅为 20～100μV，主要分布在枕部和顶部；β 活动的频率为 14～25Hz，波幅为 5～20μV，主要分布在额叶和颞叶；频率在 4Hz 以下的为 δ 波，在清醒状态下的正常人几乎没有该节律波，但入睡可出现，而且由浅入深逐渐增多。频率 8Hz 以下的脑电波为慢波。

常见的异常脑电波包括弥漫性慢波、局灶性慢波、三相波、癫痫样放电（棘波、尖波、3Hz 棘慢波综合、多棘波、尖慢复合波、多棘慢复合波和高幅失律等），一般脑电波的判读由神经内科医师完成，在此不详细赘述。作为康复医学科医师，需要注意在脑损伤的病人中，如果已经确诊为癫痫或疑诊为癫痫，需要进行脑电图检查以明确癫痫的诊断、分类和病灶的定位。

## 三、脑磁图

脑磁图（magnetoencephalography，MEG）是对脑组织自发的神经磁场的记录。用声音、光和电刺激后探测和描计的脑组织神经磁场为诱发脑磁场。MEG 的工作原理是使用超导量子干涉装置多通道传感探测系统，探测神经元兴奋性突触后电位产生的电流形成的生物电磁场。与 EEG 相比，其具有良好的空间分辨能力，可以检测出直径小于 3.0mm 的癫痫灶，定位误差小，灵敏度高，并可以和 MRI 和 CT 等解剖学影像信息结合进行脑功能区定位和癫痫放电的病灶定位，有助于难治性癫痫的外科治疗，但是由于设备的昂贵，目前在临床还没有得到广泛应用。

# 第四节　影像学的评定

医学影像学（medical imaging）包括影像诊断学（diagnostic imaging）和介入放射学（interventional radiology），在本节中讨论的是影像诊断学，即应用医学成像技术对人体疾病进行诊断，包括 X 线成像、超声成像（ultrasonography，US）、X 线计算机体层成像（X-ray computed tomography，CT）、磁共振成像（magnetic resonance imaging，MRI）和正电子发射计算机断层扫描（positron emission computed tomography，PET）。临床上，要根据检查的部位和病人的病情来确定检查的方式，应用检查结果来指导临床治疗和康复方案的制订。

## 一、康复医学科常用影像技术概要

### （一）X线成像

X线成像目前仍然是医学影像学检查的重要组成部分，其所具有的重要作用并未完全被现代成像技术所取代。临床上常用的X线检查包括胸片、骨关节的X线片、腹部X线片等。

1. CT 从广义上而言，CT也属于X线数字化成像，与X线相比，CT能显著提高病变的检出率和诊断的准确率。由于CT检查的密度分辨力高，易于发现病变，临床上应用广泛，使用范围几乎涵盖了人体各个系统和解剖部位，包括中枢神经系统、头颈部、胸部、骨骼肌肉系统、心血管系统和腹盆部。

CT血管成像（CT angiography，CTA）是对比增强检查中的一种，经静脉注入水溶性有机碘对比剂后再进行扫描的方法，用于血管病变的诊断，如肺动脉栓塞、头颅及颈部血管成像和主动脉夹层等。

2. **超声成像** 超声成像是利用超声波的物理特性和人体组织声学参数进行的成像技术，并以此进行疾病诊断。超声检查由于易行、无辐射、且为实时动态成像，适用范围广，主要用于腹盆部、心脏、四肢血管和颈部血管等部位。

经颅多普勒超声（transcranial Doppler，TCD）借助脉冲多普勒技术和2MHz发射频率，使超声声束得以穿透颅骨较薄的部位，直接描记脑底动脉血流的多普勒信号，以获取脑底动脉的血流动力学参数，来反映脑血管功能状态。可用于诊断脑血管狭窄和闭塞。TCD的主要评价指标为血流速度（反映脑动脉管腔大小和血流量）、脉冲指数（反映脑血管外周阻力的大小），以及音频信号和频谱图波形（反映脑血管局部的血流情况）。

3. MRI MRI是利用强外磁场内人体中的氢原子核即氢质子，在特定射频脉冲作用下产生磁共振现象，所进行的一种医学成像技术。MRI的组织分辨力极高，易于发现病变特征，也能进行多种功能检查，主要用于中枢神经系统、头颈部、腹盆部、肌肉软组织和骨髓等疾病，并对X线、CT和超声检查发现而未能明确的病变进行诊断和鉴别诊断；也能用于检出X线、CT和超声检查难以或不能发现的病变如韧带损伤、关节软骨退变等；此外，fMRI也常用于疾病的早期发现以及诊断与鉴别诊断，如扩散加权成像（diffusion weighted imaging，DWI）检出超急性期脑梗死、鉴别诊断脑肿瘤和脑脓肿。扩散张量成像（diffusion tensor imaging，DTI）则反映了水分子扩散运动的各向异性，可进行脑白质纤维束成像。

MRI的另一特点是可以直接进行成像，不需要造影剂，利用的是液体流动效应，采用时间飞跃或相位对比法，即能显示整体血管，为MR血管成像（MR angiography，MRA）。

弥散张量成像（diffusion tensor imaging，DTI）是一种描述大脑结构的新方法，是MRI的特殊形式，这是一种有效观察和追踪脑白质纤维束的非侵入性检查方法。目前主要用于脑部尤其是白质纤维束的观察、追踪，脑发育和脑认知功能的研究，脑疾病的病理变化以及脑部手术的术前计划和术后评估。DTI技术是研究复杂脑组织结构的一种无创的工具，在神经解剖、纤维连接和大脑发育方面应用前景广阔，对于神经系统疾病和脑功能研究有着潜在优势。

4. **数字减影血管造影（digital subtractive angiography，DSA）** DSA是传统血管造影和计算机技术结合的产物，在康复医学科常用于评估脑血管疾病，如颅内动脉瘤、动静脉畸形等，是脑血管疾病诊断的金标准。此外，在一些脑血管病（如动脉瘤、血管狭窄、动静脉畸形等）中，DSA也是介入治疗的组成部分。

5. PET　PET 是核医学领域先进的临床检查影像技术。PET 技术是目前唯一的用解剖形态方式进行功能、代谢和受体显像的技术，具有无创伤性的特点，虽然 PET 常用于肿瘤的诊断，但是也可以用于评估大脑兴奋脑区。

## 二、康复医学科常见疾病的影像学诊断选择

对入住康复医学科病房继续康复的住院病人而言，有一些影像学检查是常规需要完成的。如行胸片检查以初步筛查有无肺部炎症和肺部结节，如检查结果为阳性，则需要进一步进行胸部 CT 或胸部 CT 增强检查。腹部 B 超和泌尿系统 B 超也是入院常规需要完成的检查项目，主要是为了明确肝脏、胆囊、胰腺、脾脏、肾脏、输尿管及膀胱有无存在病变，如检查结果为阳性，腹部脏器需要进一步安排 CT 检查，而泌尿系统则需要行 KUB+IVP（是放射科的 X 光检查，KUB 是腹部的平片，K 是肾脏，U 是输尿管，B 是膀胱，也就是泌尿系，尿路检查。IVP 是在腹部平片的基础上，在静脉注射造影剂后，分别在过几分钟后再拍上几张片，指静脉尿路造影）或泌尿系统 CT 检查。如病人为老年男性，除常规 B 超检查之外，根据病人的临床表现和其他实验室检查结果（PSA 和 fPSA），可能需要进一步安排前列腺 B 超检查。由于康复医学科所收治的病人大多存在肢体运动障碍（偏瘫、截瘫或四肢瘫等），这些病人的卧床时间可能大大增加，再加上患侧肢体活动减少等其他原因，需要完善血管 B 超检查，尤其是下肢深静脉的 B 超检查。如果病人在入院当时就存在下肢（单侧或双侧）肿胀、腓肠肌压痛、D-二聚体升高等，则需要急诊行下肢血管 B 超检查明确有无下肢深静脉血栓的存在。如果存在深静脉血栓就需要立刻下肢制动、请血管外科会诊、进行抗凝治疗或溶栓治疗，如病人同时合并有胸闷、呼吸困难，乃至氧饱和度降低，则需要高度怀疑肺栓塞的存在，需即刻请呼吸内科会诊，进一步完善肺血管 CTA 检查明确诊断和制订后续诊疗计划。

除了上述共性的检查之外，根据病人的原发病不同，还需要进行相关的其他影像学检查，详述如下。

### （一）脑卒中

脑卒中包括脑梗死和脑出血，发病之初都以偏瘫、偏侧感觉异常、面瘫或意识障碍等为主要临床表现，此时需要辅助检查来明确诊断，首选头颅 CT 检查，如果头颅 CT 上表现为高密度灶，则高度提示为脑出血，结合病人既往病史及体格检查结果，可诊断为脑出血，进行后续治疗。如果头颅 CT 表现为低密度病灶或 CT 未见明显异常表现，此时则主要根据病人的临床症状和神经系统体征来确定脑梗死的诊断，从而进一步确定下一步诊疗方案。

但是，对于康复医学科的医生而言，所接诊的病人大多为脑卒中诊断明确之后，生命体征相对平稳的病人，此时，还需要根据病人的病情安排进一步的检查。对于脑出血病人而言，由于在急性期病人病情可能存在波动，在病人入住康复医学科之后，需要根据病人脑出血的部位来进行后续的检查和治疗。

如果病人既往有明确高血压史，且发病当时血压较高，出血部位为典型的基底节区出血，可以继续随访头颅 CT 观察病人颅内出血的吸收情况和脑水肿情况，以决定后续的诊疗方案和康复计划；但是对于那些出血部位不典型或是存在皮层下出血，既往没有高血压史但诊断为脑出血，以及年轻的脑出血病人，则需要提高警惕，需要考虑到是否存在动静脉畸形、动脉瘤或瘤卒中的可能性，并相应安排不同的检查，在动静脉畸形和动脉瘤可能的病人中，需要请神经外科会诊并安排头颅 CTA、MRA 或 DSA 的检查，如存在瘤卒中可能，则需要进行头颅 MRI 平扫、MRI 增强检查及 MRS，已明确诊断和制订后续治疗方案。

对于脑梗死病人而言，在头颅 CT 检查之后，需要进一步行头颅 MRI 平扫及 DWI 检查，以明确脑梗死的部位和程度，DWI 可以判断脑梗死为新鲜脑梗或是陈旧性脑梗死。此外，对脑梗死的病人还需要进行血管的检查，包括颈部血管检查（颈部 CTA 或颈动脉 B 超）和颅内血管检查（头颅 CTA），如检查发现严重的血管狭窄或阻塞外，需要和介入科联系，以决定是否需要行 DSA 检查。

**（二）脑外伤**

对脑外伤病人而言，在入住康复医学科之后，除了常规需要进行的各项影像学检查外，还需要随访头颅 CT 检查，除了观察损伤灶的情况以外，还需要观察脑室的大小，由于脑室内压力会影响病人的意识、认知和对外界的反应能力，如出现脑室扩大，怀疑颅内压力增高的话，需要和神经外科医生联系，必要时行 V-P 分流术。

**（三）脊髓损伤**

在脊髓损伤的病人中，除了之前所列举的各项常规检查之外，需要随访的检查包括损伤部位脊柱的 X 线片、损伤部位的 CT 和 MRI 检查、B 超检查。虽然 X 线片存在一定的不足，但是在脊髓损伤的病人中仍然是不可取代的，它可以明确病人在手术后内固定的情况，有无移位和松动甚至断裂。损伤部位的 CT 和 MRI 则可以帮助判断手术减压的情况，脊髓压迫解除是否完全。对脊髓损伤的病人而言，很多都合并有神经源性膀胱，对这部分病人而言，B 超检查尤为重要，除了常规的泌尿系统 B 超检查明确是否存在肾积水和泌尿系统结石以外，还需要关注残余尿的检查结果，如残余尿超过了 100ml，就要根据病人的情况制订饮水计划，并辅以间歇导尿技术，从而保护肾脏。此外，对于神经源性膀胱病人而言，也需要进行尿流动力学检查明确尿失禁的性质，然后决定治疗方案。

**（四）骨折**

对于骨折的病人而言，主要随访的检查包括骨折部位的 X 线片，必要时需要进行 CT 和 MRI 检查。

**（五）手外伤**

对于手外伤的病人而言，最主要的检查是第三节中的电生理学检查。如果合并有骨折的，需要进行 X 线片或 CT 检查。在神经损伤部位，或是瘢痕增生较明显的部位需要进行神经 B 超检查，以判断神经是否存在卡压，如果存在肌腱损伤，则需要进行肌腱的超声检查，从而帮助制订治疗方案。

**（六）颈肩腰腿痛**

颈肩腰腿痛是一组康复医学科的常见病，主要多见于门诊病人。

如果病人存在颈肩部不适，需要结合病人的临床表现和体格检查结果，初步判断病人的不适是由于颈椎引起，或是肩关节引起。对于怀疑颈椎病的病人，需要进行颈椎 X 线检查明确颈椎的序列，有无骨质增生，椎间隙有无明显狭窄。若病人明显存在神经和脊髓受压症状，需要进一步完善颈椎 CT 和 MRI 检查，并根据检查结果制订后续的治疗方案。对这些病人而言，也需要进行电生理学检查以判断是否存在神经根受压。对怀疑肩关节损伤的病人而言，除了常规的肩关节 X 线片以外，主要需要进行肩关节 MRI 或肌腱 B 超检查以明确是否存在肩袖损伤以及损伤的严重程度，从而决定是否需要运动医学科干预治疗。

对于腰部及下肢不适的病人而言，最常见的诊断是腰椎间盘突出症，病人存在明显的坐骨神经受压的表现，确诊依赖于腰椎 CT 或 MRI 检查，但在老年病人中，即使病人没有外伤史，也需要首先进行腰椎正、侧位片检查，以排除脊柱压缩性骨折的存在。

对于膝关节不适的病人，最常见的是膝关节骨关节炎，首选膝关节正、侧位片进行排查。如病人存在关节间隙变化和骨质增生表现，同时体格检查提示半月板或侧副韧带损伤的可能，则需要进一步完善膝关节 MRI 检查。

# 第五节　其他临床评定方法

## 一、尿流动力学检查

尿流动力学检查可以客观反映膀胱、尿道及其括约肌的异常生理活动，可为神经源性膀胱的临床诊断、分类和治疗提供依据，并能反映下尿路状况对上尿路功能变化的潜在影响。尿流动力学通过借助尿流动力检测仪测定相关的生理参数对下尿路功能进行评估。常规尿流动力学检查包括尿流率（urinary flow）、储尿期膀胱和尿道的功能检查和排尿期膀胱尿功能检查。

### （一）尿流率检查

尿流率为单位时间内经尿道排出的尿量，反映了排尿期膀胱、膀胱颈、尿道和尿道括约肌功能以及它们相互之间关系的结果，单位为 ml/s，可用于神经源性膀胱尿道功能障碍的初步检查，详述如下。

1. **尿量（voided volume）**　尿量是指尿流率测定过程中从膀胱内排出的尿液容量，直接影响到尿流率的大小，因此在检查时，要保持检查时的尿量与平时相近。

2. **最大尿流率（maximum flow rate，$Q_{max}$）**　膀胱内初始尿量影响 $Q_{max}$，当尿量为 150～400ml 时，成年男性的 $Q_{max}$ 最低值为 15ml/s，成年女性为 20ml/s。膀胱出口情况与逼尿肌收缩力对 $Q_{max}$ 造成影响。膀胱出口阻力增高或膀胱逼尿肌收缩力减低都会造成 $Q_{max}$ 减低，需要结合病史对结果进行分析，必要时重复检查。

3. **尿流时间（flow time，FT）**　是指尿流率测定过程中可以确切测到尿流的时间段。

4. **平均尿流率（average flow rate，$Q_{ave}$）**　是指尿量除以尿流时间所得的商，单位也为 m/s，该值的临床价值较小。

5. **达峰时间（time to maximum，$TQ_{max}$）**　是指尿流出现到尿流达到最大尿流率的时间间隔，反映膀胱颈开放的快慢。$TQ_{max}$ 取决于尿量和 $Q_{max}$，无正常参考值，在正常男性中，一般低于尿流时间的 1/3。

6. **残余尿量（residual volume，RV）**　残余尿是指当排尿结束的瞬间膀胱内残留的尿液容量，对神经源性膀胱评定有重要的意义，B 超残余尿检查和导尿都可以明确残余尿量。大于 50～100ml 为残余尿增多，易导致肾功能损伤。

7. **尿流率模式和意义**　正常膀胱排尿发生在逼尿肌主动收缩、膀胱颈被动松弛和尿道外括约肌开放的时候，尿流曲线形态反映了逼尿肌收缩行为和尿道开放的状态。在正常生理情况下，逼尿肌不会快速收缩，而膀胱颈部和尿道外括约肌开放，尿道腔内压力较低，尿流率曲线呈钟形或弓形。

当存在尿道内压迫型梗阻时，尿道开放压增高，尿流率曲线呈低平的不对称曲线，排尿结束部的曲线下降缓慢；尿道内缩窄型的梗阻可以使尿道腔内的内径变细，尿流率曲线呈平坦状或盒子状；而圆锥或马尾综合征病人中，膀胱逼尿肌收缩力减弱或丧失，可表现为腹压排尿，排尿呈间断模式。

## （二）储尿期的膀胱尿道功能检查

储尿期膀胱测压是在膀胱充盈的过程中，测定膀胱内压力和容量关系，可分为 $S_1$ 和 $S_2$，$S_1$ 为膀胱充盈初期，即膀胱由空虚状态开始伸展，此时逼尿肌压力与膀胱容量成正比，$S_2$ 是随着膀胱容量继续增加，膀胱壁发生应力性舒张，膀胱内压力不升高，或仅轻微升高。常用的评价指标简述如下。

1. **膀胱零点压**　根据国际尿控协会（ICS）的定义，以耻骨联合上缘平面的压力作为膀胱压的零点，在检查开始膀胱内的容量为零时的逼尿肌压，为膀胱空虚静止压，多为 $6cmH_2O$ 以下。

2. **膀胱感觉**　通过评价充盈过程中三个监测点时的膀胱容量和病人主观感受间的关系进行判断正常膀胱感觉，简述如下。

（1）首次膀胱充盈感（first sensation of bladder filling）：在膀胱充盈测压过程中，病人首次注意到膀胱充盈时的感觉，此时充盈约 150ml。

（2）首次排尿感（first desire to void）：在膀胱充盈测压过程中，病人首次感受到的需要在合适的时间排尿的感觉（此时也可延迟排尿），此时充盈约 300ml。

（3）强烈排尿感（strong desire to void）：在膀胱充盈测压过程中，持续存在的排尿感（无漏尿恐惧感），此时充盈约 400～500ml。

在长期留置导尿的病人中，如果没有定时夹闭导尿管，可能造成膀胱容量减低，会在膀胱容量很小时就出现首次膀胱充盈感，和（或）很早出现强烈的排尿感。在圆锥和马尾综合征的病人中，也可出现膀胱感觉减弱和膀胱感觉缺失。

3. **膀胱容量**　用于了解膀胱储尿能力，常见评价指标包括膀胱测压容量、最大膀胱测压容量和最大麻醉膀胱容量。

4. **膀胱顺应性**（bladder compliance，BC）　指膀胱充盈过程中容积改变所致的压力改变。正常膀胱从空虚到充盈状态逼尿肌压力变化较小（10～15cmH₂O）。

5. **逼尿肌活动性**　在正常情况下，膀胱充盈时，逼尿肌松弛使得膀胱容积增大，逼尿肌稳定，不出现无抑制性逼尿肌收缩，并可以抑制由激惹试验诱发出的逼尿肌收缩，保持膀胱内低压状态。ICS 将逼尿肌不稳定分为两大类，一类是逼尿肌不稳定，另一类是逼尿肌反射亢进。

6. **漏尿点压**（leak point pressures）　指尿液从尿道口流出时的膀胱压力，可分为膀胱漏尿点压力（bladder leak point pressures，BLPP）和腹压漏尿点压力（abdominal stress leak point pressure，ALPP）。BLPP 定义为在缺乏逼尿肌收缩的前提下，膀胱充盈过程中出现漏尿时的最小膀胱压，在神经源性膀胱尿流动力学检查中有重要的意义，当 BLPP 大于 $40cmH_2O$ 时，发生输尿管反流和肾积水等上尿路功能损伤风险增高。BLPP 为 $40cmH_2O$ 时膀胱的容量为相对安全的膀胱容量。ALPP 主要反映尿道括约肌的关闭能力，用于压力性尿失禁的诊断和分型。

## （三）排尿期的膀胱尿道功能检查

排尿期始于受检者和检查者决定允许排尿，终于排尿完成，一般分为 $M_1$、$M_2$ 和 $M_3$。$M_1$ 为排尿的初始阶段，逼尿肌自主收缩使膀胱内压力急剧上升，当尿道开放时尿液排出，即进入 $M_2$ 阶段，此时因维持尿道开放状态所需的膀胱压力小于开放所需的压力，膀胱压力开始下降，在接近膀胱排空时逼尿肌常有短暂的加力收缩，形成 $M_3$ 阶段。

排尿期的膀胱尿道功能检查是在排尿期同步测定与记录逼尿肌压力和尿流率，并分析两者之间的相关性以确定尿道阻力的方法。对神经源性膀胱病人而言，主要有两个方面的问题，第一是逼尿肌收缩力减弱；第二是导致逼尿肌－内和（或）外括约肌协同失调造成的排尿阻力增加（如脊髓损伤），最后都导致尿流率减低，排尿困难，从而出现残余尿量增加，甚至尿潴留。

在康复医学科的病人中，如果病人存在排尿障碍，则需要进行尿流动力学检查，对于脊髓损伤后神经源性膀胱的病人而言，该检查尤为重要。需要根据尿流动力学检查的结果对神经源性膀胱进行分类，从而决定后续的治疗计划（药物治疗或清洁间歇导尿）。

## 二、脑脊液检查

脑脊液（cerebrospinal fluid，CSF）为无色透明的液体，充满在各脑室、蛛网膜下腔和脊髓中央管内，对脑和脊髓具有保护、支持和营养作用。CSF 主要产生于各脑室脉络丛，经室间孔进入第三脑室、中脑导水管、第四脑室，最后经第四脑室正中孔和两个侧孔流到脑和脊髓表面的蛛网膜下腔和脑池。成人 CSF 总量平均为 130ml，每日生成为 500ml。正常情况下，血液中的各种化学成分只能选择性的进入 CSF，这种功能称为血－脑脊液屏障（blood-cerebrospinal fluid barrier，BCB）。在病理情况下，BCB 破坏和其他通透性增高可使 CSF 成分发生改变，CSF 生理、生化等特性的改变（如肉眼可以观察到的颜色的变化、清澈度的变化），对中枢神经系统感染、蛛网膜下腔出血和脱髓鞘等疾病的诊断、鉴别诊断、疗效和预后判断具有重要的价值。

在康复医学科的病人中，如果病人为脑肿瘤术后的病人，术后无明显诱因下出现发热，在考虑常见的呼吸系统感染和泌尿系统感染时，也不能忘记可能存在中枢神经系统感染，此时，就需要进行腰穿和脑脊液检查，必要时进行脑脊液持续引流，以明确诊断和辅助治疗。

## 三、骨髓穿刺

骨髓穿刺术（bone marrow puncture）是采集骨髓的一种常用的诊断技术，临床上常用于血细胞形态学检查，也可用于造血干细胞培养、细胞遗传学分析等，以协助临床诊断和治疗策略的制订。在入院康复治疗的病人中，如果合并有血液系统疾病的话，那么则需要进行骨髓穿刺术。

## 四、病理检查

病理检查（pathological examination）是检查机体器官、组织或细胞中的病理改变的病理形态学方法，是诊断肿瘤的金标准。在康复医学科的病人中，病理检查较少用。

（白玉龙）

# 第三章

# 康复功能评定的主要手段

## 第一节　认知功能评定

人们通过感知觉、记忆、思维、推理、想象等,将从外界获得的信息在大脑中加工储存,并在需要时提取,与当前信息进行比较,以进行判断、推理的过程,称之为认知功能。常见的认知功能障碍有感知觉障碍、注意障碍、记忆障碍和执行力障碍等,它反映了人类对现实认识的心理过程。

### 一、概述

#### (一)大脑半球与认知的关系

左、右大脑半球具有各自的功能特点,右侧大脑半球主要在音乐、美术、空间、几何图形和人物面容的识别及视觉记忆功能等方面起主要作用,而左侧大脑半球在言语、逻辑思维、分析综合及计算功能等方面占优势。正常人的脑功能需要左右两个半球共同合作来完成,并对认知产生影响。

1. **额叶**　与随意运动和高级精神活动有关,损伤后产生的精神症状主要为痴呆和人格改变,表现为记忆力减退,注意力不集中,自知力、判断力和定向力下降,反应迟钝等。

2. **顶叶**　接受对侧身体的深、浅感觉信息,分辨触觉和实体觉,也是运用中枢和视觉语言中枢所在处。运用中枢主要存在于优势半球,与人体复杂动作和劳动技巧有关,而视觉语言中枢主要是理解看到的文字和符号。顶叶损伤后导致皮层感觉障碍,如实体觉、位置觉、两点辨别觉和皮肤定位觉的丧失;体象障碍(右侧顶叶损伤),如自体认识不能(病人否认对侧肢体的存在)和病觉缺失(病人否认偏瘫肢体的存在);失用症和失认症等。

3. **颞叶**　与记忆、联想、比较等高级神经活动有关。优势半球损伤易导致失语,其中感觉性失语表现为病人能自言自语,但不能理解他人和自己说话的含义;命名性失语,又称健忘性失语,表现为病人丧失对物品命名的能力;记忆方面表现为存在记忆障碍。

4. **枕叶**　主要是接受视觉信息,损伤后易导致视觉失认、视觉变形等,如病人绕过障碍物走路,不认识看见的物体、图像或颜色等;或对所看见的物体有变大、变小,形状歪斜不规则及颜色改变等现象。

5. **边缘叶**　参与高级神经、情绪与记忆和内脏的活动,损伤后可出现情绪及记忆障碍、行为异常、幻觉、反应迟钝等精神障碍。

#### (二)认知功能障碍的评定流程

1. **确认病人意识是否清楚**　采用 Glasgow 昏迷量表(Glasgow coma scale,GCS),判断

意识障碍的程度,病人意识清楚是认知功能评定的前提条件。

2. **认知功能障碍的筛查** 在病人意识清楚的条件下,通过简易精神神经状态检查量表(MMSE),或认知能力检查量表(CCSE),筛查病人是否存在认知功能障碍,这是认知功能障碍评定的关键步骤。

3. **认知功能的特异性检查** 根据认知功能筛查的结果,初步确定病人可能存在某种认知功能障碍,并进行有针对性的认知功能评定,如面容失认、意念性失用等。

4. **成套认知功能测验** 是对认知功能较全面的定量评定,常用 H.R 神经心理学成套测验(Halstead-Reitan neuropsychological battery,HRB)。

## 二、感知觉评定

感知(perception)是人类对客观事物的整体认识,人类认识客观事物始于感觉输入,感觉器官将外界的刺激信息输入到神经系统进行识别和辨认。感知是以感觉作为基础,但不等于各种感觉信息的总和,要比感觉信息的叠加复杂。各种原因所致的局灶性或弥漫性脑损伤时,大脑对感觉刺激的解释和整合发生障碍,称之为感知障碍,感知障碍在康复医学临床中常常表现为失认症和失用症。

### (一)失认症评定

1. **概述** 失认症(agnosia)是指对视觉、听觉、触觉等感觉途径获得的信息缺乏正确的分析和识别能力,因而造成对感知对象的认识障碍。如听失认者听到耳后的钟表声时,可以判断出有声音的存在,有别于聋,但不能分辨出到底是钟表声、门铃声还是电话铃声。失认症包括视觉失认症、触觉失认症、听觉失认症和体觉失认症、Gerstmann 综合征等,常同时伴有忽略症和体象障碍,其病变部位在顶叶、颞叶、枕叶的交界区。当中央后回将初级感觉信息传递到上述区域时,无联系的成分将构成有意义的整体,一旦该区发生病变,引起的障碍就不是简单的感觉障碍,而是感知觉间联系和整合功能受到破坏,出现特异性的高层次的认知功能障碍。

(1)Gerstmann 综合征:Gerstmann 综合征是指因优势半球角回病灶所致的手指认识不能、左右定向力障碍、书写不能、计算不能四种症状,分别被称为手指失认(finger agnosia)、双侧空间失认(bilateral spatial agnosia)、失写(alexia)和失算(acalculia)。

(2)视觉失认症(visual agnosia):视觉失认症是指病人对视觉范围内的空间位置、几何图形、物体、颜色、容貌等的认识障碍,不能辨别其名称和作用,但一经触摸或听到声音或嗅到气味,则常能说出。这种障碍导致病人对方向、距离和位置感觉丧失,给日常生活带来诸多不便。

(3)触觉失认症(tactile agnosia):触觉失认症是指病人接触物体时不能说出其大小、形状、质地和用途,即实体辨别觉丧失。但此时检查病人的触觉、温度觉、本体感觉功能正常。

(4)听觉失认症(auditory agnosia):听觉失认症是指病人对以前熟悉的声音不能辨别,如动物的叫声、不同的交通工具所发出的声音和音乐戏曲等,但听觉功能检查正常。

(5)半侧空间失认症:半侧空间失认症,又称单侧忽略症(unilateral neglect),病人对大脑病损对侧一半视野内的物体的位置关系不能辨认,不论其视野是否完整,病人都可能忽视其病灶对侧身体和病灶对侧视野内的物体。由于病人不会像偏盲者一样有意识地转动头部带动眼睛来补偿视野,所以并非偏盲。其病变部位常在右侧顶叶、丘脑。

此外,体觉失认症、躯体忽略症和体象障碍都是从不同角度描述病人对自身某一部位的定位能力和注意力的障碍,临床上以单侧肢体的失认或忽略较为多见,例如病人不能意识到瘫痪侧肢体或忘记这侧肢体的存在,甚至否认是他本人的,而说成是别人的肢体。这类病人在早期卧床时变换体位时常使被忽略的肢体处于非常不利的位置,容易引起肩关节损伤和肢体的挤压,坐轮椅时被忽略的上肢容易被卷进轮子里而致损伤。

2. **失认症评定**　失认症是因感知功能障碍引起的,但目前关于感知障碍的分类很不统一,也缺乏标准的评定方法。Wade 将知觉障碍分成三大类:视知觉障碍、触知觉障碍和听知觉障碍,但这个分类也很粗糙,忽视了许多两类障碍间的问题,如空间障碍等。Rivermead 感知觉评定表是著名的感知觉功能评定方法,它包括图画匹配、物体匹配、颜色匹配、大小辨识、系列辨识、动物两侧辨识、文章遗漏、图形－背景辨识、关联图画、体象、右－左形状复制、右－左单词复制、三维空间复制、立体复制、字母消失、自我识别 16 项内容,研究表明该方法对脑损伤和脑中风病人认知功能的评定是有效、可靠的。

(1) Gerstmann 综合征

1) 双侧空间失认:检查者叫出左侧或右侧身体某一部分的名称,嘱病人按要求举起相应的部分,回答不正确者为阳性。

2) 手指失认:检查前先让病人弄清各手指的名称,然后检查者说出不同手指的名称,请病人伸出相应手指,回答不正确者为阳性。以中间三指出现错误多见。

3) 失写:请病人写下检查者口述的短句,不能写者为阳性。

4) 失算:病人心算、笔算均有障碍,且完成笔算比心算更觉困难。简单的心算可从 65 开始,每次加 7,直到 100 为止,不能算者为阳性。

(2) 视觉失认症

1) 物品失认:可将梳子、牙刷、牙膏、香皂、钥匙、铅笔、钢笔、手表等物品摆放在一起,检查者说出名称,请病人挑出相应的物品,不能完成者为阳性。

2) 相貌失认:找一些熟人、知名人士和各种表情的照片,请病人辨认,不能完成者为阳性。

3) 颜色失认:给病人一张绘有苹果、橘子、香蕉图形的无色图,请病人用彩色笔画上相应的颜色,不正确者为阳性。

4) 图形失认:将各种形状不同的图片平放在桌面上,请病人按要求挑选相应的图片,不能完成者为阳性。

(3) 触觉失认症

1) 手触失认:请病人闭目,用手触摸物体,识别其形状和材料,如金属、布、三角形、日常用品等,不能辨认者为阳性。

2) 皮肤描画失认:请病人闭目,用铅笔或火柴杆在病人皮肤上写数字或画图,不能辨认者为阳性。

(4) 听觉失认症

1) 环境音失认:请病人听日常熟悉的声音(如雷声、雨声等),并回答是什么声音,回答不正确者为阳性。

2) 失音乐:要求病人听熟悉的音乐或歌曲,然后指出歌曲名称,或者要求病人随着音乐的节奏打拍子,不能完成者为阳性。

(5) 半侧空间失认症

1) 平分直线:在一张白纸上画一条横线,请病人画一垂直短线将横线分为左右两段,不能完成者为阳性。

2）绘图：请病人画一个钟面，如果将钟面画在纸的一侧，并将1～12的数字集中在一边，则为阳性。

3）消去数字：将一组阿拉伯数字放在病人面前，请其用笔删去指定的数字（如1和4），如仅删去一侧，另一侧未删，即为阳性。

### （二）失用症

**1. 概述**　失用症（apraxia）是指由于大脑皮质的损害而造成的有目的的行为障碍，病人不能正确地计划和执行某些有意识的行为和动作，而此时病人常无运动和感觉障碍，并可以做某些无意识的活动。大脑前运动区损伤可出现失用症，表现为运动程序打乱，不能进行一系列有目的的运动。失用症可分为观念性失用症、运动性失用症、结构性失用症、穿衣失用症、步行失用症、言语失用症和失写症等。

（1）观念性失用症（ideational apraxia）：观念性失用症是指当病人接受一个指令后在形成运动程序的概念上发生异常，其特点是对复杂精细动作失去应有的正确观念，以致各种基本动作的逻辑顺序紊乱，病人能完成一套动作中的一些分解动作，但不能将各个组成部分合乎逻辑地连贯起来组成一套完整的动作。如让病人用火柴点烟，再把香烟放在嘴上，但病人可能用烟去擦火柴盒，把火柴放到嘴里当作香烟。病人常给人一种十分漫不经心，听话极不注意的印象，常有智能障碍，生活自理性差，但模仿动作一般无障碍。病变部位常在左侧顶叶后部或缘上回及胼胝体。

（2）结构性失用症（constructional apraxia）：结构性失用症是空间失认（spatial agnosia）的一种失用症，表现为对三维空间结构的感知觉和运动程序之间的障碍，虽然病人有形状知觉，也有辨别觉和定位觉，但病人不能模仿拼出立体结构，即病人的视觉和动觉过程之间发生分离。结构性失用症根据病人病变部位及其程度不同，其伴发症状也不同，双侧顶叶后部病变可伴有Gerstmann综合征（见失认症）中的一个或几个症状；左侧顶叶病变常伴有智能损害和观念性失用症；右侧顶叶或非优势半球顶叶病变，很少伴有智能损害和观念性失用症，但结构性失用症的发生率较高。

（3）运动性失用症（motor apraxia）：运动性失用症是最简单的失用症，常见于上肢或舌，发生于上肢时可累及各种动作，如不能刷牙、洗脸、梳头等，也可以动作笨拙的形式出现；发生于舌时，表现为能张口而不能伸舌。运动性失用症病变部位常在非优势侧顶、枕叶交界处。

（4）穿衣失用症（dressing apraxia）：穿衣失用症是视觉空间失认（visual spatial agnosia）的一种失用症，指病人不是由于运动障碍或不理解指令而影响穿衣，而是在穿衣的动作顺序和穿衣的方式方法上存在错误，致使不能自己穿衣。病人不能把连续的动作有机地分解为各个单一动作去执行，结果导致动作不协调，相互干扰。穿衣失用症病变部位常在右侧顶叶。

（5）步行失用症（walking apraxia）：步行失用症指病人在不伴有下肢肌力、肌张力和反射异常的情况下出现步行困难，或者患侧瘫痪时健侧肢体的运动出现失控，造成步行障碍。如让病人开始步行，可出现起步困难，甚至不能提腿迈步向前行走，但能越过障碍和上下楼梯；在病人前方放一障碍物，如砖头，他就会迈出第一步，并可向前走，但又不易拐弯。步行失用症病变部位常在运动区皮质的下肢区。

### 2. 失用症评定

（1）观念性失用症：常用活动逻辑试验进行评定，如给病人茶叶、茶壶、开水瓶（盛温水）和茶杯，请其泡茶。如果病人活动逻辑次序紊乱，则为阳性。也可把牙膏、牙刷放在桌上，让病人打开牙膏盖，拿起牙刷，将牙膏挤在牙刷上，然后去刷牙，如果病人动作错乱，则为阳性。

（2）结构性失用症：结构性失用症是以空间失认为基础的一种失用症，评定方法如下：

1）画空心十字：给病人纸和笔，请其照着画一个空心十字的图形。不能完成者为阳性。

2）用火柴棒拼图：检查者先用火柴棒拼某种图形，然后请病人照样用火柴棒拼图，不能完成者为阳性。

3）临摹几何图形：请病人在白纸上临摹指定的几何图形。正常者应能正确地将图形画出，没有漏画和加线，空间位置关系正常。轻度和中度障碍者，有漏画和多画的线及空间位置不均匀等错误，但知道所画的是什么图形，并知道画中所存在的问题，重度障碍者不知道要画什么，也不知道画出的是什么图形。

（3）运动性失用症：请病人做扣纽扣、系鞋带、穿针引线等动作，不能完成者即为阳性。

（4）穿衣失用症：请病人给玩具娃娃穿衣，不能完成者为阳性。让病人给自己穿衣、系扣、系鞋带，如对衣服的左、右、正、反不分，手穿不进袖子，则为阳性。

（5）步行失用症：若病人有不能发起迈步动作，但遇到障碍物能够自动越过，遇到楼梯能够上楼，迈步开始后拐弯有困难等异常表现，就可以明确诊断。

## 三、常见的认知功能障碍评定方法

认知功能评定的前提条件是病人的意识处于清醒状态，目前普遍采用 Glasgow（Glasgow coma scale，GCS）昏迷量表，判断意识障碍的程度，如病人意识清楚，再用简易精神状态检查表（Mini-Mental State Examination，MMSE）和认知能力检查量表（Cognitive Capacity Screening Examination，CCSE），或认知能力筛查量表（Cognitive Abilities Screening Instrument，CASI），判断病人是否存在认知障碍。

### （一）意识状态评定

**1. 意识状态的初步判断**　根据意识障碍轻重的程度分三种，无论病人处于任何程度的意识障碍，均不适合进行认知功能的评定。

（1）嗜睡（somnolence）：睡眠状态过度延长，当呼唤或推动病人肢体时即可唤醒，醒后能进行正确的交谈或执行指令，停止刺激后病人又入睡。

（2）昏睡（stupor）：一般的外界刺激不能使其觉醒，给予较强烈的刺激时可有短时间的意识清醒，醒后可简短回答提问，刺激减弱后又进入睡眠状态。

（3）昏迷（coma）：分浅昏迷和深昏迷两种，当病人对强烈刺激有痛苦表情及躲避反应，无自发言语和有目的的活动，反射和生命体征均存在为浅昏迷；对外界任何刺激均无反应，深、浅反射消失，生命体征发生明显变化，呼吸不规则为深昏迷。

**2. Glasgow（Glasgow coma scale，GCS）昏迷量表**（表 3-1）　GCS 总分为 15 分，最低分 3 分，8 分以下为重度损伤，预后差，9～11 分中度损伤，≥12 分为轻度损伤。≤8 分提示有昏迷，≥9 分提示无昏迷，数值越低，预示病情越重。病人 GCS 总分达到 15 分时才有可能配合检查者进行认知功能评定。

表 3-1 格拉斯哥昏迷量表（GCS）

| 项目 | 患者反应 | 评分 |
|---|---|---|
| 睁眼反应 | 自动睁眼 | 4 |
| | 听到言语命令时病人睁眼 | 3 |
| | 刺痛时睁眼 | 2 |
| | 刺痛时不睁眼 | 1 |
| 运动反应 | 能执行简单口令 | 6 |
| | 刺痛时能指出部位 | 5 |
| | 刺痛时肢体能正常回缩 | 4 |
| | 刺痛时病人身体出现异常屈曲（去皮质状态）（上肢屈曲、内收内旋、下肢伸直、内收内旋，踝跖屈） | 3 |
| | 刺痛时病人身体出现异常伸直（去大脑强直）（上肢伸直、内收内旋、腕指屈曲，下肢伸直、内收内旋，踝跖屈） | 2 |
| | 刺痛时病人毫无反应 | 1 |
| 言语反应 | 能正确回答问话 | 5 |
| | 言语错乱，定向障碍 | 4 |
| | 说话能被理解，但无意义 | 3 |
| | 能发声，但不能被理解 | 2 |
| | 不发声 | 1 |

### （二）认知功能障碍的筛查

**1. 简易精神状态检查（Mini-Mental State Examination，MMSE）** 该项检查总分 30 分，评定时间为 5～10 分钟。根据病人的文化程度划分认知障碍的标准，一般文盲≤17 分，小学文化≤20 分，中学文化≤24 分，在标准分数线以下考虑存在认知功能障碍，需进一步检查。表中 1～5 题测试时间定向力，6～10 题检测地点定向力，11～14 题测试复述能力，15～16 题测试辨认能力，17～21 题测试计算能力，22～24 题测试记忆能力，25～28 题测试理解能力，29 题测试表达能力，30 题测试结构模仿能力，如答错可进行单项检测。见表 3-2、图 3-1。

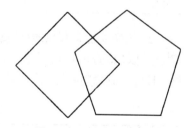

图 3-1 MMSE 看图作画

表 3-2 简易精神状态检查表（MMSE）

| 序号 | 检查内容 | 评分 |
|---|---|---|
| 1 | 今年是公元几年 | 1.0 |
| 2 | 现在是什么季节 | 1.0 |
| 3 | 现在是几月份 | 1.0 |
| 4 | 今天是星期几 | 1.0 |
| 5 | 今天是几号 | 1.0 |
| 6 | 你现在在哪个城市 | 1.0 |
| 7 | 你现在在哪个区 | 1.0 |
| 8 | 你现在住在什么地方（街道） | 1.0 |
| 9 | 你现在在什么地方（哪个医院） | 1.0 |

续表

| 序号 | 检查内容 | 评分 |
|---|---|---|
| 10 | 我们现在在第几层楼 | 1.0 |
| 11 | 复述：气球 | 1.0 |
| 12 | 复述：大象 | 1.0 |
| 13 | 复述：香蕉 | 1.0 |
| 14 | 复述：请跟我念句子，如"大象比马大" | 1.0 |
| 15 | 辨认：铅笔 | 1.0 |
| 16 | 辨认：手表 | 1.0 |
| 17 | 计算：100−7 | 1.0 |
| 18 | 计算：93−7 | 1.0 |
| 19 | 计算：86−7 | 1.0 |
| 20 | 计算：79−7 | 1.0 |
| 21 | 计算：72−7 | 1.0 |
| 22 | 回忆：气球 | 1.0 |
| 23 | 回忆：大象 | 1.0 |
| 24 | 回忆：香蕉 | 1.0 |
| 25 | 理解能力测试："请你用右手拿着这张纸" | 1.0 |
| 26 | 理解能力测试："用双手将这张纸对折起来" | 1.0 |
| 27 | 理解能力测试："将对折的纸放在你的左腿上" | 1.0 |
| 28 | 完成指令的能力：请您念一遍这个句子，如"闭上您的眼睛"，并按照句子的意思去做 | 1.0 |
| 29 | 请您写出一个完整的句子，如"生活是美好的。" | 1.0 |
| 30 | 看图作画（图 3-1）：要求画出两个相交的多边形，一个是四边形，另一个是五边形 | 1.0 |
| 总分 | | 30.0 |

**2. 认知功能筛查量表**（Cognitive Abilities Screening Instrument，CASI） CASI 与 MMSE 量表类似，检查内容包括定向、注意、心算、瞬时记忆、短时记忆、结构模仿、语言（命名、理解、书写）、概念判断等，检查时间 15~20 分钟，总分 30 分，小于或等于 20 分为异常（表 3-3）。

表 3-3 认知功能筛查量表（CASI）

| 序号 | 检查内容 | 评分 |
|---|---|---|
| 1 | 今天是星期几 | 1.0 |
| 2 | 现在是几月份 | 1.0 |
| 3 | 今天是几号 | 1.0 |
| 4 | 今年是哪一年 | 1.0 |
| 5 | 这是什么地方 | 1.0 |
| 6 | 请说出 872 这三个数 | 1.0 |
| 7 | 请倒数刚才说出的数字 | 1.0 |
| 8 | 请说出 2597 这四个数字 | 1.0 |
| 9 | 请听清 975 三个数字，然后数 1~10，再重复说出刚刚听过的数字 | 1.0 |
| 10 | 请听清 7569 四个数字，然后数 1~10，再重复说出刚刚听过的数字 | 1.0 |
| 11 | 从星期日倒数至星期一 | 1.0 |

续表

| 序号 | 检查内容 | 评分 |
|------|----------|------|
| 12 | 9+3 等于几 | 1.0 |
| 13 | 再加 6 等于几（9+3 基础上） | 1.0 |
| 14 | 18 减去 5 等于几 | 1.0 |
| | 请记住下面几个词，一会儿我会问你：帽子、汽车、大树、26 | |
| 15 | 快的反义词是慢，上的反义词是什么 | 1.0 |
| 16 | 大和硬的反义词是什么 | 1.0 |
| 17 | 橘子和香蕉属于水果类，红和蓝属于哪一类 | 1.0 |
| 18 | 你面前有几张纸币，你看是多少钱 | 1.0 |
| 19 | 我刚才让你记住的词中第一个词是什么 | 1.0 |
| 20 | 第二个词是什么 | 1.0 |
| 21 | 第三个词是什么 | 1.0 |
| 22 | 第四个词是什么 | 1.0 |
| 23 | 计算：100－7 | 1.0 |
| 24 | 再减去 7 等于几 | 1.0 |
| 25 | 再减去 7 等于几 | 1.0 |
| 26 | 再减去 7 等于几 | 1.0 |
| 27 | 再减去 7 等于几 | 1.0 |
| 28 | 再减去 7 等于几 | 1.0 |
| 29 | 再减去 7 等于几 | 1.0 |
| 30 | 再减去 7 等于几 | 1.0 |
| 总分 | | 30.0 |

### （三）功能检查法

功能检查法是评定认知功能障碍的最直观方法，即通过直接观察病人从事的日常生活活动情况，评定其认知功能障碍的程度，如将毛巾、牙刷、牙膏、肥皂等洗漱用品放在洗手盆上，观察病人是否能够合理使用这些洗漱用品，并且正常完成洗漱活动。

# 第二节　感觉功能评定

通常将感觉（sensation）分为特殊感觉和一般感觉，前者包括视、听、嗅、味等，本处不作讨论；后者又分为浅感觉、深感觉和复合感觉（皮质感觉）。浅感觉包括痛觉、温度觉和触压觉，是皮肤和黏膜的感觉；深感觉包括关节觉、振动觉，是肌腱、肌肉、骨膜和关节的感觉；复合感觉包括形体觉、两点辨别觉、定位觉、图形觉、重量觉等，系皮质感觉，是大脑顶叶皮质对深、浅等各种感觉进行分析比较和综合而形成的。

## 一、概述

### （一）感觉产生的解剖学基础

**1. 感觉的传导途径**　各种感觉的传导途径都是由三级神经元相互连接构成的，其中第二级神经元发出的神经纤维交叉到对侧，然后上行至中枢，所以感觉中枢对外周感受器的支配是对侧性的。

（1）本体感觉和精细触觉的传导通路：传导四肢和躯干的本体感觉和精细感觉的第一级神经元是脊神经节细胞，其周围突分布于肌肉、肌腱、关节和皮肤的一些感受器，来自第四胸节以下的中枢突形成薄束，传导躯干下部和下肢的本体感觉和精细触觉，来自第四胸节以上者形成楔束，传导躯干上部和上肢的本体感觉和精细触觉。薄束和楔束向上分别止于薄束核和楔束核，此二核发出的神经纤维在中央管的腹侧交叉到对侧上行形成内侧丘系，进入腹后外侧核，从此处发出第三级神经纤维，经内囊后脚主要投射到中央后回和中央旁小叶及中央前回。在皮质上的定位是传导上肢和躯干的信息分别在中央后回的中部和上部，而传导下肢的在中央旁小叶的后部。若此通路在脊髓受损，病人闭目时不能确定同侧各关节的位置和运动方向，两点辨别觉丧失等。如图 3-2 所示。

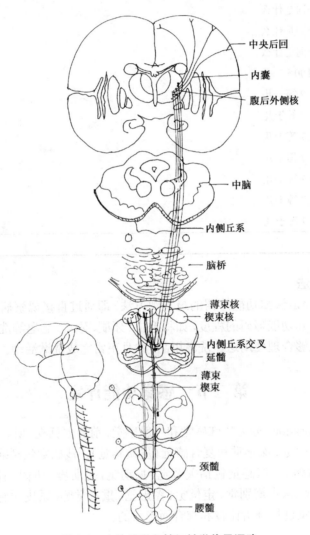

图 3-2　本体感觉和精细触觉传导通路

传导头面部的本体感觉和精细触觉大概经三叉神经、三叉神经中脑核向上传导，但路径尚不清楚。

（2）痛觉、温度觉和粗触觉的传导通路：传导躯干、四肢的痛、温度、触（粗）觉的（图3-3）第一级神经元是脊神经节细胞，周围突分布于皮肤内的感受器，中枢突进入脊髓后先止于胶状质。第二级神经元是脊髓后角的缘层和后角固有核，其树突伸入胶状质中接受痛、温度觉冲动，发出的第二级纤维交叉前上行一节，然后在对侧外侧索前部及前索上行，构成脊髓丘脑束，止于背侧丘脑的腹后外侧核。此处发出第三级纤维经内囊后脚，投射到中央后回和中央旁小叶。皮质的定位与本体感觉的相似。此通路受损，对侧半躯干、四肢浅感觉障碍，若损伤脊髓内的脊髓丘脑束，则伤面对侧水平一、二节以下痛、温度觉丧失。

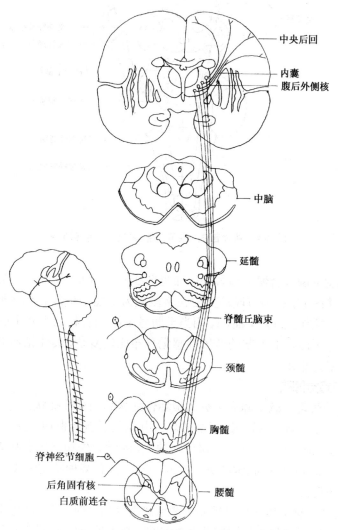

中央后回
内囊
腹后外侧核
中脑
延髓
脊髓丘脑束
颈髓
胸髓
脊神经节细胞
后角固有核
白质前连合
腰髓

**图 3-3　躯干和四肢痛、温度、触（粗）觉的传导通路**

传导头面部的痛、温度、触（粗）觉的（图3-4）第一级神经元是三叉神经节细胞，其周围突分布于头面部皮肤以及口、鼻腔黏膜各种感受器，中枢突进入脑桥后止于三叉神经脊束核和三叉神经脑桥核，此处发出的第二级纤维交叉到对侧组成三叉丘系上行，止于背侧丘脑的腹后内侧核，自此核发出的第三级纤维经内囊后脚投射到中央后回下部。此通路中三叉丘系或以上的部分损伤，对侧头面部出现浅感觉障碍，若损伤三叉神经脊束，则浅感觉障碍在同侧。

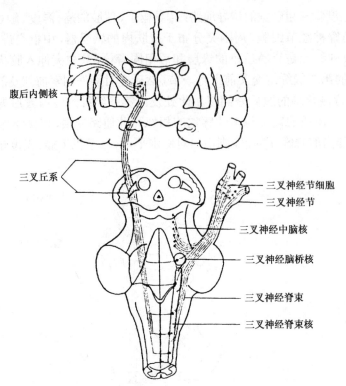

腹后内侧核

三叉丘系

三叉神经节细胞

三叉神经节

三叉神经中脑核

三叉神经脑桥核

三叉神经脊束

三叉神经脊束核

**图 3-4　头面部痛、温度、触（粗）觉的传导通路**

**2. 节段性感觉支配**　脊髓的节段性分布见图 3-5、图 3-6。每一脊髓后根的周围神经纤维支配一定的皮肤区域，这种节段性支配在胸段最为明显，如 $T_2$ 相当于胸骨角平面，$T_4$ 相当于乳头平面，$T_6$ 相当于剑突平面，$T_8$ 相当于肋弓平面，$T_{10}$ 相当于脐平面，$T_{12}$ 相当于耻骨联合与脐连线中点平面。上下肢的节段性感觉分布比较复杂，具体见本书第十五章第二节脊髓损伤康复的相关部分。

**（二）常见的感觉障碍**

**1. 感觉障碍的表现**　感觉障碍可分为破坏性症状和刺激性症状。

（1）破坏性症状：感觉的传导途径被破坏或其功能受到控制时，出现感觉缺失（即没有感觉）或感觉减退。前者有痛觉缺失、温度觉缺失、触觉缺失和深感觉缺失等。在同一部位各种感觉均缺失，称为完全性感觉缺失。在同一部位只有某种感觉障碍，而其他感觉存在，称为分离性感觉障碍。

（2）刺激性症状：感觉传导途径受到刺激或兴奋性增高时，可出现感觉刺激症状。

1）感觉过敏：指轻微的刺激引起强烈的感觉，系由检查时的刺激和传导途径上兴奋性病变所产生的刺激的总和引起。如痛觉过敏即对痛的感觉增强，一个轻微的痛刺激可引起较强的痛觉体验。

2）感觉倒错：对刺激的认识倒错，如把触觉刺激误认为痛觉刺激，将冷觉刺激误认为热觉刺激等。

3）感觉过度：由于刺激阈增高与反应时间延长，在刺激后，需经一潜伏期，才能感到强烈的、定位不明确的不适感觉，并感到刺激向周围扩散，持续一段时间。

4）感觉异常：没有明显的外界刺激而自发产生的不正常的感觉，如麻木感、蚁走感、触

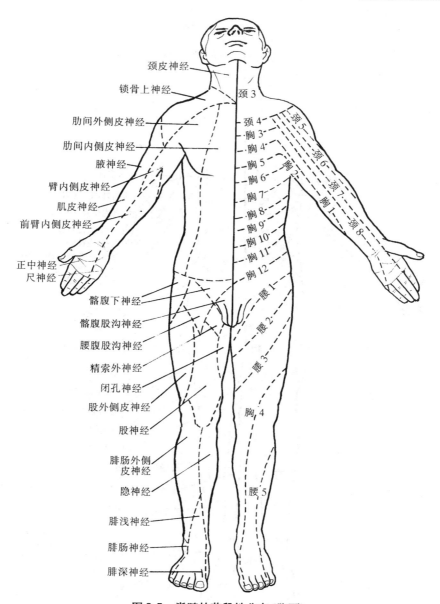

颈皮神经

锁骨上神经

肋间外侧皮神经

肋间内侧皮神经

腋神经

臂内侧皮神经

肌皮神经

前臂内侧皮神经

正中神经
尺神经

髂腹下神经

髂腹股沟神经

腰腹股沟神经

精索外神经

闭孔神经

股外侧皮神经

股神经

腓肠外侧
皮神经

隐神经

腓浅神经

腓肠神经

腓深神经

颈3

颈4
胸3
胸4
胸5
胸6
胸7
胸8
胸9
胸10
胸11
胸12

腰1

腰2

腰3

胸4

腰5

**图 3-5 脊髓的节段性分布**（腹面）

电感、针刺感、烧灼感等,通常与神经分布的方向有关。

5）疼痛:是一种复杂的生理心理活动,是临床上最常见的症状之一。它包括伤害性刺激作用于人体所引起的痛感觉,以及机体对伤害性刺激的痛反应。痛觉可作为机体受到伤害的一种警告,引起机体一系列防御性保护反应;另一方面,疼痛常常对机体也是一种难以忍受的折磨,如长期的剧烈疼痛。常见的疼痛有:

①局部痛:疼痛的部位即是病变所在处。②放射痛:神经干、神经根受到刺激时,疼痛不仅发生于刺激的局部,而且扩散到受该神经支配的远离刺激点部位。③扩散性痛:疼痛向邻近部位扩展,即由一个神经分支扩展到其他分支,例如三叉神经某一支疼痛时,疼痛可扩散到其他分支。④牵涉性痛:内脏有疾病时,在患病内脏的脊髓段所支配的皮肤分布区,出现感觉过敏、压痛点或疼痛。例如肝胆疾病常在右肩部感到疼痛,卵巢病变时可引起腰<sub></sub>

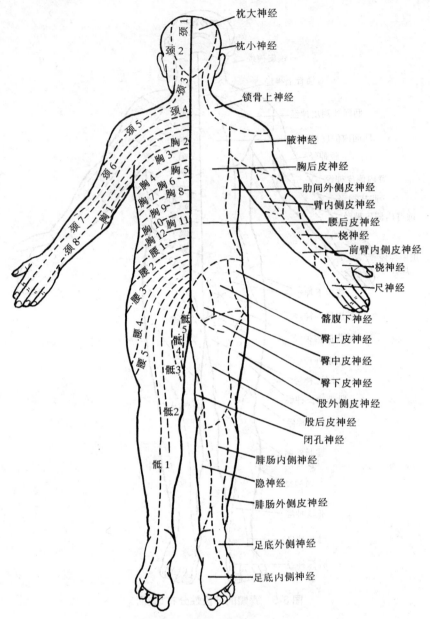

图 3-6　脊髓的节段性分布（背面）

节段皮肤区的疼痛或感觉过敏，心绞痛时引起左胸左上肢内侧痛。牵涉痛实质上是一种特殊的扩散性疼痛。

**2. 神经系统不同部位损害对感觉的影响**　感觉途径中神经系统不同部位的损害，引起感觉障碍的表现不同，如图 3-7，这对感觉评定有着重要的意义。

（1）周围神经损害：对于皮节分布的了解，可以帮助区分是周围神经末梢损害还是神经根损害。治疗后，感觉功能的恢复常从近端到远端，在神经开始恢复的区域内感觉减退，离其较远的区域感觉丧失，若没有神经恢复，感觉将丧失。

1）末梢型：为周围神经末梢受损害所致，出现对称性四肢远端的各种感觉障碍，越向远端越重，呈手套、袜筒型，见于多发性神经炎。

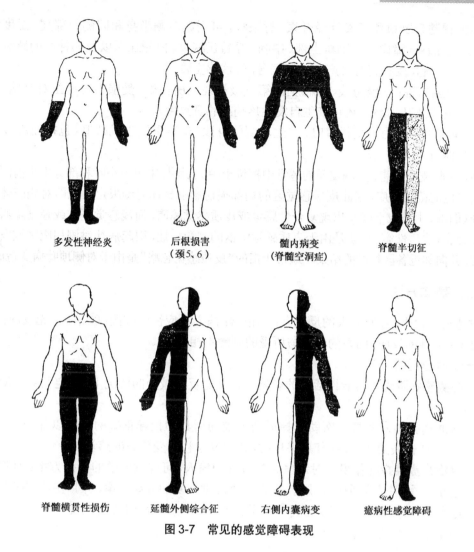

| 多发性神经炎 | 后根损害<br>（颈5、6） | 髓内病变<br>（脊髓空洞症） | 脊髓半切征 |
|---|---|---|---|

| 脊髓横贯性损伤 | 延髓外侧综合征 | 右侧内囊病变 | 癔病性感觉障碍 |
|---|---|---|---|

图 3-7  常见的感觉障碍表现

2）神经干型：周围神经某一神经干受损害时，其支配区域的各种感觉成条、块状障碍，常见的有臀上皮神经炎、股外侧皮神经炎、腓骨颈骨折引起的腓总神经损害、肱骨中段骨折引起的桡神经损害。

3）后根型：某一脊神经后根或后根神经节受害时，在其支配的节段范围皮肤出现带状分布的各种感觉减退或消失，并常伴有放射性疼痛，即神经根痛。如颈椎间盘突出或腰椎间盘突出所致的神经根受压。

（2）脊髓损害：脊髓损害将导致损害平面以下皮肤感觉丧失，若脊髓未完全损害或仅有一个后角损害，由于重叠作用可能查不出感觉丧失。

1）后角型：后角损害时可出现分离性感觉障碍，即节段性分布的痛觉、温度觉障碍，深感觉和触觉存在。如发生于脊髓空洞症。

2）脊髓型：脊髓感觉传导束受损，如横贯性损害时，因损害了上升的脊髓丘脑束和后索，产生受损节段平面以下的各种感觉缺失或减退。脊髓半侧损害时，受损平面以下同侧深感觉障碍，对侧痛、温度觉障碍，称为脊髓半切综合征（Brown-Sequard 综合征）。

（3）脑干损害：脑干发生病变，所有感觉形式都有不同程度的影响。延髓外侧病变时，

63

由于损害脊髓丘脑束和三叉神经脊束、脊束核，可引起对侧半身和同侧面部痛、温度觉缺失，为交叉性感觉障碍。在脑桥上部、中脑，脊髓丘脑束、内侧丘系以及脑神经的感觉纤维逐渐聚集在一起，受损害时可产生对侧偏身深、浅感觉障碍。

（4）丘脑损害：丘脑为浅、深感觉的第三级神经元所在处，受损害时产生对侧偏身浅、深感觉缺失或减退，此外，还可产生自发性疼痛或感觉过度。

（5）内囊损害：内囊受损害时，产生对侧偏身浅、深感觉缺失或减退（包括面部），常伴有偏瘫和偏盲。

（6）大脑皮质损害：大脑皮质的感觉中枢位于中央后回、中央旁小叶和部分中央前回。由于感觉中枢的范围较广，因此皮质感觉区的局部损伤影响身体对侧限定区域即对侧肢体的某一部分（面部、上肢或下肢），出现复合性感觉或皮质感觉障碍，而浅感觉正常或轻度障碍。杰克逊氏癫痫（皮质性癫痫）就是由于皮质感觉中枢的刺激病灶，引起病灶对侧相应区域发生感觉异常，并向邻近各区扩散的结果。通常所指的"皮质感觉忽略"是由于对侧顶叶病变造成的。

## 二、基本方法

对感觉的检查，通常病人的反应有：①正常：病人反应快而准确；②消失：无反应；③减低或减退：迟钝的反应，回答的结果与所受的刺激不相符合。

### （一）检查目的

**1. 检测感觉障碍对功能性活动的影响**　在感觉反馈减少的情况下，测定其对运动和功能活动的影响。

**2. 帮助选择辅助器具**　帮助选择适当的辅助用具和指导正确的使用以保证安全，例如，感觉减退或丧失的区域，在使用夹板时，很容易忽视所受压力的感觉。

**3. 对治疗提供指导作用**　对那些感觉过敏的病人，可提供脱敏的治疗方案；对那些感觉减退的病人，特别是皮质感觉减退，提供一个感觉恢复的训练方案，并且在治疗时要利用多方面的途径来达到训练目的，如利用视觉。此外，对感觉障碍的病人要用安全的措施防止并发症的出现，如烧伤和褥疮。

### （二）检查设备

感觉检查的用具通常存放在一个仪器箱中，包括：①大头钉若干个（一端尖、一端钝）；②两支测试管及试管架；③一些棉花、纸巾或软刷；④4～5件常见物，如钥匙、钱币、铅笔、汤勺等；⑤感觉丧失测量器，或心电图测径器头、纸夹和尺子；⑥一套形状、大小、重量相同的物件；⑦几块不同质地的布；⑧音叉（256赫兹）、耳机或耳塞。

### （三）检查方法

不论是检查浅感觉、深感觉，还是皮质感觉，都应弄清以下几方面情况：①受影响的感觉类型；②所涉及的肢体部位；③感觉受损的范围；④所受影响的程度。

感觉功能的评定若要取得准确的结果，必须要了解影响评定结果的因素，并使之降低到最低。通常，影响检查的因素有：①病人对所做的检查不太明白，不予以合作；②要使检测对象注意力集中，这对儿童和老人来说比较困难，因为他们的注意力不太好；③病人有听力和视力障碍；④病人有定向和记忆障碍；⑤不精确的测试技巧。

**1. 浅感觉**

（1）触觉：让病人闭眼，检查者用棉花等轻刷皮肤，询问病人是否察觉及感受到程度。检查顺序通常是面部、颈部、上肢、躯干和下肢。

（2）痛觉：让病人闭眼，检查者用大头针尖端和钝端分别轻轻刺激皮肤，请病人指出是刺痛或钝痛。若要区别病变不同的部位，则需指出疼痛的程度差异。对痛觉减退的病人要从有障碍的部位向正常的部位检查，对痛觉过敏的病人则要从正常的部位向有障碍的部位检查，这样便于确定病变的范围。

1）视觉模拟评分：视觉模拟评分（visual analogue scale，VAS）是目前临床上最常用的评定方法，它采用一条 10cm 长的直尺，称为 VAS 尺，面向医生的一面标明 0～10 完整的数字刻度，面向病人的一面只在两端标明有 0 和 10 的字样，0 端代表无痛，10 端代表最剧烈的疼痛，直尺上有可移动的游标。病人移动游标至自己认定的疼痛位置时，医生立即在尺的背面看到表示疼痛强度的具体数字（长度的厘米数，可精确到毫米），省去了第二次测量长度的麻烦（图 3-8）。此方法简单易行，在临床上使用广泛。

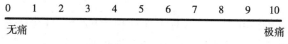

图 3-8　视觉模拟评分

视觉模拟评分法亦可用于评估疼痛的缓解情况，若在线上的两端分别标上"疼痛无缓解""疼痛完全缓解"，则成为评定疼痛强度缓解程度的目测类比评分法，用于评价疼痛的缓解情况。

2）数字评分法：数字评分法（numeric rating scale，NRS）要求病人用 0 到 10 这 11 个点来描述疼痛强度。在一根直尺上有从 0 到 10 共 11 个点，0 表示无痛，有疼痛时和疼痛较强时增加点数，10 表示最剧烈疼痛（图 3-9）。这也是临床上经常使用的测量主观疼痛的方法，容易被病人理解，可以口述也可以记录。

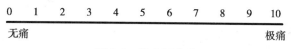

图 3-9　数字评分法

（3）压觉：让病人闭眼，检查者用大拇指用劲地去挤压肌肉或肌腱，请病人指出感觉。对瘫痪的病人压觉检查常从有障碍的部位开始直到正常的部位。

（4）温度觉：让病人闭眼，检查者用两支试管，分别盛上冷水（5～10℃）、热水（40～45℃），交替地、随意地去刺激皮肤，请病人指出是"冷"还是"热"。试管与皮肤的接触时间为 2～3 秒，并注意检查部位要对称。

**2. 深感觉（本体感觉）**

（1）位置觉：让病人闭眼，检查者将病人的某部位肢体移到一个固定的位置，请病人说出这个位置或用另一个部位模仿出来。

（2）运动觉：让病人闭眼，检查者将病人的肢体或关节移到某个范围，请病人说出肢体运动时的方向，如上、下、入、出等。

（3）震动觉：让病人闭眼，检查者将每秒震动 256 次的音叉放置病人身体的骨骼突出部位，如胸骨、肩峰、鹰嘴、尺骨小头、桡骨小头、棘突、髂前上棘、内、外踝等，请病人指出震动。也可利用音叉的开和关，来测试病人感觉到震动与否。检查时应注意身体上、下、左、右对比。

**3. 复合感觉（皮质感觉）**

（1）实体觉：让病人闭眼，检查者用一些常用的不同大小和形状的物体（如钥匙、硬币、笔、纸夹)轮流地放入病人的手中,病人可以抚摸,请病人说出物体的名字。

(2)触觉定位:让病人闭眼,检查者用手去压挤一处皮肤区域,请病人说出被压的地方,然后测量和记录与第一次刺激部位的距离。

(3)两点分辨力:让病人闭眼,检查者用纸夹或心电图测径器的头,以两点的形式放在要进行检查的皮肤上,而且两点的压力要一样,之后,逐渐减小两点的距离,直到两点被感觉为一点为止。此时两点间的距离即为两点分辨力。人体的不同部位,有不同的分辨力。人的两点分辨力正常值为:在舌的部位,1mm;在指端部位,2~3mm;在手掌部位,1.5~3mm;在背中心部位,6~7mm。

(4)其他大脑皮质感觉:通常大脑皮质感觉检查还包括重量识别觉(识别重量的能力)、皮肤书写觉(对数字、符号画在皮肤上的感觉)以及对某些质地的感觉。

### (四)检查步骤

感觉检查需要良好的测试技巧,这对于保证检查的可靠性至关重要。以下步骤是临床上常用的,供参考:①先检查正常的一面,使病人知道什么是"正常";②然后请病人闭上眼,或用东西遮上;③在两个测试之间,请病人睁开眼,再告诉新的指令;④病人可能存在注意力减低的情况,这是由于病人失去了视觉刺激、焦虑或定向力差的缘故;⑤先检查浅感觉,然后检查深感觉和皮质感觉,如果一旦浅感觉受到影响,那么深感觉和皮质感觉也会受到影响;⑥根据感觉神经和它们所支配和分布的皮区去检查;⑦所给的刺激以不规则的方法由远而近;⑧先检查整个部位,如果一旦找到感觉障碍的部位,就要仔细找出那个部位的范围;⑨最后把所得的上述资料写到感觉评定图上(图 3-10),可用不同颜色的铅笔来描述不

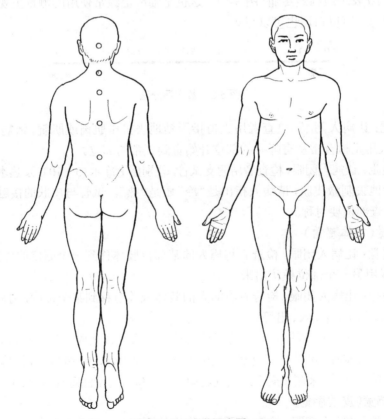

图 3-10  感觉评定图

同类型的感觉,如触觉用黑色,痛觉用蓝色,温度觉用红色,用虚线、实线、点线和曲线分别表示感觉缺失、感觉减退、感觉过敏和感觉异常。

通过对感觉检查的结果分析,应能判断引起感觉变化的原因,感觉障碍对日常生活、功能活动及使用辅助用具的影响,以及采取哪些安全措施可防止病人由于感觉障碍而再受损伤,要能预测将来的变化,判断何时需要再次检查。

### 三、适应证和注意事项

#### (一)适应证

感觉功能的评定临床上主要用于神经系统疾病的检查,包括中枢神经系统疾病和周围神经系统疾病,如局部疼痛为炎性病变影响该部末梢神经,烧灼性疼痛见于交感神经不完全性损伤,温度觉障碍见于脊髓丘脑侧束损害;本体感觉障碍主要表现为协调障碍,关节觉和震动觉障碍见于脊髓后索病损;两点辨别觉障碍可见于额叶病变,图形觉障碍见于脑皮质病变,实体觉障碍提示丘脑水平以上的病变。脑卒中病人和神经炎病人常有复合感觉障碍。

此外,烧伤和严重软组织损伤病人感觉功能的评定也常有明显的功能障碍。

#### (二)注意事项

首先让被评定者了解评定的目的和方法,以取得充分的合作。评定时被检查部位应尽可能暴露,要注意左右侧和远近端部位的差别,从感觉缺损区向正常部位逐步移行评定。评定时需要被评定者闭目,以避免主观或暗示作用。

## 第三节　吞咽功能评定

### 一、概述

吞咽功能是一个在子宫中已经开始并终身都必须具有的重要功能,是生存所必需的。它是水和营养的源泉,也是通过清除口腔和咽道残留物来保持气道通畅的关键。吞咽障碍(dysphagia)是由于下颌、舌、软腭、咽喉、食管口括约肌或食管功能受损所致的功能障碍,导致食物不能从口腔送到胃。吞咽障碍的病人易发生营养不良,误咽者可发生吸入性肺炎、窒息、甚至危及生命,故应积极进行吞咽功能的评定及吞咽障碍的康复训练。其评定意义在于:①筛查吞咽障碍是否存在;②提供吞咽障碍病因和解剖生理变化的依据;③确定病人有无误咽的危险因素;④确定是否需要改变提供营养的手段;⑤为吞咽障碍诊断和治疗推荐辅助测试及必要程序。吞咽障碍是脑血管疾病、脑外伤、头颈部癌症以及大量康复科其他疾病常见的功能障碍。

#### (一)摄食-吞咽的分期及各自的过程

摄食-吞咽指食物从被认知开始,经口腔、咽部、食管到达胃部的全部过程。这一过程以食块位置分为先行期(认知期)、准备期、口腔期、咽部期、食管期5个阶段。后3者相当于吞咽动作的口腔、咽、食管3个时相(图3-11)。

**1. 先行期** 认识所摄取食物的硬度、温度、味道、气味,决定进食速度与食量,同时预测口腔内处理方法,直至入口前的阶段。食物的信息进入大脑皮层,唾液、胃液等分泌会变得旺盛,做好进食准备。包括对食物的认知、摄食程序、纳食动作,是下一阶段要进行的食物咀嚼、吞咽的必要前提。这一阶段往往被忽视。

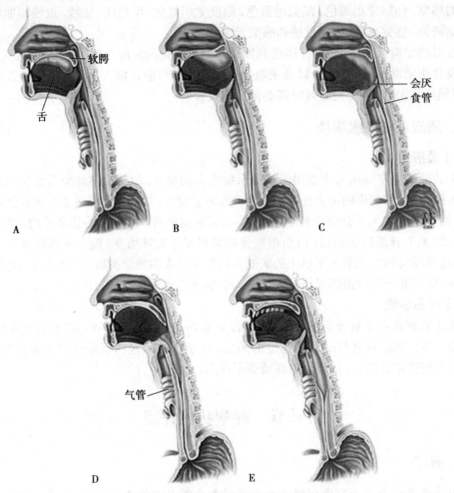

图 3-11　摄食 - 吞咽的分期及各自的过程

2. **准备期、口腔期**　准备期指摄入食物至完成咀嚼，为吞咽食物做准备的阶段。口腔期指把咀嚼形成的食块送入咽部这一吞咽的过程。食块开始向咽部移动的一刻，或舌部为把食块送入咽部开始运动的一刻，成为口腔期的开始。而食块越过口峡部的时刻是咽部期的起点。从准备开始的口腔活动有纳食、加工处理、食块形成、送入咽部等过程。水分、半流食不必咀嚼，而在于口腔内的保持。半固体食物取决于舌部运动，而固体食物则取决于咀嚼。在纳食上，液体食物靠口唇，而固体食物靠门齿。用杯子饮用液体时，杯子边缘置于两唇之间。下唇紧贴杯子边缘，防止液体外漏。上唇稍稍闭拢并下移，接触杯中的液体，以此感知液体的性质、温度、流入口腔的速度，做微妙调节。上下唇以这种微张的状态固定，由于下颌降低，口腔内形成负压，液体流入口腔内。固体食物则以门齿咀嚼吞入。根据食物性质不同，有时口唇极少参与，有时不光是腭，口唇也发挥强有力的闭锁力。在使用勺、筷等餐具摄取固体食物时，餐具的一部分进入口腔内，在拔出餐具前的刹那，口唇闭锁，留住食物并吞入口腔前部。纳入口腔的食物因形态不同有不同的加工。为使食物有可能在口腔内进行处理加工，原则上口腔必须为封闭空间。也就是说，前方入口 - 口唇关闭，后方通往咽部的出口 - 舌根与软腭相接，避免食物落入咽部。基本动作：液体等不需在口腔内进一步处理加工的食物，原样经舌背进入食块形成阶段。蜂蜜等高黏度食物和酸奶等半固体食物是用舌和腭来挤压。固体食物则通过下颌的咀嚼运动及与之协调的舌部、脸颊运动引起的移动、粉碎、臼磨、唾液混和等，被处理成可吞咽状态（食块）。吞咽的口腔期一经开始，舌尖即开始向舌上方运动，舌与腭的接触扩大至后方，把食块向后送。几乎与此同时，软腭开始提高，舌后部下降，舌根稍稍前移，食块开始流入咽部。软腭随之上升，与向内前方突出的咽后壁相接，封锁上咽与中咽的间隙，形成鼻咽腔闭锁。

3. **咽部期**　即食块通过反射运动由咽部向食管移送的阶段。食块通过口峡进入咽部，之后瞬间发生一连串的吞咽反射，正常情况下，在 1 秒钟内，食块被送往食管，这一瞬间呼吸运动停止。

食块被舌头压出咽部时，软腭与帕萨凡特隆起相接，封闭上咽。舌背与硬腭紧贴，腭被封闭。此后，通过舌根的推挤，食块在中咽被舌、软腭和咽壁包围，出现向下的咽蠕动波。喉部抬高、喉腔封闭，会厌呈水平状。舌骨最大限度地移至前上方，喉部也接近舌骨，会厌下倾。咽部的收缩到达中咽，软腭下拉，在中咽的位置封闭口峡。食块从下咽经食管入口到达食管的过程中，咽部的收缩进至下咽，中咽由于咽壁、舌根及软腭的紧贴完全封闭，喉壁依然封闭。食块被送至颈部食管，各器官位置复原。咽喉呼吸道重新开通。

有两个条件可以避免误咽：一是吞咽反射开始之前和完成之后，咽内不存留食块，二是吞咽过程中误咽防止结构的正常运动。

为了使吞咽反射前后咽内不存留食块，咀嚼时食块必须能够在口腔内保持；吞咽时口腔、鼻腔要完全封闭，在内压不泄漏的情况下送入食块；咽部要正常进行蠕动时运动；控制食管入口开合的环状咽肌要准确的工作。

防止吞咽过程中的误咽，最重要的是会厌下垂带来的喉部闭锁。固有肌对会厌的下垂起作用，但由于力量弱小，不能单独完成。会厌在受下压的舌根挤压的状态下，封闭喉部，但仅靠舌根下压，会厌的下垂还不够。在舌根压住会厌的状态下，会厌根部上移，由此达到会厌的下垂。即喉部抬高对于会厌下垂是必不可少的。此外，喉部不仅向上还向前移动，从而通过加强会厌下垂来强化喉部封闭。因此，会厌下垂的必要条件是舌根向后移动，喉部向上、向前移动。

4. **食管期**　以蠕动运动把食块由食管向胃部移送的阶段。食块进入食管后，由于蠕动运动和重力向下移动。此时顺利将食块送入胃部、防止逆流至关重要。食管有相应的三处生理性狭窄部位，即食管入口处的下咽、大动脉、支气管相交处和贲门。其中食管入口处和贲门处有括约肌，防止食块从胃部逆流。括约肌呈环状，安静时收缩，形成狭窄部位。

当食块从口侧下移时，括约肌必须适时并充分地松弛。下咽的括约肌为环状咽肌，贲门处的括约肌又称食管胃括约肌。食管通过蠕动运动来移动食块，但这种运动会因各种疾病而变得软弱无力。

### （二）引起吞咽障碍的疾病

吞咽障碍可以分为器质性和功能性两种。前者主要发生在口腔、咽、喉部的恶性肿瘤手术后，由解剖结构异常引起；后者由中枢神经系统及末梢神经系统障碍、肌病引起，在解剖结构上无异常，为运动异常引起的障碍。治疗师和康复医师应了解引起吞咽障碍的常见疾病及表现。

1. **神经系统疾病**

（1）脑血管疾病：脑梗死、脑出血、腔隙性脑梗死、动脉畸形。

（2）变性疾病：帕金森病、阿尔茨海默病、橄榄桥脑小脑萎缩、进行性核上性麻痹亦可引起吞咽障碍。

（3）脑外伤：表现有吞咽启动延迟、舌控制功能下降、咽肌收缩力下降，此外，认知功能下降可导致误吸。

（4）延髓、脊髓损伤：可导致真性球麻痹吞咽障碍，常见疾病有颈椎外伤、脊髓空洞症、延髓空洞症、颅底畸形、原发性侧索硬化、肌萎缩侧索硬化。

（5）神经肌肉接头疾病：重症肌无力可导致两侧软腭无力、咀嚼吞咽无力，说话声音低沉、有鼻音。

（6）肌病：多发性肌炎、皮肌炎、线粒体肌病、肌营养不良、代谢性肌病等各种肌病均可导致面部表情肌、舌肌、咽肌的肌力下降。

**2. 非神经系统疾病**

（1）头颈部肿瘤：口腔肿瘤放疗后唾液分泌减少，形成、推动食团费力或喉部肿瘤切除术后，喉上提困难、不能封闭呼吸道。全喉切除术后咽部痉挛狭窄。

（2）咽喉部炎症。

（3）风湿性关节炎致颈椎半脱位，常见症状有咳嗽、反流、声嘶。

（4）食管贲门肿瘤导致食管期功能障碍。

## 二、康复评定方法

### （一）摄食前的一般评定

**1. 基础疾病**　把握不同基础疾病如脑损伤、肿瘤、重症肌无力等的发生发展，有利于采取不同的康复手段。

**2. 全身状态**　注意有无发热、脱水、营养不良，呼吸状态、体力、疾病稳定性等方面的问题，确认病人是否属于适合摄食的状态。

**3. 意识水平**　用 Glasgow Coma Scale 等来评价意识状态，确认病人的意识水平是否可进行清醒进食，是否随着时间发生变化。

**4. 高级脑功能**　观察语言功能、认知、行为、注意力、记忆力、情感或智力水平有无问题。可采用不同量表进行分析。

### （二）摄食 - 吞咽功能评定

**1. 口腔功能的观察**　仔细观察口部开合、口唇闭锁、舌部运动、有无流涎、软腭上抬、吞咽反射、呕吐反射、牙齿状态、口腔卫生、构音、发声、口腔内知觉、味觉等。

**2. 吞咽功能的观察**　不需要设备，在床边便可进行的测试有以下两种。

（1）反复唾液吞咽测试：被检查者采取坐位，卧床时采取放松体位。检查者将手指放在被检查者的喉结及舌骨处，让其尽量快速反复吞咽，观察 30 秒内喉结及舌骨随着吞咽运动越过手指，向前上方移动再复位的次数。高龄病人做 3 次即可。

（2）饮水试验：饮水试验为一种较方便、常用的鉴别方法。具体操作如下：病人取坐位，以水杯盛温水 30ml，嘱病人如往常一样饮用，注意观察病人饮水经过，并记录所用时间，一般可分为下述五种情况：

1）一饮而尽，无呛咳；

2）两次以上喝完，无呛咳；

3）一饮而尽，有呛咳；

4）两次以上喝完，有呛咳；

5）呛咳多次发生,不能将水喝完。

判断:①正常:1 次饮完,5 秒之内;②可疑:1 次饮完在 5 秒以上或分两次饮完;③异常:上述 3）～5）项。

### （三）摄食过程评定

评价内容包括:①先行期:意识状态、有无高级脑功能障碍影响、食速、食欲;②准备期:开口、闭唇、摄食、食物从口中洒落、舌部运动(前后、上下、左右)、下颌(上下、旋转)、咀嚼运动、进食方式变化;③口腔期:吞送(量、方式、所需时间)、口腔内残留;④咽部期:喉部运动、噎食、咽部不适感、咽部残留感、声音变化、痰量有无增加;⑤食管期:胸口憋闷、吞入食物逆流。此外,有必要留意食物内容、吞咽困难的食物性状、所需时间、一次摄食量、体位、帮助方法、残留物去除法的有效性、疲劳、环境、帮助者的问题等。

### （四）辅助性检查

为正确评价吞咽功能,了解是否有误咽可能及误咽发生的时期,必须采用录像吞咽造影、内镜、超声波、吞咽压检查等手段。其中录像吞咽造影法是目前最可信的误咽评价检查方法。对咽部以下的正确评价,有赖于 X 线造影录像。吞咽活动是一种极其快速且复杂的运动,因此,应用 X 线透视观察有时较困难,最好采用录像技术,以便反复观察,找出发生障碍的确切部位。一般用钡作为造影剂,将其调成流质或半流质,分别于垂直坐位及 30°、60° 半坐位对病人进行吞咽检查。VF 检查对观察吞咽反射、软腭、舌骨、舌根的活动、喉头的上举和闭锁、咽壁的蠕动、梨状隐窝及会厌上凹的残留物非常有用,对确定有否误咽,更是不可欠缺。一般常把呛咳看做是发生误咽的表现,但是有些老年、危重病人,其喉头、气管的感觉功能低下,即使发生误咽亦不会出现呛咳,所以仅仅依靠临床观察是难以作出正确评价的。通过 VF 检查,还可以鉴别吞咽障碍是器质性还是功能性,确切掌握吞咽障碍与病人体位、食物形态的相应关系。在做 VF 检查时,周边应有吸痰器备用。

吞咽障碍程度可根据 VFSS 检查方法进行评分,重症为 0 分,正常为 10 分,(详见表 3-4)。

**表 3-4 吞咽障碍的程度评分**

| | 程度 VFSS | 评分 |
|---|---|---|
| 口腔期 | 不能把口腔内的食物送入咽喉,从口唇流出,或者仅由重力作用送入咽喉 | 0 |
| | 不能形成食块流入咽喉,只能把食物形成零零碎碎状流入咽喉 | 1 |
| | 不能一次把全部食物送入咽喉,一次吞咽动作后,有部分食物残留在口腔 | 2 |
| | 一次吞咽就可把全部食物送入咽喉 | 3 |
| 咽喉期 | 不能引起咽喉上举,会厌的闭锁及软颚弓闭合,吞咽反射不充分 | 0 |
| | 在咽喉凹及梨状窝存有多量的残食 | 1 |
| | 少量贮留残食,且反复几次吞咽才能把残食全部吞下 | 2 |
| | 一次吞咽就可把食物送入食管 | 3 |
| 误咽程度 | 大部分误咽,但无呛咳 | 0 |
| | 大部分误咽,但有呛咳 | 1 |
| | 少部分误咽,无呛咳 | 2 |
| | 少量误咽,有呛咳 | 3 |
| | 无误咽 | 4 |

# 第四节　言语功能评定

## 一、概述

言语（speech）是口语交流的机械部分，言指表达，言语通常指口语；而语言（language）是建立在条件反射的基础上的复杂的高级信号活动过程，包括文字、视觉信号、书面、表情、手势等。语言信号是通过视觉器官与听觉器官感知后输入中枢，在中枢语言处理分析器处理分析、储存后再经神经传出支配语言运动器官咽、喉、舌而进行语言的口头表达。语言障碍是指语言的理解、表达以及交流过程中出现的障碍，包括言语发育迟缓、发育性语言困难、后天获得性失语等。言语障碍可表现在发音、言语连接、言语流畅及言语速度以及词义表达等方面。97% 的个体最终语言中枢定位在左侧大脑半球，负责语言信号的处理与储存，形成了所谓的"语言中枢"，当这些部位损害时，语言功能就会发生障碍，属于中枢性的言语功能障碍；当咽、喉、舌损伤导致言语表达障碍时，属于周围性言语功能障碍。

### （一）言语与语言

**1. 言语**　言语是指说话及表达的能力，是人类交流最基本的部分，其形成主要是由肺部喷出气体，经气管进入声道，通过呼吸、发声、共振、构音及韵律产生声音，实现交流的运动活动和实际过程，其中声道对声音的产生起着重要的作用，包括喉、声带、咽、舌、软腭、硬腭、牙和唇。

**2. 语言**　语言是人类最重要的沟通工具，与个人的文化程度及认知功能关系密切，是口语、书面语、肢体语言等交流符号的集合系统，是一个自然发展起来的语音、词法、句法、语义及语用的规则体系。语言活动包括四种形式，即口语表达、口语理解、阅读理解和书写表达。

### （二）言语产生的基础

言语必须通过复杂的神经传导及肌肉的运动、身体需要协调及整合不同的系统和部位，才能清晰地说出一个语音，一个音节或是一句话。

**1. 神经系统支配**　言语的产生有赖于中枢神经系统的正常支配，大脑半球的额叶、颞叶等部位对言语运动的产生至关重要，尤其是左侧大脑半球，负责管理言语的运动，使与语言产生有关的肌肉协调工作。

**2. 声带振动**　呼吸器官呼出足够的气流使发音器官（即声带）颤动，从而发出声音，声带的长短和颤动影响音调的高低。

**3. 气流**　通过呼吸使气流通过声门（声带间的通道），其压力的大小决定声音的强弱。

**4. 口鼻咽使声音精细化**　口部的唇、牙、舌和软腭快速变换位置，改变气流状况，即产生了语音的区别；咽部起着共鸣腔的作用；鼻音主要通过鼻腔产生。

**5. 耳部听觉系统**　耳部听觉系统将个体发生的语音转换成神经传导信号，因此言语者可以监控自己所说出来的话。声音可以凭借听觉进行判断，儿童学习讲话不仅仅依赖聆听别人的发声，还凭监听自己的话语及听觉反馈，边说边观察，并调节自己所说的话。因此，当人的听力减退时，说话表达能力也随之减退。

### （三）言语的特征

**1. 语言的基本特征**　语言的目的是为了交流，而人类语言与动物语言的区别就在于以下几个方面：

（1）单位的明晰性：人说的话是由界限清晰的单位独自或组合构成的，即独词句和多词句。由于语言的组合和聚合性质，要求语言单位必须是界限明确的。

（2）任意性：指音义结合时是任意的，音义之间没有必要的联系。

（3）结构的二层性：认得语言是由底层和上层构成的。

（4）开放性：语言可通过替换和组合构成无限多的句子，不仅可以有表面意义，还有"言外之意"。

（5）传授性：人作为个体不是生来就会某种语言的，而是通过外界语言环境的刺激，从听到说逐渐学会语言的。

（6）不受时间、地点和环境的限制：人的语言则可以由古到今，由具体到抽象，由现实到虚幻，不受时间、地点和环境的限制。

**2. 言语的物理声学特征**　言语的物理声学特征体现在强度、周期和频率等方面。

（1）强度：指声音的大小，用分贝表示，语句中某一单音强度变化时，其意思也有所改变。

（2）周期：指声音的长度。每一语音都有其独特的长度，如辅音比元音短，两个句子之间及文句段落之间应有停顿等。

（3）频率：声音的音调，以赫兹为单位，与声道大小和形状有关，小儿的声音比成人尖，男性比女性低，但每个人的基本音调是不同的。

音调的高低对意思的表达非常重要，受发音器官的形状、位置变换所影响，一个声音并不只是一个纯音，而是由一系列的谐波所构成，而各音节内的谐波又称为共振峰。

**3. 言语的语言学特征**　语言学是描述和标记声音的一门科学，其中辅音和元音在语言的形成中具有重要的意义。

（1）辅音：气流从肺部呼出，经过口腔时，在一定部位受到阻碍，除几个浊辅音（m、n、g、l、r）外，声带不颤动，这样发出的语音就是辅音，如 b、p 等。

1）调节方式：发音器官对来自喉部的气流有阻碍，如 /P/ 音，气流受到完全阻塞而成爆破音；/S/ 音，气流持续通过，气道变窄而成摩擦音；某些辅音如 /ch/ 音，气流先受到阻断，再受限制而成摩擦音；鼻音 /m/ 音，发音时软腭下降，让气流通过鼻腔产生共振而成。

2）发音部位：是指口腔发音器官的接触位置。唇音是两唇在前端相接触，如 /P/ 音；唇牙音是牙与唇相接触，如 /f/ 音；牙龈音是舌端上提与牙槽相接触，如 /t/ 音；软腭音是舌根与软腭相触，如 /n/ 音。

3）发声：是指辅音是否带音（浊音），如 /d/ 音，或不带音（清音），如 /t/ 音。清音是气流发放的声音，不是由声带振动产生的。

（2）元音：气流在口腔中不受阻碍，气流较弱，发音器官肌肉均衡紧张，正常发音时声带颤动，发元音时，依赖舌、唇和下颚的运动而成音。不同的元音随声道形状的变化产生，在语音学上，元音是根据舌的前后位置与高低来描述。

由于言语功能障碍的康复训练是使已经失去的言语功能重新恢复，其中教会病人如何发音是很重要的一个环节，因此掌握声音的所有特征，对于语言障碍的康复具有重要的指导作用。

**（四）言语功能障碍的分类**

**1. 声音异常**　与喉炎、声带增厚或神经肌肉麻痹等有关。

（1）音质异常（嘶哑声、气息声或鼻音过重等）；

（2）音量异常（过大或过小）；

（3）音调异常（过高、过低、突变）。

**2. 构音异常** 常见于构音障碍或构音器官结构异常。

**3. 语言异常** 常见于脑血管病变后失语症。

**4. 流畅度异常** 如口吃、重言症等。

**（五）语言功能障碍的原因**

语言功能障碍的原因可分为先天性和后天性，大致可分为以下三类：

**1. 中枢神经系统损伤** 指当左侧大脑半球损伤后，引起言语的感知辨识、理解接收以及组织运用语言的能力发生障碍，导致言语交流能力的丧失或减弱，如脑梗死、脑出血、颅脑外伤时，导致大脑半球损伤，从而引起的言语功能障碍。

**2. 心理和精神异常造成的言语障碍** 属于非器质性损伤引起的，包括以下几种情况：①癔症性失音和失语：通常由于生活事件、内心冲突或强烈的情绪体验、暗示或自我暗示等作用于易感个体引起；②应激性语言障碍：当遭受急剧、严重的精神打击后，如车祸、亲人去世等，大脑作为应激源的"靶器官"，产生神经递质、受体、信号传导的变化，进而导致语言的障碍；③精神病的言语异常：是由于生物、心理、社会（文化）因素相互作用，导致大脑的结构、化学和神经活动发生变化的结果；④口吃：常与焦虑、紧张、应激、遗传、模仿和暗示等因素有关；⑤发热昏迷时，病人与外界缺乏交互活动，思维记忆失调，表现为语言不符合实情，逻辑混乱。

**3. 言语功能单元损伤引起的言语障碍**

（1）声带、共鸣器官、口部言语运动肌肉、手部肌肉、或支配言语运动肌肉的运动神经受损，引起口语的交流障碍。

（2）听觉障碍时，外界的言语信息输入受阻，对口语交际也会产生影响。

（3）手部运动肌肉和神经的变性，则因影响书写而造成肢体语言及书面语言的表达障碍。

## 二、言语－语言功能障碍的评定

### （一）言语功能障碍的筛选

言语语言功能障碍的筛选（screening test）多采用量表进行，可用容易出错的音节、词、短语作为检查项。一般将检查项编成"筛查测试表"，以提问－回答的方式进行；或由医生或治疗师指图中的某一图形，模拟某种状况，让病人说出词、短语、语句或短文的形式做出反应。有时让病人讲一个故事或叙述一件事，医生或治疗师对其反应（说话、讲述）做出判断，判断出错误的次数和错误类型。

**1. Halstead-Wepman 失语症筛选测验** 是一种判断有无失语障碍的快速筛选测验方法。项目的设计除包括对言语理解接收表述过程中各功能环节的评价（如呼名、听指、拼读、书写）外，同时包括对失认症、口吃和言语错乱的检查，可用于各种智力水平、多种不同文化程度和经济状况的受试者。

**2. 标记测验（the token test）** 用于检查言语理解能力，主要对失语障碍表现轻微或完全没有的病人，能敏感地反映出语言功能的损害。Token 测验也设计言语次序的短时记忆广度和句法能力，它还能鉴别那些由于其他的能力低下而掩盖了伴随着的语言功能障碍的脑损伤病人，或那些在符号处理过程中仅存在轻微的不易被察觉出问题的脑损伤病人。

**3. 语言功能障碍的观察内容** 言语功能正常时，应满足下列要求：

（1）活动观察：呼吸规则、省力；能主动发声；音量够大；无鼻音过重现象；进食固体食物时没有食物外漏及流口水现象；说话时舌头、双唇、下颌动作灵活、协调；能复读 pa-ta-ka 三次等。

（2）语言理解观察：能正确反应声源；能正确指认常见物品及身体部位；能正确作物品分类；了解空间概念（上、下、前后、里外）；能跟随两个指令等。

（3）口语表达观察：能模仿声音或语音；能说出物品名称；能复读短句；能用短句回答问题或表达需求；能看图片说故事（内容是否适当，句型是否完整）等。

（4）阅读观察：能辨认自己的姓名；能认识拼音符号；能读出短句；能读出短文及阅读测验等。

（5）书写观察：能写自己的名字；能正确听写数字；能抄写短句；能正确听写及叙述性书写等。

### （二）言语－语言障碍的评定程序

在进行言语－语言障碍评定时，首先应该判断病人是否有语言障碍、语言障碍的性质和程度、语言障碍的类型等问题，然后选择什么样的方法进行语言功能障碍的评定。

**1. 询问病史** 康复医生应详细询问病人的发病过程，如果病人不能很好地表达，应由家人或他人代述，包括现病史、既往史、个人生活史和家族史，从而为言语功能障碍的评定提供最基础的资料。

**2. 言语－语言行为的评估** 让病人用"是"或"否"来回答一些简单的问题，并结合读、写等内容，对病人的语言行为进行初步的评定。

**3. 言语－语言障碍的判定** 利用病史所收集的资料，结合临床观察辨别和言语行为的评定，对病人的病情、目前状况，以及与病情有关的内容进行详细的分析，判定病人是否有言语－语言障碍。

**4. 言语－语言障碍的评定** 通过对病人听、说、看、写等方面的测试，判定其言语－语言障碍的类型、性质、程度，为制订最佳的康复治疗方案提供有利的证据。

### （三）失语症

失语症（aphasia）是指由于大脑半球损伤而导致已经获得的语言能力丧失或受损，表现为语言表达和理解能力障碍，并非发音器官功能障碍所致。

**1. 失语症的主要症状**

（1）口语表达障碍：指病人很难用准确的语言表达自己的意思，或者语速很慢，甚至完全说不出。表达障碍还可以表现为病人语量较多、滔滔不绝，或反复重复同样的单词或短语，可以理解别人的话，但不能表达。

1）发音障碍（articulatory disorders）：又称皮质性构音障碍或言语失用，表现为咬字不清、说话含糊或发单音有困难，模仿语言发音不如自发语言，通常指的是运动性失语，与构音障碍有本质区别。

2）说话费力（laborious speech）：表现为说话不流畅、缓慢，并伴有全身用力、叹气及附加表情或手势，能理解别人的语言。

3）错语（paraphasia）：包括语音错语、词音错语和新语。语音错语是音素之间的置换，如将电视（电视 shi）说成念诗（念 shi）。词义错语是词与词之间的置换，如将"桌子"说成"椅子"。新语则是用无意义的词或新创造的词代替说不出的词，如将"铅笔"说成"乌里"。在表达时，大量错语混有新词，称为杂乱语（jargon）。

4）语法错误：表达时名词和动词罗列，缺乏语法结构，类似电报文体，故称电报式言语；或句子中有实意词和虚词，但用词错误、结构及关系紊乱。

5）找词困难（word finding problem）：指找不到恰当的词表达自己的意思，表现为谈话出现停顿，或重复结尾词、介词及其他功能词，如想说头痛却指着头说不出来，或重复说这个、这个……，多见于名词、形容词和动词。如果找不到恰当的词，而以描述说明等方式进行表达，则称为迂回现象。

6）刻板语言（verbal stereotype）：只能说出几个固定的词或短语，如"八""发""我""妈妈"等，有时会发出无意义的声音。

7）模仿语言（echolalia）：复述他人的话，如问"你叫什么名字"，回答也是"你叫什么名字"。有模仿语言的病人常有语言完成现象（completion phenomenon），即病人对于系列词、熟悉的诗歌不能自动叙述，但若他人说出前面部分，他即可接着完成其余部分。如主试者说"1、2、3"，他可以接着说"4、5、6"。

8）持续症（perseveration）：是在正确反应后，当刺激已改变时仍以原来的反应来回答。如命名，"杯子"换成铅笔后问病人"这是什么"，他仍答"杯子"。

9）复述（repetition）困难：指不能正确复述别人说的词或句。

10）流畅度（fluency）：以每分钟说出多少词表示，每分钟说出的词在 100 个以上称为流畅型口语，在 50 个以下称非流畅型口语。

（2）听觉理解障碍：指病人理解能力降低或丧失，表现为听不懂，但可以流利地说话；或病人能正确朗读或书写，却不能理解文字甚至是手势的意思。如果病人症状轻微，可能只对某些单词或短语不能理解；或能回答问题，但不一定完全准确；严重者表现为答非所问。

1）语音辨认障碍：病人能像正常人一样听到声音，但不能辨认，典型者成为纯词聋。

2）语义理解障碍：病人能正确辨认语音，部分或全部不能理解词义，根据病情轻重不同表现为：①对常用物品名称或简单的问候语不能理解；②对常用的名词能理解，对不常用的名词或动词不能理解；③对长句、内容和结构复杂的句子不能完全理解。

（3）阅读障碍：指阅读能力受损，称为失读症，表现为不能正确朗读和理解文字，或者能够朗读但不能理解朗读的内容。

（4）书写障碍：书写障碍常表现为：

1）书写不能：完全性书写障碍，可以简单划 1～2 画，构不成字，也不能抄写；

2）构字障碍：所写出的字笔画错误；

3）象形书写：不能写字，可以用图表示；

4）镜像书写：笔画正确，而方向相反，见于右侧偏瘫而用左手写字病人；

5）惰性书写：写出一个字词后再让写其他词时，仍不停地重复写前面的字词；

6）书写过多：书写中混杂一些无关的字词或造字；

7）语法错误：书写句子时出现语法错误。

**2. 失语症的分类**　根据病人的表达、理解、复述及书写等方面的特点，可将失语症分为以下几类：

（1）Broca 失语：又称运动性失语，以口语表达障碍较为突出，自发语言呈非流利性，话少，复述及阅读困难，语言呈电报文样，甚至无言状态，病灶部位在优势半球的额下回后部。

（2）Wernicke 失语：又称感觉性失语，病人无构音障碍，自发言语呈流利性，但不知说什么，有时表现答非所问，话多，有较多的错语或不易于被别人理解的新语，理解、命名、阅读及书写均较困难，病变部位在优势半球的颞上回后部。

（3）传导性失语：复述困难，语音错语，但自发言语流利，由于找词困难而使谈话犹豫或中断，口语理解有轻度障碍，病变部位在优势半球的缘上回或弓状纤维。

（4）经皮质性失语：复述相对较好，病灶多在分水岭区，根据在分水岭的不同位置而分为经皮质运动性失语、经皮质感觉性失语、经皮质混合性失语。

（5）命名性失语：又称健忘性失语，语言流畅，忘记熟悉人的名字，或对物的命名有障碍，但可以通过描述的方式表达，病变部位在优势半球的颞中回后部或颞顶枕结合处。

（6）皮质下失语：复述功能相对保留，当丘脑受损时表现为语调低，语言流利，可有语音性错语，轻度的阅读理解障碍；基底节受损时，语言流利性较差，容易出现复合句子理解障碍，病变部位在优势半球的丘脑、基底节或内囊。

人们在日常生活中，常习惯用一只手来进行一些日常的活动，我们称之为"利手"。世上大约有90%的人是用右手执行高度技巧性劳动操作，称之为"右利手"，而研究发现右利手人中绝大部分的语言优势半球是在左侧，见图3-12。

额叶：额下回后部（Broca区）管理语言运动，其损伤会导致口语表达障碍，即病人能理解语言的意义，但不能用言语表达或表达不完整，又称运动性失语；当额中回后部（书写中枢）损伤时，病人不能书写，即失写症。

颞叶：颞上回的后部（Wernicke区）损伤时，病人能听到说话的声音，能自言自语，但不能理解他人和自己说话的含义，称感觉性失语；当颞中回和颞下回后部损害时，病人丧失对物品命名的能力，对于一个物品只能说出它的用途，说不出它的名称，称命名性失语。

顶叶：角回为理解看到的文字和符号的皮质中枢，即视觉语言中枢，其损伤可导致病人不能书写。

延髓：延髓支配咽、喉、舌肌的运动，并对维持机体正常呼吸、循环等基本生命活动起着极其重要的作用，其损伤可导致病灶侧软腭、咽喉肌瘫痪，表现为吞咽困难、构音障碍。

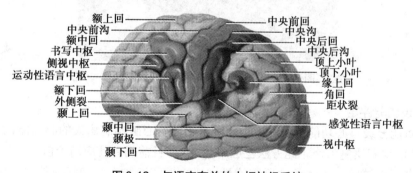

图3-12  与语言有关的中枢神经系统

3. **失语症的评定方法**　国际上常用的是波士顿失语检查和西方失语成套测验（the western aphasia battery，WAB）。

4. **失语症的诊断**　根据失语症的测验得分及表现特征，参考病人的头颅CT检查，即可对失语症进行诊断。一般首先确定有无失语，然后根据语言的流畅度、理解能力、复述及命名评分特点，确定失语症的类型。

**（四）构音障碍的功能评定**

构音障碍（dysarthria）是指由于神经系统损害导致与言语有关的肌肉麻痹或运动不协调

而引起的言语障碍。病人通常听觉理解正常并能正确选择词汇,而表现为发音和言语不清,重者甚至不能闭合嘴唇、完全不能讲话或丧失发声能力。常用的评定方法为 Frenchay 评定法。

<h1 style="text-align:center">第五节　运动功能评定</h1>

心肺功能是人体运动功能的基础,肌力、关节活动度以及肌张力是机体发挥正常运动功能所必需的条件,正常的神经支配是肢体正常运动的保障。

## 一、心肺功能

心功能评定对心脏病的诊断、了解心脏功能储备和适应能力、制订康复处方及判断预后具有重要的价值。常用的心功能评定方法包括对体力活动的主观感觉分级(如心脏功能分级、自觉用力程度分级)、超声心动图、心脏负荷试验(如心电运动试验、超声心动图运动试验、核素运动试验、6 分钟步行试验)等。心脏负荷试验中最常用的是心电运动试验,见图 3-13。呼吸的生理功能是进行气体交换,从外环境中摄取氧,并排出二氧化碳。肺功能检查对临床康复具有重要的价值。在此,仅就康复医学常用的评定项目进行简要介绍。

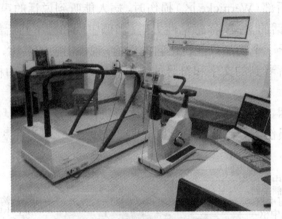

**图 3-13　心电运动试验用活动平板与踏车**

### (一)心功能评定

1. **心功能分级**　心功能分级(表 3-5)可用于评价心脏疾病病人的心功能,并指导病人的日常生活活动和康复治疗。此方法已应用数十年,目前仍有其应用价值。

2. **心电运动试验**　人体运动所需能量主要由糖和脂肪在细胞线粒体内发生氧化反应所产生的 ATP 所提供。在一些高强度、短时屏气和使用爆发力的情况下,因有氧代谢产生的能量已不能满足运动的能量需求,此时主要靠无氧代谢(糖酵解)来提供,其代谢所产生的乳酸最终仍需有氧氧化来消除。有氧代谢所需的氧首先要通过肺来摄取,通过肺的呼吸运动使外界的氧进入肺泡(通气),氧和二氧化碳在肺泡和肺毛细血管血液之间进行气体交换(换气),弥散入血液的氧与血红蛋白结合成氧化血红蛋白;靠心脏泵的作用使血液流动到达有氧运动的肌肉等部位;最后参与肌肉的有氧代谢过程。由此可见,有氧运动涉及肺的通气功能、换气功能、呼吸储备能力;心脏的心输出量、心脏储备能力、心肌耗氧量;血液携氧能力(血红蛋白含量)及肌组织的有氧代谢能力等。

表 3-5 心脏功能分级及治疗分级（美国心脏学会）

| | | 临床情况 | 能量消耗 | 最大代谢当量（METs） |
|---|---|---|---|---|
| 功能分级 | I | 患有心脏疾病，其体力活动不受限制。一般体力活动不引起疲劳、心悸、呼吸困难或心绞痛 | 4.0～6.0 | 6.5 |
| | II | 患有心脏疾病，其体力活动稍受限制，休息时感到舒适。一般体力活动时，引起疲劳、心悸、呼吸困难或心绞痛 | 3.0～4.0 | 4.5 |
| | III | 患有心脏疾病，其体力活动大受限制，休息时感到舒适，较一般体力活动为轻时，即可引起疲劳、心悸、呼吸困难或心绞痛 | 2.0～3.0 | 3.0 |
| | IV | 患有心脏疾病，不能从事任何体力活动，在休息时也有心功能不全或心绞痛症状，任何体力活动均可使症状加重 | 1.0～2.0 | 1.5 |
| 治疗分级 | A | 患有心脏疾病，其体力活动不应受任何限制 | | |
| | B | 患有心脏疾病，其一般体力活动不应受限，但应避免重度或竞赛性用力 | | |
| | C | 患有心脏疾病，其一般体力活动应中度受限，较为费力的活动应予终止 | | |
| | D | 患有心脏疾病，其一般体力活动应严格受到限制 | | |
| | E | 患有心脏疾病，必须完全休息，限于卧床或坐椅子 | | |

心电运动试验就是通过观察受试者运动时的各种反应（呼吸、血压、心率、心电图、气体代谢、临床症状与体征等），来判断其心、肺、骨骼肌等的储备功能（实际负荷能力）和机体对运动的实际耐受能力。运动试验所需设备包括心电、血压监测设备，通气量、呼出气中 $O_2$ 和 $CO_2$ 浓度的测量分析装置及运动计量设备。根据所用设备、终止试验的运动强度等的不同，运动试验可分为不同的种类。

（1）活动平板（treadmill）试验：又称跑台试验，其是让受检者按预先设计的运动方案，在能自动调节坡度和速度的活动平板上，随着活动平板坡度和速度（运动强度）的提高进行走 - 跑的运动，以逐渐增加心率和心脏负荷，最后达到预期运动目标。活动平板试验的运动强度以 METs 值表示，METs 值的大小取决于活动平板运动速度和坡度的组合。其是一种运动方式自然、符合生理要求的全身运动方式，适用于任何可较正常行走者（如安装了下肢假肢的病人、步行能力接近正常的偏瘫病人），运动速度和坡度可根据需要灵活调整，容易达到预期最高心率，可在较短时间内完成运动试验。

活动平板试验已很好的标准化，诊断的特异性和敏感性高，由于易于提高运动强度，更适于年纪较轻、身体较好的病人和运动员。缺点是价格昂贵，超重、神经系统疾患、下肢关节炎及疼痛者可能达不到预期运动水平。

（2）踏车（cycle ergometer）试验：坐位和卧位踏车试验等为下肢用力的试验，用于下肢运动障碍者的手摇功率计（臂功率计）试验为上肢试验。

踏车试验是让受试者如同骑自行车一样骑在自行车功率计上进行踏车运动，采用机械的或电动的方式逐渐增加踏车的阻力，以逐步加大受试者的运动负荷，直至达到预期的运动目标。如受试者不能取坐位，可用卧位踏车功率计进行。运动强度以功率表示，单位为瓦特（W）或千克·米 / 分（kg·m/min）。1W＝6.12kg·m/min（kg 为运动阻力单位；m/min 表示每分钟功率自行车转动距离，为每分钟的转动周数×每转一周的距离）。

与活动平板相比，其优点是价格较便宜、噪音小、占用空间少，由于运动中躯干及上肢相对固定而使血压测定比较容易、心电图记录不易受运动动作的干扰，因而伪差少、无恐惧心理。但对某些体力较好的人（如优秀运动员）往往不能达到最大心脏负荷，因下肢易疲劳等原因运动时有的人易因意志力差而提前终止运动，不会骑车者下肢易疲劳。另外，踏车运动耗氧量受体重影响，同级运动每千克体重耗氧随体重增加而减少。

踏车试验在评定冠心病病人，心功能水平的价值时与跑台相似。

手摇功率计（臂功率计）试验的原理与自行车功率计试验相似，只是把用力的部位由下肢改为上肢。适用于有下肢功能障碍而双上肢运动功能基本正常者。因为上肢力量明显低于下肢，故运动试验时的最高负荷及耗氧量明显低于下肢运动，但所能达到的心血管反应（心率、血压变化）却相似。最大耗氧量只有跑台运动的 70%±15%。功率的计算方法同自行车功率计运动试验。

（3）极量运动试验：运动强度逐级递增直至受试者感到筋疲力尽、或继续运动时心率、摄氧量不再增加为止，即达到生理极限。由于极量运动试验有一定的危险性，适用于运动员及健康的青年人，以测定个体最大作功能力、最大心率和最大摄氧量。极量运动试验可按性别和年龄推算的预计最大心率（220－年龄）做为终止试验的标准。

（4）亚（次）极量运动试验：运动至心率达到亚极量心率，即按年龄预计最大心率（220－年龄）的 85% 或达到（195－年龄）时结束试验。亚极量运动试验比较安全方便，但由于预计最大心率个体变异较大，每分钟可达 12 次／分以上（约为预计亚极量心率的 10%），故其可靠性受到影响。另外，由于某些药物如 β 受体阻滞剂以及抗高血压药物会影响安静心率和运动心率，所以这些病人不宜采用预计的亚极量心率作为终止试验的标准。此试验可用于测定非心脏病病人的心功能和体力活动能力。

（5）症状限制运动试验：运动进行至出现必须停止运动的指征（症状、体征、心率、血压或心电图改变等）为止。停止运动的指征包括：①出现呼吸急促或困难、胸闷、胸痛、心绞痛、极度疲劳、下肢痉挛、严重跛行、身体摇晃、步态不稳、头晕、耳鸣、恶心、意识不清、面部有痛苦表情、面色苍白、发绀、出冷汗等症状和体征；②运动负荷增加时收缩压不升高反而下降，低于安静时收缩压 1.33kPa 以上（>10mmHg）；运动负荷增加时收缩压上升，超过 29.33～33.33kPa（>220～250mmHg）；运动负荷增加时舒张压上升，超过 14.7～16.0kPa（>110～120mmHg）；或舒张压上升，超过安静时 2.00～2.67kPa（>15～20mmHg）；③运动负荷不变或增加时，心率不增加，甚至下降超过 10 次／分；④心电图显示 ST 段下降或上升≥1mm；出现严重心律失常，如异位心动过速、频发、多源或成对出现的早搏、R-ON-T、房颤、房扑、室扑、室颤、Ⅱ度以上房室传导阻滞或窦房阻滞、完全性束支传导阻滞等；⑤病人要求停止运动。

症状限制性运动试验是临床上最常用的方法，用于冠心病诊断，评定正常人和病情稳定的心脏病病人的心功能和体力活动能力，为制订运动处方提供依据。

（6）低水平运动试验：运动至特定的、低水平的靶心率、血压和运动强度为止。即运动中最高心率达到 130～140 次／分，或与安静时比增加 20 次／分；最高血压达 160mmHg，或与安静时比增加 20～40mmHg；运动强度达 3～4METs 作为终止试验的标准。此法目的在于检测从事轻度活动及日常生活活动的耐受能力。低水平运动试验是临床上常用的方法，适用于急性心肌梗死后或心脏术后早期康复病例，以及其他病情较重者，作为出院评价、决定运动处方、预告危险及用药的参考。

**3. 运动试验的禁忌证**

（1）绝对禁忌证

1）急性心肌梗死（2 天内）；

2）药物未控制的不稳定型心绞痛；

3）引起症状和血流动力学障碍的未控制心律失常；

4）严重动脉新狭窄；

5）未控制的症状明显的心力衰竭；

6）急性肺动脉栓塞和肺梗死；

7）急性心肌炎或心包炎；

8）急性主动脉夹层。

（2）相对禁忌证

1）左右冠状动脉主干狭窄和同等病变；

2）中度瓣膜狭窄性心脏病；

3）明显的心动过速或过缓；

4）肥厚型心肌病或其他原因所致的流出道梗阻性病变；

5）电解质紊乱；

6）高度房室传导阻滞及高度窦房传导阻滞；

7）严重动脉压升高；

8）精神障碍或肢体活动障碍，不能配合进行运动。

4. **运动试验方案** 根据受试者的个体情况及试验目的不同，选择不同的方案。运动试验的起始负荷必须低于受试者的最大承受能力，方案难易适度，每级运动负荷最好持续2～3分钟，运动试验总时间在8～12分钟为宜。

（1）平板运动试验方案：根据运动负荷量的递增方式（变速变斜率、恒速变斜率、恒斜率变速等）不同设计了不同的试验方案，如 Bruce 方案、Naughton 方案、Balke 方案等。国内最常用的是 Bruce 方案。Bruce 方案（表3-6）应用最早，也最广泛。因为其是通过同时增加速度和坡度（变速变斜率）来增加负荷，所以每级之间耗氧量和运动负荷增量也较大（一般在 2.5～3METs），易于达到预定心率。最高级别负荷量最大，一般人均不会超过其最大级别。该方案的主要缺点是运动负荷增加不规则，起始负荷较大（4～5METs），运动增量较大，老年人和体力差者往往不能耐受第一级负荷或负荷增量，难以完成试验，因为每级之间运动负荷增量较大，不易精确确定缺血阈值。此外，该方案是一种走－跑试验，在试验中开始

表3-6 Bruce 平板运动试验方案

| 级别 | 速度 | | 坡度 | 持续时间 | 耗氧量 | METs |
| | mph | km/h | （%） | （min） | ml/(kg·min) | |
| --- | --- | --- | --- | --- | --- | --- |
| 0 | 1.7 | 2.7 | 0 | 3 | 5.0 | 1.7 |
| 1/2 | 1.7 | 2.7 | 5 | 3 | 10.2 | 2.9 |
| 1 | 1.7 | 2.7 | 10 | 3 | 16.5 | 4.7 |
| 2 | 2.5 | 4.0 | 12 | 3 | 24.8 | 7.1 |
| 3 | 3.4 | 5.5 | 14 | 3 | 35.7 | 10.2 |
| 4 | 4.2 | 6.8 | 16 | 3 | 47.3 | 13.5 |
| 5 | 5.0 | 8.0 | 18 | 3 | 60.5 | 17.3 |
| 6 | 5.5 | 8.8 | 20 | 3 | 71.4 | 20.4 |
| 7 | 6.0 | 9.7 | 22 | 3 | 83.3 | 23.8 |

注：mph 表示英里/小时

是走,以后逐渐增加负荷,并达到跑的速度。在走 – 跑速度临界时,受试者往往难以控制自己的节奏,心电图记录质量也难以得到保证。

(2)踏车运动试验方案:最常用的是 WHO 推荐方案(表 3-7)。每级 3 分钟,蹬车的速度一般选择 50~60 周 / 分。

表 3-7　WHO 推荐方案

| 分级 | 运动负荷(kg·m/min) | | 运动时间 (min) |
|---|---|---|---|
| | 男 | 女 | |
| 1 | 300 | 200 | 3 |
| 2 | 600 | 200 | 3 |
| 3 | 900 | 600 | 3 |
| 4 | 1200 | 800 | 3 |
| 5 | 1500 | 1000 | 3 |
| 6 | 1800 | 1200 | 3 |
| 7 | 2100 | 1400 | 3 |

**5. 运动试验操作的具体要求**　运动试验前应禁食和禁烟 3 小时,12 小时内需避免剧烈体力活动等。尽可能地在试验前停用可能影响试验结果的药物,但应注意 β 受体阻滞剂骤停后的反弹现象。

(1)试验开始前:测基础心率和血压,并检查 12 导联心电图和 3 通道监测导联心电图。测量体位应与试验体位一致;测量血压时为了避免干扰,被测手臂应暂时离开车把或扶手;为了减少运动时的干扰、避免误差,12 导联心电图的肢体导联均移至胸部,并避开肌肉和关节活动部位,监测导联多采用双极导联,常用的双极导联为 $CM_5$ 和 $CC_5$。$CM_5$ 导联的正极置于 $V_5$ 位置,负极置于胸骨柄处,这一导联对检出缺血性 ST 段下降最为敏感,且记录到的 QRS 波幅最高。$CC_5$ 导联的正极置于 $V_5$ 位置,负极置于 $V_5R$ 的位置(右胸相当于 $V_5$ 的位置),其对检测体型肥胖横位心病人的心肌缺血最为恰当。放置电极之前,应用酒精擦拭局部皮肤以减少皮肤和电极界面之间的电阻,改善信噪比。应配备除颤器和必要的抢救药品,以便出现严重问题时能给予及时的处理。

连接监测导联后做过度通气试验,方法是大口呼吸 30 秒或 1 分钟后立即描记监测导联心电图,出现 ST 段下移为阳性,但没有病理意义,提示运动中诱发的 ST 段改变不一定是心肌缺血的结果。

(2)试验过程中:在试验中应密切观察和详细记录心率、血压、心电图及受试者的各种症状和体征。每级运动结束前 30 秒测量并记录血压,试验过程中除用心电示波器连续监测心电图变化外,每级运动结束前 15 秒记录心电图。系统在试验过程中收集并自动分析、打印各种生理指标和气体代谢指标如通气量、呼吸频率、最大耗氧量、氧脉搏、心率、呼吸交换率、代谢当量等。如果没有终止试验的指征,在被试者同意继续增加运动强度的前提下,将负荷加大至下一级,直至到达运动终点。如出现终止试验的指征,应及时终止试验,并密切观察和处置。

(3)试验终止后:达到预定的运动终点或出现终止试验的指征时,应逐渐降低跑台或功率自行车速度,被试者继续行走或蹬车。异常情况常常会发生在运动终止后的恢复过程中,因此,终止运动后,要于坐位或卧位描记即刻(30 秒以内)、2 分钟、4 分钟、6 分钟的心电图并同时测量血压。以后每 5 分钟测定一次,直至各项指标接近试验前的水平或病人症状及其他严重异常表现消失为止。

6. **运动试验的终点** 极量运动试验的终点为达到生理极限或预计最大心率;亚极量运动试验的终点为达到亚极量心率;症状限制运动试验的终点为出现必须停止运动的指征;低水平运动试验的终点为达到特定的靶心率、血压和运动强度。

7. **运动试验的结果及其意义**

(1)心电图 ST 段改变:在排除了心室肥大、药物、束支阻滞或其他器质性心脏病的情况下,ST 段下移出现在胸前导联最有意义,尤其 V$_5$ 导联是诊断冠心病的可靠导联,Ⅱ导联较易出现假阳性,诊断价值有限。不同 ST 段形态阳性诊断标准不一致,一般认为下斜型、水平型和上斜型 ST 段阳性标准分别为 J 点后 60mm 处下移≥1mm、≥1.5mm 及≥2mm。ST 段改变持续时间长,涉及导联多及伴有血压下降是反映病变严重的可靠指标。ST 段抬高的意义则依是否出现在有病理 Q 波导联而不同。运动诱发 ST 段抬高若出现于既往有心肌梗死的区域是左室室壁运动异常的标志,提示心肌无活动或室壁瘤存在,预后不佳。也有学者认为存在 Q 波的导联,若出现运动诱发的 ST 段抬高,强烈提示有存活心肌,并可能从血管重建术中获益。如果静息心电图无 Q 波,运动诱发 ST 段抬高应考虑有可能存在因冠状动脉痉挛或高度狭窄所致的透壁性心肌缺血。

最大 ST 段 /HR 斜率:ST 段压低时的心率调节可提高运动试验的敏感性,ST 段 /HR 斜率≥2.4μV/bpm 为异常,若该指标≥6μV/bpm 则提示冠状动脉 3 支病变。ST/HR 斜率预测冠心病的敏感性为 88%,特异性为 86%,并且不受药物及检测影响,但由于计算繁琐,不易被临床接受。

(2)运动中发作典型心绞痛:运动中发作典型心绞痛也是运动试验阳性的标准之一。

(3)运动试验中血压未能相应升高:正常运动试验的血压反映为收缩压随运动量增加而进行性增加,舒张压改变相对较小。如运动负荷逐渐加大的过程中收缩压不升高(收缩压峰值 <120mmHg 或收缩压上升 <20mmHg),或较运动前或前一级运动时持续降低≥10mmHg,或低于静息水平提示冠状动脉多支病变。以上情况与 ST 段等其他指标同时出现时,常提示严重心肌缺血引起左室功能障碍及心脏收缩储备功能差,可以作为冠心病的重要诊断根据。出现异常低血压反应的工作负荷量越低,反映病情越重。

(4)运动诱发心律失常:运动试验可出现频发、多源、连发性期前收缩或阵发性室速伴缺血型 ST 段改变者则提示有多支冠脉病变,发生猝死的危险性大,但若不伴缺血型 ST 段改变者则不能作为判断预后不良的独立指标。

(5)心脏变时功能不全:当人体运动或者受到各种生理或病理因素作用时,心率可以随着机体代谢需要的增加而适当增加的功能称为变时性功能,当心率不能随着机体代谢需要的增加而增加并达到一定程度或者不能满足机体代谢需求时称为心脏变时功能不全。运动试验是检测变时性功能的最重要方法。其判定标准为:①最大心率:当受试者极量运动时最大心率达到最大预测心率(220－年龄)的 85% 时,则认为心脏变时性正常。若运动时的最高心率值小于最大预测心率值的 75% 时为明显的变时性功能不全。最大预测心率受年龄、静息心率及身体状况等因素影响;②变时性指数:变时性指数等于心率储备与代谢储备的比值。其中,心率储备 =(运动时最大心率－静息心率)/(220－年龄－静息心率),代谢储备 =(运动时代谢值－1)/(极量运动的代谢值－1)。正常值大约为 1,正常值范围为 0.8～1.3。当变时性指数 <0.8 时为变时功能不全,当变时性指数 >1.3 时为变时性功能过度。变时性是心脏重要的功能之一，不仅与受检者可能存在的多种疾病有关，也和受检者的运动耐量、心功能密切相关。变时性不良不仅是冠心病独立的相关因素，也是其重要的预后判定指标。运动试验中变时性不全可能是诊断冠脉病变的一个独立而敏感的阳性指标。

当心率在 110～170 次/分范围内时，心率与运动强度之间呈直线相关，在极限下强度运动时心率与摄氧量也呈线性相关，故心率可作为指导运动强度的指标。不过，要注意药物和疾病对心率的影响。

（6）心率收缩压乘积：是反映心肌耗氧量和运动强度的重要指标。心绞痛发病原因就是因为心肌耗氧量超过了冠状动脉的供血、供氧量，故可以用心肌耗氧量的大小来评价心脏功能。

（7）自觉用力程度分级（Rating of Perceived Exertion，RPE）：这是瑞典科学家 Borg 于 1962 年提出的，故又称为 Borg 量表（表 3-8），经过大量实验证明是科学、简易、实用的方法。它是利用运动中的自我感觉来判断运动强度，在 6～20 级中每一单数级各有不同的运动感觉特征。RPE 与心率和耗氧量具有高度相关性。各级乘以 10 常与达到该点的心率大体上一致（应用影响心率药物的除外）。一般运动锻炼的 RPE 分级在 12～15 之间，说明运动强度是合理的，中老年人也应达到 11～13。确定合理运动强度的最好方法是靶心率和 RPE 两种方法结合。先按适宜的心率范围进行运动，然后在运动中结合 RPE 来掌握运动强度。这样，在锻炼中不用停下来测心率也能知道自己的运动强度是否合理。

表 3-8　自觉用力程度分级（RPE）

| RPE | 主观运动感觉特征 | 相应心率（次/分） |
| --- | --- | --- |
| 6 | （安静） | 60 |
| 7 | 非常轻松 | 70 |
| 8 | | 80 |
| 9 | 很轻松 | 90 |
| 10 | | 100 |
| 11 | 轻松 | 110 |
| 12 | | 120 |
| 13 | 稍费力（稍累） | 130 |
| 14 | | 140 |
| 15 | 费力（累） | 150 |
| 16 | | 160 |
| 17 | 很费力（累） | 170 |
| 18 | | 180 |
| 19 | 非常费力（非常累） | 190 |

## （二）肺功能评定

肺循环和肺泡之间的气体交换称为外呼吸，其包括肺与外环境之间进行气体交换的通气功能和肺泡内的气体与肺毛细血管之间进行气体交换的换气功能。体循环和组织细胞之间的气体交换称为内呼吸。细胞代谢所需的氧和所产生的二氧化碳靠心脏的驱动、经血管由血液携带在体循环毛细血管和肺循环毛细血管之间运输。在此，仅就康复医学常用的评定项目进行简要介绍。

**1. 呼吸困难分级**　呼吸困难分级(表3-9)可用于评价呼吸系统疾病病人的肺功能,并指导病人的日常生活活动和康复治疗。此方法已应用数十年,目前仍有其应用价值。

表3-9　呼吸困难分级

| 1 | 正常 | |
|---|---|---|
| 2− | 轻 | 能上楼梯从第1层到第5层 |
| 2 | | 能上楼梯从第1层到第4层 |
| 2+ | 度 | 能上楼梯从第1层到第3层 |
| 3− | 中 | 如按自己的速度不休息能走1km |
| 3 | | 如按自己的速度不休息能走500m |
| 3+ | 度 | 如按自己的速度不休息能走200m |
| 4− | 重 | 如走走歇歇能走200m |
| 4 | | 如走走歇歇能走100m |
| 4+ | 度 | 如走走歇歇能走50m |
| 5− | 极 | 起床、做身边的事就感到呼吸困难 |
| 5 | 重 | 卧床、做身边的事就感到呼吸困难 |
| 5+ | 度 | 卧床、说话也感呼吸困难 |

**2. 肺容积与肺通气功能测定**

(1)肺容积:肺容积是指安静状态下,测定一次呼吸所出现的容积变化,其组成包括八项,其中潮气量、补吸气量、补呼气量和残气量称为基础肺容积;深吸气量、功能残气量、肺活量和肺总量称为基础肺活量。除残气量和肺总量需先测定功能残气量后求得外,其余指标可用肺量计直接测定。

(2)通气功能:通气功能是指在单位时间内随呼吸运动进出肺的气量和流速,又称动态肺容积。凡能影响呼吸频率和呼吸幅度的生理、病理因素,均可影响通气量。进入肺的气量,部分存留在气道内不参与气体交换,称无效腔气即死腔气(VD);部分进入肺泡参与气体交换,称为肺泡通气量(VA)。

**3. 运动气体代谢测定**　运动气体代谢测定是通过呼吸气分析,推算体内气体代谢情况的一种检测方法,因为无创、可反复、动态观察,在康复医学功能评定中应用价值较大。

(1)摄氧量(oxygen uptake,$VO_2$):又称耗氧量、吸氧量,是指机体所摄取或消耗的氧量,是反映机体能量消耗和运动强度的指标,也反映机体摄取、利用氧的能力。摄氧量为20~30ml/kg·min 者可从事重体力劳动,15ml/kg·min 者可从事中等体力劳动,而5~7ml/kg·min者仅能从事轻体力劳动。

(2)最大摄氧量(maximal oxygen uptake,$VO_{2max}$):最大摄氧量又称最大耗氧量、最大吸氧量或最大有氧能力,是指运动强度达到最大时机体所摄取并供组织细胞消耗的最大氧量,是综合反映心肺功能状况和最大有氧运动能力的最好生理指标。正常人最大摄氧量取决于心输出量和动静脉氧分压差,即 $VO_2$ = 心输出量 ×(动脉氧分压 − 静脉氧分压),受心肺功能、血管功能、血液携氧能力和肌肉细胞有氧代谢能力的影响,如果氧的摄入、弥散、运输和利用能力下降则最大摄氧量降低,反之则提高。运动训练(尤其是耐力训练)可通过中心效应(心肺功能改善)和外周效应(骨骼肌代谢能力改善)提高最大摄氧量。按每公斤体重计算的最大摄氧量(相对最大摄氧量)有明显的性别和年龄差异,女性约为男性的70%~80%,

男性在13～16岁最高,女性在12岁左右最高。

最大摄氧量可通过极量运动试验(以平板运动试验最为准确)直接测定,运动达到极量时呼吸气体分析仪所测定的摄氧量即为最大摄氧量。判定达到最大摄氧量的标准为:①分级运动中两级负荷的摄氧量差值小于5%或小于每分钟每公斤体重2ml;②呼吸熵大于1.1(成人)或1.0(儿童);③继续运动时摄氧量开始降低;④受试者筋疲力尽或出现其他停止运动试验的指征。

由于极量运动试验有一定的危险性,不易为一般受试者所接受,有些学者试图通过亚极量运动试验下的生理指标来推测最大摄氧量。例如,Fox 1973年提出在功率自行车上以150W功率踏车5分钟,测其亚极量心率来推测最大摄氧量,即 $VO_{2max} = 6300 - 19.26 \times$ 亚极量心率(次/分)。间接推算法虽然简单,但个体误差较大。不能进行极量运动试验的严重心肺疾患病人可以用其运动终点时的摄氧量作为制订运动处方和评价疗效的指标。

无经常锻炼习惯的正常人的最大摄氧量的参考值见表3-10。最大摄氧量可作为确定运动强度的参考指标,其与其他运动强度的对应关系见表3-11。也可根据运动时的心率推测该运动强度相当的最大摄氧量的百分比,即 $VO_{2max}\% = $(实测心率 - 安静心率)/(最大心率 - 安静心率)$\times 100\%$。

表3-10　正常人的最大摄氧量

| 年龄 | 最大摄氧量 | |
|---|---|---|
| (岁) | L/min(男性/女性) | ml/kg·min(男性/女性) |
| 20～29 | 3.10～3.69/2.00～2.49 | 44～51/35～43 |
| 30～39 | 2.80～3.39/1.90～2.39 | 40～47/34～41 |
| 40～49 | 2.50～3.09/1.80～2.29 | 36～43/32～40 |
| 50～59 | 2.20～2.79/1.60～2.09 | 32～39/29～36 |

表3-11　不同运动强度指标的对应关系

| VO$_{2max}$(%) | 最大心率(%) | RPE | 强度分类 |
|---|---|---|---|
| <20% | <35% | <10 | 很轻松 |
| 20%～39% | 35%～54% | 10～11 | 轻松 |
| 40%～59% | 55%～69% | 12～13 | 稍费力 |
| 60%～84% | 70%～89% | 14～16 | 费力 |
| >85% | >90% | 17～18 | 很费力 |
| 100% | 100% | 19 | 最费力 |

(3)代谢当量(metablic equivalent,METs):代谢当量是一种表示相对能量代谢水平和运动强度的重要指标。健康成年人坐位安静状态下耗氧量为3.5ml/kg·min,将此定为1METs,根据其他活动时的耗氧量/kg·min可推算出其相应的METs值。尽管不同个体在从事相同的活动时其实际的耗氧量可能不同,但不同的人在从事相同的活动时其METs值基本相等。故METs值可用于表示运动强度、制订个体化运动处方、指导日常生活和职业活动、判定最大运动能力和心功能水平等。可参考表3-11中各种体力活动的METs值指导病人进行各种活动和康复训练。

(4)无氧阈(anaerobic threshold,AT):无氧阈是指人体在逐级递增负荷运动中,有氧代谢已不能满足运动肌肉的能量需求,开始大量动用无氧代谢供能的临界点。此时,血乳酸含量、肺通气量、二氧化碳排出量急剧增加。无氧阈是测定有氧代谢能力的重要指标,无氧阈值越高,机体的有氧供能能力越强。无氧阈相当于一般人心率在 140～150 次 / 分或最大摄氧量的 50%～60% 时的运动强度。如主要训练有氧耐力,则运动强度应在 AT 以下,此时内环境稳定,循环系统负荷较轻,对中老年人及心血管疾病病人较安全;如主要训练机体的无氧耐力,则运动强度应在 AT 以上。无氧阈测定通常采用有创的乳酸无氧阈(乳酸阈)和无创的通气无氧阈(通气阈)测定法。

乳酸无氧阈(LAT)的测定就是通过测定递增负荷运动中血乳酸的变化,即在运动中每间隔一定时间取一次受试者的静脉血,将血乳酸浓度变化与运动强度或做功能力变化的关系绘制成乳酸动力学曲线。血乳酸值从平稳值转为明显增加值的拐点,即机体供能方式由有氧供能为主转为无氧供能为主的临界点,即为乳酸无氧阈。个体乳酸无氧阈的变化范围很大,一般人的乳酸阈平均值约为 4mmol/L。乳酸法准确性较高、应用最为广泛,但因其是有创的,应用受到一定的限制。

## 二、肢体功能评定

### (一)关节活动度

关节活动度(range of motion,ROM)是指一个关节从起始端至终末端的正常运动范围(即运动弧)。关节活动度评定是针对一些引起关节活动受限的身体功能障碍性疾病的首要评定过程,如关节炎、骨折、烧伤以及手外伤等。

关节活动度的评定方法除常使用量角器和皮尺测量外,还可以利用特定的仪器和设备来准确的评定关节活动度的变化。因为使用不方便、耗时及价格昂贵等原因,所以临床应用并不广泛。包括主动 ROM 测定和被动 ROM 测定。

治疗师在记录 ROM 的起始位和运动所能达到的最大角度的终末位的度数时,一般从 0° 开始逐渐增加至 180°。如果起始位不是 0° 说明存在有某种受限的因素。例如:①肘关节正常 ROM 记录为 0～140°,伸展受限:15°～140°,屈曲受限:0～110°;②异常肘关节过伸在记录之前应标出过伸的度数并标上负号。如正常:0～140°,异常过伸:−20°～140°。

记录 ROM 的方法有多种。表 3-12 为正常的关节活动度,表 3-13 为常用 ROM 测量结果的记录表。

### (二)肌张力

肌张力(muscle tone)是指肌肉组织在静息状态下的一种不随意的、持续的、微小的收缩。正常肌张力有赖于完整的外周神经和中枢神经系统调节机制以及肌肉本身的特性(如收缩能力、弹性、延伸性等),肌张力是维持身体各种姿势和正常活动的基础,是维持肢体位置,支撑体重所必需的,也是保证肢体运动控制能力、空间位置、进行各种复杂运动所必需的条件。临床上所谓的肌张力,是指医务人员对被检查者的肢体进行被动运动时所感觉到的阻力。

肌张力障碍是一种以张力损害、持续同时伴有扭曲的不自主运动为特征的肌肉运动功能亢进性障碍。

1. **弛缓性肌张力评价标准** 肌张力弛缓的评定相对较为简单,具体见表 3-14。

2. **痉挛的评价标准** 手法检查是按对关节进行被动运动时所感受的阻力来进行分级评定的。常用的分级方法有神经科分级和改良 Ashworth 分级(具体见表 3-15),其他方法还

**表 3-12  正常关节活动度**

| 关节 | 活动度 | 关节 | 活动度 |
|---|---|---|---|
| 颈椎 | | 旋转 | 0～45° |
| 　屈曲 | 0～45° | 肩 | |
| 　伸展 | 0～45° | 　屈曲 | 0～170° |
| 　侧屈 | 0～45° | 　后伸 | 0～60° |
| 　旋转 | 0～60° | 　外展 | 0～170° |
| 胸腰椎 | | 　水平外展 | 0～40° |
| 　屈曲 | 0～80° | 　水平内收 | 0～130° |
| 　伸展 | 0～30° | 　内旋 | 0～70° |
| 　侧屈 | 0～40° | 　外旋 | 0～90° |
| 　旋转 | 0～45° | 　指间关节屈曲 | 0～80°/90° |
| 肩 | | 　外展 | 0～50° |
| 　屈曲 | 0～170° | 髋 | |
| 　后伸 | 0～60° | 　屈曲 | 0～120° |
| 　外展 | 0～170° | 　伸展 | 0～30° |
| 　水平外展 | 0～40° | 　外展 | 0～40° |
| 　水平内收 | 0～130° | 　内收 | 0～35° |
| 　内旋 | 0～70° | 　内旋 | 0～45° |
| 　外旋 | 0～90° | 　外旋 | 0～45° |
| 肘和前臂 | | 膝 | |
| 　屈曲 | 0～135°/150° | 　屈曲 | 0～135° |
| 　旋后 | 0～80°/90° | 踝 | |
| 　旋前 | 0～80°/90° | 　背屈 | 0～15° |
| 腕 | | 　跖屈 | 0～50° |
| 　掌屈 | 0～80° | 　内翻 | 0～35° |
| 　背伸 | 0～70° | 　外翻 | 0～20° |
| 　尺偏 | 0～30° | | |

**表 3-13  关节活动度功能评估表 / 记录表**

姓名＿＿＿＿＿＿＿＿年龄＿＿＿＿＿＿＿性别＿＿＿＿＿＿＿＿住院号＿＿＿＿＿＿＿＿＿

诊断＿＿＿＿＿＿＿＿＿＿＿＿＿＿＿＿＿＿＿＿＿＿＿＿＿＿＿＿＿＿＿＿＿＿＿＿＿＿

主要的功能障碍＿＿＿＿＿＿＿＿＿＿＿＿＿＿＿＿＿＿＿＿＿＿＿＿＿＿＿＿＿＿＿＿

| | 左 | | 脊柱 | | | 右 | |
|---|---|---|---|---|---|---|---|
| 3 | 2 | 1 | | | 1 | 2 | 3 |
| | | | 颈椎 | | | | |
| | | | 　屈曲 | 0～45° | | | |
| | | | 　伸展 | 0～45° | | | |
| | | | 　侧屈 | 0～45° | | | |
| | | | 　旋转 | 0～60° | | | |
| | | | 胸腰椎 | | | | |
| | | | 　屈曲 | 0～80° | | | |
| | | | 　伸展 | 0～30° | | | |
| | | | 　侧屈 | 0～40° | | | |

续表

| 左 | | 右 |
|---|---|---|
| | 旋转 | 0~45° |
| | 肩 | |
| | 屈曲 | 0~170° |
| | 后伸 | 0~60° |
| | 外展 | 0~170° |
| | 水平外展 | 0~40° |
| | 水平内收 | 0~130° |
| | 内旋 | 0~70° |
| | 外旋 | 0~90° |
| | 肘和前臂 | |
| | 屈曲 | 0~135°/150° |
| | 旋后 | 0~80°/90° |
| | 旋前 | 0~80°/90° |
| | 腕 | |
| | 掌屈 | 0~80° |
| | 背伸 | 0~70° |
| | 尺偏 | 0~30° |
| | 桡偏 | 0~20° |
| | 手指 | |
| | 掌指关节（MP）屈曲 | 0~90° |
| | 掌指关节过伸 | 0~15°/45° |
| | 近端指间关节屈曲 | 0~110° |
| | 远端指间关节屈曲 | 0~80° |
| | 外展 | 0~25° |
| | 拇指 | |
| | 掌指关节屈曲 | 0~50° |
| | 指间关节屈曲 | 0~80°/90° |
| | 外展 | 0~50° |
| | 髋 | |
| | 屈曲 | 0~120° |
| | 伸展 | 0~30° |
| | 外展 | 0~40° |
| | 内收 | 0~35° |
| | 内旋 | 0~45° |
| | 外旋 | 0~45° |
| | 膝 | |
| | 屈曲 | 0~135° |
| | 踝 | |
| | 背屈 | 0~15° |
| | 跖屈 | 0~50° |
| | 内翻 | 0~35° |
| | 外翻 | 0~20° |

有按自发性肌痉挛发作频度分级的 Penn 分级法和按踝阵挛持续时间分级的 Clonus（阵挛）分级法，但不常用。

表 3-14　弛缓性肌张力的分级

| 级别 | 评定标准 |
|---|---|
| 轻度 | 肌张力降低；肌力下降；将肢体置于可下垂的位置上并放开时，肢体只能保持短暂的抗重力，旋即落下；仍存在一些功能活动 |
| 中度 | 肌张力显著降低或消失；肌力 0 级或 1 级（徒手肌力检查）；把肢体放在抗重力肢位，肢体迅速落下，不能维持规定肢位 |
| 重度 | 不能完成功能性动作 |

表 3-15　改良 Ashworth 痉挛评定标准

| 级别 | 评定标准 |
|---|---|
| 0 级 | 无肌张力的增加 |
| Ⅰ级 | 肌张力轻微增加，受累部分被动屈伸时，在 ROM 终末时出现突然卡住然后呈现最小的阻力或释放 |
| Ⅰ+级 | 肌张力轻度增加，表现为被动屈伸时，在 ROM 后 50% 范围内出现突然卡住，然后均呈现最小的阻力 |
| Ⅱ级 | 肌张力较明显的增加，通过 ROM 的大部分时肌张力均较明显的增加，但受累部分仍能较容易的被移动 |
| Ⅲ级 | 肌张力严重增高，进行 PROM 检查有困难 |
| Ⅳ级 | 僵直：受累部分被动屈伸时呈现僵直状态，不能活动 |

### （三）肌力评定

肌力测定是肢体运动功能检查的最基本内容之一。肌力测定的方法很多，有传统的手法测试，也有使用各种器械和仪器进行的等长测试、等张测试和等速测试。

1. **手法肌力测定**　手法肌力测定（manual muscle testing, MMT）于 1916 年由 Lovett 提出，以后有所改进。检查时要求受试者在特定的体位下，分别在减重力、抗重力和抗阻力的条件下完成标准动作。测试者同时通过触摸肌腹、观察肌肉的运动情况和关节的活动范围以及克服阻力的能力，来确定肌力的大小。更细的评级如 medical research counsil 分级（MRC 分级）及各级肌力占正常肌力的百分比值（Kendall 分级）（表 3-16）。

2. **应用仪器的肌力评定**　低于 3 级的肌力一般很难用仪器检测，主要依靠手法肌力测试。当肌力超过 3 级时可采用专用的器械和设备进行定量测试。虽然器械肌力评定只能用于人体少数部位，且只能做肌群的肌力评定，但它较手法测试的分级半量化指标更客观、更具有可比性，因此在临床实践和体育运动中得到广泛应用。具体测试方法见本章第五节。

3. **肌肉耐力测试**　肌肉耐力测试分两种：绝对耐力测试和相对耐力测试。耐力可分持续耐力和重复耐力。在绝对耐力测试中，让受试者在某个固定的负荷下，进行重复性运动，记录能够完成的最大重复次数；或是让受试者在某个固定的负荷下维持某种姿势，记录能够维持的最长时间。前者为动态性测试，后者为静态性测试。绝对耐力测试中，受试者均是在某种负荷下进行测试的。相对受试者自身来说，较强壮的人，用力较少；而较瘦弱的人，付出的努力则较大。这就使得较强壮的人在绝对耐力测试中的表现更好，因此，绝对肌力测试结果受体型影响，存在一定的缺陷。

表 3-16　肌力分级标准

| 测试结果 | Lovett 分级 | MRC 分级 | Kendall 分级 |
|---|---|---|---|
| 能抗重力及正常阻力运动至测试姿位或维持此姿位 | 正常, Normal, N | 5 | 100 |
| | 正常$^-$, Normal$^-$, N$^-$ | 5$^-$ | 95 |
| 能抗重力及阻力运动至测试姿位或维持此姿位, 但仅能抗中等阻力 | 良$^+$, Good$^+$, G$^+$ | 4$^+$ | 90 |
| | 良, Good, G | 4 | 80 |
| 能抗重力及阻力运动至测试姿位或维持此姿位, 但仅能抗小阻力 | 良$^-$, Good$^-$, G$^-$ | 4$^-$ | 70 |
| | 好$^+$, Fair$^+$, F$^+$ | 3$^+$ | 60 |
| 能抗肢体重力运动至测试姿位或维持此姿位 | 好, Fair, F | 3 | 50 |
| 抗肢体重力运动至接近测试姿位, 消除重力时运动至测试姿位 | 好$^-$, Fair$^-$, F$^-$ | 3$^-$ | 40 |
| 在消除重力姿位做中等幅度运动 | 差$^+$, Poor$^+$, P$^+$ | 2$^+$ | 30 |
| 在消除重力姿位做小幅度运动 | 差, Poor, P | 2 | 20 |
| 无关节活动, 可打到肌收缩 | 差$^-$, Poor$^-$, P$^-$ | 2$^-$ | 10 |
| | 微, Trace, T | 1 | 5 |
| 无可测知的肌收缩 | 零, Zero, Z | 0 | 0 |

相对耐力测试也是一种相似的测试方法, 但可降低体型和肌肉体积等因素的影响。用于测试的负荷是基于受试者最大力量的百分比而定的, 如采用 50% 的最大力量作为负荷。相对耐力测试要求受试者在某个百分比的负荷下, 重复尽可能多次的运动, 或维持尽可能长的时间。这种测试方法可降低体型和肌肉大小等干扰因素, 有利于不同人群间的肌耐力比较。

目前, 等速测试设备也可用于测试肌耐力, 如通过记录力矩或做功量的改变和耐力比等进行测试。该部分将在本章第四节中详细阐述。

**4. 肌肉爆发力测试**　目前尚无法徒手或用简易工具进行肌肉爆发力的测试, 爆发力测试必须借助仪器, 如等速肌力测试仪或专用的爆发力测试系统。具体在本章第五节中详细阐述。

**5. 注意事项**　在评估肌力时, 应考虑到受试者是否存在疼痛、关节水肿, 是否用了特殊药物, 还要考虑到进行测试的时间和环境等因素, 这些看起来不起眼的因素可能会对评估结果造成很大影响。其中, 每次进行测试的时间、环境、测试方法、测试用设备应尽量保持一致, 并且必须严格按照测试的规范操作要求, 以确保每次的测量结果有较高的可靠性和可比性。肌力测试需要受试者积极主动参与和配合, 不论测试最大肌力还是测试耐力, 在肌力测试前检查者都必须做好适当的动员, 避免受试者主观上努力程度的变化, 影响测试结果的可靠性。不宜在疲劳、饱餐或受试者易被干扰的环境内进行肌力测试。肌力测试(尤其是等长肌力测试)中肌肉最大用力可引起心血管系统特异反应, 年老体弱与心血管系统疾病病人慎用。

如受试者存在关节不稳、骨折愈合不良、急性渗出性滑膜炎、严重疼痛、关节活动范围极度受限、急性扭伤、骨关节肿瘤等情况时, 不宜进行肌力检查。

另外, 如果受试者在肌力减退的同时伴有关节活动受限, 在记录肌力测试结果时应标注出关节活动范围, 表明肌力是在该关节活动范围内的测试结果, 如膝关节活动范围受限时, 活动范围为 0~90°, 在此活动范围内测试出的屈伸膝肌力为 4 级, 则记录为 0~90°/4 级。如果受试者存在肌肉痉挛时, 应在测试结果后用括号用"S"表明。

还应该注意的是,手法肌力检查主要适用于肌肉本身、运动终板和下运动神经元疾病引起的肌肉力量变化的检测,检测结果可以帮助判断神经、肌肉病变或损伤情况,评价肌肉残存功能状态。如果是上运动神经元疾病,应使用专门的评定方法评估其运动功能,疾病引起的肌力变化由于联合反应、共同运动、异常姿势反射、肌肉痉挛等因素影响很难精确评测,故不宜使用 MMT 来评定肌肉力量。但是,如果受试者是处于弛缓性瘫痪阶段或神经功能恢复到出现自主随意收缩(分离运动)时,可以采用 MMT 判断肌肉功能状态。

## 第六节　日常生活活动能力的评定

### 一、概述

#### (一)日常生活活动

日常生活活动(activities of daily living, ADL)是指人们每天在家居环境中和户外环境里自我照料的活动。日常生活活动能力也就是指人们为了维持生存以及适应生存环境而每天必须反复进行的、最基本的活动。包括个体在家庭、工作机构、社区里自己管理自己的能力,还包括与他人交往的能力,以及在经济上、社会上和职业上合理安排自己生活方式的能力。

ADL 能力对于健全人来说,毫无任何困难。而对于病、伤、残疾者来说,简单的穿衣、如厕、刷牙、洗脸、起床等活动变得有不同程度的困难。一位脊髓损伤病人,如果是四肢瘫痪,他就会遇到上述一系列的问题。病人为了完成任何 ADL 功能都需要艰苦的反复训练,逐步通过自身功能、代偿或辅助用具实现 ADL 功能的自我照料等活动。ADL 方面能够最大程度的自理,是康复工作最重要的工作范畴。也是重拾病人生活信心的最佳方式之一。当病人 ADL 能够最大程度自理时,他也便于重新找回在家庭或社会的角色与地位,获得更多的成功感和尊重。

#### (二)分类

ADL 通常分为躯体的或基本的 ADL(physical or basic ADL, PADL or BADL)和复杂性或工具性 ADL(instrumental ADL, IADL)。前者是指病人在家中或医院里每日所需的基本运动和自理活动。其评定结果反映了个体较粗大的运动功能,适用于较重的残疾,一般在医疗机构内使用。后者通常是指人们在社区中独立生活所需的高级技能,比如交流和家务劳动等,常需要使用各种工具,所以称之为工具性 ADL。评定结果反映了较精细的运动功能,适用于较轻的残疾,常用于调查,也会应用于社区人群。

### 二、日常生活活动能力评定方法

生活活动能力评定的内容大致包括运动、自理、交流、家务活动和娱乐活动五个方面。不同的评定对象或采用的量表不同,具体内容上略有不同。

无论采用哪种评定方法,特别是选择量表评定时,要注意一下几个基本要素:①全面性:评定内容应包括所有的日常生活活动;②可信性:有明确的评定标准,结果能可靠地体现病人现有的功能水平;③敏感性:能敏感地反映病人的功能变化,增加病人和治疗师的信心;④适应性:能够适应病人不同病情的需要,适用于各种类型的病人;⑤统一性:有相对统一的标准,以利于功能状况的交流。

### （一）常用的 PADL 标准化量表

有改良 PULSES 评定量表、Barthel 指数、Katz 指数评定、修订的 Kenny 自理评定和功能独立性评定等。

**1. 改良 PULSES 评定量表** 该量表产生于 1957 年，是由 Moskowitz 和 Mccann 参考美国和加拿大征兵体检方法修订而成，是一种总体的功能评定量表。目前流行使用的是 1975 年 Granger 对原评定表进行了改良修订，评定表共 6 项 4 级评分。主要是按照病人的依赖程度作为评分标准，常和其他评定方法一起评定病人的康复潜能、治疗过程及帮助修订制订康复治疗计划。评定内容包括躯体状况（physical condition，P）、上肢功能（upper limb functions，U）、下肢功能（lower limb functions，L）、感官功能（sensory components，S）、排泄功能（excretory functions，E）、精神和情感状况（mental and emotional status，S），简称为 PULSES。

每一项分为四个功能等级：1 级为无功能障碍，计 1 分；2 级为轻度功能障碍，计 2 分；3 级为中度功能障碍，计 3 分；4 级为重度功能障碍，计 4 分，总分少于 6 分者为功能良好；>12 分表示独立自理生活严重受限；>16 分表示有严重残疾；24 分者为功能最差。

**2. 改良 Barthel 指数评定** Barthel 指数（Barthel index，BI）是由美国 Florence Mahoney 和 Dorothy Barthel 等人开发的，是美国康复医疗机构常用的评定方法。量表评定简单、信度高、灵敏度好，是目前临床应用最广、研究最多的一种 ADL 能力的评定方法。评定表和评分标准见表 3-17。

**表 3-17　改良 Barthel 指数评定表**

| 项目 | 评分标准 | 评定日期 |
|---|---|---|
| 1. 大便 | 0＝失禁或昏迷<br>5＝偶尔失禁（每周<1 次）<br>10＝能控制 | |
| 2. 小便 | 0＝失禁或昏迷或需由他人导尿<br>5＝偶尔失禁（每 24 小时<1 次，每周>1 次）<br>10＝能控制 | |
| 3. 修饰 | 0＝需帮助<br>5＝独立洗脸、梳头、刷牙、剃须 | |
| 4. 用厕 | 0＝依赖别人<br>5＝需部分帮助<br>10＝自理 | |
| 5. 吃饭 | 0＝依赖别人<br>5＝需部分帮助（夹饭、盛饭、切面包）<br>10＝全面自理 | |
| 6. 转移<br>（床←→椅） | 0＝完全依赖别人，不能坐<br>5＝需大量帮助（2 人），能坐<br>10＝需少量帮助（1 人）或指导<br>15＝自理 | |
| 7. 活动（步行）<br>（在病房及其周围，不包括走远路） | 0＝不能动<br>5＝在轮椅上独立行动<br>10＝需 1 人帮助步行（体力或语言指导）<br>15＝独立步行（可用辅助器） | |

| 项目 | 评分标准 | 评定日期 |
|---|---|---|
| 8. 穿衣 | 0=依赖 | |
| | 5=需一半帮助 | |
| | 10=自理(系开钮扣、关、开拉锁和穿鞋) | |
| 9. 上楼梯(上下一段楼梯,用手杖也算独立) | 0=不能 | |
| | 5=需帮助(体力或语言指导) | |
| | 10=自理 | |
| 10. 洗澡 | 0=依赖 | |
| | 5=自理 | |

总分

评定者

注:Barthel 指数的详细评分标准

各类中凡完全不能完成者评为0分,其余则按照以下评分:

Ⅰ. 进餐

10分:食物放在盘子或桌上,在正常时间内能独立完成进餐

5分:需要帮助或较长时间才能完成

Ⅱ. 床—轮椅转移

15分:独立完成床-轮椅转移的全过程

10分:需要提醒、监督或给予一定的帮助才能安全完成整个过程

5分:能在床上坐起,但转移到轮椅或在使用轮椅时要较多的帮助

Ⅲ. 修饰

5分:独立完成各项

Ⅳ. 用厕

10分:独立进出厕所,脱、穿裤子,使用卫生纸,如用便盆,用后能自己倒掉并清洗

5分:在下列情况下需要帮助:脱、穿裤子,保持平衡,便后清洁

Ⅴ. 洗澡(在浴池、盆池或用淋浴)

5分:独立完成所有步骤

Ⅵ. 平地行走

15分:独立走至少50m;可以穿戴假肢或用矫形器、腋杖、手杖,但不能用带轮的助行器;如用矫形器,在站立或坐下时能锁住或打开

10分:在较少帮助下走至少50m,或在监督或帮助下完成下述活动

5分:只能使用轮椅,但必须能向各个方向移动以及进出厕所

Ⅶ. 上、下楼梯

10分:独立上、下一层楼,可握扶手或用手杖、腋杖

5分:在帮助或监督下上、下一层楼

Ⅷ. 穿、脱衣服

10分:独自穿、脱所有衣服、系鞋带。当戴矫形器或围腰时,能独自穿、脱

5分:需要帮助,但能在正常时间内独自完成至少一半的过程

Ⅸ. 大便控制

10分:能控制,没有失禁

5分:需要在帮助下用栓剂或灌肠,偶有大便失禁

Ⅹ. 小便控制

10分:能控制,脊髓损伤病人用尿袋或其他用具时应能使用并清洗

5分:偶有尿失禁

**3. 功能独立评定量表(Functional Independence Measure, FIM)** 是由美国医疗康复 Uniform Data System(UDS)系统为照护机构、二级医疗机构、长期照护医院、退伍军人照顾单位、国际康复医院和其他相关机构研制的一个结局管理系统。为医疗服务人员提供记录

病人残疾的程度和医疗康复的记录，可用于比较康复结局的常用测量量表。量表推出后被广泛应用于世界多个国家。

FIM 系统的核心就是功能独立性测量的应用工具，是一个有效的、公认的等级评分量表。量表共 18 个条目，其中 13 个身体方面的条目，5 个认知方面的条目（见表 3-18）。身体

表 3-18　功能独立性评定（FIM）量表

| 项目 | | | | 评估日期 | | |
|---|---|---|---|---|---|---|
| 运动功能 | 自理能力 | 1 | 进食 | | | |
| | | 2 | 梳洗修饰 | | | |
| | | 3 | 洗澡 | | | |
| | | 4 | 穿裤子 | | | |
| | | 5 | 穿上衣 | | | |
| | | 6 | 上厕所 | | | |
| | 括约肌控制 | 7 | 膀胱管理 | | | |
| | | 8 | 直肠管理 | | | |
| | 转移 | 9 | 床、椅、轮椅间 | | | |
| | | 10 | 入厕 | | | |
| | | 11 | 盆浴或淋浴 | | | |
| | 行走 | 12 | 步行 / 轮椅 | | | |
| | | 13 | 上下楼梯 | | | |
| | 运动功能评分 | | | | | |
| 认知功能 | 交流 | 14 | 理解 | | | |
| | | 15 | 表达 | | | |
| | 社会认知 | 16 | 社会交往 | | | |
| | | 17 | 解决问题 | | | |
| | | 18 | 记忆 | | | |
| | 认知功能评分 | | | | | |
| FIM 总分 | | | | | | |
| 评定人 | | | | | | |

注：功能水平和评分标准

独立：活动中不需他人帮助

1. 完全独立（7分）—构成活动的所有作业均能规范、完全地完成，不需修改和辅助设备或用品，并在合理的时间内完成。

2. 有条件的独立（6分）—具有下列一项或几项：活动中需要辅助设备；活动需要比正常长的时间；或有安全方面的考虑。

依赖：为了进行活动，病人需要另一个人予以监护或身体的接触性帮助，或者不进行活动。

3. 有条件的依赖：病人付出 50% 或更多的努力，其所需的辅助水平如下

（1）监护和准备（5分）—病人所需的帮助只限于备用、提示或劝告，帮助者和病人之间没有身体的接触或帮助者仅需要帮助准备必需用品；或帮助带上矫形器。

（2）少量身体接触的帮助（4分）—病人所需的帮助只限于轻轻接触，自己能付出 75% 或以上的努力。

（3）中度身体接触的帮助（3分）—病人需要中度的帮助，自己能付出 50%～75% 的努力。

4. 完全依赖—病人需要一半以上的帮助或完全依赖他人，否则活动就不能进行。

（1）大量身体接触的帮助（2分）—病人付出的努力小于 50%，但大于 25%。

（2）完全依赖（1分）—病人付出的努力小于 25%。

FIM 的最高分为 126 分（运动功能评分 91 分，认知功能评分 35 分），最低分 18 分。126 分 = 完全独立；108 分～125 分 = 基本独立；90～107 分 = 有条件的独立或极轻度依赖；72～89 分轻度依赖；54～71 分中度依赖；36～53 分 = 重度依赖；19～35 分 = 极重度依赖；18 分 = 完全依赖

方面的条目是基于 Barthel 指数制订的。每个条目计分是从 1~7 分。量表可由医生、护士、治疗师或其他评估人员评定,但需要经过规范化培训。FIM 总分的范围在 18~126 分,分越高说明独立性越强。培训一位计分人员学会使用 FIM 需要 1 小时,评估一位病人需要 30 分钟。

### (二)常用 IADL 标准化量表

有快速残疾评定量表 -2、Frenchay 活动指数、工具性日常生活活动能力量表。

1. **快速残疾评定量表 -2**  快速残疾评定量表 -2(Rapid Disability Rating Scale-2,RDRS2)是 Linn 等于 1982 年在 1967 年开发出来的量表 RDRS 基础上修订出来的。可用于住院或社区中生活的病人,较适合于老年人群。表格中有 18 个条目,每个条目最高得分为 4 分,最低为 1 分,总分最高为 72 分,分数越高表示残疾越重,完全正常为 18 分。表格的信度和效度较好。

2. **Frenchay 活动指数**  Frenchay 活动指数共有 15 个条目,每个条目直接列举,并未按照一定领域进行分类。每一条目活动均为 0~3 分,0 分表示最差的程度,3 分表示最好的程度。主要用于社区脑卒中病人的 IADL 评定。

3. **工具性日常生活活动能力量表**(Instrumental Activities of Daily Living,IADL) 是 Lawton 等人 1969 年开发的一个量表,量表主要有 8 个维度。

### (三)评定的注意事项

1. 评定应记录病人确实能做什么,而不是可能或应达到什么程度。

2. 评定时,通常由评定者给病人一个总的动作指令,让病人完成某个具体动作,而不要告诉病人坐起来或穿衣的具体步骤。

3. 在评定中,只有当病人需要辅助器或支具时,才可以提供,不能依赖和滥用。

4. 除非评定表中有说明,否则使用辅助器、支具或采取替代的方法,均认为是独立完成活动。但应注明。

5. 任何需要体力帮助的活动都被认为是没有能力独立完成。

# 第七节　环　境　评　定

本节的内容是介绍环境和无障碍环境的概念、环境评定的内容和方法,以及环境评定解决方案。希望通过对残疾人的环境评定来构建残疾人平等参与社会活动的环境因素。

## 一、概述

### (一)环境和无障碍环境的定义

环境(environment)是指环绕物、四周、外界和周围情况(出自《大英汉词典》)。ICF 的术语注解为:"环境因素是 ICF 的一个成分,它是指形成个体生活背景的外部或外在世界的所有方面,并对个人功能发生影响。环境因素包括物质世界及其特征、人造物质世界、不同关系和作用的其他人员、态度和价值、社会体制和服务以及政策、法规和法律"。还在定义中指出:"环境因素构成了人们生活和指导人们生活的物质、社会和态度环境"。

障碍(barriers),ICF 的术语注解为:"是个人环境中限制功能发挥并形成残疾的各种因素。它包括许多方面,例如有障碍的物质环境、缺乏相关的辅助技术、人们对残疾的消极态度,以及既存在又妨碍所有健康人全部生活领域里的服务、体制和政策"。

无障碍(barrier-free,ICF 用 No barrier)是相对障碍而言,即没有障碍。

无障碍环境（accessibility）一词最早见于 1993 年 12 月联合国大会第 48/96 号决议《残疾人机会均等标准规则》（Standard Rules on the Equalization of Opportunities for Persons with Disabilities）中附录第 5 条"Rule 5. Accessibility"，并被联合国公布的中文文件"联合国关注残疾人"译为"无障碍环境"。而在 2006 年 12 月 13 日第 61 届联合国大会通过的《残疾人权利公约》（Convention on the Right of Persons with Disabilities）中第 9 条"Article 9 Accessibility"被联合国的中文文件译为"无障碍"。可见，在联合国中文文件中的"无障碍"或"无障碍环境"对应的英文都是"accessibility"，意指能够进去、可以接近、可获得、易到达（大英汉词典）。为实现残疾人平等参与社会活动并构建和谐社会，就要使残疾人在任何环境里进行任何活动都没有障碍，才能称之为无障碍环境。实际上，完全无障碍环境只是理想环境，许多社会障碍对任何人都是不可避免的，如出国遇到语言障碍时只能求助于翻译。

辅助产品（assistive products）这一新名词来自于 ICF，并被定义为"为改善残疾人功能状况而适配的或专门设计的任何产品、器具、设备或技术"。实际上，无障碍物质环境都是辅助产品。

环境评定（environment evaluation）意指对残疾人的环境因素进行评定。这里要特别指出，由于环境包括物质环境、社会环境和态度环境，且物质环境（physical environment）又包括自然环境和人造环境两大类，故本章所指的"环境"和"环境评定"，仅界定为人造环境，而不对自然环境、社会环境和态度环境评定。至于环境评定的内容，也仅评定环境因素对残疾人活动和参与的影响，而不评定对身体功能和结构的影响。

**（二）无障碍环境内容**

联合国的《残疾人权利公约》是联合国首部具有法律约束力的全面保护残疾人权益的国际公约，它将对全世界残疾人权益保障事业产生重要影响。公约包括 50 个条款，其中第 9 条为无障碍，可以说是无障碍环境的国际法规。

**1. 环境和无障碍环境的作用**

（1）环境的作用

1）环境是人类生存和发展的基础：先有自然环境后有人类，人类的出现也就近 250 万年的历史。人类出现后，为了适应自然、改造自然和利用自然而在人与自然界之间和人与社会之间加上一些人为的界面或称接口（interface），从而在自然环境基础上又增加了人造物质环境，并构成了一个有机的、互相联系又互相依存的人－环境大系统。人不能生活在真空里，只能生活在阳光、空气和水的地球环境。所以环境是人们赖以生存的世界，特别是人造物质环境，可以说现代人的一切活动都离不开人造物质环境。

2）人造物质环境的正面作用：从某种意义上来讲，正是环境的改变，特别是人造物质环境的不断创新和发展，才使人类这个群体脱离了原始的野蛮生活，逐步建立了物质文明和精神文明，以至达到今天这种科学、技术、文化都高度发达的现代社会。再从环境与残疾人来看，正由于近代科学技术的发展，使一些偏瘫、截瘫和先天聋儿等残疾人，通过现代康复治疗和训练后能克服障碍甚至回归健全人，这都是人造物质环境的正面作用。

3）人造物质环境的负面作用：随着人造物质环境的不断出现，负面作用也越来越大。污染和温室效应已经威胁到人类的生存，现代战争和事故造成的残疾人越来越多，这都是人造物质环境的负面作用。特别是残疾人与环境，从残疾的出现就与人造物质环境有非常密切的关系。人类生命自从在母体诞生后直至死亡，一生中都可能出现残疾。首先是胎儿阶段，胎儿在母体内的发育就深受环境的影响，最典型的例子是 20 世纪 50 年代后，由于许多孕妇服用了 thalidomide（商品名"反应停"）治疗妊娠早期呕吐，1961 年 10 月在前联邦德国妇产科学术会议上首次报告了服用反应停后导致数千名婴儿头脑正常但缺胳膊少腿，手脚直接长在躯干上，样子像海豹，故称为"海豹肢畸形"。此后不断有报导，前联邦德国 5500 例、英国 8000 例、日本也有 300 多例。众所周知，孕妇服用的很多药物都与畸形儿的出现有密切关系，这就是环境造成的先天残疾。其次是出生阶段，许多脑瘫儿正是在出生前、出生时或出生后不久，大脑受到损害或损伤，导致运动障碍和姿势障碍，这也是很明显的环境影响。脑瘫发生率在发达国家约为 2‰ 左右，我国约为 1.5‰～5‰。1998 年我国报道 0～6 岁脑瘫患病率为 1.86‰。脑瘫是小儿致残的主要疾患之一，显然环境是罪魁祸首。第三阶段是生长发育阶段，即儿童时期，先天性残疾者从出生后就是残疾，因此许多在我们看来是正常的环境对他们来说都构成障碍，以致生长发育出现异常，甚至畸形。明显的例子如脊柱侧弯、佝偻病的 X 形腿和 O 形腿、小儿麻痹后遗症等，都是环境的负面作用。第四阶段是成人时期，环境和残疾的关系就更为密切，如近代的战争、事故（交通和工伤）、疾病、污染等导致残疾的例子更是举不胜举。第五阶段是老人时期，老年人由于器官老化，在听力、视力、言语、肢体等方面都存在一定问题，导致他们在正常人的环境里也遇到了障碍。例如一个跟头就可能出现骨折，甚至偏瘫成为残疾人。

综上所述，人类是很脆弱的群体，在人的一生中，从胎儿到老人，随时都可能因为环境的负面作用而导致残疾。

4）人造物质环境是双刃剑：人造物质环境是典型的双刃剑。如原子能发现后出现了许多产品，既有毁灭人类起负面作用的原子弹，又有造福人类起正面作用的放疗、核发电等。随着科学技术的发展，残疾人的数量并没有减少，正是环境的影响。例如一些产后窒息的婴儿，在现代医疗条件下，有的甚至窒息 7 分钟也能救活，救活一条生命显然是环境的正面作用。可是不久后发现，由于大脑长时间缺氧受损导致脑瘫，将伴随他的一生，给个人、家庭和社会均带来了痛苦。这又是环境的负面作用。

（2）无障碍环境的作用：由于我们是生活在健全人社会，所以日常生活、学习、工作和公共场所中的绝大部分人造环境是为健全人建立的。这就导致只有一部分人造环境能为残疾人直接享用，而另一部分人造环境不能为残疾人享用，存在着融入环境的障碍。如盲人对环境的光信号和聋人对环境的声信号无能为力，以至影响了残疾人和环境的交流、融合，致使他们在健全人的环境中处于不利地位，更谈不上机会均等和共享文明。为此要创造一切条件来改变或新建无障碍环境，才能实现残疾人的平等、参与、共享，并为社会作贡献。

无障碍的物质环境，主要从三个方面来帮助残疾人、伤病病人和老年人。首先是帮助他们融入社会。如对于听力残疾人，根据 WHO 的规定，平均听力在 25dB 以内为听觉障碍，需加特殊界面即助听器。其实质是使声音增益，其作用是克服听力残疾人和环境之间的障碍并建立传递声音信息的听觉通道，来改变听力残疾人的物质环境；对于视力残疾人，根据 WHO 的 1973 年标准，在视力表中低于 0.3 为低视力，需在眼外加特殊界面即助视器。其实质是放大物体，其作用是克服视力残疾人和环境之间的障碍并建立传递光学信息的视觉通道，来改变视力残疾人的物质环境；对肢体残疾人也类似，由于截肢、截瘫、偏瘫、脑瘫、儿麻等原因造成运动器官失调，需要在肢残者和环境之间加上拐杖、轮椅、假肢、矫形器等特殊界面。其实质是帮助肢残者移动，其作用是克服肢残者和环境之间的障碍并建立传递力的运动通道，来改变肢体残疾人的物质环境。其次是提高他们的生活质量。正因为他们在视力、听力、言语、肢体、智力、精神等方面存在着障碍，必然影响其在健全人物质环境中的生活质量,如视障看不清、听障听不清、语障说不清、肢障活动不便等。而通过改造物质环境后,建立了不同程度的无障碍环境,就能提高他们的生活质量,使他们共享人类的物质文明和精神文明。第三是提高他们的自我能力,为社会多做贡献。改造为无障碍环境后,许多残疾人和老年人不仅提高了尊严和信心,而且提高了参与社会活动的能力。特别是无障碍的因特网,使盲人、聋人和重度肢残人得以在虚拟世界里遨游并参与各种社会活动,为和谐社会做出贡献。

应该指出,无障碍环境不仅使残疾人受益,而且使很多健全人也受益。例如城市过街天桥的坡道,对于老年人、孕妇、儿童、病人、意外受伤者,甚至手提重物者都受益。所以建立无障碍环境是全民的责任。又如电视屏幕下方的字幕,不仅听障者受益,而且所有听不清或听不懂的人均受益,特别是外语节目的中文字幕是必要的无障碍信息环境。

2. **人造物质环境分类**

在 ICF 一级分类的"环境因素"中列出了五章,即:

①产品和技术;②自然环境和对环境的人为改变;③支持和相互关系;④态度;⑤服务、体制和政策。

以上是环境因素的范畴,其中仅第一章"产品和技术"属于人造物质环境,也是本章要进行评定和改造的内容。在该环境下的二级分类编码和标题如下:

①e110 个人消费用的产品或物质;②e115 个人日常生活用的产品和技术;③e120 个人室内外移动和运输用的产品和技术;④e125 交流用的产品和技术;⑤e130 教育用的产品和技术;⑥e135 就业用的产品和技术;⑦e140 文化、娱乐及体育用的产品和技术;⑧e145 宗教和精神活动实践用的产品和技术;⑨e150 公共建筑物的设计、建设及建造的产品和技术;⑩e155 私人建筑物的设计、建设及建造的产品和技术;⑪e160 土地开发的产品和技术;⑫e165 资产;⑬e198 其他特指的产品和技术;⑭e199 未特指的产品和技术。

由此可以归纳出人造物质环境有两大类型,一类是涉及残疾人活动的 7 个环境:生活环境、移动环境、交流环境、教育环境、就业环境、文体环境、宗教环境;另一类是 2 个建筑环境:居家环境和公共环境,共 9 个环境。

## 二、环境评定方法

### (一)环境评定分级

环境评定的分级要参照 ICF 和 ICF 量表,可用"障碍"或"帮助"来判断。每项环境因素都按 5 级来评定,采用 0~4 尺度来表示。对环境的评定若根据环境的障碍程度来判断时,则分值从无障碍的 0 到完全障碍的 4;若根据在该环境下需要帮助的程度来判断时,则在分值前要冠以 + 号,从无需帮助的 0 到完全帮助的 +4,如表 3-19 所示。本章附表中的环境评定报告均统一采用障碍程度来判断。

### (二)环境评定内容

根据 ICF 的环境因素归纳出需要评定的环境有上述 9 个,而每个环境要评定的具体内容,如前指出,我们仅评定环境因素对残疾人活动和参与的影响。为此我们参考了 ICF 和 ICF 评定量表中"活动和参与"的内容,来制订相应的环境评定报告供参考。现将环境评定的内容分述如下:

1. **生活环境** 生活环境是人类日常生活活动的基本环境。通俗来讲就是吃、喝、拉、撒、睡和洗澡、穿衣、搞卫生等活动,俗称 ADL。参照 ICF"活动和参与"自理的 d510~

表3-19 环境评定分级

| 级别 | 障碍 | | 需要帮助 | | 百分比 |
|---|---|---|---|---|---|
| | 障碍状况 | 障碍分值 | 帮助状况 | 帮助分值 | |
| 0级 | 无障碍(没有,可忽略) | 0 | 无需帮助 | 0 | 0～4% |
| 1级 | 轻度障碍(一点点,低) | 1 | 轻度帮助 | +1 | 5～24% |
| 2级 | 中度障碍(中度,一般) | 2 | 中度帮助 | +2 | 25～49% |
| 3级 | 重度障碍(高,很高) | 3 | 大量帮助 | +3 | 50～95% |
| 4级 | 完全障碍(全部……) | 4 | 完全帮助 | +4 | 96～100% |

d570,主要有以下7大类共17项生活活动的环境评定:自己清洗和擦干身体(部分身体、全身)的环境;护理身体各部(皮肤、牙齿、毛发、手指甲、脚趾甲)的环境;如厕(控制小便、控制大便)的环境;穿脱(衣裤、鞋袜)的环境;进食(进餐、使用餐具)的环境;喝水(用杯子、用吸管)的环境;照顾个人健康(确保身体舒适、控制饮食)的环境。生活环境的障碍主要是精细动作障碍和感官障碍如视障。而精细动作障碍,多数是因为上肢精细动作或运动失调造成(如肢障、高龄者)。生活环境评定报告中对每项活动的环境评定都列出表3-19的5个选择,即无障碍、轻障碍、中障碍、重障碍和完全障碍。生活"无障碍"是指能自主地、迅速地完成这项生活活动,而"完全障碍"是指完全不能自主地完成该项生活活动,根据这17项的障碍情况可以计算出个案的生活环境障碍平均值。

2. **移动环境** 移动环境是人类生存的必要环境,主要是下肢的运动,包括卧、坐、站的三个姿势及其间转换。参照ICF"活动和参与"第4章移动的d410～d475,主要有以下11大类共42项移动环境的评定:维持和改变身体姿势(卧姿、蹲姿、跪姿、坐姿、站姿、体位变换)的环境;移动自身(坐姿移动自身、卧姿移动自身)的环境;举起和搬运物体(举起、用手搬运、用手臂搬运、用肩和背搬运、放下物体)的环境;用下肢移动物体(用下肢推动、踢)的环境;精巧手的使用(拾起、抓握、操纵、释放)环境;手和手臂的使用(拉、推、伸、转动或扭动手或手臂、投掷、接住)环境;行走(短距离、长距离、不同地表面、绕障碍物)的环境;不同场所移动(住所内、建筑物内、住所和建筑物外)的环境;使用器具移动(助行器具、各种轮椅等)的环境;乘坐交通工具(各种汽车、火车、飞机、轮船等)的环境;驾驶车辆(骑自行车、三轮车、摩托车、汽车等)的环境。移动障碍可能原因为身体无法出力、活动或使用(如肢障),以及感官障碍使移动有困难(如视障)。移动环境评定报告中对每项活动的环境评定都列出表3-19的5个选择。移动"无障碍"是指能自主地、迅速地完成该项移动,而"完全障碍"是指完全不能自主地移动,根据这42项的障碍情况可以计算出个案的移动环境障碍平均值。

3. **交流环境** 互相交流的环境是人类生活的重要环境,具备交流能力使我们感觉到自己是一个正常人。无交流能力的人会被截断其与社会的联系及受教育的机会,从而可能导致情绪障碍。参照ICF"活动和参与"交流的d310～d360,主要有以下6大类共17项交流环境的评定:口语交流的环境;非口语交流的环境,包括理解肢体语言(面部表情、手势或手语、身体姿势等)、理解信号和符号及图标、理解图画和图表及相片、理解正式手语、书面信息交流;讲话的环境;生成非语言信息(肢体语言、信号和符号、绘画和照相、正式手语、书面信息)的环境;交谈(与一人、与多人)的环境;使用交流器具和技术(通讯器具如电话或手机或传真机、书写器具如打字机或电脑或盲文书写器等、使用交流技术如盲文软件和因特网等)的环境。交流环境障碍可能原因为感官障碍(如视障、听障)或理解障碍(如智障)。交流环境评定报告中对每项活动的环境评定都列出表 3-19 的 5 个选择。交流"无障碍"是指能自主地、迅速地完成该项交流,而"完全障碍"是指完全不能自主地交流,根据这 17 项的障碍情况可以计算出个案的交流环境障碍平均值。

**4. 教育环境**  受教育是人的基本权利之一,许多国家都实行义务教育。教育环境的基础是交流环境加上移动环境。教育环境评定包括接受教育的环境和教育场地的环境。接受教育的环境参照 ICF"活动和参与"的学习和应用知识的 d110~d177,主要有以下 3 大类共20 项教育环境的评定:有目的的感觉体验(看、听、其他感觉如触觉和嗅觉)的环境;基本学习(模仿、复述、学习阅读、学习写作、学习计算、掌握技能如使用文具、电脑和工具等)的环境;应用知识(集中注意力、思考、阅读、写作、计算、解决问题、做出决定)的环境。此外,教育场地的环境包括:到学校、参加学校活动、家庭教育、远程教育等。教育环境对各类残疾人都有不同程度的障碍。教育环境评定报告中对每项活动的环境评定都列出表 3-19 的5 个选择。教育"无障碍"是指能自主地完全接受教育,而"完全障碍"是指完全不能接受教育,根据这 20 项的障碍情况可以计算出个案的教育环境障碍平均值。

**5. 就业环境**  就业也是人的基本权利之一,对残疾人尤为重要和困难。就业需要有一定的技能,对于从未参加工作的成年残疾人来说有一定难度,而对原有工作后来残疾的人来说,通过改造或重建就业环境后,就业的可能性很大。就业环境包括从事工作的环境和就业场地环境。从事工作的环境参照 ICF"活动和参与"主要生活领域的 d840~d855,主要有以下 4 大类共 12 项就业环境的评定:准备就业的环境(学徒工作);得到、维持和终止工作的环境(寻求工作、维持工作、终止工作);有报酬的就业环境(自谋职业、兼职就业、全职就业);无报酬的就业环境。此外,就业场地的环境包括:出入职场、职场内活动(办公室出入门、桌子、书桌和文件柜)、使用工具文具(如电脑、扫描仪、特殊的工具等)和在家里工作。就业环境对各类残疾人都有不同程度的障碍。就业环境评定报告中对每项活动的环境评定都列出表 3-19 的 5 个选择。就业"无障碍"是指能自主地完成就业活动,而"完全障碍"是指完全不能就业,根据这 12 项的障碍情况可以计算出个案的就业环境障碍平均值。

**6. 文体环境**  文体环境是文化、娱乐和体育活动环境的简称,内容繁多举不胜举,是人类特有的环境。文体活动的环境参照 ICF"活动和参与"社区、社会和公民生活中的 d920娱乐和休闲,主要有以下 6 大类共 18 项文体环境的评定:游戏(棋类、牌类和电子游戏)的环境;运动(保龄球、各种大球、各种小球、田径、游泳)的环境;艺术和文化(看节目如各种表演、看电影电视、参观展览、表演节目如唱歌跳舞小品、演奏乐器、书法绘画)的环境;手工业制作(编织、陶瓷)的环境;业余爱好如集邮、收藏硬币或文物的环境;社会活动(走访亲朋、参加公共场所活动)的环境。文体环境评定报告中对每项活动的环境评定都列出表 3-19 的 5 个选择。文体"无障碍"是指能自主地进行文体活动,而"完全障碍"是指完全不能进行文体活动,根据这 18 项的障碍情况可以计算出个案的文体活动环境障碍平均值。

**7. 宗教环境**  信仰宗教或不信仰宗教是人的基本权利之一,也是人类特有的环境之一。宗教活动的环境包括宗教活动场地的环境和进行宗教活动的环境。宗教活动场地的环境包括:出入场地、场地内活动和在家里活动;而进行宗教活动的环境,由于宗教不同其活动环境也不同,参照 ICF"活动和参与"社区、社会和公民生活中的 d930 宗教和精神性活动,有 2 项宗教活动的环境评定:有组织的宗教活动(如佛教、道教、回教、基督教和天主教)以及精神性活动(除有组织的宗教以外的精神活动)。宗教环境评定报告中对每项活动的环境评定都列出表 3-19 的 5 个选择。宗教"无障碍"是指能自主地参加宗教活动,而"完全障碍"是指完全不能参加宗教活动,根据这 5 项的障碍情况可以计算出个案的宗教活动环境障碍平均值。

8. **居家环境**　居家环境是从事家务活动的环境,包括居家生活的环境和居家建筑物环境两方面。居家生活的环境参照 ICF"活动和参与"家庭生活中的 d620~d650,而居家建筑物则参照 ICF"环境因素"产品和技术中的 e155 私人建筑物的设计、建设及建造的产品和技术。故居家环境的评定主要有以下 5 大类共 32 项:获得商品和服务(购物、收集日用品)的环境;准备膳食(简单食物、复杂食物)的环境;料理家务(清洗和晾干衣服、清洁餐厅和餐具、清洁生活区、使用家用电器、贮藏日用品、处理垃圾)的环境;照管居室物品(缝补衣服、维修住处和家具、维修室内用具、保养车辆、保养辅助器具、照管室内外植物、照管宠物)的环境;住宅设计、建设及建造的产品和技术如公寓出入口、门开启、走廊、客厅设施(沙发和茶几)、饭厅设施(饭桌和椅子)、浴室设施(热水器、浴缸、扶手)、厕所设施(坐便器、小便池、洗手盆、镜子、扶手)、卧室设施(床和床头柜)、厨房设施(冰箱、灶具、炊具、通风机、洗碗机、洗手池、微波炉、消毒柜、碗柜)、书房设施(书桌、书架、电脑桌)、交流设施(电话、电视机、影碟机、音响设备、因特网)、橱柜(衣柜、鞋柜)、温度控制(空调机)、地面铺设和紧急疏散等。居家环境对各类残疾人都有不同程度的障碍。居家环境评定报告中对每项活动的环境评定都列出表 3-19 的 5 个选择。居家"无障碍"是指从事各种家务活动都完全没有障碍,而"完全障碍"是指完全不能从事家务活动,根据这 32 项的障碍情况可以计算出个案的居家环境障碍平均值。

9. **公共环境**　公共环境是从事公共活动的环境,包括参加公共活动的环境和公共建筑物环境两方面。参加公共活动的环境可以参照 ICF"活动和参与"社区、社会和公民生活中的 d910 社区活动,而公共建筑物则参照 ICF"环境因素"产品和技术中的 e150 公共建筑物的设计、建设及建造的产品和技术。故公共环境的评定主要有以下 2 大类共 18 项:参加公共活动(非正式社团活动、正式社团活动、典礼)的环境;公共建筑物设计、建设及建造的产品和技术如建筑物出入口(坡道在 1∶12 以下)、门开启(自动门、推拉门、平开门)、室内公共场所(商场、饭店、旅店、剧场、影院、音乐厅、博物馆、图书馆、会议厅、体育馆)、室外公共场所(运动场、公园、游乐园)、电话亭、公交车、公交车站、上下楼梯及扶手、电梯设施、公共厕所(坐便器、小便池、洗手盆、厕所内移动、无障碍厕位、扶手及各类开关)、过马路(包括过街天桥和地道)、人行道、广场、停车场和各种指示牌等。公共环境对各类残疾人都有不同程度的障碍。公共环境评定报告中对每项活动的环境评定都列出表 3-19 的 5 个选择。公共环境"无障碍"是指从事各种公共活动都完全没有障碍,而"完全障碍"是指完全不能从事公共活动,根据这 18 项的障碍情况可以计算出个案的公共环境障碍平均值。

**(三)环境评定应用**

对残疾人的环境进行评定时,既要考虑残疾人的障碍类型,又要考虑环境类型。所以虽然需要评定的环境共 9 种,但个案评定时可能只需几种。为尽量减少主观性,建议环境评定时,最好由协作组(team)来进行,可通过问卷调查和观察以及必要的实地考察来打分。每次评定都由同一协作组进行,才能使环境评定的分值尽量有可比性。

1. **家庭环境的评定**　进行家庭环境评定,我们通常采取物理治疗师和作业治疗师随病人去家里访问,他们主要负责在家中评定病人的功能水平。精力主要花在病人或者病人家庭的特殊需要方面,言语治疗师、社会工作者或者护士也可参与到家庭评定中。这种评定将包括两个内容：一是关于住所外部的情况，二是住所内部的环境。在评定中主要使用的工具是皮尺和家庭环境评定表。

完成家庭内部评定的常用方式是让病人模拟全天的日常活动。从早上起床开始包括穿衣、化妆、洗澡和饮食的准备，病人试图完成所有的转移、行走、自理和其他所能做的活动，尽可能独立地促进这个评定。

**2. 社区环境（公共场所）的评定**　主要是对人行道、路边镶边石、斜坡、扶手和台阶等位置的评定，如斜坡评定要求其坡度以 1∶12 英寸，宽度以 90～120cm 为宜，如斜坡长超过 10m，斜坡改变方向或斜坡超过以上标准（1∶12 英寸），则中间应有一休息用的平台。所有斜坡的路面应是防滑的，其两侧边缘均应有一 3.5cm 的路肩，以防轮椅冲出斜坡的边缘；扶手评定要求斜坡适用于步行者和轮椅使用者，其两侧应装有栏杆，对步行者而言，其扶手高度以 90cm 为宜，而对轮椅使用者则以 75cm 为宜；台阶评定要求单级台阶可在附近的墙上装一垂直扶手，距台阶底部约 90cm，多级台阶则应使用水平性的扶手，应在台阶的底端和顶端各延伸至少 30cm。应注意扶手直径应为 2.5～3.2cm，扶手内侧缘与墙之间距离为 5cm，不宜太远。

# 第八节　生活质量和社会功能的评定

## 一、概述

生活质量（quality of life，QOL），也称为生命质量、生存质量、生活质素等，是康复医学针对病人康复工作中最重要的方面，在病人疾病转归后，更加关注其功能恢复和生活质量的保持与提高。这也是康复医学学科有别于其他临床医学学科的特点之一。它是对人们生活好坏程度的一个衡量。生活质量与客观意义上的生活水平有关，但也有所区别。人们除了保持基本的物质生活水平及身心健康之外，生活质量也取决于人们是否能够获得快乐、幸福、舒适、安全的主观感受。

### （一）生活质量与健康相关生活质量的概念

**1. 生活质量**　WHO 生活质量研究组在 1993 年提出的生活质量概念是指不同文化和价值体系中的个体对他们的目标、期望、标准以及所关心的事情相关的生活状况的体验。这是在众多生活质量的概念与诠释中的一个较为公认的定义。

除了 WHO 提出的生活质量概念之外，大量的学者进行了生活质量的研究，分别提出了生活质量不同的概念，主要有三个流派的观点：客观论，是将生活质量定义为满足人们生活需要的全部社会条件与自然条件的综合水平，包括生活环境的美化、净化、社会文化、教育、卫生、生活服务状况、社会风尚和社会治安秩序等；主观论，认为生活质量就是人们的主观幸福感和对生活的满意程度，是对个体生活各方面的评价和总结。包括精神的、躯体的、物质方面的幸福感以及对家庭内外的人际关系、工作能力、主动参与各项休闲活动的能力的满意程度；主、客观综合论，认为生活质量包括社会提供给人们生活所需条件的充分程度和人们对于生活需求的满意程度。是反映人类生活发展的一个综合概念，是对社会发展包括人类自身发展过程的一种标识。

**2. 健康相关生活质量**　健康相关生活质量（health-related quality of life，HRQOL）是指病人对于自身疾病与治疗产生的躯体、心理和社会反应的一种实际的、日常的功能性描述。

健康相关生活质量是从医学角度探知疾病对于病人的影响以及医疗干预措施的成效出发，借用社会科学提出的生活质量概念开展研究的一种方式。基于对健康相关生活质量概念的理解，可以看出生活质量可以分为与健康有关的和与健康无关的两个方面，前者包括与被评定者健康有关的主要因素，比如身体、心理、精神健康等方面；后者则包括社会环境和生活环境等方面。关于生活质量的主要构成，专业界还未能达成共识，主要原因有以下几点：①生活质量是一个多维的概念，包括身体机能、心理状态、社会功能和精神健康等；②生活质量是主观的评价指标，是由被测评者自我评价的主观体验；③生活质量是有文化依赖性的，有些方面的评价要基于一定的文化价值体系下。

**(二)康复医学实践中进行生活质量评定的意义**

**1. 生活质量评定是康复评定的重要内容**　康复医学是一门最终以改善各类疾病病人生活质量的医学学科。生活质量的评定涉及病人总体结局，全面反映疾病及其导致的躯体、心理和社会功能等方面在康复干预等作用下产生的影响，而且更着重于体现病人自身的主观感受。而不是像其他康复评定内容中，可能只关注了解病人结构或功能上有无异常。

**2. 生活质量评定有助于了解影响病人生活质量的主要因素**　生活质量评定是制订康复措施的重要依据，借以了解疾病和功能受损对于病人生活质量的影响，以便有针对性地进行干预。通过生活质量的评定，有助于了解分析影响病人康复的主要因素，阐明生活质量与损伤或残疾程度之间的关系，从而有利于发现问题，提出针对不同疾病成因机制中全面且较客观的解释。

**3. 有利于评价和比较各种康复干预措施的疗效**　后期的康复评定中，生活质量评定的各项指标也是判断相应康复治疗效果的重要参数，为后续治疗提供更好的依据。国内外生活质量的研究提示，根据生活质量评定的结果，可以制订更加有效的康复干预方案及治疗措施，能够显著提高残疾人或慢性病、老年病病人的康复疗效，进而改善病人的生活质量。

## 二、生活质量评定的内容

生活质量的评定是针对每一位个体进行主观感受和对社会、环境体验的评定，它有别于其他客观评定指标，需要针对性分析不同疾病、状态、人群与生活质量有关的因素，确定适合的生活质量评定内容。

**(一)与生活质量有关的因素**

康复评定工作中，我们所面对的疾病有神经系统疾患、骨骼肌肉系统疾患、心肺系统疾患、小儿或老年疾患，每一个疾病类别，都有不同的因素跟其生活质量有关。

不同时期、不同研究背景的学者提出的因素都有些不同，其中 Ferrell 提出的思维模式结构较为全面，包括身体健康状况(各种生理功能活动有无限制、休息与睡眠是否正常等)、心理健康情况(智力、情绪、紧张刺激等)、社会健康状况(社会交往和社会活动、家庭关系、社会地位等)和精神健康状况(对生命价值的认识、宗教信仰和精神文化等)。当然，更具权威性的还是 WHO 提出的六个方面的因素，可分为：身体功能、心理状况、独立能力、社会关系、生活环境、以及宗教信仰与精神寄托。

**(二)生活质量测定的内容**

从上述生活质量有关的因素可以看出，生活质量评定的内容主要是围绕这些因素来选取特定的指标进行的，具体内容包括以下几个方面：①躯体功能的评定：包括睡眠、饮食、行走、大小便自我控制、自我料理、家务操持、休闲；②精神心理功能的评定：包括抑郁、焦虑、孤独感、自尊、记忆力、推理能力和应变能力；③社会功能评定：包括家庭关系、社会支持、与他人交往、就业情况、经济状况、社会整合、社会角色等；④疾病特征与治疗：包括疾病病症、治疗副作用等方面。

临床实际应用中，要结合实际情况选择使用合适的生活质量量表。通常普适性量表涉及的内容较为全面，涵盖的条目也较多，但是也因此增加更多的工作量，评定花费的时间也较长，这样一来还有可能导致病人不能集中注意力产生信息偏倚。所以，针对各类疾病时，可选用疾病专表。比如用于脑卒中病人的疾病影响调查表中风专用量表 -30（Stroke-Adapted 30-Item Version of the Sickness Impact Profile，SA-SIP30），是 Straten 等将疾病影响调查表改良后形成的脑卒中后专用生活质量测量量表。此量表将疾病影响调查表减少为 30 个条目，去除了与脑卒中相关性差及可信度差的条目。内容主要包括：身体照顾与活动、社会交往、活动性、交流、情感行为、家居料理、行为动作的灵敏度和步行等 8 个方面。

## 三、生活质量评定的方法

在不同的人群或疾病评定时，按照评定的目的和内容要求，常用的生活质量评定方法有以下几种。

### （一）访谈法

访谈法是指是通过访谈员和受访人面对面地交谈来了解受访人的心理、行为、健康状况以及生活水平等，综合评价其生活质量的一种方法。

根据访谈进程的标准化程度，可将它分为结构型访谈和非结构型访谈。前者的特点是按定向的标准程序进行，通常是采用问卷或调查表，对所问的条目和可能的反应都有一定的准备；后者指没有定向标准化程序的自由提问和进行大的访谈形式。访谈法运用面广，能够简单而迅速地收集多方面的评定分析资料，因而常在日常工作中使用。

访谈法的优点有：①灵活易实施，调查方式灵活；②访谈双方面对面交谈便于了解量表个别条目无法反映的较深层内容；③资料收集较可靠；④适用人群面广，特别是文化程度较低的人士、儿童或一定认知障碍的病人。

访谈法的缺点包括：①成本较高，费用大、时间长；②主观性太强，受访谈员的影响大；③记录和结果的分析处理较难；④缺乏隐秘性，受访者可能会对一些敏感问题回避或不做真实的回答。

### （二）观察法

观察法是研究者在一定时间内有目的、有计划地在特定条件下，通过感官或借助于一定的科学仪器，对特定个体的心理行为或活动、疾病症状及相关反应等进行观察，从而搜集资料判断其生活质量。

观察法常用于植物人状态、精神障碍、老年性痴呆或危重病人的评定。

### （三）主观报告法

主观报告法是受试者根据自己的身体情况和对生活质量的理解，报告一个整体生活质量的状态水平，可以用分数或等级数表示，是一种简单的整体评定方法。优点是所得到的数据单一易分析处理，但是结果的可靠性较差，所以通常都跟其他量表共同使用，作为一个补充。

### （四）症状定式检查法

症状定式检查法是用于限于疾病症状和治疗的毒副作用时的生活质量评定。该法把各种可能的症状或毒副作用列表出来,由评定者或病人注意选择,选项可以是"有""无"两项,也可为程度等级选项。比如常用的鹿特丹症状定式检查(Rotterdam symptom checklist, RSCL)。

### (五)标准化的量表评价法

标准化的量表评价法是生活质量评定中采用最广的方法,通过经考察验证具有较好信度、效度和反应度的标准化测定量表,对受试者的生活质量进行多个维度的综合评定。根据评定主题的不同可分为自评法和他评法。

此方法的客观性较强、可比性好、程序易标准化和易于操作等优点,是临床上,特别是科研中常采用的方法。比如医疗结局研究简表(Medical Outcomes Study Short Form 36, MOS SF-36)。

### (六)生活质量评定的注意事项

生活质量评定中有上述诸多因素的影响,评定的方法多样,评定中有以下注意事项:

**1. 建立有用的生活质量评价指标** 选用量表时要留意它的可测量性、敏感度、广泛被接受、易于理解、平衡性等方面。

**2. QOL 量表的本土化和民族化** 量表要具备国际通用性和可比性,又要照顾到各个国家、地区的本土文化和民族化元素。必要时应对相关内容进行文化调适。比如国内流行使用的 WHOQOL 中文版和 SF-36 等。

**3. 有针对性地使用 QOL 量表** 针对不同的疾病,尽量选择该疾病的生活质量专表,以便测得病人特有的问题。比如适用于脑卒中病人的 SA-SIP30;用于慢性关节炎病人的关节炎影响测量量表 2(Arthritis Impact Measurement Scales 2, AIMS2)等。

**4. 注意不同数据采集过程中的技巧** 比如访谈法访谈员的素质培训、量表评价法中量表的编印质量等细节,进一步提高生活质量评定的准确性。

## 四、生活质量评定量表

生活质量评定的重要工具就是生活质量量表,在过去几十年里,国内外研制了大量的量表。有一些普适性的生活质量量表,它们并不针对某一特殊疾病的病人,而在于了解一般人群的综合健康状况,通常也用于不同疾患病人生活质量的研究。当然为了更好地了解特定疾病病人的生活质量,近年来研制或改良了大量的生活质量测量的疾病专用量表。

普适性量表的优点有:①具有适用于多种疾病的特点,可以借此明确影响生活质量的其他相关因素;②适用于多病种、不同条件下的研究;③便于资料的采样、搜集与管理。当然,普适性量表应用在不同疾病病人的生活质量研究时,也有以下缺点:①病人通常伴有不同程度的认知、语言功能和心理障碍,不同程度的干扰了测量结果,如果排除这一部分病人,将会失去一大部分测试对象;②个别量表会出现封底效应(floor effect)或封顶效应(ceiling effect),影响评估的准确性;③内容的有效性,如:脑卒中病人常见的问题是交流障碍,而众多量表中只有疾病影响量表(Sickness Impact Profile, SIP)拥有这方面的内容。

生活质量测量的疾病专用量表优点有:①量表内容针对性强,各领域(Domain)较普适性量表更能反应各类疾病的功能特点;②完成量表耗时短,不易因病人疲劳或注意力不集中而影响测量结果;③适用于病人自答、访问、电话访问和书信访问等形式。其缺点有:①有些疾病专用量表多为最近几年研制而成,还未经大量研究使用,其信度和效度尚未得到完全证实,特别是缺乏使用国的文化调适时;②部分条目(item)的语句不一定能真实地描述病人的反应。因此，选择量表时，除了考虑其优缺点外，研究者同时还应兼顾自己研究的目的和内容，资料获取的形式，被访对象的自身状况（比如脑卒中的类型、关节炎的受累肢体）等相关因素。

SF-36 是目前世界上公认的具有较高信度和效度的普适性生活质量评价量表，Anderson 等将 SF-36 应用于脑卒中后的病人的生活质量的研究，发现在身体和精神健康方面较敏感，而在社会功能方面表现较差。SF-36 中国版已经由中山医科大学统计教研室方积乾教授等引进研制出来并投入使用。

## 五、社会功能评定

康复医学的最终目的就是让病人能够最大程度地恢复功能、重返社会。康复过程中，病人躯体功能恢复良好的同时，完好的社会功能也是必备的。

社会功能，通常是指个人能否在社会上发挥一个公民应有的功能及其在社会上发挥作用的大小。具体内容一般包括以下几个方面：社会生活能力，包括家庭关系、社会支持、社会角色和与他人交往等；就业情况；社会整合功能等。

社会功能是生活质量评定的一项重要内容，之前在生活质量章节有详细的阐述。

就业能力是衡量病人社会功能的一个重要部分，不同疾病病人功能康复后，就业前均需要进行就业能力的评定，评定包含全面的内容，量表式评估是最常用的方式，这里推荐介绍功能评估调查表。功能评估调查表是较全面的功能状态评定表，可了解残疾者就业能力的受损和残存状况。

（陈妙玲　王玉龙）

# 第四章

# 脑性瘫痪的康复

## 第一节 概 述

脑性瘫痪（cerebral palsy，CP）简称脑瘫，是以运动功能障碍为主的致残性疾病。多年来随着围产医学、新生儿医学等学科的发展，过去往往难以存活的危重新生儿得到了有效的救治，而这些高危儿患脑瘫的风险明显增高。目前，世界上脑瘫的发病率约 1.5‰～4‰，平均约 2‰，我国脑瘫发病率为 1.8‰～4‰。据统计，我国脑瘫患儿的数量大约占残疾儿童总数的 23.5%，并且该数据呈逐年上升的趋势。

### 一、定义

脑性瘫痪是一组持续存在的中枢性运动和姿势发育障碍、活动受限症候群，这种症候群是由于发育中的胎儿或婴幼儿脑部非进行性损伤所致。脑性瘫痪的运动障碍常伴有感觉、知觉、认知、交流和行为障碍，以及癫痫和继发性肌肉、骨骼问题。

### 二、病因与分类

#### （一）脑瘫的发病原因

脑瘫发生的直接原因是严重的脑损伤和脑发育异常，与产前、产时、产后多个环节的高危因素有关。

**1. 产前因素**

（1）母体原因：包括母亲不良嗜好（吸烟、饮酒、吸毒等）、母亲智力障碍、高龄产妇、妊娠期感染、药物、先兆流产、糖尿病、母体妊娠期中毒、营养障碍等。其发生机制相当复杂且不十分清楚，可能与影响神经细胞的分裂、移行和演化有关。另外，研究认为孕期长期处在受污染环境里，接触有毒物质及长期辐射暴露等均可造成胎儿脑组织损伤。

（2）遗传因素：目前研究认为罹患脑瘫的家族中，再次罹患脑瘫的概率偏高。部分痉挛型双瘫或偏瘫的患儿有遗传倾向。共济失调型脑瘫与常染色体隐性遗传有关。

（3）先天畸形：如遗传因素、药物、缺氧等，发生机制相当复杂且不十分清楚，可能与影响神经细胞的分裂、移行和演化有关。

**2. 产时因素**

（1）出生时体重：出生后 1 小时内的体重称为出生体重（birth weight，BW），正常儿 BW 为 2500～4000g。BW 小于 2500g 为低出生体重儿；BW 小于 1500g 为极低出生体重儿；BW 小于 1000g 为超低出生体重儿。体重偏离正常的程度越大，脑性瘫痪的发病率越高，极低出生体重儿的发病率约是正常体重出生儿的几十倍。

（2）胎龄：胎龄大于 42 周或小于 32 周，也是导致脑瘫的危险因素。早产儿体重大多数较低，脑组织发育不成熟，易受到各种因素影响，导致进一步脑损伤。

（3）双胎或多胎：研究发现多胎儿脑瘫的发生率高于单胎儿的 5～10 倍。

（4）胎盘及分娩异常：如产程过长、产伤、胎位异常、臀位分娩、胎盘功能不全等与脑瘫发生有关。

3. **产后因素**　新生儿窒息、新生儿惊厥、ARDS（急性呼吸窘迫综合征）、吸入性肺炎、败血症、缺血缺氧性脑病、颅内出血、脑积水、胆红素脑病以及脑部感染、低血糖症、脑外伤等都被认为是脑瘫的危险因素。

### （二）脑瘫的分类

根据 2014 年 4 月第六届全国儿童康复、第十三届全国小儿脑瘫康复学术会议病人的我国脑性瘫痪新的临床分型、分级标准进行分类。

1. **临床分型**

（1）痉挛型四肢瘫（spastic quadriplegia）：以锥体系受损为主，包括皮质运动区损伤。牵张反射亢进是本型的特征。四肢肌张力增高，上肢背伸、内收、内旋，拇指内收，躯干前屈，下肢内收、内旋、交叉、膝关节屈曲、剪刀步、尖足、足内外翻、拱背坐、腱反射亢进、踝阵挛、折刀征和锥体束征等。

（2）痉挛型双瘫（spastic diplegia）：症状同痉挛型四肢瘫，主要表现为双下肢痉挛及功能障碍重于双上肢。

（3）痉挛型偏瘫（spastic hemiplegia）：症状同痉挛型四肢瘫，表现在一侧肢体。

（4）不随意运动型（dyskinetic）：以锥体外系受损为主，主要包括舞蹈性手足徐动（chroeoathetosis）和肌张力障碍（dystonic）；该型最明显特征是非对称性姿势，头部和四肢出现不随意运动，即进行某种动作时常夹杂许多多余动作，四肢、头部不停地晃动，难以自我控制。该型肌张力可高可低，可随年龄改变。腱反射正常、锥体外系征 TLR（+）、ATNR（+）。静止时肌张力低下，随意运动时增强，对刺激敏感，表情奇特，挤眉弄眼，颈部不稳定，构音与发音障碍，流涎、摄食困难，婴儿期多表现为肌张力低下。

（5）共济失调型（ataxia）：以小脑受损为主，以及锥体系、锥体外系损伤。主要特点是由于运动感觉和平衡感觉障碍造成不协调运动。为获得平衡，两脚左右分离较远，步态蹒跚，方向性差。运动笨拙、不协调，可有意向性震颤及眼球震颤，平衡障碍、站立时重心在足跟部、基底宽、醉汉步态、身体僵硬。肌张力可偏低、运动速度慢、头部活动少、分离动作差。闭目难立征（+）、指鼻试验（+）、腱反射正常。

（6）混合型（mixed types）：具有两型以上的特点。

2. **临床分级**　目前多采用粗大运动功能分级系统（gross motor function classification system，GMFCS）。GMFCS 是根据脑瘫儿童运动功能受限随年龄变化的规律所设计的一套分级系统，完整的 GMFCS 分级系统将脑瘫患儿分为 5 个年龄组（0～2 岁，2～4 岁，4～6 岁，6～12 岁，12～18 岁），每个年龄组根据患儿运动功能从高至低分为 5 个级别（Ⅰ级、Ⅱ级、Ⅲ级、Ⅳ级、Ⅴ级）。

## 三、病理改变

脑瘫的病理生理学没有固定的改变，是由于不同的致病因素导致了病理生理表现各异。

## （一）脑发育不全

常见脑白质、胼胝体、额叶、颞叶和脑室周围等。

## （二）先天性中枢系统畸形

包括神经管闭合不全（如无脑畸形、脑膜膨出、中脑水管畸形）、脑泡演化发育障碍（如全前脑畸形、小脑扁桃体下疝畸形）、神经元移行及脑回形成障碍（如神经元异常、平脑回或无脑回、多小脑回畸形）、联合障碍或中线结构异常（如胼胝体缺如或发育不全、透明隔缺如或发育不全）等。

## （三）先天性感染

被认为是最主要的致畸病因，可导致脑瘫的发生。如先天弓形体病、先天性风疹综合征、先天巨细胞病毒感染、先天性疱疹病毒感染等。

## （四）产伤

胎儿在分娩过程中所遭受的损伤，分为颅脑外产伤（头皮水肿、头皮血肿等）、颅骨产伤（颅骨骨折、头颅变形等）及颅脑内损伤（硬膜撕裂、硬膜下血肿等），可造成脑性瘫痪的产伤主要为后两种。

## （五）核黄疸

病变的特点是基底节、海马、丘脑下部、齿状核等被染成亮黄色或深黄色，可有神经元变性、坏死、神经胶质细胞增生等病理改变。

## （六）缺血缺氧性脑病（hypoxic ischemic encephalopathy，HIE）

HIE 是新生儿最常见的中枢神经系统病变，可表现为脑水肿、脑组织坏死、基底神经节大理石样变性、大脑矢状旁区神经元损伤、脑室周围白质软化及脑内出血。

## 四、主要的临床处理

### （一）药物治疗

根据病人病情、并发症情况选择用药。

**1. 1 岁以内可选用活化脑细胞、促进脑损伤修复和发育的药物**　如：B 族维生素、γ- 氨酪酸、注射用鼠神经生长因子、胞磷胆碱、单唾液酸四己糖神经节苷脂钠注射液等。

**2. 脑瘫患儿的抗痉挛药物**　主要有：①缓解局灶性痉挛药物：神经肌肉阻滞剂（A 型肉毒毒素）和化学去神经支配（苯酚、乙醇）；②缓解全面性痉挛药物：口服药物和巴氯芬鞘内注射。如：氯苯胺丁酸（开始剂量 1～2mg/kg/ 次，3 次 / 日）、硝苯呋海因（开始剂量 0.5～2.5mg/kg/d）、地西泮（0.25～0.5mg/kg/ 次）、丹曲林、巴氯芬、替扎尼定等。

**3. 控制不自主运动和震颤**　如左旋多巴、盐酸苯海索、硫必利、茶苯海明等。

**4. 行为异常的药物**　如苯丙胺、氟哌啶醇等。伴有呼吸道感染加用抗生素治疗。

**5. 营养消化障碍**　加用微量元素、维生素、蛋白、脂肪乳等。体温过高用退烧药，如对乙酰氨基酚等。

**6. 抗癫痫**　癫痫用抗癫痫药，如苯巴比妥、苯妥英钠、卡马西平、丙戊酸钠、氯硝西泮、拉莫三嗪等。

此外，脑瘫患儿因负重、营养和抗惊厥药应用等因素，常出现低骨密度和骨质疏松，易造成骨折，故临床上使用维生素 D、钙补充剂和双磷酸盐等相应药物以改善脑瘫患儿骨密度。

### （二）手术治疗

脑性瘫痪手术治疗可以矫正患儿的动态畸形和静态畸形，协调主动肌和拮抗肌之间的肌张力和肌力,改善关节的稳定性和灵活性,提高患儿的日常生活能力。手术治疗多用于痉挛型患儿,常用的手术方法有肌肉和肌腱切断术、肌腱延长术、关节融合术、髋关节脱位手术、脊髓切断术、脊髓切开术、脊神经前根切断术、选择性脊神经后根部分切断术、周围神经选择性部分切断术、氯苯胺丁酸鞘内注射技术等。

# 第二节 康 复 评 定

## 一、临床诊断

### (一)诊断方法

1. **病史** 病史的询问在脑瘫的临床评定中较为重要,包括产前、产时或产后的高危因素,如:早产、多胎妊娠、通过人工助孕技术分娩的高危儿、畸形、感染、中毒、核黄疸、外伤、母亲并发症及分娩过程异常、影响胎儿及新生儿脑血流动力学的因素、脑发育异常、家族遗传因素和社会因素等。

运动障碍和姿势异常是脑瘫的主要临床表现,运动障碍常伴有感觉、知觉、认知、交流和行为障碍,以及癫痫和继发性肌肉、骨骼问题。这些情况应排除运动发育落后、障碍性疾病、骨骼疾病、脊髓疾病、内分泌疾病、自身免疫性疾病和遗传性疾病等,更好地指导临床诊断与治疗。

2. **体格检查** 包括运动发育情况、各种体位下的姿势、肌力、肌张力、平衡协调、步态检查,关节有无畸形、活动受限和关节半脱位,患儿原始反射、生理反射和病理反射检查,患儿认知语言、吞咽、视力、听力检查等。

3. **实验室检查**

(1)血液生化检查:需与代谢性疾病、肌源性疾病等鉴别时需要血液生化检查,如先天性代谢性疾病,除了与脑性瘫痪有相似的运动功能障碍及影像学改变外,还有实验室检查结果的异常。如苯丙酮尿症患儿,检测血液苯丙氨酸的浓度可以确诊;脑白质营养不良,检测体液中芳香硫酸酯酶A可以鉴别;进行性肌营养不良可有血清肌酸激酶增高等。

(2)尿液检查:鉴别氨基酸代谢异常时可进行尿液与血液的氨基酸检查。

4. **影像学检查** 头颅影像学检查(MRI、CT和B超)是脑瘫诊断有力的支持,为了明确诊断和进行鉴别诊断,头部CT或MRI检查具有一定意义。MRI在病因学诊断上优于CT。在大量的脑瘫患儿的头部CT或MRI检查中,不同类型的脑瘫患儿具有不同的特点。痉挛型双瘫患儿多表现为脑室扩大及周围白质软化、皮质轻度萎缩、脑正中裂增宽等;痉挛型四肢瘫以脑室周围白质软化为最多,多见于早产儿;痉挛型偏瘫则表现为脑部半侧损伤。不随意运动型头部CT多无改变,MRI异常率相对较高,表现为壳核、丘脑、苍白球高信号。共济失调型CT或MRI多示小脑改变。

5. **神经电生理检查**

(1)脑电图(electroenchophologram,ECG):脑瘫患儿的脑电图虽然没有特异性的诊断意义,但对脑瘫的诊断、治疗、预后预期等提供一定的判断依据。异常的脑电图有广泛性慢波、节律失调、低电压、左右不对称等。在脑瘫各类型中,痉挛性脑瘫的异常检出率高于其他类型。合并癫痫的脑瘫患儿,脑电图异常的早期发现,对患儿具有重要意义。

(2)肌电图(electromyogram,EMG):是鉴别神经源性疾病和肌源性疾病的一种检查方法。如诊断脊髓前角急、慢性损害、神经根及周围神经病变、神经嵌压性病变、神经炎、遗传代谢障碍神经病,各种肌肉病也有诊断价值,特别是对上运动神经元损伤还是下运动神经元损伤具有鉴别意义。

(3) 诱发电位(evoked potential,EP):临床上主要应用体感诱发电位、脑干听觉诱发电位、视觉诱发电位等来诊断相关障碍的性质和程度,疑有听觉损害者,行脑干听觉诱发电位检查;疑有视觉损害者,行脑干视觉诱发电位检查。

**(二)诊断标准**

脑性瘫痪的诊断主要依据病史、体格检查、临床表现、相关因素分析、相关实验室检查(影像学、电生理学检查、听觉、视觉、认知等方面)。以下是中国脑性瘫痪康复指南(2015)提出的诊断条件。

**1. 必备条件**

(1) 中枢性运动障碍持续存在婴幼儿脑发育早期(不成熟期):抬头、翻身、坐、爬、站和走等大运动功能和精细运动功能障碍,或显著发育落后。功能障碍是持久性、非进行性,但并非一成不变,轻症可逐渐缓解,重症可逐渐加重,最后可致肌肉、关节的继发性损伤。

(2) 运动和姿势发育异常:包括动态和静态,以及俯卧位、仰卧位、坐位和立位时的姿势异常,应根据不同年龄段的姿势发育而判断。运动时出现运动模式的异常。

(3) 反射发育异常:主要表现有原始反射延缓消失和立直反射(如保护性伸展反射)及平衡反应的延迟出现或不出现,可有病理反射阳性。

(4) 肌张力及肌力异常:大多数脑瘫患儿的肌力是降低的;痉挛型脑瘫肌张力增高、不随意运动型脑瘫肌张力变化(在兴奋或运动时增高,安静时减低)。可通过检查腱反射、静止性肌张力、姿势性肌张力和运动性肌张力来判断。主要通过检查肌肉硬度、手掌屈角、双下肢股角、腘窝角、肢体运动幅度、关节伸展度、足背屈角、围巾征和跟耳试验等确定。

**2. 参考条件**

(1) 有引起脑瘫的病因学依据。

(2) 可有头颅影像学佐证(52%~92%)。

脑性瘫痪的诊断应当具备上述四项必备条件,参考条件可帮助寻找病因。

**3. 各型脑性瘫痪诊断要点** 符合上述诊断标准的脑瘫患儿,根据高危因素、临床症状、体征、影像学、电生理等表现进行分型诊断。

## 二、功能评定

脑瘫患儿的功能评定是患儿康复的重要部分,通过功能的评定可以全面掌握患儿的各项功能水平,确立康复目标,指导康复治疗。

**(一)评定的内容**

脑瘫的康复评定主要包括认知、感觉、吞咽言语、运动、日常生活活动能力、社会参与能力、环境评定等。

**1. 认知功能评定** 脑瘫虽然以运动障碍和姿势异常为主要表现,但感知认知的障碍也不同程度的导致运动、姿势的异常,特别是低年龄段患儿,正处于脑发育早期。只有掌握了正常儿感知、认知的发育特点,才可以分辨异常儿的缺陷。此外,也可应用国际通用的各类量表进行评定。

(1) 新生儿行为神经发育评定(neonatal behavior neurological assessment,NBNA):NBNA

是由我国著名的儿科医生鲍秀兰教授结合多年的临床经验制订的,目前在我国新生儿评估领域被广泛应用。NBNA 只适用于足月新生儿,早产儿孕周需纠正至 40 周,总分 40 分;需在生后 2～3 天、12～14 天、26～28 天进行 3 次测定。以一周内新生儿获 37 分以上为正常,37 分以下尤其在 2 周内≤37 分者需长期随访。目前,国内用 NBNA 动态观察新生儿窒息、缺氧缺血性脑病、小样儿等对新生儿行为神经的影响,与预后有较明显的相关性。

(2)丹佛发育筛查测验(Denver development screen test,DDST):DDST 是美国丹佛学者弗兰肯堡(W.K.Frankenburg)与多兹(J.B.Dodds)编制的,也是我国的一种标准化儿童发育筛查方法,用于早期发现新生儿至 6 岁小儿智力发育问题。它由 104 个项目组成,分为粗大运动、精细运动 - 适应性、语言、个人 - 社会行为等四大行为领域。

(3)儿童作业疗法认知功能动态量表(Dynamic Occupation therapy cognitive assessment for children,DOTCA-Ch):DOTCA-Ch 是以色列希伯来大学著名作业治疗师 Noomi Katz 于 2002 年制订的,用于评定 6～12 岁儿童认知功能。中文版 DOTCA-CH 分为定向、空间知觉、运用、视运动组织、逻辑思维 5 个分区、22 个项目、56 道题目,总分 142 分。DOTCH-Ch 不仅可作为临床诊断脑瘫患儿认知功能的工具,还能作为进行作业治疗的依据。

(4)韦氏智力量表:韦氏智力量表由美国心理学家韦克斯勒教授制订,是继比奈之后世界上应用最广的个人智力量表之一,分为韦氏学龄前及入学儿童智力量表(WPPSI)及韦氏儿童智力量表(WISC)。WPPSI 量表可测验 4～6.5 岁儿童的智力及认知能力,量表分为语言测验和操作测验,语言测验包括常识、词汇、算术、类同词和理解 5 个部分,操作测验包括动物房、图画补缺、迷津、几何图案、木块图案 5 个部分。WISC 适用于学龄阶段的儿童和青少年(6～16 岁)。这一量表在 1974 年重新修订并建立常模,称为韦氏儿童智力量表修订版(WISC-R)。在 1991 年正式出版了韦氏儿童智力量表第三版(WISC-Ⅲ)。它包括 6 个言语分测验,即常识、类同、算术、词汇、理解、背数;6 个操作分测验,即图画补缺、图片排列、积木图案、物体拼配、译码、迷津。其中的背数和迷津两个分测验是备用测验,当某个分测验由于某种原因不能施测时,可以用之替代。测验实施时,言语分测验和操作分测验交替进行,以维持被试的兴趣,避免疲劳和厌倦。完成整个测验需约 50～70 分钟。我国心理学家林传鼎、张厚粲在 1986 年对其做了修订,称为 WISC-CR,龚耀先和蔡太生于 1993 年做了修订,称为 C-WISC。WPPSI 及 C-WISC 测验的操作和评分均由受过训练的专业人员进行,评估结果为智商(IQ)。

2. **感觉功能评定** 小儿脑瘫患儿常有触觉、位置觉、实体觉、两点辨别觉缺失。患儿多缺乏正确的视觉空间和立体感觉,其认知功能缺陷较为突出。患儿对复杂的图形辨认力差,分不清物体形状与其所处空间背景的关系,对颜色的辨认力也很差等。小年龄组患儿可采取观察行为、诱发电位测试的检查方式来评估视觉、听觉等感觉功能。

(1)视觉功能评定:根据不同年龄可选择不同的视觉功能评定方法,见表 4-1。

(2)听力评定:根据不同年龄可选择不同的听力评定方法,见表 4-2。

(3)浅感觉评定:包括触觉、痛觉、温度觉、压觉,见表 4-3。

(4)深感觉评定 包括运动觉、位置觉、震动觉,见表 4-4。

(5)复合感觉评定:包括皮肤定位觉、两点辨别觉、实体觉、图形觉等,见表 4-5。

3. **言语语言功能评定**

(1)构音障碍评定:构音障碍的评定是由中国康复研究中心李胜利教授等于 1991 年依据日本等国家的构音障碍检查法的理论,按照汉语(普通话)的发音特点和我国人文特点研

表4-1　各年龄组视觉功能检查方法

| 年龄 | 方法 | 结果 |
|---|---|---|
| 0～12个月 | 使用手电筒照射或用玩具逗引小儿,注意避免强光照射,一般先检查右眼,再检查左眼 | 瞬目反射、注视、追踪－非盲、不能注视、追踪、外观异常－盲(此年龄段只判定盲与非盲) |
| 12～24个月 | 滚珠、彩珠试验法 | 滚珠直径(cm)<br>0.32cm　对应E视力表0.3<br>0.95cm　对应E视力表0.1<br>1.9cm　对应E视力表0.05<br>4.5cm　对应E视力表0.02 |
| 2～3岁 | 儿童图形视力表 | 根据对照表转换为标准对数视力 |
| 3～7岁 | 使用儿童图形视力表或标准对数视力表 | 根据结果得出标准对数视力 |
| 7岁以上 | 标准对数视力表 | 根据结果得出标准对数视力 |
| 全年龄 | 脑干视觉诱发电位 | 根据结果判断视觉通路是否完整 |

表4-2　各年龄组视听力检查方法

| 年龄 | 方法 | 内容 |
|---|---|---|
| 新生儿 | 听性反射观察 | 患儿应处于浅睡眠,利用惊吓反射、听睑反射、唤醒反射等。 |
|  | 客观行为观察 | 可以选择摇篮测听图、Linco-Benett新生儿听性反应摇篮筛选、诱发耳声发射(EOAE)、脑干听觉反应(ABR) |
| 0～6月 | 行为观察测听法 | 小儿清醒状态下,观察受试儿与声音刺激一致性的反射性行为反应。 |
| 6～24月 | 声定位反应测试 | 采用分散注意力试验,测水平声源、垂直声源的声定位反应。 |
|  | 条件定向反射测听 | 应用视觉刺激来强化对声刺激的反应。 |
| 3～6岁 | TROCA | 在特定情景下对声音刺激产生反应后可获奖赏。 |
|  | 游戏测听 | 教小儿在听到声音后完成一个动作,测听小儿听敏感度 |
| 全年龄 | 脑干视觉诱发电位 | 了解从视网膜到视觉皮层,即整个视觉通路功能完整性检测。 |
|  | 耳声发射 | 产生于耳蜗经听骨链及鼓膜传导释放入外耳道的音频能量 |

表4-3　浅感觉评定方法

| 浅感觉 | 评定方法 |
|---|---|
| 触觉 | 患儿闭目,用棉签轻触患儿皮肤,让患儿回答有无轻痒的感觉或所触次数 |
| 痛觉 | 患儿闭目,用圆头针针尖轻触患儿皮肤,让患儿回答痛或不痛 |
| 温度觉 | 患儿闭目,用分别盛有冷水或热水的试管两只,交替接触皮肤2～3秒,患儿回答冷或热感 |
| 压觉 | 患儿闭目,用大拇指挤压肌肉或肌腱,让患儿指出挤压部位 |

表4-4　深感觉评定方法

| 深感觉 | 评定方法 |
|---|---|
| 运动觉 | 患儿闭目,轻握患儿手指或足趾两侧,上下移动5°左右,患儿指出移动方向 |
| 位置觉 | 患儿闭目,将其肢体放在一定的位置,然后让患儿说出所处的位置 |
| 震动觉 | 患儿闭目,检查者将每秒震动256Hz的音叉放在骨突处,询问患儿有无振动觉和持续时间 |

表 4-5  复合感觉评定方法

| 复合感觉 | 评定方法 |
|---|---|
| 皮肤定位觉 | 患儿闭目,用棉花签轻触皮肤后,让患儿指出所触部位 |
| 两点辨别觉 | 患儿闭目,用两脚规的两尖端同时轻触皮肤,距离从小到大,让患儿区分 1 点或 2 点 |
| 实体觉 | 患儿闭目,抚摸物体后,让患儿说出该物的属性与名称 |
| 图形觉 | 患儿闭目,用手指或笔杆等在患儿皮肤上画一几何图形,由患儿说出所画图形或数字 |

制而成。该评定方法包括两个方面:构音器官检查和构音检查。通过本评定可以评测出患儿是否具有运动性构音障碍及其障碍程度,对康复治疗计划的制订和效果的评价具有指导作用。

（2）言语功能发育评定:目前主要应用 S-S 语言发育迟缓检查法（sign-significant relations, S-S 法）。1990 年中国康复研究中心按照汉语的语言特点和文化习惯,引进 S-S 法,制订了汉语版 S-S 法。该检查是依据认知研究的理论,检查儿童对"符号形式与指示内容关系"、"促进学习有关的基础性过程"和"交流态度"三个方面进行评定,并对其语言障碍进行诊断、评定、分类和针对性的治疗。适用于语言发育水平处于婴幼儿阶段的儿童。

4. **吞咽障碍评定**  脑瘫患儿吞咽障碍的评定方法包括父母问卷调查、营养状况评定、结构性进食观察、辅助检查评定等。吞咽困难调查量表（Dysphagia Disorders Survey, DDS）临床应用较为普及,DDS 量表分为两部分共 15 个问题。第一部分为吞咽困难的相关因素,包括:身高 / 体重、食物的性状 / 受限情况、进食独立性、改良餐具的使用、进食姿势、姿势稳定性、进食 / 吞咽模式;第二部分为进食分析,包括拿取食物时的方向准确性、接受食物的能力、控制能力、口内转运能力、咀嚼、咽下、咽后体征、食管期体征。并根据第二部分内容进行了吞咽困难的严重性评分。该方法不能评价误吸的存在,需要其他辅助工具检查作为补充。辅助工具检查对吞咽困难尤其是咽期和食管期的评价客观、准确,但患儿要有一定的智力水平和主动配合能力,常用方法包括:改良视频荧光吞钡技术（videofluoroscopic modified barium swallow, VMBS）、超声波检查、肌肉电生理检查技术等。

5. **姿势与运动评定**

（1）姿势与运动发育评定:小儿脑瘫的姿势运动发育需根据患儿的年龄及临床表现,对仰卧位、俯卧位、翻身、坐位、体位转换、四爬位、跪立位、立位、步行等不同体位下进行评定（表 4-6、表 4-7）。

（2）肌张力评定:肌张力是维持身体各种姿势和正常运动的基础,分为静止性、姿势性和运动性肌张力。在正常儿的发育中,三种肌张力相互调节,相互协同,维持了正常的姿势和运动。脑瘫患儿均有肌张力的异常表现,但在临床中取得量化的肌张力比较困难。

1）静止性肌张力:是指肌肉处于安静状态的肌张力。检查过程需要在安静、温暖的环境下,使儿童安静的处于仰卧位。检查内容:①肌肉形态:外观上表现为丰满（肌张力亢进）、平坦（肌张力低下）;②肌肉紧张度:触摸时表现的软硬程度,硬（肌张力亢进）和软（肌张力低下）;③肢体被动活动幅度:幅度增加（肌张力亢进）和减少（肌张力低下）;④关节伸展度:伸展活动受限（肌张力亢进）及关节过伸展（肌张力低下）。

2）姿势性肌张力:在姿势发生变化时产生,安静时消失,可以利用头部、四肢及躯干的姿势变化,观察肌张力的改变。在各类型的脑瘫中,不随意运动型患儿肌张力受姿势变化的改变较其他型明显。

表 4-6　姿势与运动发育评定（一）

| 仰卧位、俯卧位、坐位、四点支撑位姿势与运动评定 | | | |
|---|---|---|---|
| **仰卧位** | | **坐位** | |
| 姿势情况 | 对称　非对称 | 坐位姿势 | 模式：全前倾、半前倾、双手前方支撑坐、拱背坐、直腰坐、扭身坐、W 坐位、跪坐位、稳定坐 |
| 角弓反张 | 无　有 | | |
| 头的位置 | 居中　扭向（左　右） | | |
| 手握足 | 可　不可（左　右） | 对称性 | 对称　非对称 |
| 抓足入口 | 可　不可（左　右） | 负重部位 | 坐骨结节　骶髂关节处 |
| 自发运动 | 无　稍有　活跃 | 向俯卧位转换 | 可　不可（左　右） |
| 翻身至俯卧 | 向左　向右 | 向四点位转换 | 可　不可（左　右） |
| **俯卧位** | | 体干回旋 | 可　不可（左　右） |
| 抬头 | 可　不可 | 侧坐位 | 可　不可（左　右） |
| 抗重力伸展 | 可　不可 | 长坐位 | 可　不可 |
| 肘支撑 | 可　不可（左　右） | 坐位蹲行 | 可　不可 |
| 双手支撑 | 可　不可（左　右） | **四点支撑位** | |
| 单手支撑 | 可　不可（左　右） | 姿势稳定性 | 稳定　不稳定 |
| 翻身至仰卧 | 可　不可（左　右） | 姿势对称性 | 对称　非对称 |
| 翻身模式 | 整体　分离 | 上肢支撑 | 可　不可（左　右） |
| 在床上运动 | 可　不可（左　右） | 膝90°并支持 | 可　不可（左　右） |
| 肘爬 | 可　不可（左　右） | 三点支撑 | 可　不可 |
| 腹爬 | 可（模式：尺蠖样爬行、单肘爬行、用对侧上下肢爬行、两上肢交替运动和两下肢同时向前迈出模式爬行、混合的腹爬运动模式、四肢交叉、对角线的爬行模式）不可 | 两点支撑 | 可　不可 |
| | | 向坐位转换 | 可　不可（左　右） |
| | | 向膝立位转换 | 可　不可（左　右） |
| | | 四爬位 | 可（模式：兔跳样臀部左右摆动单侧上下肢支撑（左　右）成熟模式）不可 |
| | | 向立位转换 | 可（模式：单膝立位高爬→立位、双膝立位→单膝立位→立位、双足尖足站起）不可 |
| | | 高爬 | 可　不可 |

3）运动性肌张力：在身体活动中，观察主动肌与拮抗肌之间的肌张力变化。锥体系损伤，主动或被动活动患儿四肢时，初起抵抗增强，后突然减低，为"折刀现象"；锥体外系损伤，被动活动是抵抗力量均等，成为铅管或齿轮样运动。

4）目前较为通用的肌张力评定标准为改良的 Ashworth 痉挛评定，见表 4-8。

（3）肌力评定：脑瘫患儿由于运动障碍和异常姿势等因素的影响，导致运动发育落后，运动启动及执行时肌肉协调性差，主动运动障碍。在诸多因素的联合影响下，大部分患儿的运动关键肌肉或肌群肌力较低，所以评定脑瘫患儿的肌力是必要的。目前，临床上多应用徒手肌力检查法（manual muscle test，MMT）进行肌力评定，MMT 是一种不借助任何器材，仅靠检查者徒手对受试者进行肌力测定的方法，这种方法简便易行，在临床中得到广泛的应用，见表 4-9。

**表4-7 姿势与运动发育评定(二)**

| 跪立位、立位、步行及步态、上肢姿势与运动评定 | | | | | | |
|---|---|---|---|---|---|---|
| **跪立位** | | | **步行及步态** | | | |
| 姿势稳定性 | 稳定 | 不稳定 | 扶助步行 | 可 | 不可 | |
| 姿势对称性 | 对称 | 非对称 | 佩戴支具步行 | 可 | 不可 | |
| 向侧方移动 | 可 | 不可(左 右) | 独立步行 | 可 | 不可 | |
| 向后方移动 | 可 | 不可 | 剪刀步行 | 无 | 有 | |
| 体重转移能力 | 充分 | 不充分(左 右) | 挑担样步行 | 无 | 有 | |
| 单膝立位转换 | 可 | 不可(左 右) | 蹒跚步行 | 无 | 有(左 右) | |
| 向立位转换 | 可 | 需帮助 不可 | 拖拽步行 | 无 | 有(左 右) | |
| 骨盆回旋 | 可 | 不可(左 右) | 偏瘫步态 | 无 | 有(左 右) | |
| **立位** | | | 臀大肌步态 | 无 | 有 | |
| 扶物站立 | 可 | 不可(左 右) | 臀中肌步态 | 无 | 有 | |
| 独站 | 可 | 不可(左 右) | 体重转移能力 | 充分 | 不充分(左 右) | |
| 抓物站立 | 可 | 不可 | 体干回旋 | 充分 | 不充分(左 右) | |
| 单足站立 | 可 | 不可(左 右) | 上下肢协调性 | 良好 | 差(左 右) | |
| 髋关节内收 | 无 | 有(左 右) | 上楼梯 | 可 | 需帮助 不可 | |
| 髋关节外展 | 无 | 有(左 右) | 下楼梯 | 可 | 需帮助 不可 | |
| 髋关节屈曲 | 无 | 有(左 右) | 跑 | 可 | 不可 | |
| 髋关节伸展 | 充分 | 有(左 右) | 立位跳跃 | 不充分(左 右) | | |
| 髋关节内旋 | 无 | 有(左 右) | **上肢** | | | |
| 髋关节外旋 | 无 | 有(左 右) | 两上肢对称 | 是 | 否 | |
| 膝关节内翻 | 无 | 有(左 右) | 肩关节内旋 | 无 | 有(左 右) | |
| 膝关节外翻 | 无 | 有(左 右) | 肩关节外旋 | 无 | 有(左 右) | |
| 膝关节过伸 | 无 | 有(左 右) | 肩关节下掣 | 无 | 有(左 右) | |
| 足内翻 | 无 | 有(左 右) | 上肢持续后伸 | 无 | 有(左 右) | |
| 足外翻 | 无 | 有(左 右) | 肘关节屈曲 | 无 | 有(左 右) | |
| 尖足 | 无 | 有(左 右) | 肘屈曲挛缩 | 无 | 有(左 右) | |
| 足外翻加尖足 | 无 | 有(左 右) | 前臂旋前 | 无 | 有(左 右) | |
| 足踇外翻 | 无 | 有(左 右) | 腕关节掌屈 | 无 | 有(左 右) | |
| 足内旋 | 无 | 有(左 右) | 腕关节背屈 | 无 | 有(左 右) | |
| 足外旋 | 无 | 有(左 右) | 腕关节尺侧屈 | 无 | 有(左 右) | |
| 足外旋 | 无 | 有(左 右) | 腕关节桡侧屈 | 无 | 有(左 右) | |
| | | | 手握拳 | 无 | 有(左 右) | |
| | | | 拇指内收 | 无 | 有(左 右) | |
| | | | 两手至中线 | 可 | 不可(左 右) | |

(4)关节活动度评定:脑瘫患儿由于肌肉痉挛、姿势异常等因素的影响,造成关节的主动运动受到限制及被动活动困难,此种现象在脑瘫患儿中十分常见,也往往是临床干预措施的解决目标之一。临床上常用的评定方法如下:

1)头部侧向转动试验:正常时,头部向侧方转动下颌可及转向侧肩峰,左右均可,肌张力增强时,难以完成。

表 4-8　改良 Ashworth 痉挛评定分级量表

| 级别 | 表现 |
|---|---|
| 0 级 | 无肌张力增加 |
| Ⅰ级 | 肌张力轻度增加：受累部分被动屈伸时，在 ROM 之末（即肌肉接近最长距离时）呈现出最小的阻力或出现突然卡住和释放 |
| Ⅰ⁺级 | 肌张力轻度增加：在 ROM 后 50% 范围内（肌肉在偏长的位置时）突然卡住，继续进行 PROM 始终有小阻力 |
| Ⅱ级 | 肌张力增加较明显：在 PROM 的大部分范围内均觉肌张力增加，但受累部分的活动仍算容易进行 |
| Ⅲ级 | 肌张力严重增高：PROM 检查困难 |
| Ⅳ级 | 僵直：僵直于屈或伸的位置，不能活动 |

表 4-9　MMT 肌力的分级标准

| 级别 | 标准 |
|---|---|
| 0 级 | 无可测知的肌肉收缩 |
| 1 级 | 肌肉有轻微收缩，但不能带动关节活动 |
| 2 级 | 在减重状态下，能做关节全范围运动 |
| 3 级 | 能对抗重力做关节全范围运动，但不能抗阻力 |
| 4 级 | 能抗重力，抗一定阻力运动 |
| 5 级 | 能抗重力，抗充分阻力运动 |

2）围巾征：将婴儿手拉向对侧肩部，观察肘关节和中线关系。新生儿不过中线，4～6个月婴儿可过中线。肌张力低下时，手臂会像围巾一样紧紧围住脖子；肌张力增高时肘部不过中线。

3）腘窝角：小儿仰卧位，屈曲大腿呈膝胸位，然后展开小腿使其尽量伸直，注意臀部不要离开床面，观察小腿与大腿之间的夹角。肌张力增高（降低）时角度减小（增大）。正常儿 1～3 个月为 80°～100°、4～6 个月为 90°～120°、7～9 个月为 110°～160°、10～12 个月为 150°～170°。

4）足背屈角：小儿呈仰卧位，检查者一手固定小腿远端，另一手托住足底向背侧推动，观察踝关节由中立位开始的背屈角度。肌张力增高（降低）时角度减小（增大）。正常 4～12个月为 0～20°（1～3 个月为 60°、4～6 个月为 30°～45°、7～12 个月为 0～20°）。

5）跟耳征：小儿呈仰卧位，检查者牵拉足部尽量向同侧耳部，注意骨盆不离开床面，观察足跟与髋关节的连线与床面的角度。正常儿 4 个月后应大于 90°，1～3 个月为 80°～100°、4～6 个月为 90°～130°、7～9 个月为 120°～150°、10～12 个月为 140°～170°。

6）内收肌角：检查时小儿仰卧位，检查者握住小儿两膝关节，使其下肢保持伸直位，然后缓缓地将两下肢向两侧展开到最大限度，观察测量两大腿之间的角度。肌张力增高（降低）时角度减小（增大）。正常儿 4 个月后应大于 90°，1～3 个月为 40°～80°、4～6 个月为 70°～110°、7～9 个月为 100°～140°、10～12 个月为 130°～150°。

（5）粗大运动功能评定量表（gross motor function measure，GMFM）：GMFM 是 Russell 等人于 1989 年设计的测量脑瘫儿童粗大运动功能改变的测量工具，属于标准对照发展性量表，能有效反映脑瘫儿童运动功能变化，已成为国际上公认的脑瘫粗大运动功能测试工具。

其中文版由复旦大学附属儿科医院康复中心翻译,主要用于 0～6 岁脑瘫患儿的粗大运动功能评定。GMFM-88 包括 88 个项目,分 5 个能区:A 区(卧位与翻身);B 区(坐位);C 区(爬与跪);D 区(站立位);E 区(行走与跑跳)。每项均采用 4 级评分法,其中 A 区总分为 51 分(17 项);B 区总分为 60 分(20 项);C 区总分为 42 分(14 项);D 区总分为 39 分(13 项);E 区总分为 72 分(24 项)。在 GMFM-88 基础上又简化形成了 GMFM-66。

(6)精细运动功能测试量表(fine motor function measure scale,FMFM):FMFM 量表分为 5 个项目,共计 61 项,包括视觉追踪(5 项)、上肢关节活动能力(9 项)、抓握能力(10 项)、操作能力(13 项)、手眼协调能力(24 项),采用 0、1、2、3 级评分法,原始分满分为 183 分,通过查表可以得出具有等距特性的精细运动能力分值,得分范围在 0～100 分。

(7)Peabody 运动发育量表(Peabody development motor scale,PDMS):PDMS 是目前在国外康复界和儿童早期干预领域中被广泛应用的一个全面的运动功能评估量表,适用于评估 6 至 72 个月的所有儿童(包括各种原因导致的运动发育障碍儿童)的运动发育水平。现在国内引进使用的是在此基础上进一步完善的第 2 版,出版于 2000 年,称为 PDMS-2。PDMS-2 是一个同时具有定量和定性功能的评估量表,包括了两个相对独立的部分,粗大运动评估量表(Peabody developmental motor scale-gross motor,PDMS-GM)和精细运动评估量表(Peabody developmental motor scale-fine motor,PDMS-FM),可以分别对儿童的粗大运动和精细运动发育水平进行评估。每个项目得分都分为 0、1、2 级。评定结果以标准分和发育商表示。

(8)上肢技巧质量测试量表(quality of upper extremity skill test,QUEST 量表):QUEST 量表产生于加拿大,是一种根据评估者的观察来对痉挛型脑瘫患儿上肢运动质量进行量化评估的工具,从而避免了因评估者的操作造成的误差。目前,我国关于中文版 QUEST 量表的研究已有报道。QUEST 量表适用于 18 个月～8 岁的痉挛型脑瘫。QUEST 量表包括 7 个分测试、21 个项目、84 个题目。7 个分测试中 4 个分测试(分离运动、抓握、负重、保护性伸展反射)的满分为 100 分,最终得分取平均值;另 3 个分测试(手功能分级、痉挛分级、合作性分级)采取评估者主观性评测及描述。

6. **反射发育评定**  小儿反射发育是中枢神经系统成熟度的指标之一,是脑瘫患儿诊断、评定的重要内容。主要包括原始反射、姿势反射、平衡反应等,见表 4-10。

表 4-10　小儿反射反应出现及消失时间

| 反射 | 出现时间 | 消失时间 |
| --- | --- | --- |
| 觅食反射 | 0 个月 | 4 个月 |
| 抓握反射 | 0 个月 | 4～5 个月 |
| 踏步反射 | 0 个月 | 3 个月 |
| 张口反射 | 0 个月 | 2 个月 |
| 侧弯反射 | 0 个月 | 6 个月 |
| 放置反射 | 0 个月 | 2 个月 |
| 紧张性迷路反射 | 0 个月 | 4 个月 |
| 非对称性紧张性颈反射 | 0 个月 | 4 个月 |
| 对称性紧张性颈反射 | 0 个月 | 4 个月 |
| 交叉伸展反射 | 0 个月 | 2 个月 |

续表

| 反射 | 出现时间 | 消失时间 |
| --- | --- | --- |
| 阳性支持反射 | 0 个月 | 2 个月 |
| 颈矫正反射 | 0 个月 | 5~6 个月 |
| 躯干 - 头部矫正反射 | 2~3 个月 | 5 岁 |
| 躯干 - 躯干矫正反射 | 6 个月 | 5 岁 |
| 迷路性矫正反射 | 卧位 3~5 个月 | 5 岁 |
| | 坐立位 6~7 个月 | 终生存在 |
| 视觉性矫正反射 | 俯卧位 3 个月 | 5 岁 |
| | 坐立位 5~6 个月 | 终生存在 |
| 降落伞反射 | 6 个月 | 终生存在 |
| 仰卧位倾斜反应 | 6 个月 | 终生存在 |
| 俯卧位倾斜反应 | 6 个月 | 终生存在 |
| 膝手位倾斜反应 | 8 个月 | 终生存在 |
| 坐位倾斜反应 | 前方 6 个月 | 终生存在 |
| | 侧方 7 个月 | 终生存在 |
| | 后方 10 个月 | 终生存在 |
| 跪位倾斜反应 | 15 个月 | 终生存在 |
| 立位倾斜反应 | 前方 12 个月 | 终生存在 |
| | 侧方 18 个月 | 终生存在 |
| | 后方 24 个月 | 终生存在 |
| 跳跃矫正反应 | 15~18 个月 | 终生存在 |
| 跨步矫正反应 | 18 个月 | 终生存在 |

**7. 日常生活活动能力**

（1）脑瘫患儿日常生活活动能力（ADL）评定：主要测试患儿生活自理的程度和完成质量的情况。测试包括以下几个方面：个人卫生动作、进食动作、更衣动作、排便动作、器具使用、认识交流动作、床上运动、转移运动、步行动作等，共 50 项，满分 100 分，具体评定内容和标准见表 4-11、表 4-12。

（2）PALCI 量表：P（posture）为姿势、A（ADL）为日常生活活动、L（locomotion）为移动能力、C（communication）为交流能力、I（intelligence）为智力。该表相对简单、节省时间，此外，还包括环境和辅助器具使用的评定等。

（3）儿童功能独立性评定量表（WeeFIM）：WeeFIM 表包括 18 个项目并组成以下 6 个维度：自理、括约肌控制、移动、行动、交流和社会认知。其中自理、括约肌控制、移动和行动组成运动分组；交流和社会认知组成认知分组。各项目从日常功能全部支持到完全独立共分 7 级，计 1~7 分。该表原设计用于 6 个月~7 岁的儿童，但对残疾组类专项测量时可放宽限制。

（4）手功能的分级系统（manual ability classification system，MACS）：瑞典学者 Eliasson 等于 2006 年发表了针对脑瘫患儿手功能的分级系统。MACS 是针对脑瘫患儿在日常生活中操作物品的能力进行分级的系统，旨在反映患儿在家庭、学校和社区中最典型的日常能

表 4-11 脑瘫患儿日常生活活动能力评分标准

| 动作 | 得分 | 动作 | 得分 |
|---|---|---|---|
| 一、个人卫生动作 | | 五、器具使用 | |
| 1. 洗脸 | | 1. 电器插销使用 | |
| 2. 洗手 | | 2. 电器开关使用 | |
| 3. 刷牙 | | 3. 开、关水龙头 | |
| 4. 梳头 | | 4. 剪刀的使用 | |
| 5. 使用手绢 | | 六、认识交流动作（7岁前） | |
| 6. 洗脚 | | 1. 大小便会示意 | |
| 二、进食动作 | | 2. 会招手打招呼 | |
| 1. 奶瓶吸吮 | | 3. 翻书页 | |
| 2. 用手进食 | | 4. 注意力集中 | |
| 3. 用吸管吸吮 | | 七、床上动作 | |
| 4. 用勺叉进食 | | 1. 翻身 | |
| 5. 端碗 | | 2. 仰卧位到坐位 | |
| 6. 用茶杯饮水 | | 3. 坐位到膝立位 | |
| 7. 削水果皮 | | 4. 独立坐位 | |
| 三、更衣动作 | | 5. 爬 | |
| 1. 脱上衣 | | 6. 物品整理 | |
| 2. 脱裤子 | | 八、移动动作 | |
| 3. 穿上衣 | | 1. 床、轮椅或助行器 | |
| 4. 穿裤子 | | 2. 轮椅、椅子或便器 | |
| 5. 穿脱袜子 | | 3. 操作手闸 | |
| 6. 穿脱鞋 | | 4. 乘轮椅开关门 | |
| 7. 系鞋带扣子拉链 | | 5. 移动前进轮椅 | |
| 四、排便动作 | | 九、步行动作（包括辅助器具） | |
| 1. 能控制大便 | | 1. 扶站 | |
| 2. 小便自我处理 | | 2. 扶物或步行器行走 | |
| 3. 大便自我处理 | | 3. 独站 | |
| 4. 能简单回答问题 | | 4. 单脚站 | |
| 5. 能表达意愿 | | 5. 独自行走5米 | |
| （7岁后） | | 6. 蹲起 | |
| 1. 书写 | | 7. 能上下台阶 | |
| 2. 与人交谈 | | 6. 独行5米以上 | |

表 4-12 评分标准及得分说明

| 分数 | 评分标准 | 得分 | 障碍程度 |
|---|---|---|---|
| 0分 | 能独立完成 | 75～100分 | 轻度障碍 |
| 0.5分 | 能独立完成，但时间较长 | 50～74分 | 中度障碍 |
| 1分 | 能完成，但需辅助 | 0～49分 | 重度障碍 |
| 1.5分 | 两项中能完成1项或即便辅助也很困难 | | |
| 2分 | 不能完成 | | |

力表现,通过分级评定双手在日常活动中的参与能力。MACS 参照 GMFCS 的分级方法,Ⅰ级为最高,Ⅴ级为最低,适用于 4～18 岁脑瘫患儿。

**8. 生活参与能力评定** 儿童生活质量量表(Pediatric quality of life inventory measurement models,PedsQL™)是研究儿童生活质量的系统性测量工具,适用于 2～18 岁儿童或青少年的生活质量,由一套测量儿童生活质量共性部分的普通适用核心量表(generic core scales,简称通适量表)和多套测量不同疾病儿童生活质量的疾病特异性量表(disease specific modules)构成。量表包括父母代评量表和儿童自评量表两部分,2～4 岁仅有父母代评量表,5～17 岁、8～12 岁、13～18 岁各年龄段的量表均包含父母代评量表和儿童自评量表。

**9. 综合性评定量表**

(1)0～6 岁小儿神经心理发育检查:又称为儿心量表,是我国制订的全面评定小儿发育的量表。包括五项对应的评估,分别为:

1)粗大运动:头颈部、躯干和四肢幅度较大的运动;

2)精细动作:主要指手的动作以及随之而来的手眼配合能力;

3)适应能力:主要指婴幼儿对外界刺激的分析和综合能力;

4)语言:是人类所特有的心理活动;

5)社交行为:主要指社会交往能力、生活自理能力、适应外界要求的能力、懂得社会现实、社会文化的个人反应。

(2)残疾儿童综合功能评定法:主要评定 5 个功能。

1)认知功能:通过图片、实物、语言来进行认知功能评定;

2)言语功能:主要通过言语理解与表达来评定;

3)运动能力:对粗大运动和精细动作进行评定;

4)自理动作:在清洁、进食、穿、脱衣服、如厕等基本自理动作方面进行评定;

5)社会适应能力:主要通过表达与言语来了解适应家庭及环境的情况。

(3)Gesell 发育量表(Gesell developmental schedules,GDS):Gesell 发育量表是国际上最早发表的发育量表之一,适用于 4 周至 3 岁婴幼儿,主要评价 5 个方面:适应性、粗大运动、精细运动、语言、个人 - 社交。Gesell 发育量表评估得出发育年龄和发育商(DQ),DQ = 测得的发育年龄 / 实际年龄 ×100,整个测试过程需 60～120 分钟,所以发育商并非智商,以免混淆。

(4)贝莉婴儿发育量表(Bayley scales of infant development,BSID):BSID 被认为是目前全面评估婴幼儿发育水平的最为有效的诊断性工具。BSID-Ⅰ(第 1 版)于 1969 年修订形成 BSID-Ⅱ(第 2 版),BSID-Ⅱ适用于 1～42 个月的婴幼儿,包括智力量表(mantal scale)、运动量表(motor scale)和行为评定量表(infant behavior record)3 个量表。智力量表主要对知觉、记忆、学习、发育、初步语言交流及抽象思维活动等方面的评定;运动量表可对坐、站、步行等方面进行评定;行为记录表主要对情绪、社会行为、注意、定向等方面进行评定。其中智力量表、运动量表的结果分别用智力发育指数(mental development index,MDI)和神经运动发育指数(psychomotor development index,PDI)表示。

**10. ICF-CY 框架下的环境评定**

(1)产品和技术评定:评定病人可能进食的食品(e1100 食品),了解进食和营养情况。通过询问家长和对患儿的观察,了解进食和营养情况,以利于指导。

(2)矫形器和辅助用具评定:矫形器和辅助用具是儿童康复治疗的重要辅助手段,通过询问家长和对患儿的观察,对病人所应用的各类矫形器和辅助用具(e115 个人日常生活用的产品和技术)进行适应性、适合程度、应用后的效果进行评定。

（3）支持和相互联系情况评定：①家庭对病人支持情况（e310直系亲属家庭）通过询问家长、自治问卷评定家庭对病人支持情况，包括对康复治疗的认识、家庭中康复情况，在家庭中应用在康复机构训练成果的情况，家庭中无障碍设施情况、自制辅具；②卫生专业人员情况（e355卫生专业人员）通过询问家长和卫生专业人员了解评定治疗团队成员对病人支持和联系情况。

（4）亲属态度评定（e410）：通过询问家长和观察直系亲属家庭成员的个人态度，包括直系亲属家庭成员对病人疾病的认识、对治疗目标的要求以及对治疗的积极或消极影响。直系亲属家庭成员对病人疾病的认识对决定治疗效果有很大影响，应该予以重视。

### 三、评定的流程

（一）根据患儿病史、临床特点、一般体格检查、神经系统检查、发育等初步诊断。

（二）选择性做有关血、尿、生化检查、影像学、电生理及其他辅助检查，排除或明确有关疾病，综合分析作出临床诊断与分型。

（三）进行姿势与运动、反射、认知言语、感觉及其他相关功能的量表评估，确定功能障碍及程度。

（四）根据功能障碍程度来确立康复目标、制订康复治疗计划，实施康复方案。

（五）定期评估疗效及检查。可参照图4-1流程图进行。

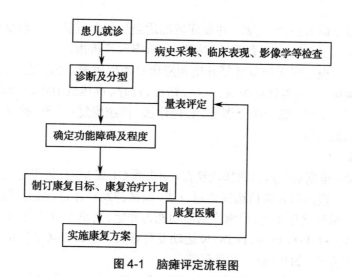

图4-1　脑瘫评定流程图

### 四、评定内容的表达

#### （一）康复计划

根据患儿的临床表现、辅助检查及功能评定结果，病人康复计划，见表4-13。

#### （二）康复医嘱

#### 1. 长期医嘱

（1）康复护理级别：根据病人综合情况，评估病人的康复护理级别，如一级护理、二级护理、三级护理。

表 4-13  康复计划

| 脑瘫病人的康复计划 |
|---|
| 姓名        性别        年龄        病案号 |
| 发病时间            脑瘫类型 |
| 病史摘要 |
| 主要功能障碍及康复评定结果 |
| 辅助检查结果 |
| 近期康复目标 |
| 远期康复目标 |
| 康复方案 |
| 运动疗法  作业疗法  言语治疗  感统训练  经络导频疗法 |
| 神经肌肉电刺激  肌电生物反馈  水疗  针灸  推拿  中药 |
| 游戏及文体治疗  集体课  音乐疗法  心理治疗  辅助器具 |
| 家庭指导  患儿教育  其他(                                  ) |
| 注意事项 |

（2）是否陪护：是或否。

（3）饮食：根据患儿年龄、病情及伴发症选择恰当的饮食方案，如普食、软食、半流质饮食、流质饮食等。

（4）药物：根据病人病情、年龄、并发症情况适当选择促进脑损伤修复和发育、改善运动障碍、行为异常、抗感染、改善营养、解热镇痛、抗癫痫等药物。

（5）康复治疗：根据病人康复计划开出相应康复治疗医嘱，如运动疗法、作业疗法、器械运动训练、中频电疗、功能性电刺激、水疗、蜡疗、冷疗、高压氧治疗、认知功能训练、言语功能训练、吞咽功能训练、感觉统合训练、心理疗法、传统康复（针灸、推拿、中药等）、康复教育、矫形器和辅助具等。

**2. 临时医嘱**

（1）辅助检查：根据病人病情选择性检查，如头颅 CT 或 MRI、神经电生理等。

（2）康复评定：根据病人病情选择评定方法，如精神发育评定、肌力评定、肌张力评定、关节活动度评定、反射发育评定、日常生活活动能力评定、言语发育评定、感知认知评定、姿势和运动发育评定、GMFM 评估、Peabody 运动发育量表评定、ICF-CY 评定等。

（3）相关科室会诊：如儿内科、儿外科等。

**3. 选择性医嘱**  由于脑瘫的分型较多，临床特点较为复杂，下面以痉挛型双瘫为例，根据患儿功能水平，选择适当的康复医嘱，如患儿能保持坐位、站立位及步行的医嘱。

（1）患儿能保持稳定坐位所采用的医嘱。

1）运动疗法：坐位平衡训练、腰腹肌力量训练、痉挛肌牵伸训练、髋关节伸展训练、骨盆分离运动训练、坐位向四点位转换、跪立位训练、跪立位向立位转换训练、立位平衡训练等。

2）作业疗法：以坐位向四点位、辅助跪立位、辅助立位为目的的游戏、集体课、日常生活活动训练为主，如坐位侧方传球等。

3）感觉统合训练：荡秋千训练、滑行训练、筒内滚动训练、球池中运动训练等。

4）辅助器具：静态踝足矫形器、坐姿辅助器具、站立架等。

（2）患儿能保持稳定立位所采用的医嘱。

1）运动疗法：腰腹肌力量训练、痉挛肌牵伸训练、骨盆分离运动训练、立位平衡训练、单侧负荷体重训练、步行训练等。

2）作业疗法：以立位、辅助行走为目的的游戏、集体课、日常生活活动训练为主，如立位扶物穿裤、立位套圈训练等。

3）感觉统合训练：四足位平衡吊缆训练、立位平衡木训练、立位墙壁俯卧撑训练等。

4）辅助器具：踝足矫形器、矫正鞋垫、助行器等。

（3）患儿能稳定步行所采用的医嘱。

1）运动疗法：腰腹肌力量训练、痉挛肌牵伸训练、髋关节伸展训练、骨盆分离运动训练、步行训练、步态矫正训练等。

2）作业疗法：以步行为目的的游戏、集体课、日常生活活动训练为主，如独立如厕、上下楼梯等。

3）感觉统合训练：蹦床抛接球、平衡木行走等。

4）辅助器具：动态踝足矫形器、矫正鞋垫、助行器等。

# 第三节 康 复 治 疗

## 一、治疗原则

在脑瘫康复治疗中，应针对脑瘫患儿不同的问题有选择性地综合应用各种康复治疗技术，以最大限度地改善患儿的日常生活能力，提高患儿的生存质量。治疗中应遵循以下原则：①早期发现异常表现，早期干预；②综合性康复；③与日常生活相结合；④康复训练与游戏相结合；⑤遵循循证医学的原则；⑥集中式康复与社区康复相结合。

## 二、主要的治疗方法

包括物理治疗、作业治疗、认知治疗、言语治疗、吞咽治疗、中国传统康复治疗、心理治疗、辅助器具、营养治疗等。

### （一）物理治疗（physical therapy，PT）

物理治疗可以分为两大类，一类是以功能训练和手法治疗为主要手段，又称为运动治疗或运动疗法；另一类是以各种物理因子（声、光、冷、热、电、磁、水等）为主要手段，又称为理疗。

1. **运动疗法** 小儿脑瘫的运动疗法是目前康复治疗最常用的方法之一。包括关节活动技术、肌肉牵伸技术、关节松动技术、平衡与协调训练、神经生理治疗技术等。神经生理治疗技术中，Bobath 疗法为小儿脑性瘫痪治疗最常应用的治疗方法。

（1）Bobath 技术：又称为神经发育学疗法，是根据神经发育顺序，利用抑制、促通和叩击手法进行体位控制，抑制异常动作，并依靠手法任务导向运动及易化技术引导病人主动并正确完成运动的技术，由英国物理治疗师 Berta Bobath 和神经学家 Karal Bobath 在 20 世纪 40 年代共同创立。其主要方法是关键点控制、促通手技、刺激本体感受器和体表感受器手技等。

（2）Rood 技术：又称多感觉刺激技术。是利用温、痛、触觉、视、听、嗅等多种感觉刺激,调整感觉通路上的兴奋性,以加强与中枢神经系统的联系,达到神经运动功能的重组。Rood 技术的最大特点是强调有控制的感觉刺激,根据人体个体的发育顺序,利用运动来诱发有目的的反应。Rood 技术应用时要根据脑瘫患儿运动障碍的性质和程度,运动控制能力的发育阶段,由低级向高级发展。

(3)Brunnstrom 技术:为中枢性促进技术,在患儿尚未恢复任何主动活动之前,利用人体发育早期本属于正常的各种皮层下反射活动即共同运动、联合反应去引出非随意运动,来促发恢复进程的开始,然后不断修正运动模式,使之成为更复杂的功能性活动。

(4)PNF 技术:是通过刺激人体的本体感受器,激活和募集最大数量的运动肌纤维参与活动,促进瘫痪肌肉产生收缩,同时调整感觉神经的异常兴奋性,改变肌肉的张力,缓解肌痉挛。

(5)Vojta 疗法:通过对身体一定部位的压迫刺激来诱导产生全身的、协调化的反射性移动运动,促进与改善患儿的运动机能,因此也称其为诱导疗法。由反射性俯爬(R-K)与反射性翻身(R-U)组成的诱导出反射性移动运动的促通治疗手法。

(6)运动再学习:是以神经生理学、运动学、生物力学、行为科学为基础,以中枢神经可塑性和功能重组为理论依据,通过具有针对性的联系活动实现功能的重组,采用多种反馈强化训练效果。而在脑性瘫痪患儿中应用运动再学习技术的重点为:①任务导向性训练;②遵循运动技能学习过程的特点进行训练;③任务或活动导向性训练与残损针对性治疗相结合;④个体化治疗;⑤以难易适当的主动型运动为主;⑥反复强化训练;⑦注重体能和肌力训练;⑧指导家长参与。

(7)强制性诱导运动疗法:此理论的基本要素为行为技术(behavior technique),通过逐渐增加活动难度而达到行为目标,即"塑形技术",根据神经的可塑性,最终发生应用依赖性的皮质功能重组。包括两方面:①限制健肢活动;②对患肢集中、大量、重复地练习与日常生活相关的活动。

**2. 物理因子疗法**   在我国脑瘫患儿的临床治疗中应用广泛,临床常用的有功能性电刺激、肌电生物反馈疗法、水疗、传导热疗法等。

(1)功能性电刺激疗法:是利用一定强度的低频脉冲电流,通过预先设定的程序来刺激一组或多组肌肉,诱发肌肉运动或模拟正常的自主运动,以达到改善或恢复被刺激肌肉或肌群的目的,多用于上运动神经元引起的肢体功能障碍。

(2)肌电生物反馈疗法:生物反馈疗法是用现代电子仪器,将人体组织器官的生物电、血管运动及温度变动等信息,转变为声、光等讯号,经感官传回大脑,病人根据这些讯号,自主地训练控制上述生物电等信息的活动,用以治疗疾病的方法。

(3)经颅磁刺激技术:重复经颅磁刺激技术(repetitive transcranial magnetic stimulation,rTMS)作为脑瘫患儿康复治疗的一项辅助治疗手段,其有效性已被证实。目前研究表明,其运用于治疗脑瘫患儿的主要机制可能是:rTMS 通过影响一系列大脑神经电活动和代谢活动增强神经可塑性,改善局部血液循环;rTMS 作用于大脑皮质运动区可以通过皮质脊髓束抑制脊髓水平的兴奋性,降低 α 和 γ 运动神经元的兴奋性,从而降低肢体肌张力,缓解痉挛。

(4)水疗:是利用水的温度、浮力、静压力、流体力学及它所含的化学物质对脑瘫患儿进行康复训练的方法。它既是一种运动疗法,也属于物理因子疗法。用于脑瘫患儿的水疗法是水中运动疗法。气泡浴及涡流浴疗等水中运动具有显著的优点。

(5)石蜡疗法:是临床上脑瘫患儿应用最广泛的传导热疗法,是指利用加热熔化的石蜡作为温热的介质涂敷于患处，用以治疗疾病。石蜡有良好的可塑性和黏滞性，治疗时与皮肤紧密接触，对肢体产生柔和的机械性压迫和挤压，使温热向深部组织传递，从而提高康复治疗效果。持续的温热刺激能缓解疼痛，松解粘连，有利于神经再生，促进恢复肢体功能。

### （二）作业疗法（occupational therapy，OT）

是应用有目的的、经过选择的作业活动，对身体、精神、发育有功能障碍或残疾所致不同程度生活自理能力和职业劳动能力丧失的病人进行训练，使其生活、学习、劳动能力得以恢复、改善和增强，帮助其重返社会的一种治疗方法。其主要内容为保持正常姿势、促进上肢功能的发育、促进感知觉运动功能的发育、促进认知功能发育、促进日常生活活动能力发育、促进情绪稳定和社会适应性、辅助器具的使用等。

### （三）认知训练

促进认知功能发育的作业治疗包括注意力、记忆力、计算能力、综合能力、推理能力、抄写技能、社会技能、交流技巧的作业活动训练。脑瘫患儿通过促进认知功能作业活动可以集中精神，提高病人的注意力，增强记忆。趣味训练用具的使用可以增强患儿训练的兴趣，保持患儿最佳注意力，充分调动其作业活动的主动性和积极性，使患儿在愉悦的氛围中完成训练计划。认知训练是影响脑瘫儿童康复的重要因素，对肢体运动康复有促进作用，有利于提高患儿上肢的综合性运动功能，减少并发症的发生。

### （四）言语疗法（speech therapy，ST）

约 80% 的脑瘫患儿存在不同程度的言语障碍。主要表现为运动性构音障碍、语言发育迟缓和摄食困难等，严重影响患儿的语言、摄食、认知、社会交往及交流能力。其主要内容包括：①日常生活交流能力训练；②进食训练；③构音障碍训练；④语言发育迟缓训练；⑤利用语言交流辅助器具进行交流的能力训练。

### （五）吞咽训练

为适应患儿口腔功能的发育，应适当选择食物种类，从流质、半流质、软食（米糊、稀饭、面条等）到固体食物（米饭、馒头、蛋糕）。吞咽训练可治疗吞咽障碍，加强口面部肌群运动，帮助患儿做被动开闭颞颌关节、闭唇、呲牙、噘嘴、鼓腮、咀嚼、空吞咽等动作，协助患儿尽力将舌外伸。咽部冷刺激训练配合吹纸片、微笑、皱眉、鼓腮等运动。加强吸吮训练、喉抬高训练、构音训练等，每周 3～5 次，每次 20～30 分钟。

### （六）引导式教育

引导式教育（conductive education，CE）是 20 世纪 40 年代由匈牙利医生 Peto 教授创立，已在世界许多国家和地区应用。CE 不是一种康复技巧和治疗，而是一个针对运动障碍者的、融合了神经学、心理学、教育学与康复医学等相关学科知识的康复教育体系，是以运动生理及神经生理学为基础的康复学科。CE 以患儿为中心，通过丰富多彩的引导方式、内容、手段，将训练内容融入生活、训练与学习当中，以随时康复、全日康复为时限，制订合理的康复训练计划，调动脑瘫儿童积极性，使其主动参与、主动学习、激发潜能、代偿功能障碍，让患儿粗大运动、精细运动、语言、社会交往、游戏、情感等各方面得到同步发展。

### （七）马术治疗

又称为治疗性骑马，近年来马术治疗在发达国家的发展较快，在我国香港已有 20 余年的发展史，在我国内地开展还处于初级阶段。它既属于运动治疗，又属于娱乐治疗的范畴，对患儿的躯体控制、身心健康、社会交流等方面都有良好的作用。患儿随着乘马时的起落高低、转弯，对全身的协调控制、视觉调整进行强化，获得平衡协调能力，在与动物的接触中,消除紧张,愉悦身心,在完成乘马的治疗后,获得自信、自尊及满足感。马术治疗一般分为被动性骑马、主动性骑马、实用性骑马。

## (八)感觉统合治疗(sensory integration,SI)

感觉统合是指人的大脑将从各种感觉器官传来的感觉信息组合起来,进行多次分析、综合处理,进行整合作用,完成对身体的内外知觉,并作出正确的应答。脑瘫患儿的中枢神经系统不同程度的损伤,从而使脑瘫患儿存在运动、感知觉障碍,一部分有感统失调、一部分不是感觉统合失调,但由于运动障碍,会出现自身提供的感觉缺少或感觉异常。脑瘫患儿训练原则:脑瘫患儿运动上存在各种异常,不能有效控制自主运动,因此要注意防范意外损伤,如促进抗重力屈曲可选择横抱筒、竖抱筒、绳索爬梯、梯形横杆等;促进胸椎伸展可选择俯卧于吊床秋千、滑板上;促进重力安全感可用吊床秋千、平台秋千、跳床;促进平衡能力可用羊角球、平台秋千;促进触觉可用玩沙子、梳子叩击皮肤等;伸肌张力高时,不要做俯卧位训练、跳床、滑板等;尖足时,可穿矫形器训练;不随意运动型做躺在小滑板上爬绳训练。

## (九)镜像视觉反馈疗法

镜像视觉反馈疗法能提高病人的上肢运动功能和减少上肢疼痛,能提高偏瘫型脑瘫患儿的上肢运动功能,增大其握力、前臂旋后角度及肌肉厚度。

## (十)传统医学疗法

小儿脑瘫属中医"五迟""五软"范畴,中医认为本病的发生主要因先天胎禀不足、父母气血虚弱受孕、后天失养致使脑髓不充,气血不足,发育迟缓。目前传统医学康复治疗在临床上的应用十分广泛,如中药治疗、针刺疗法、按摩推拿、穴位注射、中药洗浴及中药熏蒸等,并且在提高运动能力、智力水平、言语能力等方面取得了良好的临床效果,是我国医学对小儿脑瘫康复的特殊贡献。

## (十一)心理康复

脑瘫作为一种长期的、永久性疾病,患儿由于多年的疾病困扰,自主运动障碍,生活不能自理,社会适应能力缺乏,与正常儿相比,在教育、就业、建立家庭过程中会面对相对较多的障碍,受家庭因素及社会因素的影响,脑性瘫痪不仅会导致患儿的心理行为障碍,出现情绪、自卑、抑郁、行为及人格特征的改变。同样,也会造成家长心理上的诸多问题。脑瘫儿童的心理康复是同躯体运动等方面的康复治疗处于同等地位,但较之发展较慢,脑瘫儿童的心理研究也罕见报道。目前,脑瘫儿童心理治疗的常用方法有行为治疗、集体治疗、认知治疗、家庭治疗、游戏治疗及箱庭疗法。

## (十二)辅助器具

脑瘫的临床表现常常为运动障碍及姿势异常,但有部分患儿同时也合并视力、听力和言语等残疾,所以小儿脑瘫的辅助器具可以参照残疾人辅助器具分类的国家标准。由于小儿脑瘫年龄较小,适用的辅助器具类目一般为11类目下的8类,如表4-14。

表4-14　脑瘫常用辅助器具

| 类目 | 常用辅助器具 |
| --- | --- |
| 个人医疗 | 人工呼吸装置、制氧机、呼吸肌训练器、防压疮装置、斜视治疗机等 |
| 技能训练 | 电脑认知系统、楔形垫、滚筒、训练球、侧卧具、梯背椅、巴氏球、坐姿矫正系统、站立架、平衡板、液压踏步器、手指功能训练板、木棍插板、套圈、益智玩具等 |

续表

| 类目 | 常用辅助器具 |
| --- | --- |
| 矫形器 | 脊柱侧弯矫形器、分指固定板、腕手矫形器、踝足矫形器、膝踝足矫形器、髋膝踝足矫形器、髋外展矫形器、矫形鞋等 |
| 生活自理 | 特制筷子、加粗手柄器具、万能袖套、C形夹勺、带腕固定带的勺子、防滑垫、防洒碟、特制碗、特制指甲钳、长柄梳子、加粗手柄梳子、穿衣器、纽扣器、穿袜器、特制外衣纽扣、鞋拔、便椅、坐厕、便后清洁器、厕纸夹、长柄刷、防护头盔、带扣环毛巾、防滑沐浴垫、洗澡板、洗澡椅、洗澡凳、扶手装置等 |
| 个人移动 | 爬行辅助系统、手杖、肘杖、助行架、步行推车、轮椅、转移带、滑板等 |
| 通讯、信息、和讯号 | 加大码钥匙、钥匙旋转器、马型钥匙柄、易松钳、环境控制系统、嵌入式桌子、头棒、口棒、扑克牌持牌辅助器、游戏特制控制手柄/鼠标、各式握笔器等 |

### （十三）营养治疗

脑瘫患儿喂养困难，易导致营养不良、营养性贫血、佝偻病、智力发育迟滞等，所以各种营养素的合理摄取最为重要，提倡蛋白质、脂肪、糖类和维生素全面合理搭配的膳食原则。脑瘫伴佝偻病患儿的缺锌程度更为严重，在脑瘫伴佝偻病患儿用维生素 D 和钙剂治疗的同时，考虑给予适当的锌剂治疗。在人工喂养中增加高锌食品，如大豆粉、核桃粉、蛋类及瘦肉等营养物质，对脑瘫患儿及佝偻病的康复也将起着积极的作用。

**（巩尊科）**

# 第五章
# 智力落后儿童的康复

## 第一节 概　　述

### 一、智力落后的概念

智力落后又叫智力残疾、弱智、精神发育迟滞等,是指18岁前在个体发育时期智力明显落后于(或低于)同龄正常水平并有社会适应行为障碍。智力落后主要表现为在发育时期的智力残疾,包括感知、记忆、语言和思维方面的障碍。2010年AAIDD将智力落后定义修订为:智力障碍是以智力功能以及适应行为为显著特征的障碍,适应行为表现在概念的、社会的和应用性的适应性技能方面。障碍发生在18岁以前。定义以"智力障碍"取代了使用多年的"智力落后"。

### 二、发病机制和临床表现

#### (一) 病因

智力落后的发生是由于大脑在产前、产时或围生期和产后的发育过程受到单个或多个因素损害、干扰、阻滞的结果。在出生前3个月到出生后1年直至6岁,是大脑分化发育的关键时期,神经细胞进行增殖和分化,在此过程中任何一个环节受到干扰和抑制,则可能严重影响大脑的发育成熟,从而导致智力落后。智力落后的病因复杂,涉及范围广泛,诸如生物学因素、社会心理因素以及其他因素等均可能导致脑功能发育阻滞或大脑组织结构的损害。随着近代医学科学的发展,一部分病例可查明病因,但仍有许多病例尚未能发现其致病原因。

世界卫生组织将造成智力落后的病因分为十大类:①感染和中毒;②外伤和物理因素;③代谢障碍或营养不良;④大脑疾病(出生后的);⑤不明的出生前因素和疾病;⑥染色体异常;⑦未成熟儿;⑧重性精神障碍;⑨心理社会剥夺;⑩其他及非特异性的病因。现就产前、产程和产后致病因素简要分述如下:

**1. 产前因素**

(1) 遗传因素

1) 染色体异常:主要是指染色体数目异常和染色体结构异常。由染色体异常引起者约占重度智力落后的15%~20%。目前已发现60余种染色体畸变的病种,是导致胎儿发育异常的重要病因。染色体异常的原因,尚未十分清楚,可能由遗传基因决定,也可能受环境因素的影响,如放射线辐射、药物、毒品、病毒感染、母体自身免疫疾病、糖尿病、高龄妊娠等因素所引起。染色体异常多为散发，家族性发病者较少见。染色体数目异常较结构异常多见。染色体异常（非整倍体）中，以 21 三体综合征（先天愚型）最多见，患病率约为 1‰，生育年龄越大，分娩 21 三体综合征的危险性越高。另一种较常见的染色体异常为脆性 X 综合征，它是一种 X 连锁智力缺陷的疾病，在男性群体中发生率约为 0.19%～0.92%。

2）单基因遗传疾病：现已发现人类约有 2800 多种单基因遗传疾病，多数为隐性遗传。在发达国家，单基因遗传疾病约占重度智力落后的 8%～15%。先天性代谢障碍，多数是属于单基因遗传病，如苯丙酮尿症、半乳糖血症、黑蒙性痴呆等。

3）多基因遗传疾病：是由两种或多种基因经过自然变异相互作用的结果。例如脑畸形、小头畸形、脑积水、神经管缺陷等造成智力落后。

4）母子基因型不符：指 Rh 阴性的母亲怀孕 Rh 阳性的胎儿，而导致胎儿脑组织损害。

（2）感染：母孕期以病毒感染为多见，在妊娠头 3 个月受到感染时对婴儿影响最为严重。目前已知至少有 12 种病毒可以通过胎盘感染胎儿，如风疹、巨细胞病毒、单纯疱疹、水痘、乙型肝炎等病毒均可能导致胎儿损害，而引起死胎、流产、先天畸形和智力障碍等。风疹病毒可引起先天性白内障、心脏损害、耳聋、智力障碍。巨细胞病毒感染胎儿，可产生小头畸形、脑积水、癫痫、脑性瘫痪和智力障碍。母孕早期感染弓形虫病，如传染胎儿，可产生小头畸形、小眼球、白内障、脑钙化或智力障碍。此外，宫内感染梅毒、艾滋病均可造成胎儿脑发育障碍。

（3）中毒：目前已证实孕期用药对胎儿有影响的药物种类较多，包括抗癌药、解热镇痛剂、抗癫痫药、磺胺药、抗精神病药、抗生素等。孕妇酒精中毒、吸毒、吸烟、服用类固醇、铅中毒或其他急性和慢性中毒，特别是妊娠早期，均可能造成胎儿损害。

（4）营养不良：孕妇持续较长时间营养不良是使胎儿生长发育障碍的重要原因，可导致低体重儿和脑发育不良。孕妇如严重缺乏某些人体所必需的微量元素可影响胎儿的生长发育。母孕期缺碘是造成小儿发育不良和智力低下的一个重要致病因素。孕妇严重缺锌、铁、铜、钙等均可能形成胎儿发育迟缓、低体重儿、先天缺陷或脑发育不良。

（5）物理和化学因素：孕妇如在特定环境，受到电离辐射、强烈噪声、震动、射频辐射等影响或骨盆和腹部 X 线照射，尤其妊娠头 3 个月，对胎儿损害尤为严重，并使胎儿发生染色体畸变危险性增加；环境污染，孕妇接触或吸入某些毒性化学物质可影响胎儿发育。

**2. 产程因素**

（1）产伤窒息：宫内窘迫、产程延长、脐带绕颈等都可导致新生儿缺血缺氧性脑病等。新生儿娩出时产伤可导致颅内出血、脑梗死等脑损伤。重度的缺氧、缺血往往可导致重度智力障碍和其他脑损害，如癫痫、脑性瘫痪等。

（2）早产、低体重儿：凡妊娠不足 260 天，体重低于 2500 克以下的新生儿称为早产儿。早产儿抵抗力差，体质弱，感染疾病的机会多，因而早产儿成为智力落后儿童的概率也大。

**3. 产后因素**　人的大脑一般要到 18 岁才发育完全，而最重要的阶段是从胎儿 18 周开始到出生后两周岁，因而婴幼儿时期的任何可能阻碍大脑发育的因素，均可造成智力落后，其中以学龄前期最重要，其次为学龄期。

新生儿和婴幼儿时期，中枢神经系统严重感染，如脑炎、脑膜炎、新生儿败血症、肺炎引起高热、昏迷、抽搐等均可导致神经系统损害，包括肢体瘫痪、癫痫和智力障碍。小儿由于严重颅脑外伤、各种原因造成缺氧、缺血以及中毒等，均可能导致神经系统损害和智力障碍。铅中毒是导致儿童行为障碍、学习困难的重要因素。

心理社会因素对小儿智力发育影响重大,如在婴幼儿发育阶段与社会严重隔离、缺乏社会交往、缺乏良性环境刺激、丧失学习机会等均可产生智力发育阻滞,甚至重度智力缺陷。

### (二)临床表现

智力落后的临床表现与智力缺陷的程度密切相关。通过临床检查包括智力测验和社会适应能力评定结果,确定智力低下的程度。智商(intelligence quotient, IQ)即智力商数作为评定智力落后分级的指标,通过某种智力量表所测得的智龄与实际年龄的比,即 IQ=(智龄/实际年龄)×100。智商(IQ)在 100±15 为正常范围,智商(IQ)70 或 70 以下者为智力低下。临床将智力落后分为 5 个等级:边缘智力(智商为 70~85);轻度智力落后(智商为 50~69);中度智力落后(智商为 35~49);重度智力落后(智商为 20~34);极重度智力落后(智商为 20 以下),见表 5-1。

表 5-1  智力落后的程度分级和康复目标

| 类别 | 发展商(DQ) 0~6 岁[1] | 智商(IQ) 7 岁以上[2] | 适应行为(AB) | 接受教育的能力 | 适应能力 |
|---|---|---|---|---|---|
| 轻 | 55~75 | 50~69 | 轻度 | 可教育 | 经教育可独立适应 |
| 中 | 40~54 | 35~49 | 中度 | 可训练 | 简单技能半独立生活 |
| 重 | 26~39 | 20~34 | 重度 | 难以训练 | 自理有限,需监护 |
| 极重 | ≤25 | <20 | 极重度 | 需全面照顾 | 不能自理,需监护 |

注:[1] 按照格赛尔量表,[2] 按照韦氏量表

### 1. 临床特征及分级

(1)轻度智力落后:最为多见,但因程度轻,往往不易被识别。躯体一般无异常。无明显语言障碍,但对语言的理解和使用能力有不同程度的延迟。适应社会能力低于正常水平,可以社会交往,具有实用技能,如能自理生活,能从事简单的劳动或技术性操作,但学习能力、技巧和创造性均较正常人差。读写、计算和抽象思维能力比同龄儿童差,显示学习困难,经过特殊教育可使他们的智力水平和社会适应能力得到提高。

(2)中度智力落后:能部分自理日常简单的生活,能做简单的家务劳动,但需督促、帮助。语言、运动功能和技巧能力明显落后于同龄正常儿童。阅读、计算能力很差,理解能力差,对学校的功课缺乏学习的能力。成年时期不能完全独立生活。少数病人伴有躯体发育缺陷和神经系统异常的体征。

(3)重度智力落后:社会适应能力明显缺陷,日常一切生活均需别人照护,不知危险和防御。言语发育明显障碍或只能学会一些简单的词句,不能理解别人的言语。运动功能发育受限,严重者不能坐、立和走路。不能接受学习教育。常伴有癫痫、先天畸形。

(4)极重度智力落后:较少见,大多数在出生时就有明显的先天畸形。完全缺乏自理生活的能力,终生需别人照料,不会讲话、不会走路,无法接受训练。

### 2. 临床症状

智力落后病人除了智力低下和社会适应不良外,中度、重度、极重度病人往往伴有躯体异常表现或体征。

(1)吞咽或咀嚼困难、喷射状呕吐:这往往是最早的异常生理症状,表示神经系统有损伤,日后智力会受影响。

(2)面部特征、体态:如特殊面容,表情呆滞,步态不佳等。

(3)生长发育迟缓或体格发育落后:身高、头围、体重等较同龄儿标准值低 2 个标准差。

（4）先天畸形：如小头畸形、眼裂、唇腭裂等。

（5）语言发育迟缓：往往表现言语发育迟缓，表达能力差，思考与领悟迟钝，缺乏抽象、概括能力。重度或极重度者言语能力丧失，几乎无思维能力。

（6）运动和行为方面：常见体形不匀称，运动不协调，灵活性差或表现过度活动，破坏、攻击行为或其他不良行为等。

（7）多动：没有目的、没有组织、不可抑制的兴奋。经常显得不安宁，手足小动作多，不能安静坐着。

（8）视、听缺陷：严重的视、听缺陷，如深度近视、散光或远视、重听、全聋，对智力也有影响。因为视和听是人与外界交往的主要渠道，如果在生命早期这些渠道不畅，获取的信息就不全，因而也影响理解，使智力发展落后。

（9）注意力和记忆力：往往表现注意力不集中，注意广度明显狭窄。记忆力差、识记速度慢和再现不准确。

（10）情感、情绪：表现幼稚、不成熟、情感不稳定，缺乏自我控制，易冲动。常表现胆小、孤僻、害羞、退缩等。

（11）身体异常气味：有尿味、霉味。

3. **智力落后的特殊类型**　本症是由各种不同原因所引起的一组疾病。有部分病例由于染色体异常、先天代谢障碍等所引起，临床构成了特殊类型。例如以下几种常见的特殊类型。

（1）先天愚型（又称 21 三体综合征或 Down 综合征）：表现为生长发育迟缓，智力低下，眼裂细小，眼距宽，鞍鼻，舌面沟裂深且多，耳小位低，第一趾和第二趾间距宽有凹沟，小指末节发育不良，常伴有先天性心脏病和脐疝等。染色体异常（21 号染色体三体性）。

（2）脆性 X 综合征（fragile X syndrome）：是一种 X 连锁智力缺陷性疾病。在 X 染色体长臂末端有一"细丝部位"，即是脆性部位，位于 Xq27 或 Xq28 部位，发生机制未明，大多数为男性，临床表现智力低下，语言及行为障碍，特殊面容（头大、长脸、前额及下颌突出、腭弓高、耳大）、手大、足大、睾丸巨大，行为常表现孤独、多动、羞怯或倔强等，易误诊为孤独症。

（3）结节性硬化（tuberous sclerosis）：较多见，属于常染色体显性遗传，是神经 - 皮肤综合征的一种病。一般在 2～6 岁被发现，临床以皮脂腺瘤、癫痫和进行性智力障碍为主要特征，可伴有行为异常或精神症状，大脑组织有多发性结节或钙化。

（4）苯丙酮尿症（phenylketonuria，PKU）：是由于先天性苯丙氨酸羟化酶缺乏，以致苯丙氨酸在体内积聚而影响脑的发育。患儿出生后数周发生呕吐、易激惹、湿疹。身体有异常臭味，头发枯黄，皮肤白皙，虹膜色素偏黄或浅蓝色，肌张力增高，智力明显低下，癫痫发作。测定血中苯丙氨酸含量 >20mg/dl，尿三氯高铁试验阳性反应。对新生儿采用 Guthric 细菌抑制法筛查，早期发现即采用低苯丙酸乳制品喂养，可以防止智力障碍发生。

（5）半乳糖血症（galactosemia）：属常染色体隐性遗传病。由于先天性代谢障碍，致使半乳糖不能转变为葡萄糖而在体内蓄积，造成脑、肝、肾、眼等器官损害。出生后不久出现拒食、呕吐、腹泻、黄疸、肝大、白内障、蛋白尿和氨基酸尿、智力障碍。

（6）先天性甲状腺功能减低症（又称地方性呆小病或克汀病）：它是导致儿童生长发育障碍和智力低下的重要原因。主要出现于缺碘、甲状腺肿流行区。临床表现为眼距宽、鼻翼厚、口唇厚、身材矮小、智力低下、运动障碍、行走蹒跚或痉挛性瘫痪、聋哑、骨龄延迟等症状。血清甲状腺素（T）减低，促甲状腺素（TSH）增高。甲状腺扫描可见甲状腺发育不良（显像模糊、缩小、延迟）。

缺碘地区进行全面补碘，可减少克汀病及智力低下的发病率。早期诊断并在出生后3个月以内开始治疗（使用甲状腺素片剂）可改善本病的预后。

### 三、临床处理方法

一般来说，智力落后在婴幼儿期采用病因治疗和早期干预治疗的效果好，而在3岁后的治疗极为困难。

#### （一）病因治疗

通过特异性检查明确病因后，可针对一些遗传和内分泌所致的智力落后采用替代方法或饮食控制疗法。如苯丙酮尿症患儿以米糕和奶糕为主食，选用苯丙氨酸含量少的食物。

#### （二）药物治疗和对症治疗

由于患儿常伴有精神症状和行为异常，故需适当采用药物进行对症处理，但不宜长期应用。如伴惊厥或癫痫者可采用丙戊酸钠、卡马西平、苯妥英钠等。

#### （三）外科手术治疗

近年脑外科手术已有很大的进展，对于脑肿瘤、先天性脑畸形或脑外伤等，如能及时实行脑外科手术，去除致病原因，脑功能可逐渐恢复，智力也可逐渐改善。

#### （四）教育康复和训练

不仅涉及家属和医疗部门，还涉及教育、社会福利部门。教育对3岁后的儿童尤为重要，是治疗智力落后的重要环节和主要方法。教育需采用特殊的方法，以帮助其智力提高，培养和学习适应生活的能力，训练技能。

#### （五）早期干预治疗

智力落后是可以被早期发现的，高度警惕有高危因素的儿童发育情况和给予定期的体格和心理评估，是发现智力落后的有效方法。早期干预治疗和教育的效果是明显的。

## 第二节　智力落后的康复评定方法

### 一、诊断与鉴别诊断

#### （一）智力落后的诊断

需要依靠收集多方面资料，加以综合评定。

1. **病史的采集**　包括生长发育史、现病史、过去史、母亲妊娠史、分娩史、疾病史、家族史等。

（1）生长发育史：包括运动、言语、社会适应能力等神经功能发育。何时出现发育变慢、停止，某种技能的衰退或丧失。

（2）现病史：发病年龄、症状表现、行为、性格、学习情况。

（3）既往史：既往中枢神经系统感染史、外伤史、颅内出血史、惊厥发作史等。

（4）出生史及新生儿情况：出生时有无窒息、难产、剖宫产、产伤等。新生儿情况包括：足月或早产，体重，有无新生儿缺氧缺血脑病（hypoxic-ischemic encephalopathy, HIE）、颅内出血病史、高胆红素血症、呼吸困难、颅内感染、哺乳困难等。

（5）母亲妊娠史：①流产、早产、弓形虫等宫内感染（尤其是否发生在孕早期3月内）；②X线、工业污染、电子辐射、药物的影响；③妊娠期高血压、糖尿病、感染、外伤、大量失血史；④孕母年龄，是否抽烟、嗜酒、有无性病史、严重营养不良、内分泌疾病、癫痫和慢性严重躯体疾病及用药情况；⑤多胎、宫内窘迫、前置胎盘、胎盘早剥、胎盘功能不良等情况。

（6）家族遗传史：是否近亲婚配，有无阳性家族性遗传病史，家族有无脑性瘫痪、智力低下儿。

（7）其他：家族环境、养育方式、教育情况等，如自幼缺乏与成人对话机会，严重精神创伤或心理挫折，缺乏活动机会等。

**2. 体格检查**

（1）一般检查：一般常规全面体格检查，包括身高、体重、头围、面容、皮肤、毛发、气味、体态、掌指纹、肝脾情况，有助于先天遗传代谢疾病的诊断。

（2）神经系统及感觉器官检查：注意病人姿势，有无不自主运动、瘫痪及共济失调；进行肌张力、肌力、反射及运动能力检查；婴幼儿应进行原始反射检查；年长儿需做神经系统检查；还应检查视力、听力情况。

**3. 实验室检查及特殊检查（主要用于病因诊断）**

（1）染色体检查：疑诊为21三体综合征，18三体综合征，先天睾丸发育不全综合征，脆性X综合征病人，均可进行染色体检查；对性染色体异常者，可进行口腔黏膜上皮细胞性染色质小体检查以助诊断。

（2）尿液生化检查

1）三氧化铁试验：取新鲜尿1ml，加数滴醋使之酸化后加10%三氯化铁5滴，观察尿液颜色，如为苯丙酮尿症则呈绿色（苯丙酮酸），约半小时消退；酪氨酸血症呈淡绿色（对羟基丙酮酸），很快消退；枫糖尿症呈海蓝色或灰绿色（分支酮酸），但不经常出现。

注意：未成熟儿、重度贫血、肝病或服用吩噻嗪类等药物、异烟肼者也可出现绿色或紫色，应加鉴别。

2）2,4-二硝基苯肼试验：取新鲜尿1ml过滤后，加入试剂0.1ml，在30～60秒钟出现黄色浑浊或沉淀者为阳性，可见于苯丙酮尿症、枫糖尿症、甲基丙二酸血症、丙酸血症等，可结合临床症状及其他试验进行鉴别。

（3）血液生化检查

1）细菌抑制法：用一种变异型枯草杆菌进行培养，这种细菌的生长需要苯丙氨酸。先在培养皿中加入一种试剂，使其生长受抑制，然后再将含有苯丙氨酸血的滤纸放到培养基中，对这种抑制，当血中苯丙氨酸含量超过40mg/L时，就可使枯草杆菌恢复生长，为阳性结果。细菌生长圈的范围与苯丙氨酸的浓度大致成正比，可借以估计血中苯丙氨酸的浓度，作为初步诊断。本试验主要用于苯丙酮尿症，当血清苯丙氨酸浓度达60mg/L以上时，即可诊断为本病。

注意：①许多未成熟儿和部分足月儿，苯丙氨酸羟化酶成熟稍迟、血中苯丙氨酸可暂时轻度升高，生后3～12天此酶活性逐渐成熟，血中苯丙氨酸浓度即降至正常，此为阳性反应；②轻症苯酮尿症的婴儿，人乳喂养或用低蛋白饮食者，其血中苯丙氨酸浓度可无明显增高，呈假阳性反应。

2）血中苯丙氨酸浓度测定：可用氨基酸自动分析仪测定血中苯丙氨酸浓度，正常人（新生儿期后）血中苯丙氨酸浓度为1～30mg/L，苯丙酮尿症病人哺以乳类3～4天后，血苯丙氨酸浓度就有明显升高。此法可准确判定血苯丙氨酸浓度。

3）苯丙氨酸耐量试验：用于无临床症状的苯丙酮尿症病人。先测定空腹血中苯丙氨酸浓度，然后口服苯丙氨酸，1～4小时后再查血，病人血中苯丙氨酸含量明显增高，而酪氨酸则不增高或降低。

### （二）鉴别诊断

**1. 儿童孤独症**　起病于婴幼儿期，主要特征为严重的内向性孤独，对他人全面缺乏情感反应；言语发育不良或发育迟缓，有的病例在两岁前言语功能正常，两岁起病后言语功能损害甚至完全丧失；日常行为活动坚持要求保持同样状态和对某些物体的依恋；约3/4患儿智力低下，但有极少数病例有特殊才能，无明显呆滞面貌及其他特异性面容。

**2. 暂时性精神发育迟滞**　由于营养不良、慢性疾病后服用镇静药物、不良的心理社会环境等因素可导致精神发育暂时性落下，纠正上述因素后，精神发育可正常。也常见于早产儿、低出生体重儿。

**3. 儿童精神分裂症**　起病于学龄前的儿童，精神分裂症往往表现孤独、退缩、言语障碍、智力减退，易被误诊为精神发育迟滞，但前者具有分裂症的情感淡漠、不协调、行为异常、幻觉妄想、思维障碍等精神症状。

**4. 多动综合征**　因注意力不集中影响学习，易被认为智力问题。但多动综合征是以注意力涣散、多动、任性冲动、情绪不稳定为特征。智力大多正常，学习困难成绩时好时坏是由于注意力不集中和多动的影响。但临床有的患儿符合多动综合征的诊断并伴有智力低下者，可分别作出诊断。

### （三）诊断标准

**1. 一般诊断标准**

（1）运动发育延迟：运动发育与精神发育均延迟，但运动发育延迟程度低于智能发育延迟程度。

（2）精神发育迟滞（智力落后）：根据行为发育检查、反射检查、握物方式检查的结果等进行判断有无精神发育迟滞。

（3）对周围漠不关心，反应迟钝：通过小儿的追视、语言交流情况，对物品的反应等判断其反应程度。

（4）社会适应行为的发育延迟。

**2. 美国精神病学精神障碍诊断和统计手册（DSM-Ⅳ）的诊断标准**

（1）智力水平显著低下，IQ<70。其中婴儿只做临床判断，不作测定。

（2）目前适应功能有缺陷和缺损，即患儿不符合其文化背景和相应年龄水平应有的水平。至少有下列各项中的两项：语言交流、自我照料、家族生活、社会或人际关系、交往技巧、应用社区设施、掌握自我方向、学习和技能、业余消遣、健康卫生与安全等各方面的缺陷和缺损。

（3）于18岁之前起病。

如果只有智力不足而无适应能力低下者，不能诊断为精神发育迟滞。相反，只有适应能力低下而无智力不足者也不能诊断为精神发育迟滞。

## 二、康复功能评定

### （一）康复评定的内容

包括发育评估、智力测验、社会适应能力评定。目前国内常用的有多种智力量表和发育评定量表,可根据个体具体情况正确运用。

1. **发育评估** Denver 发育筛查(DDST),适用于 0～6 岁儿童;Gesell 发育量表,适用 4 周～3 岁婴幼儿;Bayley 婴儿发育量表,适用于 2～30 个月;小儿神经心理发育诊断量表,以 Gesell 为基础修订的,适用于 0～6 岁儿童。

2. **智力测验** 斯坦福－比奈智力测验量表适用于 2～18 岁,最适合 3～16 岁小儿及青少年;修订 wechsler 儿童智力量表(WISC-RC)适用于 6～16 岁儿童;Wechsler 学龄前期和学龄初期智力量表,适用于 4～6.5 岁儿童。

3. **社会适应能力的评估** 主要采用儿童适应行为评定量表(适用于 3～12 岁儿童)和婴儿—初中学生社会生活能力量表(适用于 6 个月～15 岁儿童)两种量表。

4. **精神、行为评估** 除生长发育、智商、社会适应行为评价外,根据不同的情况选择评估方法和工具。如注意缺陷多动障碍者,做注意力评估和测试;有自闭倾向者做孤独症筛查量表等。

### (二)康复评定的流程与方法

根据病人病史、一般体格检查、神经系统检查、精神检查、神经心理评估测量结果初步拟诊,其流程参见图 5-1。

1. 选择性做有关血、尿、生化检查及其他辅助检查,排除或明确有关疾病,综合分析作出病因诊断。

2. 进行视力检测、听力检测及其他器官功能的评估。

3. 观察、评估及进行下一步特殊检查进行综合分析评价,判断障碍程度来制订康复治疗、教育培训方案。

4. 定期评估疗效及检查。

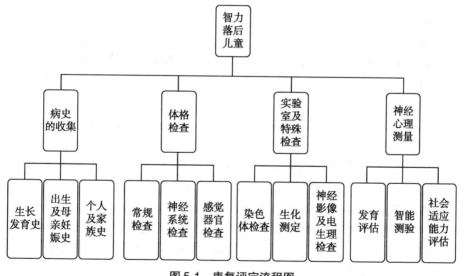

图 5-1 康复评定流程图

## 三、评定内容的表达

### (一)康复计划

根据患儿的临床表现、辅助检查及功能评定结果,制订康复计划,见表 5-2。

表 5-2　智力落后病人的康复计划

| 智力落后病人的康复计划 |
| --- |
| 姓名　　　　　　性别　　　　　　年龄　　　　病案号 |
| 发病时间　　　　　　　　　　智力落后类型 |
| 病史摘要 |
| 主要功能障碍及康复评定结果 |
| 辅助检查结果 |
| 近期康复目标 |
| 远期康复目标 |
| 康复方案 |
| 运动疗法□　作业疗法□　言语治疗□　感统训练□　经络导频疗法□ |
| 神经肌肉电刺激□　肌电生物反馈□　水疗□　针灸□　推拿□　中药□ |
| 游戏及文体治疗□　集体课□　音乐疗法□　心理治疗□　辅助器具□ |
| 家庭指导□　患儿教育□　其他□（　　　　　　　　　　　　　） |
| 注意事项 |

### （二）康复医嘱

**1. 长期医嘱**

（1）康复护理级别：根据病人综合情况，评估病人的康复护理级别，如一级护理、二级护理、三级护理。

（2）是否陪护：是或否。

（3）饮食：根据患儿年龄、病情及并发症选择恰当的饮食方案，如普食、软食、半流质饮食、流质饮食等。

（4）药物：根据病人病情、年龄、并发症情况适当选择促进脑损伤修复和发育、改善运动障碍、行为异常、抗感染、改善营养、解热镇痛、抗癫痫等药物。

（5）康复治疗：根据病人康复计划开出相应康复治疗医嘱，如运动疗法、作业疗法、器械运动训练、中频电疗、功能性电刺激、水疗、蜡疗、冷疗、高压氧治疗、认知功能训练、言语功能训练、吞咽功能训练、感觉统合训练、心理疗法、传统康复（针灸、推拿、中药等）、康复教育、矫形器和辅助器具等。

**2. 临时医嘱**

（1）辅助检查：根据病人病情选择性检查，如头颅 CT 或 MRI、神经电生理等检查。

（2）康复评定：根据病人病情选择评定方法，如发育评估、智力测验、社会适应能力评定等。

（3）相关科室会诊：如儿内科、儿外科等。

## 第三节　智力落后儿童的康复治疗

### 一、智力落后儿童的治疗原则

**1. 早发现，早治疗**　高度警惕有高危因素的儿童发育情况，给予定期的体格和精神心理评估是发现精神发育迟滞或智力低下的有效方法。早期干预主要针对在婴幼儿期的高危儿和发展缓慢者，目的是最大限度地提高和发挥智力落后儿童的潜能。早期干预主要以训练中心和家庭结合的方式进行。

**2. 教育和康复训练为主，结合病因及心理治疗**　教育是治疗智力落后儿童的重要环节和主要方法，以帮助其培养和学习适应生活的能力，训练技能，以满足日常生活的需求。教育和训练要尽早开始，制订具体目标和训练方法，个体化训练，因人施教。综合治疗促进患儿智力和社会适应能力的发展。

**3. 全面发展，补偿缺陷**　治疗应该是全方面的，包括儿童身体的发育，防治疾病、智能提高、生活自理能力提高，行为适应性方面的改善。

**4. 坚持系统性，渐进性**　通过训练，提高智力落后儿童的感受能力，身心协调能力，对大脑刺激的频率和本身的分析，综合调节锻炼活动以促进大脑技能的补偿。

**5. 坚持强化性原则**　及时强化，正确的给予正强化，错误的给予负强化。

**6. 注意游戏性和趣味性**　尊重患儿，激发患儿的兴趣，充分利用生活情景及小游戏，让孩子主动参与。

### 二、主要的治疗方法

智力落后儿童的康复治疗主要从医疗、教育、训练和生活指导方面进行，最大限度的发挥患儿的潜力，引导其向生活自理、适应社会以及自立于社会的方向发展。

#### （一）物理治疗

**1. 运动疗法**　主要目的改善运动功能、矫正异常的运动姿势。针对病儿的整体情况，制订治疗计划，按照儿童的发育规律及进程，结合功能活动进行被动或主动的训练，在训练过程中引出正常的运动模式和姿势。①未熟儿和高危儿在新生儿早期和幼儿早期有时会表现出对外界刺激的敏感性增高，容易产生应激反应，即紧张。对于这类新生儿在给予刺激时需谨慎，注意保持小儿生理的稳定性和恒常性。针对普通刺激就会产生惊吓反射和角弓反张的小儿，要尽量减少或避免与小儿接触。根据敏感程度的不同采取刺激－反应－处理的方法。②6个月以后小儿的发育表现和主要问题比较清楚可以开始实施应用技术和技能的运动疗法。目前，主要采取的方法有 Bobath 疗法、Vojta 疗法、Rood 疗法等。

**2. 理疗**　儿童早期治疗中最常用的物理因子治疗有：经颅磁刺激疗法、功能性电刺激疗法、超声波疗法、水疗等。

#### （二）作业治疗

训练时以适当的刺激开始，逐渐强化。充分的评定患儿的潜在能力，根据患儿的发育情况采取相应的训练方法。具体方法可以通过如会话、摄食、更衣、洗脸、写字、协助做家务等日常生活动作及游戏、体育活动等方面活动提高小儿的适应行为能力。可采取方法如下：

1. 与患儿一起游戏，在游戏中进行粗大运动、平衡运动、精细运动的训练。

2. 促进知觉、认知功能发育的游戏，来提高患儿的认知功能和知觉功能。

3. 通过训练强化小儿的集中力和持续力。

4. 通过游戏促进语言功能的发育，或者促进人际关系发展的游戏方法。

5. 治疗师要与家长共同进行摄食、更衣、排泄、清洁和问候他人等日常基本生活技能方面的训练，促进各方面能力的提高。

6. 注重家庭训练，指导患儿父母或抚养人在人与人关系方面、问题行为方面进行相应的教育，适当采取辅助器具。

### （三）言语治疗

智力落后儿童的语言发育迟滞多数与行为发育水平一致。患儿在治疗前后其适应行为发育水平方面、与人交流活动中理解和表达方面均有显著差异。

1. 在患儿发育早期，应强化摄食功能、语言呼吸功能、口部运动训练等语言能力方面的生活指导。

2. 学习语言阶段时，应再加上听觉刺激训练。

3. 让患儿通过生活中的各种体验来促进患儿学习视觉、触觉、深部感觉、嗅觉、味觉等感觉刺激。也可以让患儿阅读各种绘画的书籍等。

### （四）心理治疗

心理治疗者通过言语、表情、行为举止，以及特定的环境条件，来影响患儿的认知和意向，改善其心理状态、消除心理障碍的治疗目标。

1. **游戏治疗**　通过游戏对患儿进行干预和心理治疗。对于儿童来说游戏时可以通过自己的语言自然地、自由自在地表达自己的感情和想法。根据患儿的年龄、性别、智能情况、自我统和能力、障碍的程度、周围环境的条件等决定治疗目标和游戏的种类。

2. **音乐治疗**　运用音乐活动的各种形式，包括听、唱、演奏、律动等各种手段，促进身心健康和培养人格的心理治疗手段。如高频音乐可治疗多种疾病，增进智力，集中注意，增强记忆，疏泄抑郁情绪等。

### （五）感觉统合

感觉统合训练是使用合并有前庭、本体感觉和触觉刺激的适当的运动反应来改善儿童的认知，运动协调性和语言功能。主要具体方法包括爬行、悠荡、旋转和其他特殊技能的训练和活动。

### （六）社会康复

智力落后儿童智力的目标是使其取得社会的自立，促进患儿整体人格的发育。其具体方法如下：

1. **社会康复和医学康复同时进行**　幼儿期开始，医学康复和社会康复同时进行，以培养患儿行为能力为目的，通过让患儿体验各种行动来培养其行为能力。

2. **社会康复和家庭康复相结合**　社会康复首先要放入家庭中，对患儿的治疗要采取不分离的原则，即要避免患儿和父母的分离，避免将患儿和正常小儿隔离，让患儿接受正常的行为和社会刺激。

### （七）生活指导

智力落后儿童由于智能水平、生活能力、社会适应能力低下，表现出生活不规律，自发性减少及行动能力等各方面问题，所以需进行相应的生活指导。

1. **建立适合患儿的生活节律**　为患儿设定一个适合接受各种刺激、有利的环境。确立他的睡眠－觉醒的节律,充分考虑周围各类环境的状况。

**2. 合理的饮食**　给患儿合理、充足、规律的饮食,培养良好的排便习惯。

**3. 提供相应的场所和玩具**　为患儿设定相应的场所和适当的玩具,目的在于使患儿活泼地游戏与运动,促使患儿意识水平的提高。

**4. 促进日常生活动作的发育**　诱导患儿并协助他做自己身边的事情,尽可能让患儿独立完成日常生活中的事情,如更衣、进食、排泄、入浴等,也可以让他协助做一些家务。

### (八) 传统医学康复治疗

中医中药治疗小儿智力落后的方法有:中药治疗,针刺疗法的头针、体针、手针、耳针、电针等,推拿按摩疗法的各种手法,穴位注射,中药药浴、熏蒸等。集中药、推拿按摩、针灸为一体的中医综合疗法可有效提高吞咽、言语和智力水平,提高康复训练效果。

**(谢菊英)**

# 第六章

# 感觉统合失调症的康复

人类能感受环境变化是多种感觉和运动刺激在大脑的综合反映,包括视觉、听觉、触觉、嗅觉、味觉、运动觉、本体觉和平衡觉等,例如,当我们看到一个橘黄色的、圆圆的、剥皮后看到有多瓣果肉、气味清香、酸甜感,从而确定是橘子,这种正确的判断就是视觉、嗅觉、味觉和运动觉等共同作用的结果,我们将这种综合的作用叫感觉统合功能。只有感觉统合功能正常,人体才能根据环境的变化进行调节,以适应内外环境,当人体不能够将各种感觉和运动信息进行综合时,就会出现感觉统合功能失调。

## 第一节 概 述

感觉统合功能的建立通常是在 7 岁以前,儿童最初是通过视觉、听觉、触觉等感觉来认识外面的世界,如通过视觉认识各种颜色、辨别物体的形状和大小、人物面容的识别;通过听觉学会说话,分辨不同的声音;通过触觉知道疼痛和冷热;通过本体觉和前庭平衡觉能控制运动等。

感觉统合失调不仅仅见于儿童,同样也存在于成年人,尤其是老年人,感觉统合功能直接关系到每个人的日常生活活动、学习、工作以及各种社会功能。

## 一、定义

### (一)感觉统合(sensory integration, SI)

是指大脑将各种感觉信息进行综合的分析和处理,通过有效地整合,达到机体功能的协调,使机体和谐有效地进行各种功能活动的神经心理过程。

大脑皮质、脑干及小脑在感觉统合过程中发挥着重要的作用,其中大脑半球的各个分区在感觉统合中发挥着不同的功能,顶叶负责辨识触觉信息,如身体被触碰的位置、接触物品的质感与形状等;枕叶是视知觉形成的重要区域,如空间视知觉、图形位置、视觉记忆、环境的辨识、认知、学习几何能力等;颞叶负责接收听觉信息,辨识声音、理解语音的含义及语音记忆等;额叶负责思考判断、问题解决及人际沟通等。

感觉统合功能包括手眼的协调、平衡的控制、注意力的集中、言语的表达及认知等,例如,我们在走路时突然看到前面有一条深沟,人体第一反应就是立即停止迈步,调整身体保持平衡,并分析是否能跨过去,如果沟较宽但通过助跑可以跨过去,我们就会调整身体姿势,用力迈大步跨过去,这种个体对危险情况的处理过程就是感觉统合功能的具体体现。

## （二）感觉统合功能失调（sensory integration dysfunction，SID）

是指大脑不能有效地整合感觉信息，机体功能出现不协调，表现在对刺激的不敏感或过分敏感，称为感觉统合功能失调。如儿童手眼协调差而不会玩游戏、平衡功能差而经常跌倒、触觉过于敏感而讨厌抚摸和亲吻、对陌生环境适应慢、害怕旋转、不敢登高等；而老年人随着年龄的增长，对外界的刺激感觉迟钝，表现为肢体灵活性下降、容易跌倒、心里想的和嘴说的不一致等。

## 二、病因及分类

### （一）病因

大脑血液循环非常丰富，对缺血缺氧极为敏感，充足的血供是脑功能发育的基础，脑发育异常是感觉统合失调的常见因素。

**1. 遗传因素**　儿童直系亲属存在导致感觉统合失调的遗传物质，当遗传给子女时，儿童就表现出同样的易感性；或个体在生长发育中因某种原因导致基因突变，导致个体发育的障碍，产生类似的易感性。

**2. 脑发育不良**

（1）妊娠期不良因素的刺激：孕妇工作或生活环境存在有害物质，如重金属，甲醛超标等，尤其在妊娠前 3 个月，影响胎儿中枢神经的发育，造成不可逆的损伤；或妊娠期服用药物，如妊娠期高血压、糖尿病、癫痫、抑郁症、甲状腺功能减退或亢进等疾病，影响胎儿大脑发育；或孕妇不良的生活习惯，如吸烟、酗酒、熬夜、生活不规律等，影响了胎儿的大脑发育。

（2）脑损伤：早产儿、生产过程中胎儿脐带绕颈、胎儿产后窒息、过期产、难产、新生儿黄疸，高水平的胆红素易使神经系统受损，影响儿童的生长发育等导致脑供血不足，影响了胎儿的大脑发育。

此外，婴幼儿坠床、头部遭受机械撞击、产钳使用不当等导致新生儿大脑受损，或患有新生儿缺血缺氧性脑病、感染、脱水、脑炎或脑膜炎、接种疫苗过敏、新生儿黄疸等疾病，均可导致脑发育异常。

（3）剖宫产：剖宫产儿没有经过自然分娩产道挤压过程，呼吸道内液体潴留多，出生后呼吸阻力大，肺泡气体容量小，影响气体交换，易导致新生儿缺氧和窒息，容易影响大脑的功能；或剖宫产缺少自然分娩的过程中长时间、有节奏、大强度的挤压刺激，没能完成屈伸、旋转和下降动作，不利于运动功能的发育。

（4）大龄妊娠：女性卵巢的生理功能随年龄增长逐渐衰老，卵巢功能减退，人体抵抗各种环境污染的能力相应降低，进一步加剧卵子遗传物质畸变的可能性，或由于卵子自然老化、蜕变，染色体畸形变异机会增加，当孕育胎儿时，胎儿畸形及其他遗传病发生率也随之增高，这也是儿童脑发育异常的主要原因之一。

**3. 代谢异常**

（1）营养物质代谢失衡：大脑的神经细胞需要充足的营养才能维持正常的功能，如蛋白质、糖、脂肪、维生素、微量元素及鱼肝油等等，其中蛋白质是构成组织细胞、酶、抗体或某些激素的主要物质，在人的记忆、遗传及解毒方面发挥重要的作用，包括视觉的形成、认知功能的完善和运动功能等都离不开蛋白质，但摄入过多的蛋白质会过度兴奋，影响儿童的注意力和判断力。葡萄糖是脑能量代谢的主要物质，摄入不足引发低血糖，摄入过多儿童处于抑制状态，学习活动易疲劳等。

（2）内分泌激素代谢异常：在中枢神经系统的作用下，激素以相对恒定的速度或一定的节律释放，作用于靶器官或靶细胞，与受体结合后启动其生理活性，部分激素也可通过对基因的影响发挥其生物学效应。如甲状腺激素主要是促进代谢过程，促进人体的正常生长和发育，特别是对骨骼和神经系统的发育有明显的促进作用。儿童在生长期甲状腺功能减退，激素分泌不足，则儿童发育不全、智力发育迟钝、身材矮小、精神萎靡、做事缺乏激情、学习效率低下以及容易疲劳等。

**4. 教育因素**

（1）家庭教育：父母是儿童的启蒙老师，其文化素质及生活态度对儿童的成长会产生重要的影响，从胎前教育到出生后的互动，都会影响儿童的感觉统合功能发育，如愉快的音乐、父母的爱抚、好看有动感或有悦耳声响的玩具等，均能诱导婴幼儿翻身及爬行。

爬行是儿童发展的重要阶段，也是儿童发育水平的重要标志，儿童通过爬行运动接受各种感觉刺激，使机体各个部位协调运动，完成感觉统合的基本功能。睡床过软、室内活动空间狭小、环境缺少声音及色彩的变化、父母亲过于繁忙缺少与儿童的互动等，都会影响儿童的爬行运动。

此外，家庭成员不和睦，缺少父母的关爱，或接受了错误的行为教育，可产生焦虑、恐惧、妒忌、缺乏同情心等不健康的心理；或缺少足够的同伴互动（如跳皮筋、踢毽子、捉迷藏、跑步比赛和拍球等），儿童大脑在处理感觉统合方面的信息输入减少，不利于儿童感觉统合功能的发展，易导致感觉统合失调。

（2）学校教育：儿童7岁以前是感觉统合发展最重要的阶段，应该充分尊重儿童生长发育的特点，这个时期的儿童好奇心强，喜欢蹦蹦跳跳、捉迷藏、游戏比赛等，是手眼协调及肢体平衡运动建立的重要阶段，过多的室内文化课学习替代了躯体自由活动的时间，限制了儿童感觉统合功能的发展和完善，导致感觉统合失调。

**5. 环境破坏**

（1）环境污染：工业废水、废渣、废气大量排放进入空气、土壤和水中，污染环境，并通过空气及食物链进入人体，人体长期接触有害物质，导致神经发育受损；或家庭装潢材料及家具中有害化学品超标，如胶水、油漆、密度板、石膏板等材料中含有大量醛类、苯类、铅等挥发性物质；瓷砖、大理石等含有放射性物质，孕妇长期生活在释放物超标的环境中，导致胎儿大脑发育受到影响。

（2）食品污染：食品添加剂超标、食品过期、食品原材料生存存在严重工业化学品污染、农作物种植中大量使用化肥、农药、催熟剂等，污染的食品通过孕妇作用于胚胎，使之在发育期中细胞分化和器官形成不能正常进行，或儿童直接食用这些有害的食品，导致中枢神经系统受损，影响了儿童感觉统合功能的发育。

（3）社会环境不利因素

1）儿童活动空间受限：家长工作繁忙，缺少每天必要的亲子互动，或家长担心安全方面的问题，不放心儿童单独活动，无论在时间方面，还是在空间方面，都不能保证儿童在有利的物理环境去自由活动，影响了儿童感觉统合运动的发展。

2）信息化带来的弊端：随着信息化和自动化发展，带来了网络与媒介的快速发展，信息化服务内容多种多样，其趣味性及挑战性极其富有吸引力，并吸引着众多的儿童，占据了他们室外攀爬、追捉类的游戏空间，儿童户外活动的时间逐渐减少，动手能力越来越差，进而影响感觉统合能力的发展。

此外，新生儿运动的发展与协调需要肌张力、眼球活动控制、姿势控制、平衡、触觉、本体觉和前庭觉、对地心引力的安全感及母子情感依赖感等共同完成，并在感知环境中物体的物理性质及听说、模仿、完成指令等功能，其内容在相关章节中均有叙述。

老年人由于生理功能的退化，或高血压、血脂异常、动脉硬化等危险因素的存在，导致脑供血的不足，脑神经细胞营养缺乏，进而导致脑功能的减退，从而影响其感觉统合功能。

### （二）分类

感觉统合失调主要表现在感觉调节和运动调节障碍方面，因此，将感觉统合失调分为动作调节障碍和感觉调节障碍两大类。

1. **动作调节障碍（dyspraxia）** 动作调节障碍指动作计划和执行能力的不足或缺乏。动作的完成必须经过大脑的整合，形成概念—制订计划—执行的过程，即某种动作的完成首先在大脑中形成概念，确定要做什么，如何去做，直到最后完成全部行动。感觉统合失调时，不能整合两种或两种以上感觉或运动，从而不能很好完成协调性或计划性的动作，表现如下：

（1）姿势控制障碍：姿势控制障碍与本体觉、前庭觉功能失调有关，表现为肌张力低下，俯卧位伸展不充分，躯干稳定性差，完成抗重力动作无力，平衡功能差，容易跌倒。

（2）手的精细功能障碍：小肌肉发展缓慢，动作笨拙，触觉分辨困难，不会扣纽扣、不会系鞋带及剪纸等精细动作。

（3）协调障碍：感觉意识差，不能正确认识自己的身体位置和相对位置，不知道怎样去完成某种动作、用多大力气、多大的幅度及多快的速度去完成，计划组织能力差或缺陷，做事程序紊乱，注意力不集中，协调困难，动作笨拙，不会模仿等。

儿童在三岁以前，各种生理功能还未完全发育成熟，或者由于个体差异发育相对迟缓，很难区分是正常的生理功能未完善还是感觉统合失调，容易被忽视；而老年人，尤其是高龄老人，其感觉统合能力的下降是逐渐开始的，常常会被认为是"老化"的标志而被忽略。

2. **感觉调节障碍（sensory modulation dysfunction）** 指个体不能及时整合感觉信息到适当的水平，表现为对感觉刺激反应过度，或感觉迟钝。反应过度表现为焦虑、烦躁，如一般的感觉刺激反应强烈，易产生恐惧感，尤其是支撑面位置变化时恐惧感尤为明显，过度夸大头移动的幅度，特别是头倾斜、脚离地面或支撑面时而感到恐惧；害怕双脚离地，即所谓的"恐高症"。做高低起伏的空间动作时笨拙，讨厌移动，害怕任何摇晃活动，特别是旋转刺激，极易产生恶心、呕吐、眩晕等自主神经系统症状，老年人表现尤为突出。反应迟钝表现为个体对环境中的感觉刺激反应迟钝，甚至对很强烈的刺激毫无反应，如儿童打针时不觉得痛，表情淡漠，嗜睡，痛觉迟钝，渴望更多的刺激。

感觉调节障碍者，因感觉调整功能不恒定，有时两种感觉现象同时存在。

## 三、临床表现

人和动物生活在自然环境中，必须保持正常的姿势，这是进行各种活动的必要条件。正常姿势的维持，依赖于前庭器官、视觉器官和本体感受器的协同运动。感觉统合功能失调一般表现在下面几个方面：躯体运动协调障碍、身体平衡功能障碍、空间知觉障碍、触觉障碍、视听觉及言语语言障碍等。

### （一）前庭功能失调

前庭器官由三个相互垂直的半规管及椭圆囊和球囊组成，是人体对自身运动状态和头部在空间位置的感受器,即运动觉和位置觉感受器,在保持身体的平衡中起重要的作用。前庭系统功能正常,人体才能准确判断与周围环境的关系,控制人体的平衡感、方向感和距离感,人体的各种运动,如翻身、爬行、坐起、站立及跑步等均与前庭系统关系密切。前庭功能失调表现在两个方面:

**1. 前庭觉敏感**  对移动产生厌恶感或不安全感,动作僵硬笨拙,如不敢荡秋千,注意力不集中,难以持久进行某种运动。如果前庭器官受到过强或长时间的刺激,或刺激未过量而前庭功能过敏时,会引起恶心、呕吐、眩晕等,称为前庭自主神经反应,严重时可导致晕船、晕车和航空病。

**2. 前庭觉迟钝**  很难保持和调节身体平衡,容易跌倒,喜欢旋转或绕圈奔跑而不觉头晕,经常碰撞周围的东西,手脚笨拙,肢体动作不协调,注意力不集中,身体经常扭动难以控制,甚至在上课时下地走动。

**(二)触觉功能失调**

触觉是由压力和牵引力作用于体表感受器引起的,可以感受温度、湿度、疼痛、两点距离、压力和振动等感觉,使人体产生防御性及辨别性反应。触觉功能失调表现为以下两个方面:

**1. 触觉敏感**  不喜欢或不愿意与人近距离接触,婴幼儿面对面拥抱或换尿布时哭闹,儿童则表现拒绝别人给穿脱衣服、剪指甲、洗澡等,不喜欢亲吻,甚至当接触其身体时会发出尖叫。

**2. 触觉迟钝**  渴望某种特定的触觉刺激,依赖安慰物,如吸吮手指、咬指甲、吸奶嘴等,甚至有自虐行为,如揪头发、咬手指、玩生殖器等。当触觉分辨障碍时,儿童表现无法完成手精细动作,笨手笨脚,不能完成堆积木,学习困难,表情冷漠等。

**(三)本体觉功能失调**

本体觉又称深感觉,感受来自肌腱和关节等位置觉、运动觉和震动觉。感受躯体各部位所处的空间位置及肢体的运动方向、力度、幅度、速度等,与前庭觉共同参与躯体姿势的维持、空间位置及躯体动作的精细调节。本体觉功能失调时表现:

**1. 辨别困难**  身体形象辨别困难,经常左右不分而将衣裤反穿,鞋子左右脚不分,对类似的符号分辨困难,如经常混淆 p 和 b,人和入等。

**2. 动作方向、力度、幅度及速度控制差**  不能很好地控制手的力度,时常将物品弄坏,向玻璃杯倒水时常将水洒在杯子外面,或者水满后不能及时停止,写字时字间距及字体大小前后不一致,写字慢且常常出格,铅笔头经常折断。

**3. 手-眼不协调**  看到的和写出来的不同,常常数字抄错,如将 62 写成 26,写字颠倒。老年人表现在运动的速度慢、力度及幅度小、精细调节能力下降等。

**(四)视知觉功能失调**

视知觉具有高度的注视和追视、对物体的正确理解及空间良好定位功能,如手眼协调、手部的精细运动都离不开视知觉的整合;通过视觉分析技巧进行图形辨析、物体大小及颜色的辨别;通过眼球运动进行扫视、视跟踪、调节与辐辏反射。视知觉功能失调表现如下:

**1. 视跟踪能力差**  很难跟随物体运动,即便是色差较大的物体运动,宝宝也难以跟随,甚至没有反应,因此,难以完成传球、放风筝、打乒乓球、打羽毛球、踢毽子等协调性体育运动。

**2. 阅读困难** 追踪物体时聚焦困难，不能完成快速阅读学习任务，阅读时常常漏字，念错行，抄写时上下行字颠倒，甚至写错字。

**3. 视觉记忆差** 对视觉浏览物体的识记、保持困难，表现在瞬时记忆和短时记忆方面尤为明显，背诵句子困难，甚至不能说完整的句子，记不住东西放在哪里。

**4. 视空间定向力差** 很难注意到物体之间的细微差别，如不能说出一幅画的真正含义，不会玩迷宫游戏，模型拆开后不会组装，学习效率低，不能快速浏览文章，没有距离感，经常磕磕碰碰等。

老年人表现为视跟踪能力及视觉记忆减退明显，表现在视跟踪迟钝，快速跟踪时会有头晕、恶心等，刚刚记过的事情可能一会儿就会忘记，如忘记烧饭的时间而将饭烧焦了，接水会忘记关闭水龙头，想要做某种事情转身却又忘记了。

### （五）听知觉功能失调

听知觉功能是正确理解声音和语言的含义，有助于实现听觉分辨、听觉跟踪、声源定向及产生听觉记忆，帮助建立良好的沟通与社交活动。听知觉功能失调时会对声音的反应过度或迟钝：

**1. 辨别声音能力差** 常常分不清有相同音素的词，需要别人重复所说的话，如将"河南"听成"荷兰"，存在听写练习困难，或不能完成听写任务，如无法完成听力测试。

**2. 过滤信息障碍** 常被不重要或不相关的信息分心，注意力不集中，常常答非所问，或不知道老师提出的问题，老师布置作业常常听漏或听错；不能专心写作业，常常被一些细微的声音打扰而终止完成作业；说话时很少与人有目光交流，经常"走神"，或者经常打断他人说话，或对别人的说话不耐烦。

老年人由于听力的下降常常会误认为听知觉功能失调，可通过佩戴助听器有助于听知觉功能的正常发挥。

### （六）运动功能异常

运动功能的异常是前庭功能、本体感觉功能、听知觉功能、视知觉功能及触觉功能的综合体现，表现在粗大运动及精细动作水平低，与日常生活关系密切的功能主要包括：

**1. 粗大运动能力差** 粗大运动能力包括卧位、翻身、坐起、爬行、跪立、站立、行走、跑、跳等运动。感觉统合失调时粗大运动发育迟缓，部分运动缺乏，如没有爬和跪而直接站立，走路不稳，跑跳运动缓慢而笨拙，或不会跑跳，容易跌倒等。

**2. 精细运动能力差** 完成拍球、跳绳及骑车等活动困难；动作行动拖沓，穿脱衣服、系鞋带、扣纽扣、洗漱及用餐等动作僵硬缓慢，折纸、剪纸、粘贴纸及图片涂色困难；舌、唇及声带之间运动不协调，造成发音及语言表达困难。

## 四、临床处理

儿童感觉统合失调的病人目前主要的处理方法是早期发现、早期诊断、早期康复治疗，老年人需要及时筛查、评估而预防或延缓感觉统合失调的发生发展。

### （一）早期发现

早期发现是降低和预防感觉统合失调导致躯体功能障碍的重要环节，通过产前检查、产后婴幼儿定期体检，尤其是儿童的健康体检，评估儿童感觉统合功能，是发现感觉统合失调的重要手段。通过对儿童的体重、身高、视力、听力、动作协调能力及感觉功能的检测，可筛选儿童是否存在感觉统合失调问题。

### （二）早期诊断

根据儿童三岁以前不同时期的发育特点，与儿童实际表现出来的功能相对比，可以对明显的感觉统合失调患儿进行诊断，对于存在感觉统合失调的儿童，尽早给予针对性的康复训练，一般可以通过以下几个方面进行筛查诊断：

1. **视知觉**  1个月对鲜艳的色彩感兴趣，喜欢看人的脸，移动的物体会引起其注意；3个月时喜欢看自己的手及手中抓握的物品；6个月会寻找掉落的物体，喜欢玩藏猫猫游戏；11个月能知道一些简单的动作或手势的含义，并有所反应；1岁时能注视近的物品，会摆弄玩具，能指出鼻子、眼睛、嘴等，视觉对比的敏感度基本达到成人水平。

2. **听知觉与言语能力**  1个月时饥饿或疼痛时会哭；2个月会笑；3个月会发出"a、ou"等声音；8个月会发出"ba-ba、ma-ma"等声音；1岁会说单字，如"爸、妈、抱"等；2岁时会使用代词，如"你、他、我"等；3岁能说简单的句子，会背诵儿歌等。

3. **粗大运动功能**  1个月时头会转向另一侧；3个月会翻身，抱起后头可直立，将摇铃放入手中会摇铃；6个月不扶持下可坐立；8个月会爬行；12个月双手具有协调动作，可翻硬纸板书，并能独立行走；2岁可一页一页翻薄书，会单脚站立和退步走，可跳高约5cm，会用脚尖走路，辅助扶手可上台阶；三岁时会跑，会单脚原地跳，会跳远，会脱衣服；四岁时会翻跟头，会双手掐腰转身跳，手的协调能力发育较好；5岁可准确进行左右跳，会跳绳。

4. **精细运动功能**  1个月触摸手掌会出现抓握反射；3个月会摇铃；5个月双手会主动抓握物品，喜欢将脚放入口中；6个月手腕出现旋转动作，会用拇指和示指捏物放入口中；8个月双手可分别拿物品，会抛出手中的物品，喜欢将手指伸入洞或孔中；12个月拇指与示指会协调运动，会翻厚纸板书；1岁会拿杯子喝水，会脱没有扣子的衣服；2岁会翻薄书，会穿袜子；3岁会用筷子吃饭，会刷牙；4岁能解开小扣子，会画三角形；5岁会对折，会系鞋带，会用肥皂洗手。

### （三）早期康复

经过儿童定期体检，对确诊或疑似的感觉统合失调的儿童进行康复训练，预防或减轻感觉统合失调导致的功能障碍，进而提高儿童的日常生活活动能力。

目前，感觉统合失调的处理方法主要是通过康复训练，针对儿童存在的问题进行有针对性的训练，通过控制感觉输入的种类、剂量，引导儿童做出正确的反应，训练方法包括被动训练、助力训练和主动训练。

## 第二节  康复评定

感觉统合失调多表现为行为障碍，但有行为障碍者不一定就是感觉统合失调。许多因素均会影响儿童的行为，目前对感觉统合的评估可采取量表法、专业的评估工具、临床检查及问卷等方法。

### 一、诊断与鉴别诊断

### （一）诊断

感觉统合失调的临床诊断以病史及临床表现为主，根据儿童感觉统合发展评定量表评分，确定是否有感觉统合失调。儿童7岁前发病，病程持续6个月，实验室检查、电生理检查、影像学检查无明显的变化，感觉统合评分低于40分即可诊断儿童感觉统合失调。

**（二）鉴别诊断**

1. **脑瘫** 脑瘫一般是由于早产、缺血缺氧性脑病及孕期多种因素影响了神经系统的发育所致，产后即有反应，如反应迟钝、头围异常、哺乳困难，最明显的特征是运动发育落后，肌张力异常，甚至伴有癫痫等。

2. **广泛性发育障碍** 是起病于婴幼儿时期的全面性精神发育障碍，5岁内表现就很明显，表现为人际交往及沟通模式的异常，言语障碍，活动内容及兴趣局限，可伴有某些躯体疾病，以孤独症为主。

3. **阿尔茨海默病** 见于老年人，一般在65岁以前发病，是一种起病隐匿的进行性发展的神经系统退行性疾病，表现为记忆障碍、失认、失用、视空间障碍、执行功能障碍，甚至有人格及行为的改变，CT或磁共振可协助诊断，与老年感觉统合失调有本质的不同。

## 二、康复功能评定

### （一）评定的内容

评估儿童近6个月内经常出现，或持续存在的异常行为，评估其功能失调的类型，包括触觉功能、视知觉功能、听知觉功能及运动功能等。

1. **运动功能评定** 包括粗大运动和精细运动两个方面：

（1）粗大运动功能失调：平衡与协调功能差，姿势控制不稳，容易跌倒，动作幅度大而僵硬，常常碰到东西，动作缓慢笨拙，不能完成快速连续的动作，如不会玩拍手游戏等。

（2）精细动作功能失调：手功能差，表现在手的握力及捏力方面尤为突出，不会捏物体，拿东西容易掉落，动作的准确性差，如不能将物体从一个容器中拿出再放回去。

2. **感觉功能评定** 主要障碍表现在对感觉过敏或迟钝和前庭觉功能失调。

（1）触觉功能异常：过分喜欢摸别人或物品，喜欢安慰物，有洁癖，表现在特别爱洗手，手上有一点异物就必须洗干净，如手上沾上胶水或染上颜色时必须立刻洗掉；或讨厌被触摸，如不喜欢别人帮剪指甲，不喜欢别人给洗脸；痛觉不敏感，甚至不知道痛感；或夸大疼痛的感觉；存在异常触觉行为，如喜欢扭动嘴唇、扯头发，咬指甲或咬其他物品等。

（2）前庭觉功能失调：害怕被高高举起，不敢从高处向下看，害怕双脚离地；不愿尝试移动性活动，包括乘电梯、上下车、移动坐位等，上下斜坡或楼梯；旋转时容易失去平衡，甚至产生恶心呕吐，很容易"晕车"；不喜欢倒立、翻跟头及打滚等游戏。

3. **认知功能评定**

（1）视知觉功能失调：视物跟踪能力差，双眼不能同时注视移动的物体，如不会玩弹弓或弹球游戏；眼睛运动不灵活，常常需要用力眨眼、眯眼、斜眼、搓眼、遮住一只眼睛或侧头看东西；视物易疲劳，抱怨字体模糊或有重影，厌恶阅读，经常跳读漏读；害怕强光，喜欢在阴暗的地方；拼图困难，空间概念差，不能理解上下、前后等概念，经常错误判断物体与环境的距离而撞到家具，方向感差，容易迷路。

（2）听知觉功能失调：对声音特别敏感，即便是很小的声音也会受到惊吓，讨厌嘈杂的环境，不喜欢有特殊声音的玩具，无法在有背景声音的环境下从事活动，无法判断声音的来源；对突然或大的声响表现得不在乎或无反应；听觉记忆短暂，易忘记别人说的话和交代的事。

（3）注意力：注意力不集中，对注意对象的保持时间过短，缺乏耐心，容易受其他不相关的刺激影响；很难或不能同时注意两种或两种以上的事物；不能将注意力及时从一种事物转移到另一种事物中。

**4. 言语功能评定** 常自言自语，或制造怪声，或语言发育迟缓，吐字不清晰；无法分辨近似音，听理解差，经常听不懂别人所说的话，被叫到名字时，常没有反应；咬字不清，高低音掌握困难，掌握不好唱歌的节拍；跟人对话时常有"啊?"，或"不知道"，或经常不作回答。

**5. 日常生活活动能力评定** 修饰及洗漱等日常生活作差，表现在拿汤匙、穿衣服、扣扣子、系鞋带、拿筷子、用剪刀等方面功能掌握慢，完成质量不佳，如吃饭时会经常打翻餐具；过于依赖他人，行走能力差，上下楼梯困难，常常需要监护下行走。

**6. 社会参与能力评定** 不会或不喜欢交朋友、孤僻、被动、适应环境能力差；缺乏与人主动交往的兴趣，交往过程缺乏理解，与人互动时不注视对方，甚至回避目光的接触，行为异常，孤僻、不合群，不喜欢或讨厌参加集体活动，不能完成配合性的活动，完成作业困难，做事懒散，行动迟缓，效率低，缺乏自信；行为异常，如穿着过分讲究，喜欢穿长袖衣服或长裤遮住皮肤，避免暴露，早上起来不愿意穿袜子和衣服等；饮食挑剔，对食物过分挑剔，如不吃芹菜、不吃大葱、不吃带眼睛的东西、不吃黏性的食物等；脾气暴躁，易怒、焦躁、情绪难以控制、甚至具有攻击性。

**（二）康复评定方法**

**1. 量表法** 评估人员根据已有的问卷和量表，由儿童知情人根据儿童情况填写的评估方法，目前常用的有儿童感觉统合能力发展评定表和儿童发展量表。

（1）儿童感觉统合能力发展评定量表：该量表是由台湾郑信雄教授根据中国文化背景编制而成，适用于6～11岁儿童的感觉统合能力发展水平的评定，信息以儿童近1个月情况为准，共分5个部分，包括58项，每一项均采取5级进行评分，包括：前庭功能、触觉防御、本体感觉、学习能力及大龄儿童问题，见表6-1。

**表6-1 儿童感觉统合能力发展评定量表**

| 姓名 | 性别 | | 年龄 | | |
|---|---|---|---|---|---|
| 年级 | 出生日期 | | 检查日期 | | |
| 评估内容 | 评分 | | | | |
| **一、前庭功能** | 没有 | 很少 | 有时 | 常常 | 总有 |
| 1. 爱玩旋转的椅凳或游乐设施而不会晕（或相反表现） | 5 | 4 | 3 | 2 | 1 |
| 2. 喜欢旋转或绕圈子跑而不晕不累（或相反表现） | 5 | 4 | 3 | 2 | 1 |
| 3. 常碰到桌椅、他人、柱子、门墙等 | 5 | 4 | 3 | 2 | 1 |
| 4. 行动、吃饭、敲鼓、画画时，双手协调不良，常常忘了另一边 | 5 | 4 | 3 | 2 | 1 |
| 5. 手脚笨拙、容易跌倒 | 5 | 4 | 3 | 2 | 1 |
| 6. 俯卧地板或床上时头、颈、胸无法抬高 | 5 | 4 | 3 | 2 | 1 |
| 7. 爬上爬下，跑进跑出，不听劝阻 | 5 | 4 | 3 | 2 | 1 |
| 8. 多动，不安地乱动，东摸西扯，不听劝阻，处罚无效 | 5 | 4 | 3 | 2 | 1 |
| 9. 喜欢招惹别人，捣蛋调皮，恶作剧 | 5 | 4 | 3 | 2 | 1 |
| 10. 经常自言自语，重复别人的话，喜欢背诵广告语言 | 5 | 4 | 3 | 2 | 1 |
| 11. 表面左撇子，其实左右手都用，不固定使用哪只手 | 5 | 4 | 3 | 2 | 1 |
| 12. 分不清左右方向，鞋子衣服常常穿反 | 5 | 4 | 3 | 2 | 1 |
| 13. 对陌生地方的电梯或楼梯不敢坐或动作缓慢 | 5 | 4 | 3 | 2 | 1 |
| 14. 组织力不佳，经常弄乱东西，不喜欢整理自己的环境 | 5 | 4 | 3 | 2 | 1 |

续表

| 评估内容 | | | 评分 | | |
|---|---|---|---|---|---|
| **二、触觉防御** | | | | | |
| 15. 对亲人特别暴躁,强词夺理,到陌生环境则害怕 | 5 | 4 | 3 | 2 | 1 |
| 16. 害怕到新场合,经常到后不久便要求离开 | 5 | 4 | 3 | 2 | 1 |
| 17. 偏食、挑食,不吃青菜或常用食品 | 5 | 4 | 3 | 2 | 1 |
| 18. 害羞,不安,喜欢孤独,不爱和别人玩耍 | 5 | 4 | 3 | 2 | 1 |
| 19. 容易黏妈妈或固定某个人,不喜欢陌生环境,喜欢被搂抱 | 5 | 4 | 3 | 2 | 1 |
| 20. 看电视或听故事容易感动、大叫或大笑、害怕恐怖电影 | 5 | 4 | 3 | 2 | 1 |
| 21. 特别怕黑,不喜欢在空屋子,喜欢让人陪 | 5 | 4 | 3 | 2 | 1 |
| 22. 早上赖床,晚上睡不着,上学时常拒绝到学校,放学后又不想回家 | 5 | 4 | 3 | 2 | 1 |
| 23. 容易生小病,生病后便不想上学,常常无故拒绝上学 | 5 | 4 | 3 | 2 | 1 |
| 24. 常吸吮手指或咬指甲,不喜欢别人帮忙剪指甲 | 5 | 4 | 3 | 2 | 1 |
| 25. 换床睡不着,不能换被子或睡衣,出外常担心睡眠问题 | 5 | 4 | 3 | 2 | 1 |
| 26. 独占性强,别人碰他东西常会无缘无故发脾气 | 5 | 4 | 3 | 2 | 1 |
| 27. 不喜欢和别人聊天,不喜欢和别人玩碰触游戏,觉得洗澡和洗脸很痛苦 | 5 | 4 | 3 | 2 | 1 |
| 28. 过分保护自己的东西,尤其讨厌别人从后面接近他 | 5 | 4 | 3 | 2 | 1 |
| 29. 怕玩沙土、水,有洁癖倾向 | 5 | 4 | 3 | 2 | 1 |
| 30. 不喜欢直接视觉接触,常用手表达其需要 | 5 | 4 | 3 | 2 | 1 |
| 31. 对危险和疼痛反应迟钝或反应过于激烈 | 5 | 4 | 3 | 2 | 1 |
| 32. 听而不见,过分安静,表情冷漠又无故嬉笑 | 5 | 4 | 3 | 2 | 1 |
| 33. 过分安静或坚持奇怪玩法 | 5 | 4 | 3 | 2 | 1 |
| 34. 喜欢咬人,并且常咬固定朋友或伙伴,无故碰坏东西 | 5 | 4 | 3 | 2 | 1 |
| 35. 内向、软弱、爱哭,常会触摸生殖器官 | 5 | 4 | 3 | 2 | 1 |
| **三、本体感觉** | | | | | |
| 36. 穿脱衣裤、拉链、系鞋带等动作缓慢、笨拙 | 5 | 4 | 3 | 2 | 1 |
| 37. 顽固、偏执、不合群、孤僻 | 5 | 4 | 3 | 2 | 1 |
| 38. 吃饭时常掉饭粒,口水控制不住 | 5 | 4 | 3 | 2 | 1 |
| 39. 言语不清,发音不佳,言语能力发展缓慢 | 5 | 4 | 3 | 2 | 1 |
| 40. 懒惰、行动慢、做事没有效率 | 5 | 4 | 3 | 2 | 1 |
| 41. 不喜欢翻跟头、打滚、爬高 | 5 | 4 | 3 | 2 | 1 |
| 42. 上幼儿园仍然不会自己洗手、擦脸、剪纸和擦屁股 | 5 | 4 | 3 | 2 | 1 |
| 43. 上幼儿园大、中班仍然无法用筷子、不会拿笔、攀爬或荡秋千 | 5 | 4 | 3 | 2 | 1 |
| 44. 对小伤过于敏感,过度依赖他人照顾 | 5 | 4 | 3 | 2 | 1 |
| 45. 不善于玩积木、组合东西、玩排球和投球 | 5 | 4 | 3 | 2 | 1 |
| 46. 怕高,拒绝走平衡木 | 5 | 4 | 3 | 2 | 1 |
| 47. 到陌生环境容易迷失方向 | 5 | 4 | 3 | 2 | 1 |
| **四、学习能力** | | | | | |
| 48. 表面上感觉很有智慧,但学习阅读或算数特别困难 | 5 | 4 | 3 | 2 | 1 |
| 49. 阅读常跳字,抄写常漏字、漏行,写字笔画颠倒 | 5 | 4 | 3 | 2 | 1 |
| 50. 不专心,坐不住,上课常左右看 | 5 | 4 | 3 | 2 | 1 |

续表

| 评估内容 | 评分 | | | | |
|---|---|---|---|---|---|
| 51. 用蜡笔着色或用笔写字完成不好,写字慢且经常超出格子外 | 5 | 4 | 3 | 2 | 1 |
| 52. 看书容易眼酸,特别害怕数字 | 5 | 4 | 3 | 2 | 1 |
| 53. 认字能力虽然好,但不知其意义,而且无法组成较长的语句 | 5 | 4 | 3 | 2 | 1 |
| 54. 混淆背景中的特殊圆形,不易看出或认出 | 5 | 4 | 3 | 2 | 1 |
| 55. 老师的要求及作业无法有效完成,常有严重挫败感 | 5 | 4 | 3 | 2 | 1 |
| **五、大龄儿童(11岁以上)** | | | | | |
| 56. 使用工具能力差,劳作及家务事做不好 | 5 | 4 | 3 | 2 | 1 |
| 57. 自己的桌子或周围无法保持干净,收拾很困难 | 5 | 4 | 3 | 2 | 1 |
| 58. 对事情反应过强,无法控制情绪,容易消极 | 5 | 4 | 3 | 2 | 1 |

量表评定的内容分五部分,其中前庭功能主要评估身体大运动及平衡功能,触觉防御用于评估行为;本体感觉用于评估平衡感及协调能力;大龄儿童的特殊问题主要评估儿童使用工具、做家务能力。得分越高说明发展水平越好,得分越低说明发展水平低。评估标准:量表中的内容从没有得5分,很少有得4分,有时有为3分,常常有为2分,总有为1分。50分为正常,低于40分为有轻度感觉统合失调,低于30分有严重感觉统合失调。

(2)儿童发展量表:判断儿童是否存在感觉统合失调,首先应该了解不同年龄阶段的儿童正常发展特点,包括儿童的粗大动作、精细动作、运动的控制与协调、视知觉及空间感、听知觉及言语语言发展、认知及沟通交流等方面的内容。一般儿童发展关注的年龄是在6岁以前,根据儿童的年龄发展特点综合评估儿童的感觉统合发展是否正常,见表6-2。

表6-2 儿童发展量表

| 年龄 | 发展特点 |
|---|---|
| 0~6个月 | 3个月会翻身,6个月会坐,扶持站立时腿可伸直,会伸手取物,手腕出现旋转动作,会摇动摇铃,呼唤名字时有回应 |
| 7~12个月 | 8个月会爬,12个月能独立行走,会翻厚纸板书,知道多数物品的名称,能遵照口语指示完成动作,会说有意义的单字,并用肢体动作表达意思 |
| 2岁 | 可以模仿肢体动作,可一页一页翻薄书,指认照片熟悉的人,具有空间觉的概念,会使用代名词,如我、你,会问"你要去哪里?","这是什么?" |
| 3岁 | 能脱衣服,包括套头衫,不尿床,能原地双脚并拢跳离地面,单脚站但时间短,可以走直线,用脚尖走路,会倒退走路,会跳跃,会抛接球,交换脚上楼梯,会骑儿童三轮车,钻爬纸箱,随音乐舞动身体。理解简单的形容词和名词搭配的词句,如红衣服、高楼;能听懂连续且相关的两件事的指示,如去客厅拿点水果来 |
| 4岁 | 能独立完成一些日常生活活动,如能持一杯水、撕下卫生纸、按马桶冲水、刷牙等。能围圆圈走、单脚跳、跳远,能骑儿童三轮车经过障碍和不平的地方。会唱一些简单的歌,会用表示时间的名词,如今天、昨天、明天,但不能表示正确的时间 |
| 5岁 | 能念出所有的拼音字母,从1数到100没有遗漏,可说出自己的出生年、月、日,进行简单的加法算数。会使用基本的工具,能剪出方形、圆形、三角形等,能用筷子进食、自己洗澡、系鞋带 |
| 6岁 | 能和小朋友一起配合玩比赛性质的游戏,介绍给陌生人时能做出适当的反应,能观察家里的规则,遵守简单的社交礼节,能明白别人的看法,对男女性别角色逐渐定型,能说出形容情绪的词语 |

儿童发展量表中各年龄阶段儿童发展特点只代表多数儿童的发展规律，由于儿童个体存在差异，其发展也会有所不同，部分感觉统合能力发展可能偏迟，不可视为异常。

### 2. 感觉统合功能测试法

（1）闭目直立检查（用于平衡能力测试）：受试者双脚并拢直立，双目紧闭（不可过分用力闭眼睑），双臂外展 90°，练习 2～3 次。前庭功能正常，肢体将保持直立位，前庭功能失调时，肢体向患侧倾斜，头颈旋转时，失衡偏斜的方向随之改变；小脑功能失调时向患侧或后侧倾斜，但头颈的旋转并不影响身体倾斜的方向。

（2）闭目单腿站立测试（用于平衡能力测试）：受试者呈站立位，上肢自然下垂，目视前方，深呼吸 1～2 次，然后令其一侧下肢屈膝，脚尖离地，轻轻闭合双目，记录单腿站立时间，再测另一侧下肢。

（3）错指物位试验（用于协调功能测试）：受试者与测试者相对而坐，分别伸出一手臂，测试者的手臂在下方，手背向下，受试者手背向上，与测试者掌心相对，间距 5～10cm，双方伸出示指，其余四指握拳，令受试者示指触碰测试者示指 1～2 次，然后闭合双目，重复示指触碰示指动作，测试完毕交换另一手臂，完成上述动作。

（4）巴宾斯基－魏尔二氏试验（用于前庭功能测试）：嘱受试者闭目由起始点向前走 5 步，然后向后退 5 步，反复 5 次。观察最后一次行走的方向与起始方向之间的偏斜角度，判断两侧前庭功能状况。若向右偏斜角度大于 90°，则为右侧前庭功能减弱；向左偏斜大于 90°，则为左侧前庭功能减弱。

（5）旋转后眼震试验（post-rotatory nystagnus test，PRN）：令儿童坐在旋转椅上，头前倾 30°，以半圈／秒的速度顺时针旋转，连续 10 圈后突然停止，观察眼震，休息片刻再逆时针旋转。正常人顺时针旋转后眼震方向水平向左，逆时针旋转后眼震方向水平向右，持续 24～30 秒。持续时间过短或过长均提示前庭功能异常。

老年人由于生理功能的减退，其运动功能及感觉功能同时受到影响，尤其是平衡功能、协调功能及视听功能方面比较突出，因此，不适合用此项测试。

（6）触觉功能测试：婴幼儿测试可将幼儿抱在身上，评估者利用脸颊、额头或头发摩擦婴幼儿的脸颊，或亲吻其脸颊，观察婴幼儿的反应。

儿童可采用通过触摸辨别物体法，即在一个封闭的大盒子里放入 5～10 种儿童熟悉的水果或物品，如香蕉、苹果、石头、棉花、喝水杯、肥皂等，令儿童将手伸进盒子里，通过触摸辨识物体并说出名字。

儿童高级测试方法，如滚推花生球测试方法，即儿童在专业人员帮助下，腹趴于球体上，双上肢支撑于地面，并向前爬行，要求躯干始终平行于地面，借助上肢和下肢的运动，推动球体滚动，直到球置于脚踝处，然后向反方向运动直到球置于前胸部；或令儿童在腋下、双腿之间夹数个触觉球，同时令其完成下蹲动作，正常儿童可以顺利完成。

（7）本体感觉测试

1）独木桥测试法：即站在独木桥（桥宽 15cm）上，一手扶护栏，另一只手侧平举，目视前方，双脚交替向前走。

2）钻笼测试法：即儿童跪趴在钻笼的一侧，专业人员向其说明钻笼的要点，消除其紧张感，令儿童跪爬到钻笼的另一侧，或者专业人员在前引导，儿童随后，正常儿童很喜欢并愿意进行此项运动。

（8）视跟踪及听跟踪测试：专业人员打开手电筒，嘱咐儿童盯紧光源，将光源向儿童的左、右、上、下移动，观察其随之移动的能力，该方法用于视跟踪测试。听跟踪测试可以采用播放一段录音，含有重复出现的电话铃声、钟表滴答声、门铃声和号角声等，其中号角声出现5次，病人每听到一次号角声就敲击一下桌子，少于5次为有缺陷；或者从1数到50，中间有10处遗漏的数字，要求儿童在听到有遗漏数字时举手示意。

（9）精细运动测试：测试抓握、折叠、捆绑、捻压能力。准备一张带有圆形、正方形、三角形的图纸，要求儿童用水彩笔涂满三个几何图形，不得涂到图形的外面，此项测试可以测试儿童的抓握、两指对捏及精细动作的控制协调能力。婴幼儿可以采用摇铃放在其正前方，晃动摇铃，观察其伸手抓握摇铃的能力。

（10）粗大运动测试：测试走、跑、跳的能力，评估方法按照由易到难的顺序，以平行杠为主要的测试工具，方法如下：

1）双手扶持行走：双手扶平行杠，先横向行走左右各5～10步，然后前行走10～15步。

2）单手扶持行走：单手扶平行杠向前行走10～15步。

3）不扶持下行走：不扶持下前行走10～15步，停止步行，转身，走回原处，再后退10～15步。

4）持物行走：双手持物，在平行杠内行走10～15步，然后沿直线行走10～15步。

5）跨障碍物：左右脚分别跨越平膝高的障碍物。

6）跑步：沿直线向前跑4～5米，停下，转身跑回原处。

7）跳越：原地双脚同时跳起30cm，再向前跳30cm；左右脚在50～60cm的圆圈分别跳10次；双脚在15cm高的台阶上跳下。

此外，还可以通过器械与球类测试粗大运动，如滑梯、跳绳、传接球、荡秋千等都可以检验儿童整体的粗大功能。

3. **观察法** 预先拟定评定内容，观察儿童在日常生活环境下的行为表现，包括衣食住行、居家、社区、学校等环境，分析儿童感觉统合发展情况。可由专业人员、家长、老师共同参与完成，必要时用视频记录下儿童的日常生活行为表现。

4. **面谈** 面谈是专业人员获得儿童一些相关信息最重要的途径，面谈的对象包括儿童本人、家长、教师、同学或相关知情者。面谈的内容包括：

（1）儿童的生长发育情况：了解儿童是否为足月产，其发育是否符合儿童年龄该年龄阶段的发育特征，母亲怀孕期间是否患有某些疾病，是否有一个完好的胎教等。

（2）家庭信息：儿童家庭成员之间是否和睦，是否为单亲家庭，父母从事的职业、父母是否了解儿童的日常生活活动及学习情况、父母与儿童之间的沟通是否正常等。

（3）儿童的教育及学习：儿童上幼儿园的时间，是否由父母亲自带大，是否愿意参加集体活动，与小朋友及同学相处如何，是否主动完成作业等。

（4）儿童的心理及行为表现：通过面谈了解儿童的心理是否健康发展，言语表达、注意力是否集中、认知及情绪变化等。

面谈至少在评估测试前后各一次，评估前面谈有助于选择评定工具及测评的重点，评估后面谈可以补充相关的信息，有助于分析。

5. **计算机辅助测试** 儿童感觉统合测试仪可以针对感觉统合的各种功能，模拟进行测试，尤其在儿童的注意力、记忆力、协调能力方面会进行综合的测试。

此外，感觉统合失调的临床评估也可以从原始反射、肌张力、肌肉的拮抗性、眼球的运动控制等方面进行评估。

### （三）评定流程

感觉统合失调的儿童往往不能有效地沟通，存在心理及行为等方面的问题，而且常常存在多方面的感觉统合失调，有些表现在日常生活中，有些表现在学习与社会交流中，因此，短时间的观察往往并不能提供足够的临床资料，这就决定了康复评定不可能一次完成，评定需要经过几个方面共同完成，以下评定流程仅供参考，参见图6-1。

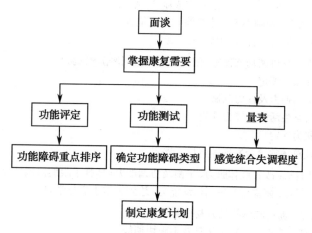

图 6-1　感觉统合功能评定流程图

1. **面谈**　面谈是专业人员了解儿童信息最直接的方法，也是评估中重要内容之一，通过面谈了解儿童目前存在的问题，并将问题按其重要性进行排序，为进一步的评估提供基础依据。

2. **观察**　专业人员根据面谈了解的信息对儿童进行观察，包括儿童运动功能、认知功能、言语和语言、情绪表现及行为能力等方面，确定面谈中提出问题的真实性及重要程度。

3. **感觉统合能力测试**　通过前庭功能、触觉功能、本体感觉功能、听知觉功能、视知觉功能、粗大运动功能及精细运动功能测试等，测试儿童感觉统合失调的核心问题。

4. **量表评估**　根据以上测试的结果，确定儿童感觉统合失调的评定量表，必要时对家人及教师进行培训，协助完成量表评估。

5. **计算机系统测试**　有条件的机构可以通过计算机测试，综合测试儿童的书写技能、视觉追踪能力、协调功能、认知及心理行为等。

## 三、评定内容的表达

### （一）康复计划

1. **康复目标**　通过感觉统合功能评估，确定儿童感觉统合方面存在的问题，以改善和提高儿童认知功能、日常生活活动能力、适应家庭和社会生活为最终目标。

2. **适应证**　感觉统合评估适用于感觉统合失调的儿童或成人，老年人随着年龄的增长，生理功能的逐渐衰减，感觉统合能力降低，也可以通过感觉统合的评估及训练，提高其日常生活活动能力，延缓衰老，提高其生活质量。

### （二）康复医嘱

感觉统合失调症病人的康复医嘱见表6-3。

表 6-3    感觉统合失调症病人的康复医嘱

| 病人姓名 | 年龄 |
|---|---|
| 临床诊断 | 感觉统合失调 |
| 目前功能障碍 | 1. 运动功能障碍　动作不协调、经常跌倒、害怕旋转，不敢登高；<br>2. 认知功能障碍　注意力不集中、多动<br>3. 手功能障碍　不能独立完成刷牙、吃饭等日常生活活动，经常将东西落到地上，握笔力差，画画不能将水彩涂到指定位置<br>4. 心理障碍　害怕见陌生人 |
| 康复评定 | 1. 平衡与协调功能评定（闭目直立试验、错指物试验）<br>2. 注意力评定<br>3. 手的握力及捏力测试<br>4. 日常生活活动能力评定<br>5. 肌力评定<br>6. 儿童感觉统合发展评定量表评定 |
| 康复目标 | 近期目标：改善肢体肌力、平衡及协调能力，增强手眼的协调性及手的精细运动<br>远期目标：恢复日常生活活动能力，达到正常生活与学习 |
| 康复计划 | 1. PT　提高肢体的肌力及平衡能力<br>2. OT　改善手的精细运动及手眼协调能力<br>3. 认知功能训练　改善注意力及执行能力<br>4. 音乐治疗　通过音乐集体舞蹈治疗，促进儿童综合运动协调功能，培养儿童与他人配合沟通能力，增强集体意识 |
| 康复风险因素 | 儿童存在平衡与协调功能障碍，训练时防跌倒 |

# 第三节　康复治疗

## 一、治疗原则

### （一）训练原则

**1. 强调个体化训练**　根据儿童生长发育的特点及个体的差别，确定训练时间、强度、频率，训练内容从易到难，由粗到细，重复训练。

**2. 富有趣味性**　以儿童主动参与为主，训练内容多样化，包括视、听、手工精细动作及肢体功能协调活动等，如音乐、舞蹈、绘画、体育活动、运动技巧等，每项内容都有训练目标，享受在快乐中的康复治疗。

**3. 赏识训练**　鼓励儿童完成目标任务，即使失败也给予鼓励，当儿童完成某种技能有困难时，治疗师要示范，指导其顺利完成任务，并给予赞赏。

**4. 逐级式训练**　根据儿童个体感觉统合失调的程度设定康复目标，包括初级目标、中级目标和高级目标。

此外，老年人的感觉统合训练由于老年人生理功能减退的特点，训练的目的是以延缓或预防老年感觉统合功能失调为主，充分考虑到老年人可能存在心肺耐力下降、骨质疏松等特点，训练的原则要以安全、平稳为主，速度不宜过快，最好以集体训练方式为佳，减少老年人的孤独感，并在训练中享受着集体的快乐。

（二）康复目标

1. **初级目标** 适用于感觉统合功能水平较低，以改善感觉系统的功能为主。

2. **中级目标** 促进感觉系统间的整合。

3. **高级目标** 促进脑功能的整体发展，提高儿童的日常生活活动能力、学习能力及适应社会能力。

（三）注意事项

1. 信息要准确 要求信息的提供者一定是与儿童日常生活及学习关系密切的人。

2. 区别感觉统合失调症与儿童的不良习惯。

3. 评估人员与儿童要相处融洽，以便进行准确的评估。

4. 充分考虑儿童发育存在个体的差别 由于个体存在着差别，部分儿童的感觉统合功能的发育可能会滞后于同龄儿童，不可轻易诊断为感觉统合失调，但也不可以进行无意义的等待，可采用启蒙教育的方式，诱导儿童出现相应的感觉统合功能，做到早期发现、早期介入治疗，对于儿童感觉统合功能的发育具有重要的意义。

## 二、康复方法

（一）儿童感觉统合训练的常用设备及作用

1. **滚筒** 包括钻笼和阳光隧道灯，用于爬行训练运动、平衡觉及认知综合训练，激发儿童战胜困难的决心。

2. **波波池** 用于触觉功能及大肌肉的运动技能训练。

3. **羊角球** 用于头颈姿势控制、空间位置觉、四肢肌力及触觉训练。

4. **花生球** 用于平衡和肢体协调训练。

5. **滑梯** 用于前庭觉及协调能力训练，有助于消除儿童的紧张心理。

6. **秋千** 用于前庭觉、姿势控制及运动技巧训练。

7. **系列用球** 包括大、中、小号球，用于触觉、平衡觉及姿势的控制。

8. **蹦蹦床** 用于下肢肌力、前庭功能及认知等综合训练。

（二）儿童感觉统合常用的训练方法

1. **触觉功能训练** 皮肤是最重要的感觉器官，对触觉、重量觉、痛觉等机械性的刺激较为敏感，常用以下方法进行训练：

（1）球类训练：儿童在不同的姿势和体位下训练，包括篮球、排球、乒乓球、网球等，如坐位下进行传球、抛接球训练，锻炼手眼协调、姿势控制；站位及跑动下练习拍球、抛接球，锻炼前庭觉及平衡觉；弹性较大的花生球、羊角球及巴氏球等，可以俯卧于球面，头颈平举，双臂抱球，两脚分开支撑地面，并向各方向运动，借助这些工具进行，促进触觉感受器，锻炼儿童的空中位置觉，建立平衡功能。

（2）滚筒训练：用于训练儿童的本体感觉、前庭平衡、动作的协调性、空间感知及判断等，如筒内翻滚身体、爬行、筒外跪滚、钻笼等。

被动训练：当儿童不能爬行时，治疗师可将儿童放在滚筒内，头和上肢伸出筒外，治疗师小幅度推动滚筒，使儿童随着滚筒滚动身体。

助力训练：儿童跪卧滚筒外，治疗师辅助推动滚筒。

主动训练：利用阳光隧道或钻笼，训练人员在前引导或在隧道另一边等候，鼓励儿童跪爬穿过隧道。

（3）球池训练：儿童在球池内完成翻滚、爬行、手划拨球、行走等活动。

被动训练：适用于运动功能较差的儿童，治疗师用双手拉住儿童的手或手腕，进行推拉及起站练习，诱导儿童的主动运动；对于行走不佳的儿童，可以手扶儿童腋下，带动其行走，参见图6-2。

助力训练：治疗师站在儿童对面，手扶其手或手腕，带动儿童向前行走；或儿童蹲在池壁台阶上，治疗师帮助跳入球池中；也可在球池中放置一巴氏球，儿童扶球练习站立行走，参见图6-3。

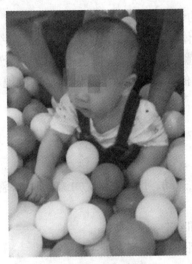

图6-2　球池内被动训练

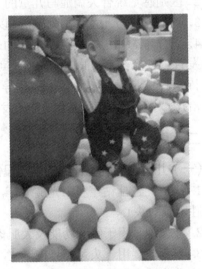

图6-3　球池内助力训练

主动训练：儿童在球池中独立推拨球、爬行、站立、或行走，参见图6-4。

（4）水中运动：孩子洗澡时用海绵揉搓孩子身体、玩有浮水性的玩具，诱导其抓握运动。

（5）其他：可以提供一些具有音乐特征的玩具，如音乐盒、电子琴及一些趣味玩具，诱导儿童的肢体运动，参见图6-5。

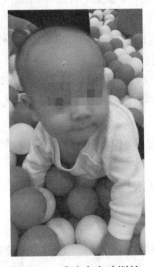

图6-4　球池内主动训练

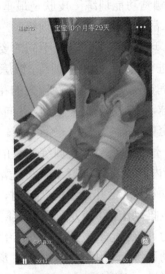

图6-5　趣味训练

2. **前庭觉功能训练**

（1）空中位置觉训练：对于婴幼儿可先抱住宝宝进行水平晃动，当三个月后（头可抬起）可双手放在宝宝腋窝下，举高，使宝宝逐渐建立空中位置感觉，感受头和肢体位置，完善前庭功能，预防以后的晕车、恐高等，参见图6-6。

（2）巴氏球练习：适合较大的儿童。儿童俯卧或坐在巴氏球上，张开双臂，最初由治疗师辅助，逐渐过渡到独立进行巴氏球上运动，有助于平衡、协调等功能的发育。

（3）跷跷板训练：适合于5岁以上的儿童，并具有一定的平衡功能。此项目需要两个体重接近的儿童，相对坐在跷跷板的两端，在治疗师的监护下进行一升一降的运动，运动中避免突然触及地面。跷跷板训练属于高级的感统功能训练，在运动中感受头和肢体的位置、速度及关节运动等。

（4）荡秋千训练：是感觉统合的高级训练内容。最初由治疗师或家长辅助，儿童双手抓住绳索，坐在秋千上，双足踏在地面上，伸直双腿，调整秋千到最高的位置，然后身体后倾，双足用力蹬踏地面，保持双腿伸直状态，秋千借力荡出去，荡回来时下肢屈曲，身体前倾，如此完成秋千的往返运动，儿童感受头位置的变化、躯干的调节及关节的运动等，参见图6-7。

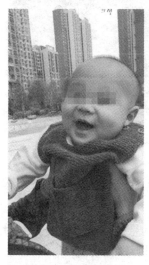

图6-6　举高高练习

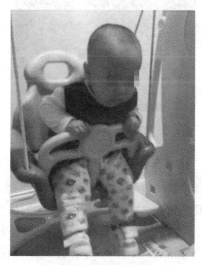

图6-7　荡秋千训练

3. **本体觉功能训练**　年龄较大的儿童及感统的高级训练。

（1）弹力床运动：宝宝可在蹦蹦床或席梦思床垫上，通过蹦蹦跳跳运动，感受弹力床的起伏，并在运动中调整头、四肢、躯干姿势，感受空间位置觉、速度觉，建立良好的平衡与协调功能，参见图6-8。

（2）蹬车运动：从静态踏车运动开始，逐渐过渡到动态踏车运动，感受肢体的位置及关节的运动。

（3）移物定位练习：宝宝将乒乓球或网球等弹力球，放置在相应大小的筒或口袋中，熟练后，改为以篮筐或口袋为目标的投掷运动，锻炼儿童的空间定位及运动觉。

（4）条形路面步行练习：选择条形的路面或台阶，一般12～15cm，家长或治疗师双手扶住宝宝双侧腋窝下行走，逐步过渡到单手拉住宝宝一只小手行走，最后在监护下宝宝独立行走。

**4. 运动觉功能训练**

（1）手功能练习：用彩色橡皮泥教儿童学习捏小人、捏动物、搓面条、擀面饼等手工技巧，也可配合套圈游戏，锻炼手功能运动。

（2）爬梯练习：可定期带宝宝到亲子家园等儿童活动场所，练习爬梯、攀岩、钻小房子及爬球池等练习，锻炼其运动功能。

（3）游泳训练：根据宝宝的年龄大小，选择泳缸或泳池，锻炼宝宝的心肺功能，增加肺活量，促进肢体的协调运动，参见图6-9。

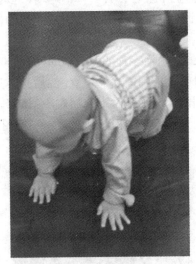

图6-8　弹力床训练

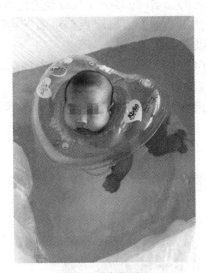

图6-9　游泳训练

**5. 视觉及听觉功能训练**

（1）彩球训练：将各种颜色的气球或旗子悬挂在空中，同时配上铃铛，当拽动铃铛时，彩球或彩旗随之飘动，吸引婴幼儿的注意。

（2）七彩灯光音乐玩具：可将带有音乐及七彩灯光的玩具悬挂在空中，也可由治疗师或家长手持晃动，吸引婴幼儿的注意，以便建立良好的视知觉和听知觉功能。

（3）环境装饰背景：儿童及家长应该穿着彩色鲜艳的服装，而且每天有不同的变化，同时将室内墙壁装饰成多彩的世界，便于儿童视知觉功能的建立。

（4）阅读听力练习：父母或治疗师阅读儿童画册，教宝宝识记不同的动物、植物及常用的生活用品，完善视听觉功能，促进言语功能的完善。

**（三）老年人感觉统合训练技术**

**1. 前庭觉训练技术**　采用旋转及荡摆训练，锻炼服务对象的前庭觉功能。

（1）旋转练习：采取集体训练方式，即8～10个服务对象为一组，手拉手围成大的圆圈，治疗师选配适合的音乐，最好是慢四或慢三舞曲，服务对象根据治疗师的指令进行顺时针和逆时针旋转运动，以10～15分钟为宜，每日一次。此项运动要求圆圈不宜过小，转动速度不宜过快，并在训练中时刻观察服务对象的变化。

（2）荡摆练习：适合单人训练，采用摇椅或秋千进行前后左右的摆动，每日1次，每次5～10分钟。

**2. 触觉训练技术**　借助触觉刺激器实施触觉刺激，刺激的范围要大，或在其他训练中加入对皮肤的刺激，使服务对象能在训练气氛轻松的环境下进行，训练后没有疲劳感，有利于维持时间较长，并在一定的时期内持续进行。

（1）花生球滚压训练：服务对象俯卧位或仰卧位，治疗师将球体放置于躯体上进行动态和静态的滚压，此种方法适用于长期卧床的老年人。

（2）弹力球按摩训练：选取小型弹力球，充气不必太足，以便于抓握为准，服务对象可一手或双手持球，在体表可触及的部位（皮肤充分暴露最佳）进行滚压、按摩，治疗师给出节律性的口令，如"轻、重、向左、向右"等，此种方法适用于能进行主动运动的对象，可团体训练，增加训练的趣味性。

（3）多种形状路面的步行训练：养老机构或社区可以设置一段由不同形状及性质的路面，如条形砖、水泥地面、鹅卵石、波纹路面、塑胶地面、地板组成的路面，服务对象在特殊设置的路面上行走，通过接触不同感觉的刺激，达到预防和改善触觉功能减退的作用。

（4）徒手训练：服务对象可以围成一圈，在音乐背景下，根据治疗师的口令进行相互之间的拍手、勾手、抛接球等运动，此种方法有利于训练的持续进行。

**3. 手功能训练技术** 手功能在 ADL 中起着至关重要的作用，老年人随着生理功能的减退，手功能减退是其功能障碍最重要的内容，直接关系到其日常生活的管理及安全，具体表现在手的粗大运动功能及精细运动功能方面。

（1）抓握弹力球练习：选取带有弹力的球体（或橡皮泥）并进行抓握训练，如垒球、网球，或其他带有弹性的球，每次用力抓握并保持 10 秒钟，放松 2 秒钟，10 次为一组，每日 4～6 组。此种练习主要锻炼手的屈肌力量，目的是练习日常生活中抓球状体物品，如水果、馒头、圆柱状门扶手、开车时手的换挡能力等。

（2）握圆柱状物体练习：选用直径 3～4cm 粗硬质或有弹性的圆柱状物体练习抓握（方法及频率同握球练习），目的是练习握喝水杯、门扶手、拖把、公共交通工具的扶手、楼梯扶手等。

（3）拾豆练习：花生米（或黄豆、绿豆、牙签等）放入碗中，将花生米从一个碗中放入另一个碗中，或放入小口瓶中；或将各种豆类混杂在一起，然后挑选分类，此种方法用于锻炼手的精细运动，如拿牙签、系纽扣、拉拉锁、系鞋带等。

（4）揉橡皮泥练习：选取适量橡皮泥，要求服务对象模仿揉面、擀饺皮、捏泥人等，锻炼手指的关节活动度。

**4. 本体感觉训练技术** 本体觉功能是感知肌肉伸展或收缩时的张力，调节四肢活动的力度，控制关节位置、关节活动的方向和速度，在平衡姿势反应中起重要作用。但本体感觉常与其他感觉共同发挥作用，如与视觉配合伸手取物，闭眼时与触觉配合触摸积木，能感知积木物理特性，与前庭系统配合共同调节眼外肌等。老年人本体感觉训练主要以提高动作的精细程度及肢体平衡及协调性为主。

（1）彩球训练：将各种颜色的气球悬挂在空中，气球的高度不同，治疗师给出指令，服务对象根据指令指点相应颜色的气球，如"请用右手指点黄色的气球，以手碰到气球为准"，可以训练在变动中感受空间的位置。

（2）运球训练：服务对象坐位或站位，将装有各种颜色的弹性球或橡皮泥块的容器（盆或小篮）放在其前面，治疗师给出口令，要求其将彩球从一侧传入到另一侧，如"请用左手拿红色的弹性球，然后传入右手放在你的右前方"。要求指定放置位置，并保证放置位置的准确性。

（3）抛接球及拍球训练：通过集体进行传接球练习，或个人拍球，或端乒乓球过程，调节肢体在空间的位置，控制肢体的运动，同时也有利于平衡的练习。

（4）弹力带训练：用脚踩弹力带，双手向上向外拉弹力带，加强足部的感觉和力量，利于行走的稳定。

**5. 视听觉训练技术**　适用于以视听觉功能障碍为主的感觉统合功能训练。

（1）视觉追踪训练：专业人员打开手电筒，嘱服务对象盯紧光源，将光源向其左、右、上、下移动，观察其随之移动的能力。此种方法适用于卧床的老年人。

（2）听觉追踪训练：可进行集体训练，6个人一组，每个人准备一支笔和一张表（表上标有电话铃声、钟表滴答声、门铃声和号角声），播放一段录音，含有重复出现的电话铃声、钟表滴答声、门铃声和号角声等，病人每听到相应的声音时，就记录在纸上，最后看谁记录准确。

（3）彩球接力：治疗师指定一人拿取相应颜色的球抛给指定的人员，再由该持球者将彩球放到指定位置后回到原位，开始下一轮训练。服务对象通过对特定指令的理解进行听觉与视觉整合训练。

（4）找图片：以集体的形式进行，服务对象围坐在圆形的桌子前，按指令找出相应的图，每张图片内容均不同，若出现错误则将图片放回原处重新开始，最后比较谁拿到最多的图片。

（5）配对训练：将一定数量的麻将牌（或扑克牌）正面朝上摆成一个方形，指示病人将牌放入指定地方，如训练人员给出指令，如"五万"，服务对象从麻将牌中找到所有的五万并放到右侧的篮子里。

**6. 步行功能训练技术**　步行功能训练是最能体现感觉统合功能的最好方法，也是感觉统合功能的综合反应，可以采用下面的方法进行，参见表6-4。

（1）巴氏球操：服务对象坐于球上，双髋关节屈曲、外展位，左右摇动球体，促使双侧髋部均匀负重，维持坐位平衡，每次5分钟。

（2）重心转移训练：立位时上下台阶训练，双足站立与肩同宽，指示病人将重心移到左侧，右足抬起踏上前方台阶，右足负重，左足随后踏上台阶，重复训练，每次5分钟。

表6-4　老年人感觉统合训练记录表

| 训练内容 | 第天 | 第天 | 第天 | 第天 | 第天 | 备注 |
|---|---|---|---|---|---|---|
| 感觉统合一级训练　适用于坐位平衡二级及二级以下的病人 | | | | | | |
| 1. 病人坐于桌前，将桌面上不同颜色的红、黄、绿多米诺牌按要求投放到相应颜色的篮子里 | □ | □ | □ | □ | □ | |
| 2. 病人坐床于桌前，将彩盘分别放在不同的位置（病人前、左后方和右后方），令病人将不同颜色的套板按颜色不同分别套在彩盘上 | □ | □ | □ | □ | □ | |
| 3. 在 Bobath 球上分别进行上述训练 | □ | □ | □ | □ | □ | |
| 感觉统合二级训练　适用于站位平衡二级及以下的病人 | | | | | | |
| 1. 在家属或护理人员监护的情况下站立在桌前，治疗师发口令，嘱病人从桌子上的篮子里拿出相应颜色的球并投放到病人臂长内的篮子里，训练5分钟 | □ | □ | □ | □ | □ | |
| 2. 病人在监护站立下，头顶悬挂的三排五列红、黄、绿色的气球，听口令触碰相应位置的气球，训练5分钟 | □ | □ | □ | □ | □ | |

续表

| 训练内容 | 第天 | 第天 | 第天 | 第天 | 第天 | 备注 |
|---|---|---|---|---|---|---|
| **感觉统合三级训练** 适用于站位平衡三级 | | | | | | |
| 1. 在家属或护理人员监护的情况下站立,治疗师发口令,嘱病人从面前篮子里拿出相应颜色的球并投放到超过病人臂长10%内的篮子里,训练5分钟 | □ | □ | □ | □ | □ | |
| 2. 监护站立下,头顶悬挂的三排五列红、黄、绿色的气球,听口令触碰相应位置的气球,气球位置超过病人臂长10%,训练5分钟 | □ | □ | □ | □ | □ | |
| 3. 左右摇晃身体练习 | □ | □ | □ | □ | □ | |
| 4. 向前和向后走直线 | □ | □ | □ | □ | □ | |
| 5. 上下斜坡练习 | □ | □ | □ | □ | □ | |
| **感觉统合四级训练** 适用于步行功能训练 | | | | | | |
| 1. 头顶悬挂三排五列红、黄、绿色的气球,病人在球下行走,依治疗师指令走到相应位置的球下并击打该气球,训练5分钟 | □ | □ | □ | □ | □ | |
| 2. 配合音乐节律和姿势矫正镜进行室内、室外行走训练,训练5分钟 | □ | □ | □ | □ | □ | |
| 3. 配合音乐节奏进行上下楼梯训练,训练5分钟 | | | | | | |
| 4. 模拟过有红绿灯和鸣笛的斑马线,训练5分钟 | □ | □ | □ | □ | □ | |
| 5. 在分别为室内、草坪、石子路的路面上交替行走,训练5分钟 | □ | □ | □ | □ | □ | |
| 6. 行走中捡拾散落在地面的积木并放在手持的篮子里,训练5分钟 | □ | □ | □ | □ | □ | |
| 7. 医疗体操训练 | □ | □ | □ | □ | □ | |

备注:老年人感觉统合训练每周3~5次即可,每次20分钟,训练内容根据老年人的特点选择相应的训练内容。

(3)走直线及反身退步走:双臂外展平举,沿直线进行脚跟脚尖步行,然后背对前进方向,倒退行进5米。

(4)行进间抛球训练:可与病人进行抛球、传球的训练,以增加维持站位平衡的难度,此训练不但可加强病人的平衡能力,也可强化病人双上肢、腹背肌的肌力以及耐力,10个/次。

(5)跨越障碍物练习:可在训练场地上增设障碍物,如凸起的路面、水沟、上下坡路等,老年人通过跨障碍物,可促进或增强平衡功能。

(6)集体舞:可采用华尔兹三步舞曲的转圈动作,锻炼老年人的动态平衡功能。

**(张秀花)**

# 第七章

## 孤独症的康复

孤独症是一种起病于儿童期的严重精神疾病。1943 年 Kanner 首先报道了儿童孤独症，1978 年作为独立的疾病列入国际疾病分类第 9 版（ICD-9），目前该病的诊疗已经历 70 余年发展。我国原卫生部曾于 2010 年 7 月 23 日制定并颁布《儿童孤独症诊疗康复指南》，使得我国医务人员掌握科学、规范的诊断方法和康复治疗原则，并能指导相关康复机构、学校和家庭对患儿进行正确干预，改善患儿预后，促进患儿更好的康复。

## 第一节 概 述

### 一、疾病的定义

孤独症（autism）也称自闭症，是一类起病于 3 岁前，以社会交往障碍、沟通障碍和局限性、刻板性、重复性行为为主要特征的心理发育障碍，是孤独谱系障碍（autism spectrum disorders，ASD）中最有代表性的疾病。

孤独症在《国际疾病分类第十版》（ICD-10）归于广泛性发育障碍（pervasive developmental disorders，PDD），PDD 包括儿童孤独症、Asperge 氏综合征、Rett 氏综合征、童年瓦解性障碍、非典型孤独症以及其他未特定性的广泛性发育障碍。2013 年美国《精神疾病诊断与统计手册（第五版）》（简称 DSM-V）中儿童孤独症的诊断标准中已取消广泛性发育障碍概念，将儿童孤独症、Asperge 氏综合征和非典型孤独症统称为孤独谱系障碍（ASD），并将三大核心症状合并为社交沟通和局限、重复行为两个。孤独症根据智商和行为评估分为高功能孤独症和低功能孤独症。

国外流行病学调查资料显示早期报道其患病率为 2‰～5‰，男、女比例为 3～4:1。近几年来其患病率呈明显上升趋势，2014 年美国疾病控制与预防中心（CDC）公布美国 ASD 患病率达到 1/68。我国至今尚无全国性的流行病学调查资料，仅见某些地区有少量的调查报告：福建省、江苏省常州市及天津市儿童孤独症的患病率分别为 2.80/ 万、12.25/ 万和 26.6/ 万。孤独症以男孩多见，其患病率与种族、地域、文化和社会经济发展水平无关。

### 二、病因和发病机制

#### （一）病因和发病机制

从孤独症的诊断概念提出以来，有关其病因和发病机制的研究从未间断。但目前其直接病因并不清楚。

1. **生物学因素** 生物学因素是孤独症发生的根本原因，已被专业人员广泛接受，主要包括遗传因素、孕产期高危因素、脑器质性病变、代谢因素和免疫因素。

（1）遗传学因素：本病同胞患病率显著高于一般人群，单卵双生的共病率为60%～90%，明显高于双卵双生和单生。细胞遗传学研究发现孤独症病人的多条染色体存在异常，如7号和15号染色体长臂重复、缺少和错位，22号染色体长臂末端缺失，X染色体短臂缺失或重复等。同时分子遗传学也发现与本病关系密切的某些染色体区域。因此本病被认为是多基因遗传，多基因相互作用的结果。较常见的表现出孤独症症状的染色体病有4种：脆性X染色体综合征、结节性硬化症、15q双倍体和苯丙酮尿症。

（2）孕产期高危因素：母亲怀孕期间患病及用药、心理因素波动、经常吸烟及父亲年龄过大等都是孤独症的危险因素，尤其是母亲怀孕前三个月感染风疹病毒、巨细胞病毒等。患儿在围产期以及新生儿期各种并发症的发生率高于一般儿童。

（3）脑器质性病变：随着年龄的增长，相当一部分患儿可能出现癫痫发作，说明本病有器质性发病基础。脑结构影像检查（CT和MRI）发现部分患儿脑结构异常如脑室扩大、脑干缩小、小脑发育不良或大脑皮质发育畸形等。孤独症脑电图（EEG）异常率较高，大多数为广泛性异常，表现为慢波增多，无特殊性。

（4）代谢因素：有研究表明某些金属元素代谢障碍与孤独症有关，如有些孤独症的儿童的血铅水平较健康儿童高。

（5）免疫因素：有研究表明孤独症家族中自身免疫性缺陷疾病的病人多于对照组，也有研究表明孤独症存在免疫功能异常，有人提出本病原因与婴儿广泛接种麻疹-风疹-腮腺炎三联疫苗损害免疫系统有关，但证据仍然不足。

2. **神经生化机制** 孤独症在神经生化领域主要涉及以下几种神经递质：5-羟色胺、多巴胺、去甲肾上腺素、内源性阿片类物质等，研究表明与之相关但又缺乏直接证据。

3. **社会心理学因素** 儿童成长发育的家庭及社会环境都会影响儿童的言语、社会技能的获得和发展。许多研究表明社会的隔离可能在孤独症的发生过程中起到一定作用；家庭环境不良与教养方式不当使孤独症患儿的沟通与交往障碍更加突出，预后不良。早期观点认为孤独症患儿的父母比较聪明，家庭社会地位较高，现已证明孤独症与父母文化程度、职业、家庭经济地位等因素无关。

**（二）临床表现**

儿童孤独症起病于3岁前，其中约2/3的患儿出生后逐渐起病，约1/3的患儿经历了1～2年正常发育后退行性起病。一般真正起病时间难以确定，在早期患儿家长由于缺乏对儿童正常发育过程的了解而对发育异常忽视。

儿童孤独症症状复杂，但主要表现为以下3个核心症状。

1. **社会交往障碍** 儿童孤独症患儿在社会交往方面存在质的缺陷，他们不同程度地缺乏与人交往的兴趣，也缺乏正常的交往方式和技巧。具体表现随年龄和疾病严重程度的不同而有所不同，以与同龄儿童的交往障碍最为突出。

（1）婴儿期：患儿回避目光接触，对他人的呼唤及逗弄缺少兴趣和反应，没有期待被抱起的姿势或抱起时身体僵硬，不愿与人贴近，缺少社交性微笑，不观察和模仿他人的简单动作。这些现象很容易让患儿家长怀疑孩子听力问题。

（2）幼儿期：患儿仍然回避目光接触，呼之常常不理，对主要抚养者常不产生依恋，对陌生人缺少应有的恐惧，缺乏与同龄儿童交往和玩耍的兴趣，交往方式和技巧也存在问题。

患儿不会通过目光和声音引起他人对其所指事物的注意,不会与他人分享快乐,不会寻求安慰,不会对他人的身体不适或不愉快表示安慰和关心,常常不会玩想象性和角色扮演性游戏。

(3)学龄期:随着年龄增长和病情的改善,患儿对父母、同胞可能变得友好而有感情,但仍然不同程度地缺乏与他人主动交往的兴趣和行为。虽然部分患儿愿意与人交往,但交往方式和技巧依然存在问题。他们常常自娱自乐,独来独往,我行我素,不理解也很难学会和遵循一般的社会规则。

(4)成年期:病人仍然缺乏社会交往的兴趣和技能,虽然部分病人渴望结交朋友,对异性也可能产生兴趣,但是因为对社交情景缺乏应有的理解,对他人的兴趣、情感等缺乏适当的反应,难以理解幽默和隐喻等,较难建立友谊、恋爱和婚姻关系。

**2. 交流障碍** 儿童孤独症患儿在言语交流和非言语交流方面均存在障碍。其中以言语交流障碍最为突出,通常是患儿就诊的最主要原因。

(1)言语交流障碍

1)言语发育迟缓:患儿说话常常较晚,会说话后言语进步也很慢。起病较晚的患儿可有相对正常的言语发育阶段,但起病后言语逐渐减少甚至完全消失。5岁后言语没有发育则可能终生无言语。

2)言语理解能力受损:患儿言语理解能力不同程度受损,听不懂指令,病情轻者也多无法理解幽默、成语、隐喻等,病情重者则可能完全不能理解他人说话的意思。表达能力可能先于言语理解能力发展。

3)言语形式及内容异常:对于有言语的患儿,其言语形式和内容常存在明显异常。患儿常存在刻板模仿言语,即重复说他人方才说过的话;延迟模仿言语,即重复说既往听到的言语或广告语;刻板重复言语,即反复重复一些词句、述说一件事情或询问一个问题。患儿可能用特殊、固定的言语形式与他人交流,并存在答非所问、语句缺乏联系、语法结构错误、人称代词分辨不清等表现。

4)语调、语速、节律、重音等异常:患儿语调常比较平淡,缺少抑扬顿挫,不能运用语调、语气的变化来辅助交流,常存在语速和节律的问题。

5)言语运用能力受损:患儿言语组织和运用能力明显受损。患儿主动言语少,多不会用已经学到的言语表达愿望或描述事件,不会主动提出话题,维持话题,或仅靠其感兴趣的刻板言语进行交流,反复诉说同一件事或纠缠于同一话题。部分患儿会用特定的自创短语来表达固定的含义。

(2)非言语交流障碍:儿童孤独症患儿常拉着别人的手伸向他想要的物品,但是其他用于沟通和交流的表情、动作及姿势却很少。他们多不会用点头、摇头手势以及动作表达想法,与人交往时表情常缺少变化。

**3. 兴趣狭窄和刻板重复的行为方式** 儿童孤独症患儿倾向于使用僵化刻板、墨守成规的方式应付日常生活。具体表现如下:

(1)兴趣范围狭窄:患儿兴趣较少,感兴趣的事物常与众不同。患儿通常对玩具、动画片等正常儿童感兴趣的事物不感兴趣,却迷恋于看电视广告、天气预报、旋转物品、排列物品或听某段音乐、某种单调重复的声音等。部分患儿可专注于文字、数字、日期、时间表的推算、地图、绘画、乐器演奏等,并可表现出独特的能力。

(2)行为方式刻板重复:患儿常坚持用同一种方式做事,拒绝日常生活规律或环境的变化。如果日常生活规律或环境发生改变，患儿则会出现烦躁不安等严重的情绪反应。患儿会反复用同一种方式玩玩具，反复画一幅画或写几个字，坚持走一条固定路线，坚持把物品放在固定位置，拒绝换其他衣服或只吃少数几种食物等。

（3）对非生命物体的特殊依恋：患儿对人或动物通常缺乏兴趣，但对一些非生命物品可能产生强烈依恋，如瓶、盒、绳或衣服等都有可能让患儿爱不释手，随时携带。如果被拿走，则会烦躁哭闹、焦虑不安。

（4）刻板重复的怪异行为：患儿常会出现刻板重复、怪异的动作，如重复蹦跳、拍手、将手放在眼前扑动和凝视、用脚尖走路等。还可能对物体的一些非主要、无功能特性（气味、质感）产生特殊兴趣和行为，如反复闻物品或摸光滑的表面等。

**4. 其他表现** 除以上核心症状外，儿童孤独症患儿还常存在自笑、情绪不稳定、冲动攻击、自伤等行为。认知发展多不平衡，有的患儿在音乐、绘画、机械记忆（尤其文字记忆）或计算等方面相对较好甚至超常。多数患儿在 8 岁前存在睡眠障碍，约 75% 的患儿伴有精神发育迟滞，64% 的患儿存在注意障碍，36%～48% 的患儿存在过度活动，6.5%～8.1% 的患儿伴有抽动秽语综合征，4%～42% 的患儿伴有癫痫，2.9% 的患儿伴有脑瘫，4.6% 的患儿存在感觉系统的损害，17.3% 的患儿存在巨头症。以上症状和伴随疾病使患儿病情复杂，增加了确诊的难度，并需要更多的治疗和干预。

### 三、主要的临床处理

#### （一）药物治疗

孤独症没有特效药物，只能针对各个症状给药，6 周岁以下不建议给药，6 周岁以上结合症状适度给药。

#### （二）教育干预

孤独症以教育干预为主，针对病人症状给出不同干预措施，加强其对异常行为控制能力，提高其生活质量。

#### （三）康复治疗

孤独症是一系列综合征，需针对其不同的症状给予不同的康复治疗，同时结合不同年龄段特点给予针对性治疗。

#### （四）中医治疗

目前国内有开展针灸、推拿等中医疗法治疗孤独症案例报道。循证研究需进一步开展。

# 第二节 康 复 评 定

### 一、诊断与鉴别诊断

#### （一）诊断

孤独症是一个综合征，主要通过询问病史、精神检查、体格检查、心理评估和其他辅助检查，并依据诊断标准作出诊断。在对病人做出判定之前，应该充分了解病史，因为孤独症的特征与个体素质交织在一起，非常复杂，只有对病史有了充分的了解，做出的判断才更可靠。

**1. 询问病史** 首先要详细了解患儿的生长发育过程，包括运动、言语、认知能力等的发育。然后针对发育落后的领域和让家长感到异常的行为进行询问，注意异常行为出现的年龄、持续时间、频率及对日常生活的影响程度。同时，也要收集孕产史、家族史、既往疾病史和就诊史等资料。问诊要点如下：

（1）主要问题：目前孩子最主要的问题是什么？何时开始的？

（2）言语发育史：何时对叫他（她）名字有反应？何时开始牙牙学语，如发单音"ba-ba，ma-ma"？何时能听懂简单的指令？何时能讲词组？何时能讲句子？有无言语功能的倒退？有无语音语调上的异常？

（3）言语交流能力：是否会回答他人提出的问题？是否会与他人主动交流？交流是否存在困难？有无自言自语、重复模仿性言语？有无叽叽咕咕等无意义的发音？

（4）非言语交流能力：是否会用手势、姿势表达自己的需要？何时会用手指指物品、图片？是否有用非言语交流替代言语交流的倾向？面部表情是否与同龄儿童一样丰富？

（5）社会交往能力：何时能区分亲人和陌生人？何时开始怕生？对主要抚养人是否产生依恋？何时会用手指点东西以引起他人关注？是否对呼唤有反应？是否回避与人目光对视？会不会玩过家家等想象性游戏？能不能与别的小朋友一起玩及如何与小朋友玩？会不会安慰别人或主动寻求别人的帮助？

（6）认知能力：有无认知能力的倒退？有无超常的能力？生活自理能力如何？有无生活自理能力的倒退？

（7）兴趣行为：游戏能力如何？是否与年龄相当？是否有特殊的兴趣或怪癖？是否有活动过多或过少？有无重复怪异的手动作或身体动作？有无反复旋转物体？有无对某种物品的特殊依恋？

（8）运动能力：何时能抬头、独坐、爬、走路？运动协调性如何？有无运动技能的退化或共济失调？

（9）家族史：父母或其他亲属中有无性格怪僻、冷淡、刻板、敏感、焦虑、固执、缺乏言语交流、社会交往障碍或言语发育障碍者？有无精神疾病史？

（10）其他：家庭养育环境如何？是否有过重大心理创伤或惊吓？是否上学或幼儿园？在校适应情况？是否有过严重躯体疾病？是否有因躯体疾病导致营养不良、住院或与亲人分离的经历？有无癫痫发作？有无使用特殊药物？是否偏食？睡眠如何？

**2. 精神检查**  主要采用观察法，有言语能力的患儿应结合交谈。检查要点如下：

（1）患儿对陌生环境、陌生人和父母离开时是什么反应？

（2）患儿的言语理解及表达的发育水平是否与年龄相当？有无刻板重复言语、即时或延迟模仿性言语以及自我刺激式言语？是否能围绕一个话题进行交谈以及遵从指令情况？

（3）患儿是否回避与人目光对视？是否会利用手势动作、点摇头或其他动作、姿势及面部表情进行交流？

（4）患儿是否有同理心？如父母或检查者假装受伤痛苦时患儿是否有反应？是什么反应？

（5）患儿是否对玩具及周围物品感兴趣？玩具使用的方式以及游戏能力如何？

（6）患儿是否有刻板动作、强迫性仪式性行为以及自伤行为？

（7）患儿智能发育的水平是否与年龄相当？是否有相对较好或特殊的能力？

**3. 体格检查和神经系统检查**  孤独症病人一般无体格检查和神经系统检查的阳性发现。因此查体主要是躯体发育情况，如头围、面部特征、身高、体重、有无先天畸形、视听觉有无障碍、神经系统是否有阳性体征等用于鉴别诊断。

4. **心理评估**　心理评估包括有助于孤独症诊断的心理量表评定和鉴别诊断的量表评定。

（1）常用筛查量表

1）孤独症行为量表（ABC）：共 57 个项目，每个项目 4 级评分，总分≥31 分提示存在可疑孤独症样症状，总分≥67 分提示存在孤独症样症状，适用于 8 个月～28 岁的人群。具体量表见本章评定方法量表 7-6。

2）克氏孤独症行为量表（CABS）：共 14 个项目，每个项目采用 2 级或 3 级评分。2 级评分总分≥7 分或 3 级评分总分≥14 分，提示存在可疑孤独症问题。该量表针对 2～15 岁的人群，适用于儿保门诊、幼儿园、学校等对儿童进行快速筛查。参见表 7-1。

**表 7-1　克氏孤独症行为量表（CABS）**

| 行为表现 | 经常 | 偶尔 | 从不 |
| --- | --- | --- | --- |
| （一）不易与别人混在一起玩 | 2 | 1 | 0 |
| （二）听而不闻，好像是耳聋的表现 | 2 | 1 | 0 |
| （三）叫他学什么，他强烈反抗，如拒绝模仿说话或动作 | 2 | 1 | 0 |
| （四）不顾危险 | 2 | 1 | 0 |
| （五）不能接受日常习惯的变化 | 2 | 1 | 0 |
| （六）以手势表达需要 | 2 | 1 | 0 |
| （七）莫名其妙地笑 | 2 | 1 | 0 |
| （八）不喜欢被人拥抱 | 2 | 1 | 0 |
| （九）不停地动，坐不住，活动量过大 | 2 | 1 | 0 |
| （十）不看对方的脸，避免视线接触 | 2 | 1 | 0 |
| （十一）过度偏爱某些物品 | 2 | 1 | 0 |
| （十二）喜欢旋转的东西 | 2 | 1 | 0 |
| （十三）反复怪异的动作或玩耍 | 2 | 1 | 0 |
| （十四）对周围漠不关心 | 2 | 1 | 0 |

（2）常用诊断量表：儿童孤独症评定量表（CARS）是常用的诊断工具。该量表共 15 个项目，每个项目 4 级评分。总分<30 分为非孤独症，总分 30～36 分为轻至中度孤独症，总分≥36 分为重度孤独症。该量表适用于 2 岁以上的人群。具体量表见本章评定方法量表 7-5。

此外，孤独症诊断观察量表（ADOS-G）和孤独症诊断访谈量表修订版（ADI-R）是目前国外广泛使用的诊断量表，我国尚未正式引进和修订。

在使用筛查量表时，要充分考虑到可能出现的假阳性或假阴性结果。诊断量表的评定结果也仅作为儿童孤独症诊断的参考依据，不能替代临床医师综合病史、精神检查并依据诊断标准作出的诊断。

（3）发育评估及智力测验量表：可用于发育评估的量表有丹佛发育筛查测验（DDST）、盖泽尔发展诊断量表（GDDS）、波特奇早期发育核查表和心理教育量表（PEP）。常用的智力测验量表有韦氏儿童智力量表（WISC）、韦氏学前儿童智力量表（WPPSI）、斯坦福 - 比内智力量表、Peabody 图片词汇测验、瑞文渐进模型测验（RPM）等。

（4）其他量表：对适应能力进行评估。智力与适应能力的区别和不平衡是孤独症儿童的一个基本特点,代表量表"未蓝德适应能力量表"(Vineland Adaptive Behavior Sales,VABS)。

**5. 辅助检查** 目前没有特殊检查和实验室检查帮助诊断孤独症,可根据临床表现有针对性地选择实验室检查,用于鉴别诊断。脑电图检查有研究表明有异常发现,但无特异性,可用于排除脑部癫痫波。诱发电位检查可以了解听觉和视觉通路的传导功能,孤独症病人脑干听觉电位异常,脑干传导时间延长。头颅 CT 或磁共振排查有无脑部结构发育异常。功能磁共振检测揭示了孤独症病人多脑区功能网络异常与其复杂症状及社会行为认知障碍密切相关。

目前有大量研究认为孤独症与基因有关,报道部分致病基因(如染色体核型分析、脆性 X 染色体检查),但不能做临床参考依据,仅具有一定研究价值。

代谢病筛查可排除先天性代谢性疾病。

**(二)诊断标准**

目前国内外主要有 3 个孤独症的诊断标准,《中国精神疾病诊断与分类第三版》(CCMD-Ⅲ),《国际疾病分类第十版》(ICD-10)和《美国精神疾病诊断分类手册第五版》(DSM-V),ICD-10、DSM-Ⅳ 和 CCMD-Ⅲ 都是 20 世纪 90 年代的诊断标准,三个标准中 ICD-10、DSM-Ⅳ 有差异而接近,而 DSM-V 是美国精神病学会 2013 年 5 月 18 日颁布的,其中重大改动是将孤独症谱系障碍(autism spectrum disorder)归到神经发育障碍(nuerodevelopmental disorders)范畴,取消广泛性发育障碍概念;强调其具有持续的社会沟通及社会交往缺失,以及限制性的、重复的行为模式;症候必须发生在早期发育时期。相比 DSM-Ⅳ,DSM-V 将其中的"非连续"的亚分类,孤独症、Asperger 障碍、儿童瓦解综合征及未分类广泛性发育障碍移除,归为单一分类,孤独症谱系障碍;总的诊断条目减为 7 条,需要诊断的最小条目减为 5 条。DSM-V 以单一分类概念定义孤独症谱系障碍,将对孤独症的发病率、诊断、治疗、预后及其他相关领域产生深远影响。DSM-V 的推广和临床有待时间检验,本章节仍以我国原卫生部 2010 年《儿童孤独症诊疗康复指南》引用 ICD-10 诊断标准并附上 DSM-V 以供参考比较。

**1. 参照 ICD-10 中儿童孤独症的诊断标准**

(1)3 岁以前就出现发育异常或损害,至少表现在下列领域之一:

1)人际沟通时所需的感受性或表达性语言;

2)选择性社会依恋或社会交往能力的发展;

3)功能性或象征性游戏。

(2)具有以下 1)、2)、3)项中至少六种症状,且其中 1)项中至少两种,2)、3)两项中各至少一种:

1)在下列至少两个方面表现出社会交往能力实质性异常:①不能恰当地应用眼对眼注视、面部表情、姿势和手势来调节社会交往;②(尽管有充分的机会)不能发展与其智龄相适应的同伴关系,用来共同分享兴趣、活动与情感;③缺乏社会性情感的相互交流,表现为对他人情绪的反应偏颇或有缺损;或不能依据社交场合调整自身行为;或社交、情感与交往行为的整合能力弱;④不能自发地寻求与他人分享欢乐、兴趣或成就(如不向旁人显示、表达或指出自己感兴趣的事物)。

2)交流能力有实质性异常,表现在下列至少一个方面:①口语发育延迟或缺如,不伴有以手势或模仿等替代形式补偿沟通的企图(此前常没有牙牙学语沟通);②在对方对交谈具有应答性反应的情况下,相对地不能主动与人交谈或使交谈持续下去(在任何语言技能水平上都可以发生）；③刻板和重复地使用语言，或别出心裁地使用某些词句；④缺乏各种自发的假扮性游戏，或（幼年时）不能进行社会模仿性游戏。

3）局限、重复、刻板的兴趣、活动和行为模式，表现在下列至少一个方面：①专注于一种或多种刻板、局限的兴趣之中，感兴趣的内容异常或患儿对它异常地关注；或者尽管内容或患儿关注的形式无异常，但其关注的强度和局限性仍然异常；②强迫性固执于特殊而无用的常规或仪式；③刻板与重复的怪异动作，如拍打、揉搓手或手指，或涉及全身的复杂运动；④迷恋物体的一部分或玩具的没有功能的性质（如气味、质感或所发出的噪音或振动）。

（3）临床表现不能归因于以下情况：其他类型的广泛性发育障碍；特定性感受性语言发育障碍及继发的社会情感问题；反应性依恋障碍或脱抑制性依恋障碍；伴发情绪/行为障碍的精神发育迟滞；儿童少年精神分裂症和 Rett 综合征。

**2. DSM-V中孤独症的诊断标准**　统称为 ASD 病人必须符合以下（1）、（2）、（3）、（4）标准。

（1）在各种情景下持续存在的社会交流和社会交往缺陷：不能用一般的发育迟缓解释，符合以下 3 项：①社会-情感互动缺陷：轻者表现为异常的社交接触和不能进行来回对话，中度表现为缺乏分享性兴趣、情绪和情感，社交应答减少，重者完全不能发起社会交往；②用于社会交往的非言语交流行为缺陷：轻者表现为言语和非言语交流整合困难，中度表现为目光接触和肢体语言异常，或在理解和使用非言语交流方面缺陷，重者完全缺乏面部表情或手势；③建立或维持与其发育水平相符的人际关系缺陷（与抚养者关系除外）：轻者表现为难以调整自身行为以适应不同社交场景，中度表现为在玩想象性游戏和结交朋友上存在困难，重者明显对他人没有兴趣。

（2）行为方式、兴趣或活动内容狭隘、重复：至少符合以下 2 项：①语言、动作或物体运用刻板或重复（如简单刻板动作、回声语言、反复使用物体、怪异语句）；②过分坚持某些常规及言语或非言语的仪式行为，或对改变过分抵抗（如运动性仪式行为，坚持同样的路线或食物，重复提问，或对细微变化感到极度痛苦）；③高度狭隘、固定的兴趣，其在强度和关注度上是异常的（如对不寻常的物品强烈依恋或沉迷，过度局限或持续的兴趣）；④对感觉刺激反应过度或反应低下，对环境中的感觉刺激表现出异常兴趣（如对疼痛、热、冷感觉麻木，对某些特定声音或物料表现出负面反应，过多地嗅或触摸某些物体，沉迷于光线或旋转物体）。

（3）症状必须在儿童早期出现：但当对儿童社交需求未超出其受限能力时，症状可能不会完全显现。

（4）日常功能障碍：所有症状共同限制和损害了日常功能。

**3. 程度分级**　提出了 ASD 程度分级，见表 7-2。

表 7-2　ASD 患儿不同程度分级的临床表现

| 严重程度 | 社会交流 | 狭隘兴趣和重复刻板行为 |
| --- | --- | --- |
| 三级（需要非常高强度的帮助） | 严重的言语和非言语社会交流技能缺陷导致严重功能受损；极少发起社交互动，对他人的社交示意反应低下 | 迷恋、固定的仪式和（或）重复行为，显著影响各方面功能；当这些行为被中断时表现明显的痛苦反应；很难从其狭隘的兴趣中转移出来或很快又回到原有兴趣中去 |

续表

| 严重程度 | 社会交流 | 狭隘兴趣和重复刻板行为 |
|---|---|---|
| 二级（需要高强度的帮助） | 明显的言语和非言语社会交流技巧缺陷；即使给予现场支持也表现出明显社交受损；较少发起社交互动，对他人的社交示意反应较低或异常 | 重复刻板行为和（或）迷恋或固定的仪式频繁出现，观察也可明显发现；在很多场合下影响病人的功能；即使随意当这些行为被中断时表现明显的痛苦反应或挫折反应；较难从其狭隘兴趣中转移出来 |
| 一级（需要帮助） | 当现场缺乏支持，社会交流缺陷引起可察觉到的功能受损；发起社交困难；对他人的社交示意的反应显得不正常或不成功；可能表现出社交兴趣降低 | 仪式和重复行为在某一个或多个场合中显著影响病人功能；若他人试图中断其重复刻板行为或将其从狭隘兴趣中转移出来，会表现抵抗 |

### （三）早期诊断

婴幼儿的 4 周、16 周、28 周、40 周、52 周、18 个月、24 个月和 36 个月这 8 个年龄为关键年龄。在这几个关键年龄，儿童的行为变化最大，能够显示出质的变化，因此是儿童发展的转折点。早期可通过观察婴幼儿日常行为和专业的早期孤独症筛查量表来发现儿童的异常表现。

1. **婴幼儿孤独症筛查量表（CHAT）** Section A 由 9 项问题组成，父母填写；Section B 由 5 项问题组成，专业人员观察。针对 18 个月的儿童。诊断标准：明显高危儿童的标准，5 个关键项目 A5、A7、B2、B3、B4 不能通过。一般高危儿童的标准：A7 和 B4 不能通过，A5、B2、B3 至少通过一项，参见表 7-3。

表 7-3 婴幼儿孤独症筛查量表（CHAT）

| 检查项目 | 判定结果 | |
|---|---|---|
| A：询问父母 | | |
| 1. 您的孩子喜欢坐在你的膝盖上被摇晃、跳动吗 | 是 | 不是 |
| 2. 您的孩子对别的孩子感兴趣吗 | 是 | 不是 |
| 3. 您的孩子喜欢攀爬吗？比如上楼梯吗 | 是 | 不是 |
| 4. 您的孩子喜欢玩"躲猫猫"游戏吗 | 是 | 不是 |
| 5. 你孩子会假装做一些事吗？如假装打电话、照顾玩具娃娃或假装其他事情 | 是 | 不是 |
| 6. 您的孩子曾经用过示指指着某件东西，要求要它吗 | 是 | 不是 |
| 7. 您的孩子曾经用过示指指着某些东西，表示对它有兴趣吗 | 是 | 不是 |
| 8. 您的孩子会正确地玩小玩具（如汽车、积木）吗？而不是把它们放在嘴里或乱丢乱扔吗 | 是 | 不是 |
| 9. 您的孩子曾经拿过什么东西给您（父母）看吗 | 是 | 不是 |
| B：评定者观察 | | |
| 1. 在诊室里，孩子与您有目光接触吗 | 是 | 不是 |
| 2. 吸引孩子的注意，然后指向房间对侧的一个有趣的物体，说："看，那里有一个（玩具名）"，观察孩子是否随着你手指的方向看 | 是 | 不是 |
| 3. 吸引孩子的注意，然后给孩子一个玩具小茶杯和茶壶，对孩子说："你能倒一杯茶吗？"观察孩子，看他有无假装倒茶、喝茶等 | 是 | 不是 |
| 4. 问孩子："灯在哪里？"或问："把灯指给我看看"，孩子会用他的示指指灯吗 | 是 | 不是 |
| 5. 孩子会用积木搭塔吗？（如果会，多少层）（积木的数量：_____） | 是 | 不是 |

**2. 孤独症儿童筛查表 - 修订版（M-CHAT）** 23 项（其中包括 CHAT Section A 的 9 项），父母或者照料者填写。11、18、20、22 题为反向回答，回答"是"是异常。诊断标准：23 项中 3 项阳性或"6 项核心项目（2、7、9、13、14、15）中 2 项阳性即怀疑有孤独症的可能。针对 18～30 个月儿童，参见表 7-4。

表 7-4　孤独症儿童筛查表 - 修订版（M-CHAT）

| 检查项目 | 判定结果 | |
| --- | --- | --- |
| 1. 您的孩子喜欢坐在你的膝盖上被摇晃、跳动吗 | 是 | 否 |
| 2. 您的孩子对别的孩子感兴趣吗 | 是 | 否 |
| 3. 您的孩子喜欢攀爬吗？比如上楼梯吗 | 是 | 否 |
| 4. 您的孩子喜欢玩"躲猫猫"游戏吗 | 是 | 否 |
| 5. 您孩子会假装做一些事吗？如假装打电话、照顾玩具娃娃或假装其他事情 | 是 | 否 |
| 6. 您的孩子曾经用过示指指着某件东西吗，要求要它吗 | 是 | 否 |
| 7. 您的孩子曾经用过示指指着某些东西，表示对它有兴趣吗 | 是 | 否 |
| 8. 您的孩子会正确地玩小玩具（如汽车、积木）吗？而不是把它们放在嘴里或乱丢乱扔吗 | 是 | 否 |
| 9. 您的孩子曾经拿过什么东西给您（父母）看吗 | 是 | 否 |
| 10. 您的孩子会注意看着你的眼睛超过一、两秒钟吗 | 是 | 否 |
| 11. 您的孩子曾对声音过分敏感吗？（例如捂住耳朵） | 是 | 否 |
| 12. 您的孩子看着你的脸或是你的微笑时会以微笑响应吗 | 是 | 否 |
| 13. 您的孩子会模仿你吗？（例如：你扮个鬼脸，你的孩子会模仿吗） | 是 | 否 |
| 14. 您的孩子听到别人叫他（她）的名字时，他（她）会回应吗 | 是 | 否 |
| 15. 如果您指着房间另一头的玩具，您的孩子会看那个玩具吗 | 是 | 否 |
| 16. 您的孩子走路吗 | 是 | 否 |
| 17. 您的孩子会看您正在看的东西吗 | 是 | 否 |
| 18. 您的孩子会在他（她）的脸附近做出一些不寻常的手指头动作吗 | 是 | 否 |
| 19. 您的孩子会设法吸引你看他（她）自己的活动吗 | 是 | 否 |
| 20. 您是否曾经怀疑你的孩子听力有问题 | 是 | 否 |
| 21. 您的孩子能理解别人说的话吗 | 是 | 否 |
| 22. 您的孩子有时候会两眼失焦或是没有目的地逛来逛去吗 | 是 | 否 |
| 23. 你的孩子碰到不熟悉的事物时会看着您的脸，看看您的反应吗 | 是 | 否 |

### （四）鉴别诊断

孤独症需要与广泛性发育障碍的其他亚型以及其他儿童常见精神、神经疾病进行鉴别。

**1. Asperger 氏综合征**　Asperger 氏综合征以社会交往障碍和兴趣、活动局限、刻板和重复为主要临床表现，言语和智能发育正常或基本正常。和儿童孤独症患儿相比，Asperger 氏综合征患儿突出表现为社交技能的缺乏，言语交流常常围绕其感兴趣的话题并过度书面化，对某些学科或知识可能有强烈兴趣，动作笨拙，运动技能发育落后。

**2. 非典型孤独症**　发病年龄超过 3 岁或不同时具备临床表现中的 3 个核心症状，只具备其中 2 个核心症状时诊断为非典型孤独症。非典型孤独症可见于极重度智能低下的患儿、智商正常或接近正常的患儿，也可见于儿童孤独症患儿到学龄期时部分症状改善或消失，不再完全符合儿童孤独症诊断者。

**3. Rett 氏综合征**　Rett 氏综合征几乎仅见于女孩，患儿早期发育正常，大约 6～24 个月时起病，表现出言语、智能、交往能力等全面显著倒退和手运动功能丧失等神经系统症状。以下几点对鉴别诊断具有重要作用：①患儿无主动性交往，对他人呼唤等无反应，但可保持"社交性微笑"，即微笑地注视或凝视他人；②手部刻板动作，这是该障碍的特征性表现，可表现为"洗手""搓手"等刻板动作；③随着病情发展，患儿手部抓握功能逐渐丧失；④过度换气；⑤躯干共济运动失调。

**4. 童年瓦解性障碍**　又称 Heller 综合征、婴儿痴呆。患儿 2 岁以前发育完全正常，起病后已有技能迅速丧失，并出现和儿童孤独症相似的交往、交流障碍及刻板、重复的动作行为。该障碍与正常发育一段时期后才起病的儿童孤独症较难鉴别。主要鉴别点在于 Heller 综合征患儿起病后所有已有的技能全面倒退和丧失，难以恢复。

**5. 言语和语言发育障碍**　该障碍主要表现为言语理解或表达能力显著低于应有水平。患儿非言语交流无明显障碍，社会交往良好，无兴趣狭窄和刻板重复的行为方式。

**6. 精神发育迟滞**　精神发育迟滞患儿的主要表现是智力低下和社会适应能力差，但仍然保留与其智能相当的交流能力，没有孤独症特征性的社会交往和言语交流损害，同时兴趣狭窄和刻板、重复行为也不如孤独症患儿突出。

**7. 儿童少年精神分裂症**　儿童少年精神分裂症多起病于少年期，极少数起病于学龄前期，无 3 岁前起病的报道，这与儿童孤独症通常起病于婴幼儿期不同。该症部分临床表现与儿童孤独症类似，如孤僻离群、自语自笑、情感淡漠等，还存在幻觉、病理性幻想或妄想等精神病性症状。该症患儿可能言语减少，甚至缄默，但言语功能未受到实质性损害，随着疾病缓解，言语功能可逐渐恢复。儿童少年精神分裂症药物治疗疗效明显优于儿童孤独症，部分患儿经过药物治疗后可以达到完全康复的水平。

**8. 注意缺陷多动障碍**　注意缺陷多动障碍的主要临床特征是活动过度、注意缺陷和冲动行为，但智能正常。孤独症患儿，特别是智力正常的孤独症患儿也常有注意力不集中、活动多等行为表现，容易与注意缺陷多动障碍的患儿混淆。鉴别要点在于注意缺陷多动障碍患儿没有社会交往能力质的损害、刻板行为以及兴趣狭窄。

**9. 其他**　需要与儿童孤独症鉴别的疾病还有严重的学习障碍、选择性缄默症和强迫症等。

## 二、康复评定的方法和流程

### （一）康复评定的内容

孤独症是一系列综合征，涉及生物、心理和社会因素，与年龄密切相关，没有典型的运动障碍（粗大或精细运动），但具有运动行为的异常和心理、社会功能异常。主要评定内容包括认知评定、感知觉评定、语言交流评定、运动行为评定、社会交往评定、智力评定等方面。

#### 1. 认知的评定

（1）智力评定：孤独症病人智力水平差异较大，研究表明智力低下占 70%，智力正常也表现为行为异常和社交异常。韦氏智力量表由美国心理学家韦克斯勒教授制定，这一智力量表包括：①学龄前和学龄初期智力量表（简写 WPPSI）可以测定 4～6.5 岁儿童的智力；②儿童智力量表（简写 WISC-R），适合年龄为 6 岁至 16 岁；③成人智力量表（简写 WAIS）可测定 16 岁以上成人的智力；具体参见第三章认知功能评定和第四章小儿脑瘫康复评定相关内容。有交流障碍患儿不能顺利进行智力测验，要根据患儿临床表现综合评价，评定中注意智力不均衡患儿,操作智商高于言语智商或相反。

(2)注意力:孤独症儿童注意力过于分散,或极其专注而不能有效转移;比别人过多需要更多的时间在听觉和视觉信息之间转移注意力;对某些刺激过分敏感,对其他刺激则表现"视而不见、听而不闻",实际是注意不能有效选择。评定时结合第三章相关内容和儿童注意力发展规律进行。

(3)记忆力:孤独症病人记忆力差异大,记忆兴趣或内容差异大,评定时要结合第三章认知功能评定相关内容细致评定。

(4)思维与想象:孤独症最大的困难之一,病人思维多是形象性,依赖视觉图像来认知事物;病人理解物与物、人与物、人与人的相互关系困难;再造想象有一定发展,有意识到创造想象很难建立。评定中注意形象思维和抽象思维的评定。

2. **感知觉评定**

(1)感觉方面:皮肤浅感觉会出现加强或减弱,本体感觉一般较差。感觉评定要结合患儿年龄发育规律进行,低年龄组由于神经系统发育不完善或表述不清有些项目可以不做。

(2)视觉方面:视力大多正常,大多数有视觉学习的优势。但部分病人存在不能快速准确辨别他人的面孔,所需识记时间较长;害怕与人目光接触;经常表现出"视而不见"的状态。评定中结合年龄发育特点给予评定,注意行为异常与视力异常的差异。

(3)听觉方面:对别人的话充耳不闻,却喜欢自己制造声音,如拍桌子、晃椅子,大约40%的孤独症儿童对环境中的声音敏感,某些频率的听觉阈限可能超出正常人听到的范围,对耳语或某些其他声音过分敏感或反感;视、听觉配合及同步反应有很大障碍。

(4)嗅觉、味觉等其他感觉:孤独症病人味觉和嗅觉一般正常,但不愿表达。部分病人特别注意物体的气味,不断去嗅东西。

孤独症病人感知觉主要表现感觉迟钝或过敏及特殊的感觉偏好。具体评定方法可以参照第三章认知功能评定和第四章小儿脑瘫康复评定相关内容。

3. **言语交流评定** 孤独症儿童典型症状之一就是言语交流障碍,具体障碍表现见本章第二节临床表现部分。言语交流评定注意结合儿童发育规律,从构音障碍和语言发育迟缓方面进行评定,评定方法内容参照本书第三章认知功能评定和第四章小儿脑瘫康复评定相关内容。注意将孤独症言语交流障碍结合一般言语功能评定。

4. **运动行为评定** 婴幼儿期其粗大运动发育基本延迟,尤其平衡能力、协调能力较差,视觉-运动统合差和前庭-运动统合差,出现异常步态和姿势。精细运动发展不足,手眼协调性差。学龄期其运动基本能力具备但其运动控制和目标性活动较差,具体评定中结合正常儿童运动发育指标给予评定。

5. **社会交往评定** 孤独症患儿在社会交往方面存在质的缺陷,他们不同程度地缺乏与人交往的兴趣,也缺乏正常的交往方式和技巧。具体表现随年龄和疾病严重程度的不同而有所不同,以与同龄儿童的交往障碍最为突出,不同年龄表现参见本章第二节临床表现部分。婴儿期注意评定患儿目光对视情况、逗弄反应和拥抱反应,是否有社会性微笑;幼儿期评定目光对视、是否对抚养者产生依恋、是否与同龄儿童交往、是否对陌生人缺少应有的恐惧、是否会玩想象性和角色扮演性游戏等。学龄期儿童评定是否喜欢独自玩耍不合群、是否有与他人主动交往的兴趣和行为、能否理解学会和遵循一般的社会规则。

6. **环境评定** 交流环境评定和教育环境评定。交流环境评定关注病人的生活社会交流环境,婴幼儿期间关注养护人对患儿的拥抱、逗弄和对视,有无其他交流环境,如幼儿园和培训机构等。学龄前期评定病人能否就读幼儿园、能否融入幼儿园教学活动或游戏活动中。学龄期儿童了解其是否按时就读小学，能否跟班就读，是否能完成教学活动，能否参与学龄儿童的课间活动或课外活动，记录异常现象。

**（二）康复评定的方法**

1. **访谈法**  通过跟病人家属或护理人员反复交谈让其回忆总结病人各个成长阶段的认知、感觉、言语、运动和生活参与能力的细节，总结并判断病人各项表现。孤独症是一组综合征，没有特异性的诊断方法，因此无论是诊断还是评定都必须通过病史回顾获得足够信息。

2. **观察法**  通过设定言语、认知和社会交往环境观察儿童的表现。总结其各项评定内容表现和反馈。

3. **量表法**  采用早期诊断量表做筛查，用诊断量表做出诊断性评估，用孤独症行为量表判定其行为表现，用发育量表评估其发育水平，用智力量表评估其智力水平，用言语评定量表评估言语能力，用适应性量表评定其社会适应性。

（1）儿童孤独症评估量表（Childhood Autism Rating scale，CARS）：是一个具有诊断意义的经标准化了的量表，是由 E.Schopler、R.J.Reichler 和 B.R.Renner 于 1980 年所编制的，参见表7-5。

**表 7-5  儿童孤独症评估量表（CARS）**

| 项目 | 评分 |
| --- | --- |
| 一、人际关系 | |
| 与年龄相当：与年龄相符的害羞、自卫及表示不同意或家人诉说的或观察到的一些轻微的害羞、烦躁、困扰，但与同龄孩子相比程度并不严重 | 1分 |
| 轻度异常：缺乏一些眼光接触，不愿意、回避、过分害羞，对检查者反应有轻度缺陷，有时过度依赖父母 | 2分 |
| 中度异常：有时儿童表现出孤独冷漠，引起儿童注意要花费较长时间和较大的努力，极少主动接触他人，常回避人，要使劲打扰他才能得到反应 | 3分 |
| 严重异常：强烈地回避，总是显得孤独冷漠，毫不理会成人所作所为，儿童对检查者很少反应，只有检查者强烈地干扰，才能产生反应 | 4分 |
| 二、模仿（词和动作） | |
| 与年龄相当：与年龄相符的模仿 | 1分 |
| 轻度异常：大多数时间内能模仿简单的行为，偶尔在督促下或延迟一会才模仿 | 2分 |
| 中度异常：部分时间能模仿，但常在检查者极大的要求下才模仿 | 3分 |
| 严重异常：很少用语言或运动模仿别人 | 4分 |
| 三、情感反应 | |
| 与年龄相当：与年龄、情境相适应的情感反应（愉快、不愉快）和兴趣，通过面部表情姿势的变化来表达 | 1分 |
| 轻度异常：偶尔表现出某种不恰当的情绪类型和程度，有时反应与客观环境或事物毫无联系 | 2分 |
| 中度异常：不适当的情感的示意，反应相当受限或过分，或往往与刺激无关 | 3分 |
| 严重异常：对环境极少有情绪反应，或反应极不恰当 | 4分 |

续表

| 项目 | 评分 |
|---|---|
| **四、躯体运用能力** | |
| 与年龄相当：与年龄相适应的利用和意识 | 1分 |
| 轻度异常：躯体运用方面有点特殊—某些刻板运动，笨拙，缺乏协调性 | 2分 |
| 中度异常：有中度特殊的手指或身体姿势功能失调的征象，摇动旋转，手指摆动，脚尖走 | 3分 |
| 重度异常：如上述所描述的严重而广泛地发生 | 4分 |
| **五、与非生命物体的关系** | |
| 与年龄相当：适合年龄的兴趣运用和探索 | 1分 |
| 轻度异常：轻度的对东西缺乏或不适当地使用物体，像婴儿一样咬东西，猛敲东西，或者迷恋于物体发出的吱吱叫声或不停地开灯、关灯 | 2分 |
| 中度异常：对多数物体缺乏兴趣或表现有些特别，如重复转动某件物体，反复用手指尖捏起东西，旋转轮子或对某部分着迷 | 3分 |
| 严重异常：严重的对物体的不适当的兴趣，使用和探究，如上边发生的情况频繁的发生，很难使儿童分心 | 4分 |
| **六、对环境变化的适应** | |
| 与年龄相当：对改变产生与年龄相适应的反应 | 1分 |
| 轻度异常：对环境改变产生某些反应，倾向维持某一物体活动或坚持相同的反应形式 | 2分 |
| 中度异常：对环境改变出现烦躁、沮丧的征象，当干扰他时很难被吸引过来 | 3分 |
| 严重异常：对改变产生严重的反应，假如坚持把环境的变化强加给他，儿童可能逃跑 | 4分 |
| **七、视觉反应** | |
| 与年龄相当：适合年龄的视觉反应，与其他感觉系统是整合方式 | 1分 |
| 轻度异常：有时必须提醒儿童去注意物体，有时全神贯注于"镜像"，有的回避眼光接触，有的凝视空间，有的着迷于灯光 | 2分 |
| 中度异常：经常要提醒他们正在干什么，喜欢观看光亮物体，即使强迫他，也只有很少的眼光接触，盯着看人，或凝视空间 | 3分 |
| 重度异常：对物体和人的广泛严重的视觉回避，着迷于使用"余光" | 4分 |
| **八、听觉反应** | |
| 与年龄相当：适合年龄的听觉反应 | 1分 |
| 轻度异常：对听觉刺激或某些特殊声音缺乏一些反应，反应可能延迟，有时必须重复声音刺激，有时对大的声音敏感，或对此声音分心 | 2分 |
| 中度异常：对听觉不构成反应，或必须重复数次刺激才产生反应，对某些声音敏感（如很容易受惊，捂上耳朵等） | 3分 |
| 重度异常：对声音全面回避，对声音类型不加注意或极度敏感 | 4分 |
| **九、近处感觉反应** | |
| 与年龄相当：对疼痛产生适当强度的反应，正常触觉和嗅觉 | 1分 |
| 轻度异常：对疼痛或轻度触碰，气味、味道等有点缺乏适当的反应，有时出现一些婴儿吸吮物体的表现 | 2分 |
| 中度异常：对疼痛或意外伤害缺乏反应，比较集中于触觉、嗅觉、味觉 | 3分 |
| 严重异常：过度的集中于触觉的探究感觉而不是功能的作用（吸吮、舔或磨擦），完全忽视疼痛或过分地作出反应 | 4分 |

续表

| 项目 | 评分 |
|---|---|
| **十、焦虑反应** | |
| 与年龄相当：对情境产生与年龄相适应的反应，并且反应无延长 | 1分 |
| 轻度异常：轻度焦虑反应 | 2分 |
| 中度异常：中度焦虑反应 | 3分 |
| 严重异常：严重的焦虑反应，儿童在会见的一段时间内可能不能坐下，或很害怕，或退缩，且安抚他们是极端困难的，有时又会不辨危险 | 4分 |
| **十一、语言交流** | |
| 与年龄相当：适合年龄的语言 | 1分 |
| 轻度异常：语言迟钝，多数语言有意义，但有一点模仿语言或代词错用 | 2分 |
| 中度异常：缺乏语言，或有意义的语言与不适当的语言相混淆（模仿言语或莫名其妙的话） | 3分 |
| 严重异常：不能应用有意义的语言，而且儿童可能出现幼稚性尖叫或怪异的、动物样声音、或者是类似言语的噪音 | 4分 |
| **十二、非语言交流** | |
| 与年龄相当：与年龄相符的非语言性交流 | 1分 |
| 轻度异常：非语言交流迟钝，交往仅为简单的或含糊的反应，如指出或去取他想要的东西 | 2分 |
| 中度异常：缺乏非语言交往，不会利用非语言交往，或不会对非语言交往作出反应，也许拉着成人的手走向自己所想要的东西，但不能用姿势来表明自己的愿望，或不能用手指向要的东西 | 3分 |
| 严重异常：特别古怪的和不可理解的非语言的交往 | 4分 |
| **十三、活动水平** | |
| 与年龄相当：指出活动水平，不多动亦不少动 | 1分 |
| 轻度异常：轻度不安静，或有轻度活动缓慢，但一般可控制 | 2分 |
| 中度异常：活动相当多，并且控制其活动量有困难，或者相当不活动或运动缓慢，检查者很频繁地控制或以极大努力才能得到反应 | 3分 |
| 严重异常：极不正常的活动水平要么是不停，要么是冷淡的，对任何事件很难有反应，差不多不断地需要大人控制 | 4分 |
| **十四、智力功能** | |
| 与年龄相当：正常智力功能，无迟钝的证据 | 1分 |
| 轻度异常：轻度智力低下，技能低下表现在各个领域 | 2分 |
| 中度异常：中度智力低下，某些技能明显迟钝，其他的接近年龄水平 | 3分 |
| 严重异常：智力功能严重障碍，某些技能表现迟钝，另外一些在年龄水平以上或不寻常 | 4分 |
| **十五、总的印象** | |
| 与年龄相当：不是孤独症 | 1分 |
| 轻度异常：轻微的或轻度孤独症 | 2分 |
| 中度异常：孤独症的中度征象 | 3分 |
| 严重异常：非常多的孤独症征象 | 4分 |

　　评分标准如下：总分低于 30 分：初步判断为无孤独症；30～60 分：有孤独症；其中 30～37 分：为轻到中度孤独症；37～60 分，并至少有 5 项的评分高于 3 分：重度孤独症。（本量表总分为 60 分。）可有 1.5、2.5 等分数。介于 1 和 2 之间的症状评为 1.5 分，依此类推

（2）孤独症行为检测表（Autism Behaviour Checklist，ABC）：ABC 量表简便易行，可用于不同年龄的孤独症病人。该量表由患儿父母与患儿共同生活达两周以上的人评定，由 57 个描述孤独症患儿行为症状构成，可归纳为 5 个因子：感觉（S）、交往（R）、躯体运动（B）、语言（L）和生活自理（S），参见表 7-6。

表 7-6　孤独症行为量表（ABC）

| 项目 | 评分 | | | | |
|------|---|---|---|---|---|
|  | S | R | B | L | S |
|  | I | II | III | IV | V |
| 01. 喜欢长时间的自身旋转 |  |  | 4 |  |  |
| 02. 学会做一件简单的事，但很快就"忘记" |  |  |  |  | 2 |
| 03. 经常没有接触环境或进行交往的要求 |  | 4 |  |  |  |
| 04. 往往不能接受简单的指令（如坐下、来这等） |  |  |  | 1 |  |
| 05. 不会玩玩具等（如没完没了地旋转，或乱扔、揉等） |  | 2 |  |  |  |
| 06. 视觉辨别能力差（如对某种物体的大小、颜色或位置等的辨别能力差） | 2 |  |  |  |  |
| 07. 无交往微笑（即不会与人点头、招呼、微笑） | 2 |  |  |  |  |
| 08. 代词运用的颠倒或混乱（如把"你"说成"我"等等） |  |  |  | 3 |  |
| 09. 长时间的总拿某件东西 |  | 3 |  |  |  |
| 10. 似乎不听人说话，以致怀疑他有听力问题 |  | 3 |  |  |  |
| 11. 说话不合音调，无节奏 |  |  | 4 |  |  |
| 12. 长时间摇摆身体 |  |  | 4 |  |  |
| 13. 要去拿那些实际上够不到的东西 |  | 2 |  |  |  |
| 14. 对环境和日常生活规律的改变产生强烈反应 |  |  |  |  | 3 |
| 15. 当他和其他人在一起时，对呼唤他的名字没有反应 |  |  |  | 2 |  |
| 16. 经常做出前冲、旋转、脚尖行走、手指轻捻、轻弹等动作 |  |  | 4 |  |  |
| 17. 对其他人的面部表情没有反应 |  |  | 3 |  |  |
| 18. 说话时很少用"是"或"我"等词 |  |  |  | 2 |  |
| 19. 有某一方面的特殊能力，似乎与智低不相符 |  |  |  |  | 4 |
| 20. 不能执行简单的含有介词的指令（如"把球放在桌子上"） |  |  |  | 1 |  |
| 21. 有时对很大的声音不产生吃惊的反应 | 3 |  |  |  |  |
| 22. 经常拍手、晃手 |  |  | 4 |  |  |
| 23. 发大脾气或经常发点脾气 |  |  |  |  | 3 |
| 24. 主动回避与别人的目光进行接触 |  | 4 |  |  |  |
| 25. 拒绝与别人接触或拥抱 |  | 4 |  |  |  |
| 26. 有时对很痛苦的刺激如摔伤、割破皮肤没有反应 | 3 |  |  |  |  |
| 27. 身体表现很僵直、很难抱住 |  | 3 |  |  |  |
| 28. 当抱着他时感觉到他的肌肉松弛 |  | 2 |  |  |  |
| 29. 倾向以姿势、手势来表示他所期望得到的东西 |  |  |  |  | 2 |

| 项目 | 评分 | | | | |
|---|---|---|---|---|---|
| | S<br>I | R<br>II | B<br>III | L<br>IV | S<br>V |
| 30. 常用脚尖走路 | | | 2 | | |
| 31. 用咬人、撞人、踢人来伤害他人 | | | | | 2 |
| 32. 不断地重复短句 | | | | 3 | |
| 33. 游戏时不模仿其他儿童 | | | 3 | | |
| 34. 当强光直接照射眼睛时,常不眨眼 | | 1 | | | |
| 35. 有自伤行为,如咬手、撞头等 | | | 2 | | |
| 36. 想要什么东西不能等待,马上就要得到 | | | | 2 | |
| 37. 不能指出 5 个以上物体的名称 | | | | 1 | |
| 38. 不能发展任何友谊 | | | 4 | | |
| 39. 经常喜欢捂耳朵 | | 4 | | | |
| 40. 经常喜欢旋转撞物体 | | | 4 | | |
| 41. 控制大小便方面有问题 | | | | | 1 |
| 42. 一天只能提出 5 个以内的要求 | | | | 2 | |
| 43. 经常受到惊吓或常常焦虑不安 | | | 3 | | |
| 44. 在正常光线下斜眼、闭眼、皱眉 | | 3 | | | |
| 45. 要经常帮助,才会自己给自己穿衣服 | | | | | 1 |
| 46. 一遍一遍重复一些声音或词 | | | | 3 | |
| 47. 喜欢长时间盯着人看 | | | 4 | | |
| 48. 喜欢重复别人的问话和回答 | | | | 4 | |
| 49. 常不能意识到他所处的环境(往往对危险的情况也不在意) | | | | | 2 |
| 50. 特别喜欢着迷于单一的活动和游戏(如来回来去地走、跑、蹦、跳、敲、拍) | | | | | 4 |
| 51. 对周围东西喜欢触摸、嗅或尝 | | | 3 | | |
| 52. 对生人常无视觉反应(对来人不看) | | 3 | | | |
| 53. 纠缠在一些复杂的仪式行为上,就像缠在魔圈内(如走路一定要走一定的线路,饭前或睡前或做什么以前一定要把东西摆放在什么地方或做什么动作) | | | 4 | | |
| 54. 经常毁坏东西(如玩具、家里的一切用具很快就弄破了) | | | 2 | | |
| 55. 在两岁前就发现他发育迟缓 | | | | | 1 |
| 56. 在日常生活中至少可用 15 个短句进行交往 | | | | 3 | |
| 57. 长时间地凝视一个地方(呆呆地看一处) | | | 4 | | |

评定标准:每项的评分是根据它在量表中的负荷大小分别给予 1、2、3、4 级评分。每项都归属于特定的因子,而在量表中每项都标明了相应的因子和相应的得分,诊断分为 67 分。

## (三)康复评定的流程

孤独症病人没有明确的病程划分,绝大多数伴随终生,因此评定和康复治疗方案的实施应以病人发育年龄阶段和社会角色划分:婴幼儿到学龄前期、学龄期、青少年期和成人期。

每个时期按照病人病情轻重和智力水平的高低,分为低功能组、高功能组,也可以根据美国 DSM-V 诊断中对于 ASD 的三级分级,设定康复目标并组织各个治疗师组、病人家属和其他人员组织实施,实施后可以再次评定,评定后需要继续治疗则继续治疗,其他预后处理如图 7-1。

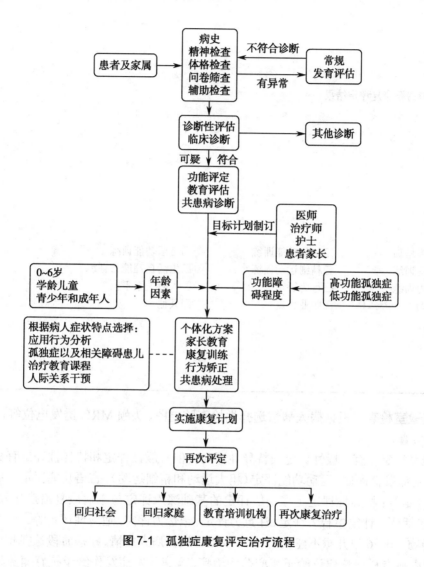

**图 7-1  孤独症康复评定治疗流程**

## 三、评定内容的表达

### (一)康复治疗计划书

孤独症病人的康复治疗计划见表 7-7。

### (二)康复医嘱

1. **康复护理级别**  根据病人综合情况,评估病人的康复护理级别,如一级护理、二级护理、三级护理。

2. **饮食**  根据病人疾病情况及其他基础疾病选择恰当的饮食方案,如普食、低盐低脂饮食、糖尿病饮食、低盐低脂糖尿病饮食、优质蛋白饮食等。

**表 7-7　孤独症病人的康复计划**

| 一般情况 |
| --- |

姓名：　　　　性别：　　　　年龄：　　　　职业：　　　　病历号：

发病时间：　　　　病程阶段：□婴幼期□学龄前期□学龄期□成年期

主要诊断

**主要功能障碍及康复评定结果**

**康复目标**

近期目标：

远期目标：

康复方案

□家长宣教培训　　　　□认知功能训练　　　　□言语功能训练

□粗大运动训练　　　　□精细运动训练　　　　□生活自理能力训练

□社交能力训练　　　　□行为矫正　　　　　　□人际关系干预

□药物辅助　　　　　　□职业康复　　　　　　□其他

注意事项：

3. **实验室检查**　根据病人病情选择性检查脑电图、头颅 MRI、诱发电位等，必要时遗传学基因检查。

4. **康复评定**　有一般性评定及特异性评定。但一般性评定和特异性评定有交叉，其中一般性评定如发育评估、运动功能评定（粗大运动和精细运动）、言语功能评定、认知功能评定、感觉评定等；特异性评定是在一般评定的基础深入评定与本病康复治疗疗效密切相关的项目，包括认知评定中智力评定、注意力评定、记忆力评定，适应性评定等。

5. **药物**　0~6 岁儿童不建议用药，6 岁以上根据病人病情、疾病阶段选择相应药物，或根据神经内科专科诊疗建议给予相应药物治疗，癫痫并发症发作给予抗癫痫药物治疗，伴随精神分裂症选择性给药。

6. **康复治疗**　根据病人康复计划开相应康复治疗医嘱，如家长宣教培训、认知功能训练、言语功能训练、日常生活动作训练、智力训练、运动功能训练、生活自理能力训练、交往能力训练、行为矫正、人际关系干预。除以上根据病人功能障碍给予康复治疗专项训练外，还要结合病人具体情况给予合适教育课程训练如行为分析疗法（ABA）、孤独症以及相关障碍患儿治疗教育课程（TEACCH）、人际关系发展干预（RDI）、地板时光训练等干预方法训练。婴幼儿期和学龄儿童以教育干预为主，青少年和成年人以对症处理和针对性训练为主（针对性训练包括自我认识、生活自理、交流沟通、社会适应、职前培训和性知识教育六个方面）。

# 第三节 康复治疗

孤独症是一组综合征,治疗内容和方法不可过度单一,因没有针对性药物治疗,康复治疗主要包括教育干预、常规康复治疗、辅助药物治疗和其他疗法。康复治疗措施应结合病人主要症状灵活选择不同干预措施和康复治疗方法。

## 一、治疗原则

（一）治疗目标:消除异常行为,促进正常发展,改善生活质量。

（二）治疗方法的选择

儿童孤独症的治疗以教育干预为主,药物治疗为辅。因儿童孤独症患儿存在多方面的发育障碍及情绪行为异常,应当根据患儿的具体情况,采用教育干预、行为矫正、药物治疗等多手段相结合的综合干预措施。青少年和成年人孤独症以针对性功能训练为主,药物治疗主要对症处理。

（三）注意事项

1. 早发现,早治疗。治疗年龄越早,改善程度越明显。

2. 促进家庭参与,让父母也成为治疗的合作者或参与者,病人、家长、治疗师等形成综合治疗团队。

3. 坚持以非药物治疗为主,药物治疗为辅,两者相互促进的综合化治疗培训方案。

4. 治疗方案应个体化、结构化和系统化。根据患儿病情因人而异地进行治疗,并依据治疗反应随时调整治疗方案。

5. 治疗、训练的同时要注意患儿的躯体健康,预防其他疾病。

6. 坚持治疗,持之以恒。

## 二、主要的治疗方法

### （一）教育干预

教育干预的目的在于改善核心症状,同时促进智力发展,培养生活自理和独立生活能力,减轻残疾程度,改善生活质量,力争使部分患儿在成年后具有独立生活、学习和工作的能力。

**1. 干预原则**

（1）早期发现:应当早期诊断、早期干预、长期治疗,强调每日干预。现提倡对于可疑的患儿也应当及时进行教育干预。

（2）科学系统:应当使用明确有效的方法对患儿进行系统的教育干预,既包括针对孤独症核心症状的干预训练,也包括促进患儿身体发育、防治疾病、减少滋扰行为、提高智能、促进生活自理能力和社会适应能力等方面的训练。

（3）个体训练:针对儿童孤独症患儿在症状、智力、行为等方面的问题,在评估的基础上开展有计划的个别化训练。对于重度儿童孤独症患儿,早期训练时的师生比例应当为1:1。小组训练时也应当根据患儿发育水平和行为特征进行分组。

（4）家庭参与:应当给予患儿家庭全方位的支持和教育,提高家庭参与程度,帮助家庭评估教育干预的适当性和可行性,并指导家庭选择科学的训练方法。家庭经济状况、父母心态、生活居住环境和社会支持度均会影响患儿的预后。父母要接受事实，妥善处理患儿教育干预与家庭生活、日常工作的关系。

**2. 干预方法**

（1）应用行为分析疗法（ABA）

1）原理与目的：ABA 采用行为主义原理，以正性强化、负性强化、区分强化、消退、分化训练、泛化训练、惩罚等技术为主，矫正孤独症患儿的各类异常行为如注意力、语言、模仿、社会交往等，同时促进患儿各项能力的发展。

经典 ABA 的核心技巧是行为回合训练法（DTT），其特点是具体和实用，主要步骤包括训练者发出指令、患儿反应、训练者对反应作出应答和停顿，目前仍在使用，如令患儿拍手，患儿完成拍手，给予奖励或鼓励。现代 ABA 在经典 ABA 的基础上融合其他技术，更强调情感与人际发展，根据不同的目标采取不同的步骤和方法。

ABA 是一种科学的方法论，不是具体的训练方法，使用中需依据方法进行训练内容和方法具体化。

2）主要方法：用于促进儿童孤独症患儿能力发展、帮助患儿学习新技能时主要采取以下步骤：①对患儿行为和能力进行评估，对目标行为进行分析，如洗手能力的评估；②分解任务并逐步强化训练，在一定的时间内只进行某项分解任务的训练，如洗手分解为打开水龙头、手湿润、抹洗手液、冲洗手、擦拭干净；③患儿每完成一个分解任务都必须给予奖励（正性强化），奖励物主要是食品、玩具和口头、身体姿势的表扬，奖励随着患儿的进步逐渐隐退；④运用提示和渐隐技术，根据患儿的能力给予不同程度的提示或帮助，随着患儿对所学内容的熟练再逐渐减少提示和帮助；⑤两个任务训练间需要短暂的休息。

（2）孤独症以及相关障碍患儿治疗教育课程（TEACCH）

1）原理与目的：孤独症患儿虽然存在广泛的发育障碍，但在视觉方面存在一定优势。应当充分利用患儿的视觉优势安排教育环境和训练程序，增进患儿对环境、教育和训练内容的理解、服从，以全面改善患儿在语言、交流、感知觉及运动等方面存在的缺陷。TEACCH 的主要目标是帮助孤独症患儿在长大成人时，最大限度地回归社会，包括帮助他们理解周围世界，获得与人群交流的交往技巧，并教会他们在将来的生活中如何做出选择和决定。

2）主要方法：步骤①根据不同训练内容安排训练场地，要强调视觉提示，即训练场所的特别布置，玩具及其他物品的特别摆放；②建立训练程序表，注重训练的程序化；③确定训练内容，包括儿童模仿、粗细运动、知觉、认知、手眼协调、语言理解和表达、生活自理、社交以及情绪情感等；④在教学方法上要求充分运用语言、身体姿势、提示、标签、图表、文字等各种方法增进患儿对训练内容的理解和掌握。同时运用行为强化原理和其他行为矫正技术帮助患儿克服异常行为，增加良好行为。该课程适合在医院、康复训练机构开展，也适合在家庭中进行。

（3）人际关系发展干预（RDI）

RDI 是人际关系训练的代表。其他方法还有游戏与文化介入（PCI）、地板时光（floor time）、图片交换交流系统（PECS）及共同注意训练等。

1）原理和目的：目前认为共同注意缺陷和心理理论缺陷是儿童孤独症的核心缺陷。共同注意缺陷是指患儿自婴儿时期开始不能与正常婴儿一样形成与养育者同时注意某事物的能力。心理理论缺陷主要指患儿缺乏对他人心理的推测能力，表现为缺乏目光接触、不能形成共同注意、不能分辨别人的面部表情等，因此患儿无社会参照能力，不能和他人分享感觉和经验，无法与亲人建立感情和友谊。RDI 通过人际关系训练，改善患儿的共同注意能力，加深患儿对他人心理的理解，提高患儿的人际交往能力。

2）主要方法步骤：①评估确定患儿人际关系发展水平；②根据评估结果，依照正常儿童人际关系发展的规律和次序，依次逐渐开展目光注视－社会参照－互动－协调－情感经验分享－享受友情等能力训练；③开展循序渐进的、多样化的训练游戏活动项目。活动多由父母或训练老师主导，内容包括各种互动游戏，例如目光对视、表情辨别、捉迷藏、"两人三腿"、抛接球等。要求训练者在训练中表情丰富夸张但不失真实，语调抑扬顿挫。

（4）地板时光训练：将人际关系和社会交往作为训练的主要内容，与 RDI 不同的是，地板时光训练是以患儿的活动和兴趣决定训练的内容。训练中，训练者在配合患儿活动的同时，不断制造变化、惊喜和困难，引导患儿在自由愉快的时光中提高解决问题的能力和社会交往能力。训练活动分布在日常生活的各个时段。

（5）基于生理学干预方法：主要包括感觉统合治疗、听觉统合治疗等。感觉统合训练是指基于儿童的神经需要，引导对感觉刺激作适当反应的训练，此训练提供前庭（重力与运动）、本体感觉（肌肉与感觉）及触觉等刺激的全身运动，其目的不在于增强运动技能，而是改善脑处理感觉资讯与组织并构成感觉资讯的方法。听觉统合治疗是通过聆听一组经过调制过滤的音乐来矫正听觉系统对声音的异常处理，同时刺激病人的脑部活动。我国《儿童孤独症诊疗康复指南》建议应当充分考虑时间、经济等因素，慎重选择感觉统合治疗、听觉统合治疗等辅助治疗方法。

**（二）康复治疗训练**

教育干预方法与以功能障碍为治疗目标的康复训练内容相互交叉，临床要根据病人实际情况制订个体化方案。具体康复功能训练包括：

**1. 家长宣教**　确诊后应尽早让病人家属明确病情和治疗的复杂性，尽早认清病情特点，积极参与康复治疗，并成为康复治疗团队的主体。

**2. 认知功能训练**　70% 患儿认知功能低，因此系统的认知水平训练能逐步提高病人的认知水平，扩展病人与外界的联系。以下项目应在康复评估基础上灵活分步进行选择性治疗，也可以结合 ABA 方法进行训练。

（1）感觉训练：皮肤感觉训练、视觉训练、听觉训练、味觉训练、嗅觉训练。

（2）知觉训练：整体知觉和部分知觉训练、颜色和形状感知训练、空间知觉训练。

（3）记忆训练：瞬时记忆训练、短时记忆训练、长时记忆训练。

（4）思维能力训练：具体形象思维训练、抽象概括思维训练。

（5）注意力训练。

**3. 言语功能训练**　幼儿期是口语发展的关键期。孤独症患儿幼儿期言语训练尤为重要。包括：发声器官训练、发音训练、字词训练、各种句子训练、语言理解能力训练、语音语调训练、语速节奏训练。训练中要结合儿童语言发育阶段特点，分步进行。

**4. 粗大运动训练**　孤独症患儿常有平衡和协调功能差、视觉－运动统合差和前庭－运动统合差，出现异常步态和姿势。训练中针对这些内容结合儿童 PT 治疗方法和设施给予训练。

**5. 精细运动训练**　孤独症病人手和上肢精细动作差，可以用儿童 OT 治疗方法和设施给予精细动作训练，同时训练病人的注意力和手眼协调能力。

6. **社交能力训练** 病人缺乏眼神交流、拥抱、握手、打招呼和游戏参与的社交能力,不关心别人。社交训练目的是提高已有社交能力、形成没有的社交能力。主要训练内容包括对视、面部表情交流、手势交流、表达自己情感和不满、安慰别人、参与游戏等。

7. **智力能力训练** 孤独症病人根据智力水平的(韦氏智力水平70分)高低分为高功能孤独症和低功能孤独症,高功能病人及早干预预后效果好,低功能病人预后差。可以结合教育干预方法和综合方法提高患儿智力水平。

8. **生活自理能力训练** 孤独症病人3岁前发病,大都伴有生活自理能力差,家长包办替代,对其社交和融入社会产生极大影响。训练内容包括:吃饭、穿衣、洗漱、大小便等,要注意分步进行,不可急于求成。

9. **行为矫正** 孤独症病人伴随许多不良行为,如哭闹、尖叫、反复玩手、玩口水、反复拍手、反复旋转、来回跑跳、害怕某种声音或活动、迷恋某物、自伤或伤人行为。矫正采用行为治疗,消退为主。

10. **职业康复** 针对应该步入社会生活的16岁以上病人,要在职业评估的基础上结合兴趣和能力给予职业康复训练。

### (三)药物治疗

目前尚缺乏针对儿童孤独症核心症状的药物,药物治疗为辅助性的对症治疗措施。

1. **基本原则**

(1)权衡发育原则:0～6岁患儿以康复训练为主,不推荐使用药物。若行为问题突出且其他干预措施无效时,可以在严格把握适应证或目标症状的前提下谨慎使用药物。6岁以上患儿可根据目标症状,或者合并症影响患儿生活或康复训练的程度适当选择药物。

(2)平衡药物副反应与疗效的原则:药物治疗对于儿童孤独症只是对症、暂时、辅助的措施,因此是否选择药物治疗应当在充分考虑副作用的基础上慎重决定。

(3)知情同意原则:儿童孤独症患儿使用药物前必须向其监护人说明可能的效果和风险,在充分知情并签署知情同意书的前提下使用药物。

(4)单一、对症用药原则:作为辅助措施,仅当某些症状突出(如严重的刻板重复、攻击、自伤、破坏等行为,严重的情绪问题,严重的睡眠问题以及极端多动等)时,才考虑使用药物治疗。应当根据药物的类别、适应证、安全性与疗效等因素选择药物,尽可能单一用药。

(5)逐渐增加剂量原则:根据儿童孤独症患儿的年龄、体重、身体健康状况等个体差异决定起始剂量,视临床效果和副反应情况逐日或逐周递增剂量,直到控制目标症状。药物剂量不得超过药物说明书推荐的剂量。

2. **常用药物** 6岁以上可根据目标症状,或者合并症影响患儿生活或康复训练的情况下适当选择药物,药物治疗对儿童只是对症、暂时、辅助的措施,因此是否选择药物治疗及选择什么药物应当在充分考虑副作用的基础上慎重决定。

(1)抗精神病药:常用氟哌啶醇(0.5～4.0mg/d)、利培酮(0.5～3mg/d)、奥氮平(2.5～10mg/d)、阿立哌唑(5～30mg/d)等。

氟哌啶醇是传统抗精神病药物,也是孤独症治疗研究较多药物,能改善行为症状,控制情绪波动,但副反应较大。

利培酮是FDA批准的第一个孤独症用药,可有效改善5～16岁儿童的刻板行为、社会退缩、不适当语言、易激惹及多动等症状,总体耐受较好,且在治疗儿童孤独症的言语,感知,行为方面均有明显疗效。

奥氮平是仅次于利培酮在治疗孤独症方面研究的抗精神药物,能够改善病人的冲动、攻击、自伤等行为障碍,也可控制暴怒、嚎哭等情绪。

阿立哌唑是 FDA 批准的第二个用于治疗孤独症的非典型抗精神病药,能有效治疗患儿情绪症状和冲动,多动症状。

（2）抗抑郁药：该类药可改善该症的刻板重复行为,改善情绪,并缓解强迫症状。可选用氯丙帕明（25～150mg/d）、舍曲林（25～150mg/d）、氟伏沙明（50～200mg/d）等。该类药也应从小量开始服用,根据症状改善情况和药物不良反应逐渐加量。

（3）中枢兴奋药或可乐定：适用于伴有注意障碍及多动症状的患儿。

（4）改善和促进脑细胞功能药：同精神发育迟滞中有关内容。

（5）维生素 $B_6$ 和镁剂：有研究报道大剂量维生素 $B_6$ 和镁剂可能改善该症的部分症状,但此方面有待于进一步研究和确定。

### （四）中医药治疗

近年来有运用针灸、推拿和汤剂等中医方法治疗儿童孤独症的个案报道,但治疗效果有待验证,缺少循证依据。

**（李振海）**

# 第八章

# 脑血管意外的康复

## 第一节 概　述

### 一、定义

脑卒中（stroke）亦称脑血管意外（cerebrovascular accident，CVA）是指突然发生的、由脑血管病变引起的局限性或全脑功能障碍，持续时间超过 24 小时或引起死亡的临床综合征。

### 二、病因与分类

#### （一）基础病因

1. **血管壁病变**　血管壁病变是大多数脑血管疾病发生的基础，引起血管壁病变的主要原因有：高血压脑小动脉硬化；脑动脉粥样硬化；血管的先天发育异常和遗传性疾病，包括脑动脉瘤、动静脉畸形以及各级血管的发育不全、狭窄、扩张、迂曲等，这些血管病变可以引起脑出血、蛛网膜下腔出血，也可导致脑梗死；各种感染和非感染性动、静脉炎；中毒、代谢及全身疾病导致的血管壁病变。

2. **心脏病**　风湿性心瓣膜疾病、先天性心脏病、细菌性心内膜炎、心房颤动等引起心内栓子脱落是心源性脑栓塞的主要病因。

3. **侧支循环发育先天缺陷**　如脑底动脉环先天发育缺陷是脑梗死是否发生和严重程度的重要影响因素。

#### （二）促发因素

1. **血流动力学因素**

（1）高血压或低血压：瞬时高血压是出血性卒中重要的诱发因素，一过性低血压可诱发缺血性脑血管病。

（2）侧支循环代偿不全。

（3）心脏病：心功能不全、心律失常可诱发脑梗死。

（4）血容量改变：血容量不足，血液浓缩可诱发缺血性卒中。

2. **血液成分异常**

（1）高血黏度：红细胞增多症、异常球蛋白血症等引起的异常高血黏度，可诱发脑梗死。

（2）血小板减少或功能异常：常引起脑出血或蛛网膜下腔出血。

（3）凝血或纤溶系统功能障碍：可引起出血或缺血性卒中。

## （三）分类

脑血管意外包括脑梗死（cerebral infarction）、脑出血（intracerebral hemorrhage）和蛛网膜下腔出血（subarachnoid hemorrhage）。脑梗死包括脑血栓形成（cerebral thrombosis）、脑栓塞（cerebral embolism）和腔隙性脑梗死（lacunar stroke）。

## （四）病理改变

**1. 脑梗死的病理改变**　脑梗死发生后局部脑缺血由中心坏死区及周围脑缺血半暗带组成。缺血半暗带具有动态的病理生理学过程。随着缺血时间的延长和严重程度的加重，中心坏死区越来越大，缺血半暗带越来越小，大部分缺血半暗带存活的时间仅有数小时，因此，急性脑梗死的治疗必须在发病早期进行。如果脑组织已发生坏死，这部分脑组织的功能必然出现损害，只能让周围健存的脑组织进行有限的部分功能代偿。有效挽救缺血半暗带脑组织的治疗时间，称为治疗时间窗。目前研究表明，急性缺血性卒中溶栓治疗的时间窗一般不超过发病 6h，机械取栓治疗时间窗不超过 8 小时。如果血运重建的治疗方法超过其时间窗，则不能有效挽救缺血脑组织，甚至可能因再灌注损伤和继发脑出血而加重脑损伤。

**2. 脑出血的病理改变**　脑出血后，病理检查可见出血灶形成不规则空腔，中心充满血液或紫色葡萄浆状血块，周围水肿，并有炎症细胞浸润。血肿较大时可引起颅内压增高，可使脑组织和脑室移位、变形，重者形成脑疝。幕上的半球出血，血肿向下挤压下丘脑和脑干，使之移位，并常常出现小脑幕疝。如下丘脑和脑干等中线结构下移可形成中心疝，如小脑大量出血可发生枕大孔疝。1～6 个月后血肿溶解，胶质增生，小出血灶形成胶质瘢痕，大出血灶形成椭圆形中风囊，囊腔内有含铁血黄素等血红蛋白降解产物和黄色透明黏液。

# 三、主要的临床处理

脑血管病的治疗原则为挽救生命、降低残疾、预防复发和提高生活质量。目前，卒中单元已被循证医学证实是卒中治疗的最佳途径。有条件的医院，所有急性脑血管病病人都应收入到卒中单元。

## （一）脑梗死

脑梗死的治疗原则为超早期治疗、个体化治疗、整体化治疗。

**1. 急性期治疗**

（1）一般治疗：主要为对症治疗，包括维持生命体征和处理并发症。针对血压、吸氧和通气支持、血糖、脑水肿、感染、上消化道出血、发热、深静脉血栓形成、水电解质平衡紊乱、心脏损伤、癫痫等情况进行处理。

（2）特殊治疗：主要为超早期溶栓治疗、抗血小板治疗、抗凝治疗、血管内治疗、细胞保护治疗、外科治疗和康复治疗等。脑栓塞病人应针对性治疗原发病，有利于脑栓塞病情控制和防治复发。

**2. 恢复期治疗**　尽可能早期安全启动卒中二级预防，包括控制卒中危险因素、抗血小板治疗、抗凝治疗及康复治疗。

## （二）脑出血

脑出血的治疗原则为：安静卧床、脱水降颅压、调整血压、防治继续出血、加强护理防治并发症，以挽救生命，降低死亡率、残疾率和减少复发。

1. **内科治疗** 主要为一般处理、降低颅内压、调整血压、止血治疗、亚低温治疗等。

2. **外科治疗** 严重脑出血危及病人生命时内科治疗通常无效，外科治疗则有可能挽救生命。主要手术方法包括：去骨瓣减压术、小骨窗开颅血肿清除术、钻孔血肿抽吸术和脑室穿刺引流术等。一般认为手术宜在早期（发病后6～24小时内）进行。

3. **康复治疗** 脑出血后，只要病人的生命体征平稳、病情不再进展，宜尽早进行康复治疗。

**（三）蛛网膜下腔出血**

急性期治疗目的是防治再出血，降低颅内压，防治继发性脑血管痉挛，减少并发症，寻找出血原因、治疗原发病和预防复发。蛛网膜下腔出血应急诊收入院诊治，并尽早查明病因，决定是否外科治疗。

1. **一般处理** 保持生命体征稳定、降低高颅压、避免用力和情绪波动及其他对症支持治疗。

2. **预防再出血** 绝对卧床休息4～6周、调控血压、抗纤溶药物、破裂动脉瘤予外科和血管内治疗。

3. **脑血管痉挛防治** 口服尼莫地平能有效减少蛛网膜下腔出血引发的不良结局。

4. **脑积水处理** 急性期合并症状性脑积水应进行脑脊液分流术治疗，合并慢性症状性脑积水病人推荐进行永久的脑脊液分流术。

5. **癫痫的防治** 早期病人预防性应用抗惊厥药，不推荐对病人长期使用抗惊厥药，但若病人有以下危险因素，如癫痫发作史、脑实质血肿、脑梗死或大脑中动脉瘤，可考虑使用。

6. **低钠血症及低血容量的处理** 监测血容量变化，避免予大剂量低张液体和过度使用利尿药，可用等张液体纠正低血容量，使用醋酸氟氢可的松和高张盐水纠正低钠血症。

7. **放脑脊液疗法** 每次释放脑脊液10～20ml，每周2次，可以促进血液吸收和缓解头痛，也可能减少脑血管痉挛和脑积水发生。但应警惕脑疝、颅内感染和再出血危险。

8. **预防** 控制危险因素、筛查和处理高危人群尚未破裂的动脉瘤。

# 第二节　康　复　评　定

## 一、临床诊断

### （一）诊断方法

1. **病史** 脑血栓形成病人一般于静息状态下或睡眠中急性起病，多见于中年以上的高血压及动脉硬化病人，有明显感染或炎症疾病史的年轻病人需考虑动脉炎致血栓形成的可能。脑栓塞病人一般骤然起病，数秒至数分钟达到高峰，可发生于任何年龄，多见于青壮年，大多数病人伴有风湿性心脏病、冠心病和严重心律失常等，或存在心脏手术、长骨骨折、血管内介入治疗等栓子来源病史，有些病人同时并发肺、肾、肠系膜、皮肤栓塞等疾病。腔隙性脑梗死病人突然或逐渐起病，多见于中老年，有长期高血压、糖尿病等危险因素病史。脑出血病人一般于活动中或情绪激动时突然发病，多见于50岁以上病人，寒冷季节发病率较高，多有高血压病史。蛛网膜下腔出血病人轻者可无明显临床症状和体征，重者可突然发生持续性剧烈头痛、呕吐、脑膜刺激征阳性，伴或不伴意识障碍，多见于中青年，多数病人发病前有明显诱因（剧烈运动、过度疲劳、用力排便、情绪激动等）。

**2. 体格检查** 主要包括脑高级功能，颅神经检查，肌力、肌张力等运动系统，感觉系统，深浅反射、病理征，脑膜刺激征检查，自主神经功能检查以及功能状态评估（见本书相关章节）。

**3. 实验室检查** 血液检查包括血常规、血流变、血生化（血脂、血糖、肾功能、电解质、尿酸等）、血同型半胱氨酸、凝血功能等。这些检查有利于发现脑梗死的危险因素，对鉴别诊断也有价值。

**4. 影像学检查** 影像学检查可以直观显示脑梗死的范围、部位、血管分布、有无出血、病灶的新旧等。发病后应尽快进行头颅 CT 检查，多数病例在发病 24 小时后逐渐显示低密度梗死灶，发病 2～15 日可见均匀片状或楔形的明显低密度灶。病灶 2～3 周为梗死吸收期。MRI 可以清晰显示早期缺血性梗死、脑干、小脑梗死、静脉窦血栓形成等，梗死灶 $T_1$ 呈低信号，$T_2$ 呈高信号，出血性梗死时 $T_1$ 加权像有高信号混杂。MRI 弥散加权成像（DWI）可在发病 2 小时内显示缺血病变，为早期治疗提供重要信息。

对于脑出血病人，头颅 CT 扫描是诊断的首选方法，可清楚显示出血的部位、出血量大小、血肿形态、是否破入脑室以及血肿周围有无低密度水肿带和占位效应等。病灶多呈圆形或卵圆形均匀高密度灶，边界清楚。1 周后血肿周围有环形增强，血肿吸收后呈低密度或囊性改变。脑室积血多在 2～3 周内完全吸收，而较大的脑实质内血肿一般需 6～7 周才可彻底消散。动态头颅 CT 检查还可评价出血的进展情况。头颅 MRI 和 MRA 检查对明确脑出血的病因很有帮助。头颅 MRI 对检出脑干和小脑出血灶，以及监测脑出血演进过程优于头颅 CT，但对急性脑出血的诊断不及头颅 CT。脑出血病人一般不需要进行 DSA 检查，除非疑有血管畸形、血管炎或 moyamoya 病又需外科手术或血管介入治疗时才考虑进行。DSA 可清楚显示异常血管和造影剂外漏的破裂血管及部位。对于动脉瘤病人可予 CTA、MRA 和 DSA 检查，其中 CTA 及 MRA 主要用于有动脉瘤家族史或破裂先兆者的筛查，动脉瘤病人的随访，及 DSA 不能进行及时检查时的替代方法。条件具备、病情许可时应争取尽早行全脑 DSA 检查，以确定有无动脉瘤、出血原因、决定治疗方法和判断预后。

**5. 神经电生理检查** 神经电生理检查包括肌电图、神经传导测定、各种反射检查、诱发电位、直流－感应电诊断和强度-时间曲线检查等。神经电生理检查可监测神经传导功能状态和病变严重程度，在脑卒中的诊断和鉴别诊断中具有重要价值，也是康复评定的重要内容和手段。

**6. 其他** TCD 对评估颅内外血管狭窄、闭塞、痉挛或血管侧支循环建立情况有帮助，并可进行血流状况评估、微栓子监测及溶栓治疗监测。超声心动图检查可发现心脏附壁血栓、心房黏液瘤和二尖瓣脱垂，对脑梗死不同类型间鉴别诊断有一定意义。心电图检查为常规检查，作为确定心肌梗死和心律失常的依据，对心源性脑栓塞的诊断有一定意义。

**（二）诊断标准**

**1. 脑血栓形成** 中年以上的高血压及动脉硬化病人，静息状态下或睡眠中急性起病，迅速出现局灶性脑损害的症状和体征，并能用某一动脉供血区功能损伤解释，临床应考虑急性脑梗死可能。头颅 CT 和 MRI 检查发现梗死灶可明确诊断。有明显感染或炎症疾病史的年轻病人需考虑动脉炎致血栓形成的可能。

**2. 脑栓塞** 根据骤然起病，数秒至数分钟达到高峰，出现偏瘫、失语等局灶性神经功能缺损,既往有栓子来源的基础疾病,如心脏病、严重的骨折等病史,可初步作出临床诊断,如合并其他脏器栓塞更支持诊断。头颅 CT 和 MRI 检查可确定脑栓塞部位、数目及是否伴发出血,有助于明确诊断。

**3. 腔隙性梗死** 中老年发病,有长期高血压、糖尿病等危险因素病史,急性起病,出现局灶性神经功能缺损症状,临床表现为腔隙综合征,即可初步诊断本病。如果头颅 CT 或 MRI 检查证实有与神经功能缺失一致的脑部腔隙病灶,梗死灶直径<1.5~2.0cm,且梗死灶主要累及脑的深部白质、基底核、丘脑和脑桥等区域,符合大脑半球或脑干深部的小穿通动脉病变,即可明确诊断。少数病人隐匿起病,无明显临床症状,仅在影像学检查时发现。

**4. 脑出血** 中老年病人在活动中或情绪激动时突然发病,迅速出现局灶性神经功能缺损症状以及头痛、呕吐等颅高压症状应考虑脑出血的可能,结合头颅 CT 检查,可迅速明确诊断。

**5. 蛛网膜下腔出血** 突然发生的持续性剧烈头痛、呕吐、脑膜刺激征阳性,伴或不伴意识障碍,检查无局灶性神经系统体征,应高度怀疑蛛网膜下腔出血。同时 CT 证实脑池和蛛网膜下腔高密度征象或腰穿检查示压力增高和血性脑脊液等可临床确诊。

## 二、功能评定

目前临床上针对脑卒中功能评估的量表多种多样。脑卒中评定量表在检测病情变化、判断疗效、预测结局及大样本的临床试验研究中起着重要的作用。目前较为公认的评价的模式是遵照 WHO 的《国际功能、残疾和健康分类》(International Classification of Functioning, Disability and Health, ICF)进行评估。我国康复医学专家们在针对中国人自身的文化背景、健康特点和环境特征,结合考虑国际上已产生的综合 ICF 核心要素的基础上,并通过整合临床调查和专家意见,已制定出中国版脑卒中病人的简明 ICF 核心要素。脑卒中的 ICF 核心要素涵盖了病人的躯体功能结构、活动和参与、环境因素四大方面,它可以全面综合的评估病人的功能。对于脑卒中后病人应当进行全面的评估,不但要评测神经系统、骨骼肌肉系统,还要评测心血管系统、呼吸系统,以及其他环境、心理等因素均需评估。

### (一)脑损害严重程度的评定

**1. 格拉斯哥昏迷量表(Glasgow Coma Scale, GCS)** GCS 能简单、客观、定量评定昏迷及其深度,而且对预后也有估测意义。是根据病人睁眼情况(1~4 分)、肢体运动(1~6 分)和言语表达(1~5 分)等三个方面以及昏迷时间长短来判定病人脑损害的严重程度。GCS 总分 15 分:轻度脑损伤:13~15 分,昏迷时间在 20 分钟以内;中度脑损伤:9~12 分,昏迷时间在 20 分钟~6 小时;重度脑损伤:≤8 分,昏迷时间在 6 小时以上,或在伤后 24 小时内出现恶化并昏迷 6 小时以上。见表 8-1。

表 8-1  格拉斯哥昏迷量表(GCS)

| 项目 | 试验 | 病人反应 | 评分 |
|------|------|----------|------|
| 睁眼反应 | 自发 | 自己睁眼 | 4 |
| | 言语刺激 | 大声向病人提问时病人睁眼 | 3 |
| | 疼痛刺激 | 捏病人时能睁眼 | 2 |
| | 疼痛刺激 | 捏病人时不睁眼 | 1 |

续表

| 项目 | 试验 | 病人反应 | 评分 |
|------|------|---------|------|
| 运动反应 | 口令 | 能执行简单指令 | 6 |
| | 疼痛刺激 | 捏痛时病人拨开医生的手 | 5 |
| | 疼痛刺激 | 捏痛时病人撤出被捏的手 | 4 |
| | 疼痛刺激 | 捏痛时病人身体呈去皮质强直（上肢屈曲，内收内旋；下肢伸直，内收内旋，踝屈曲） | 3 |
| | 疼痛刺激 | 捏痛时病人身体呈去大脑强直（上肢伸直，内收内旋，腕指屈曲；下肢去皮质强直） | 2 |
| | 疼痛刺激 | 捏痛时病人毫无反应 | 1 |
| 言语反应 | 言语 | 能正确会话，并回答医生他在哪、他是谁及年和月 | 5 |
| | 言语 | 言语错乱，定向障碍 | 4 |
| | 言语 | 说话能被理解，但无意义 | 3 |
| | 言语 | 能发出声音但不能被理解 | 2 |
| | 言语 | 不发声 | 1 |

**2. 脑卒中病人临床神经功能缺损程度评分标准** 该量表是我国学者在参考爱丁堡和斯堪的纳维亚评分量表的基础上编制而成，它是目前我国用于脑卒中临床神经功能缺损程度评定最广泛的量表之一。其评分为 0～45 分，0～15 分为轻度神经功能缺损，16～30 分为中度神经功能缺损，31～45 分为重度神经功能缺损，见表 8-2。

表 8-2　脑卒中康复评定内容

| 康复评定主要内容 |
|---|

损伤水平

脑卒中评价表：

　脑卒中病人临床神经功能缺损程度评分：NIHSS

　运动模式或运动功能评定：Brunnstrom 评定法

　肌张力：改良式 Ashworth 量表

　平衡：Berg 平衡量表

　言语：中国康复研究中心失语症检查、Frenchay 构音障碍评定法

　认知：格拉斯哥昏迷量表、蒙特利尔认知评估量表、简易精神状态量表

　　韦氏记忆量表和临床记忆测验、中国韦氏成人智力量表、中国韦氏幼儿智力量表、中国韦氏儿童智力量表

　吞咽：进食评估问卷调查工具 -10、洼田饮水试验

　　视频透视吞咽检查、纤维内镜吞咽功能检查

　心理：汉密尔顿焦虑量表、抑郁量表

　心肺功能：6 分钟步行，200 米行走试验

　其他：关节活动度、肌力、感觉、共济失调、步态、姿势反射等

活动水平

　总括性残疾评价表：Rankin 评测、格拉斯哥后果测评

　ADL（Activities of daily living，日常生活活动）：BADL 和 IADL

参与水平：SF-36

环境水平

3. 美国国立研究院脑卒中评定量表(NIH stroke scale, NIHSS) NIHSS 是国际上公认的、使用频率最高的脑卒中评定量表,有 11 项检测内容,得分高说明神经功能损害程度重,得分低说明神经功能损害程度轻,NIHSS 得分与预后密切相关,16 分以上预后极可能是死亡或严重功能不全,而 6 分以下则预示恢复良好,见表 8-3。

表 8-3 美国国立卫生研究院卒中量表(NIHSS)

| 1. 意识与定向力 | | 6. 下肢的运动(下肢提高 30°,常常在卧位评测下肢是否在 5 秒中落下) | |
|---|---|---|---|
| ①意识水平 | | 保持 5 秒 | 0 |
| 清醒 | 0 | 不到 5 秒 | 1 |
| 嗜睡 | 1 | 不能抗重力 | 2 |
| 昏睡 | 2 | 直接落下 | 3 |
| 昏迷 | 3 | 截肢或关节融合 | 9 |
| ②定向力问题(现在的月份和病人的年龄回答必须正确,接近的答案不得分) | | 7. 肢体共济运动(指鼻和跟膝胫试验) | |
| | | 无 | 0 |
| 两个问题均回答正确 | 0 | 上肢或下肢共济失调 | 1 |
| 一个问题回答正确 | 1 | 上下肢体均共济失调 | 2 |
| 两个问题均回答正确 | 2 | 截肢或关节融合 | 9 |
| ③定向力命令(睁眼闭眼,健侧手握拳与张开) | | 8. 感觉 | |
| | | 正常 | 0 |
| 人物均执行正确 | 0 | 部分缺失 | 1 |
| 一个任务执行正确 | 1 | 明显缺失 | 2 |
| 两个均执行不正确 | 2 | 9. 忽视 | |
| 2. 凝视功能 | | 没有忽视 | 0 |
| 正常 | 0 | 存在一种类型的忽视 | 1 |
| 部分凝视麻痹 | 1 | 存在一种以上类型的忽视 | 2 |
| 完全性凝视麻痹 | 2 | 10. 语言 | |
| 3. 视野 | | 没有失语 | 0 |
| 没有视野缺损 | 0 | 轻中度失语 | 1 |
| 部分偏盲 | 1 | 重度失语 | 2 |
| 完全偏盲 | 2 | 完全性失语 | 3 |
| 双侧偏盲 | 3 | 11. 构音障碍 | |
| 4. 面瘫 | | 无 | 0 |
| 正常 | 0 | 轻度至中度障碍 | 1 |
| 轻度偏瘫 | 1 | 重度障碍 | 2 |
| 部分偏瘫 | 2 | | |
| 完全性偏瘫 | 3 | | |
| 5. 上肢的运动(如果坐位,上肢前屈 90°,手掌向下;如果卧位,上肢前屈 45°,观察上肢是否在 10 秒钟前落下) | | | |
| 保持 10 秒 | 0 | | |
| 不到 10 秒 | 1 | | |
| 不能抗重力 | 2 | | |
| 直接落下 | 3 | | |
| 截肢或关节融合 | 9 | | |

## （二）运动功能评定

**1. Brunnstrom 运动功能评定方法**　是脑卒中最常用的评定运动模式的一种方法。Brunnstrom 将偏瘫肢体功能的恢复过程根据肌力、肌张力的变化情况分为 6 阶段来评价。

**2. Fugl-Meyer 运动功能评定法**　是将上下肢的运动功能、平衡能力、关节活动度、感觉功能等内容进行定量评定，是脑卒中常用的定量评定方法之一。积分越低运动功能障碍程度越重，积分越高运动障碍程度越轻。其中<50 分为患肢严重运动功能障碍，96～99 分为患肢轻度运动功能障碍。

**3. 平衡功能评定**　主要包括三级平衡检测法和 Berg 平衡评定量表（Berg balance scale test）。三级平衡检测法在临床上经常使用。Ⅰ级平衡是指在静态下不借助外力，病人可以保持坐位或站立位平衡；Ⅱ级平衡是指在支撑面不动（坐位或站立位）进行某些功能活动时保持平衡；Ⅲ级平衡是指病人在外力作用下仍能保持坐位或站立平衡。Berg 平衡评定量表是脑卒中临床康复与研究中最常用的量表，一共有 14 项检测内容，每项评分 0 到 4 分，满分 56 分，得分高表明平衡功能好，得分低表明平衡功能差。

## （三）日常生活活动能力的评定

日常生活活动（activity of daily living，ADL）能力的评定是脑卒中临床康复常用的功能评定，其方法主要有 Barthel 指数和功能独立性评定（functional independence measure，FIM），详见有关章节。

## （四）生存质量（quality of life，QOL）评定

QOL 评定分为主观取向、客观取向和疾病相关的 QOL 三种，常用量表有生活满意度量表、WHO-QOL100 和 SF-36 等。

## （五）其他功能障碍的评定

其他功能障碍评定的量表还有感觉功能评定、认知功能评定、失语症评定、构音障碍评定和心理评定等，请参考有关章节和相关书籍。

# 三、评定的流程

脑血管意外评定的流程主要是根据病情所处的不同时期遵循个体化原则开展评估，这就要求我们根据不同病人、不同病程，采用不同的评定方法以便更好地把握病人功能进展情况，达到及时有效的康复治疗及处理。

**急性期康复评定**

1. 主要内容有：①脑卒中的危险因素、并发症的评定；②昏迷程度评价；③脑卒中严重程度评价；④运动功能评定；⑤认知功能评定；⑥吞咽功能评定；⑦构音及言语共评定；⑧心理状态评定。

2. 亚急性期康复评定主要内容：①运动功能评定；②认知功能评定；③吞咽功能评定；④构音及言语功能评定；⑤心理状态评定；⑥心肺功能评定；⑦失用综合征评定。

3. 恢复期及后期康复评定主要内容：①运动功能评定；②认知功能评定；③吞咽功能评定；④构音及言语功能评定；⑤心理状态评定；⑥心肺功能评定；⑦误用、失用综合征评定；⑧活动能力评定；⑨参与能力评定。

### 四、评定内容的表达

#### (一)康复医嘱

1. **康复护理级别**　根据病人临床综合情况,评定病人的康复护理级别,如一级护理、二级护理、三级护理。

2. **饮食**　根据病人疾病情况及其他基础疾病选择恰当的饮食方案,如普食、流质饮食、低盐低脂饮食、糖尿病饮食、低盐低脂糖尿病饮食等。

3. **实验室检查**　根据病人病情复查血常规、生化、肝肾功能等,并选择性复查头颅 CT、MRI、脑脊液检查、诱发电位等。

4. **康复功能评定**　根据病人病程及病情不同选取不同评定如脑卒中的危险因素、并发症的评定、昏迷程度评价、脑卒中严重程度评价、运动障碍评定、认知功能评定、吞咽评定、构音及言语评定、心理状态评价、心肺功能评定、失用综合征评定、活动能力评定、参与能力评定。

5. **药物**　根据病人病情、疾病阶段选择相应药物或根据神经内科专科诊疗建议给予相应药物治疗。

6. **康复治疗**　根据病人康复计划开出相应康复治疗医嘱,如日常生活动作训练、肢体运动功能训练、步行训练、手功能训练、作业职业训练、认知功能训练、言语功能训练、吞咽功能训练、物理因子治疗、器械运动训练等。

#### (二)康复治疗计划

脑卒中康复治疗计划的具体内容见表 8-4。

表 8-4　脑卒中康复治疗计划

| | |
|---|---|
| 床号　　　　姓名　　　　　　　　性别　□男　□女　　　年龄　　　　住院号 | |
| 发病日期:　　　　　　　　　　　　入院日期: | |
| 临床/功能诊断: | |
| 康复目标: | |
| 近期目标: | |
| 远期目标: | |
| 躯体一般功能状态:卧床(昏迷/最小意识状态/清醒)　　　床上转移(完全依赖/辅助/独立) | |
| 　　　　　　　卧-坐转移(完全依赖/辅助/独立)　　　坐位平衡(不能/1级/2级/3级) | |
| 　　　　　　　坐-站转移(完全依赖/辅助/独立)　　　站立平衡(不能/1级/2级/3级) | |
| 　　　　　　　步行(完全依赖/辅助/独立) | |
| 目前存在的主要问题:□躯体运动功能　　　　　　　□吞咽 | |
| 　　　　　　　　　□上肢功能　　　　　　　　□语言(失语症/构音障碍) | |
| 　　　　　　　　　□ADL　　　　　　　　　　□认知 | |
| 　　　　　　　　　□其他: | |

续表

| 可开展的评估与治疗：□躯体运动功能 | □吞咽 | |
| --- | --- | --- |
| □上肢功能 | □语言 | |
| □ ADL | □理疗 | |
| □认知 | □针灸 | |
| □矫形器 | □辅助具 | |
| □其他： | | |
| 注意事项：□心功能不全 | □留置气管套管 | □皮肤病 |
| □肺功能不全 | □压疮 | □呼吸道传染病 |
| □肾功能不全 | □感觉明显减退 / 消失 | □血液 / 体液传染病 |
| □其他： | | |

上级医师签名：　　　　　　　　　PT:　　201　年　月　日　时　分
管床医师签名：　　　　　　　　　OT:　　201　年　月　日　时　分
责任治疗师签名：　　　　　　　　ST:　　201　年　月　日　时　分
　　　　　　　　　　　　　　　　理疗：201　年　月　日　时　分
201　年　月　日　时　分　　　　针灸：201　年　月　日　时　分

脑卒中突然发病后，根据脑组织受损的程度不同，临床上可有相应中枢神经受损的表现。常见的功能障碍有偏身感觉障碍、运动障碍、偏盲，可以合并有吞咽功能障碍、交流功能障碍、认知功能障碍、心理障碍，以及肩部问题和大小便问题等，严重的可以出现四肢瘫、昏迷，甚至死亡。脑卒中康复主要是针对上述功能问题进行相应的处理，只有早期康复介入，采取综合有效的措施，并注意循序渐进和病人主动的参与，才能最大程度的减轻其中枢神经系统受损的功能，为提高脑卒中病人的生存质量创造条件。

# 第三节　康　复　治　疗

## 一、脑卒中的康复目标与时机选择

### （一）康复目标

采用一切有效的措施预防脑卒中后可能发生的并发症（如压疮、坠积性或吸入性肺炎、泌尿系感染、深静脉血栓形成等），改善受损的功能（如感觉、运动、语言、认知和心理等），提高病人的日常生活活动能力和适应社会生活的能力，即提高脑卒中病人的生存质量。

### （二）康复时机

循证医学研究表明，早期康复有助于改善脑卒中病人受损的功能，减轻残疾的程度，提高其生存质量。为了避免过早的主动活动使得原发的神经病学疾患加重，影响受损功能的改善，通常主张在生命体征稳定 48 小时后，原发神经病学疾患无加重或者有改善的情况下，开始进行康复治疗。脑卒中康复是一个长期的过程，病程较长的脑卒中病人仍可从康复中受益，但其效果较早期康复者差。对伴有严重的合并症或者并发症，如血压过高、严重的精神疾患、重度感染、急性心肌梗死或心功能不全、严重肝肾功能损害或者糖尿病酮症酸中毒等，应在治疗原发病的同时，积极治疗合并症或者并发症，待病人病情稳定 48 小时后方可逐步进行康复治疗。

### （三）脑卒中康复治疗的基本原则

基本原则主要包括：①选择合适的病例和早期康复时机；②康复治疗计划是建立在功能评定的基础上，由康复治疗小组共同制定，并在实施过程中酌情加以调整；③康复治疗贯穿于脑卒中治疗的全过程，做到循序渐进；④综合康复治疗要与日常生活活动和健康教育相结合，并有脑卒中病人的主动参与及其家属的配合；⑤积极防治并发症，做好脑卒中的二级预防。

## 二、急性期康复治疗

脑卒中急性期通常是指其发病后的 1～2 周，相当于 Brunnstrom 分期 1～2 期，此期病人从患侧肢体无主动活动到肌肉张力开始恢复，并有弱的屈肌与伸肌共同运动。康复治疗是在神经内科或神经外科常规治疗（包括原发病治疗，合并症治疗，控制血压、血糖、血脂等治疗）的基础上，病人病情稳定 48 小时后开始进行。本期的康复治疗为一级康复，其目标是通过被动或者主动参与，促进偏瘫侧肢体肌张力的恢复和主动活动的出现，以及肢体正确的摆放和体位的转换（如翻身等），预防可能出现的压疮、关节肿胀、下肢深静脉血栓形成、泌尿系和呼吸道的感染等并发症。偏瘫侧各种感觉刺激、心理疏导，以及其他相关的床边康复治疗（如吞咽功能训练、发音器官功能训练、呼吸功能训练等），有助于脑卒中病人受损功能的改善。同时，积极控制相关的危险因素（如高血压、糖尿病、高血脂和心房纤颤等），做好脑卒中的二级预防。

### （一）体位与患肢的摆放

定时翻身（每 2 小时一次）是预防压疮的重要举措，开始以被动为主，待病人掌握翻身动作技巧后，尤其主动完成。为增加偏瘫侧的感觉刺激，多主张偏瘫侧卧，此时偏瘫侧上肢应呈肩关节前屈 90°，伸肘、伸指、掌心向上；偏瘫侧下肢呈伸髋、膝稍屈、踝背屈 90°，而健侧肢体放在舒适的位置。仰卧位时，偏瘫侧肩胛骨和骨盆下应垫薄枕，防止日后的后缩，偏瘫侧上肢呈肩关节稍外展、伸肘、伸腕、伸指、掌心向下；偏瘫侧下肢呈屈髋、屈膝、足踩在床面上（必要时给予一定的支持或者帮助）或伸髋、伸膝、踝背屈 90°（足底可放支持物或置钉子鞋，痉挛期除外），健侧肢体可放在舒适的位置。健侧卧时，偏瘫侧上肢有支撑（垫枕），肩关节呈前屈 90°，伸肘、伸腕、伸指，掌心向下；偏瘫侧下肢有支撑（垫枕），呈迈步状（屈髋、屈膝、踝背屈 90°，患足不可悬空）。

### （二）偏瘫肢体被动运动

本期多数脑卒中病人肢体主动活动不能或者很弱，肌张力低。为了保持关节活动度，预防关节肿胀和僵硬，促进偏瘫侧肢体主动活动的早日出现，以被动活动偏瘫肢体为主。活动顺序为从近端关节到远端关节，一般每日 2～3 次，每次 5 分钟以上，直至偏瘫肢体主动活动恢复。同时，嘱病人转向偏瘫侧，通过视觉反馈和治疗师言语刺激，有助于病人的主动参与。被动活动宜在无痛或少痛的范围内进行，以免造成软组织损伤，在被动活动肩关节时，偏瘫侧肱骨应呈外旋位，即手掌向上（仰卧位），以防肩部软组织损伤产生肩痛。

### （三）床上活动

1. **双手叉握上举运动** 双手叉握，偏瘫手拇指置于健手拇指掌指关节之上（Bobath 握手），在健侧上肢的帮助下，做双上肢伸肘、肩关节前屈、上举运动。

2. **翻身** 向偏瘫侧翻身成患侧卧、双手叉握、伸肘、肩前屈 90°，健侧下肢屈膝屈髋、足踩在床面上,头转向偏瘫侧,健侧上肢带动偏瘫侧上肢向偏瘫侧转动,并带动躯干向偏瘫侧转,同时健侧足踩在床面用力使得骨盆和下肢转向偏瘫侧;向健侧翻身成健侧卧,动作要领同前,只是偏瘫侧下肢的起始位需要他人帮助,健侧卧的肢体摆放同前。

**3. 桥式运动(仰卧位屈髋、屈膝、挺腹运动)** 仰卧位,上置放于体侧,双下肢屈髋屈膝,足平踏于床面,伸髋时臀部抬离床面,维持该姿势并酌情持续 5~10 秒。

### (四)物理因子治疗

常用的有局部机械性刺激(如用手在相应肌肉表面拍打等)、冰刺激、功能性电刺激、肌电生物反馈和局部气压治疗等可使瘫痪肢体肌肉通过被动引发的收缩与放松,逐步改善其张力。

### (五)传统疗法

常用的有按摩和针刺治疗等,通过深浅感觉刺激,有助于局部肌肉的收缩和血液循环,从而促进患侧肢体功能的改善。

## 三、恢复早期康复治疗

脑卒中恢复早期(亚急性期)是指发病后的 3~4 周,相当于 Brunnstrom 分期Ⅱ~Ⅲ期,病人从患侧肢体弱的屈肌与伸肌共同运动到痉挛明显,病人能主动活动患肢,但肌肉活动均为共同运动。本期的康复治疗二级康复,其目标除前述的预防常见并发症和脑卒中二级预防以外,应抑制肌痉挛,促进分离运动恢复,加强患侧肢体的主动活动并与日常生活活动相结合,注意减轻偏瘫肢体肌痉挛的程度和避免加强异常运动模式(上肢屈肌痉挛模式和下肢伸肌痉挛模式)。同时,针对病人其他方面的功能障碍配合相应的康复治疗。

### (一)床上与床边活动

**1. 上肢上举运动** 当偏瘫侧上肢不能独立完成动作时,仍采用前述双侧同时运动的方法,只是偏瘫侧上肢主动参与的程度增大。

**2. 床边坐与床边站** 在侧卧的基础上,逐步转为床边坐(双脚不能悬空),开始练习该动作时,应在治疗师的帮助指导下完成;床边站时,治疗师应站在病人的偏瘫侧,并给予其偏瘫膝一定帮助,防止膝软或膝过伸,要求在坐 - 站转移过程中双侧下肢应同时负重,防止重心偏向一侧。

**3. 双下肢交替屈伸运动** 休息时应避免足底的刺激,防止跟腱挛缩与足下垂。

**4. 桥式运动** 基本动作要领同前,可酌情延长伸髋挺腹的时间,患侧下肢单独完成可增加难度。

### (二)坐位活动

**1. 坐位平衡训练** 通过重心(左、右、前、后)转移进行坐位躯干运动控制能力训练,开始训练时应有治疗师在偏瘫侧给予帮助指导,酌情逐步减少支持,并过渡到日常生活活动。

**2. 患侧上肢负重** 偏瘫侧上肢于体侧伸肘、腕背伸 90°、伸指,重心稍偏向患侧。可用健手帮助维持伸肘姿势。

**3. 上肢功能活动** 双侧上肢或偏瘫侧上肢肩肘关节功能活动(包括肩胛骨前伸运动)。双手中线活动并与日常生活活动相结合。

**4. 下肢功能活动** 双侧下肢或偏瘫侧下肢髋、膝关节功能活动,双足交替或患足踝背屈活动。

（三）站立活动

1. **站立平衡训练**　通过重心转移，进行站立位下肢和躯干运动控制能力训练，开始应有治疗师在偏瘫侧给予髋、膝部的支持，酌情逐步减少支持，注意在站立起始位双下肢应同时负重。

2. **偏瘫侧下肢负重（单腿负重）**　健腿屈髋屈膝，足踏在矮凳上，偏瘫腿伸直负重，其髋膝部支持从有支持逐步过渡到无支持。

3. **上下台阶运动**　病人面对台阶，健手放在台阶的扶手上，健足踏在台阶下，偏瘫足踏在台阶上，将健腿上一台阶，使健足与偏瘫足在同一台阶上，站稳后再将健腿下一台阶回到起始部，根据病人的体力和患侧股四头肌力量等情况，酌情增加运动次数和时间。

（四）减重步行训练

在偏瘫侧下肢不能适应单腿支撑的前提下可以进行减重步行训练，训练通过支持部分体重使得下肢负重减轻，又使患侧下肢尽早负重，为双下肢提供对称的重量转移，重复进行完整的步行周期训练，同时增加训练的安全性。

（五）平衡杠内行走

在偏瘫侧下肢能够适应单腿支撑的前提下可以进行平衡杠内行走，为避免偏瘫侧伸髋不充分、膝过伸或膝软，治疗师应在偏瘫侧给予帮助指导，如果患侧踝背屈不充分，可穿戴踝足矫形器，预防可能出现的偏瘫步态。

（六）室内行走与户外运动

在病人能够平稳地进行双侧下肢交替运动的情况下，可先行室内步行训练，必要时可加用手杖，以增加行走的稳定性。上下楼梯训练的原则是上楼梯时健腿先上，下楼梯时偏瘫腿先下，治疗师可在偏瘫侧给予适当的帮助指导。在病人体力和患侧下肢运动控制能力较好的情况下，可行户外活动，注意开始时应有治疗师陪同。

（七）物理因子治疗

重点是针对偏瘫侧上肢的伸肌（如肱三头肌和前臂伸肌），改善伸肘、伸腕、伸指功能；偏瘫侧下肢的屈肌（如肱二头肌、胫前肌和腓骨长短肌），改善屈膝和踝背屈功能，常用方法有功能性电刺激、肌电生物反馈和低中频电刺激等。

（八）传统康复疗法

常用的有针刺和按摩等方法。部位宜选择偏瘫上肢伸肌和下肢屈肌，以改善其相应的功能。

（九）作业疗法

根据病人的功能状况选择适应其个人的作业活动，提高病人日常生活活动能力和适应社会生活能力。作业活动一般包括：①日常生活活动：日常生活能力的水平是反映康复效果和病人能否回归社会的重要指标，基本的日常生活活动（如主动移动、进食、个人卫生、更衣、洗澡、步行和用厕等）和应用性日常生活活动（如做家务、使用交通工具、认知与交流等）都应包括在内。②运动性功能活动：通过相应的功能活动增大病人的肌力、耐力、平衡与协调能力和关节活动范围。③辅助用具使用训练：为了充分利用和发挥已有的功能，可配置辅助用具，有助于提高病人的功能活动能力。

（十）步行架与轮椅的应用

对于年龄较大，步行能力相对较差者，为了确保安全，可使用步行架以增加安全性，提高行走的稳定性。若下肢瘫痪程度严重，无独立行走能力者可用轮椅代步，以扩大病人的活动范围。

### （十一）言语治疗

对有构音障碍或失语的脑卒中病人应早期进行言语功能训练,提高病人的交流能力,有助于其整体功能水平的改善。

## 四、恢复中期康复治疗

脑卒中恢复中期一般是指发病后的 4～12 周,相当于 Brunnstrom 分期Ⅲ～Ⅳ期,此期病人患肢肌肉痉挛明显,能主动活动患肢,但肌肉活动均为共同运动活动到肌肉痉挛减轻,开始出现选择性肌肉活动。本期的康复治疗为二级康复向三级康复过渡,其目标是加强协调性和选择性随意动作为主,并结合日常生活活动进行上肢和下肢实用功能的强化性训练,同时注意抑制异常的肌张力。脑卒中病人运动功能训练的重点应放在正常运动模式和运动控制能力的恢复上。相当一部分偏瘫病人的运动障碍与其感觉缺失有关,因此,改善各种感觉功能的康复训练对运动功能恢复十分重要。

### （一）上肢和手的治疗性活动

偏瘫上肢和手功能的恢复较偏瘫侧下肢相对滞后,这可能与脑损害的部位和上肢功能相对较精细、复杂有关。上肢和手是人体进行功能活动必需的功能结构,尽管健侧上肢和手在一定程度上可起到代偿作用,但是,偏瘫侧上肢和手的功能缺失或屈曲挛缩仍然对病人的日常生活活动有相当大的影响。因此,在康复治疗中,应当重视患侧手臂的功能训练。在日常生活活动中,不能忽略偏瘫侧上肢和手。酌情选用强制性运动疗法,以提高偏瘫侧上肢和手的实用功能。

在进行偏瘫侧上肢功能性活动之前,必须先降低该肢体的屈肌张力,常用的方法为反射性抑制模式:病人仰卧,被动使其肩关节稍外展,伸肘,前臂旋后,腕背伸,伸指并拇指外展。该法通过缓慢、持续牵伸屈肌,可以明显降低上肢屈肌的张力,但效果持续时间短。为了保持上肢良好的屈肌张力,可重复使用该方法。另外,主动或者被动地进行肩胛骨的前伸运动也可以达到降低上肢屈肌张力的目的。患手远端指间关节的被动后伸、患手部的冰疗、前臂伸肌的功能性电刺激或肌电生物反馈均有助于缓解该肢体的高屈肌张力,改善手的主动活动,尤其是伸腕和伸指活动。值得注意的是,此时的推拿应为上肢的伸肌(肱三头肌和前臂伸肌),否则将加强上肢屈肌张力。在进行上述的功能性活动中,可逐步增加上肢和手的运动控制能力训练(如某一肢体的维持等)和协调性训练,为以后的日常生活活动创造条件。在进行上肢和手的运动控制能力训练时,为了防止共同运动或异常运动模式的出现,治疗师可用手给予一定的帮助,以引导其正确的运动方向。

在偏瘫上肢和手的治疗性活动中,尤其是在运动控制能力的训练中,尤要重视"由近到远,由粗到细"的恢复规律,近端关节的主动控制能力直接影响到该肢体远端关节的功能恢复(如手功能的改善和恢复)。

### （二）下肢的治疗性活动

当偏瘫侧下肢肌张力增高和主动运动控制能力差时,常先抑制异常的肌张力,再进行有关的功能性活动(以主动运动为主,必要时可给予适当的帮助)。降低下肢肌张力的方法(卧位)有:腰椎旋转(动作同骨盆旋转);偏瘫侧躯干肌的持续牵伸(通过患髋及骨盆内旋牵拉该侧腰背肌);跟腱持续牵拉(可在屈膝位或伸膝位进行被动踝背区)。下肢的运动控制能力训练可在屈髋屈膝位、屈髋伸膝位、伸髋屈膝位进行偏瘫侧下肢主要关节的主动运动控制活动，可以加用前述的指压第1和第2跖骨间肌肉，以促进踝背屈功能的恢复；患足的跟部在健侧的膝、胫前、内踝上进行有节律的、协调的、随意的选择性运动（称跟膝胫踝运动）。该运动是下肢运动控制训练的主要内容，同时可作为评估其训练效果的客观依据。由于下肢肌张力增高主要为伸肌（与上肢相反），因此，在使用推拿、针灸等方法时，应以促进下肢的屈肌功能恢复为主（如胫前肌）。

在运动控制训练中，主要练习不同屈膝位的主动伸膝运动、主动屈膝运动和踝背屈活动，可加用指压第1和第2跖骨间的肌肉。

下肢的功能除负重以外，更重要的是行走，人们通过行走可以更好地参与日常生活、家庭生活和社区生活，以实现其自身的价值。如果病人的踝背屈无力或者足内翻明显，影响其行走，可用弹性绷带或AFO使其患足至踝背屈位，以利于行走，休息时可将其去除。对于老年体弱者，可根据其具体情况，选用相应的手杖或者步行架。如果病人脑损害严重，同时合并有其他功能障碍（如认知功能障碍等），影响了肢体运动功能恢复，使其无法行走时，可使用轮椅，以减轻其残障的程度，在病人出院前，治疗师应交会病人及其家属如何进行床椅转移和轮椅的使用。

### （三）作业性治疗活动

针对病人的功能状况选择适合的功能活动内容，如书写练习、画图、下棋、打毛线、粗线打结；系鞋带、穿脱衣裤和鞋袜、家务活动、社区行走，使用交通通讯工具等。

### （四）认知功能训练

认知功能训练有碍于病人受损功能的改善，因此，认知功能训练应与其他功能训练同步，具体方法详见有关章节。

## 五、恢复后期康复治疗

脑卒中恢复后期一般是指发病后的4～6个月，相当于Brunnstrom分期Ⅴ～Ⅵ期，此期病人大多数肌肉活动为选择性的，能自主活动，不受肢体共同运动的影响，到肢体痉挛消失，肌肉活动为选择性的，分离运动平稳，协调性良好，但速度缓慢。本期的康复治疗为三级康复，其目标是抑制痉挛，纠正异常运动模式，改善运动控制能力，促进精细运动，提高运动速度和使用性步行能力，掌握日常生活活动技能，提高生存质量。

### （一）上肢和手的功能训练

综合应用神经肌肉促进技术，机制共同运动，促进分离运动，提高运动速度，促进手的精细运动。

### （二）下肢功能训练

抑制痉挛，促进下肢运动的协调性，增加步态训练的难度，提高使用性步行能力。

### （三）日常生活活动能力训练

加强修饰、用厕、洗澡、上下楼梯等日常生活自理能力训练，增加必要的家务和户外活动训练等。

### （四）言语治疗

在前期言语治疗的基础上，增加与日常生活有关的内容，以适应今后日常生活活动。

### （五）认知功能训练

结合日常生活活动进行相关的训练，详见有关章节。

（六）心理治疗

鼓励和心理疏导，加强病人对康复治疗的信心，以保证整个康复治疗顺利进行。

（七）支具和矫形器的使用

必要的手部支具、患足矫形器和助行器等的应用，有助于提高病人的独立生活能力。

## 六、后遗症期的康复治疗

脑卒中后遗症期是指脑损害导致的功能障碍经过各种治疗，受损的功能在相当长时间内不会有明显的改善，此时为进入后遗症期，临床上有的在发病后 6～12 月，但多数在发病后 1～2 年。导致脑卒中后遗症的主要因素有颅脑损害严重、未及时进行早期规范的康复治疗，治疗方法或功能训练指导不合理而产生误用综合征、危险因素（高血压、高血糖、高血脂）控制不理想致原发病加重或者再发等。脑卒中常见的后遗症主要表现为患侧上肢运动控制能力差和手功能障碍、失语、构音障碍，面瘫、吞咽困难、偏瘫步态、患足下垂、行走困难，大小便失禁、血管性痴呆等。

此期的康复治疗为三级康复，应加强残存和已有功能的康复，即代偿性功能训练，包括矫形器、步行架和轮椅等的应用，以及环境改造和必要的职业技能训练，以适应日常生活的需要。同时，注意防止异常肌张力和挛缩的进一步加重。避免废用综合征、骨质疏松和其他并发症的发生，帮助病人下床活动和进行适当的户外活动，注意多与病人交流和必要的心理辅导，激发其主动参与的意识，发挥家庭和社会的作用。

## 七、脑卒中特殊临床问题的处理

### （一）肩部问题

脑卒中病人在 1～3 个月，有 70% 左右发生肩痛及其相关功能障碍，限制了患侧上肢功能活动和运动的改善，常见的有肩手综合征、肩关节半脱位和肩部软组织损伤（如肩袖损伤、滑囊炎、腱鞘炎）等。肩手综合征表现为肩痛、肩部运动障碍、手肿痛，后期出现手部肌萎缩、手指关节挛缩畸形，常用的治疗方法有抬高患侧肢体，腕关节背屈，鼓励主动活动，活动受限或无主动活动时加用被动运动、向心性气压治疗或线缠绕加压治疗、手部冷疗、类固醇制剂局部注射治疗等。肩关节半脱位表现为肩部运动受限，局部有肌萎缩，肩峰与肱骨头之间可触及明显凹陷，常用的治疗方法有纠正肩胛骨的后缩，刺激三角肌和冈上肌的主动收缩（如关节挤压、局部拍打或冰刺激、电针治疗等），Bobath 肩托有利于患侧肩关节的主被动活动，预防肩部损伤。肩部软组织损伤表现为肩部主动或者被动活动时肩痛，后期可有局部肌萎缩，治疗上应在肱骨外旋位做肩部活动，可加用局部理疗、中药外用和口服非甾体抗炎镇痛药物等。

### （二）肌痉挛与关节挛缩

大多数脑卒中病人在运动恢复过程中都会出现不同程度的骨骼肌张力增高，主要是由于上运动神经元损伤后引起的牵张反射亢进所致，表现为患侧上肢屈肌张力增高和下肢伸肌张力增高，常用的方法有神经肌肉促进技术中的抗痉挛方法，正确的体位摆放（包括卧位和坐位）和紧张性反射的利用，口服肌松药物（如巴氯芬 Baclofen 等），局部注射肉毒毒素等。挛缩是脑卒中病人长时间骨骼肌张力增高，受累关节不活动或活动范围小使得关节周围软组织短缩、弹性降低，表现为关节僵硬，常用的治疗方法有抗痉挛体位和手法的应用，被动活动与主动参与（患肢负重），矫形器的应用，必要时可用手术治疗。

## （三）吞咽困难

脑卒中病人颅脑损害严重或有脑干病变常出现吞咽困难并有构音障碍。正确的吞咽过程包括口腔期、咽期和食管期，脑卒中病人的吞咽障碍主要在口腔期和咽期。常用的治疗方法：①唇、舌、颜面肌和颈部屈肌的主动运动和肌力训练；②一般先用糊状或胶状食物进行训练，少量多次，逐步过渡到普通食物；③进食时多主张取坐位颈稍前屈，易引起咽反射；④软腭冰刺激有助于咽反射的恢复；⑤咽下食物练习呼气或咳嗽有助于预防误咽；⑥构音器官的运动训练有助于改善吞咽功能。

## （四）下肢深静脉血栓

脑卒中病人由于患侧下肢主动运动差，长期卧床或下肢下垂时间过长，肢体肌肉对静脉泵的作用降低，使得下肢血流速度减慢、血液呈高凝状态以及血管内皮的破坏，血小板沉积形成血栓。临床可表现为患侧下肢肿胀、局部温度稍高，受累关节被动活动受限，严重的可出现发绀、肢体远端坏死。如果血栓脱落可引起肺动脉栓塞，病人突发呼吸困难、胸闷、急性心衰，危及生命。超声检查有助于诊断。早期预防可以避免下肢深静脉血栓形成。

常用的方法有：①下肢主动运动和被动运动；②抬高下肢（卧床时）和穿压力长筒袜；③下肢外部气压循环治疗；④对主动活动差进行下肢肌肉功能性电刺激，对已出现下肢深静脉血栓者可采用肝素抗凝治疗、尿激酶溶栓治疗、血管外科手术治疗或介入治疗。

## （五）肺炎

脑卒中病人发生肺炎主要有吸入性肺炎和坠积性肺炎，前者可以通过治疗原发病和吞咽功能训练预防，后者可以通过呼吸功能训练、主动咳嗽和体位排痰以减少其发生。肺炎的治疗请参考相关书籍有关章节。

## （六）压疮

脑卒中病人发生压疮主要是由于保持某一体位时间过长，使得局部皮肤长时间受压迫，血液循环障碍造成皮肤组织坏死。应注意减轻局部压力，定时翻身（2小时一次）、充气垫应用、清洁创面和皮肤护理、注意营养等可以预防压疮的发生。对已出现的压疮应及时解除压迫，进行疮面处理，紫外线治疗和增加营养，必要时考虑外科治疗。

## （七）抑郁

脑卒中抑郁的发生率为30%～60%，大多数抑郁病人常哭泣、悲伤、沉默寡言，几乎每天疲倦或乏力、失眠或睡眠过多，注意力和判断能力降低，自我责备和自卑感，严重者可有自杀念头。常用的治疗方法有：①心理康复治疗：可采用个别治疗和集体治疗两种方式，同时要有病人家庭成员和朋友或同事等社会成员的参与，心理治疗人员应注意建立良好的医患关系，使病人身心放松，解除其内心痛苦，矫正或重建某种行为。②药物治疗：三环类或四环类抗抑郁药（如多塞平、米安舍林）、5-羟色胺再摄取抑制剂（如氟西汀）。

## （八）康复结局与预后

脑血管疾病康复预后取决于以下因素：①脑血管病变的部位、范围。②神经系统症状的轻与重。③是否早期进行有规律的康复训练：患病后，一旦生命体征平稳（意识清楚，血压、呼吸、心理平稳），无严重并发症，即可进行康复训练。具体康复介入时间目前尚无定论，但是目前 AVERT 临床研究提示只要病人生命体征平稳，康复训练越早，预后越好；同时也发现适量的运动强度与预后密切相关。④脑血管疾病后的恢复与病程有关：功能恢复速率在病后3个月内，特别是最初几周内恢复最快。因此，要在3个月内采取有效的康复措施，病人的功能恢复效果最好，并可防止废用综合征的发生，预后好。3个月以后因挛缩、肌萎缩、关节功能障碍等使其恢复变慢,预后差。⑤有否内脏并发症的发生:如合并消化道出血,心肌梗死,心律失常,肺水肿,心、肾衰竭者,预后差,病死率高。⑥意识障碍的程度:意识障碍的程度与病死率成正比。有抽搐或去大脑强直、脑干受损重、呼吸不规则等,预后差,病死率高。

　　脑血管疾病病人,经早期有规律的功能训练,约 90% 病人恢复步行能力、生活自理能力,有些病人还能恢复工作能力。脑血管疾病病人的康复,是整体康复,即是全面康复的模式,最终达到回归社会。

（胡昔权）

# 第九章

## 帕金森病的康复

### 第一节 概 述

#### 一、定义

帕金森病（Parkinson's disease，PD），又称震颤麻痹，是一种好发于中老年人常见的慢性退行性神经系统疾病。最初由英国詹姆斯·帕金森医生于1817年首先描述，后来医学界就用帕金森来命名该病。帕金森病与帕金森综合征（Parkinsonism）不同，后者是指因药物、毒素、脑血管病、脑炎、外伤等所致的继发性PD，以及其他神经变性疾病（症状PD），有类似PD的临床表现。本章节仅讨论帕金森病的康复。

#### 二、病因与发病机制

帕金森病的病因至今尚未阐明。有近20%的病人有遗传倾向。

该病的发病机制是由于中脑黑质的多巴胺能神经元退化、变性，使通过黑质纹状体束作用于纹状体的神经递质多巴胺减少而导致的锥体外系疾病。该病可致肌肉强直、动作缓慢等一系列功能障碍，并呈进行性发展，最终使病人丧失日常生活活动能力。

#### 三、临床表现

帕金森病起病隐袭，逐渐加剧，致残率较高，通常认为从发病至诊断明确平均为2.5年，5～8年后约半数以上的病人需要帮助。帕金森病的致残率较高，国外报道发病1～5年后，致残率为25%；5～9年时达66%；10～14年时超过80%。帕金森病的主要临床表现为震颤、强直、运动不能（或运动减少）、姿势和平衡障碍等，症状常自一侧上肢开始，逐渐发展到同侧下肢、对侧上肢、对侧下肢，呈"N"型进展。

##### （一）震颤

震颤往往是发病最早期的表现。通常从某一侧上肢远端开始，以拇指、示指及中指为主。手指、腕、肘、肩等关节都会发抖，手指内收，似握书卷，拇指做对掌抖动，称"搓丸样动作"，多在静止时发生，所以又称静止性震颤，这是帕金森病震颤的最主要特征。随着病情进展，震颤逐渐波及同侧下肢和对侧上下肢，下颌、口唇、舌和头部的震颤多在病程后期出现。震颤多在情绪激动、紧张时加重，运动时减轻，睡眠时完全消失。

##### （二）肌强直

全身肌肉紧张度均增高，病变的早期多自一侧肢体开始。初期感到某一肢体运动不灵活,有僵硬感,并逐渐加重,出现运动迟缓、甚至做一些日常生活的动作都有困难。而肌张力增高呈面具脸,眼肌强直致眼球转动缓慢,注视运动时可出现黏滞现象,吞咽肌肉及构音肌肉的强直导致吞咽障碍、流涎以及语音单调低沉。由于肌张力增高,当医生检查四肢时会感到有一种均匀持续的抵抗感,就像拉一根铅管样遇到一定的阻力,称"铅管样强直"。由于多数病人同时伴有震颤,当伸屈肢体时,医生会发现在均匀的阻力上,出现断续的停顿,就像齿轮样一紧一松,称"齿轮样强直"。

### (三)运动迟缓

在早期,由于上臂肌肉和手指肌的强直,病人上肢往往不能做精细的动作,如解系鞋带、扣纽扣、刷牙等动作变得比以前缓慢许多,或者根本不能顺利完成。字迹歪曲,越写越小,称"小写症"。面部缺乏表情,少眨眼,形成"面具脸"。说话声音低沉,结巴口吃,吞咽困难,易产生呛咳。病至晚期,坐位不能起立,卧位不能翻身,卧床不起。

### (四)姿势步态异常

尽管病人全身肌肉均可受累,肌张力增高,但静止时屈肌张力较伸肌高,故病人站立时出现低头屈背、上臂内收、肘关节屈曲、腕关节伸直、手指内收、拇指对掌、指间关节伸直、髋及膝关节略弯曲的特殊姿势。行走时起步困难,一旦开步,身体前倾,重心前移,步伐小且越走越快,不易转弯、不能及时停步,即"慌张步态"。行走时因姿势反射异常,缺乏上肢应有的协同运动。

### (五)其他功能障碍

1. **感觉功能障碍**  疾病早期就会出现嗅觉减退、睡眠障碍,中晚期常常会发生肢体麻木、疼痛。部分病人可伴有不安腿综合征(restless leg syndrome,RLS)。

2. **自主神经功能障碍**  表现为皮脂分泌过多、怕热、多汗、唾液增多、流涎。疾病后期可发生顽固性便秘、排尿困难、性功能减退和自立性低血压等。

3. **精神症状和认知功能障碍**  半数病人伴发情绪不稳、抑郁、焦虑。15%~30% 的病人在晚期会发生认知功能障碍,以记忆力,尤其是近期记忆力减退明显,严重时并发痴呆,并发生幻觉,尤以视幻觉多见。

4. **言语功能障碍**  包括声音低沉、说话缓慢、音调低平、语音短促、缺乏韵律等帕金森病特有的言语功能障碍,其中以音量低为最显著的特点。

5. **平衡功能障碍**  由于运动缓慢、身体重心转换困难而出现姿势不稳,主要表现为容易跌倒。

6. **吞咽功能障碍**  由于喉部肌肉运动障碍,舌头回缩运动减少,导致进食速度减慢,不能很快吞咽,食物在口腔及咽部堆积停留时间延长,从而出现吞咽功能障碍。

## 四、主要的临床处理

### (一)治疗原则

世界各国有多个各自的帕金森病治疗指南,以下介绍我国帕金森病的治疗指南。

1. **综合治疗**  建议采取综合治疗手段,包括药物、手术、康复、心理治疗及护理。其中药物治疗为首选,且是整个治疗过程的主要手段。但不论哪种治疗手段均只能改善症状,不能阻止病情发展,更不能治愈,因此治疗方案必须兼顾眼前及将来。

2. **用药原则**  要考虑病情轻重、病人年龄、经济能力等因素,以达到有效改善症状,提高生活质量为目标。坚持从小剂量开始、缓慢递增,尽量以较小剂量取得满意疗效,治疗方案个体化,尽量减少药物的副作用及并发症。

### (二)药物治疗

**1. 保护性治疗** 原则上一旦诊断为帕金森病就应及早给予保护性治疗。目前临床上作为保护性治疗的药物主要是单胺氧化酶 B 型(MAO-B)抑制剂。雷沙吉兰为新一代的 MAO-B 抑制剂,用法为 1mg,每日 1 次,早晨服用。

**2. 症状性治疗(早期帕金森病)**

(1)老年前病人(<65 岁):不伴智力减退,可选择:①非麦角类 DR 激动剂:普拉克索,初始剂量 0.125mg,每日 3 次,每周增加 0.125mg,每日 3 次,最大不超过 4.5mg/ 日;② MAO-B 抑制剂;③金刚烷胺:50～100mg,2～3 次 / 日,末次应在下午 4 点前服用;④复方左旋多巴 + 儿茶酚 - 氧位 - 甲基转移酶(COMT)抑制剂,即达灵复;⑤复方左旋多巴:是迄今为止治疗本病最有效的药物。初始用量 62.5～125mg,2～3 次 / 日,根据病情逐步增加剂量到疗效满意和不出现不良反应为止。

(2)老年(≥65 岁)病人:或伴有智力减退,首选左旋多巴,必要时加用非麦角类 DR 激动剂、MAO-B 抑制剂或 COMT 抑制剂。

**3. 症状性治疗(中期帕金森病)** 若在早期首选 DR 激动剂、司来吉兰、金刚烷胺或抗胆碱能药治疗的病人,发展到中期阶段时,症状改善已不明显,此时应添加复方左旋多巴进行治疗。

**4. 症状性治疗(晚期帕金森病)** 晚期帕金森病的临床表现极其复杂,其中有药物副作用,也有疾病本身进展因素参与。晚期病人的治疗,一方面继续尽力改善运动症状,另一方面需处理一些伴发的并发症和非运动症状。

(1)运动并发症的治疗:包括症状波动和异动症,是帕金森病晚期在治疗上最棘手的副作用,治疗上包括调整药物剂量、药物用法、加用其他药物等。症状波动包括疗效减退及"开 - 关"现象。疗效减退是指每次用药的有效作用时间缩短,症状随血药浓度发生规律性波动。"开 - 关"现象是指症状在突然缓解与加重之间波动。异动症又称为运动障碍,常表现为不自主的舞蹈样、肌张力障碍样动作,可累及头面部、四肢、躯干。

(2)非运动症状的治疗:包括感觉障碍、自主神经功能障碍、精神障碍等。感觉障碍包括麻木、疼痛、痉挛、睡眠障碍等,以睡眠障碍最多见,可在睡前加用左旋多巴控释片。自主神经功能障碍中最常见的有便秘和体位性低血压,可适当加强饮水量和盐的摄入,并试用外周抗胆碱能药如奥昔布宁。精神障碍的表现形式多样,需要具体分析。若精神症状与抗帕金森病药物有关,则依次逐减或停用抗胆碱能药;若经过药物调整无效,可加用抗精神病药如氯氮平等。对于认知障碍和痴呆,可应用胆碱酯酶抑制剂如加兰他敏或多奈哌齐等。

### (三)手术治疗

外科治疗适用于药物失效、不能耐受等病人,但术后仍需应用药物治疗。手术需要严格掌握适应证。

## 第二节 康复评定

### 一、临床诊断

#### (一)诊断方法

帕金森病主要是靠临床症状进行诊断。根据中老年发病,缓慢进展病程,必备运动迟缓以及至少具备静止性震颤、肌强直或姿势平衡障碍中的一项，偏侧起病，对左旋多巴治疗敏感即可做出临床诊断。

### （二）鉴别诊断

**1. 继发性 PD**　有明确病因可寻，如感染、药物、中毒、动脉硬化和外伤等。①脑炎后帕金森综合征：甲型脑炎病后常遗留有帕金森综合征，目前已经少见。②药物或中毒性帕金森综合征：神经安定剂（吩噻嗪类及丁酰苯类）、利血平、甲氧氯普胺等药物可诱发可逆性帕金森综合征，某些毒性物质如 MPTP、二硫化碳、锰尘以及严重一氧化碳中毒亦可引起帕金森综合征，病史及用药史有助于鉴别；③动脉硬化性帕金森综合征：多发性脑梗死偶可致帕金森综合征，病人的高血压、动脉硬化及卒中史，以及假性球麻痹、腱反射亢进、病理征等可以鉴别。

**2. 抑郁症**　抑郁症不具有 PD 的肌强直和震颤，抗抑郁剂治疗有效，可以鉴别。此外，两种疾病也可同时存在。

**3. 特发性震颤**　其震颤以姿势性或运动性为特征，发病年龄早，饮酒或用普萘洛尔后震颤可显著减轻，无肌强直和运动迟缓，1/3 病人有家族史。

## 二、功能评定

### 评定的内容

#### 1. 特异性评定（帕金森病临床分级评定）

（1）帕金森综合评定量表（unified Parkinson disease ration scale，UPDRS）：帕金森病综合评定量表包括六个分量表，第 1 分量表用于判断该病病人的精神活动和情感障碍；第 2 分量表用于判断该病病人的日常生活能力；第 3 分量表用于判断该病病人的运动功能；第 4 分量表用于判断该病病人治疗的并发症；第 5 分量表用于判断该病病人病程中的基本发展程度；第 6 分量表用于判断该病病人在"开"时相和"关"时相的活动功能。每部分分为 4 级指数，从 0～4 级。0 是正常，4 是最严重。通过该量表的评定，可对病人的运动功能、日常生活能力、病程发展程度、治疗后状态、治疗副作用和并发症等方面做出客观的评定。该量表见《神经康复学评定方法》。

（2）韦氏帕金森病评定法（Webster Parkinson disease evaluation Form）：根据病人功能情况，每项得分均分为四级：0 为正常，1 为轻度，2 为中度，3 为重度，总分为每项累加分，1～9 分为轻度，10～18 分位中度残损，19～27 分为严重进展阶段，见表9-1。

表 9-1　韦氏帕金森病评定量表

| 临床表现 | 生活能力 | 记分 |
|---|---|---|
| 1. 手动作 | 不受影响 | 0 |
| | 精细动作减慢、取物、扣纽扣、书写不灵活 | 1 |
| | 动作中度减慢、单侧或双侧各动作中度障碍、书写明显受影响，有"小字症" | 2 |
| | 动作严重减慢、不能书写、扣纽扣、取物显著困难 | 3 |
| 2. 强直 | 未出现 | 0 |
| | 颈、肩部有强直、激发症阳性，单侧或双侧腿有静止性强直 | 1 |
| | 颈、肩部中度强直，不服药时有静止性强直 | 2 |
| | 颈、肩部严重强直，服药仍有静止性强直 | 3 |

续表

| 临床表现 | 生活能力 | 记分 |
|---|---|---|
| 3. 姿势 | 正常,头部前屈<10cm | 0 |
| | 脊柱开始出现强直,头屈达 12cm | 1 |
| | 臀部开始屈曲,头前屈达 15cm,双侧手上抬,但低于腰部 | 2 |
| | 头前屈>15cm,单侧、双侧手上抬高于腰部,手显著屈曲,指关节伸直、膝开始屈曲 | 3 |
| 4. 上肢协调 | 双侧摆动自如 | 0 |
| | 一侧摆动幅度减少 | 1 |
| | 一侧不能摆动 | 2 |
| | 双侧不能摆动 | 3 |
| 5. 步态 | 跨步正常 | 0 |
| | 步幅 44~75cm,转弯慢,分几步才能完成,一侧足跟开始重踏 | 1 |
| | 步幅 15~30cm,两侧足跟开始重踏 | 2 |
| | 步幅<7.5cm,出现顿挫步,靠足尖走路转弯很慢 | 3 |
| 6. 震颤 | 未见 | 0 |
| | 震颤幅度<2.5cm,见于静止时头部、肢体,行走或指鼻时有震颤 | 1 |
| | 震颤幅度<10cm,明显不固定,手仍能保持一定控制能力 | 2 |
| | 震颤幅度>10cm,经常存在,醒时即有,不能进食和书写 | 3 |
| 7. 面容 | 表情丰富,无瞪眼 | 0 |
| | 表情有些刻板,口常闭,开始有焦虑、抑郁 | 1 |
| | 表情中度刻板,情绪动作时现,激动阈值显著增高,流涎,口唇有时分开,张开>0.6cm | 2 |
| | 面具脸,口唇张开>0.6cm,有严重流涎 | 3 |
| 8. 言语 | 清晰、易懂、响亮 | 0 |
| | 轻度嘶哑、音调平、音量可,能听懂 | 1 |
| | 中度嘶哑、单调、音量小、乏力呐吃、口吃不易听懂 | 2 |
| | 重度嘶哑、音量小、呐吃、口吃严重、很难听懂 | 3 |
| 9. 生活自理能力 | 能完全自理 | 0 |
| | 能独立自理,但穿衣速度明显减慢 | 1 |
| | 能部分自理,需部分帮助 | 2 |
| | 完全依赖照顾,不能自己穿衣进食、洗刷,起立行走,只能卧床或坐轮椅 | 3 |

（3）Yahr 分期评定法：是目前国际上较通用的帕金森病病情程度分级评定法,它根据功能障碍水平进行综合评定。其中 YahrⅠ、Ⅱ级为日常生活能力一期,日常生活无需帮助; YahrⅢ、Ⅳ级为日常生活能力二期,日常生活需部分帮助;YahrⅤ级为日常生活能力三期,需全面帮助,见表9-2。

表 9-2　Yahr 分期评定法

| 分期 | 分级 | 日常生活能力 | 临床表现 |
|------|------|------------|---------|
| 一期 | Ⅰ级 | 正常生活不需帮助 | 仅一侧障碍,障碍不明显,相当于韦氏表总评 0 分 |
|      | Ⅱ级 |  | 两侧肢体或躯干障碍,但无平衡障碍,相当于韦氏量表总评 1～9 分 |
| 二期 | Ⅲ级 | 日常生活需部分帮助 | 出现姿势反射障碍的早期症状,身体功能稍受限,仍能从事某种程度工作,日常生活有轻中度障碍,相当于韦氏量表总评 10～19 分 |
|      | Ⅳ级 |  | 病情全面发展,功能障碍严重,虽能勉强行走、站立、但日常生活有严重障碍,相当于韦氏量表总评 20～28 分 |
| 三期 | Ⅴ级 | 需全面帮助 | 障碍严重,不能穿衣、进食、站立、行走、无人帮助则卧床或在轮椅上生活,相当于韦氏量表 29～30 分 |

### 2. 一般性评定

(1)肌力评定:可以采用徒手肌力检查法来进行肌力评定,也可以借助一些专门的肌力测试装置来进行评定,如等长肌力测试、等速肌力测试等。

(2)肌张力评定:大多采用 Ashworth 痉挛量表或改良 Ashworth 痉挛量表来进行评定。

(3)关节活动度的评定:可用关节量角尺进行测量。

(4)平衡功能评定:常用的平衡量表主要有 Berg 平衡量表(Berg balance scale,BBS)、Tinetti 量表(performance-oriented assessment of mobility)、"站立－走"计时测试(the timed"UP & GO"test)及功能性前伸(functional reach)、跌倒危险指数(fall risk index)等。另外,Fugl-Meyer 量表和 Lindmark 运动功能评估表中也有评定平衡功能的部分,临床上也可以采用。此外,也可以用平衡测试仪进行测定。

(5)步行能力评定:包括定性分析和定量分析两种方法。定性分析是由康复医师或治疗师以目测观察病人行走过程中,通过与正常步态的对比并结合病理步态的特点从而作出步态分析的定性结论。常用的量表有 Hoffer 步行能力分级、Holden 步行功能分类,见表 9-3、表 9-4。

步态的定量分析是通过专门的仪器获得的客观数据来对步态进行分析,包括运动学和动力学分析。运动学分析是对病人步行时步长、步长时间、步幅、步频、步行速度、步宽、足偏角度等参数进行分析判断的方法;动力学分析是指步行时作用力、反作用力的强度、方向和时间进行分析的方法。所借助的器械设备简单如卷尺、秒表、量角器等测量工具,复杂的如电子角度计、肌电图、三维步态分析仪等设备。

表 9-3　Hoffer 步行能力分级

| 分级 | 评定标准 |
|------|---------|
| Ⅰ.不能步行(nonambulator) | 完全不能步行 |
| Ⅱ.非功能步行(nonfunctional ambulator) | 借助膝－踝－足矫形器(KAFO)、杖等能在室内行走,又称治疗性步行 |
| Ⅲ.家庭性步行(househould ambulator) | 借助于踝－足矫形器(AFO)、手杖或独立可在室外和所在社区行走,并进行散步、去公园、去诊所、购物等活动,但时间不能持久,如需要离开社区做长时间步行仍需要坐轮椅 |

表 9-4 Holden 步行功能分类

| 级别 | 特征 | 表现 |
| --- | --- | --- |
| 0级 | 无功能 | 病人不能行走,需要轮椅或两人协助才能行走 |
| I级 | 需要大量持续性的帮助 | 需使用双拐或需要一个人连续不断地搀扶才能行走及保持平衡 |
| II级 | 需要少量帮助 | 能行走但平衡不佳,不安全,需一人在旁给予持续或间断的接触身体的帮助或需要使用膝-踝-足矫形器(KAFO)、踝-足矫形器(AFO)、单拐、手杖等以保持平衡和保证安全 |
| III级 | 需要监护或言语指导 | 能行走,但不正常或不够安全,需一人监护或用言语指导,但不接触身体 |
| IV级 | 平地上独立 | 在平地上能独立行走,但在上下斜坡、不平的地面、上下楼梯时有困难,需要他人帮助或监护 |
| V级 | 完全独立 | 在任何地方都能独立行走 |

(6)其他身体功能评定:如吞咽功能可采用洼田饮水试验来进行评定;言语功能、呼吸功能等的评定可选用相关量表或仪器进行评定。

(7)认知、心理功能的评定:常用的智力测验量表有韦氏智力量表和简易精神状态检查法;情绪评定分为抑郁和焦虑的评定,常用的抑郁评定量表有汉密尔顿抑郁量表(HAMD)、Berk 抑郁问卷(BDI)和抑郁状态问卷(DSI)等;常用的焦虑评定量表有焦虑自评量表(SAS)、汉密尔顿焦虑量表(HAMA)。

(8)日常生活活动能力评定:可采用 Barthel 指数进行评定。

**3. 环境的评定和生存质量的评定** 帕金森病并不能被治愈,其功能甚至处于不断恶化过程中。康复工作者还需要改变其生活的环境来适应病人存在的残障并使其发挥最大潜能,最大程度解决帕金森病病人活动和参与的困难。因此,必须对病人工作、生活的场所,包括评定居住环境、社区环境甚至社会人文环境进行评定,并给出具体改造环境的建议。

生存质量量表可以评估病人在不同程度残障情况下,维持自身躯体、精神以及社会活动处于一种良好状态的能力。可使用"世界卫生组织生存质量评定量表(WHOQDL-100 量表)"或"SF-36 简明健康状况量表"进行评定,具体评定方法可参见相关章节。

## 三、评定的流程

对于帕金森病的评估而言,首先是根据病人的功能障碍状况选用对应量表进行分级评估,再根据病人具体存在的功能障碍类别选择对应的量表进行相关评估,如有平衡功能障碍的,选择 Berg 平衡量表进行评估。当然,有条件的单位可以结合自己的评估仪器进行对应功能的客观量化评估,如等速仪器评估肌力、心肺呼吸功能评估仪器评估呼吸功能等。

## 四、评定内容的表达

### (一)康复计划

帕金森病病人的康复计划参见表 9-5。

表 9-5　帕金森病病人的康复计划

| 一般情况 |
| --- |
| 姓名：　　　　性别：　　　　　　年龄：　　　　　　职业：　　　　　病历号：<br>发病时间：<br>病程阶段：□帕金森病早期（Yahr Ⅰ～Ⅱ期）<br>　　　　　□帕金森病中期（Yahr Ⅲ期）<br>　　　　　□帕金森病晚期（Yahr Ⅳ～Ⅴ期）<br>**主要诊断**<br><br><br>**主要功能障碍及康复评定结果**<br><br><br>**康复目标**<br>近期目标：<br>远期目标：<br>康复方案<br>□ ADL 训练　　　　　□ 肢体运动功能训练　　　　□ 手功能训练<br>□ 作业职业训练　　　□ 认知功能训练　　　　　　□ 言语功能训练<br>□ 吞咽功能训练　　　□ 中频电刺激　　　　　　　□ 功能性电刺激<br>□ 康复踏车　　　　　□ 器械运动训练　　　　　　□ 平衡功能训练<br>□ 心理治疗　　　　　□ 其他<br>注意事项 |

## （二）康复医嘱

1. **康复护理级别**　根据病人综合情况，评估病人的康复护理级别，如一级护理、二级护理、三级护理。有平衡功能障碍的病人还应注明防止跌倒。

2. **饮食**　根据病人疾病情况及其他基础疾病选择恰当的饮食方案，如普食、低盐低脂饮食、糖尿病饮食、低盐低脂糖尿病饮食、优质蛋白饮食等。中晚期病人由于常并发吞咽功能障碍，饮食应该给予特殊半固体饮食，并防止误吸。

3. **辅助检查**　根据病人病情选择性复查头颅 MRI、CT；血、尿、便常规；脑脊液检查；诱发电位等。

4. **康复评定**　包括有特异性评定、一般性评定、环境评定和生活质量评定。其中特异性评定可根据病人病情、临床需求、科研需求等综合情况选择以下评定量表进行特异性评定：帕金森病综合评定量表（UPDRS）、韦氏帕金森病评定量表、Yahr 分期评定法；一般性评定有肌力评定、肌张力评定、吞咽功能评定、平衡功能评定、认知功能及心理功能评定、呼吸功能评定、言语功能评定、步行能力评定、ADL 能力评定等，可根据病人功能障碍情况进行选择性评定；环境评定可参见其他章节，生活质量评定可选用（WHOQDL-100 量表）"或"SF-36 简明健康状况量表"进行评定。

5. **药物**　根据病人病程分期、年龄、并发症等选择相应药物（详见帕金森病的内科治疗部分），或根据神经内科专科会诊建议给予相应药物治疗。有其他基础性疾病或并发症的病人还需对应进行相关处理、对症治疗。

**6. 康复治疗** 根据病人功能状况及病情分期给予相应康复治疗医嘱，如 ADL 训练、肢体运动功能训练、手功能训练、作业职业训练、认知功能训练、言语功能训练、吞咽功能训练、中频电刺激、功能性电刺激、康复踏车、器械运动训练、平衡功能训练、心理治疗等。

**（三）注意事项**

帕金森病起病隐袭，常常需要经过 2 年以上才能明确诊断，进行康复评定前不仅需要明确诊断，还需要与帕金森综合征进行鉴别。此外，帕金森病病人的功能情况与用药情况、精神状态等关系较大，因此，进行评估前应该充分了解病人各方面情况，以尽可能减少干扰因素，从而得到更客观的数据。

# 第三节 康 复 治 疗

## 一、治疗原则

迄今为止，帕金森病的所有临床治疗都只是症状治疗，各种治疗都不能阻止疾病本身的进展。再者，抗 PD 药物均有出现严重不良反应的可能，且应用较长时间后都会失效。因此，帕金森病一经确诊就应该尽早介入康复治疗，规范而长期的康复治疗有利于让病人功能得到最大程度的维持，康复治疗也让病人尽可能用较小剂量的药物达到较为理想的临床疗效，并能够推迟病人需要联合使用药物治疗乃至最终药物治疗失效的时间节点。

## 二、主要的治疗方法

**1. 物理因子治疗** 可根据病人的具体功能情况选择使用低频、功能性电刺激、中频电疗、红外线、超声波等物理因子治疗，也可以选择中药熏洗、温水浴疗、日光浴等。必要时可选择 2～3 种物理因子综合治疗，每次治疗时间不超过 40 分钟。

**2. 运动治疗** 应该充分利用帕金森病病人自身良好的视、听反馈来帮助完成运动训练。运动治疗是帕金森病康复治疗的主体，贯穿了帕金森病的各个分期。包括放松训练、有氧运动、平衡训练、步态训练等，每日 1～2 次，每次 40 分钟，有条件的康复机构也可以使用康复机器人等进行训练，而对于中晚期帕金森病病人，常常发生严重肌强直及继发性关节挛缩，需要常规进行治疗性牵伸。此外，治疗师还需要教会病人能量保存技术。

**3. 作业治疗** 帕金森病病人可尽早开始作业治疗，提高病人 ADL 能力乃至社会功能。作业治疗主要从自我照料、工作和休闲活动三个方面开展。自我照料的活动包括自我清洁、就餐、穿衣、行走、如厕、大小便管理等，工作的活动包括与他人沟通、传递信息、使用互联网、驾驶或公共交通的使用，休闲活动包括读报、看电视、手机的使用以及符合当地文化习惯的休闲娱乐活动等。晚期病人的治疗主要放在照料、护理方面。

**4. 言语治疗** 绝大部分帕金森病病人到晚期都会发生该病特有的构音障碍，包括语速缓慢、语音低沉、语调低平等，其中以音量低为主要特点，加之病人呼吸功能减弱，面部肌肉僵硬等因素进一步加重了言语功能障碍。因此，帕金森病病人因尽早开始进行言语功能训练，并鼓励病人提高音量，多和周围人进行言语交流，并对家属宣教，鼓励家属耐心倾听病人、配合言语治疗师的相关言语训练项目。

**5. 吞咽治疗** 晚期帕金森病病人绝大部分均会逐渐发生吞咽功能障碍，需要进行吞咽功能训练。包括口面部肌肉放松训练、唇舌运动训练、门德尔吞咽训练等。

6. **认知治疗**　本病呈慢性进展性病程,最终 1/3 的病人会发生痴呆。认知功能的训练宜尽早开始,有条件的康复机构可使用计算机辅助的认知功能训练系统进行相关康复训练。

7. **心理治疗**　不少帕金森病病人会发生失眠、焦虑、抑郁等心理问题,需要进行相关的功能评定及心理治疗,必要时辅以抗焦虑抗抑郁的药物。心理治疗主要包括:①支持治疗:对病人给予鼓励及支持,体贴病人在生活、工作和社会参与方面遇到的困难,对病人急需解决的问题,予以合理解决;②认知治疗:为病人讲解有关帕金森病的基本知识,使病人对疾病有正确、全面、客观的认识,从而帮助病人缓解心理压力,减轻忧郁和焦虑,消除其不良的情绪,建立良好的治疗依从性,积极配合康复治疗;③放松治疗:指导病人每天进行一定时间的放松训练,使病人学会自我调节,通过身体放松使病人得到整个身体、心理的松弛,压力释放,对抗由于心理应激而引起的焦虑和抑郁;④集体心理治疗:对于帕金森病的病人也可以采用健康讲座等集体活动的形式,详细介绍本病的特点和发病机制、康复知识,介绍心理因素对病人自身生活质量的负面影响,指导病人正确对待疾病。

8. **营养治疗**　由于吞咽功能的减退及植物神经功能的紊乱,中晚期帕金森病病人均会发生营养不良等问题,应及时给予肠道营养添加,必要时可使用鼻饲。

9. **辅助器具**　对于行走困难者,可选择使用特殊的手杖、臂杖来提高病人步行功能,增加稳定性,减少跌倒的发生。还可以通过改造日常用品的使用方法而提高病人日常生活自理水平,改造通道,使之尽可能的宽敞;加装厕所扶手使病人如厕更安全、方便等等。

10. **中国传统康复治疗**　传统功法如太极拳、八段锦等,有助于提高病人的平衡功能、动作灵活性及协调性等。此外,针灸、推拿等也可选择适当运用。

(朱　燕)

# 第十章
# 癫痫的康复

## 一、概述

### (一)定义

癫痫(epilepsy)是慢性反复发作性短暂脑功能失调综合征,以脑神经元异常放电引起的反复癫痫发作为特征,是发作性意识丧失的最常见原因。病人可以同时具有几种癫痫发作形式,可以表现为运动、感觉、意识、精神、行为和自主神经功能障碍。所谓癫痫发作或痫性发作(seizure)是一种发作性的脑神经突然、失序、异常、过度放电引起的短暂脑功能障碍,是一种发作过程。癫痫的发病率与年龄有关。一般认为1岁以内患病率最高,其次为1～10岁,以后逐渐降低。我国男女之比为(1.15～1.70)∶1。流行病学资料显示,一般人群的癫痫年发病率为50～70/10万,患病率为5‰。反复的癫痫发作不仅给病人的身心健康造成危害,长期服药、社会歧视等因素也同样给病人及其家属乃至社会带来巨大的压力。

### (二)分类

1. **特发性癫痫(idopathic epilepsy)** 病因不明,暂时不能明确脑器质性病变者,他们的脑部并无可以导致症状的结构变化或代谢异常,和遗传因素有较为密切的关系,常在某一特殊年龄阶段发病,具有特征性临床和脑电图表现,有比较明确的诊断标准。表现为部分性或全面性发作,药物疗效较好。

2. **症状性癫痫(symptomatic epilepsy)** 由脑内多种病损和新陈代谢障碍所致,如脑外伤、脑血管病、脑肿瘤、中枢神经系统感染、寄生虫、遗传代谢性疾病、皮质发育障碍、神经系统变性疾病、药物和毒物等。

3. **隐源性癫痫(cryptogenic epilepsy)** 临床表现提示为症状性癫痫,但目前的检查手段不能发现明确的病因,无特定的临床表现和脑电图特征。

4. **状态关联性癫痫发作(situation related epileptic seizure)** 此类发作与特殊状态有关,如缺氧、内分泌改变、高热、电解质失调、药物过量、长期饮酒戒断、睡眠剥夺、过度饮水等,在正常人也可发作。一旦去除有关状态因素即不再发作,故一般不诊断为癫痫。

### (三)病理改变

癫痫的发病机制极为复杂,牵涉到神经系统的内在性质,兴奋、抑制两种过程的平衡失调,发作的起点,神经冲动的同步化,发作的传播及其终止。从癫痫特征性脑电图改变如棘波、尖波、棘-慢或尖-慢波等推测为异常神经元集合体高度同步化电活动的结果。癫痫动物模型研究显示,其中一些神经元存在恒定的短间隙放电,发作前放电频率显著增高,发作中呈明显同步化并导致周围神经元同步活动,被认为是痫性放电的起源。这种高频率放电与神经元静息膜电位延长的去极化漂移（prolonged depolarizing shift，PDS）有关。

## 二、康复诊断与功能评定

### （一）康复诊断

#### 1. 诊断方法

（1）发作史：可靠目击者提供的详细发作过程和表现非常重要。某些病人无目击者提供病史或夜间睡眠时发作不能提供准确描述，会给诊断带来困难。

（2）脑电图（electroencephalography，EEG）：是诊断癫痫最重要的辅助检查方法。许多病人发作间期 EEG，可见尖波、棘波、尖 - 慢波或棘 - 慢波等痫样放电，对癫痫诊断有特异性。癫痫放电形态及部位也是癫痫分类的依据，对选用抗癫痫药物有帮助。近年来广泛应用的视频脑电图（video-EEG）可同步检测记录病人发作情况及相应 EEG 改变，如记录到发作对诊断和分类有很大帮助。

（3）神经影像学检查：可确定脑结构异常或病变，对癫痫及癫痫综合征诊断和分类有帮助，有时可做出病因诊断，如颅内肿瘤、灰质异位等。磁共振成像较敏感，特别是冠状位和海马体积测量能较好的显示颞叶、海马病变。功能影像学检查如单光子发射计算机断层显像、正电子发射断层扫描等能从不同的角度反映脑局部代谢变化，辅助癫痫病灶定位。

#### 2. 诊断标准

（1）癫痫发作诊断：主要根据发作期临床表现、脑电图改变，包括发作期脑电图改变，是癫痫进一步诊断、治疗的基础。

（2）病因诊断：所有癫痫病人均应结合神经系统及全身检查尽可能做出病因诊断。若为首次发作，须排除各种疾病引起的症状性发作，如低血糖、低钙血症、肝肾衰竭、高血压脑病和脑炎等，以及药物或毒物引起的痫性发作。

（3）类型诊断：癫痫病人有多种发作类型，但每一种癫痫病人可以只有一种发作类型，也可以有一种以上发作类型。目前癫痫发作国际分类主要根据发作的临床表现及脑电图特点。根据定义"首次临床和脑电图改变提示大脑半球某部分神经元首先被激活"的发作是部分性或局灶性发作；反之，提示双侧半球同时受累的发作为全面（泛化）性发作。

### （二）康复功能评定

现代医学对癫痫的治疗目的有三方面：其一完全控制发作，其二提高生活质量，其三是无药物不良反应。实际上目前对癫痫的治疗尚不能满足这三个目标。长期应用抗癫痫药及癫痫发作本身都可能引起明显的心理行为障碍和沉重的经济负担，社会的歧视使病人融入社会困难，产生无望的感觉，即使在其药物控制好的同时也存在着生活质量问题。癫痫病人的智能衰退，发作时引发的外伤、烧伤、骨折、口腔损害、溺水等均可致残，这也影响到癫痫病人的生活质量。生活质量又称生命质量或生存质量，1993 年世界卫生组织将生活质量定义为"不同的文化、价值体系中的个体对与他们的目标、期望、标准及与关心事情有关的生活状态的综合满意程度和对个人健康的一般感觉"。此概念正越来越多地运用于癫痫病人的药物治疗与总体控制效果的评价。癫痫病人各方面的生活质量比正常人群均显著降低。癫痫病人的生活质量主要包括以下几个方面：身体功能状况、社会因素、心理因素、环境因素和独立程度。在评估时应注意病人生活质量不仅与发作有关，而且与抗癫痫药物的副作用有关，同时还要测试心理功能。生活质量是用病人自身感受来判定的。

**1. 与癫痫病人生活质量有关的因素**　癫痫对生活质量的影响是多因素的，不同的病人可能对某个或某几个因素为主，病人之间并不完全相同。主要的因素有下面几项。

（1）癫痫本身和抗癫痫药物（antiepiletic drugs，AEDs）因素：根据报道癫痫病人可有智能和社会能力的缺陷。凡在一岁内发病的病人，这种缺陷可高达 91.7%，其中以学习能力缺陷和性格改变最为明显。发作类型中全身强直 - 阵挛性发作对生活质量的影响较大；复杂部分性发作有意识障碍、自动症和精神症状，其后果与全身强直 - 阵挛性发作相似；具有多种发作类型的病人生活质量最差。生活质量与发作频率呈负相关，发作频率越高，生活质量越差。早期发作完全控制者生活质量与一般人差别不大，而发作频繁者在生活质量的各方面均有严重受损。发作频率越高，缺陷亦越严重，如每月发作 1 次者，缺陷为 35.7%，而每天发作一次者则可上升为 86.2%。癫痫病人头痛、头晕、气促、手抖、乏力等症状亦明显多于健康人。慢性癫痫病人的生活质量好于新诊断的癫痫病人，这是由于后者难以适应突然降临的事件，对未来缺乏正确的认识，同时存在对癫痫本身的误解，缺乏信心，情感抑郁，而慢性癫痫病人得到医生的指导，对癫痫有正确的认识后，如果服用的 AEDs 有效，则增强了信心。药物因素也影响病人的生活质量。几乎所有 AEDs 都或多或少有一定毒性，对人体的任何系统都会产生副作用。各种 AEDs 最常见的不良反应有乏力、记忆障碍、注意力不集中、失眠、思维障碍、神经质或易激惹。其中 31% 的病人因 AEDs 的不良反应而换药。影响认知功能的 AEDs 对儿童的生活质量影响最大，如苯巴比妥和苯妥英钠；AEDs 使体重增加或减少、齿龈增生、震颤及脱发等可以损害自我形象和自尊心；某些 AEDs 可以影响激素功能、降低生育能力或导致性功能低下。AEDs 的致畸作用肯定，与正常人群比，至少超过 1 倍，有的甚至很严重，如脊柱裂、先天性心脏病等，因此病人妊娠期的药量宜小，血药浓度刚能维持不发作即可。

（2）精神心理社会因素：由于病人对癫痫缺乏正确认识，而且癫痫的发作不定时，不分场合地点，难以预防，再者，癫痫是慢性病，久治不愈，因而病人感到焦虑、不安、抑郁、自卑、失去信心、失去为人的价值，久之，常造成性格上的反常或从社会中撤退，经济上将失去自主，生活质量受影响。由于社会对癫痫的不正确看法，将使癫痫病人在学习、受教育机会、工作和婚姻、婚后生育上发生一系列问题。抑郁、学习上的无助和情绪忧伤在癫痫人群中很常见，且伴有重度焦虑、神经质、敌意、人格解体感等。癫痫的病程与抑郁的严重程度有关。接受苯巴比妥治疗的病人较其他药物治疗的病人更容易导致抑郁，服用卡马西平者则很少伴发抑郁。国外文献报道，癫痫病人自杀率比普通正常人群高 5 倍，伴有精神障碍的癫痫病人自杀率更高，有自杀企图者则更为普遍，自杀者以颞叶癫痫居多。成年男性病人生活质量较女性差，特别是在社会功能方面，可能与男性病人的心理因素有关。相关性分析显示，癫痫病人受教育水平越高，性格越外向，得到的客观支持越多，综合健康得分就越高。好胜、情绪不稳定、病态心理及不良生活经历可以降低综合健康水平。另有研究结果表明，虽有发作但仍有工作的癫痫病人，生活质量好于无发作却无职业的病人。很多病人发病起于儿童阶段，由于屡次发作，家长紧张，采取过多、过度的保护措施，限制各项活动，因而接触社会的机会减少，加上多次发作，脑部损伤，故生活质量受到严重影响。此外，地区、经济情况、家庭环境、并发症等都对癫痫病人的生活质量有重要的影响。

癫痫病人人格改变主要表现为固执、自私、易激怒、自我中心、纠缠不休、其思维和情绪改变以粘滞和不稳定最为突出，或表现为感情肤浅、阿谀奉承、过分谦恭，有的可出现多种人格障碍和反社会行为。人格改变多见于大发作者尤其是颞叶癫痫病人，而小发作者少见。Thompson 等的早期研究即显示，脑电图示颞叶放电者，其严重人格障碍发生率远较其他部位放电者高，颞叶癫痫病人中约 50% 可出现严重的人格障碍。近期研究发现，左颞叶病灶更容易出现人格障碍和攻击行为，其内在因素尚不清楚。Hayden 等报道了癫痫不利影响的比例，驾驶是最普遍的问题占 60%，其次是发作的不可测性为 55%，雇佣情况占 50%，学习困难占 45%，独立性占 40%，社会问题、健康、工作问题占 35%，有 18% 的病人认为在性生活、婚姻或家庭方面受到影响。癫痫病人在就业方面也受到影响。有一项研究显示，每年有 1 次或 1 次以上发作的病人半数被解雇。求职失败部分归因于情绪态度问题和缺乏职业技能。婚姻方面问题较多，一般女性病人结婚率可达 80%，但大部分发作未能早期控制的男性病人未婚。

（3）认知能力：在执行语言性空间任务方面，右侧大脑半球有异常放电的病人比左侧大脑异常放电的病人更容易出现认知障碍。情节记忆是最突出的神经心理学改变，认知损害领域最早的损害是言语性情节记忆。持续的临床放电会造成认知损害，发作类型、频率、持续时间、严重程度都会影响认知功能。可应用简易精神量表、日常生活能力表、临床痴呆评定量表、缺血指数量表等神经心理量表评价记忆和认知等。期望通过抑制放电而获得认知改善，AEDs 似乎是一个选择，但是大部分药物都会影响认知功能，尽管如此，仍有关于癫痫药物抑制临床上癫痫放电而使病人的神经心理功能获得改善的报道。

**2. 癫痫病人的生活质量评估**　有四类量表应用于生活质量的判断：①综合性量表：对生活质量的各方面做一般性总结和评价；②适用于各种疾病的通用量表；③癫痫病人专用量表；④评价成本、效益方面的实用量表。

生活质量与文化背景、社会习俗及经济水平密切相关，尤其是东方和西方在对生活的期望、目标和标准诸多方面的差异更为明显，因此应有适合当地情况的生活量表。目前缺乏令人满意的可适用于不同发作类型、不同年龄、不同文化程度的癫痫病人生活质量量表，尤其是没有专用的中国病人的量表。常用的癫痫生活质量量表包括下面 10 个方面：精力、有无抑郁感、驾车、记忆困难、工作受限程度、社会受限程度、抗癫痫药对躯体的不良反应、抗癫痫药对精神的不良反应、对癫痫发作的惊恐程度、整体情况。美国癫痫生活质量量表由 7 个分项和 31 个问题组成，7 个分项分别为：①对发作惧怕程度；②对日常生活满意程度；③情绪；④精力状态；⑤认知功能；⑥对长期服用 AEDs 的顾虑；⑦社会功能。

（1）癫痫病人生活质量量表（quality of life in epilepsy，QOLIE）：1982 年 PERRINE 代表工作组在美国抗癫痫年会上提出 QOLIE-17，包括癫痫本身、认知功能、心理健康和躯体健康四个方面，涵盖了癫痫病人日常生活中最重要的生活质量问题，共 31 条，分为 7 个方面和一个总体条目，即：对发作的担忧、综合生活质量、情绪健康、精力状态、药物的影响、社会生活能力、认知功能和总体健康水平。QOLIE-31 是国际上应用最广泛的量表，QOLIE-31 可用来快速、全面评估成年癫痫病人关心的与健康相关的主要生活质量问题；也可用于临床试验，评价改变治疗方案后病人的反应。根据国内经验对 QOLIE-31 进行修改，将"驾驶限制"改为自行车受限，评分方法不变。每个方面的最初得分 = 问题数 / 各个问题得分的总和；最初得分再分别乘以各自的权重分，然后相加为总分；最后查表得到相应的 T 分。评分越高，该方面的 QOL 越高。QOLIE-31 的特点是记分简便、完成评价的时间短、使用方便、重复性好，参见表 10-1。

## 表 10-1 癫痫病人生活质量评定量表（QOLIE-31）

| 序号 | 评定内容 |
| --- | --- |
| | 总的来说,您认为您的生活质量怎样? 请在 10（最好的生活质量）到 0（最差的生活质量）之间圈出一个数字 |
| 1 | 您感到充满活力吗 |
| 2 | 你是一个紧张不安的人吗 |
| 3 | 您感到心情不好,无论什么事情都无法让您高兴起来吗 |
| 4 | 您感到心境平和吗 |
| 5 | 您的精力充沛吗 |
| 6 | 您感到特别沮丧吗 |
| 7 | 您感到精疲力竭吗 |
| 8 | 您是一个快乐的人吗 |
| 9 | 您感到心累吗 |
| 10 | 您担心疾病再次发作吗 |
| 11 | 您在思考解决问题方面（如制订计划、做决定、学习新东西等）有困难吗 |
| 12 | 您的健康状况限制了您的社会活动（如探亲访友）吗 |
| 13 | 上个月内您的生活质量怎么样?（即:您近况如何,从"1= 非常好,再好不过,到 5= 非常差,差得不能再差"的梯度范围中选择一个数字） |
| **以下 2 个问题是有关记忆的** | |
| 14 | 上个月内您的记忆有困难吗?（在 1 和 4 之间选择一个数字,1= 是的,有很多,4= 不,根本没有） |
| 15 | 您难以记住别人对您讲过的事吗? 以下 2 个问题是有关您可能有注意力方面的障碍。从 1（总是）到 6（从不）之间圈出一个数字,表示在上个月内您多少次难以集中注意力,或这些困难多少次干扰您的正常工作和生活 |
| 16 | 您在阅读方面难以集中注意力吗 |
| 17 | 您难以集中注意力一次做好一件事情吗 |
| **以下 2 个问题是有关您在某些活动方面可能遇到的麻烦,从 1（特别多）到 5（根本没有）中圈出一个数字,表示在上个月内您的疾病或 AEDs 在以下期间里引起的麻烦程度** | |
| 18 | 业余时间（如业余爱好、外出）会遇到麻烦 |
| 19 | 开车、骑单车或摩托车驾驶期间会遇到麻烦 |
| **以下几个问题是有关您对癫痫发作的感觉** | |
| 20 | 您害怕下个月里疾病会发作吗? 从 1（非常怕）到 4（一点都不怕）中选择一个数字表示您的担忧程度 |
| 21 | 您担心在疾病发作的时候会受伤吗? 从 1（经常担心）到 3（不担心）中选择一个数字表示您的担忧程度 |
| 22 | 您担心下个月里疾病发作导致难堪和其他社交问题吗? 从 1（很担心）到 4（一点不担心）中选择一个数字表示您的担忧程度 |
| 23 | 您担心长期服药可能会对您造成伤害吗? 从 1（很担心）到 4（一点不担心）中选择一个数字表示您的担忧程度 |
| 24 | 癫痫发作 |
| 25 | 记忆困难 |
| 26 | 工作受限 |

续表

| 序号 | 评定内容 |
|---|---|
| 27 | 社交受限 |
| 28 | 抗癫痫药物对身体的副作用 |
| 29 | 抗癫痫药物对心理的副作用 |

**以下方面对您的癫痫发作有影响吗？请您从 1（很有影响）到 3（毫无影响）中圈出一个数字，表示它们对您癫痫发作的影响**

| 30 | 家庭摩擦 |
|---|---|

注意：100 表示极好的健康状况，0 表示极差的健康状况。请在 100（极好）到 0（极差）之间圈出一个数字表示您对健康的感觉，在回答此问题时请将癫痫病考虑进去

（2）华盛顿癫痫社会心理调查表（Washington psychosocial seizure inventory，WPSI）：此表制定于 1980 年，包括 132 个是非问题，涉及 8 个方面：家庭背景、情绪调节、人际关系、职业、经济情况、发作、药物治疗、医疗安排和综合社会心理功能。WPSI 不包括 QOL 中评价躯体方面的项目，如躯体功能、总体的健康状况、精力疲乏、发作的严重程度及治疗的不良反应。

（3）利物浦评价组合量表（Livepool assessment battery）：制定于 1993 年，包括多个分量表，该量表由 8 个反映不同方面的特定量表组成。内容包括发作的严重程度、总体不良反应、情感平衡分级、医源性焦虑与抑郁分级、自尊分级和控制分级及癫痫影响分级等。常根据研究需要以各种组合方式应用于临床。

（4）癫痫病人外科调查表（epilepsy surgery inventory，ESI-55）：用于评价癫痫病人手术治疗后的生活质量，但没有包括一些对癫痫病人很重要的方面如社交孤立及驾驶受限等。

（5）美国癫痫基金会关注指数（epilepsy foundation of American concerns index，EFA concern Index）：包括 20 个癫痫病人特有的问题，同于综合生活质量量表的补充。

## 三、康复治疗

癫痫的治疗可分为控制发作、病因治疗、外科治疗、一般卫生及预防五个方面，使病人获得较高的生活质量或回归社会。当前，癫痫治疗仍以药物治疗为主。近年来 AEDs 新药的相继问世，使 AEDs 治疗得到进步，药代动力学监测技术的发展也为癫痫治疗提供了有利条件。一般而言，AEDs 可完全控制癫痫发作，大部分病人服用一种药物，少数病人需要 2～3 种 AEDs。

### （一）药物治疗

**1. 传统 AEDs**

（1）卡马西平（carbamazapine，CBZ）：是部分性发作的首选药物，对复杂部分性发作疗效优于其他的 AEDs，对继发性 GTCS 亦有较好的疗效，但可加重失神和肌阵挛发作。常规治疗剂量 10～20mg/kg·d。起始剂量应为 2～3mg/kg·d，一周后渐增加至治疗剂量，治疗 3～4 周后，需增加剂量维持疗效。

（2）丙戊酸盐（valproate，VPA）：一种广谱 AEDs，是全面性发作，尤其 GTCS 合并典型失神发作的首选药，也用于部分性发作。常规剂量成人 600～1800mg/d，儿童 20～40mg/kg·d。

（3）苯妥英钠（phenytoin，PHT）：对 GTCS 和部分性发作有效，可加重失神和肌阵挛发作。成人剂量 200mg/d、小儿不易发现毒副反应，婴幼儿和儿童不宜服用。不良反应为剂量相关性，如皮疹、齿龈增厚、毛发增多、面容粗糙、眼震和共济失调等，干扰叶酸代谢可发生巨红细胞性贫血，必要时可同时服用叶酸。

（4）苯巴比妥（Phenobarbital，PB）：常作为小儿癫痫的首选药物，较广谱，起效快，对 GTCS 疗效好，也用于单纯及复杂部分性发作，对发热惊厥有预防作用。可用于急性脑损害合并癫痫或癫痫持续状态。常规剂量成人 60～90mg/d，小儿 2～5mg/kg·d。

2. **新型 AEDs**

（1）托吡酯（topiramate，TPM）：对难治性部分性发作、继发 GTCS、Lennox-Gastaut 综合征和婴儿痉挛均有一定疗效。常规剂量成人 75～200mg/d，儿童 3～6mg/kg·d。

（2）拉莫三嗪（lamotrigine，LTG）：对部分性发作、GTCS、Lennox-Gastaut 综合征、失神发作和肌阵挛发作有效。成人起始剂量 25mg/d，之后缓慢加量，维持剂量 100～300mg/d；儿童起始剂量 2mg/kg·d，维持剂量 5～15mg/kg·d；与丙戊酸合用剂量减半或更低，儿童起始剂量 0.2mg/kg·d，维持剂量 2～5mg/kg·d。经 4～8 周逐渐增加至治疗量。

（3）加巴喷丁（gabapentin，GBP）：可作为部分性发作和 GTCS 的辅助治疗。起始剂量 100mg，3 次 / 天，维持剂量 900～1800mg/d，分 3 次服。

（4）苯丙氨酯（felbamate，FBM）：对部分性发作和 Lennox-Gastaut 综合征有效，可作为单药治疗。起始剂量 400mg/d，维持剂量 1800～3600mg/d。

（5）奥卡西平（oxcarbazepine，OXC）：是一种卡马西平的 10- 酮衍生物，适应证与卡马西平同。2/3 对卡马西平有变态反应的病人能耐受奥卡西平。成人初始剂量 300mg/d，每日增加 300mg，单药治疗剂量 600～1200mg/d。

（6）氨己烯酸（vigabatrin，VGB）：用于部分性发作、继发性 GTCS 和 Lennox-Gastaut 综合征，对婴儿痉挛有效，也可用于单药治疗。起始剂量 500mg/d，每周增加 500mg，维持剂量 2～3g/d，分 2 次服用。

**（二）手术治疗**

病人经过长时间正规单药治疗，或使用两种 AEDs 达到最大剂量，以及经过一次正规、联合治疗仍不见效，可考虑手术治疗。部分病人经 2 年以上正规 AEDs 治疗，但每月仍有 4 次以上发作称为难治性癫痫（intractable epilepsy）。由于难治性癫痫可能造成病人智能及躯体损害，并带来一系列心理、社会问题，已成为癫痫治疗、预防及研究重点。

手术适应证：主要起源于一侧颞叶的难治性复杂部分性发作，如致痫病灶靠近大脑皮质，手术可以切除且不会遗留严重神经功能缺陷，疗效较好。常用的方法有：①前颞叶切除术；②颞叶以外的脑皮质切除术；③癫痫病灶切除术；④大脑半球切除术；⑤胼胝体切开术；⑥多处软脑膜下横切术。

**（三）心理治疗**

癫痫经常伴发抑郁、焦虑、癫痫人格、精神分裂样精神病、神经症等，这些负面情绪和引发的社会心理问题会降低病人的生活质量，使病人不能积极面对自己的疾病，从而影响癫痫的治疗。要鼓励癫痫病人勇于面对现实，要有足够的勇气去战胜疾病，勇敢地接受生活的挑战和考验。主要包括支持性心理治疗，催眠术，松弛训练，生物反馈疗法等。

**（四）功能训练**

癫痫病人常伴有不同的功能障碍，应针对不同情况进行相应的康复训练。康复训练场所要求宽敞安静,光线柔和,使他们有一种归属感及安全感,愿意和大家沟通,参加康复训练。在进行康复训练时,治疗师讲话要亲切和蔼,语调平和轻柔,鼓励病人并肯定他们的每一点进步,增强其康复的信心。康复训练的运动量要安排适宜,运动方式以有氧运动为主,避免运动量大的项目。避免引起病人在训练时情绪不稳,剧烈哭闹。若训练时遇到癫痫发作,应立即停止康复训练,根据情况进行对症处理。

### (五)认知训练

部分癫痫病人会伴有不同程度的认知障碍,针对不同癫痫病人采用不同的认知训练方法。癫痫病人的认知训练,应注重目的性,实用性和趣味性,训练方法可采用再训练法和补偿法。可联系其有兴趣的活动,集中注意力,循序渐进,避免急于求成。

### (六)记忆障碍康复

对于伴有记忆障碍的病人,可以通过不同的方法进行记忆障碍的康复训练,如学习数字串,背诵诗词,将词语进行分组记忆。也可进行行为补偿策略,通过个人环境提示,邻近环境提示和远的环境提示。

### (七)注意障碍康复

注意障碍康复主要包括唤起注意训练,自我管理政策,环境改变,组织信息等,是以技术为基础的训练,可以通过兴趣法、示范法、奖赏法来完成排列顺序作业、删除作业、猜测作业等。

### (八)执行能力训练

包括定向、对任务终止的留意状态,目标的定制及详细的说明,步骤学习,按步骤检查是否完成任务。执行能力训练中采用重复训练方法以改进其执行行为能力,训练任务由易至难,让病人有足够的信心开始训练,鼓励其逐渐进步。充分利用病人仍保存的功能,补偿其损伤的功能,指导病人调整自己的节奏,循序渐进,注意时间不要超过病人能够承受的限度。

(颜凤华)

# 第十一章
# 多发性硬化的康复

## 第一节 概　　述

### 一、定义

多发性硬化（multiple sclerosis，MS）是一种以中枢神经系统白质脱髓鞘为主要病理特点的自身免疫性疾病。本病多在成年发病，女性多于男性，大多数病人表现为反复发作的神经功能障碍，多次缓解复发，病情每况愈下。MS病灶具有时间多发性和空间多发性的特点。最常累及的部位是脑室周围白质、视神经、脊髓、脑干和小脑。

### 二、病因

MS病因及发病机制目前尚不明确，可能与以下因素有关：如遗传、环境因素、病毒感染及自身免疫等，最终导致中枢神经系统髓鞘脱失、少突胶质细胞损伤，部分可有轴突及神经细胞受损。

1. **病毒感染与自身免疫反应**　MS与儿童期接触的某种环境因素如病毒感染有关，曾高度怀疑嗜神经病毒如麻疹病毒、人类嗜T淋巴细胞病毒I型（human T lymphotropic virus-1，HTLV-1），但从未在MS病人脑组织证实或分离出该病毒。目前的资料支持MS是自身免疫性疾病。MS的组织损伤及神经系统症状被认为是直接针对自身髓鞘抗原的免疫反应所致，如针对自身髓鞘碱性蛋白（myelin basic protein，MBP）产生的免疫攻击，导致中枢神经系统白质髓鞘的脱失，临床上出现各种神经功能的障碍。

2. **分子模拟（molecular mimicry）学说**　该学说认为病人感染的病毒可能与中枢神经系统（central nervous system，CNS）髓鞘蛋白或少突胶质细胞存在共同抗原，即病毒氨基酸序列与MBP等神经髓鞘组分的某段多肽氨基酸序列相同或极为相近。推测病毒感染后体内T细胞激活并产生病毒抗体，抗体可与神经髓鞘多肽片段发生交叉反应，导致脱髓鞘病变。

3. **遗传因素**　MS有明显的家族倾向性，两同胞可同时罹患，约15%的MS病人有一个患病的亲属。病人的一级亲属患病风险较一般人群大12～15倍。MS遗传易感性可能由多数微效基因的相互作用而影响，与6号染色体组织相容性抗原HLA-DR位点相关。

4. **环境因素**　MS发病率随纬度增高而呈增加趋势，离赤道愈远发病率愈高，南北半球皆然。MS高危地区包括美国北部、加拿大、冰岛、英国、北欧、澳洲的塔斯马尼亚岛和新西兰南部，患病率为40/10万或更高。赤道国家发病率小于1/10万，亚洲和非洲国家发病率较低,约为 5/10 万。我国属于低发病区,与日本相似。

## 三、分类

1996 年,美国全国多发性硬化协会(US National Multiple Sclerosis Society,NMSS)的临床试验建议委员会(Advisory Committee on Clinical Trials in Multiple Sclerosis)根据 MS 专家的调查按照病程类型将 MS 分为以下 4 种分型。

1. **复发缓解型 MS(relapsing remitting MS,RRMS)** 它是 MS 的最常见的病程类型,80%~85% 的 MS 病人最初为本型,疾病具有明显的复发 - 缓解过程,每次发作均可基本恢复,不遗留或仅留下轻微后遗症。随着病程的进展,50% 以上病人在 10~15 年内最终发展为继发进展型 MS(secondary progressive MS,SPMS)。

2. **继发进展型 MS(SPMS)** 它表现为在复发 - 缓解阶段后,疾病复发后不再完全缓解,并遗留部分后遗症,疾病表现为缓慢进行性加重的过程。约 50%RRMS 病人最终转变为 SPMS。

3. **原发进展型 MS(primary progressive MS,PPMS)** 约 10%MS 病人起病时即表现为本类型,病程持续 1 年以上,临床没有明显的复发 - 缓解过程,疾病呈缓慢进行性加重。

4. **进展复发型 MS(progressive relapsing MS,PRMS)** 约 5%MS 病人表现为本类型,疾病最初呈缓慢的进行性加重过程,即 PPMS 过程,随着疾病的进展,病程中偶尔出现较明显的复发及部分缓解过程。

5. **MS 的其他少见临床类型** 根据 MS 的发病情况及预后,有以下 2 种少见临床类型作为补充,其与国际通用临床分型存在一定交叉。

(1)良性型 MS(benign MS):为 MS 少见类型,在 MS 病人中,小部分病人在发病 15 年内几乎不遗留任何神经系统症状及体征,称为良性型 MS。需要注意的是,本型病例只是回顾性的研究结果,目前临床上无法做出早期预测。

(2)恶性型 MS(malignant MS):又称暴发型 MS(fulminant MS),亦名 Marburg 变异型 MS(Marburg variant MS),为 MS 少见类型,呈暴发性起病,疾病短时间内即迅速达到高峰,常导致严重神经功能受损甚至死亡。

6. **新增补充分型** 2011 年 NMSS 和欧洲 MS 治疗和研究委员会(the European Committee for Treatment and Research in MS)联合组成的专家委员会并邀请 MS 表型分组的专家一起,对 MS 的分型在原有基本上又做了补充,讨论新增以下两种分型:

(1)临床孤立综合征(clinically isolated syndrome,CIS):由于临床研究发现 CIS 病人具有 MS 的高风险且 CIS 病人的临床试验证实药物治疗能够延缓 CIS 发展成确诊的 MS,故增加此分型。

(2)影像孤立综合征(radiologically isolated syndromes,RIS):尚未成为新的分型但正在评价中,由于影像学不具有特异性且缺乏脱髓鞘的临床证据,故不纳入新的分型,还需要进一步前瞻性地对高风险(无症状性脊髓病变、增强病变或脑脊液指标阳性)病人进行评价。

## 四、主要的临床处理

MS 的治疗应该建立在遵循循证医学证据的基础上,结合病人的经济条件和意愿,进行早期、合理的综合治疗。根据 MS 诊断和治疗中国专家共识(2011 版),建议 MS 的治疗分为：①急性期治疗；②疾病修正治疗；③对症治疗；④康复治疗。

### （一）MS 的急性期治疗

MS 的急性期治疗以减轻恶化期症状、缩短病程、改善残疾程度和防治并发症为主要目标。推荐首选治疗方案为大剂量甲泼尼龙冲击治疗，对病情严重者或对此治疗无效者也可试用血浆置换（plasma exchange，PE）或静脉大剂量免疫球蛋白（intravenous immunoglobulin，IVIg）治疗。

### （二）疾病修正治疗（disease modifying therapy，DMT）

MS 为终身性疾病，其缓解期治疗以控制疾病进展为主要目标，推荐使用 DMT，包括免疫调节治疗及免疫抑制治疗。迄今美国 FDA 批准了如下治疗 MS 的 DMT 药物。一线药物包括：β- 干扰素，Copaxone［Glatiramer Acetate，醋酸格列默（GA）］，Gilenia（Fingolimod，芬戈莫德，FTY720）；二线药物包括：Tysabri（Natalizumab，那他珠单抗），米托蒽醌（Mitoxantrone）。目前中国食品药品监督管理局（SFDA）已经批准了 2 种 DMT 一线药物：利比（Rebif），干扰素 β-1a（2003 年批准），以及倍泰龙（Betaseron），干扰素 β-1b（2010 年批准）。

### （三）MS 的对症治疗

1. **痛性痉挛**　可应用卡马西平、加巴喷丁、巴氯芬等药物。对于比较剧烈的三叉神经痛、神经根性疼痛，还可应用普瑞巴林。

2. **慢性疼痛、感觉异常等**　可用阿米替林、普瑞巴林、选择性 5- 羟色胺及去甲肾上腺素再摄取抑制剂（SNRI）及去甲肾上腺素能与特异性 5- 羟色胺能抗抑郁药物（NaSSA）类药物。

3. **抑郁焦虑**　可应用选择性 5- 羟色胺再摄取抑制剂（SSRI）、SNRI、NaSSA 类药物以及心理辅导治疗。

4. **乏力、疲劳（MS 病人较明显的症状）**　可用莫达非尼、金刚烷胺。

5. **震颤**　可应用盐酸苯海索、盐酸阿罗洛尔等药物。

6. **膀胱直肠功能障碍**　配合药物治疗或借助导尿等处理。

7. **性功能障碍**　可应用改善性功能药物等。

8. **认知障碍**　可应用胆碱酯酶抑制剂等。

9. **行走困难**　中枢性钾通道拮抗剂，Dalfampridine（Ampyra，2010 美国 FDA 批准），目前国内未上市。

# 第二节　康复评定

## 一、临床诊断

### （一）诊断方法

1. **病史及体格检查**　MS 的起病年龄多为 20～40 岁，男女患病率约 1:2。起病方式以亚急性起病多见。绝大多数病人在临床上表现为空间和时间多发性。由于 MS 病人大脑、脑干、小脑、脊髓可同时或相继受累，故临床症状和体征多种多样，值得注意的是 MS 病人往往是体征多于症状。MS 病人可以表现为肢体无力、感觉异常、视力下降、复视、共济失调、疼痛、精神症状、大小便异常等。与临床表现相对应的，查体时可能发现腱反射亢进、病理征阳性、腹壁反射消失、Lhermitte 征、眼肌麻痹、复视、Charcot 三主征(眼球震颤、意向性震颤、吟诗样言语)、认知障碍等。

2. **实验室检查** 对 MS 病人进行腰穿,行脑脊液检查对疾病的诊断具有重要意义。脑脊液中鞘内 IgG 合成、寡克隆 IgG 带是诊断 MS 的重要指标。细胞学检查可以发现免疫活性细胞。

3. **影像学检查**

(1)头颅 CT:MS 病人常规头颅 CT 检查多正常,增强扫描可以在一定程度上提高阳性率。CT 对视神经、脑干和脊髓的病灶敏感性更差。

(2)头颅磁共振成像(MRI):头颅 MRI 是检测 MS 最有效的辅助诊断方法,明显优于CT,可发现 CT 难以显示的小脑、脑干、脊髓内的脱髓鞘病灶。主要表现为白质内多发长 $T_1$、长 $T_2$ 异常信号,散在分布于脑室周围、胼胝体、脑干、小脑,少数在灰白质交界处。脑室旁病灶呈椭圆形或线条性,其长轴与头颅矢状位垂直,具有一定的诊断价值。脊髓内病灶以颈胸段多见。

4. **神经电生理检查**

(1)视觉诱发电位(VEP):75%～90% 的临床确诊且伴有眼部症状的 MS 病人其 VEP存在异常。主要表现为各波峰潜伏期延长,也不单纯表现为 P100 潜伏期延长、波幅下降、波形改变、甚至不出现 P100 等。

(2)脑干听觉诱发电位(BAEP):MS 的 BAEP 异常表现为Ⅲ～Ⅴ峰潜伏期延长,Ⅴ波波峰降低。BAEP 阳性率较低,但如出现异常往往提示脑干存在亚临床病灶,有利于 MS 的早期诊断。

(3)体感诱发电位(SEP):主要表现为潜伏期延长或波形改变。

**(二)诊断标准**

首先,应以客观病史和临床体征作为基本依据;其次,应充分结合辅助检查特别是 MRI的特点,寻找病变的 DIT 及 DIS 证据;第三,还需排除其他可能疾病。此外,除满足以上 3项条件外,应尽可能寻找电生理、免疫学等辅助证据。鉴于 MRI 在 MS 诊断中的重要地位,建议最好使用 1.5T 以上场强 MRI 进行影像诊断。推荐采用 2010 年 McDonald MS 诊断标准,其适合于典型发作 MS 的诊断,以往 2001 年及 2005 年诊断标准同样适用。

1. **McDonald MS 诊断标准** 推荐使用 2010 年 McDonald MS 诊断标准(表 11-1)。

2. **儿童 MS** 95% 的儿童 MS 为 RRMS,80% 儿童 MS 与成人 MS 特点相似。其 MRI相关 DIS、DIT 标准同样适用。但 15%～20% 儿童 MS,尤其是小于 11 岁儿童 MS,疾病首次发作类似于急性脑病或急性播散性脑脊髓炎(acute disseminated encephalomyelitis,ADEM)过程,推荐对患儿进行动态 MRI 随访,当观察到新增病变或观察到 2 次临床非ADEM 样发作方可诊断 MS。

3. **亚洲及拉丁美洲 MS 人群** 对于视神经脊髓炎(neuromyelitis,NMO)及 NMO 谱系疾病(NMO spectrum disorders,NMOSDs)可能的人群,如脊髓受累超过 3 个椎体节段以上、颅内缺乏典型 MS 病变、严重视神经炎、合并多项自身免疫疾病或相关抗体阳性者,包括复发性长节段性横贯性脊髓炎(recurrent longitudinally extensive myelitis,r-LETM),复发性视神经炎(recurrent optic neuritis,r-ON)等疾病,MS 应与其进行鉴别。建议进行水通道蛋白 4(AQP4)抗体的检测,如结果阳性提示非 MS 可能。

表 11-1　2010 年 McDonald MS 诊断标准

| 临床表现 | 诊断 MS 所需附加资料 |
|---|---|
| ≥2 次发作 [a]；具有 ≥2 个以上客观临床证据的病变或者存在 1 个客观临床证据的病变同时伴有既往发作 [b] 合理的病史证据 | 无 |
| ≥2 次发作 [a]；具有 1 个病变的客观临床证据 | 具有以下证明病变空间多发的证据（DIS）：在 CNS 的 4 个 MS 典型区域（脑室周围、近皮质、幕下和脊髓）[d] 中至少有 2 个区域有 ≥1 个 T2 病变；或者等待以后涉及 CNS 不同部位病变的临床发作 [a] |
| 1 次发作 [a]；具有 ≥2 个病变的客观临床证据 | 具有以下证明病变时间多发的证据（DIT）：在任何时间同时存在无症状的钆增强的与非增强的病变；或者在随后的 MRI 检查可见新的 T2 和（或）钆增强病变（1 个或多个），不考虑参考基线 MRI 的时间性；或者等待第 2 次临床发作 [a] |
| 有 1 次发作 [a]；存在 1 个病变的客观临床证据（临床孤立综合征） | 具有证明病变空间（同前 DCS）及时间多发（同前 DIT）的证据 |
| 提示 MS 的隐匿的神经功能障碍疾病进展（原发进展型 MS） | 疾病进展 1 年（回顾性或前瞻性确定）同时具有下列 3 项标准的 2 项 [d]：(1) 脑病变的空间多发证据：根据 MS 特征性的病变区域（脑室周围、近皮质或幕下）内 ≥1 个 T2 病变；(2) 脊髓病变的空间多发证据：根据脊髓 ≥2 个 T2 病变；(3) 脑脊液阳性 [等电聚焦电泳的寡克隆带证据和（或）IgG 指数增高] |

注：MS：完全符合标准，其他疾病不能更好地解释临床表现。

可能 MS（possible MS）：不完全符合标准，临床表现怀疑 MS。

非 MS（not MS）：在随访和评估过程中发现其他能更好解释临床表现的疾病诊断。

a. 发作（复发、恶化）：指在排除发热或感染的前提下，由病人描述或客观观察到的当时或既往的至少持续 24 小时的典型的 CNS 急性炎性脱髓鞘事件，发作要同时具有客观神经系统检查的医学记录，应该除外那些缺乏合理的、客观的神经系统检查和医学记录的事件。一些符合 MS 临床症状以及发展演变特点的既往事件，能够为前期脱髓鞘事件提供合理的证据支持。然而，有关阵发性症状（既往或当时）的报告，应该由持续至少 24 小时以上的多段发作事件组成；在做出 MS 确诊前，至少要有 1 次发作是由以下证据来证实的（客观神经系统检查证据；可早于病人视觉功能障碍描述的视觉诱发电位证据；或 MRI 检查发现 CNS 内存在能够解释既往神经系统症状的脱髓鞘责任病变的证据）。

b. 客观检查：基于 2 次具有客观神经系统检查阳性的发作做出的临床诊断是最可靠的。在缺乏客观的神经系统检查阳性的情况下，既往 1 次发作中的合理历史证据，可以包括支持既往的炎性脱髓鞘事件以及相关临床症状及其演变特征等证据；然而，至少有 1 次发作是必须由客观发现证据支持的。

c. 不需要额外的检查：但是，最好任何 MS 的诊断都能在影像的协助下基于这些标准而做出。如果影像或其他检测（例如脑脊液）已实施并呈阴性结果，做出 MS 诊断前需要极为谨慎，并必须考虑是否需要作出其他诊断。客观证据必须存在并支持 MS 诊断，同时找不到更合理的疾病解释临床表现。

d. 增强病变并不是必需的：脑干或脊髓病变引起的相关症候应该被排除在典型症状性病变之外（除外视神经脊髓炎可能）。

### （三）MS 的鉴别诊断

对于早期诊断的 MS 病人，尤其应该注意与其他可能的疾病相鉴别，必要时进行充分的实验室及其他相关检查。临床及影像学表现为多发病灶及反复病程的常见疾病有以下几类。

1. **结缔组织病**　如系统性红斑狼疮、Behcet 综合征、干燥综合征、系统性血管炎等。

2. **感染性疾病**　如慢性游走性红斑、梅毒等螺旋体感染、脑囊虫、热带痉挛性截瘫、艾滋病、进行性多灶性白质脑病等。

3. **肉芽肿性疾病** 如结节病、Wegener 肉芽肿病、淋巴瘤样肉芽肿等。

4. **遗传代谢性疾病** 如脑白质营养不良、合并皮质下梗死和白质脑病的常染色体显性遗传性脑动脉病（CADASIL）、维生素 $B_{12}$ 缺乏、叶酸缺乏等。

5. **其他脱髓鞘疾病** 如视神经脊髓炎、急性播散性脑脊髓炎、脱髓鞘假瘤等。

6. **其他疾病** 如中枢神经系统血管炎、淋巴瘤、血管畸形、腔隙性脑梗死等。

7. **功能性疾病** 如癔症、神经症等。

## 二、功能评定

由于 MS 的复杂性、多变性、长期性、进展性和不可预知性，所以本病病人任何阶段的功能水平、残疾情况及干预效果的评定都是极具挑战性和极为重要的。然而对于康复医生来讲对病人进行有针对性的康复评定至关重要，康复评定直接影响康复计划的制订。康复评定内容主要包括以下方面：病人的残障状态、生存质量、躯体和心理情况、认知情况、疲劳度等。

1. **一般性评定** 对 MS 病人来说，很多一般性评定方法同样适用。如：日常生活活动能力评定 Barthel 指数量表，简易智能精神状态检查量表（MMSE），蒙特利尔认知评估量表（MoCA），徒手肌力检查，肌张力评定等，在此不再一一介绍。

2. **残障状态的评定** 对病人的残障程度进行评定可以从整体角度了解病人的功能障碍程度。早在 1955 年 Kurtzke 残障状态量表（disability status scale，DSS）已经开始作为评定 MS 的标准工具，该量表根据功能障碍程度从正常至死亡分为 10 级。此后该量表又得到了不断修订与补充：1961 年补充了更多的神经心理学评定项目；为增加功能状态评定的敏感性，1983 年对该量表再次进行修订，形成了目前临床应用较普遍的多发性硬化治疗效果标准化评定量表——改良残障状态量表（expanded disability status scale，EDSS），即 Kurtzke 残疾状况扩展性评估量表。它采用定量的方式，对中枢神经系统八个功能区：锥体束、小脑、脑干、感觉、肠道及膀胱、视觉、大脑及其他（如易疲劳等）进行评价。根据功能障碍的程度来评定各系统分值，分值从正常（0 分）、最严重缺损（5～6 分）到死于 MS（10 分）不等。高 EDSS 评分者（3.0～6.0）较低分者（<2.5 或 3）更易失业，而 EDSS>6.5 的病人其失业率更高。该量表将 1.0 分到 4.5 分定义为 MS 病人能够完全走动；5.0 分到 9.5 分定义为功能受损到完全丧失行走能力。其中，低级别得分侧重于评价视觉及其他感觉系统的功能障碍，如：面部或手指的麻木、视力障碍等；高级别得分则侧重评价运动系统的功能障碍，如行走困难等。本量表共有 20 个步骤，包含了对病人感觉、行动能力和日常生活限制情况等各个方面。评分的前几步中，症状的少量增加就可以导致 EDSS 评分步骤的明显增加，这意味着病变累及了更多的系统或某一系统的功能障碍比较严重。第四步之后，行走能力是决定 EDSS 分值的主要因素。评分的这一部分中，其他功能的异常对 EDSS 评分的影响不大，但可能对病人本人有一定影响，如上肢运动功能、个体的认知功能等。虽然 EDSS 在 MS 康复评定中的应用较早，临床中也较为常用，但由于该量表所涉及问题缺乏对病人本人意愿的整合、具有一定局限性，对功能状况的评估不够敏感，因此不宜用于疗效的评估。

3. **生存质量的评定** 生存质量是不同文化和价值体系中的个体对自身与目标、期望、标准和所关心的事情有关状况的体验，综合了躯体、心理和社会因素的评价指标，已受到国内外学者的日益重视，且广泛应用于各种慢性疾病。

生存质量量表可以评估病人多个领域的"健康"状况,包括疾病或治疗对身体、心理和社会功能的影响,主要包括一般生存质量量表和特异生存质量量表。

(1)一般生存质量量表:一般生存质量量表不针对特定的年龄、疾病或治疗组,适用于健康人群和所有疾病病人;应用一般生存质量量表可以比较 MS 病人与其他疾病或正常对照组的社会心理学特点,还能研究生存质量各方面之间或与疾病各方面之间的关系。

1)健康调查简表(SF-36):于 1990 年制定,目前临床中应用较广泛,主要用于评价 14 岁以上的受试者。SF-36 共有 36 项问题,包括 8 个方面:生理功能(10 个条目)、躯体疼痛(2 个条目)、因生理致角色受限(4 个条目)、因心理致角色受限(3 个条目)、心理健康(5 个条目)、社会功能(2 个条目)、活力(4 个条目)和总体健康(5 个条目)。需 5 分钟完成,由于条目简洁,信效度皆佳,已翻译成多种语言版本而被广泛应用,且常常成为特异性生存质量量表的编制基础。

2)世界卫生组织与健康有关生存质量测定量表(WHOQOL-100):由世界卫生组织 20 余个国家和地区共同研制的跨国家、跨文化并适用于一般人群的一般生存质量量表。该量表自 1991 年开始研制使用,经过几年的探索,1995 年从 236 条构成的条目池中选出 100 条而形成。该量表由六个领域的 24 个方面外加一个总的健康状况方面构成。六个方面包括身体功能、心理状况、独立能力、社会关系、生活环境和宗教信仰 / 精神寄托。从强度、频度、能力和评价四方面反映同一特征。虽然 WHOQOL-100 能详细评估与生存质量有关的各个方面,但量表显得冗长繁琐。因此,在此基础上研制了含 26 个条目的 WHOQOL-BREF 简表,便于操作,已被广泛应用。

(2)特异性生存质量量表:特异性生存质量量表适用于具有特定症状、疾病或接受某项治疗的病人。当研究 MS 病人的生存质量时,单独应用一般生存质量量表是不够的,可选用 MS 特异性生存质量量表,在应用于 MS 病人时更敏感、更有针对性,且可以随着时间的发展捕捉到病人与疾病相关的有临床意义但又细微的信息。

1)多发性硬化生活质量评估量表(multiple sclerosis quality of life inventory,MSQLI):由多发性硬化中心协会、健康服务研究分委会研究开发,是目前国际上针对 MS 病人生活质量情况评估的最权威和最系统的一套评估工具之一。这套量表全面而简洁,囊括了病人的医疗情况、情绪状况及社会支持等多个领域的内容。

该量表是一套内容全面、系统的生活质量效果评估工具,不仅包括了行走和痉挛等医学方面的问题,还包括了情感、情绪及社会支持等其他多方面生活质量情况的问题。本量表中突出和增加了 MS 特有的一些影响生活质量的问题,如:专门设计了膀胱功能情况量表和疲劳情况量表等,是融合 MS 病人生活质量情况各量表的最佳组合体。

2)MS 生存质量 54(MSQOL-54):是近年来应用最广的 MS 特异性生存质量量表。该量表是 1995 年由美国的 Vickrey 等人研制,共包括 54 个条目,由良好的健康调查简表(SF-36)和 18 项 MS 病人特异性条目(MS-18)构成,涵盖 12 个生活状况方面内容,即躯体功能、整体健康状况、精力、因生理功能致角色受限、疼痛、性功能、社会功能、应激、总体生活质量、情绪、因情绪致角色受限、认知功能。另外还有两个单条目,包括健康的变化和对性生活的满意度。MSQOL-54 已被翻译成多种语言版本,经多国跨文化适用性研究,表明 MSQOL-54 问卷在多国均具有较好的适用效果,具有良好的信度和效度。

4. **躯体和心理情况的评定** 多发性硬化影响量表(multiple sclerosis impact scale,MSIS-29)是近年来由英国大不列颠和北爱尔兰多发性硬化委员会支持、NHS 健康技术评估项目资助,多学科专家联合共同研究开发,是一个从病人角度出发、专门用来衡量 MS 对其躯体和心理影响情况的效果评估工具。该量表严格按照标准的心理学原则和方法设计,具有较高的效度、信度、科学性和内部一致性。它不仅能够纵向了解疾病的进展情况,而且还能从病人的角度直接了解和判断各种治疗与康复干预手段的效果情况。

5. **认知功能的评定** 由于几乎所有 MS 病人均有不同程度的认知功能障碍,因此对病人认知功能进行准确的评定至关重要,然而在众多 MS 评定量表中缺乏特异性认知功能评定量表。多发性硬化功能组合评估量表(Multiple Sclerosis Functional Composite,MSFC)是目前对病人认知功能评定针对性较强的量表。它由美国国家多发性硬化协会临床效果评定特别工作小组研究开发,旨在从多个不同的角度全方位、及时、有效地反映出病人的病情和功能变化情况,并强调了对病人认知功能评定的重要性。本量表由 25 英尺计时行走(timed 25-foot walk)、9 孔柱测试(9-HPT)、听觉指令数字相加测试(PASAT-3)三部分组成。该量表采用标准化定量计分方式,可以较直观地对同一病人功能的前后变化情况进行比较或对不同病人的功能状态进行对比。已有研究表明该量表对病人功能状态的变化更为敏感,对病人预后的评价更有意义。

6. **疲劳度的评定** 疲劳度的评定对 MS 病人来说同样具有重要意义。疲劳是 MS 的常见症状之一,对病人的日常生活及工作产生巨大影响,同时它也可能是 MS 复发的原因之一。但是由于其具有一定的复杂性和主观性,故未受到重视。目前在 MS 疲劳度评定中应用较多的量表是疲劳严重程度量表(fatigue severity scale,FSS)或修订的疲劳影响量表(modified fatigue impact scale,MFIS)。FSS 主要用于评估疲劳的严重性、频率以及对日常生活的影响,是目前较为简便、快捷的评估工具,具有较好的一致性和可靠性,可作为临床上疲劳筛查的首选工具,但由于该量表设置的分数值范围有限,在区别疲劳的程度上不够敏感。MFIS 是疲劳影响量表(fatigue impact scale,FIS)的简化版,主要用于评估过去 4 周疲劳对身体、认知及心理功能的影响,对疲劳的变化程度更敏感。

7. **ICF 在 MS 评定中的应用**《国际功能、残疾和健康分类》(international classification of functioning,disability and health,ICF) 是一种基于健康及其相关问题的分类标准。ICF 把健康及其相关问题划分为三个水平和三个系列。三个水平为躯体水平、个体水平和社会水平;三个系列为机体功能和结构系列、活动参与系列和环境因素系列。

2001 年 5 月 22 日,在第 54 届世界卫生大会(fifty-fourth world health assembly)第九次全体会议上通过了 ICF 决议文件。文件中对"健康"和"残疾"进行了重新定义,并承认:每个人都会经历健康状况的下降,并因此导致一定程度上的残疾。ICF 认为:残疾是主流;一是人类社会的一种广泛经历,残疾并不仅仅发生在少数人身上。残疾具有显著地社会特征,不能只是简单的被理解为医学或生物学功能失调,二是应该以全面的目光去理解残疾,要考虑到社会和环境等因素对个体功能的影响。ICF 提供了一种国际通用的标准,描述和测量健康或健康相关的问题。它为人体功能和结构、活动和参与以及环境因素变化的各种描述和测量结果提供了具有可比性的工具。由此可见,ICF 广泛用于临床将是必然的趋势,它将与国际疾病分类 ICD-10(international statistical classification of disease and related health problem)并存,分别从病因学水平和健康水平对病人进行综合评估。

MS 的时间和空间多样性导致了其临床表现复杂多样,病程变化不可预知。大部分病人每次发作后都会遗留一定程度的功能障碍,而且随着时间的变化,功能受损的程度会逐渐加重。病人的躯体功能水平、个体活动能力及社会参与能力等都会受到一定程度的影响。

病人的功能受损程度因人而异;同一病人在不同的病程阶段,功能受损情况也有不同。ICF是目前国际普遍公认的一套经过科学设计,专门针对功能、残疾和健康测量等方面进行全面分析的评价标准。它可以从身体或部分身体水平、个体活动水平和社会参与水平三个方面对MS病人进行描述。它不仅包含了整合型的生物－心理－社会模式下了解和研究人体功能、残疾和健康状况所需要的内容,而且还囊括和强调了环境因素对人体的影响。因此,它可以用来对MS病人生活环境进行综合评价。同时,由于ICF能够敏感地发现病人疾病过程中功能和残疾的变化情况,因此,它还可以为判断治疗和干预措施的有效性提供依据。以ICF为框架,全面系统地对MS病人的功能、残疾和健康状况进行评价,对我们设计临床试验、判断和选择有效的康复干预手段,制定适当的健康政策等方面都会很大的帮助。

8. **评定方法的选择** 由于MS的复杂性、多变性、长期性、进展性和不可预知性,所以本病病人任何阶段的功能水平、残疾情况及干预效果的评定都是极具挑战性和极为重要的。MS的评定方法必须具备科学性、可靠性、有效性和敏感性。不仅如此,为了便于临床和科研工作的顺利进行,评定方法必须要有实用性、易操作性,并且内容需要尽可能简洁和通俗易懂等;方法必须与研究和干预对象相适合。在神经康复临床评定和研究中,各种康复干预的效果评价不应集中在病情和损伤部位与水平的变化上,而应以病人为中心,侧重于他们生活质量的改善、活动和参与能力水平的提高及其应对技巧与自我评价能力的增强等方面;尤其是应该鼓励病人积极主动参与到功能状态的评价中。

# 第三节 康复治疗

## 一、治疗原则

MS引发的神经功能缺失几乎是随处可见的,不仅仅表现为肢体感觉运动功能的损害,更多的表现是复杂的多器官重叠性损害。所以在康复阶段的处理中,仅仅依靠单一方法、单一学科的努力是远远不够的。目前在康复治疗中提倡多学科小组的协调、联合工作。这些学科包括了康复医师、康复治疗师(如物理治疗师作业治疗师、言语治疗师、心理治疗师)、康复护士及其相关的神经科、骨科、眼科、泌尿科和营养科等多种专业。在这一阶段的处理中,除了多学科的参与之外,征询及采纳病人及家属对治疗的意见也必不可少的。由于MS具有时间及空间的多发性,在康复治疗期间应固定时间进行阶段性评估。常用的方法有扩展的功能缺失评分、日常生活指数等,这些评估不仅可以及时发现和处理新的综合征,同时对指导、制订和变更康复计划具有积极意义。

## 二、主要的治疗方法

### (一)瘫痪

1. **运动疗法** 既往普遍观点认为,运动疗法对MS病人无用,反而可能有害处。根据观察发现,锻炼能够加重MS症状,如平衡失调,视觉问题或增加痉挛,多达40%病人感觉障碍症状的数量和强度增加,因此不建议病人进行运动训练。然而,对大多数MS病人,这只是短暂性现象,一般出现在锻炼后30分钟内,不存在长期的有害功能影响。在过去十年中,人们观念逐渐发生转变,越来越多证据提示,运动疗法对于轻度和中度功能障碍的MS病人是安全有益的,能够改善病人的躯体和精神功能。MS病人从适应性运动计划中的获益与健康个体等同。对于 MS 病人来说，减少活动本身就会导致躯体损害，而适度的运动疗法能够逆转某些因为减少活动带来的躯体损害，运动疗法也可能会影响疾病进程自身导致的功能障碍。在活动受限水平多变的 MS 病人人群中，长期规律运动能够减缓活动受限增加的进程。MS 病人存在多种功能受损，包括日常活动水平、肌肉（低肌肉力量和肌肉质量）、神经（肌肉激活）和有氧代谢功能等均低于健康人群。这些功能损害的后果是功能容量降低，故心血管疾病、抑郁、疲劳等风险增加，从而降低 MS 病人生存质量。对 MS 病人而言，耐力训练是可耐受的，并且能够从中获益。抗阻训练也能够改善 MS 病人的失能程度。

**2. 机器人辅助训练**　机器人辅助训练近些年来越来越多的应用于神经康复中，对于存在严重步态障碍的病人，机器人辅助训练可能有利于病人步行能力的恢复，减重跑台步行训练能够有效改善步态。

**3. 药物干预**　对于药物干预治疗目前疗效不确切。近年来研究发现钾通道阻滞剂氨吡啶可通过改善脱髓鞘轴索和损伤轴索冲动传导效率，改善 MS 病人步行速度、多发性硬化步行评分和下肢徒手肌力。氨吡啶普遍耐受良好，但禁用于存在癫痫发作风险和肾功能损害病人。

### （二）痉挛

痉挛是中枢神经系统疾病中常见的功能障碍之一，是以肌肉不自主收缩和速度依赖性牵张反射亢进为特征的运动障碍，是上运动神经元损伤的特征之一。MS 病人同样面临着痉挛带来的各种痛苦。痉挛的发生除了与大脑和（或）脊髓脱髓鞘性损伤有关，目前研究发现还可能与膀胱和直肠功能障碍有关。

痉挛的存在具有两重性，既有限制关节运动，影响运动功能、精细活动、ADL，引起关节挛缩、关节畸形和疼痛等不适，不利于清洁护理等不利影响，但某些病人痉挛又具备有益于下肢支撑、保持某种姿势的作用。因此，作为康复科医生，在选择治疗方法前，我们除了要对病人的痉挛程度进行评估、明确病人痉挛的类型，还要明确导致病人痉挛的主要原因是什么、有无诱发因素，对于有明确诱发因素的病人应解除其诱发因素；明确痉挛是否导致病人功能受限，是否需要干预措施；明确缓解痉挛的主要目的是什么，痉挛解除后能否给病人带来益处，比如痉挛解除后病人能改善功能，还是缓解疼痛，亦或是便于护理？只有做好前期准备才能选择更恰当的治疗方法，使病人获得最大收益。

目前治疗痉挛的方法多种多样，主要包括去除加重痉挛的诱因、姿势控制、冷热疗法、水疗、物理治疗、电刺激、肌电生物反馈、口服降痉挛药物、肉毒毒素注射、手术治疗等。

康复医师、治疗师、护士应向病人及家属做好预防性康复宣教，宣教良肢位摆放、正确坐姿、站立的重要性，并指导病人形成正确的运动模式。对于存在诱因的病人应及时去除诱因，如伤害性刺激、感染、膀胱直肠功能障碍、疼痛等。对于有已形成痉挛，且对病人功能恢复或生活带来影响时，可采取以下方式缓解痉挛。

**1. 物理治疗**　物理治疗是临床中常用的治疗方法。可以通过姿势控制调节全身的肌紧张，通过持续缓慢的肌牵引降低局部肌肉张力。此外可以结合肌电生物反馈、外周肌肉或神经电刺激等方法降低肌张力。

**2. 药物治疗**　对于全身肌张力增高者，可采用口服降肌张力药物。如巴氯芬、替扎尼定、丹曲林、盐酸乙哌立松片、地西泮等。但是，药物的应用可能存在副反应，如镇静作用、认知减退和肢体肌力减低等，因此用药后应注意观察有无副反应出现。

3. **A型肉毒毒素注射** 肉毒毒素是肉毒梭菌在生长繁殖中产生的一种外毒素,它作用于周围运动神经末梢、神经肌肉接头处,抑制突触前膜对神经介质——乙酰胆碱的释放,引起肌肉松弛性麻痹,进而起到降低肌张力的作用。局部应用A型肉毒杆菌毒素注射可有效治疗上、下肢的局限性痉挛。

4. **手术治疗** 对常规物理治疗、药物治疗无效的病人,可考虑手术治疗,如神经阻滞术、鞘内注射技术、特定肌肉神经切断术等。

### (三)平衡-共济失调

当病灶损伤累及视觉、本体感觉和前庭系统信号整合时,MS病人将出现不同程度的平衡共济障碍。平衡共济失调是MS中最复发、最顽固的症状。病人需要更长的训练期和更多的耐心。对于治疗师来说,治疗主要集中于改善MS病人的姿势维持控制和平衡运动,太极、瑜伽可能有利于维持步态和平衡功能。减重跑台训练和机器人也可能有一定作用。职业治疗师和(或)康复科护士可帮助病人改善日常生活活动和转移能力。同时还可采用实用性技术和辅助性设备,帮助病人减轻穿衣、洗浴、进食、日常家务和日常护理等方面的负担。利用计算机化动态姿势图分析显示MS病人平衡功能障碍的主要原因是视觉、本体感觉或前庭系统缺陷。根据特定感觉系统功能障碍,制订个体化的平衡康复治疗方案,比传统康复治疗方案更有效。另外,运动-运动任务和运动-认知任务也能够改善缓解复发型MS病人的平衡功能,改善其日常生活质量,闭眼平衡治疗结合运动-双重任务能够使病人获益。对于MS病人的运动失调问题,药物治疗作用轻微。但阵发性共济失调,卡马西平是最有效的药物,加巴喷丁亦有效。

### (四)疼痛

MS的疼痛呈多样性,最常见的疼痛类型为头痛,其次是神经源性疼痛;部分病人在MS发病开始即时出现疼痛,部分病人在缓解期出现疼痛;部分病人认为疼痛是MS病程中最严重的症状;有的病人存在一种疼痛综合征,而有的病人同时存在两种疼痛综合征。MS病人慢性疼痛管理可选择药物和非药物疗法相结合的方案。治疗初始阶段,采用非药物疼痛疗法,主要包括护理和物理治疗,可根据需要加用针对特定疼痛综合征的药物和(或)辅助手段。持续3个月以上的疼痛综合征,单独的药物治疗是无效的。对某些病人而言,心理支持治疗以及物理疗法、作业职业疗法可能会有帮助。在阵发性疼痛综合征中三叉神经痛最常见,可以选择卡马西平治疗;如果无效或者病人不能耐受,可以考虑其他抗癫痫药物包括苯妥英钠、拉莫三嗪和加巴喷丁。慢性疼痛的治疗通常很难。阿米替林在慢性感觉障碍性疼痛中可能有效,其他的药物包括非甾体抗炎药也可能有效。物理治疗可以通过改善站和坐的姿势来缓解慢性腰痛。另外,合理的关节伸展运动对防止挛缩、解除肌肉痉挛,从而减轻疼痛同样具有重要作用。经皮电刺激神经疗法(TENS)和热疗也缓解疼痛也可能有效。然而,更顽固的疼痛需要到专业的疼痛治疗中心治疗。

### (五)言语和吞咽障碍

由于参与言语与吞咽的肌群无力、肌肉痉挛、僵硬,可能导致病人出现言语和吞咽障碍。对于这些病人,应由言语治疗师进行专业评定,并针对言语、交流、认知和吞咽等功能障碍给予治疗。病人需要在言语和吞咽治疗师的帮助下学习如何克服这些问题,如各种放松和强化声带肌肉控制的运动,锻炼下颌、舌和口唇的协调运动以便清晰发音发声。对存在吞咽障碍的病人应进行进食指导,如进食体位、食物性状的选择及一次进食量,以减少呛咳、误吸。对于有严重吞咽障碍的病人应给予鼻饲营养支持治疗,待吞咽功能恢复后再给予拔除鼻饲管。

### （六）视觉障碍

MS 病人中大约 90% 的病人存在视神经功能障碍及其相关的症状、体征。视神经脊髓炎病人反复多次发作、进行性视力下降均可能导致严重的视敏度下降。然而目前治疗手段有限，用棱镜或者偶尔药物治疗如巴氯芬、加巴喷丁、异烟肼、最近美金刚可能有效。当进展至晚期，应至"低视力"临床中心就诊。

### （七）呼吸功能障碍

当 MS 累及呼吸肌时，可能引起病人呼吸功能障碍，可能发生在进展性 MS，但也可见于复杂的急性发作期。家庭呼吸肌训练计划能够显著提高轻度和中度呼吸功能障碍 MS 病人的吸气肌的力量和耐力，全面提高呼吸功能。

### （八）二便障碍

当 MS 病灶累及脊髓时，可能导致病人出现二便障碍，而两者症状往往同时存在，对病人日常生活及护理带来严重影响。

**1. 膀胱功能障碍** 对出现膀胱功能障碍的 MS 病人进行尿动力学检查会发现逼尿肌反射亢进和（或）逼尿肌括约肌协同失调。逼尿肌过度活跃的一线治疗通常为行为学疗法，但是当额叶皮层中央区受损后，病人不能抑制非自主逼尿肌收缩，上述方法则不会取得非常显著疗效。①盆底肌运动疗法能够降低排尿频繁症状，并且增加功能性膀胱容量。盆底肌运动疗法与盆底肌肌电生物反馈和（或）盆底肌电刺激疗法均能够降低尿失禁发生率和漏尿量容积，其中盆底肌电刺激是缓解女性尿失禁最重要的有效疗法。②当残余尿量>100ml时，推荐病人采用清洁间歇性自我导尿术，间歇性导尿也能使伴随尿潴留的顽固性尿失禁病人获益。不能进行自我导尿的病人或可选择留置导尿或者由护理人员实施间歇性导尿术。在无法实施间歇性导尿的情况下，也可考虑耻骨上膀胱造瘘，规律更换耻骨弓上尿管以预防钙化和败血症。不推荐进行尿道内置管，因为会增加上、下尿道感染风险。③抗毒蕈碱药是神经源性逼尿肌过度活跃的最普遍治疗方法。④骶神经神经调节对 MS 病人逼尿肌过度活跃更有效，通过植入脉冲发生器，可成功排泄，并且最终能够停止自我导尿术，但也有部分病人因植入物移位而需要进行再次手术。由于植入性装置影响病人进行磁共振检查，故而对 MS 病人来说，非植入性神经调节技术更为适用，阴茎背神经刺激能够增加男性MS 病人的膀胱容量。经皮后胫神经刺激能够改善膀胱过度活跃综合征，尿急、尿频和尿失禁次数均显著改善，并且有减低排尿后残余的趋势。⑤化学药物神经调节是另一种治疗男性或女性 MS 病人神经源性逼尿肌过度活跃选择。

**2. 肠功能障碍** 对于存在肠功能紊乱、便秘和便失禁的病人，建议指导其建立肠道管理计划，建议病人改变日常生活方式、增加膳食纤维以及服用轻泻药，如轻度便秘病人选择乳果糖和刺激性轻泻药，严重便秘病人给予番泻叶和比沙可啶。

### （九）认知障碍

认知障碍是 MS 常见的功能障碍之一，其发生率高达 40%～70%。无论在 MS 发病早期还是晚期，MS 病人均可能出现认知障碍。认知障碍的发生与脑内损伤部位无关，无论灰质损伤还是白质损伤，均可能出现认知障碍。此外认知障碍的发生与肢体运动功能障碍、病程及病因亦没有直接关系。其表现多种多样，如记忆力下降、定向力下降、逻辑分析能力下降、计算力下降、言语表达能力下降等，其中信息加工速度减慢、记忆力下降、学习障碍在 MS 病人中最为常见。认知障碍的存在会给病人的生活、工作带来巨大影响，影响病人情绪、生活质量等。因此我们应当充分重视认知障碍的康复,在发病早期即开始对病人的认知功能进行筛查,做到早发现、早治疗。

尽管目前用于改善病人认知功能的方法多种多样,已有大量研究表明神经心理学康复治疗对脑卒中、脑外伤后认知障碍病人是有效的。但是由于MS疾病的多样性、病程的进展性以及病人信息加工速度下降,导致MS病人认知障碍康复的相关研究较少,仍缺乏足够多的证据证明何种方法可以改善病人认知功能,特别是针对病程的不同时期采取何种康复治疗手段更是目前的难点。目前研究表明认知功能训练及多模态训练方法可以在一定程度上改善病人的认知功能,特别是对病人信息加工速度、记忆力进行有针对的康复训练,可以使病人获益更多。一些疾病调节药物可以延缓MS认知功能障碍的进展。

**(十)精神-心理障碍**

由于MS病人功能障碍出现的不确定性、疾病多发性及对日常生活的干扰、缺少社会关心支持、社会工作能力减低等因素的存在,病人常存在不同程度精神-心理障碍,尤其是焦虑抑郁症状。焦虑抑郁的存在不仅影响了其对药物及其他治疗的坚持,使病情延长,躯体功能障碍加重,还会影响病人的工作能力及家庭和社会生活能力,降低了病人的生活质量,严重者甚至出现自杀倾向。因此临床医务人员要重视病人的情感变化,及早给予心理康复治疗,了解病人心理活动,建立良好的医护关系,增强病人的自信心和治疗的依从性,使其能够积极主动地参与康复,临床症状及情绪得以改善,缩短病程,避免医疗资源的浪费,提高病人的生活质量。

对于情感功能障碍轻微的病人,可以通过神经科医生给予治疗和病人的自我调整改善情绪,但存在重度症状病人则需要精神科医师的干预。MS精神-心理障碍的治疗有赖于有组织有针对性的治疗团队,针对不同病人给予个体化治疗方案。需要与病人及家属沟通病情,进行宣教,一同讨论用药、预期、预后、安抚和解释病情等。治疗策略包括利用心理学疗法、认知行为学疗法、强化应对能力以及抗焦虑抑郁药物治疗等改善抑郁、焦虑、压力、疲劳等。

考虑到MS病人情绪上痛苦的本身,以及病人出现情感功能障碍的高风险性,在未予以明确的抑郁症诊断之前,有必要进行早期的预防性干预措施,包括增加抑郁症初始征象筛查测验和鉴别存在潜在风险的MS病人。这些方法不仅能够增进治疗效果,还有降低抑郁实际发生率的潜力。在未来的研究和治疗计划中,多模态方法能够使得许多患有MS或相关疾病的病人受益。

**(十一)疲劳**

疲劳是MS病人常见的一个症状,有报道90%的MS病人会出现疲劳,并且超过2/3的病人每天或者几乎每天都会经历这种症状。目前多发性硬化委员会制定的临床实践指南对疲劳的定义是:病人本人或者护理人员感觉到的一种主观的体力或者精力的缺乏,妨碍日常活动和期望的活动。MS病人本人对疲劳的描述是一种令人灰心的、压倒一切的和使人丧失能力的感觉。疲劳的存在不仅影响病人生活质量,同时研究表明疲劳也是MS复发的诱因之一。曾经,人们普遍认为MS病人不能进行活动,避免复发,然而目前大量研究表明MS病人应该参加适当运动,且已证实运动可对MS病人带来有益的效果。研究显示有氧运动、适量的抗阻性运动及合理的训练规划对病人是有益的。参加有氧训练可以改善MS病人的有氧代谢能力、最大等容呼吸力量和情绪(包括疲劳感),重要的是病人的生活质量也得到改善。渐进抗阻性训练通过提高肌肉力量、改善病人的疲劳、情绪以及生存质量。MS

病人推荐的体力活动包括肌力训练每周 2 次、参加有氧活动每周 3 次或者更多，每次 20~30 分钟，有氧代谢能力峰值的 65%，通过 $VO_{2max}$ 测量确定。节能法训练：通过系统的分析所有相关环境中的日常工作、家庭和娱乐活动，辨别和改善活动模式，来减轻疲劳，是目前常见的用于帮助慢性疾病病人改善疲劳的治疗方法。水中有氧训练同样可以改善病人的疲劳、生活质量。

（宋为群）

# 第十二章

# 运动神经元疾病的康复

## 第一节 概　　述

### 一、定义

运动神经元疾病（motor neuron disease，MND）是一组病因未明的选择性侵犯脊髓前角细胞、脑干运动神经元、皮层锥体细胞及锥体束的慢性进行性神经变性疾病。成人MND 通常在 30～60 岁起病，男性多见，以进行性加重的骨骼肌无力、萎缩、肌束颤动、延髓麻痹和锥体束征为主要临床表现，最终可因吞咽困难、呼吸衰竭而死亡，生存期通常 3～5 年。运动神经元病是否为单一病因、表型不同的疾病尚不完全清楚，但肌萎缩侧索硬化（amyotrophic lateral sclerosis，ALS）是其中最为常见和最易识别的表型。故在对该病的各种研究中也多以 ALS 代表 MND 这一组疾病。

ALS 又称为卢伽雷氏症（Lou Cehrigs disease），俗称渐冻人症。1869 年由 Jean-Martin Charcot 首次确诊。它是一种不可逆的致死性运动神经元疾病。病变主要侵犯上运动神经元（大脑、脑干、脊髓），又影响到下运动神经元（颅神经核、脊髓前角细胞）及其支配的躯干、四肢和头面部肌肉的一种慢性进行性变性疾病。呈全球性分布，发病率约为每年 1～3/10 万，患病率为每年 4～8/10 万，90% 以上为散发病例。

### 二、病因及分类

#### （一）病因

MND 病因尚不清楚，一般认为是随着年龄增长，由遗传易感个体暴露于不利环境所造成的，即在遗传因素和环境因素的背景下由多种机制如细胞内钙浓度异常升高、兴奋性氨基酸、自由基毒性及其相互作用共同导致的运动神经元选择性死亡，其中谷氨酸兴奋毒性和氧化应激是发病机制中的重要环节。

#### （二）分类

1. ALS　根据是否具有家族遗传性可以分为以下两种类型：①散发性 ALS（sporadic amyotrophic lateral sclerosis，sALS）：没有 ALS 家族史；②家族性 ALS（familial amyotrophic lateral sclerosis，fALS）：家族中存在 1 个以上 ALS 病人。根据遗传方式的不同，家族性 ALS 可分为常染色体显性遗传、常染色体隐性遗传和伴 X 染色体遗传。

2. 临床分型　临床上根据功能缺损分布（四肢或延髓肌）及性质（上或下运动神经元）可分为四种类型。

（1）肌萎缩侧束硬化（amyotrophic lateral sclerosis，ALS）：是最常见的类型，脊髓前角细胞、脑干后组运动神经核及锥体束受累，无论最初累及上或下运动神经元，最后均表现肢体和延髓上、下运动神经元损害并存。多数从一侧上肢开始，缓慢发展为双侧，首发症状常表现为手指精细操作障碍，手指活动笨拙无力。后逐渐出现手部小肌肉萎缩，逐渐向前臂、上臂及肩胛带肌发展，萎缩肌群出现粗大肌束震颤。双上肢肌肉萎缩明显，肌张力不高，但腱反射亢进。双下肢痉挛性瘫痪，肌张力高，腱反射亢进，病理反射阳性。延髓麻痹通常晚期出现。病人意识始终清醒，一般无客观的感觉障碍，括约肌功能常保持良好。病程持续进展，多在 3～5 年内呼吸肌受累，死于肺部感染。

（2）进行性脊肌萎缩（progressive spinal muscular atrophy，PSMA）：仅损伤脊髓前角细胞，表现为肌无力、肌萎缩和肌束颤动等下运动神经元损害症状。隐袭起病，男性多见，多数从一侧上肢开始，逐渐向前臂、上臂及肩胛带肌发展，受累肌肉萎缩明显，肌张力低，腱反射减弱，病理反射阴性。一般感觉及括约肌功能一般正常。疾病进展缓慢，病程达 10 年以上，最后因呼吸肌麻痹或肺部感染而死亡。

（3）进行性延髓麻痹（progressive bulbar palsy，PBP）：病变主要累及延髓和脑桥运动神经核。主要表现构音障碍、吞咽困难、饮水返呛、咀嚼无力，舌肌萎缩明显伴肌束震颤。皮质延髓束受累出现下颌反射亢进、强哭强笑、真性与假性球麻痹共存。病程进展较快，预后不良，1～2 年内死于呼吸肌麻痹及肺部感染。

（4）原发性侧束硬化（primary lateral sclerosis，PLS）：临床上罕见，选择性损害锥体束，导致肢体上运动神经元功能损害。首发双下肢对称性痉挛性无力，缓慢进展，逐渐累及双上肢，出现四肢肌张力增高，腱反射亢进，病理反射阳性。无肌肉萎缩，不伴肌束震颤，感觉正常。皮质延髓束变性出现假性球麻痹，伴情绪不稳定、强哭强笑。多为慢性进行性病程。PMA 和 PBP 通常都会最终进展为 ALS。

## 三、病理改变

运动神经元疾病最显著的特征是运动神经元选择性丢失。大脑运动皮质区的大锥体神经元数量减少，在其相邻的皮质，包括运动前区、感觉皮质和颞叶皮质也可见到神经元胞体萎缩和数量减少。脊髓前角运动神经元及脑干运动神经元明显减少，脑干运动神经核中主要累及舌下神经、舌咽神经、迷走神经和副神经核等核团。在残留神经元中，可以见到不同时相的变性现象，包括中央染色体溶解、空泡形成、噬神经细胞现象以及神经细胞模糊不清等。延髓以下的包括皮质脊髓束在内的神经纤维髓鞘分解脱失。

## 四、主要的临床处理

尽管 ALS 治疗包括病因治疗、对症治疗、非药物性支持治疗及康复治疗，迄今尚无任何治疗能够改变疾病的转归。但药物及综合性治疗有助于缓解疾病进程，减轻病人病痛和改善生活质量。

### （一）药物治疗

1. **支持治疗**　营养支持对于保证病人足够营养和改善全身状况非常重要，对有吞咽困难和饮水呛咳病人予以管饲（鼻胃管 / 鼻肠管 / 经皮内镜下胃造口）喂养，当病人体重下降超过基础体重 10% 需进行肠道营养补充。呼吸支持可以延长病人生命，当病人出现呼吸困难，可根据病情选择机械通气维持呼吸。

（1）营养支持：根据病人吞咽功能状况选择不同代偿方法：①能够正常进食时，应采用均衡饮食；吞咽困难时宜采用高蛋白、高热量饮食以保证营养摄入；②对于咀嚼和吞咽困难的病人应改变食谱，进食软食、半流食，少食多餐，对于肢体或颈部无力者，可调整进食姿势和用具；③当病人吞咽困难明显、体重下降、脱水或存在呛咳误吸风险时，应尽早行经皮内镜胃造瘘术（percutaneous endoscopic gastrostomy，PEG），保证营养摄取，延长生存期。建议PEG应在用力肺活量（forced vital capacity，FVC）降至预计值 50% 以前尽早进行，否则需要评估麻醉风险、呼吸机支持下进行。对于拒绝或无法行经皮内镜胃造瘘术者，可采用鼻胃管进食。

（2）呼吸支持：随着呼吸肌无力逐渐加重而出现一系列肺通气功能下降的表现，表现低氧血症和高碳酸血症，晚期大多数病人因呼吸衰竭和（或）严重肺部感染而死亡。一旦确诊ALS，应该警惕呼吸衰竭的发生。尽量寻找呼吸功能障碍的早期症状，如音量和音调的变化、咳嗽无力，口中分泌物难以清除，呼吸时需要动用辅助呼吸肌，运动耐力下降等。如果出现上述症状应立即开始分阶段治疗：首先，采用简单措施减轻呼吸困难，防止肺部感染；其次，使用无创通气缓解呼吸困难；最后，考虑使用有创通气。

ALS 病人可以通过以下措施减轻呼吸困难，如症状轻微病人睡眠时采用半卧位；通过改变食物质地、学习吞咽技巧、使用吸痰机等减少误吸风险；唾液过稠需要保持充足的水分，加用化痰药、抗胆碱能药等促进痰液稀释排出。唾液过多采用阿米替林、东莨菪碱治疗；巴比妥类药物或安眠药在早期呼吸功能不全应避免使用；有效的营养支持对呼吸功能起间接保护作用。

通过定期肺功能检测了解病人的呼吸功能，根据呼吸障碍程度，选择不同的呼吸辅助方式：①无创机械通气：早期进行性低通气是影响 ALS 病人自然病程的重要因素。开始无创机械通气的指征包括端坐呼吸，或用力吸气鼻内压（sniff nasal pressure，SNP）<40cmH$_2$O或最大吸气压力（maximal inspiratory pressure，MIP）<60cmH$_2$O，或夜间血氧饱和度降低，或 FVC<70%。ALS 常用的无创通气为双水平正压通气（bi-level positive airway pressure，BiPAP），研究表明 BiPAP 的早期使用能显著延长 ALS 的生存期。BiPAP 可设置多种通气模式，ALS 常用 S 模式（Spontaneous，自主呼吸模式）或 S/T 模式（Spontaneous/Timed，自主/时间控制模式）。通气参数的设置：开始时参数设置比较低，IPAP 8～10cmH$_2$O，EPAP 3～5cmH$_2$O，呼吸频率 6～8 次/分，之后逐渐增高到合适的参数；②吸痰器或人工辅助咳嗽：病人咳嗽无力（咳嗽呼气气流峰值低于 270L/min），应使用吸痰器或人工辅助咳嗽，排除呼吸道分泌物；③有创呼吸机辅助呼吸：当无创通气不能维持血氧饱和度>90%，二氧化碳分压>50mmHg 或分泌物过多无法排出时，可选择有创呼吸机辅助呼吸。当每日无创通气时间>12h 或病人不能耐受无创通气，FVC<50%，呼吸困难症状持续存在，也可以考虑有创通气。有创通气可以延长病人寿命，但考虑到经济、生活质量等因素，应在与病人与家属充分沟通后再做选择。

如果病人拒绝机械通气，应该向病人和家属提供有效控制终末期症状的姑息治疗，给予阿片类药物缓解呼吸困难症状；地西泮用于控制夜间症状，缓解焦虑。

2. 对症治疗　ALS 常合并肌痉挛、疼痛、流涎等症状，对症处理可使病人在舒适性、功能和安全上得到实质性改善，对提高病人的生活质量非常重要。

（1）肌痉挛：首先摆正姿势，使病人处于放松的体位；可选用 Baclofen、替扎尼定、地西泮、氯唑沙宗等药物；口服药物后痉挛依然严重，鞘内使用巴氯芬可能会有帮助；物理疗法是 ALS 痉挛的主要治疗手段,水疗、热疗、冷冻、超声、电刺激、化学去神经法和极少数的手术疗法也有使用。

(2)疼痛:一般性的肌肉疼痛可以使用非甾体类消炎药治疗,比如布洛芬等;关节疼痛治疗原则是尽量使肢体处于功能位,保持关节活动度,尽量减轻关节的负重,尤其是肩、肘、膝、踝。日常家庭性辅助伸展活动可以减轻或者消除肌肉僵硬和抽筋;轻微的抽搐一般通过伸展活动或使用维生素 E 或镁治疗,也可以尝试左乙拉西坦,物理疗法、活动锻炼和(或)水疗可能会有帮助;疼痛严重可选用卡马西平、苯妥英钠或吗啡类制剂。

(3)流涎:流涎是 ALS 常见症状,给予颈部支持、头位校正、控制口腔感染等治疗。阿托品、苯海索、东莨菪碱等抗胆碱能药物有效,由于药物治疗时间长,副作用多且严重,可以考虑局部放射治疗,但放射剂量需进一步研究;局部注射肉毒毒素,但有关局部注射肉毒毒素方法剂量、固定的仪器设备在临床上亦未明确规定。此外,阿米替林也可以改善流涎症状。

(4)呼吸困难:可表现为夜间无法平卧、活动后胸闷、气促及安静时呼吸困难等,绝大多数 ALS 病人死于呼吸衰竭,通常合并不同程度的吸入性肺炎,为减轻病人痛苦可使用吗啡类药物。

(5)吞咽障碍:鼓励病人吃自己觉得轻松舒适的食品,避免刺激性食物造成的咳嗽和憋气。巴氯芬因减轻痉挛可帮助解决吞咽困难,有时剂量可达 80~90mg。也可使用溴吡斯的明。指导吞咽障碍病人使用一些代偿方法,必要时采用鼻饲饮食或胃造瘘术,避免经口呛咳引起的呼吸道感染。

(6)构音障碍:鼓励病人减慢讲话速度,巴氯芬能帮助病人减轻舌肌痉挛,对修复软腭及抬高软腭也有帮助。早期由语言康复医生指导非常重要。

(7)睡眠障碍:治疗措施主要包括:①安眠药:可以改善症状,如苯二氮䓬类,但对呼吸抑制明显。新型安眠药佐匹克隆起效快半衰期短,对呼吸和呼吸肌肉储备能力无影响,可用于失眠治疗。②睡眠呼吸暂停低通气治疗:无创辅助通气可改善 ALS 的睡眠呼吸暂停和低通气,提高病人生存质量和生存率。③梦魇和 REM 睡眠行为障碍:梦魇药物治疗推荐哌唑嗪。REM 睡眠行为障碍管理中预防性保护措施在 ALS 更重要,包括移走卧室内潜在的危险品,撤除障碍物等。小剂量氯硝西泮和褪黑激素是目前治疗 REM 睡眠行为障碍最有效的药物,但氯硝西泮对呼吸肌有抑制作用。④运动相关睡眠障碍:周期性肢体运动障碍和不宁腿综合征的治疗基本一致,左旋多巴、卡比多巴等多巴胺为一线药物,也可以用多巴胺激动剂罗匹尼罗等。夜间腿痛性痉挛明显者左乙拉西坦疗效较好。

(8)便秘:由于会阴肌无力,不恰当的饮食及使用抗胆碱能药和阿片制剂容易导致便秘。便秘可用润滑剂、缓泻剂与灌肠等方法处理,同时增加食物中的纤维含量及水分摄入,腹部按摩也可促进排便。

(9)抑郁及焦虑:从健康者走向运动神经元病终末期,对每一位病人都要经历精神和心理的巨大挑战,正确处理与 ALS 相伴的神经心理反应,是 ALS 治疗中不可缺少的一部分。抑郁或焦虑症状明显要及时使用抗抑郁、抗焦虑药物,常用阿米替林、帕罗西汀或氟西汀等药物以及心理辅导治疗。

3. **药物治疗**　ALS 尚无特殊有效的治疗方法,利鲁唑是第一个能延长 ALS 病人生命的药物,其他尝试应用的治疗药物有谷氨酸受体拮抗剂、神经营养因子、抗氧化剂、钙通道阻滞剂等。目前主张多种药物联合应用。

（1）神经保护剂：可选用能量合剂、维生素 E、辅酶 Q10、维生素 B 族等，维生素 E 可能对 ALS 病人有益。

（2）抗谷氨酸药物：利鲁唑是 FDA 批准的第一种用于治疗 ALS 的药物，唯一被证实可以有效治疗 ALS 的药物，能够延缓疾病进展的速度和延长生存期，但不能改善运动功能和肌力。主要通过抑制突触前谷氨酸的释放，阻滞兴奋性氨基酸受体以及抑制神经末梢和神经细胞体上的电压依从性钠通道而发挥效应。适用于轻中症病人，但价格昂贵。成人剂量 50mg 口服，每日 2 次，可能会出现恶心、谷丙转氨酶增高等不良反应，建议服药的前三个月每月检查肝功能，以后每三个月查一次。美国神经病学学会推荐在无需呼吸机 ALS 病人中使用利鲁唑。

（3）神经营养因子：近年研究发现神经营养因子对特异性神经元的保护效应，如动物实验发现胰岛素样生长因子 -1（insulin growth factor-1，IGF-1）能促进神经元修复，但目前临床数据不足以得出 IGF-1 对 ALS 疗效的确切评价。各种神经生长因子试验正在进行。

（4）干细胞治疗及基因治疗：干细胞具有分化为神经元的潜力，替代受损的运动神经元，并产生多种营养因子保护神经元。干细胞治疗 ALS 实验和临床研究目前处于探索阶段，随着生物领域技术发展，干细胞治疗及基因治疗将成为运动神经元病治疗研究的重要方向。

**4. 康复治疗**　ALS 的康复治疗是综合性治疗的一个重要组成部分，根据 ALSFRS-R 评分结果将疾病分为四个期，疾病的不同类型以及病程的不同阶段，病人所面临的问题不同，治疗的目的和手段也不同。治疗措施应根据康复评定结果及病人身体状态，给予针对性治疗，如关节活动范围内的主动和被动运动是病人每日不可少的康复训练项目；呼吸训练，让病人放松，进行腹式呼吸训练；在日常生活中，鼓励病人做自己力所能及的，并进行转移训练、平衡训练及日常生活活动能力训练；选择适当辅助设备，提高病人生活自理能力。鼓励病人尽可能坚持正常的生活，疾病后期加强护理，预防各种并发症。

## （二）手术治疗

若合并严重营养障碍或呼吸困难，影响病人的生存，可以考虑手术治疗。

**1. 经皮内镜胃造瘘术**　当病人吞咽明显困难、体重下降、脱水或存在呛咳、误吸风险时，应尽早行经皮内镜胃造瘘术，确保营养摄取。进餐时间 >30min 也提示需考虑行 PEG。PEG 的运用可以降低吸入性肺炎发生风险，防止呼吸功能进一步恶化。PEG 操作相对简单，风险和创伤并不大，主要并发症包括置管位置错误、造瘘管堵塞、局部感染、操作失败及胃出血等，有经验的医生可将上述风险控制在极低的概率范围内。

**2. 膈肌起搏**　在腹腔镜直视下定位膈膜的起搏点，经皮把电极植入控制单元，刺激该点引起膈肌的最大收缩，目的是保持膈肌肌力，延迟气管切开时间，但膈肌起搏尚不能代替无创通气。

**3. 气管切开**　到疾病的终末期常常需要气管插管或气管切开呼吸机辅助呼吸。气管切开指征是：①呼吸困难，呼吸减弱或消失；②呼吸衰竭合并严重意识障碍；③呼吸频率 >40 次 /min 或 <5 次 /min；④血气分析在吸氧 40% 时，$PaO_2$<50mmHg，$PaCO_2$>60mmHg。气管切开后，病人呼吸困难依然存在，血气分析提示持续低氧血症和高碳酸血症，可选择有创呼吸机辅助呼吸。临床上可以通过加强人工气道、气管切开护理及呼吸机管道管理等措施降低气道感染发生。一旦采用有创呼吸机辅助呼吸后，通常难以脱机，必须尽早与病人及家属商量是否接受机械通气，尽量避免计划外的急诊气管插管。

# 第二节　康　复　评　定

## 一、临床诊断

### （一）诊断方法

ALS 的早期临床表现多样，缺乏特异的生物学确诊指标。详细的病史、细致的体检和规范的神经电生理检查对于早期诊断具有关键性的作用。除诊断是否患有肌萎缩侧索硬化和专病评定以外，还需要对病人是否有并发症、合并症进行评定，因为是否伴有并发症、合并症及其病情的严重程度直接影响康复治疗手段的选择和运动量的安排。

1. **病史**　病史的询问是证实疾病进行性发展的主要依据，包括年龄、性别、职业、起病时间、起病方式、主要症状、伴随症状以及有无家族遗传等。从首发无力的部位开始，追问症状发展、加重以及由一个区域扩展至另一个区域的时间过程。注意询问吞咽情况、构音情况、呼吸功能、情绪状态以及有无感觉障碍、尿便障碍等。

ALS 起病隐匿，缓慢进展，通常成年起病，散发性病人平均发病年龄 56 岁，具有阳性家族史病人平均发病年龄 46 岁。男女比例约为 2∶1，不同亚型病人病程存在差异。ALS 以肌无力、肌萎缩及活动障碍为主要特征，并呈进行性发展。多数病人以不对称的局部肢体无力起病，少数病人从下肢开始，有些以吞咽困难、构音障碍等症状起病。随着病情的进展，逐渐出现肌肉萎缩、肌束震颤，并扩展至全身其他肌肉。进入病程后期，除眼球活动外，全身各运动系统均受累，并累及呼吸肌，出现呼吸困难、呼吸衰竭等。

2. **体格检查**　在同一区域，同时存在上、下运动神经元受累的体征，是诊断 ALS 的要点。上运动神经元损伤表现为痉挛、反射亢进和病理反射阳性，下运动神经元损伤表现为肌无力、肌萎缩、肌张力降低、反射减弱和肌束震颤。由于 ALS 损害部位不同，临床表现肌无力与肌萎缩、锥体束征的不同组合。进行性脊肌萎缩仅损害脊髓前角，表现为肢体肌无力与肌萎缩；进行性延髓麻痹单独损害延髓运动神经核而表现咽喉肌和舌肌无力、萎缩；原发性侧束硬化仅累及锥体束征而表现无力和锥体束征；肌萎缩侧束硬化损害上下运动神经元，表现肌无力及肌萎缩及锥体束征。无客观感觉障碍。

3. **实验室检查**　怀疑 ALS 者需完善下述检查，以排除肌萎缩侧索硬化类似疾病，并评估病人全身健康状态。检查包括全血细胞计数、肝肾功能、电解质、血糖、糖化血红蛋白、血脂、血清肌酶、血清铅、24 小时尿铅、感染性疾病筛查（乙肝、艾滋病、梅毒等）；免疫及代谢指标的筛查（免疫五项、风湿三项、ANA、ENA、dsDNA、RF、维生素 $B_{12}$、叶酸、免疫球蛋白、补体、血沉、抗"O"、甲状腺功能）；怀疑恶性肿瘤则需检测 $H_U$ 抗体；有家族史者则需行 DNA 检测 SOD1 突变等；腰穿脑脊液检查及心电图检查。ALS 病人一般血清肌酶、免疫球蛋白和补体在正常范围内，少数病例血清肌酶轻度升高，提示病变累及广泛并在进展。ALS 腰穿检查椎管通畅，脑脊液常规检查正常或蛋白轻度增高。

4. **影像学检查**　包括胸片、多普勒超声检查、脑 CT 检查、脑血管造影或 DSA（数字减影脑血管造影），MRI 或 MRA（磁共振脑血管造影）检查，部分 ALS 病人 MRI 显示受累脊髓及脑干萎缩变小。影像学检查不能提供确诊 ALS 的依据，但有助于 ALS 与其他疾病鉴别，包括椎管狭窄、脑卒中、中枢性神经系统肿瘤等。

5. **神经电生理检查**　神经电生理检查是重要检测诊断手段，ALS 肌电图检查呈典型神经源性改变,神经传导速度正常。运动诱发电位有助于确定神经上运动神经元损害。

(1)神经传导测定:神经传导测定主要用来诊断或排除周围神经疾病。运动和感觉神经传导测定应至少包括上、下肢各 2 条神经:①运动神经传导测定:远端运动潜伏期和神经传导速度通常正常,无运动神经部分传导阻滞或异常波形离散。随病情发展,复合肌肉动作电位波幅可以明显降低,传导速度也可以有轻度减慢。②感觉神经传导测定:一般正常,当合并存在嵌压性周围神经病或同时存在其他的周围神经病时,感觉神经传导可以异常。③F 波测定:通常正常,当肌肉明显萎缩时,相应神经可见 F 波出现率下降,而传导速度相对正常。

(2)肌电图检查:肌电图检查在 ALS 的诊断中有重要意义。主要用来诊断或排除下运动神经元病变,肌电图可以证实进行性失神经和慢性失神经的表现。当肌电图显示某一区域存在下运动神经元受累时,其诊断价值与临床发现肌肉无力、萎缩的价值相同:①进行性失神经表现:主要包括纤颤电位、正锐波。当所测定肌肉同时存在慢性失神经的表现时,束颤电位与纤颤电位、正锐波具有同等临床意义。②慢性失神经的表现:运动单位电位的时限增宽、波幅增高,通常伴有多相波增多;大力收缩时运动单位募集减少,波幅增高,严重时呈单纯相;大部分 ALS 可见发放不稳定、波形复杂的运动单位电位。③当同一肌肉肌电图检查表现为进行性失神经和慢性失神经共存时,对于诊断 ALS 有更强的支持价值。在某些肌肉可以仅有慢性失神经表现,而无纤颤电位或正锐波。如果所有测定肌肉均无进行性失神经表现,诊断 ALS 需慎重。④肌电图诊断 ALS 时的检测范围:应对 4 个区域均进行肌电图测定。其中脑干区域可选择测定一块肌肉,如胸锁乳突肌、舌肌、面肌或咬肌。胸段可选择胸 6 水平以下的脊旁肌或腹直肌进行测定。在颈段和腰骶段,应至少测定不同神经根和不同周围神经支配的 2 块肌肉。⑤在 ALS 病程早期,肌电图检查时可仅仅出现 1 个或 2 个区域的下运动神经元损害,此时对于临床怀疑 ALS 的病人,需要间隔 3 个月进行随访复查。⑥肌电图出现 3 个或以上区域下运动神经源性损害时,并非都是 ALS。电生理检查结果应该密切结合临床进行分析,避免孤立地对肌电图结果进行解释。

(3)运动诱发电位:有助于发现 ALS 的上运动神经元病变,但敏感度不高。

6. **其他**  肌肉活检:ALS 肌肉活检呈现神经性肌萎缩的病理改变,目前主要用于临床相关疾病的鉴别诊断。

**(二)诊断标准**

1. **ALS 诊断的基本条件**  目前 ALS 诊断仍根据病史、神经系统检查以及辅助检查,排除其他可能的原因后才能确诊为 ALS。

(1)病情进行性发展:通过病史、体检或电生理检查,证实临床症状或体征在一个区域内进行性发展,或从一个区域发展到其他区域。

(2)临床、神经电生理或病理检查证实有下运动神经元受累的证据。

(3)临床体检证实有上运动神经元受累的证据。

(4)排除其他疾病。

2. **ALS 的诊断分级**  根据病变受累区域判断 ALS 的诊断确定性。

(1)临床确诊 ALS:通过临床或神经电生理检查,证实在 4 个区域中至少有 3 个区域存在上、下运动神经元同时受累的证据。

(2)临床拟诊 ALS:通过临床或神经电生理检查,证实在 4 个区域中至少有 2 个区域存在上、下运动神经元同时受累的证据。

（3）临床可能 ALS：通过临床或神经电生理检查，证实仅有 1 个区域存在上、下运动神经元同时受累的证据，或者在 2 或以上区域仅有上运动神经元受累的证据。

### （三）鉴别诊断

早期诊断在利鲁唑等新治疗方法出现后变得很重要，由于起病隐袭，早期表现不典型，缺乏客观诊断指标，易误诊为其他疾病。中晚期的 ALS 诊断并不困难。

1. **脊髓型颈椎病**　中年起病，表现手肌无力和萎缩伴双下肢痉挛，感觉障碍，脊髓 MRI 或 CT 检查显示脊髓受压。但脊髓型颈椎病无舌肌萎缩及球麻痹，胸锁乳突肌肌电图检查正常。肌电图检查舌肌和胸锁乳突肌失神经现象强烈提示 ALS，超过一个神经根分布区的广泛性肌束颤动也支持 ALS 的诊断。

2. **脊髓空洞症**　依据节段性分离性感觉障碍，伴肌肉萎缩及括约肌功能障碍，颈脊髓 MRI 可见空洞影像可鉴别。

3. **脊髓肿瘤和脑干肿瘤**　不同程度的传导束型感觉障碍，腰穿提示椎管阻塞。椎管造影，CT 或 MRI 显示椎管内占位性病变。

4. **包涵体肌炎**　起病隐匿，缓慢进展，多数病人首发下肢近端无力，也可四肢无力起病，常有明显的股四头肌萎缩伴上楼费力和起立困难，但无肌束颤动和上运动神经元损害体征，无感觉障碍和感觉异常。包涵体肌炎病人的肌肉活检可见镶边空泡和炎症浸润可与 ALS 鉴别。

5. **多灶性运动神经病**　是脱髓鞘性周围神经疾病，多数病人手肌不对称的无力肌萎缩开始，逐渐波及前臂及上臂，病变发展可波及对侧上下肢，有明显的肌无力和肌萎缩伴肌束颤动，腱反射正常或活跃，神经电生理检查发现运动传导阻滞、运动神经活检发现脱髓鞘改变及静脉滴注人血丙种球蛋白试验性治疗有效支持多灶性运动神经病。

6. **Kennedy-Alter-Song 综合征**　是 X 连锁遗传下运动神经元病，中年起病，进行性肢体和球部肌肉无力和萎缩，伴有姿位性震颤、乳房肿大，无上运动神经元的症状，病程缓慢及近端对称性肌无力有助于鉴别诊断。基因分析有三核苷酸（CAG）重复增多，确诊需进行基因检测。

7. **氨基己糖苷酶缺乏症**　又称 GM2 神经节苷脂累积病或 Tay-Sach disease。多为儿童或青少年起病，进展缓慢，有上下运动神经元损害的体征及小脑体征，有些病人可伴抑郁性精神病和痴呆。

8. **良性肌束颤动**　特点为广泛肌束颤动不伴肌无力、肌萎缩和腱反射异常。正常人在疲劳、寒冷、焦虑、剧烈运动及抽烟和喝咖啡时容易出现。EMG 有自发性电活动，但无运动单位的形状改变。

9. **平山病**　又称单肢脊髓性肌萎缩或青年上肢远端肌萎缩。特点为 20 岁左右起病，出现肌萎缩、肌无力、肌束颤动和痉挛，症状进展 1 年左右停止，MRI 可正常或见脊髓萎缩。

10. **重症肌无力**　有典型的肌无力和病态疲劳，休息后好转，新斯的明试验阳性，肌电图正常，重频刺激试验阳性。

## 二、功能评定

ALS 主要表现肌无力及肌萎缩，随着身体受累部位的增加，病人生活自理能力逐渐下降，以上肢活动为主要工作的病人，会影响工作的效率，参与生活活动也受到限制。当病变累及下肢时，由于步行能力下降、体力耐力受限，病人生活依赖性逐渐增加，不能继续从事工作,不能参加体育活动、娱乐活动,常常退出社会交往。进入病程后期,除眼球活动外,全身各运动系统均受累,运动功能、言语功能逐渐丧失,生活自理能力大部分依赖或完全依赖,社会交往能力基本丧失。

### (一) ALS 严重程度评定

**1. ALS 健康状态量表(ALS/HHS)** 根据受累及功能区域划分病情轻重(表 12-1)。

表 12-1　ALS 健康状态量表(ALS/HHS)

| 分期 | 程度 | 标准 |
|---|---|---|
| 1 | 轻度 | 新诊断者,仅一个区域轻度损害 |
| 2 | 中度 | 3 个区域轻度损害;或 2 个区域轻度损害/正常,一个区域中重度损害 |
| 3 | 重度 | 2~3 个区域需要帮助,构音障碍和(或)行走需要帮助(或)生活需要帮助 |
| 4 | 终末 | 至少 2 个功能区域无功能,另 1 个功能区域中-重度损害 |

注:三个功能区域情况指语言、上肢及下肢功能情况

**2. ALS 障碍程度分级** 根据 ADL 的自理程度分级(表 12-2)。

表 12-2　ALS 障碍程度分级

| 分级 | 标准 |
|---|---|
| 1 级 | 肌肉萎缩,但日常生活无障碍 |
| 2 级 | 不能完成精细的动作 |
| 3 级 | 能独立完成一般的运动和日常生活动作 |
| 4 级 | 日常生活需要部分帮助 |
| 5 级 | 日常生活需要大部分帮助 |
| 6 级 | 卧床不起,日常生活完全需要帮助 |
| 7 级 | 需要精细的营养管理和呼吸管理 |

**3. 改良 ALS 功能评分量表(als functional rating scale-revised, ALSFRS-R)** 最广泛用于评定 ALS 功能状态的临床标准,可准确评估疾病严重程度,反映病人 ADL 能力,同时具有敏感、有效预测病人生存时间。依据评分结果将疾病分为四个阶段,根据疾病阶段及病人状态安排相应的康复治疗(表 12-3)。

表 12-3　改良 ALS 功能评分量表(ALSFRS-R)

| 检查项目 | 标准 | 评分 |
|---|---|---|
| 1. 语言 | 完全丧失语言能力 | 0 |
| | 无声交流 | 1 |
| | 重复表达可被理解 | 2 |
| | 可觉察到语言障碍 | 3 |
| | 正常语言过程 | 4 |

续表

| 检查项目 | 标准 | 评分 |
|---|---|---|
| 2. 流涎 | 唾液明显增多，嘴角明显流口水，需要手帕持续擦拭 | 0 |
| | 唾液明显增多并伴有嘴角流口水 | 1 |
| | 唾液中度增加；可伴有少量嘴角流口水 | 2 |
| | 唾液轻度增加；可出现夜间嘴角流口水 | 3 |
| | 正常 | 4 |
| 3. 吞咽 | 完全需要肠胃内或外的营养支持 | 0 |
| | 需要鼻饲饮食 | 1 |
| | 流质饮食 | 2 |
| | 轻度吞咽困难（偶尔哽噎） | 3 |
| | 无任何吞咽障碍 | 4 |
| 4. 书写 | 不能拿笔 | 0 |
| | 不能书写任何文字但可拿起笔 | 1 |
| | 部分书写的文字不能识别 | 2 |
| | 书写速度减慢，但可看清所有的文字 | 3 |
| | 正常书写 | 4 |
| 5a. 使用餐具（行胃造瘘） | 需别人喂 | 0 |
| | 笨拙，需要帮助 | 1 |
| | 缓慢或笨拙但无须帮助 | 2 |
| | 有些缓慢或笨拙但无须帮助 | 3 |
| | 正常 | 4 |
| 5b. 使用餐具（行胃造瘘） | 不能完成任何操作 | 0 |
| | 可协助看护者 | 1 |
| | 需帮助关闭和固定 | 2 |
| | 笨拙但无须帮助 | 3 |
| | 正常 | 4 |
| 6. 穿衣和洗漱 | 完全靠他人 | 0 |
| | 需经常帮助 | 1 |
| | 间断辅助或替代 | 2 |
| | 独立，费力、效率低 | 3 |
| | 正常 | 4 |
| 7. 床上翻身及整理被服 | 完全靠他人 | 0 |
| | 需经常帮助 | 1 |

续表

| 检查项目 | 标准 | 评分 |
| --- | --- | --- |
| | 间断辅助或替代 | 2 |
| | 缓慢或笨拙但无需帮助 | 3 |
| | 正常 | 4 |
| 8. 步行 | 卧床,且无任何肢体动作 | 0 |
| | 卧床,但可有少量动作 | 1 |
| | 需要他人帮助方可步行 | 2 |
| | 轻度步行困难,但可自行完成 | 3 |
| | 正常 | 4 |
| 9. 爬楼梯 | 完全不能爬楼梯 | 0 |
| | 需要他人帮助 | 1 |
| | 不稳且易疲劳 | 2 |
| | 速度减慢 | 3 |
| | 正常 | 4 |
| 10. 呼吸困难 | 显著困难,考虑用辅助通气支持 | 0 |
| | 休息、坐或躺时均呼吸困难 | 1 |
| | 在所列之一或更多时发生:吃饭、洗澡、穿衣 | 2 |
| | 行走时发生 | 3 |
| | 无 | 4 |
| 11. 端坐呼吸 | 不能睡觉 | 0 |
| | 需要更多的枕头才能睡觉 | 1 |
| | 日常枕头不超过两个 | 2 |
| | 呼吸短促造成夜间睡眠困难 | 3 |
| | 无 | 4 |
| 12. 呼吸功能不全 | 气管插管或切开,侵入性机械通气 | 0 |
| | 白天和夜间持续性使用 BIPAP | 1 |
| | 晚间持续性使用 BIPAP | 2 |
| | 间歇性使用 BIPAP | 3 |
| | 无 | 4 |

## (二)精神、心理评定

随着病情发展,逐渐丧失的运动功能、生活自理能力及社会交往能力将对病人的心理产生重大影响,常表现不同程度抑郁、焦虑等负面心理反应,最终导致病人生活质量和运动功能进一步下降。对病人情绪状态的全面评估是干预病人负面情绪,尤其是药物治疗的前提条件。心理情绪可通过汉密尔顿抑郁量表和焦虑量表评定。

### (三)认知功能评定

ALS 病人存在着一定程度的认知功能障碍,及时发现认知功能障碍并给予康复治疗能够显著提高病人的生存质量。

**1. 简明精神状态检查量表(mini-mental state examination,MMSE)** MMSE 用于评价总体认知功能,包括时间定向、空间定向、语言能力中复述、命名、理解指令、及表达能力、记忆能力中瞬时记忆及短时记忆、心算能力和结构模仿能力,总分 30 分。依据不同教育程度作出的划界认知障碍标准:文盲组 17 分、小学组 20 分、中学或以上组 24 分,低于划界分为认知功能受损。不足之处是受教育程度影响大;对轻度认知功能障碍的检出不敏感;受语言的影响大;语言项目占绝大部分,非语言部分项目少。

**2. 蒙特利尔认知评估量表(Montreal cognitive assessment scale,MoCA)** 是 Nasreddine 等根据临床经验及简易精神状态量表的认知项目设置和评分标准制定的简便快速的轻度认知功能损害筛查工具。MoCA 量表评定项目包括注意与集中、执行功能、记忆、语言、视结构技能、抽象思维、计算和定向力。满分 30 分。测查的基本原则是在安静的环境下,以病人没有抑制性心理,意识清楚为最基本前提。如果受试者受教育年限小于 12 年,在测试结果上加 1 分,校正受教育程度的偏倚,得分越高认知功能越好。总分≥26 分认知功能正常,总分<26 分认知功能存在损害。MoCA 量表优势是项目容易理解,评定员经过短期培训即可掌握评定标准,操作性强,易于被病人接受,而且测试快捷,用时较短。

**3. 额叶功能评定量表(frontal assessment battery,FAB)** 评估受试者额叶执行功能,总分 18 分,12 分以下则额叶功能存在问题。发现有异常提示要进行额叶功能训练(表 12-4)。

**表 12-4 额叶功能评定量表**

| 项目 | 操作方法 | 评分 |
| --- | --- | --- |
| 类比性理解(概念化能力) | 下面两个或三个物体有什么类似?<br>A. 香蕉和橘子 B. 桌子和椅子 C. 郁金香、玫瑰和月季 | 0 分 =0 题正确<br>1 分 =1 题正确<br>2 分 =2 题正确<br>3 分 =3 题正确 |
| 词汇流畅性(心理灵活性) | 尽可能多的说以"一"或"大"字开头的词(60 秒) | 0 分 =3 个以下<br>1 分 =3~5 个<br>2 分 =6~9 个<br>3 分 =多于 9 个 |
| 运动序列测试(程序性控制) | 检查者坐在病人面前,说"仔细看我如何做",用左手做 3 次"拳 - 刀 - 掌";"现在用你的右手先跟我做同样序列动作,然后再自己做",3 次同时做后,让病人自己做 | 0 分 =病人自己失败,同时做也无法达 3 次<br>1 分 =病人自己失败,同时做次正确<br>2 分 =单独连续完成 3~5 次<br>3 分 =单独连续完成 6 次 |
| 不一致性指令(对干扰的敏感性) | 我拍 1 下你就拍 2 下,试行 3 次,即 1-1-1;我拍 2 下你就拍 1 下,即 2-2-2;我们正式开始 1-1-2-1-2-2-2-1-1-2 | 0 分 =连续像检查者一样拍起码 4 次<br>1 分 =3 个以上错误<br>2 分 =1~2 个错误<br>3 分 =全部正确 |

续表

| 项目 | 操作方法 | 评分 |
|---|---|---|
| Go-No-Go 试验（抑制性控制） | 我拍 1 下你就拍 1 下，试行 1-1-1；我拍 2 下你不用拍，试行 2-2-2；我们正式开始 1-1-2-1-2-2-1-1-2 | 0 分 = 连续像检查者一样拍起码 4 次<br>1 分 = 3 个以上错误<br>2 分 = 1～2 个错误<br>3 分 = 全部正确 |
| 抓握行为（坏境自主性） | 坐在病人前，使其双手掌向上放在膝盖上，检查者不说任何话或看者病人，把双手触摸病人手掌，观察病人是否自动抓握，如果有则重新试一次，说"现在请别抓我的手" | 0 分 = 再次抓握<br>1 分 = 病人毫不犹豫抓握<br>2 分 = 病人迟疑并问工作人员怎样做<br>3 分 = 病人没有抓手 |

### （四）感觉功能评定

评定内容包括浅感觉检查（触觉、痛觉、温度觉）；深感觉检查（压觉、关节觉、震动觉测定）及复合感觉检查（两点辨别觉、图形觉、实体觉、定位觉、重量识别觉）。ALS 无客观感觉障碍。

### （五）吞咽功能评定

吞咽困难是 ALS 最常见的临床症状，有效的吞咽功能是维持病人营养状态的必要条件。评估吞咽功能常用的量表有：①标准吞咽功能评定量表（Standardized Swallowing Assessment，SSA）是南曼彻斯特大学医学院语言治疗科的 Smithard DG 及 Wyatt R 编写的医疗床旁评估量表，专门用于评定病人的吞咽功能，临床检查包括意识、头与躯干的控制、呼吸、唇的闭合、软腭运动、喉功能、咽反射和自主咳嗽；让病人吞咽 5ml 水 3 次，观察有无喉运动、重复吞咽、吞咽时喘鸣及吞咽后的喉功能等情况；如上述无异常，让病人吞咽 60ml 水，观察吞咽需要的时间、有无咳嗽等。该量表的最低分为 18 分，最高分为 46 分，分数越高，说明吞咽功能越差。② Gugging 吞咽功能评估表（Gugging Swallowing Screen，GUSS）Michaela Trapl 在藤岛一郎吞咽疗效评价标准等筛选吞咽障碍工具基础上研制的吞咽功能评估工具，全面评估了各种性状的食物，包括半固体、液体和固体食物的吞咽情况，并根据吞咽障碍程度推荐了详细的饮食指导，对吞咽障碍病人的护理有较大指导意义（表 12-5）。

### 表 12-5　Gugging 吞咽功能评估表

A. 初步检查/间接吞咽测试（病人取坐位，至少 60℃）

| 项目 | 标准 | |
|---|---|---|
| 警觉（病人是否有能力保持 15 分钟注意力） | 1 分 = 是 | 0 分 = 否 |
| 主动咳嗽/清嗓子（病人应该咳嗽/清嗓子两次） | 1 分 = 是 | 0 分 = 否 |
| 成功吞咽口水 | 1 分 = 是 | 0 分 = 否 |
| 流口水 | 0 分 = 是 | 1 分 = 否 |
| 声音改变（嘶哑、过水声、含糊、微弱） | 0 分 = 是 | 1 分 = 否 |
| 总计 | 0～5 分 | |
| 分析 | 1～4 分进一步检查[1]；5 分进入第二步 | |

B. 直接吞咽测试（材料：水、茶匙、食物添加剂、面包）

| 项目 | 标准 | 评分 | | |
|---|---|---|---|---|
| | | 糊状食物 | 液体食物 | 固体食物 |
| 吞咽 | 不能 | 0 | 0 | 0 |
| | 延迟（>2秒，固体>10秒） | 1 | 1 | 1 |
| | 成功吞咽 | 2 | 2 | 2 |
| 咳嗽（不自主）在吞咽前、时、吞咽3分钟后 | 是 | 0 | 0 | 0 |
| | 否 | 1 | 1 | 1 |
| 流口水 | 是 | 0 | 0 | 0 |
| | 否 | 1 | 1 | 1 |
| 声音改变（听病人吞咽前后声音） | 是 | 0 | 0 | 0 |
| | 否 | 1 | 1 | 1 |
| 总计 | | 0~5分 | 0~5分 | 0~5分 |
| | | 1~4分进一步检查[1]；5分继续用液体 | 1~4分进一步检查[1]；5分继续用固体 | 1~4分进一步检查[1]；5分正常 |

总合计（间接吞咽测试＋直接吞咽测试）：　　分　　（总分20分）

注：1为透视做吞咽检查（VFES）；内镜做吞咽检查（FEES）

C. 测试评价

| | 成绩 | 后果 | 建议 |
|---|---|---|---|
| 20分 | 成功吞咽糊状、液态、固体食物 | 轻微的或没有吞咽困难，吸入性肺炎可能性小 | 1. 正常饮食<br>2. 定期给予液态食物（第一次在语言治疗师监督下进行） |
| 15~19分 | 成功吞咽糊状和液态食物，但不能成功吞咽固体食物 | 轻微吞咽困难，有很小的吸入性肺炎的风险 | 1. 吞咽障碍饮食（浓而软的食物）<br>2. 比较慢的摄入液态食物一次一口<br>3. 使用透视或内镜做吞咽检查<br>4. 听语言治疗师指导 |
| 10~14分 | 吞咽糊状食物成功，但不能吞咽液体和固体食物 | 有些吞咽困难，有吸入性肺炎的可能 | 1. 固态的如同婴儿食物，额外的静脉营养<br>2. 所有液态食物必须浓<br>3. 药丸必须研碎混入浆液<br>4. 禁用液态药物<br>5. 进一步吞咽功能评估（透视或内镜）<br>6. 语言治疗师的指导<br>补充包括经鼻胃管或静脉营养 |
| 0~9分 | 初步调查不成功或吞咽糊状食物 | 严重吞咽困难，有较高吸入性肺炎的风险 | 1. 禁止经口进食<br>2. 进一步吞咽功能评估（透视或内镜）<br>3. 语言治疗师的指导<br>补充包括经鼻胃管或静脉营养 |

## （六）言语语言功能评定

　　除了具有额叶皮层受损者外，大多病人语言功能本身保留完整，但几乎所有的 ALS 病人在疾病进展过程中都会出现运动性构音障碍。疾病早期出现语速下降、发音异常或构音不准；进展期出现构音严重、语言相关肌肉严重无力、发音明显受影响；后期 85%～90% 病人语音清晰度损伤，严重影响日常交流。语言交流障碍会极大地影响病人的生活质量，也给临床医生的处理造成困难，及早期语言康复医生指导是非常重要。临床常采用 Frenchay 评估量表评定构音障碍的严重程度。

### （七）运动功能评定

运动功能评定内容包括肢体周径、肌力、肌张力、关节活动度、步态、平衡功能等，目的是了解病人运动功能损伤程度以及残存功能。

**1. 肢体周径**　常用皮尺测量肢体的周径，以了解患肢肌肉有无萎缩及萎缩程度。测量时，应注意皮尺与肢体纵轴垂直，松紧度适宜。一般情况下，ALS 病人四肢有不同程度的肌肉萎缩，但病人长期卧床时，应注意下肢有无肿胀、足背脉搏波动减弱或消失。

**2. 肌力测定**　常用的方法是采用徒手肌力检查法对四肢、躯干及面部肌群进行评估。但它只是表明肌力的大小，不能代表肌肉收缩的耐力。

**3. 肌张力评定**　当疾病累及下运动神经元时，肌张力降低；病变累及锥体束时，肌张力增高。临床上常采用改良 Ashworth 痉挛评定量表评估肌张力，检查者被动活动病人肢体，通过检查者的手感觉肌肉的抵抗，判断肌张力增高或降低，并与挛缩相鉴别。

**4. 关节活动度评定**　目的是了解关节活动受限程度，判断其对病人日常生活的影响。早期关节活动受限不明显，随着病程的进展，肌痉挛限制病人的关节活动范围。临床上常用的方法是 180°的通用量角器测量，轴心对着关节的中心，固定臂与相对固定的肢体的纵轴平行，移动臂与活动的肢体的纵轴平行。

**5. 步态分析**　ALS 病人常常因为下肢肌张力增高、肌力降低等因素导致步态异常。常见的有剪刀步态、痉挛步态、跨阈步态等。步态分析既可以通过目测法进行定性分析，也可以由计算机摄像设备进行定量分析。

**6. 平衡功能检测**　了解病人是否存在平衡功能障碍，并预测病人发生跌倒的危险性。随着疾病的进展，肌无力及肌萎缩逐渐累及四肢、躯干等部位，可导致病人平衡功能障碍。平衡功能可以通过观察法和量表法进行评定。观察法通过观察被评定对象能否保持坐位和站立平衡，以及在活动状态下能否保持平衡。量表法因评分简单、应用方便，在临床上普遍使用。量表法中信度和效度比较好的是 Berg 平衡量表和 Tinnetti 活动能力量表。Berg 量表满分为 56 分，低于 40 分有跌倒的危险性；Tinnetti 量表满分为 44 分，低于 24 分有跌倒的危险性。平衡功能也可以由平衡测量仪进行定量分析。

### （八）呼吸功能评定

大部分 ALS 病人存在肺功能和呼吸肌功能异常，而呼吸肌功能下降比肺功能下降出现得更早。呼吸功能评定能及早发现有无呼吸功能受损，有助于临床判断病情的严重程度与预后，选择合适的治疗手段。一般每 3 个月评估一次。呼吸功能评估包括主观症状和客观检查两大类，在进行上述检查中必须考虑精神因素及呼吸系统状态两个重要影响因素：①主观症状评定：通常以有无出现气短、气促症状为标准。采用六级制，即按日常生活中出现气短、气促症状，分成六级。②肺功能检查：是临床上最常用的测试方法，主要包括肺活量（vital capacity，VC）、用力肺活量（forced vital capacity，FVC）及第 1 秒用力呼气容积（forced expiratory volume in one second，FEV1），其中 FVC 是最常用的指标，也是 ALS 病人生存率的重要预测指标，FVC 下降提示病人预后不良。美国神经病学院和欧洲神经病学会联盟的 ALS 治疗指南均将 FVC<50% 预计值列为无创通气（non-invasive ventilation，NIV）的使用指标。③呼吸肌力检查：常用的检测指标包括最大吸气压（maximum inspiratory pressure，MIP）、最大呼气压（maximum expiratory pressure，MEP）及第 0.1 秒口腔闭合压（$P_{0.1}$）。MIP 反映全部吸气

肌的综合吸气力量,同时反映呼吸肌收缩引起的胸腔压力变化。当MIP<30%预计值时,易出现呼吸衰竭。MEP反映全部呼气肌的综合呼气力量,也可以用于评估病人咳嗽、排痰能力。$P_{0.1}$是反映中枢驱动的指标,当排除呼吸系统疾病导致呼吸衰竭时,$P_{0.1}$升高提示ALS病人病情严重。④经鼻吸气压(sniff nasal inspiratory pressure,SNIP):对轻至中度呼吸肌力下降敏感,较FVC和MIP更早提示呼吸肌疲劳。⑤当夜间换气不足时,可以使用夜间血氧监测作为筛选指标。⑥膈肌肌电图:可早期发现膈肌失神经支配,但为侵袭性操作,该检查对不能配合标准肺功能检查的病人有一定的价值。⑦其他呼吸功能测定方法:U型管试验(valsalva)、屏气试验、吹火试验、吹瓶试验等。这些方法较为粗略,但简单易行,可作为治疗前后对比观察。

## (九)心功能评定

ALS病人由于肌无力导致运动不足,心功能较同年龄人降低,因此在实施运动训练前必须进行心功能测试,以保障医疗安全。临床上使用运动肺功能仪和活动平板试验实时分析病人运动中每一次呼吸的各项气体代谢和心电参数,主要指标有最大耗氧量($VO_{2max}$),即峰值耗氧量($VO_{2peak}$)、最大心率($HR_{max}$)、最大氧脉搏($VO_2/HR_{max}$)和运动时间(t)。最大耗氧量($VO_{2max}$)是人的综合体力的重要指标,主要取决于心肺功能、肌肉的代谢能力。ALS病人运动强度一般要求$40\% \sim 70\%$ $VO_{2max}$范围内,起始可定为$40\%$ $VO_{2max}$。

## (十)营养状态评定

ALS目前尚无有效的方法阻止病情发展,营养管理可能对延长病人存活期及提高生活质量有重要的作用。准确反映ALS病人的营养状态是营养管理的基础。营养状态常用的评估方法有:①测定身体组成的临床营养评价方法(body composition assessment,BCA):1977年Blackburn所研究的BCA营养评价方法在临床得到应用,此后随着医学科学的发展BCA法得到不断完善,临床医生需对病人的身高、体重、三头肌皮褶厚度、血浆蛋白、氮平衡等客观资料进行综合分析,对病人的营养状态作出正确判断。此外,还可以通过测定血浆蛋白、肌酐-身高指数、尿羟脯氨酸指数、机体免疫功能检测、氮平衡等指标评估营养状况。不同参数从不同的侧面反映病人的营养状况,均有一定的局限性,临床实际应用时应综合测定,全面考虑(表12-6)。②主观的全面评价方法(subjective global assessment,SGA):SGA营养评价法主要依靠详尽的病史和体格检查等资料对病人的营养状况做总的、全面的评估。另外,由于该方法不需要任何生化检查数据,便于临床医护人员掌握,故常被临床医生在生化试验前用作判断病人有无营养不良,但要得到完善的临床判断,最好能结合生化检验结果进行(表12-7)。

### 表12-6 综合营养评定法

| 参数 | 轻度营养不良 | 中度营养不良 | 重度营养不良 |
| --- | --- | --- | --- |
| 体重 | 下降$10\% \sim 20\%$ | 下降$20\% \sim 40\%$ | 下降$>40\%$ |
| 上臂肌围 | $>80\%$ | $60\% \sim 80\%$ | $<60\%$ |
| 三头肌皮褶厚度 | $>80\%$ | $60\% \sim 80\%$ | $<60\%$ |
| 血清白蛋白(g/L) | $30 \sim 35$ | $21 \sim 30$ | $<21$ |
| 血清转铁蛋白(g/L) | $1.50 \sim 1.75$ | $1.00 \sim 1.50$ | $<1.00$ |
| 肌酐身高指数 | $>80\%$ | $60\% \sim 80\%$ | $<60\%$ |
| 淋巴细胞总数 | $(1.2 \sim 1.7) \times 10^9/L$ | $(0.8 \sim 1.2) \times 10^9/L$ | $<0.8 \times 10^9/L$ |
| 迟发性过敏反应 | 硬结<5mm | 无反应 | 无反应 |
| 氮平衡(g/24h) | $-5 \sim -10^*$ | $-10 \sim -15^*$ | $<-15^*$ |

注:*表示轻、中、重度负氮平衡

表 12-7　SGA 营养评价标准

| 指标 | A 级 | B 级 | C 级 |
| --- | --- | --- | --- |
| 1. 近期（2 周）体重改变 | 无 / 升高 | 减少 <5% | 减少 >5% |
| 2. 饮食改变 | 无 | 减少 | 不进食 / 低能量流质 |
| 3. 胃肠道症状 | 无 / 食欲不减 | 轻微恶心、呕吐 | 严重恶心、（持续 2 周计）、呕吐 |
| 4. 活动能力改变 | 无 / 减退 | 能下床活动 | 卧床 |
| 5. 应激反应 | 无 / 低度 | 中度 | 高度 |
| 6. 肌肉消耗 | 无 | 轻度 | 重度 |
| 7. 三头肌皮褶厚度 | 正常 | 轻度减少 | 重度减少 |
| 8. 踝部水肿 | 无 | 轻度 | 重度 |

注：上述 8 项中，至少 5 项属于 C 或 B 级者，可分别定为重度或中度营养不良

### （十一）环境评定

目的是评估病人在家中、社区和工作环境中安全性、功能水平和舒适程度。早期病人对环境无特殊要求，后期受环境因素影响较明显，如上肢对于使用的器具有要求（门把手、厕所马桶拉手等），地面和行走的路段状况对于 ALS 病人的行走能力有较大的影响。若条件许可，康复专业人员可以按照病人自身的功能水平对其即将回归的环境进行实地考察、分析，找出影响其日常生活活动的因素，并提出修改方案，最大程度地提高其独立性。

**1. 环境评定方式**　进行环境评定，通常采取物理治疗师和作业治疗师随病人去家里访问，他们主要负责在家中评定病人的功能水平，包括两个内容：一是关于住所外部的情况，二是住所内部的环境。在评定中主要使用的工具是皮尺和家庭环境评定表。

**2. 家庭环境评估**　完成家庭内部环境评定的常用方式是让病人模拟全天的日常活动，病人完成所有的转移、行走、自理和其他所能做的活动，并包括对出入口路线、入口、室内活动空间、地面、卧室、浴室、厨房等情况评估。

**3. 社区环境评定**　主要是对人行道、路边镶边石、斜坡、扶手和台阶等进行评定，包括：①进入建筑物：考虑光线、台阶、楼梯、扶手、门宽；②建筑物内：过道是否整洁、防滑、有无障碍物、柜台高度；③公共厕所是否容易进出。

### （十二）日常生活活动能力评定

早期病人日常生活活动能力一般不受影响，随着病程进展，病人的日常生活常常受到影响，如不能抓握，不能上、下楼梯、上厕所等，此时应进行日常生活活动能力的评定，一方面了解其日常生活能力，另一方面根据评定的结果判断是否需要他人的照料。临床上最常用的量表是改良的 Barthel 指数，也可采用改良 ALS 功能分级量表进行评估。

### （十三）生存质量评定

生活质量与客观意义上的生活水平有关，ALS 自我评估问卷（AQ-40）由牛津大学 1999 年设计完成，该量表可对 ALS 病人身体运动能力、生活自理能力、饮食、社会交往、情绪反应进行评价。量表调查的是病人对自己健康状况的了解，记录病人的自我感觉和日常生活状况。反映病人生活质量（表 12-8）。

表 12-8　ALS 病人自我评估问卷（ALS AQ-40）

| 标准 | 评分 | | |
|---|---|---|---|
| 5- 从无 4- 很少 3- 有时 2- 经常 1- 总是 / 完全不能 | 第一次 | 第二次 | 第三次 |

身体运动能力

1. 短距离行走困难

2. 行走时会摔跤

3. 行走时会摔倒

4. 行走时会失去平衡

5. 行走时必须集中精力

6. 行走时使我精疲力竭

7. 行走时腿痛

8. 上下楼梯困难

9. 站起来困难

10. 从椅子上起来困难

生活自理能力

1. 使用臂和手困难

2. 在床上翻身、挪动困难

3. 拿东西困难

4. 拿书或报纸或者翻页困难

5. 书写困难

6. 在房子周围做事困难

7. 自己进食困难

8. 梳头或刷牙困难

9. 穿衣服困难

10. 用脸盆盥洗困难

饮食能力

1. 吞咽困难

2. 吃固体食物困难

3. 喝液体困难

社会交往能力

1. 参加会话困难

2. 我说话别人难以理解

3. 说话时结巴

4. 说话必须非常慢

5. 我比过去说话少了

6. 说话使我沮丧

7. 说话害羞

情绪反应

1. 我感到孤独

2. 我感到厌倦

3. 在公共场合窘迫

续表

| 标准 | 评分 |
| --- | --- |
| 4. 感到将来没有希望 | |
| 5. 我担心成为别人的拖累 | |
| 6. 不知道为什么要活着 | |
| 7. 对生病感到愤怒 | |
| 8. 感到抑郁 | |
| 9. 担心病情将来对我的影响 | |
| 10. 感到没有自由 | |
| 得分 | |

## 三、评定的流程

ALS 的早期临床表现不典型,易误诊为其他疾病,应注意与颈部脊髓肿瘤、脊髓空洞症、脊椎病性脊髓病、包涵体肌病等疾病鉴别。而中晚期 ALS 诊断并不困难,病人一般存在多种功能障碍,体力差,容易疲劳,伴有不同程度呼吸困难,临床上应根据病人身体状态决定能否一次完成康复评定。对中重度病人,最好选项目分次进行。以下评定流程仅供参考,见图 12-1、图 12-2、图 12-3。

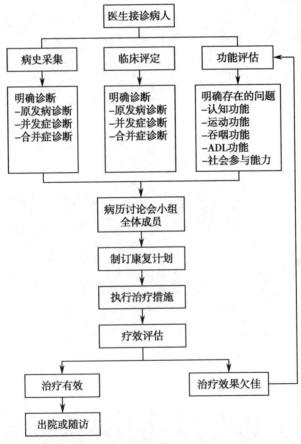

图 12-1　运动神经元疾病康复评定流程图

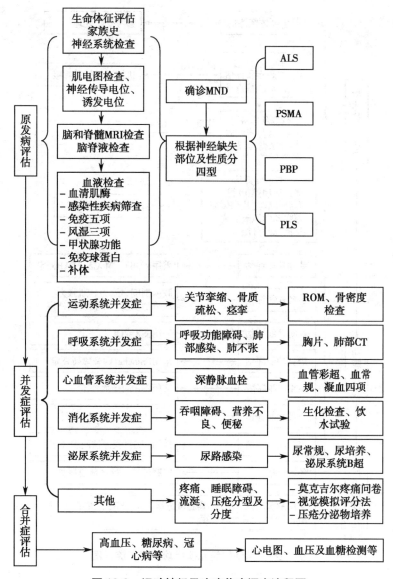

图 12-2　运动神经元疾病临床评定流程图

## （一）诊断

由康复科医师接诊病人，首先病史采集，了解起病时间、主要症状及治疗情况；既往史、家族史；病人家庭情况、教育情况、职业、经济状况；病人目前主要想解决的问题，并将问题按重要性进行排序。其次是完善相关辅助检查。根据病史、体格检查、神经生理学检查及相关疾病鉴别诊断，明确病人否为运动神经元疾病；根据神经缺失部位及性质判断 ALS 分型；根据 ALSFRS-R 评估结果确定 ALS 分期；同时还需要判断病人是否存在肺部感染、营养不良、压疮、深静脉血栓等并发症。

## （二）康复功能评定

对病人进行认知功能、感觉功能、吞咽功能、言语功能、营养状态、呼吸功能、运动功能、ADL 功能、生活质量、心理状态及环境等方面评估，明确病人功能障碍的部位、范围及程度，并将结果如实记录下来。

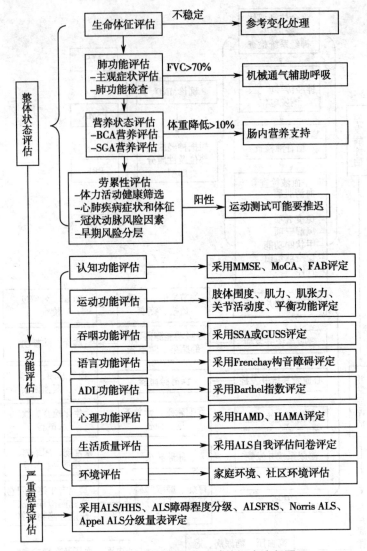

图 12-3　运动神经元疾病功能评定流程图

### （三）康复目标制定

根据病人的年龄、职业、文化背景、家庭经济状况，结合评估中发现的问题、心理状况、身体健康状况、职业计划及家庭环境等制定个性化的康复目标。康复目标分为短期目标和长期目标。长期目标是康复治疗结束时所期望的功能活动水平。短期目标是通过短期康复治疗达到的效果，是实现远期目标的基础和具体步骤。

### （四）康复方案制订

通过对病人全面的评定，掌握其功能障碍情况，了解其需求，确定康复目标后，选择合适治疗手段，安排适当的治疗量，并提出注意事项。围绕康复目标制订康复治疗方案，并对病人定期随访，了解治疗效果，根据后续的康复评估结果，对治疗方案进行完善。

### （五）注意事项

1. 评定前要先用通俗的语言向病人及家属说明目的和方法，必要时给予示范，消除他们的不安，取得病人的配合。

2. 评估既要全面，又要有针对性。对病人功能障碍的种类、部位、严重程度全面的认识以后，确定康复治疗目标，对影响病人生活自理能力最严重和病人感到最痛苦和最迫切希望解决的问题，应该予以优先考虑。有针对性地采取康复治疗措施。

3. 评定常由一个人自始至终的进行，保准确性。每次检查结束后准确记录检查结果、测定时所观察到的内容要记录在备案中，并记录检查日期及记录者的姓名。检查者要熟练掌握检查技巧。

4. 评定信度受病人的合作程度、情绪、环境、整体健康水平、药物、疼痛、疲劳、体位及检查者的经验的影响，应尽量避免检查的干扰因素，选择合适的测试时机，如疲劳、运动后或饱餐后不宜进行评定检查。

5. 评定时间要尽可能短，不引起病人疲劳。对中重度病人，最好选项目分次进行，原则上为由易到难。

6. 陪伴人员在旁时，嘱其不能在病人执行指令时给予暗示或提示。

7. 在评定的过程中，病人一旦出现不适或其他并发症，应及时终止评定，积极查找原因，给予相应的处理。

8. 重复评定时还应注意选择尽可能相同的时间和评定条件。

## 四、评定内容的表达

### （一）康复计划

在全面准确评定的基础上，根据病人年龄、职业、文化背景及经济状况，拟定不同康复目标，进行有效的康复训练。

1. **日常生活自理期**　ALS 功能评分 40～48 分，身体部位有一个以上的部位出现轻微变化，但是大部分的日常生活不受影响。临床表现为手突然无法握筷，或走路偶尔会无缘无故跌倒。严重的表现手脚无力，甚至萎缩，生活虽尚能自理，但在职场上已发生障碍。该期鼓励病人进行正常生活，进行主动的关节活动和伸展运动；最高强度以下的有氧运动（游泳、散步、骑自行车），但需避免过度疲劳；恰当告知病人及家属疾病进展及预后。鼓励病人参与到疾病的管理中，对于工作、学习、生活等开始重新规划。通过与其他病友交流，获得精神上的支持。

2. **日常生活部分依赖期**　ALS 功能评分 30～39 分，身体的几个部分出现变化，一部分事情靠自己的力量很难完成，需要他人的帮助。该期主要是使病人学会用新的方法代偿不全，增加病人在各种环境中的独立和适应能力。在病人能力范围内适当增加有氧运动；维持关节活动度，避免关节挛缩变形；采用辅助器具帮助病人日常步行及进食穿衣等；使用生活辅助工具，如电动菜刀、牙刷及刮胡刀等，减轻病人能量耗损，维持功能独立性；居家环境改造增强病人生活自理能力；远距离的旅行需要使用轮椅。

3. **日常生活部分明显依赖期**　ALS 功能评分 20～29 分，身体大部分的部位发生变化，大部分日常生活需要依靠他人的帮助才能完成。临床表现生活已经无法自理，如无法自行走路、穿衣、拿碗筷，且言语已稍有表达不清楚。该期主要是防止废用性功能障碍，及时处理流涎、疼痛、肌肉僵直等合并症以及肺部感染、尿路感染等并发症。当病人存在明显吞咽困难、体重下降、脱水或存在呛咳误吸风险时，尽早采用鼻胃管或经皮内镜胃造瘘术；当病人咳嗽无力时，应使用吸痰器或人工辅助咳嗽，排出除呼吸道分泌物；当无创通气不能维持血氧饱和度>90%，二氧化碳分压>50mmHg 或分泌物过多无法排出时，选择有创呼吸机辅助呼吸；随着病情进展病人将面临语言困难，如病人手、腕尚有力量，可用写字板、手机编写信息及电脑进行辅助交流。

**4. 日常生活部分完全依赖期** ALS 功能评分 19 分以下，大部分的生活在轮椅和床上度过，所有的日常生活需要依靠他人的帮助完成，临床表现说话严重不清楚，四肢几乎完全无力。该期治疗目的是延长病人生存时间，提高病人生活质量。康复治疗重点是减轻病人不适，维持生命体征平稳。根据病人呼吸障碍程度，选择不同的呼吸辅助方式，呼吸支持主要有侵入和非侵入两种，随着呼吸功能恶化，发展为持续呼吸辅助；对有吞咽困难和饮水呛咳病人予以管饲（鼻胃管／鼻肠管／经皮内镜下胃造口）喂养；坚持被动的关节运动和温热治疗，防止肢体屈曲挛缩；加强护理，定期翻身拍背，协助咳痰，防止肺部感染、压疮等并发症；抬高下肢，预防静脉栓塞形成；注意缓解疼痛；病人不能言语且四肢不能运动者也可以尝试使用提示板交流，将病人经常用的词写在提示板上，放在病人方便看到的地方，一旦病人需要，就会用眼睛看着提示板，看护人员根据病人目光找到大概位置，通过询问的方式确定病人需求；多与病人病人沟通，帮助病人学会应用肢体语言、手势、表情等非语言性沟通方式表达需求，以缓解无助、焦虑等负面情绪，解除病人内心痛苦。

综上，根据 ALS 病人的临床评定和康复评定结果，拟定康复计划如下（表 12-9）。

表 12-9　肌萎缩侧束硬化病人康复计划

| 肌萎缩侧束硬化病人的康复计划单 |
|---|
| **基本资料** |
| 姓名：　　　　　性别：　　　　　年龄：　　　　　职业：　　　　　病历号：<br>发病时间： |
| **主要诊断：** |
| **病程阶段：**□ 日常生活自理期　　　□ 日常生活部分依赖期<br>　　　　　　　□ 日常生活明显依赖期　□ 日常生活完全依赖期 |
| **康复评定结果及功能障碍**<br><br>1. 认知功能评定：MMSE 评分、MoCA、FAB 等评定<br>2. 呼吸功能评定：主观症状评定、肺功能检查等<br>3. 营养状态评估：BCA 评估、SGA 评估<br>4. 运动功能评定：包括肢体围度、肌力、肌张力、关节活动度、平衡协调、步行能力等评定，可采用改良 Ashworth 分级，MMT 肌力分级，Berg 平衡量表，步态分析等<br>5. 吞咽功能评定：SSA 或 GUSS 评定<br>6. 言语功能评定：Frenchay 构音障碍评定<br>7. 日常生活能力的评论：Barthel 指数评分<br>8. 心理评定：焦虑评定和抑郁评定<br>9. 生活质量评定：ALS 自我评估问卷<br>10. 环境评定：家庭环境、社区环境评估、社会环境评估<br>11. 疾病严重程度评定：ALSFRS、Norris ALS、Appel ALS 分级量表评定等<br>12. 其他功能评定 |
| **康复目标**<br>　　　近期目标：<br>　　　远期目标： |

| 肌萎缩侧束硬化病人的康复计划单 |
| --- |
| **康复方案**<br>　□ 抗痉挛体位摆放　　　□ 关节被动运动　　　□ 物理振动排痰<br>　□ 物理因子治疗　　　　□ 肢体运动治疗　　　□ 吞咽功能训练<br>　□ 认知功能训练　　　　□ 言语功能训练　　　□ 作业治疗<br>　□ 平衡、协调和步态训练　□ 辅助器具　　　　　□ 家居改造<br>　□ 心理治疗　　　　　　□ 其他<br><br>**注意事项**<br><br> |

### （二）康复医嘱

**1. 日常生活自理期医嘱**

（1）护理医嘱：三级护理；吞咽功能正常采用均衡饮食；咀嚼或吞咽有困难则改变食谱，如软食、半流质饮食等。ALS病人一般伴随高代谢状态，需要增加热量摄取。

（2）实验室检查：呼吸异常者应行呼吸功能检查；对肺部感染的病人应作痰培养、胸部X线或胸部CT检查。

（3）康复评定：常规评估外，注意认知功能、呼吸功能、吞咽功能、肢体有无萎缩、肌张力、肌力及关节活动度的评定。

（4）药物：目前ALS尚无特殊有效的治疗方法，多采用综合性治疗方法。可选用能量合剂、维生素E、辅酶Q10、维生素B族等神经保护剂；利鲁唑；神经营养因子等药物治疗。

（5）康复治疗：鼓励病人进行正常生活，避免过度疲劳；进行关节运动度训练，强化正常肌肉的力量以代偿无力的肌肉；最高强度以下的有氧运动（游泳、散步、骑自行车），但需避免过度训练。恰当告知病人及家属疾病进展及预后。鼓励病人参与到自身的管理中，对于工作、学习等正在进行的事情开始重新规划。通过与其他病人见面，获得精神上的支持。

**2. 日常生活依赖期医嘱**

（1）护理医嘱：根据病情可采用二级护理或三级护理；根据病人的吞咽障碍情况、营养状况及基础疾病等采用软食、半流质饮食或流质饮食等；对肺部感染痰多的病人注意体位排痰及机械振动排痰。

（2）实验室检查：有呼吸困难者行肺功能检查；对肺部感染的病人应作痰培养、胸部X线或胸部CT检查。

（3）康复评定：除外常规评估外，还需要注意并发症的评定，如痉挛、疼痛、睡眠障碍、抑郁焦虑等的评定。

（4）药物：除神经保护剂、利鲁唑、神经营养因子等药物治疗外，针对性处理病人存在并发症。根据病人存在抑郁焦虑情况，选择相关药物。

（5）康复治疗：辅助器具以辅助日常步行及进食穿衣等；使用生活辅助工具，以减轻病人能量耗损，维持功能独立性；居家环境改造增强病人生活自理能力；针对病人功能情况选择适合个人的功能活动,提高病人日常生活能力和适应社会生活能力。

(6)家居环境改造:根据本人意愿,针对性地对家居环境进行评估,进行必要的家居环境改造,最大限度利用病人残存功能,提高病人独立程度和生活质量。

(7)做好鼓励和心理疏导工作,以保证康复治疗顺利进行,还要做好家庭成员的咨询工作,让其了解疾病严重程度、可能发生的并发症,并简单介绍康复计划、方法和费用等。

**3. 日常生活明显依赖期医嘱**

(1)护理医嘱:根据病情可采用一级或二级护理;根据病人的吞咽障碍情况、营养状况及基础疾病等采用普食、半流质饮食、流质饮食等;对肺部感染病人予以吸痰护理,注意体位排痰及机械振动排痰;注意大小便管理。

(2)实验室检查:有呼吸困难者行血气分析;痰多对肺部感染的病人应作痰培养、胸部X线或胸部CT检查;有尿路感染者应作尿常规、泌尿系统彩超。

(3)康复评定:常规评估外,还需要注意肺部感染、尿路感染、深静脉血栓等并发症的评定。

(4)药物:及时处理并发症和合并症。由于各种功能逐渐消失,病人可能会出现不同程度的抑郁,务必及时使用抗抑郁药。

(5)康复治疗:根据病人吞咽功能状况选择不同代偿方法;根据病人呼吸障碍程度,选择不同的呼吸辅助方式。

**4. 日常生活完全依赖期医嘱**

(1)护理医嘱:根据病情可采用一级或二级护理;根据病人的吞咽障碍情况、营养状况及基础疾病等采用普食、半流质饮食、流质饮食等;对痰多不易咳出伴呼吸困难病人应气管切开,加强吸痰护理;注意大小便管理。

(2)实验室检查:有呼吸困难者行血气分析;痰多对肺部感染的病人应作痰培养、胸部X线或胸部CT检查。泌尿系统B超,尿常规检查;双下肢动静脉彩超。

(3)康复评定:常规评估外,注意痉挛、疼痛、睡眠障碍、流涎、大小便障碍、呼吸困难、吞咽障碍、肺部感染、压疮等评估。

(4)药物:及时处理并发症。

(5)康复治疗:康复重点是减轻病人不适。注意翻身,避免褥疮;协助拍背、咳痰,以避免肺炎;抬高下肢,以预防静脉栓塞;四肢关节被动运动,防止肢体屈曲挛缩;帮助病人学会应用肢体语言、手势、表情等非语言性沟通方式表达想法和需求,解除病人内心痛苦。

# 第三节　康　复　治　疗

康复治疗对运动神经元变性引起的肌肉萎缩、肌无力及运动障碍虽然是无效的,但对于因四肢不能活动造成废用性运动功能低下,可以通过适当的康复治疗延迟运动功能减退。ALS病人身体状态不断变化,决定其康复是一个动态过程,康复治疗人员最重要也是最困难的工作是判断病情进展。

## 一、治疗原则

对于 ALS 和重症脊髓肌萎缩,康复治疗的目的是保证病人最大舒适度和生活质量而不是延长生命；对于儿童和青少年脊髓肌萎缩，治疗重点是关注发育。不同阶段 ALS 的康复目标也有所差异，日常生活自理期主要维持身体正常活动；日常生活部分依赖期主要是增加病人在各种环境中的独立和适应能力；日常生活部分明显依赖期主要是防止废用性功能障碍及时处理合并症；日常生活部分完全依赖期治疗目的是提高病人生活质量。

## 二、主要的治疗方法

ALS 病人的康复治疗主要包括认知治疗、吞咽治疗、物理治疗、作业治疗、辅助器具、心理治疗、营养治疗等。

### （一）认知治疗

流行病学数据显示 30%～51% 的 ALS 病人存在不同程度的认知和行为改变，从轻度的认知障碍或行为障碍到额颞叶痴呆（frontotemporal dementia, FTD），其中 3%～15% 完全符合 FTD 标准。认知功能损伤包括执行功能、记忆力、注意力的损伤。ALS 行为障碍主要表现为淡漠、感觉过敏、固执和脱抑制的性格。ALS 认知治疗主要包括记忆力训练、注意力训练及执行功能训练。

**1. 记忆力训练**　记忆力训练重点在重新训练和改善病人代偿性技巧上，即直接训练法和辅助训练法。直接训练法基本包括思维的运用，例如文字游戏、记名字、小组讨论、猜谜语等，可以利用视、听、触、嗅等多种感觉输入配合训练，启发病人发挥想像力，学习新单词或将姓名与面部特征结合起来学习姓名等。辅助训练法则利用身体外部的辅助物或提示来帮助记忆或提醒他们日常安排，常用的工具有日记本、时间表、地图、闹钟、手表、标签等。

**2. 注意力训练**　注意力是指人的心理活动指向和集中于某种事物的能力，包括注意的广度、注意的稳定性、注意的分配和注意的转移。保持良好的注意力是大脑进行感知、记忆、思维等认知活动的基础条件。注意力训练包括猜测游戏、删除游戏、数字顺序、代币法、时间感等。

**3. 执行功能训练**　颅脑损伤可以引起推理、分析、概括等多种认知过程的障碍，表现解决问题能力下降。执行功能训练包括提取信息、排列顺序、问题状况的处理、从一般到特殊的推理、分类、做预算等。

近年来电脑辅助认知康复技术因刺激的标准化，生动的刺激方式、客观的数据记录及较好的灵活性，在临床上得到了广泛使用。而远程认知康复是电脑辅助认知康复在空间上的延续，远程认知康复技术能使病人更灵活、更积极参与康复治疗（病人可以根据自身具体情况，灵活掌握训练时间、训练强度等）。虚拟现实技术（virtual reality, VR）是一项新型的技术，已经在认知康复评定、治疗等方面得到运用。在记忆康复中，VR 训练可以提高病人的学习能力及其在真实世界里的行为能力。在注意力训练中，VR 系统具有沉浸、交互和想象特点，病人在接受训练过程中，容易保持注意力集中。研究表明病人在虚拟环境下训练，学习能力、执行能力均可获得较大提高。如果认知功能影响到病人安全，有必要进行 24 小时监管。

### （二）吞咽治疗

吞咽障碍是 ALS 常见的并发症，具有如下特点：①个体差异大；②吞咽障碍合并言语障碍是疾病典型表现；③吞咽障碍出现较早，发展迅速。疾病早期应加强唇、舌、颜面肌和颈部屈肌的主动运动和肌力训练；进食时多采用坐位，颈稍前屈曲引起吞咽反射；进行摄食训练先用糊状或胶状食物，少量多次，逐步过渡到普通食物；构音器官的运动训练有助于改善吞咽功能。随着病情进展，治疗将以代偿方法为主，包括姿势调整、感觉刺激、改变食物性状，以保存进食和吞咽运动所需要的力量。使用声门上和双重吞咽方法预防误吸和加强咽喉部清理。鼻饲是晚期病人必须的代偿方法，胃造瘘术留置胃管也是常用的治疗方法。

### （三）言语治疗

大多 ALS 病人会出现语言交流的困难。ALS 构音障碍表现混合性，既有痉挛型又有弛缓型成分。早期表现软腭无力、闭唇不能、舌运动困难。后期出现声带麻痹和呼吸困难。ALS 病人说话常有呼吸音，音调单一，声音嘶哑，鼻音过重，后咽腔共鸣。语言康复医生的指导是非常重要的，局部冰敷减轻舌肌痉挛；进行舌肌、唇肌、面肌及语音、语言节奏等训练，但要注意训练强度，避免过度疲劳加重肌无力；上腭抬举训练有助于减轻鼻音；训练病人减慢讲话速度，增加停顿，提高讲话清晰度。语言治疗师应定期（3～6 个月一次）评估病人的交流功能，并提供适当的辅助交流工具如有图形和文字的指示板或计算机语言合成器等。

### （四）物理治疗

**1. 物理因子治疗**　根据病人的具体情况选择电刺激疗法、冷疗降低痉挛，缓解疼痛，也可选择热疗，如蜡疗、热敷、中药熏洗、红外线和局部温水浴等。若病情需要，必要时可选择 2～3 种物理因子综合治疗。

**2. 运动治疗**　ALS 病人的运动训练包括灵活性训练、强化训练和有氧训练三个方面。

1）灵活性训练：包括伸展训练和关节活动度训练，有助于防止痛性痉挛的产生。治疗师指导病人及家属进行关节主动或被动活动，关节活动度训练可以在家中常规进行。

2）强化训练：强化训练的应用还存在争议，一般认为适中阻力强化训练（最大等长收缩负荷的 20%～40%）对疾病进展过程中肌肉轻度受累者具有强化作用。ALS 病人确诊后尽早开始强化运动，推荐进行等长肌力训练，训练的运动量以不影响日常生活为标准。确定实施负荷 MVC 的 20%～40% 的简单方法是病人能轻松完成 20 次的重量，每组 8～10 次，按此方法训练可以避免负荷过大造成肌肉过劳。

3）有氧训练：能够维持病人适当的心肺功能，保持良好的情绪、精神状态、食欲和睡眠。游泳、散步、骑自行车是提高有氧适能的常用方法，治疗师根据病人具体情况选择合适的运动模式。随着疾病进展，强化训练和有氧训练最终将不能继续。

**3. 平衡训练**　简单的直立平衡可以提高病人力量和协调能力，训练方式包括单足站立、足跟足趾行走、平衡行走、侧抬腿行走，动作简单到在家里都可完成，并且增加身体力量与平衡协调能力。平衡功能好的病人可以增加训练难度，如在一个或多个感觉系统被打扰的情况下进行。

**4. 呼吸训练**　包括取放松体位，减少呼吸肌氧消耗；经鼻吸气，呼气时将口缩紧，缓慢将气体呼出；咳嗽训练；呼吸肌训练等。膈肌是重要的呼吸肌，有研究表明膈肌肌力可以通过阻力性呼吸肌训练强化，改善病人最大通气量、最大吸气压和 FVC。但很多病人是不能耐受阻力性呼吸肌训练。

### （五）作业治疗

ALS 病人的作业治疗分早期和晚期。早期治疗目的是帮助病人应对每日或每周的功能变化，并与病人讨论生活方式和环境改良等。晚期治疗目的是维持病人功能独立。主要从自我照料、家务照料、工作和休闲活动等方面开展。

1. **自我照料**  自我照料包括就餐、穿衣、行走、大小便等。ALS 病人适宜穿宽大易穿脱的衣服，放在容易获取的地方，治疗师应教会病人容易穿脱的方法。随着穿衣独立性降低，治疗师需要找出合适的方法，使病人能独立或在照料者的帮助下完成穿衣；尽量延长病人独立进食的能力，建议使用长柄、轻型进餐用具，喝水用重量轻的广口杯；上肢无力者可选择有扶手的椅子增加病人的安全性。进食困难者可采用鼻饲进食，维持病人的营养；可适当使用防滑垫、横杠把手等辅助用具以及必要的洗澡自助具帮助病人洗澡，严重者可用升降机搬运病人到浴缸内洗澡；提供合适把柄的牙刷或电动牙刷保证病人自己牙刷；如果病人下肢无力，可在厕座旁安装把手或者使用加高的厕座，随着病情发展，如厕越来越困难，合适的坐便器与便纸夹持器对病人非常有用；治疗师应为下肢无力者提供合适的转移方式，开始使用手杖、腋杖来支撑身体，以后在室内使用助行器，室外使用轮椅，最终选择轮椅代步。进入病程后期，为了容易地进行体位转移，可使用电控床和移动的升降装置。

2. **家务照料**  鼓励病人完成以前所承担的家务，如洗菜、整理房间、拖地等，必要时配备搭档。随着病情的发展，通过家居环境改造来满足病人功能上的需求。教会病人如何才能容易完成家务活动，尤其是在无人帮助的情况下。指导病人在日常活动中建立能量节约概念，充分使用家用电器如微波炉、食物加工器、自动洗碗机、全自动洗衣机等。在疾病后期，病人完成家务的能力逐渐降低，建议病人与家人讨论并重新定位其家庭角色，鼓励病人尽可能履行家中的角色义务，并积极参与家庭计划。

3. **工作活动**  包括与他人沟通、信息的传递、互联网的使用、驾驶或公共交通的使用。当病人的语言交流受到影响，帮助病人选择合适的交流辅助用具，如不同型号的电话，改良的电脑控制装置等。对严重构音障碍者则考虑变更交流方式，如语言交流板；对行走困难者，要提供适应性辅助器具，如教会病人使用拐杖、手杖、轮椅等；为了使病人能够继续工作，对其工作环境提出改良方案。

4. **休闲活动**  包括读报、看电视、手机的使用以及符合当地文化习惯的娱乐活动。探索现有的、有可能对其进行一些改良病人就可以参加的娱乐活动，如打太极拳、跳舞、手工艺活动、钓鱼、骑改良自行车等；发展新的可能从事的娱乐、文体活动，如养花、下棋、玩牌、听音乐、电脑游戏等活动，摆脱生活的单调和乏味，提高生活乐趣；疾病后期，病人生活自理能力进一步下降，鼓励病人通过听音乐和看电视，保持与社会接触和精神上的享受。

### （六）辅助器具

ALS 病人远端肢体无力导致上肢使用日常用品困难，甚至写字、打字都无法进行，下肢无力导致行走困难、易跌倒等，这时非常需要各种支具改善功能。如颈部及脊柱伸肌无力需要佩戴颈托或头部支持器；万能袖套帮助不能抓握的病人完成进食或写字、打字等任务。另外纽扣器、拉链器、双把杯、带护边的盘子、加长把手的进食、洗漱等自助用具对病人也很重要的；对于行走困难者可使用踝足矫行器、拐杖、手杖、步行器，最终需要选择轮椅代步，为病人选择合适的、适用于室内或室的外轮椅是非常重要的。严重者可以选择电动轮椅，电动轮椅可以帮助部分病人在没有护理情况下独立生活或参加工作。选择辅助器具时,要充分考虑其价格、外观以及病人和家属接受程度等因素。

### (七)传统康复治疗

中医认为本病多因脾、肾、肝等脏腑虚衰,引起湿、瘀、热、风等内生,或虚感受湿热,风寒湿之邪而导致虚实夹杂。常采用针刺法,且多用补法,常选用曲池、合谷、内关、列缺、复溜、足三里、跗阳、绝骨、阳陵泉、委中、冲阳、公孙。依据虚实,灵活选用灸法、泻法等不同方法治疗。推拿可以增加局部的血液循环,改善关节的活动度。辅助治疗(中医食疗、太极、气功)及生活方式改变也能提供额外的益处。

### (八)心理干预

ALS病因尚不明确,治疗缺乏有效性,致残率极高,病人部分或全部丧失生活、工作能力,但病人认知和智力影响不明显,加之治疗费用昂贵,给病人带来沉重的心理负担。ALS病人中存在心理健康问题显著高于正常人群,包括躯体化症状、强迫、抑郁、焦虑、敌意、精神病症状等,尤其是抑郁、焦虑情绪严重影响病人的生活质量。随着病情发展,生活自理能力丧失,病人抑郁程度会越来越高。后期大量并发症的出现,呼吸困难,长期慢性缺氧也可导致情绪障碍的发生。保持病人良好的情绪状态是改善生活质量非常重要的一方面。心理干预主要包括:①支持治疗:与病人建立良好的信任关系,合理提供治疗信息,对病情做科学的、保护性的解释。耐心倾听并解释病人提出的问题,经常性给予鼓励和支持。在与病人交流过程中,恰当运用解释、安慰、指导、暗示等支持性治疗方法,满足病人心理需求。社会支持是病人应对疾病和治疗过程中最有潜力的资源之一,而家庭支持是社会支持中最基本的支持形式。要加强对病人家属的指导,鼓励家属、亲友给予病人情感上的支持、照顾,让病人充分感受到亲情和家庭的温暖,在满足病人物质需要的同时,尽量满足病人的精神需求,有助于减轻病人的抑郁情绪,提高生活质量。②认知治疗:根据病人年龄、性别、文化背景不同,讲解ALS相关知识,包括发病机制、临床症状、药物剂量、注意事项及预后等,尤其是营养支持及呼吸管理基础知识,使其对疾病有正确、全面、客观的认识,以积极的态度面对疾病,建立良好的治疗依从性,积极配合康复治疗。③行为干预:对不良的行为和不良生活习惯通过必要的宣教以及行为医学相关措施加以纠正。④放松治疗:指导病人每天进行一定时间的放松训练,使病人学会自我调节,通过身体放松使病人得到整个身体、心理的松弛,压力释放。⑤集体心理治疗:也可以采用讲座等集体活动的形式,详细介绍本病的特点和发病机制、康复知识以及心理因素对生活质量的负面影响,指导病人康复锻炼的方法及注意事项。⑥音乐疗法:通过选择合适音乐改善病人负面情绪。

### (九)营养治疗

ALS出现营养障碍的发生率是15%～55%,营养不良可使ALS病人死亡风险增加7.7倍。改善病人的营养状态,在ALS整体治疗方案的制订中日益受到医生的关注。

**1. 营养不良的原因** 病变累及脑干神经元造成咀嚼无力、吞咽困难、饮水返呛;运动减少及社会心理因素导致食欲减低、进食减少;机体代谢率高,能耗增加,致使脂肪和肌肉分解供能,加速疾病进程。

**2. 营养的支持管理** ALS属于消耗性疾病,病人营养需要量每天每公斤体重30～40kcal,脂肪成分不高于总能量的30%,碳水化合物不低于总能量的55%,每日蛋白质每千克体重0.8～1.2g。饮食以高热量高蛋白为主,膳食丰富,营养均衡,补充维生素、微量元素及必需氨基酸,富含必需氨基酸的食物有牛奶,肉类,鱼类,豆类制品、杏仁,花生,瓜子和芝麻、香蕉等。进食富含 ω-3 脂肪酸的食物,如金枪鱼、鳟鱼、鲱鱼。适当的蔬菜、水果。

(1)早期营养支持:当病人出现咀嚼或吞咽问题时,应改变食谱,少食多餐,进食软食而非流食。避免进食容易引起呛咳的食物,使用凝固粉改变食物质地,便于舌控制食物。对因上肢无力或躯干姿势问题导致进食困难,应避免处于进食不便的姿势,或提供合适的自助用具。

(2)肠外营养:对肠内营养不能耐受或不能插胃管的病人可以选择肠外营养方式来提供有效的能量支持。肠外营养不受消化系统功能的影响,但长时间使用可以出现医源性的肠饥饿综合征,表现肠蠕动减慢,黏膜萎缩,肠道黏膜屏障破坏。极少数病人需要肠外营养。

(3)肠内营养:肠内营养包括经鼻胃管、鼻空肠管及胃造瘘管饲等。吞咽障碍严重时出现进食量减少,进食时间延长,饮水返呛,吸入性肺炎等,往往加重营养不良。如果病人体重低于正常值的 10%～15%,就要考虑使用胃管了。ALS 吞咽障碍发生率高,而胃肠道功能良好,故多选肠内营养,肠内营养不仅可以改善病人营养状态,且有利于肠内黏膜屏障和胃肠动力维持,避免肠内黏膜萎缩和胃肠功能减退。鼻胃管能较好地解决短期内存在吞咽困难的营养问题,长期使用会导致鼻、食管黏膜糜烂,增加吸入性肺炎的发生率,不适合长期在家中肠内营养的病人。PEG 是长期维持营养较好的方法。

### (十)环境调整和改造

培养病人足够的安全意识,针对性地对家居、社区及工作环境进行评估,提出减少环境限制的具体办法,进行必要的家居环境改造,最大限度利用病人残存功能,提高病人独立程度和生活质量。如室内地板不打蜡,地毯尽量除去,门开关把手改造成向外延伸的横向把手利于开关;考虑轮椅行进时通道应宽 106.5cm,转弯处应宽 122cm,厕所浴室门应宽 81.5cm,马桶和洗手池中轴线间距不应少于 68.5cm,与墙的距离不应少于 45cm,否则轮椅不能靠近。洗手池底部不应低于 69cm,否则坐轮椅时臀部不能进入盆底。水龙头最好是用摇柄式。马桶坐圈应当升高以便转移。沐浴头应采用手持式的方便病人使用,沐浴时使用沐浴椅。卧室内桌前、柜前以及床的一边应有 1.6m 的活动空间,以便轮椅作 360° 旋转,以应付各种需要,当然如床与桌相近的周围可以共用;如床头一侧放床头柜,此侧离床应有 81cm 以使轮椅进入。由于坐在轮椅上手能触及的最大高度一般为 1.22m,因此木柜内挂衣架的横木不应高于 1.22m,衣柜深度不应大于 60cm;坐在轮椅上时向侧方探的合适距离为 1.37m,因此柜内隔板和墙上架板不应大于此高度;墙上电灯开关也应如此,而且为了方便,低于 92cm 更好;侧方伸手下探时最低可达高度 23cm 或更小,因此最低层的柜隔板、抽屉不应低于此高度;墙上的电插座以离地 30cm 以上为宜;侧方水平或稍向外探时,能达到合适距离为 60～65cm,合适高度为 91.5cm,最大高度为 117cm 左右,设计落地台柜时要充分考虑。使用遥控装置,如灯、电视机的遥控器对病人十分有用。对工作环境尽可能改良或改造,以使病人继续保持工作状态。

### (十一)康复教育

ALS 不是常见病,病人对其所知甚少。一旦确诊,要及时而恰当在安静舒适的环境下,至少花 30 分钟向病人和家属告知诊断和预后,明确向病人交代病情进展,鼓励病人尽可能坚持正常的生活,尽早到康复中心行功能训练,并为病人提供疾病的背景知识及专病网站信息,与病人预约定期的随访,跟踪病情变化。在疾病过程中,鼓励病人与医生、治疗专家、社会工作者、律师、心理学家、支持团队、家属及照料者坦诚交流,取得他们的帮助和支持性服务(财务、设备、保险、税务、遗嘱等)。与疾病小组其他成员讨论如何处理可能遇到的问题。鼓励病人与外界相互沟通,与涉及本病的人交朋友,学习通过互联网与他人交流及获取所需要的服务。学会欣赏周边的人和事物,使生活更加丰富多彩。

**(李　华)**

# 第十三章

# 老年认知症的康复

## 一、概述

### (一)定义

老年认知症(senile dementia),俗称老年痴呆症,是老年期发生的由于脑功能障碍而产生的持续性和获得性智能障碍综合征。主要表现为不同程度的语言、记忆、思维、判断、执行力、视觉空间功能的减退和精神行为异常。老年认知症的病因尚不明确,其发病率随着年龄的增高而增加,还涉及多种病理机制和病理过程。

### (二)分类

老年认知症的分类可按照病程、病因和病情轻重分为不同的类型,主要是:

**1. 按照疾病病程分类**  随着诊断技术的进步,已能对一些痴呆疾病进行早期、甚至无症状期的诊断,因此可按照疾病的病程分为临床前期(无症状期)、临床无痴呆期和临床痴呆期。这种分类方法主要用于疾病的早期诊断和干预的临床研究。

**2. 按照病因分类**  临床最重要、最常用的方法是病因进行分类。主要包括:

1)神经变性性疾病:占所有认知症疾病的 50% 以上,其中阿尔茨海默病(Alzheimer disease,AD)和 Lewy 体痴呆(dementia with Lewy body,DLB)是最常见的类型。

2)血管性疾病:多发梗死性痴呆是经典的 VD 代表,但并非常见类型。

3)炎症和感染:炎症包括多发性硬化、影响中枢神经系统的血管炎或风湿病(红斑狼疮、抗心磷脂抗体综合征、白塞病)等。

4)其他神经精神疾患:包括原发性或转移性肿瘤、神经系统副肿瘤综合征、脑外伤、硬膜外或硬膜下血肿、癫痫等。

5)系统疾病:肝肾衰竭、严重心脏病、严重贫血、代谢性疾病、药物、中毒(酒精、重金属、毒品、有机溶剂)和维生素缺乏等。

6)混合性痴呆:主要是神经变性性痴呆伴随血管性痴呆,可能是最常见的类型。

**3. 按照病情轻重分类**  临床上还有依据认知症病人的神经心理学测查结果和(或)功能损害程度,可将病人分为轻度、中度或重度。这种分类方法主要用于帮助对疾病的诊断、病程和预后评估、治疗试验及病人的生活照料者的决策。

### (三)流行病学

老年认知症中一般比较常见的有阿尔茨海默病(Alzheimer disease,AD)、血管性痴呆(vascular dementia,VD)、混合型痴呆和其他类型。现在普遍认为认知症的发病率与年龄增加有关,年龄超过 65 岁,发病率增加 1 倍。全球目前大约有 2000 万人患病,据国内的调查显示,我国 65 岁以上人群认知症患病率约为 5%,北方人患认知症的平均年龄为 75～76 岁,患血管性痴呆的年龄多在 68 岁左右,65 岁以上人群中患重度老年痴呆的比率达 5% 以上,而到 80 岁,此比率就上升到 15%～20%。随着人口老龄化的加剧,到 2030 年我国预计将有 1200 万不同程度的病人。

## 二、康复诊断与功能评定

### (一)康复诊断

1. **诊断方法**　老年认知症作为一组症状群,临床上主要依据其病史、临床表现、神经系统检查、神经心理学检查、实验室和影像学辅助检查等做出初步诊断(表 13-1)。病人是否伴有并发症及其严重程度也将直接影响康复的治疗方法和效果。

表 13-1　老年认知症各阶段临床检查特点

| | 早期 | 中期 | 晚期 |
| --- | --- | --- | --- |
| 记忆 | 近记忆受损 | 远期记忆受损 | 无法测试 |
| 言语 | 部分命名失语<br>言语流利轻微受限 | 言语不流利<br>理解力障碍<br>复述障碍 | 缄默症 |
| 视空间障碍 | 错摆物体 | 迷路 | 无法测试 |
| 行为 | 操作困难<br>妄想<br>抑郁<br>失眠<br>面-手测试异常<br>失写 | 复制数字困难<br>妄想<br>抑郁<br>精神激越<br>失眠<br>眼-手测试异常<br>失写 | 精神激越<br>梦游<br>缄默<br>小便失禁 |
| 神经系统 | 额叶释放征 | 额叶释放征 | 额叶释放征强直<br>步态障碍±肌阵挛 |

(1)病史:病史的询问是了解老年认知症的发病原因和临床评定中较为重要的依据,包括年龄、职业、起病时间、主要症状、伴随症状、有无家族遗传等。

老年认知症临床以记忆功能障碍、语言功能恶化和视觉空间缺陷为特征,并呈进行性发展。病程一般可分为 3 个阶段:第一阶段(病期 1～3 年),是老年认知症的早期,主要表现近记忆障碍,表情淡漠,运动正常,检查头颅 CT 和脑电图正常;第二阶段(病期 2～10 年),是老年认知症的中期,为近、远期记忆均受损,视空间能力障碍,出现人格改变,头颅 CT 和脑电图可有改变;第三阶段(病期 5～12 年),是老年认知症的晚期,智能严重衰退,肢体强直,括约肌功能障碍,对外界刺激缺少有意识的反应,或缄默,头颅 CT 和脑电图明显异常。

(2)神经系统检查:老年认知症本身并无固定体征,但是某些原发病常伴有一定的神经系统体征。麻痹性认知症病人可表现发音不清,伸出的舌及手震颤,瞳孔不齐、两侧不等大,阿诺氏瞳孔。老年性精神病病人会出现幻觉妄想,精神错乱,睡眠时间颠倒等。脑神经损伤的病人会出现视觉、听觉、嗅觉、味觉等功能障碍或者肌力和平衡功能下降,震颤等症状。

（3）神经心理学及量表检查：对痴呆的诊断与鉴别有意义，常用简易精神状态检查量表（mini-mental state examination，MMSE），韦氏成人智力量表（WAIS-RC），临床痴呆评定量表（CDR）和 Blessed 行为量表（BBBS）等，神经心理测试可确定记忆，认知，语言及视空间功能障碍的程度，建立痴呆的诊断，Hachinski 缺血积分（HIS）量表用于与血管性痴呆的鉴别。

（4）实验室检查：作为认知症评估内容的一部分，是确定认知症病因和老年人中常见并存疾病所不可或缺的检查项目，酶联免疫吸附（ELISA）夹心法检测病人脑脊液 tau 蛋白，Aβ 蛋白，生化检测 CSF 多巴胺，去甲肾上腺素，5-HT 等神经递质及代谢产物水平的变化；甲状腺功能检查和血清维生素 $B_{12}$ 水平测定是确定认知症其他特殊原因的必查项目，还应进行下列检查：全血细胞计数；血尿素氮，血清电解质和血糖水平测定；肝功能检查，当病史特征或临床情况提示认知症的原因可能为感染、炎性疾病或暴露于毒性物质时，则还应进行下列特殊实验室检查：如梅毒血清学检查、血沉、人类免疫缺陷病毒抗体检查或重金属筛查。

（5）影像学检查

1）脑CT：在弥漫性脑萎缩的 CT 诊断中，颞叶和海马萎缩，下角扩大（横径>7.7mm）有助于 AD 病人与正常脑老化的鉴别，脑 CT 可排除如由脑积水、慢性硬膜下血肿、脑肿瘤和脑梗死等所致与 AD 相似的痴呆症状和器质性脑病。AD 早期脑 CT 可能正常，AD 是海马型痴呆，尸检和脑 CT 可见海马萎缩，海马萎缩与早期记忆损害有关，这预示可能发生 AD，因此，脑 CT 示海马萎缩可作为早期诊断的标志。虽然脑 CT 表现在 AD 诊断上可以作为参考，但脑 CT 指数的量化分析有助于鉴别脑萎缩性痴呆与正常增龄性脑萎缩，并对病情的预后估计有帮助，也为 AD 病人的脑形态学改变提供了客观依据。

2）脑MRI：可提供大脑结构性改变的更新的诊断信息，用 MRI 测颞叶前部和海马结构的体积，发现病人的体积明显小于对照组，MRI 测颞叶中部结构萎缩的程度，以区别病人与同龄对照组，其敏感性为 81.0%，特异性为 67.0%，MRI 测乳头体垂直直径，发现患病组乳头体有明显萎缩。

此外，PET-CT（正电子发射断层成像术）、SPECT（单光子发射计算机断层成像术）、FDG-PET 神经影像常显示全脑低灌注和低代谢率，以双侧额顶叶最显著。与无神经精神症状的病人相比，有一系列行为改变的病人，其额叶活动明显降低。

2. **诊断标准**　1993 年我国制订的老年认知症的诊断标准包括以下 6 点：①智力检测证实痴呆；②至少有 2 项识别功能障碍；③记忆及识别障碍进行性加重；④无意识障碍；⑤40～90 岁起病；⑥无其他躯体或脑部疾病能解释上述病情。

另外，还有以下 4 点可作为痴呆诊断的支持条件：①失语、失认、失用等表现呈进行性加重；②日常生活能力显著下降及行为障碍；③有痴呆阳性家族史或家族中有类似的病人；④头颅 CT 检查提示脑萎缩，脑电图检查结果正常，脑脊液检查结果亦正常。

病理诊断指标包括以下 4 点：①病人年龄<60 岁，脑组织活检可见大量老年斑和神经元纤维缠结；②病人年龄>70 岁，脑组织活检可见大量的老年斑，而无神经元纤维缠结；③脑组织活检无老年斑，也无神经元纤维缠结，应考虑痴呆外的其他原因。

**（二）功能评定**

1. **记忆功能评定**　临床上老年认知症病人首先表现为记忆功能的障碍，病人记不住最近几天要做的事情（如已安排好的约会），也记不清最近所发生的事件；随病情发展，病人远期记忆出现缺陷，表现为不能很好地或根本不能回忆过去已记住的信息。因此，对记忆功能的评定是一个重要的过程。常用韦氏记忆量表（Wechsler memory scale，WMS）、Rivermead 行为记忆测验法等量表进行评估，其中韦氏记忆量表使用比较广泛，中国版的标准化量表由龚耀先等修订，评价内容包括经历、定向、数字顺序、再认、图片回忆、视觉提取、联想学习、触觉记忆、逻辑记忆和背诵数目等 10 项，可以对瞬时记忆、短时记忆和长时记忆进行评定。

2. **认知功能评定**　目前临床使用较多的痴呆筛查量表是简明精神状态评定量表（Mini Metal State Examination，MMSE）和长谷川痴呆量表（Hastgawa Dementia Scale，HDS），主要用于老年人的筛查。按照目前国内的教育程度，长谷川痴呆量表的得分文盲<16 分，小学<20 分，中学或以上<24 分，可评为痴呆。此外，在我国还有使用第二版的洛文斯顿作业治疗用认知成套测验 LOTCA 已经开发出计算机软件，共 26 个分测验，包括定向、知觉、空间知觉、动作运用、视运动组织和思维运作等六大领域。

3. **知觉功能评定**　知觉是人们认识客观事物最重要的环节，例如，看到一幅画，听到一首歌曲，闻到花香等，这些都是知觉。知觉是一系列组织并解释外界客体和事件的产生的感觉信息的加工过程。感觉是对客观事物的个别属性的认识，对同一事物的各种感觉的结合，形成了对这一物体的整体的认识，也就是形成了对这一物体的知觉。知觉以感觉作为基础，但不等于各种感觉信息的总和，要比感觉信息的叠加复杂。由于大脑的功能异常对感觉刺激的解释和整合发生障碍，称知觉障碍，如躯体构图障碍、空间知觉障碍、失认症等。

4. **注意力的评定**　注意是指人们在某一段时间内集中于某种特殊内、外环境刺激而不被其他刺激分散的能力，是各种认知功能形成的基础。注意是一个主动过程，包括警觉、选择和持续等多个成分。根据参与的器官的不同可以分为视觉注意和听觉注意等，注意力的评定方法可以根据临床需要进行选择。①视觉注意试验：让受检者目光跟随评定者的手指或光源做上、下、左、右移动，评定其视觉跟踪能力。让受检者临摹垂线、圆形、正方形和 A 字形等评定其视觉注意持久性或稳定性。②听觉注意试验：让受检者闭目，分别在其前、后、左、右及上方摇铃，要求其指出摇铃的位置，或让受检者听一组无规则排列的字母或播放一段录音，要求其听到指定的 10 个字母或单词或 5 次声音时举手，或在杂音背景中辨识 10 个单词。

5. **精神行为症状评定**　临床上，通过对老年认知症病人进行精神行为状态的评定可以了解病人的严重程度，以便为康复治疗方案提供指导，还可以为照料者提供参考依据。常用的评定方法有神经精神问卷（Neuropsychiatric Inventory-Questionnaire，NPI-Q），该问卷调查内容是妄想、幻觉、激越、攻击、抑郁、焦虑、情感淡漠、睡眠等 12 个方面，评分根据发生的频率，严重程度和照料者的苦恼程度来评分，对病人和照料者分开计算。

此外，还可以采用汉密尔顿抑郁量表（Hamilton Depression Scale，HAMD）对病人进行焦虑、体重、认知障碍、迟缓、睡眠障碍、绝望等 7 个方面进行评估，以了解病人的抑郁程度。

6. **日常生活活动能力评定**　包括个体在家庭、工作机构、社区里自己管理自己的能力，还包括与他人交往的能力，以及在经济上、社会上和职业上合理安排自己生活方式的能力。对病人进行日常生活活动能力的评定的目的：①确定病人在在 ADL 方面独立的程度如何；

②根据评定结果拟定合适的治疗目标,确定适当的治疗方案;③在治疗过程中,评价治疗效果,根据评定结果调整治疗方案;④增强病人、家属和治疗师信心。评定的结果受病人生活习惯、文化程度、工作性质、所处的环境和测评时心理状态的影响。ADL 评定的内容包括个人自理、运动、交流、家务和娱乐活动等几个方面。目前国内多采用 Barthel 指数分级法、功能独立评定量表。

**7. 社会功能评定** 社会功能是指在日常生活中人作为社会的一份子与周围环境和谐共处的能力和发挥作用的大小。具体内容包括家庭关系、与人交往、工作情况、社会支持、社会角色等。康复医学的目的是使病人能够最大程度恢复功能,达到生活自理,重返社会。临床上常使用的评定量表有社会生活能力概况量表(Rating Scale of Social Ability,RSSA)和社会功能调查表(Functional Activity Questionnaire,FAQ)。

## 三、康复治疗

老年认知症病人的治疗首先要用药物进行控制,同时根据病人的生活活动能力、运动功能、认知功能损害程度,制订康复治疗计划,进行针对性康复训练,通过药物疗法、认知障碍治疗、作业治疗、传统康复治疗等方法,提高病人日常生活能力,鼓励病人多参与家庭活动和社会活动,延缓病人的病情进展、降低致残率,促进病人身心健康与生活自理能力。

### (一)药物治疗

由于老年认知症的病因及发病机制未明,治疗尚无特效疗法,以对症治疗为主。包括脑血管扩张剂、改善脑循环和增加血氧含量的药,降低血黏稠度的药;对症治疗改善精神症状;药物和康复治疗以改善认知和记忆功能,保持病人的独立生活能力,提高生存质量为目的。

**1. 改善胆碱神经传递药物** 老年认知症的一个主要原因是胆碱不足,导致病人记忆减退、定向力丧失、行为和个性改变等。因此,具有增强胆碱能作用的药物在老年认知症的治疗方面发挥了重要作用。首选减慢乙酰胆碱分解的药物,使具有正常功能的脑细胞内这种化学物质的含量增加,改善神经递质功能,临床常用的药物有石杉碱甲、多奈哌齐、卡巴拉汀等。石杉碱甲(双益平)是一强效的胆碱酯酶可逆性抑制剂,对胆碱酯酶有选择性抑制作用,易透过血脑屏障,中枢选择性强,而且对外周胆碱能系统副作用和剂量依赖的肝脏毒性较低。适用于良性记忆障碍,可提高病人指向记忆、联想学习、图像回忆、无意义图形再认及人像回忆等能力。对痴呆病人和脑器质性病变引起的记忆障碍亦有改善作用。用法:遵医嘱用药,口服,每次 2~4 片(0.05 毫克 / 片),一天 2 次,最多不超过一天 9 片。盐酸多奈哌齐(donepezil,aricept,安理申)是第二代胆碱酯酶抑制剂,其治疗作用是可逆性地抑制乙酰胆碱酯酶引起的乙酰胆碱水解,从而增加乙酰胆碱含量。适用于轻、中度阿尔茨海默型痴呆症。用法:初始用量一天 1 次(5 毫克)或遵医嘱用药,睡前口服。

**2. 改善脑循环和脑代谢** 此类药具有松弛小动脉血管壁平滑肌作用,增加脑部血流,改善脑部供血和供氧。如氟桂利嗪(西比灵)、尼莫地平。促进脑代谢的药物有双氢麦角碱(喜得镇)、尼麦角林(脑通)、吡拉西坦(脑复康)、茴拉西坦(三乐喜)、吡硫醇(脑复新)等。

**3. 神经保护性药物** 采用维生素 E 以及钙通道阻滞药物尼莫地平等保护神经元药物改善认知功能。此外,还有银杏叶胶囊、尼麦角林,银杏叶片等,一定程度起着改善认知能力和神经保护的作用。

**4. 抗精神症状药物** 抗抑郁的药物如氟西汀、舍曲林和西酞普兰等药物,耐受性好,适用于年老体弱病人。对伴有失眠、焦虑病人可用阿普唑仑、劳拉西泮、丁螺环酮等抗焦虑药物。对于兴奋、躁动、妄想症病人可以用氟哌啶醇、氯丙嗪、利培酮等药物。

**（二）认知障碍治疗**

在注意力治疗方面，在安静的环境中，要求病人集中注意力，一次完成一个任务。循序渐进地增加任务的难度，同时在练习中予以监督，当病人的注意力不集中时，进行提醒和帮助。对记忆障碍的治疗，根据病人的病情和文化程度可教他们记一些数字，由简单到复杂反复进行训练；亦可把一些事情编成顺口溜，让他们记忆背诵；当病人在练习中有遗忘，可以通过提示或者设定一些提示的标签等帮助病人训练；亦可利用玩扑克牌玩智力拼图、练书法等，以帮助病人扩大思维和增强记忆。此外，病人的亲属要经常和他们聊家常或讲述有趣的小故事以强化其回忆和记忆。如能坚持长久的循序渐进的训练，可以延缓疾病发展进程。

**（三）物理治疗**

**1. 物理因子治疗** 可根据病人的具体情况选择使用直流电疗法、经颅电刺激治疗仪、超短波治疗和水疗等方法，由于老年认知症是一种由于大脑器质性损害而引起进行性退化和持续性智能损害。目前，临床上采用物理因子治疗的效果研究较少。

**2. 运动治疗** 运动可以促进神经生长素的产生，预防大脑退化。老年认知症病人运动应以有氧运动为主，如散步、打太极拳、做保健操或练气功等，有利于大脑抑制功能的解除，提高中枢神经系统的活动水平。运动要循序渐进，量力而行，持之以恒，方可达到理想效果。除整体性全身活动外，尽量多活动手指，可以对中枢神经系统产生有益的影响。

**（四）心理功能治疗**

老年认知症病人起病后就容易健忘，忧郁或者焦虑，脾气暴躁，睡眠质量不佳等症状，作为其亲属不能因为他某些错误的行为就冷言冷语，一定要对其和颜悦色，关心爱护病人，并且根据不同病人的心理特征进行安慰，鼓励等方法来开导病人。对情绪波动大的病人，向家属说明情绪波动与疾病的利害关系，引导其在物质和精神上给予关心和爱护，使其对生活充满信心，消除其紧张、焦虑的情绪。对于生活有困难的病人，亲属应该积极的以实际行动去帮助和照顾，对情绪悲观的病人，应该多给病人讲述一些康复的典型病例，以此来鼓励病人。此外，还可以采用音乐疗法，采用舒缓的音乐消除病人紧张、焦虑和抑郁等不良情绪，有助于病人改善睡眠。

**（五）作业治疗**

作业治疗主要是针对认知症病人日常生活活动能力的改善进行的。根据其患病程度，让病人学习一些最基本的生活自理能力，如扫地，穿衣，吃饭等，以转移病人的不良情绪和注意力，唤起其对生活的信心。鼓励病人积极参与社区组织的活动，多与人沟通交流，可以改善不良情绪，但是如果病人记忆功能出现明显损害，则应减少单独外出活动防止走丢，或者外出要由专人陪同。

**（六）传统康复治疗**

中医理论认为本病属"呆病""癫症""善忘"病等范畴，是由于精气亏损、清窍失养，或心、肝、脾、肾等脏腑功能失调，以致气、血、痰、火及诸邪瘀滞脑窍，使得脑部智能活动发生严重障碍。在治疗方法上根据不同的病因，选用不同的中药方剂如益气健脾，滋阴补肾功能的四君子汤和六味地黄汤。清热化痰，养心安神的温胆汤和温补脾肾的桂附理中丸，对该症有一定的疗效。有学者采用针灸疗法，以"头三神"穴（即四神聪、神庭、本神）为主穴，配合神门、后溪、太溪、足三里穴治疗 30 例认知症病人，总有效率达到 86.7%。针灸可以改善脑血液循环，提高脑血流量，促进脑内神经递质的分泌与代谢，能提高大脑皮层的兴奋性，从而促进老年认知症病人智能和日常生活能力的康复，提高病人的智能状态及综合社会活动能力。

（钟卫权）

# 第十四章

## 颅脑外伤的康复

## 第一节 概　　述

### 一、定义

颅脑外伤（traumatic brain injury，TBI）是指由于头部受到外界暴力的作用，而引起颅脑的损伤，可导致意识障碍、记忆缺失及肢体功能障碍等症状。颅脑外伤的发生率高居全身创伤的首位，男性多于女性，以 15～45 岁高发，其死亡率在创伤疾病中高居首位。随着医疗水平的提高，死亡率有所下降。但是颅脑外伤后的致残率仍较高，据统计轻度损伤病人10% 会遗留永久的残疾，而中度和重度病人的致残率可高达 66% 和 100%。

### 二、病因及病理改变

颅脑外伤的发生是因外界暴力打击头部所造成，按照暴力作用方式的不同分为直接暴力和间接暴力。直接暴力是指直接作用于头部而引起损伤的力，按照脑损伤发生的力学特点又可分为加速性损伤、减速性损伤和挤压性损伤。间接暴力是指暴力作用于身体其他部位传递到颅脑而引起颅脑损伤的力，包括挥鞭样损伤、颅脊联合伤和胸部挤压伤等。

按外伤后脑组织是否与外界相通，临床上将脑外伤分为闭合性颅脑外伤与开放性颅脑外伤。闭合性颅脑外伤是指头皮、颅骨和硬脑膜三者中至少有一项保持完整，从而保证了脑组织与外界的隔离，一般为钝物打击或者间接暴力所致。开放性颅脑外伤是指外力造成颅骨和硬膜破裂，导致脑组织与外界相通的损伤，此类损伤会引起脑脊液的外漏，容易并发颅内感染。

按外伤后颅脑损伤出现的顺序可分为原发性颅脑外伤和继发性颅脑外伤。原发性颅脑外伤是指暴力当时就造成的颅脑损伤，如头皮伤、颅骨骨折、脑震荡、脑干损伤、丘脑下部损伤等。继发性颅脑外伤是指外伤后一段时间内逐渐形成的脑外伤，如颅内血肿、脑血肿、脑疝等。原发性颅脑外伤易被发现并能得到及时的治疗，而继发性颅脑外伤如没有被严密的监视，容易漏诊而造成生命危险。

颅脑外伤给病人带来的功能障碍，除了外力作用直接造成脑组织的挫裂伤从而引起相关功能的缺失，另一方面颅脑外伤后会引起一系列的相关炎性反应和一些有害神经递质的释放。脑外伤发生后损伤的脑组织会发生无菌性的炎症，体内的炎症细胞如吞噬细胞会聚集在损伤组织周围吞噬神经元细胞同时还释放一些损害因子如内皮素和产生一些氧自由基等。因此颅脑外伤给病人带来的功能损害是一个复杂的过程。

### 三、分类

颅脑外伤后脑实质的损伤程度对病人的功能预后具有决定性影响,通过判断脑实质的损伤程度可以指导临床治疗及预判病人功能预后。

1. **头皮损伤**　头皮损伤包括头皮血肿、头皮裂伤和头皮撕脱伤。头皮血肿依据头皮血肿部位的不同可以表现为局部肿块,也可为整个头部的肿块;头皮裂伤表现为局部头皮裂开,能看到明显的伤口;头皮撕脱伤表现头皮的整个脱落。

2. **颅骨的骨折**　颅骨的骨折包括颅盖的骨折和颅底的骨折,颅盖的骨折使用 X 线检查一般可以做出诊断;对于颅底的骨折可出现"熊猫眼"(raccoon eye)征,伴有脑脊液鼻漏和嗅、视神经的损伤。中颅底骨折可有脑脊液耳漏、鼓室积血和 Battle 征。后颅底骨折乳突皮下淤血和颈部肌肉肿胀,颅底 CT 检查可以确诊颅底的骨折。

3. **脑震荡**　脑震荡表现为受伤时出现短暂的意识障碍,一般不超过半小时,清醒后有不同程度的逆行性和顺行性遗忘,伤后记忆丧失的时间长短是判断损伤程度的最好标准。神经系统检查无阳性体征,脑脊液检查无红细胞,CT 检查颅内无异常发现。

4. **脑挫裂伤**　脑挫裂伤包括脑挫伤和脑裂伤,属于脑组织器质性损伤,好发于额叶和颞叶,往往合并硬膜下血肿和外伤性蛛网膜下腔出血。其继发性改变脑水肿和血肿形成具有更为重要的临床意义。随着头颅 CT 的广泛应用,脑挫裂伤的发现率明显增加。临床表现主要有意识障碍、与损伤部位相关的局灶症状和体征、颅内压增高的表现与脑疝等。头颅 CT 检查可了解损伤的部位、范围、脑水肿程度及中线结构移位情况,损伤部位表现为低密度区内有散在的点、片状高密度出血灶。

5. **弥漫性轴索损伤**　是一种脑实质的弥漫性损伤,一般由惯性力所致造成脑白质广泛性轴索损伤。病变可分布于大脑半球、胼胝体、小脑或脑干。伤后一般无颅内占位或缺血性损害,常表现为伤后立即昏迷,昏迷时间较长。头颅 MRI 可发现脑白质、胼胝体、脑干、内囊区或三脑室周围广泛点状、片状出血点。

6. **原发性脑干损伤**　脑干是人的生命中枢,含有颅内重要的神经结构,一旦出现损伤可立即出现意识障碍,病人的呼吸和循环功能出现紊乱,严重者可导致病人迅速死亡,同时病人可出现双侧病理征反射,大脑休克或去大脑强直等症状。病理变化为脑干神经组织结构紊乱、轴突断裂、挫伤或软化等。头颅 MRI 检查有助于明确诊断,了解损伤部位及范围。原发性脑干损伤需与继发性脑干损伤相鉴别,前者表现为症状立即出现,且不伴有颅内压增高的表现,常与弥漫性脑损伤并存,而后者一般表现为症状呈逐渐加重的趋势。

7. **颅内血肿**　颅内血肿是颅脑外伤后的继发性病变,依据血肿出现的快慢和血肿的大小可表现不同的临床症状,其最严重的症状在于可引起颅内压增高而导致脑疝形成,故对颅内血肿需要早期发现和早期预防脑疝的发生。颅内血肿按血肿来源和部位分为硬膜外血肿、硬膜下血肿和脑内血肿。

8. **硬膜外血肿**　硬膜外血肿一般位于颅盖部,血液积于颅骨内板与硬脑膜之间。若原发脑损伤较轻,而血肿形成又不是太迅速时,可出现典型的中间清醒期。如果原发损伤较重,或血肿形成较迅速,则见不到中间清醒期。视血肿大小可有意识障碍、瞳孔异常、锥体束征及生命体征的改变。头颅 CT 检查在颅骨内板与脑表面之间有双凸镜形或梭形密度增高影，有助于确诊。头颅 CT 检查可明确部位、出血量、脑室受压情况及中线移位情况等。

**9. 硬膜下血肿**　硬膜下血肿的发生率远远高于硬膜外血肿是最常见的颅内血肿。根据是否伴有脑挫裂伤而分为复合性血肿和单纯性血肿。复合性血肿多由对冲性脑挫裂伤所致，好发于额极、颞极及其底面。单纯性血肿为脑表面与静脉窦之间的桥静脉破裂所致，血肿较广泛覆盖于大脑半球表面。由于合并脑挫裂伤及继发的脑水肿存在，硬膜下血肿的病情多较重，可有意识障碍、颅内压增高的表现及脑挫裂伤的表现等。头颅 CT 检查在颅骨内板与脑表面之间有高密度或混合密度的新月形或半月形影，有助于确诊。

**10. 脑内血肿**　脑内血肿为脑实质内的血肿，可发生在脑组织的任何部位，好发于对冲伤部位如额叶及颞叶前端。脑内血肿可有浅部血肿和深部血肿。浅部血肿的出血来自脑挫裂伤灶，血肿位于伤灶附近或伤灶裂口中；深部血肿多见于老年人，血肿位于白质深部，脑的表面可无明显挫伤。临床表现主要是进行性意识障碍加重及局灶症状。头颅 CT 检查在脑挫裂伤灶附近或脑深部白质内见到圆形或不规则高密度影，同时可见血肿周围的低密度水肿区。

**11. 脑室内出血**　外伤性脑室内出血多见于脑组织前后移位造成脑室受到剪切力变形，进而撕破室管膜形成血肿，也可由脑室临近的脑实质内出血破入脑室形成血肿。病情常较复杂严重，除原发性脑损伤、脑水肿及颅内其他血肿的临床表现外，脑室内血肿可堵塞脑脊液循环导致脑积水，引起急性颅内压增高，加重意识障碍。头颅 CT 检查可发现脑室扩大，脑室内有高密度或中等密度影。

**12. 迟发性外伤性颅内血肿**　迟发性外伤性颅内血肿指伤后首次头颅 CT 检查时无血肿，而在以后的头颅 CT 检查中发现了血肿，或在原无血肿的部位发现了新的血肿。表现为伤后经历了一段病情稳定期后，出现进行性意识障碍加重等颅内压增高的现象，确诊须依靠多次头颅 CT 检查的对比。

## 四、主要临床处理

脑外伤的治疗原则是在密切观察病情的基础上，根据损伤程度及性质进行处理。早期治疗的重点是及时处理继发性脑损伤，着重于脑疝的预防和早期发现，特别是颅内血肿的发现和处理。对原发性脑损伤的处理主要是对已产生的昏迷、高热等症状的护理和对症治疗，预防并发症。有手术指征则及时手术，以尽早解除脑受压。

### （一）昏迷病人的护理与治疗

昏迷病人的护理与治疗主要是保持内外环境的稳定、防治各种并发症及综合促醒治疗。保证呼吸道的通畅并积极防治呼吸道感染；保证营养支持，提高机体的免疫力及修复能力。促醒治疗的关键在于早期的防治脑水肿和及时解除颅内压增高，配合使用神经营养药物、物理治疗及高压氧等治疗。注意防治褥疮，坚持定期翻身拍背；严格无菌导尿，防治尿路感染。

### （二）脑水肿的治疗

脑水肿的治疗主要是脱水治疗。脱水治疗适用于病情较重的颅脑外伤，有剧烈头痛、呕吐等颅内压增高表现，头颅 CT 检查发现脑挫裂伤合并脑水肿，以及手术治疗前后。常用药物有 20% 甘露醇、呋塞米及白蛋白。在脱水过程中，要监测血电解质、酸碱平衡及肾功能等，适当补充液体与电解质，维持正常尿量，维持良好的周围循环和脑灌注压。

## （三）手术治疗

对于有手术指征的病人应尽早手术治疗，如硬膜外血肿出血超过 30ml，硬膜下血肿中线移位超过 5mm 均应手术治疗及时清除血肿。对于开放性手术原则上也应尽早清创缝合，使之成为闭合性脑外伤。常用的手术方法包括开颅血肿清除术、去骨瓣减压术、脑室引流术、钻孔引流术等。

## （四）并发症的处理及相关对症治疗

对于感染性高热给予抗感染治疗，中枢性高热采用物理降温，常用方法有冰帽、或在头、颈、腋、腹股沟等处放置冰袋。观察期间若病人突然变得躁动不安，常为意识恶化的预兆，提示有颅内血肿或脑水肿的可能。意识模糊的病人出现躁动，可能是疼痛、颅内压增高、尿潴留、体位或环境不适等原因引起，须找出原因作相应处理后，再考虑给予镇静剂。对于突然出现头痛、发热及颈强直等表现，应考虑蛛网膜下腔出血可能，应严密观察治疗。继发癫痫病人要控制癫痫，严重颅脑外伤病人要制酸、保护胃黏膜预防应激性溃疡的发生和上消化道出血。发生尿崩病人，使用垂体后叶素时要注意补钾，定期监测血电解质情况，保证补液量。

颅脑外伤病人必须要加强护理，才能有效地预防并发症。

# 第二节　康　复　评　定

## 一、临床诊断

## （一）诊断方法

1. **病史**　有无外伤的病史对诊断颅脑外伤具有决定性作用，询问病史时应该要做到真实、客观。询问的对象主要是清醒的病人本人、当事人、目击者及护送人员等。询问内容应包括：受伤的原因、时间、暴力的类型及大小、着力部位、出血量、抢救过程，受伤时的意识状态、有无呕吐及次数、伤后是否有癫痫发作，询问家属，病人有无癫痫病史、脑血管病史、高血压及其他重要脏器疾病史。询问病人本人时应在短时间内获得关键的信息，比如受伤的简要经过、是否想呕吐、欲睡、头痛等。在询问相关人员时应仔细、全面，通过询问到的病史信息初步判断是否为颅脑外伤，还是因其他疾病造成的脑损伤，比如病人有高血压病史，突发晕厥造成病人高处坠落，应高度怀疑脑出血引起病人坠落，从而发生颅脑外伤，在这种情况下治疗时还需处理高血压性脑出血。

2. **体格检查**　体格检查是颅脑外伤病人不可缺少的临床检查，可以获得许多关键信息，也是决定选择哪些辅助检查的重要参考，一般包括神经系统检查及全身其他系统检查，其中神经系统检查是重点。

（1）神经系统检查

1）意识状态：意识障碍的程度与持续时间与颅脑外伤的损伤程度成正相关，通过判断病人的意识状态可以大致了解病人的损伤严重程度，临床上把意识状态分为四级，分别为清醒、模糊、昏迷、深昏迷。

2）脑神经检查：人体中有 12 对脑神经，每一对脑神经分别控制着人体的不同感觉和（或）运动功能，通过检查脑神经支配的功能变化，可以大致判断脑损伤的部位，比如检查病人视野的变化，如果能排除外周视神经损伤引起的功能障碍，那么就可以初步判断病人枕叶存在损害。

3）肢体运动及肌张力的检查：检查病人运动功能障碍的类型，是偏瘫还是四肢瘫或截瘫，不同的运动障碍类型也可以反映病人损伤的部位，比如偏瘫预示着一侧脑皮质的损伤。肌张力的检查，主要通过反复地被动屈伸活动病人的关节，一般会选择肘关节和膝关节，观察两侧肢体肌张力的变化，在早期去大脑强直时四肢肌张力极高表现为强直，而到了后期四肢肌张力可表现为松弛状态。

4）反射的检查：反射的检查包括生理反射及病理反射，生理反射包括肱二头肌及肱三头肌反射、桡骨膜反射、膝腱反射、跟腱反射等，通过观察反射的强度及两侧对比情况可以辅助了解神经系统损伤情况。病理反射临床上常用到的包括 Babinski 征、Chaddock 征、Gordon 征、Oppenheim 征、Hoffmann 征等，病理征阳性时提示大脑皮质运动区及锥体束损伤。

5）其他体格检查：包括脑膜刺激征、共济失调的检查等。

（2）全身其他系统的检查：头面部检查，检查是否有皮肤擦裂伤、是否有脑脊液耳漏、熊猫眼，皮下血肿等；生命体征检查，包括体温、血压、脉搏和呼吸，当病人表现严重呼吸困难，血压不稳，要考虑脑干损伤的可能，当病人出现昏迷和点头样呼吸时，常预示着病情危急；骨折检查，应考虑到全身多发骨折的可能性，包括颌面骨、肋骨、四肢及骨盆骨折等；深部脏器的检查，实质性脏器损伤时，会表现失血性休克，而空腔脏器损伤时，急腹症症状明显，如有怀疑应立即 B 超检查或穿刺探查，并做相应的处理。

3. **实验室检查** 颅脑外伤的实验室检查主要针对病人可能存在的临床合并症的检查，包括水电解质检查、内分泌激素的检查、血尿常规等检查。

4. **影像学检查**

1）X 线检查：X 线不能观察到脑实质的损伤，可以通过 X 线片检查是否存在颅骨骨折，颅骨是否有骨折会影响临床治疗方法的选择，比如存在颅底骨折时，高压氧治疗应禁忌。

2）头颅 CT 检查：头颅 CT 在临床上应用最为广泛，基本上所有颅脑外伤病人在条件允许的情况下均应行头颅 CT 检查，CT 的扫描厚度不超过 5mm，能显示脑实质的正常和病变结构，通过观察成像信号的变化，可以辨别出血、水肿和缺血等病变。

3）头颅 MRI 检查：头颅 MRI 相比于 CT 在观察脑实质病理变化方面更有优越性。

5. **神经电生理检查** 脑电生理监测是检查和监测颅脑外伤后脑电功能最常用也是最重要的神经电生理检查方法，尤其是对于昏迷病人，通过脑电生理监测可以判断脑实质损伤的严重程度，也可预判病人清醒的可能性，同时也是决定脑电生理监测一般包括脑电图监护和诱发电位两部分。脑电图监护主要是通过收集脑电信号，然后通过放大、处理，得到相应的脑电图波形，α 和 β 波一般是正常波形，而当出现 δ 波时提示皮质病变。癫痫是颅脑外伤病人最常见的症状，有些癫痫发作比较隐匿，而通过脑电图的监测则易于发现，从而及时控制癫痫的发作。诱发电位是指通过给予某一刺激，然后观察脑电图的反应，常用的诱发电位包括视觉诱发电位、脑干听觉诱发电位、体感诱发电位等，通过诱发电位可以有效地检查通路是否完整，大脑的反应情况，大脑皮质的损伤程度及预后。

**（二）诊断标准**

外伤病史和头颅 CT 或 MRI 显示有脑实质的损伤即可做出脑外伤的诊断。

## 二、康复功能评定

在颅脑外伤病人度过了急性期生命体征平稳之后，至少 40% 的颅脑外伤病人会存在不同程度的功能障碍，如认知、行为、言语、情绪及运动和感觉等方面的功能障碍。如何能全面地了解颅脑外伤病人存在的功能障碍，需对病人进行整体的康复评定。康复评定不仅能了解病人功能障碍的存在及其程度，判断其预后，而且能以此为依据制订出合理的康复治疗方案，并且还能检查康复治疗所取得的疗效。

### （一）颅脑外伤严重程度的评定

颅脑外伤后其严重程度差别很大，可以是轻微的脑震荡也可以是长期昏迷，因此对颅脑外伤病人评定其严重程度应该摆在首位，临床上通过评定病人的意识障碍程度来反映病人的损伤程度。如果简单分级可以分为嗜睡、昏睡、浅昏迷和深昏迷。①嗜睡：可以唤醒病人，并能进行一些简短而正确的交谈；②昏睡：已不能唤醒，强烈疼痛刺激如压迫眶上缘可以使病人眼睛睁开，但病人已意识不清不能做出正确的对答；③浅昏迷：意识大部分丧失，只存在一些深浅反射，如对疼痛刺激会有痛苦的表情或肢体退缩等防御反应；④深昏迷：意识全部丧失，深浅反射消失。

目前在临床上对颅脑外伤严重程度的评定主要依据昏迷的程度与持续时间、创伤后遗忘（post traumatic amnesia，PTA）时间来确定，其中昏迷程度最常采用格拉斯哥昏迷量表（Glasgow Coma Scale，GCS）来评定，PTA 常采用盖尔维斯顿定向力及记忆遗忘检查（Galveston orientation and amnesia test，GOAT）来评定。在临床上运用最多的就是格拉斯哥昏迷量表。

**1. 格拉斯哥昏迷量表**（Glasgow Coma Scale，GCS） 是颅脑外伤评定中最常用的昏迷评定量表（参见第三章相关内容）。GCS 不仅对颅脑外伤病人的昏迷程度和伤情评估有了统一的标准，同时对治疗效果和预后的评价也提供了评估的标准。GCS 最高分 15 分为正常评分，最低分为 3；8 分及以下属于昏迷，9 分及以上不属于昏迷状态；得分越低，昏迷程度越深，伤情越重。根据 GCS 得分和昏迷时间的长短，可将颅脑外伤分为以下四型：①轻型：GCS 13～15 分，伤后昏迷时间为 20 分钟之内；②中型：GCS 9～12 分，伤后昏迷时间为 20 分钟～6 小时；③重型：GCS 6～8 分，伤后昏迷或再次昏迷持续 6 小时以上；④特重型：GCS 3～5 分，一般 GCS 在 3 分以下的易死亡。

**2. 盖尔维斯顿定向力及记忆遗忘检查**（Galveston orientation and amnesia test，GOAT） 可以客观可靠地评定病人是否处于 PTA 中，该试验主要通过向病人提问的方式了解病人的连续记忆是否恢复。病人回答不正确时按规定扣分，将 100 减去总扣分是为得分。100 分为满分；75～100 为正常；66～74 为边缘；<66 为异常。一般认为达到 75 分才可以认为是脱离了 PTA。具体内容见表 14-1。

具体评定方法：

（1）认真查看诊疗病例，明确病人的受伤时间。

（2）进行 PTA 评估之前，首先要了解病人的意识状态、言语功能、视听觉功能等功能状态。

（3）根据评定量表依次对病人进行提问，评定过程中要注意病人可能存在表述障碍但记忆功能良好，此种情况下评定者可以选择一些替代方法，比如评定者书写病人指认。

（4）最后 5 项的评分是根据病人表述的结果得出相应的评分，注意每项的最高评分。

表 14-1　Galveston 定向力及记忆遗忘检查表

| | |
|---|---|
| 姓名：　　　　　　性别：男　女　　　　　　出生日期：　　　年　　月　　日 | |
| 诊断： | |
| 检查时间：　　　　　　　　　　受伤时间： | |
| ①你叫什么名字？（2 分）；你的生日是什么时候？（4 分）；你现在在哪里？（4 分） | |
| ②你现在在什么地方：城市名（5 分），在医院（5 分） | |
| ③你哪一天入院？（5 分）；你是怎么到医院的？（5 分） | |
| ④受伤后你记得的第一件事是什么？（5 分） | |
| 你能详细描述受伤后记得的第一件事吗？（5 分） | |
| （如：时间，地点，相关人物） | |
| ⑤你能描述事故发生前的最后一件事吗？（5 分） | |
| 你能详细描述受伤前记住的第一件事吗？（5 分） | |
| （如：时间，地点，相关人物） | |
| ⑥现在是几点？几分？（最高五分，与当时时间相差半小时扣 1 分，依次类推） | |
| ⑦今天是星期几？（最高五分，与正确天数相差 1 天扣 1 分，依次类推） | |
| ⑧今天是几号？（最高五分，与正确天数相差 1 天扣 1 分，依次类推） | |
| ⑨现在是几月份？（最高五分，与正确月份相差 1 月扣 1 分，依次类推） | |
| ⑩今年是公元多少年？（最高 30 分，与正确年份相差 1 年扣 10 分，依次类推） | |

　　PTA 时间的长短在评估颅脑外伤病人的严重程度具有重要的参考作用，根据 PTA 时间可将脑外伤的严重性分为四级：PTA<1 小时为轻度；PTA 1～24 小时为中度；PTA 1～7 天为重度；PTA>7 天为极重度。PTA 在临床上的应用没有 GCS 应用广泛，主要用于严重性的分级及推测颅脑外伤病人的预后，尤其是对估计颅脑外伤预后具有重要的作用甚至优于头颅 CT、MRI 对病人预后的估计。

**（二）功能预后的评定**

　　颅脑外伤病人存活后会落下不同程度的残疾和后遗症，因此对颅脑外伤病人进行功能预后的评定具有重要的作用，可以了解病人功能状态，确定有效的治疗及康复计划。目前临床上常用的用于判断颅脑外伤功能预后的评定量表有：格拉斯哥预后量表（Glasgow Outcome Scale，GOS）、残疾分级量表（Disability Rating Scale，DRS）和脑外伤预后综合评定量表。

　　**1. 格拉斯哥预后量表（Glasgow Outcome Scale，GOS）**　该量表是对脑外伤病人恢复及其结局进行评定，根据病人能否恢复工作、学习、生活能否自理等指标将残疾严重程度分为 5 个等级：死亡、植物状态、重度残疾、中度残疾、恢复良好。具体内容见表 14-2。

　　具体评定方法：

　　（1）先检查病人的意识状态，如无意识再区分病人是处于植物状态还是已经死亡。

　　（2）病人在有意识的前提下，检查病人的认知、言语、躯体运动、记忆、吞咽功能、继发性癫痫、颅神经损伤等功能区分病人是处于重度残疾还是中度残疾。

　　（3）病人的预后如果能恢复良好，那必须具有正常的社交活动同时能进入社会工作并能得到应有的报酬，病人可以存在一些后遗症比如走路姿势的异常、说话语速减慢等。

表 14-2　格拉斯哥预后量表（GOS）

| 等级 | 标准 |
|---|---|
| 1. 死亡 | |
| 2. 植物状态: | 无意识,伴有觉醒、吸吮、哈欠与局部运动反应 |
| 3. 重度残疾: | 有意识,但认知、言语和躯体运动有严重障碍,病人24小时需要人照顾 |
| 4. 中度残疾: | 在日常生活、家庭与社会活动上均能独立,但仍有残疾,病人表现为记忆或性格改变、轻偏瘫、吞咽困难、共济失调、继发性癫痫或颅神经损伤 |
| 5. 恢复良好: | 病人能重新进入正常社交生活,并能恢复工作,但可能有轻度后遗症 |

2. **残疾分级量表**　该量表主要用于中度和重度残疾的颅脑外伤,目的是评定功能状态及其随时间的变化。残疾分级量表包括 6 项内容,前 3 项反映唤醒、觉醒和反应能力,第 4 项反映自理生活方面的认知能力,第 5 项反映生活独立水平,第 6 项反映心理社会适应能力,具体内容见表 14-3。

表 14-3　残疾分级量表（DRS）

| 项目 | 评分 | 项目 | 评分 |
|---|---|---|---|
| Ⅰ 睁眼 | | Ⅳ 进食、上厕所 | |
| 　自发 | 0 | 　梳洗、修饰方面的 | |
| 　对语言刺激 | 1 | 　认知能力(与运动能力无关) | |
| 　对疼痛刺激 | 2 | 　完好 | 0 |
| 　无反应 | 3 | 　部分完好 | 1 |
| Ⅱ 言语 | | 　极少 | 2 |
| 　定向 | 0 | 　无 | 3 |
| 　错乱 | 1 | Ⅴ 功能水平 | |
| 　不恰当 | 2 | 　完全独立 | 0 |
| 　不可理解 | 3 | 　在特定环境中独立 | 1 |
| 　无反应 | 4 | 　轻度不能自理 | 2 |
| Ⅲ 运动 | | 　中度不能自理 | 3 |
| 　按命令 | 0 | 　重度不能自理 | 4 |
| 　局部性 | 1 | 　完全不能自理 | 5 |
| 　回撤性 | 2 | Ⅵ 受雇能力 | |
| 　屈曲性 | 3 | 　不受限 | 0 |
| 　伸展性 | 4 | 　可选择一些竞争性工作 | 1 |
| 　无反应 | 5 | 　可从事非竞争性、在庇护工厂工作 | 2 |
| | | 　不能受雇 | 3 |

注:第Ⅳ中,进食、上厕所、梳洗和修饰均需要进行评定

根据残疾评分量表评出的残疾水平分为:无残疾(0 分)、轻残疾(1 分)、部分残疾(2~3 分)、中度残疾(4~6 分)、中重度残疾(7~11 分)、重度残疾(12~16 分)、极重度残疾(17~21 分)、植物状态(22~24 分)、极度植物状态(25~29 分)、死亡(30 分)。

具体评定方法:

(1) Ⅰ~Ⅵ项的内容是随着时间变化的一个功能状态,前三项为 GCS 量表的简化内容,

可参考前面 GCS 的评定方法。

（2）第Ⅳ项的评定有四个内容，每项内容单独评定、单独评分，得出总分，主要评定病人对进食、上厕所、梳洗和修饰的认知能力，所以当病人运动功能受损无法完成的时候，可以采用替代方法，比如把进食分解几个步骤用图片的形式展示，然后让病人选择动作完成排序。

（3）第Ⅴ项功能独立评定的是病人日常生活是否可以自理的能力。完全独立是指病人生活完全可以自理。特定环境独立指对病人的居住环境进行改造后能生活自理，比如地板改造不设台阶、特制一些适合病人的厨具。轻度不能自理需要帮助者定期协助病人完成一些活动，比如洗澡、做饭等，但病人可独立居住。中度不能自理需要帮助者在家居方面帮助病人。重度不能自理基本上是任何时间任何活动均需要帮助。完全不能自理需要 24 小时的护理。

（4）第Ⅵ项为病人的工作能力评定，竞争性工作主要指可以独立完成、不用受到照顾，非竞争性工作指病人在特定的工厂工作。

3. **脑外伤综合评定量表**　是由我国学者提出的用于评价颅脑外伤预后的评定量表，一般用于病人入院后立即评定，具体内容见表 14-4。该量表评估的最低分为 7 分，最高是 36分。7~19 分为预后不良；>25 分为预后良好；20~24 分为不能判定。

表 14-4　脑外伤预后综合评定表

| 内容 | 评分 | 内容 | 评分 |
| --- | --- | --- | --- |
| Ⅰ GCS | 3~15 | B. 体温 | |
| Ⅱ 脑干反射 | | 正常 | 3 |
| 　A. 额 - 眼轮匝肌反射 | 5 | 38.0~39.0℃ | 2 |
| 　B. 垂直性眼反射 | 4 | >39℃ | 1 |
| 　C. 瞳孔对光反射 | 3 | C. 脉搏 | |
| 　D. 水平头眼反射 | 2 | 60~120 次 | 3 |
| 　E. 眼心反射 | 1 | >120 次 | 2 |
| Ⅲ 运动姿势 | | <60 次 | 1 |
| 　A. 正常 | 2 | D. 血压 | |
| 　B. 去皮层强直 | 1 | 正常 | 3 |
| 　C. 去大脑强直或弛缓性麻痹 | 0 | >20/12kPa | 2 |
| Ⅲ 生命体征 | | <12kPa | 1 |
| 　A. 呼吸 | | Ⅳ 年龄 | |
| 正常 | 2 | 0~20 | 3 |
| >30/min | 1 | 21~40 | 2 |
| 病理性呼吸 | 0 | 41~60 | 1 |
| | | >60 | 0 |

上面三个量表在临床均可用于颅脑外伤预后的评估，GOC 主要用于评估病人半年至一年的恢复情况，本量表方便、简单可以清晰地了解病人的预后状况。DRS 主要用于中度和重度残疾的颅脑外伤病人的评定，目的是评定病人功能状态及随其时间的变化，DRS 覆盖

面较广,从昏迷到社区活动,从睁眼、言语、运动到认知、社会活动,木量表可以详细地记录颅脑外伤病人的功能变化,也可用于科研去评估颅脑外伤病人功能预后。脑外伤预后综合评定表是对病人刚入院的功能预后的评估,在后期一般应用的较少。

**(三)认知功能障碍的评定**

认知是人体对外界事物了解的过程,大脑通过接受外界信息,然后经过加工、储存和提取从而达到对事物认识的目的。知识的获得、组织和应用均是一个认知过程,认知是体现功能和行为的智力过程,是人类适应周围环境的才智,属于大脑皮层的高级活动范畴。认知的过程包括知觉、注意力、记忆和思维等,认知功能障碍可以发生在这些环节中的任何一个。

颅脑外伤后病人的大脑皮质常会受累,因此可出现各种认知功能障碍,包括知觉、注意力、记忆力、思维等的障碍。认知功能障碍在颅脑外伤病人中比较常见,同时病人的认知功能障碍会影响到其他功能障碍评定与治疗,因此对颅脑外伤病人进行认知功能的评定具有重要的意义。

**1. Rancho Los Amigos(RLA)认知功能分级**　根据颅脑外伤病人在恢复过程中认知和行为变化,RLA 把病人认知功能分为 8 个等级,此 8 个等级在颅脑外伤病人恢复过程中可以很好地反映病人的认知功能水平,在病人的认知康复治疗中可以作为制订治疗计划的依据,具体内容见表 14-5。

表 14-5　Rancho Los Amigos(RLA)认知功能分级

| 分级 | 特点 | 认知与行为表现 |
|------|------|----------------|
| I 级 | 没有反应 | 病人处于深昏迷,对任何刺激完全无反应 |
| II 级 | 一般反应 | 病人对无特定方式的刺激呈现不协调和无目的反应,与出现的刺激无关 |
| III 级 | 局部反应 | 病人对特殊刺激起反应,但与刺激不协调,反应直接与刺激的类型有关,以不协调延迟方式执行简单命令。 |
| IV 级 | 烦躁反应 | 病人处于躁动状态,行为古怪,毫无目的,不能辨别人与物,不能配合治疗,词语常与环境不相干或不恰当,可以出现虚构症,无选择性注意,缺乏短期和长期的回忆 |
| V 级 | 错乱反应 | 病人能对简单命令取得相当一致的反应,但随着命令复杂性增加或缺乏外在结构,反应呈无目的、随机或零碎的;对环境可表现出总体上的注意,但精力涣散,缺乏特殊注意能力,用词常常不恰当并且是闲谈,记忆严重障碍常显示出使用对象不当,可以完成以前常有结构性的学习任务,如借助帮助可以完成自理活动,在监护下可完成进食,但不能学习新信息 |
| VI 级 | 适当反应 | 病人表现出与目的有关的行为,但要依赖外界的传入与指导,遵从简单的指令,过去的记忆比现在的记忆更深更详细 |
| VII 级 | 自主反应 | 病人在医院和家中表现恰当,能自主地进行日常生活活动,很少差错,但比较机械,对活动回忆肤浅,能进行新的活动,但速度慢,借助结构能启动社会或娱乐性活动,判断力仍有障碍 |
| VIII 级 | 有目的反应 | 病人能够回忆并且整合过去和最近的事件,对环境有认识和反应,能进行新的学习,一旦学习活动展开,不需要监视,但仍未完全恢复到发病前的能力,如抽象思维,对应急的耐受性,对紧急或不寻常情况的判断等 |

**2. 认知功能障碍的筛查**　评定颅脑外伤病人是否存在意识障碍，是评定病人认知功能障碍的前提条件，目前在临床上判断意识障碍常用的量表为 Glasgow 昏迷量表。在颅脑外伤病人有意识情况下，可以通过简明精神状态检查和认知功能筛查量表进行认知功能障碍的筛查，初步确定了颅脑外伤病人在哪些方面存在认知功能障碍后，再针对存在的功能障碍进行专项评定。认知功能筛查量表检查内容包括定向、注意、心算、瞬时记忆、短时记忆、结构模仿、语言（命名、理解、书写）、类聚流畅性、概念判断 9 个因子，本量表与 MMSE 类似，但在临床上应用的没有 MMSE 广泛，如需使用可参考相关书籍。

**3. 注意力的评定**　注意力是人的心里活动对某一事物的指向和集中，忽略不相干的事物，从而使人们清晰地认识到周围现实中存在的某一特定的对象。与日常生活最密切相关的注意力是听觉注意和视觉注意，颅脑外伤后病人的注意力也会存在一定的功能障碍，因此需对颅脑外伤病人评定其注意功能。

（1）听觉注意评定

1）听字母测试：在 60s 内以每秒 1 个的速度念无规则的字母给病人听，其中有 10 个为制定的同一字母，要求听到此字母时举手，观察病人的举手正确率。

2）词辨认：给病人一段语音，其中有 10 个为指定的相同词，要求听到此词时举手，观察正确率。

3）声音辨认：让病人听一段含有"啪""嗒""呀""哈""啦"的声音，速度一般为每秒一个音节，每分钟内有 10 个目的音，测试 5 分钟，计算病人的正确率。

（2）视跟踪和辨认测试

1）视跟踪：让病人看着一光源，医生将光源向病人左、右、上、下移动，观察病人随之移动的能力。

2）形状辨别：让病人按照图片所示，画出一根垂线、一个圆、一个正方形和大写字母 A，观察病人对图形的辨认能力。

3）字母划消试验：给病人一个随机数表，让病人以最快速度划去数表中的某个数字，计算 100 秒划对的个数和划错的个数。

以上的注意力评定方法均为定性的注意力障碍的检测试验，可以发现病人是否存在注意力障碍，但不是一个成套的注意力障碍的评定，评定者可根据病人的临床情况选择相应的注意力评定方法。

**4. 记忆功能评定**　记忆是指对经历过的事物在头脑中积累和保存个体经验的心理过程，记忆的过程主要由对输入信息的编码、储存和提取三部分组成，按照记忆的时间长短不同可以分为瞬时记忆、短时记忆、长时记忆三种。记忆功能是大脑的基本认知功能之一，也是日常生活中不可或缺的功能之一，颅脑外伤后病人常出现记忆功能障碍，因此需对颅脑外伤病人进行记忆功能的评定。

（1）韦氏记忆量表（Wechsler Memory Scale，WMS）：是目前应用最广的成套记忆测验，属于神经心理测验范畴，适用于 7 岁以上人群。本量表基本上对记忆功能的各个方面都进行了相关评定，其所评定的结果能比较客观反映病人的记忆功能，对鉴别器质性或功能性的记忆障碍也有一定的帮助，具体内容见表 14-6。

本量表中 A～C 测长时记忆，D～I 测短时记忆，J 测瞬时记忆，基本上可以对存在记忆功能障碍的颅脑外伤病人进行一个全面的评定，然而本量表是一个成套记忆测验，如果要在临床使用，需要购买成套的 WMS 工具，同时要进行一定培训。

表 14-6　韦氏记忆量表（WMS）

| 测试项目 | 内容 | 评分方法 |
|---|---|---|
| A. 经历 | 5 个与个人经历有关的问题 | 每回答正确一题记 1 分，最高 5 分 |
| B. 定向 | 5 个有关时间和空间的问题 | 同上 |
| C. 数字顺序关系<br>①顺数从 1 到 100<br>②倒数从 1 到 100<br>③累加从 1 起每次<br>加 3，至 49 为止 | <br>限时记错、记漏或退数次数<br>同①<br>同① | <br>分别按公式计分<br>同①<br>同① |
| D. 再认 | 每套识记卡片有 8 项内容，呈现给受试者 30 秒后，让受试者再认 | 根据受试者再认内容与呈现内容的相关性分别记 2、1、0 分 |
| E. 图片回忆 | 每套图片中有 20 项内容，呈现 1 分 30 秒后，要求受试者说出呈现内容 | 正确回忆记 1 分，错误扣 1 分，最高得分 20 分 |
| F. 视觉提取 | 每套图片中有 3 张，每张上有 1～2 个图形，呈现 10 秒后让受试者在画出来 | 按所画图形的准确度计分，最高 14 分 |
| G. 联想学习 | 每套卡片上各有 10 对词，读给受试者听，每组呈现 2 秒后停 5 秒，再读每对词的前一词，要求说出后一词 | 5 秒内正确回答一词记 1 分，联想中有困难和容易两种，3 遍测试的内容联想分相加后除以 2，与困难联想之和即为测验总分，最高分 20 分 |
| H. 触觉记忆 | 使用一副槽板，上有 9 个图形，让受试者蒙眼用利手、非利手和双手分别将 3 个木块放入相应的槽中，再睁眼将各木块的图形及其位置默画出来 | 计时并计算正确回忆和位置的数目，根据公式推算出测验原始分 |
| I. 记忆 | 3 个故事包含 14 个、20 个和 30 个内容，将故事讲给受试者听，同时让其看着卡片上的故事，念完后要求其复述 | 回忆每一内容记 0.5 分 |
| J. 背诵数目 | 要求背诵 3～9 位数，倒背 2～8 位数 | 以能背诵的最高位数为准，最高分分别为 9 分和 11 分 |

（2）Rivermead 行为记忆测试（Rivermead Behavioral Memory Test，RBMT）：也是一个成套的记忆测试，其最大的特点是与日常生活关系密切，通过此表，可了解病人在日常生活中因记忆力受损所带来的影响。RBMT 包括 12 个项目的评定：记姓名、记被藏物、记约定、图片再认、路径即时回忆、路径延迟回忆、信封、定向、日期、照片再认、故事即时回忆、故事延迟回忆。

WMS 记忆量表和 Rivermead 记忆量表均可用于颅脑外伤病人的记忆功能障碍评定，所评定结果均可比较客观地反映病人的记忆功能，然而此两种量表均为成套的记忆测量工具，需要一定的条件才能完成评定。如果要简单、快速地对颅脑外伤病人评定其记忆功能，可根据瞬时记忆、短时记忆和长时记忆进行一个简单的评定。

瞬时记忆：倒背数字，如果测题为 3-8-5，复述 5-8-3，最多 7 位数，记分方法以倒背正确的最多位数为准，时限为 60 秒；短时记忆：看一幅画 30 秒，然后将其盖上，在纸上默画出来,时限为120秒。长时记忆:从1起,每次加3,如1、4、7……数到40时停止,记录错误次数和数到40所需时间。

**5. 思维的评定** 思维是大脑对客观事物的一个高级认知过程,包括对事物进行分析、综合、判断、推理等过程。思维是大脑对客观事物间接性和概括性的反映,可以反映出客观事物间共同的、本质的特征和内在的联系。人的思维过程极为复杂而且不同人之间的思维存在差异,尤其是不同文化背景的人群之间思维差异很大,因此在思维评定中要有区别对待。

思维的具体评定方法可选择包含思维评定的成套测验方法,但在临床上成套测验方法未得到广泛的应用,因此可采用如下的评定方法对思维进行一个简单评定。

(1)寻找数字规律:给病人一串规律的数字,让病人找出存在什么规律。比如:2、4、6、8、10、12……。

(2)排列字、词组成一个有意义的句子:把一句话里面的字词顺序打乱,然后由病人进行重新排列。比如:取钱、银行、要、我、去。

(3)成语的解释:让病人解释所认识成语的意思,可以让其讲出任何一个成语,然后进行解释;也可以选定几个成语让病人解释,如"一成不变""继往开来"等。

(4)逻辑的推理:逻辑的推理是较高思维水平的评定,逻辑的推理也有不同的等级之分,应该根据病人个人情况而定,推理类的游戏可用于评定病人的逻辑推理能力。

思维的形成容易受后天环境的影响,因此思维的评定一定要注意病人个人情况,包括病人的文化、背景、经历和工作等情况。以上介绍的思维评定方法均为一个定性评定方法,可以用于发现颅脑外伤病人是否存在思维障碍,但对思维障碍的程度不能做出一个准确的评定。

**6. LOCTA认知功能的成套测验**(Loeweistein Occupational Therapy Cognitive Assessment,LOCTA) LOCTA是由色列希伯来大学和洛文斯坦因康复中心的专家们提出和制作的,最先用于脑损伤病人认知能力的评定,目前只要存在认知功能障碍的脑性疾病均可使用。它基本涵盖了检测认知功能的各个方面,操作简单、效果肯定、实用性较强,是评定认知功能障碍有效的系统工具。LOTCA评定内容分为四大类:定向力、知觉、视运动组织及思维运作检查,共20项测验,除思维运作中的三项检查为5分制外,均采用4分制评分标准。通过检查结果可了解病人在定向、视失认、命名、空间失认、失用、单侧忽略、视空间组织推理能力、颜色失认、失写、思维运作、注意力等方面的能力。对病人进行LOTCA评定后,其结果可以具体反映出病人存在的具体认知功能障碍。目前我国多家医院汉化的LOTCA工具具有较高的信度和效度,已在国内推广使用。

**(四)感知功能障碍的评定**

感知是指通过人体感觉系统接受外部的信息,经过大脑的整合分析形成对外界事物的一个整体反应。感知功能障碍是指在感觉输入系统完整的情况下,大脑对外界信息认识和鉴别障碍,常表现为失认症和失用症。具体方法参见第十三章相关内容。

**(五)执行功能障碍的评定**

执行功能是人的一种理智行为,是人类推理、解决和处理问题的能力,属于更高级的认知功能。要独立完成一项活动,一般要包括计划、判断、决策、启动、过程分析和信息反馈等步骤才能完成,而这些能力综合体现的就是执行功能。高级功能一般都由大脑皮质控制,执行功能是前额叶皮质的重要功能,颅脑外伤后易伤及皮质而引起病人的执行功能障碍。

执行功能主要由三个部分组成，启动、调节和终止，而执行功能障碍也就包括此三方面的功能障碍。启动障碍指病人不能在需要时开始动作，表现为行为被动、没有兴趣和动力，表情淡漠、对周围事物漠不关心、懒惰，反应迟钝。调节障碍指病人不能根据内外环境的变化做出相应反应、改变行为，表现为以自我为中心，易冲动、无意义的闲谈、失礼行为，无价值的判断、不爱社交。终止障碍指病人不能及时的终止自己所进行的活动，表现为反复做同一动作不易停止，强迫、焦虑和抑郁，沉思默想、错觉。执行功能障碍具体的评定方法：

1. **直接观察**　通过观察病人日常生活中的一些活动如洗脸、刷牙、吃饭等，看是否动作不能完成、反复发生或状态持续，但前提是要排除病人运动功能障碍所造成的干扰，此方法一般可用于粗略地发现是否存在执行功能障碍，但不能作出一个非常准确的判断。

2. **做－不做测验**　当检查者举起两个手指时，要求病人举起一个手指；当检查者举起一个手指，要求病人举起两个手指；此活动共做 10 遍，观察病人是否存在完全模仿检查者的动作或反复持续一个动作，如有提示病人缺乏适当的反应抑制，不能按不同的刺激来变换应答。

3. **交换替换测验**　要求病人画制由三角波和方波交替并连续组成的图形，如图 14-1A、图 14-1B；要求病人画一幅如 A 所示的图，存在执行障碍的病人可能画出的为 B 图。如病人一直重复一个形状而不能交替变化，表示存在异常。

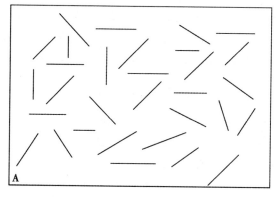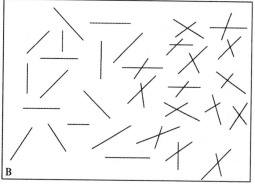

图 14-1　交换替换测验

4. **解决问题能力的检查**　当个体遇到某一问题情境时，会根据自己已有的经验，朝着一定的目标从而使问题得以解决。解决问题的能力包括已有的经验积累、分析计算能力、类比推理能力等。经验的积累可以问病人一些常识问题，如一年有几个季度、一年四季变换顺序等；分析计算能力，要求病人进行加减乘除的计算；类比能力，让病人判断两种物品之间是否存在共性如土豆与红薯；推理能力检查的是病人逻辑思维能力，可参照逻辑思维的评定。

5. **威斯康星卡片分类测验**（Wisconsin Card Sorting Test，WCST）　是一种比较客观地评价执行功能障碍的测验方法，也是一个成套的测验方法。它由 4 个模板、128 张不同形状的卡片组成，要求病人对卡片进行分类，然后根据分类结果计算相应的判断指标。此方法需要具备一定的条件，同时针对评定方法和判断指标需要进行一个培训。

### （六）行为障碍的评定

行为障碍表现为病人的日常行为发生了变化，与患病前的行为截然不同，脑外伤病人在恢复过程中常出现行为障碍，根据行为障碍的性质不同分为三类：正性、负性和症状性。正性行为障碍包括攻击、冲动、持续动作等，负性行为障碍包括无自知力、无积极性、迟缓等，症状性行为障碍包括抑郁、强迫观念、癔症等。在临床上脑外伤病人存在一些典型的行为障碍，包括以下三个方面：

**1. 发作性失控**　发作性失控往往是额叶内部损伤的结果，表现为无诱因、无预谋、无计划的突然发作，直接作用于就近的人或物，如打破家具、向人吐唾沫、抓伤他人以及其他狂乱行为等。发作时间短，发作后有自责感。

**2. 额叶攻击行为**　额叶攻击行为又称脱抑制攻击行为，因额叶受损引起，特点是对细小的诱因或挫折发生过度的反应，其行为直接针对诱因，最常见的是间歇性的激惹，并逐步升级为一种完全与诱因不相称的反应。

**3. 负性行为障碍**　负性行为障碍常为额叶和脑干部位受损的结果，特点是精神运动迟缓，感情淡漠、失去主动性，病人往往不愿动，嗜睡，即使是日常生活中最简单、最常规的活动也完成的十分困难。

具体评定方法：行为障碍的评定主要根据详细的临床观察，询问病人家属或陪护人员，一般就可以做出评定。

### （七）情绪障碍的评定

在临床上，病人极易伴发情绪障碍，发生情绪障碍的原因可能为病变本身引起，也有可能为患病后疾病状态给病人带了不良体验而引起，临床上以焦虑、抑郁最为常见。

**1. 脑外伤病人的抑郁评定**　抑郁指病人情感低落、思维迟缓、语言动作减少等的一种消极情绪，抑郁严重影响病人的治疗过程和日常生活，病人常常也会自责、有罪恶感，对于一些严重的抑郁病人有时会有自杀的行为。

在临床上抑郁的评定包括他评和自评，他评一般是由医务人员采用汉密尔顿抑郁量表（Hamilton Depression Scale，HAMD）进行评定，根据评定结果判定抑郁的严重程度。抑郁自评可以使用抑郁自评量表（Self-rating Depression Scale，SDS）让病人给自己进行评定。一般通过医务人员对病人进行评定可以更详细地了解病人抑郁状态。

**2. 脑外伤病人的焦虑评定**　焦虑表现为病人对没有事实根据也无明确客观对象却处于持续性紧张或惊恐的一种状态，焦虑可伴有自主神经活动障碍、运动性不安或躯体不适感。早期发现焦虑并进行及时的心理治疗对病人的功能恢复具有促进作用。

焦虑的评定同样存在他评和自评两种评定方法，他评采用最多的是汉密尔顿焦虑量表（Hamilton Anxiety Scale，HAMA），自评可以使用焦虑自评量表（Self-rating Anxiety Scale，SAS）。

### （八）日常生活活动能力的评定

ADL 是人在社会生存最基本、最简单的能力也是最重要的能力，所有疾病的康复最终均需要以最大程度的恢复病人 ADL 为目标。颅脑外伤后病人会存在诸多的功能障碍，尤其是一些重症颅脑外伤病人，此功能障碍会引起 ADL 的下降，使其日常生活存在困难，不能达到生活自理。对于此类病人来说，康复后期最主要的目标应该是提高病人 ADL 使其最大可能的达到生活自理，而在这之前首先要了解的是病人 ADL 的功能状况，需要对 ADL 做一个详细的评定。

可用于评价 ADL 的量表有许多,如 Barthel 指数、Katz 指数等,但在临床上应用最广的是 Barthel 指数或其改良版的 Barthel 指数,具体内容参见第三章相关部分。

### (九)颅脑外伤其他功能障碍的评定

颅脑外伤后病人还存在其他诸多的功能障碍,包括言语功能障碍、感觉功能障碍、吞咽障碍,痉挛、偏瘫、平衡障碍、共济失调等运动功能障碍,对病人的生存环境也是康复评定的重要内容,具体的评定方法可参照本书的相关章节。

## 三、评定内容的表达

颅脑外伤病人的康复计划见表 14-7。

表 14-7　颅脑外伤病人的康复计划单

| 基本资料 | | |
|---|---|---|
| 姓名:　　　　　性别:　　　　　年龄:　　　　　职业:　　　　　病历号:<br>发病时间: | | |
| **主要诊断:** | | |
| **病程阶段:□ 急性期　　　　　□ 恢复期　　　　　□ 后遗症期** | | |
| **康复评定结果及功能障碍** | | |
| 1. 意识状态: GCS 评分<br>2. 功能预后的评定: GOC 评分, DRS 评分等<br>3. 肢体功能、平衡协调、步行能力等评定: 改良 Ashworth 分级, MMT 肌力分级, Berg 平衡量表, 步态分析等<br>4. 认知功能评定: MMSE 评分, 记忆力、注意力、智力等评定<br>5. 感知功能评定: 失认症和失用症评定<br>6. 执行功能评定:<br>7. 行为评定:<br>8. 情绪评定: 焦虑评定和抑郁评定<br>9. 日常生活能力的评定: Barthel 指数评分<br>10. 其他功能评定 | | |
| **康复目标**<br>　　近期目标<br>　　远期目标 | | |
| **康复方案** | | |
| □ 抗痉挛体位摆放 | □ 促醒治疗 | □ 关节被动运动 |
| □ 物理震动排痰 | □ 物理因子治疗 | □ 肢体运动治疗 |
| □ 吞咽功能训练 | □ 认知功能训练 | □ 言语功能训练 |
| □ 作业治疗 | □ 平衡、协调和步态训练 | □ 其他 |
| **注意事项** | | |

# 第三节 康 复 治 疗

## 一、治疗原则

大脑是学习的主要器官,也是功能的高级控制中枢,脑损伤后病人的认知功能下降,学习能力降低,即使损伤后认知能力降低,学习的速度变慢,但经过训练,仍可学习新的知识,因此,康复过程实质是再学习的过程,因此颅脑外伤病人的康复目标是最大限度地促进病人的认知功能、运动功能、言语功能和吞咽功能等功能障碍的恢复,提高病人的日常生活能力,促使病人回归家庭和社会。颅脑外伤的康复治疗应遵循早期介入、全面康复、循序渐进、个体化治疗、持之以恒等治疗原则。颅脑外伤后脑损伤部位的不同,病人出现的功能障碍也存在差异,因此在制定康复治疗方法之前,需有详细的康复评定评估病人存在哪些功能障碍,然后针对病人存在的功能障碍进行相应的康复治疗。

## 二、主要的治疗方法

1. **促醒治疗** 颅脑外伤病人在早期往往处于昏迷状态,有些病人甚至会发展为持续植物状态,因此对于昏迷病人促醒治疗具有重要的作用,在临床上一般采用综合促醒治疗方法。听觉刺激:选择播放病人比较熟悉、喜爱的音乐;家属与病人定期谈话,讨论病人喜欢的话题和过去发生的事件等。视觉刺激:通过不同颜色的灯光,刺激病人视网膜,达到视觉刺激的目的。穴位刺激:针刺是良好的外周刺激用于促醒治疗,可选择头针、体针及特定促醒的穴位进行治疗。深浅感觉刺激治疗师或家属通过关节被动运动、肢体按摩、抚摩及其他皮肤及关节刺激来加强触觉、痛觉及深感觉的输入。高压氧治疗:颅脑外伤病人早期的高压氧治疗具有重要的作用,通过提高脑组织的含氧量,改善脑缺氧所致的脑功能障碍,促进病人清醒。

2. **认知功能障碍的康复治疗** 认知功能障碍表现多样,要根据其评定和表现有针对性地进行治疗,主要的康复训练包括失认症、失用症、记忆力、注意力的训练及解决问题能力的训练等。失认症的训练可以通过不同的颜色差异、摆放物品的位置等方法引起病人的注意达到认知的目的;失用症的训练可通过分解动作,逐步训练,待熟练后再组合动作,从而达到完成任务的目的;记忆力和注意力的训练也可通过反复的训练而达到认知的目的,解决问题能力的训练主要是通过模拟不同的场景,让病人想办法去完成,当出现错误的动作时,治疗师应该纠正,而正确的则应该强化。

3. **感觉障碍的康复治疗** 颅脑外伤病人一般外周感觉神经是正常的,而表现在大脑中枢对感觉的辨认障碍。人体感觉包括浅感觉和深感觉,感觉障碍的训练可通过相对应的感觉训练而达到改善的目的。深感觉障碍训练可将感觉训练与运动训练结合起来,如在训练中对关节进行挤压、负重;充分利用健肢引导患肢做出正确的动作并获得自身体会。浅感觉障碍训练以皮肤触觉刺激为主,通过痛触觉刺激、冰－温水交替温度刺激、选用恰当的姿势对实物进行触摸筛选等,总的来说感觉训练通过不断皮肤刺激和信息反馈,从而改善病人的感觉功能。

4. **言语功能障碍的训练** 言语功能障碍的训练主要是从听、说、读、写、复述等几方面进行训练,根据不同的失语症类型,采用不同的康复训练方法。

（1）运动性失语：以语言表达和文字阅读训练为主，通过发音训练、口形模仿、口语发音训练、图片发音训练，改善病人的言语功能。

（2）感觉性（Wernicke）失语：可以采取播放歌曲和用不同的语调对重度感觉性失语病人进行训练，改善听理解，并增加病人的兴趣，声音刺激，如听音乐、听广播，或旋律语调治疗。出示实物图片或词卡，让病人回答，由易到难，从物品名称到物品功能及属性。让病人按顺序回忆有关的事和物，如果回答正确，增加难度，反复练习，增强记忆力。

（3）传导性失语：表现为流畅不能达意的自发言语，口语复述相当困难，听觉理解正常或轻度障碍，命名、阅读较困难，书写紊乱，单词拼写错误很多。其训练方法包括自我介绍，家庭成员介绍，看图叙述，"双边式"或"多边式"会话交流，跟治疗师复读字、词、短句。

（4）命名性失语：其训练方法一般以口语、命名、文字、称呼训练为主，在治疗时配合相应的动作，使病人产生兴趣，加深对该词的记忆，训练强化对名称的记忆，通过家人讲述病人以前感兴趣的事，以恢复记忆。

（5）完全性失语：完全性失语病人的治疗重点应建立在听理解和文字理解上，把手势语作为完全性失语病人的主要交流手段。所有语言功能严重障碍或重度失语病人，可手势与语言结合刺激法，开始训练时利用表情、手势、语言的结合进行交流。

**5. 构音障碍的康复治疗**

（1）呼吸训练：一种为坐姿训练，双手置于病人两侧第 11、12 肋部，让病人自然呼吸，在呼气终末予以适当地挤压，将残留呼气挤出。另一种训练方法为卧位，病人仰卧于床上，双手置于病人两侧第 11、12 肋部，在自然呼吸情况下进行，在呼气终末予以适当地挤压，此挤压要向上推、向内收。此训练方法可促进胸部、腹部呼吸协调性，诱发膈肌运动，由被动将残余气呼出逐渐过渡到主动呼出。

（2）下颌运动训练：下颌运动在构音器官运动中有重要作用，可进行下颌关节被动上抬、下拉的运动训练，促进下颌关节上抬、下拉的主动运动。

（3）口唇运动功能训练：口唇运动障碍时，唇音产生困难。训练先从口唇闭合开始，然后噘嘴、露齿、鼓腮等动作。

（4）舌运动功能训练：舌的运动在构音运动中有很重要的作用。训练时，先做舌外伸训练，然后伸缩交替，进一步舌外伸、上抬（舔上下口角）运动。最后可用舌尖沿上下齿龈做环形运动。

（5）发音训练：发音训练时，可利用各种音组合的方法进行训练，结合构音器官运动的特点进行训练。

**6. 吞咽功能障碍的训练**　吞咽障碍表现为食物向咽部移动困难、饮食发呛、构音障碍等。可造成水和其他营养成分摄入不足，易出现咽下性肺炎，甚至窒息。康复训练对有意识障碍的病人先采用非经口摄取营养的方法，同时预防颈的伸展位挛缩，等待恢复。一旦意识清楚，能听从指示，病情不再加重，且全身情况稳定时，可试进糊状食物、水和成形食物。吞咽功能障碍的康复训练包括进食体位、食物的选择、咽部刺激及口腔、颜面及舌的运动训练等。

**7. 异常行为的康复治疗**　通过教会和强化病人什么是正常行为，让病人清楚治疗其行为造成的影响，并从中吸取教训，尽可能将病人的兴趣和努力结合在一起，以激发病人的兴趣和积极性。不要强迫病人停留在不舒服的环境中，尽量减少对病人的刺激，用平静的语调，并且与身体语言一致，设法将病人的注意力从挫折的原因中引开。

**8. 其他治疗方法**　运动功能障碍、心理问题、作业治疗及辅具的应用可参考本书中相关章节中的内容。

（何任红）

# 第十五章

# 脊髓损伤的康复评定方法

## 第一节 概 述

### 一、疾病的概念

脊髓损伤（spinal cord injury，SCI）是指由于各种原因引起的脊髓结构、功能的损害，造成损伤水平以下出现运动障碍、感觉障碍和自主神经功能障碍。胸段以下脊髓损伤造成躯干及双下肢瘫痪而未累及上肢时，称为截瘫（paraplegia）；颈段脊髓损伤造成四肢运动、感觉功能障碍，称为四肢瘫（tetraplegia）。遭受脊髓损伤，会深深改变一个人的生活，脊髓损伤会影响身体的几乎每一个系统，对其科学的评定对判断病人功能障碍程度、制订康复目标、选择合适的康复治疗方案及判断康复预后有着极其重要的意义。

#### （一）脊髓损伤常用的名词

1. **皮节（dermatome）** 指每个脊髓节段神经的感觉神经（根）轴突所支配的相应皮肤区域。

2. **肌节（myotome）** 指受每个脊髓节段神经的运动神经（根）轴突所支配的相应一组肌群。

3. **感觉平面** 指身体两侧具有正常感觉功能（痛温觉、触压觉及本体感觉）的最低脊髓节段。

4. **运动平面** 指身体两侧具有运动功能（肌力 3 级及以上）的最低脊髓节段。

5. **神经平面** 指身体两侧具有感觉和运动功能的最低脊髓节段。

#### （二）脊髓损伤的分类

脊髓损伤分为完全性损伤和不完全性损伤。

1. **完全性脊髓损伤** 在脊髓损伤平面以下的最低位骶段的感觉、运动功能完全丧失。骶部的感觉功能包括肛门皮肤黏膜交界处感觉及肛门深感觉，运动功能是指肛门指检时肛门外括约肌的自主收缩。

2. **不完全性脊髓损伤** 脊髓损伤后，损伤平面以下的最低位骶段（$S_4 \sim S_5$）仍有运动或（和）感觉功能保留。不完全性脊髓损伤提示，脊髓损伤平面未发生完全性横贯损伤。在临床上不完全性脊髓损伤有不同程度的恢复的可能。

不完全性损伤则具有特殊的临床表现，表现为如下临床综合征：

（1）中央束综合征：常见于颈脊髓血管损伤。血管损伤时，脊髓中央先开始发生损害，再向外周扩散。上肢的运动神经偏于脊髓中央，而下肢的运动神经偏于脊髓的外周，造成上肢神经受累重于下肢，因此上肢障碍比下肢明显。病人有可能可以步行，但上肢部分或完全麻痹。

（2）半切综合征：常见于刀伤或枪伤。脊髓只损伤半侧，由于温痛觉神经在脊髓发生交叉，因而造成损伤同侧肢体本体感觉和运动丧失，对侧痛温觉丧失。

（3）前束综合征：脊髓前部损伤，造成损伤平面以下运动和痛温觉丧失，而本体感觉存在。

（4）后束综合征：脊髓后部损伤，造成损伤平面以下本体感觉丧失，运动和痛温觉存在。

（5）脊髓圆锥综合征：主要为脊髓骶段圆锥损伤，可引起膀胱、肠道和下肢反射消失。偶尔可以保留骶段反射。

（6）马尾综合征：指椎管内腰骶神经根损伤，可引起膀胱、肠道和下肢反射消失。马尾的性质实际上是外周神经，因此有可能出现神经再生，而导致神经功能逐步恢复。外周神经的生长速度为1mm/d，马尾损伤后神经功能的恢复可能需要2年左右的时间。

（7）脊髓震荡：指暂时性和可逆性脊髓或马尾神经生理功能丧失，可见于只有单纯性压缩性骨折，甚至放射线检查阴性的病人。脊髓并没有机械性压迫，也没有解剖上的损害。另一种假设认为，脊髓功能丧失是由于短时间压力波所致，缓慢的恢复过程提示反应性脊髓水肿的消退。此型病人可见反射亢进但没有肌肉痉挛。

## 二、发病机制和临床表现

### （一）发病机制

1. **病因**　脊髓损伤分外伤性脊髓损伤和非外伤性脊髓损伤（炎症、肿瘤等）。

（1）外伤性脊髓损伤：外伤性脊髓损伤的发病率因各国情况不同而有差别，发达国家比发展中国家高；美国的发病率为20～45/100万，患病率为900/100万；中国北京地区年发病率为68/100万；常见原因有车祸、高空坠落、运动损伤、意外暴力损伤等；各国统计资料显示外伤性脊髓损伤均以青壮年为主，年龄在40岁以下者约占80%，男性多见。

（2）非外伤性脊髓损伤：非外伤性脊髓损伤的发病率不详，有估计与外伤性脊髓损伤相近。分为发育性和获得性两类，前者包括脊柱侧弯、脊椎裂、脊椎滑脱等；后者包括感染（脊柱结核、脊柱化脓性感染、横贯性脊髓炎等）、肿瘤（脊柱或脊髓肿瘤）、脊柱退行性变、代谢性疾病及医源性疾病等；

1）血管性：缺血性脊髓血管病、出血性脊髓血管病、脊髓血管畸形等；

2）感染性：脊髓炎、脊髓灰质炎、结核性脊膜脊髓炎等；

3）退行性：脊髓空洞症、肌萎缩侧索硬化症等；

4）肿瘤：原发性－神经鞘瘤、脊膜瘤、脊索瘤等；继发性－继发于肺癌、前列腺癌等的转移癌；

5）其他：如放射性脊髓病、脊髓亚急性联合变性等。

本章节主要就外伤性脊髓损伤和急性脊髓炎所致的脊髓损伤作相关的评定介绍。

2. **病理生理**　脊髓损伤有两种损伤机制参与，即原发性损伤（包括机械损害、出血等）和继发性损伤。脊髓损伤的病理主要是损伤局部，当外力或炎症等的作用下脊髓内发生一系列的原发性损害，早期主要表现为中央灰质出血，白质水肿，神经元及神经胶质细胞坏死。而脊髓继发性损伤是在原发损伤后的数分钟到数天内逐渐形成，并伴随一系列的细胞内代谢和基因改变，有时继发性损伤产生的组织破坏程度甚至超过原发性损伤。继发性损伤的机制较多，主要有血管学说、自由基学说和儿茶酚胺学说等。继发性损伤表现为微循环小血管堵塞，渗出性增加、红细胞渗出等，导致局部组织缺血、缺氧，脊髓实质发生改变；氧自由基增加致细胞脂质过氧化反应增加，使膜结构和功能发生改变，抑制了酶的活性，引起组织损伤；而脊髓损伤后儿茶酚胺类神经介质的大量蓄积，使血管痉挛，造成组织缺血、缺氧而发生坏死和变性。

脊髓损伤后，根据损伤平面及损伤程度，除有运动、感觉、反射及括约肌功能障碍外，常引起一系列全身各系统改变，表现如下：

（1）呼吸系统：高位脊髓损伤不仅可致肋间肌瘫痪，可使受 $C_3 \sim C_5$ 神经支配的膈肌及呼吸辅助肌如胸锁乳突肌、斜方肌也减退；呼吸时，胸廓可呈反向运动，致胸腔负压下降，肺容积和气体交换受影响；也有脊髓损伤平面靠下时，可因上行性水肿亦累及较高的脊髓平面，使膈肌功能减退，加上脊髓损伤会同时导致胃肠功能失调，出现腹胀，亦可影响膈肌运动。

正常气管和支气管的平滑肌同时受交感神经和副交感神经支配，前者使其扩张，后者使其收缩。高位脊髓损伤导致交感神经受损，迷走神经占优势，导致气管、支气管内腔收缩变窄，同时咳嗽、咳痰能力减弱，支气管内分泌物不易排出，容易导致肺部感染；部分呼吸道变成死腔，肺活量明显降低出现气体交换不足，血 $PO_2$ 降低，$PCO_2$ 增高，虽可通过中枢调节增加呼吸频率以期代偿，但难以扩大肺容积，改善气体交换，终将导致肺功能衰竭；若损伤平面在 $C_4$ 以上，膈肌完全瘫痪，不及时采用人工呼吸机将导致死亡。

（2）循环系统：支配心脏的交感神经其节前纤维均来自第 1 胸椎阶段以下灰质侧角细胞起源，节后纤维来自颈上、中、下交感节发出，形成心上、中、下神经，主要起兴奋心血管、使心率加快、增加心肌收缩力，也使血管平滑肌收缩，以调节血管紧张度、血管容积和外周血管阻力的作用；副交感神经起源于延髓，经迷走神经对心脏起抑制作用，使心脏舒张期延长、心率减慢。

高位脊髓损伤后，交感神经功能消失，迷走神经占优势，出现心动过缓，血管紧张度减低，外周血管阻力下降，最初仅有舒张压下降，渐渐出现大、中动脉阻力下降，又因四肢瘫痪，失去唧筒作用；而肋间肌瘫痪，胸腔负压下降，致使回心血量减少，收缩压也下降。心脏只能延长心舒张期，增加每博血量，病人表现为心动过缓、脉压差增大，脉搏有力，血压偏低或正常。血压情况与脊髓损伤的平面有关，平面越高，血压下降越明显。马尾神经损伤则不出现此种改变。血压持久偏低，可逆性脊髓损伤也不能恢复，当血压回升后，因血管渗透性增加，又可加重脊髓出血坏死。瘫痪病人卧床时间长，直立位因下肢静脉瘀滞可引起血压下降和脉率增快。脊髓反射逐渐恢复后，可出现代偿性血管张力增加。

（3）体温调节障碍：高位脊髓损伤后，体温常出现异常，多为体温升高，其原因为：①体温调节中枢的传导通路受到破坏，产热和散热不能保持平衡；②机体产热量不受调节，高热又加速新陈代谢，使产热量更增加；③皮肤汗腺失去交感神经支配，停止发汗，呼吸交换量减少也可减少热量散发；④痉挛及肌张力增高者，肌肉持续收缩做功，可产生较多的热量；⑤一些合并症，如压疮、泌尿系感染和肺部感染可引起高热。

体温低下多由于肌肉瘫痪，不能收缩，产热量减少；而交感神经功能丧失后，肢体血管扩张，散热增多引起，此外还有合并脑水肿、缺氧和水盐电解质紊乱等也可引起体温异常。高位脊髓损伤病人，体温调节能力差，常随外界温度改变而变化，因此盛夏多伴高温，隆冬又常有低温。

（4）内分泌系统：脊髓损伤病人早期对糖原的利用发生障碍，损伤早期，腺垂体促肾上腺皮质激素分泌增加，抑制己糖激酶，不能充分利用葡萄糖，靠燃烧脂肪、蛋白质供应热量，使脂肪和蛋白质的消耗大为增加。葡萄糖代谢不完全乙酰乙酸的产量不足以满足脂肪代谢的需要，体内出现酮体的聚集。在葡萄糖的利用与来源发生障碍时，神经系统首先发生障碍，引起全身的代谢改变。

脊髓损伤发生后，制动（负重减少）可引起破骨细胞介导的骨吸收增加、钙离子释放，当这过程超过肾排泄钙的能力时，可发生高钙血症。

在部分脊髓损伤病人中由于来自创伤的急性应激或下丘脑－垂体轴功能障碍会出现性激素水平低，导致性腺功能减退。

（5）自主神经功能紊乱：高位脊髓损伤后，早期由于失去交感神经控制，可出现心率减慢，血压偏低、体温不升、反应迟钝及定向力差等现象，损伤平面以下，发汗、寒战及竖毛反射均消失。

四肢瘫病人可出现自主神经反射亢进现象，常为身体内在或外在刺激所诱发，空腔脏器的充盈胀满、如尿路不通、大便秘结尤为常见。病人可诉头痛、恶心、呕吐、呼吸困难、颤抖、出汗、颜面潮红、鼻腔堵塞和视力模糊等症状。临床检查可见心动过缓、心律不齐、阵发性高血压、出汗、视野缺失等，损失平面以上可有血管扩张，以下血管收缩。

病人如有全身交感激素释放异常，还可出现交感神经全部反射，表现为阵发性高血压、心动过速、头痛、视力模糊、出汗、竖毛反应等。

（6）性功能的变化：男性截瘫病人多有阳痿。骶神经支配区存在触觉同时有勃起与射精功能不如有针刺觉预后好，约 1/3 阴茎能勃起的病人中能成功进行性生活，但只有 5% 的人有生殖能力。其原因为：膀胱内括约肌松弛，精液逆流入膀胱；长期体温升高，致使睾丸萎缩，不能产生精子等。

女性截瘫病人卵巢功能及内分泌很少发生紊乱，一般在伤后 6 周即可恢复月经，性交时不会引起快感，但可正常怀孕和生产。

## （二）临床表现

脊髓损伤的主要临床特征是脊髓休克、运动和感觉障碍、体温控制障碍、痉挛、大小便功能障碍、性功能障碍等。

急性脊髓炎和脊髓压迫症多导致脊髓横贯性损害，急性期表现为脊髓休克，2～4 周后转变为中枢性瘫痪，出现肌张力增高、腱反射亢进、病理征阳性、反射性排尿等。主要节段横贯性损害的临床表现如下：

1. **高位颈髓**（$C_{1~4}$）　损害平面以下各种感觉消失，四肢为上运动神经元性瘫痪，括约肌障碍，四肢和躯干多无汗。常伴有枕部疼痛和头部活动受限，$C_{3~5}$ 节段受损时出现膈肌瘫痪，腹式呼吸减弱或消失。若同时有三叉神经脊束核受损，则出现同侧面部外侧痛、温觉丧失；若副神经受损则可出现同侧胸锁乳突肌和斜方肌无力及萎缩。若由枕骨大孔波及颅后窝，可引起延髓及小脑症状，如吞咽困难、共济失调和眼球震颤。

2. **颈膨大**（$C_5 \sim T_2$）　表现为双上肢呈下运动神经元性瘫痪，双下肢呈上运动神经元性瘫痪。病灶平面以下各种感觉丧失，可有肩部和上肢反射痛，尿便障碍。$C_8 \sim T_1$ 侧角细胞受损出现 Horner 征。可根据上肢腱反射定位受损节段，若肱二头肌反射减弱或消失而肱三头肌反射亢进提示病损在 $C_5$ 或 $C_6$；肱二头肌反射正常而肱三头肌反射减弱或消失提示病

损在 $C_7$。

3. **胸髓($T_3 \sim T_{12}$)** 在急性脊髓炎中，由于 $T_{4\sim5}$ 脊髓节段血供较差而最易发病，受损平面以下各种感觉缺失，双下肢呈上运动神经元性瘫痪，括约肌障碍，受损节段常有束带感。病变位于 $T_{10\sim11}$ 时可致腹直肌下半部无力，出现比弗（Beevor）征。上腹壁、中腹壁和下腹壁反射消失，分别提示为 $T_{7\sim8}$、$T_{9\sim10}$ 和 $T_{11\sim12}$ 节段受损。

4. **腰骶膨大($L_1 \sim S_2$)** 受损时出现双下肢下运动神经元性瘫痪，双下肢及会阴部感觉缺失，括约肌障碍。腰骶膨大上段受损时，神经根痛位于腹股沟区及下背部，下段受损时表现为坐骨神经痛，$L_{2\sim4}$ 平面受损出现膝反射消失，$S_{1\sim2}$ 平面受损则踝反射消失，$S_{1\sim3}$ 平面受损则出现阳痿。

5. **脊髓圆锥($S_{3\sim5}$ 和尾节)** 肛门和会阴部感觉缺失，呈鞍状分布，肛门反射消失和性功能障碍，髓内病变可出现分离感觉障碍。对外伤和肿瘤所致脊髓圆锥病变可出现真性尿失禁。

6. **马尾神经根** 马尾损害时可出现单侧或不对称症状和体征。根性疼痛和感觉障碍位于会阴部、股部和小腿。下肢表现为下运动神经元性瘫痪。

### 三、目前的主要临床处理

外伤性脊髓损伤分急性期处理，急性期康复，恢复期康复，以及并发症的处理；非外伤性脊髓损伤的治疗是原发病的治疗与脊髓损伤康复同时进行。

1. **急性期的处理** 对脊柱受伤如怀疑脊髓损伤时应立即制动，制动体位有两种：①保持受伤时的姿势制动、搬运；②使伤员保持平卧位制动搬运，前者可防止因体位变动导致脊髓二次损伤。制动固定后应立即转运至医院尽早开始救治工作。

常用的临床措施包括伤后早期应用糖皮质激素治疗，特别是甲泼尼龙大剂量疗法，除糖皮质激素外可选用神经节苷脂和神经生长因子，此外还有其他如纳洛酮、尼莫地平和硫酸镁药物等；尝试高压氧治疗，尽早手术治疗，对脊柱骨折脱位进行复位固定，解除脊髓压迫，重建脊柱的稳定性。

此外应注意外伤性脊髓损伤后常合并脑外伤、腹部损伤等相关损伤。在急性期若有需要，可在避免颈椎过度屈曲或伸展的情况下，进行气管插管或更理想用纤维支气管镜以保持气道通畅；应给予吸氧；颈段脊髓损伤的病人初始可充分通气，但很快会因疲劳、误吸或肺炎而代偿失调，需要机械通气；交感神经张力的丧失可产生低血压和心动过缓，可通过静脉输液得以治疗；留置导尿管以预防麻痹的膀胱过度充盈，如果没有禁忌，留置鼻饲管可降低腹部的扩张并减少误吸造成的危险。

2. **急性期的康复** 当病人生命体征和病情平稳、脊柱稳定即可开始康复治疗。急性期康复主要采用床边训练的方法，主要目的是及时处理并发症、防止废用综合征、为以后的康复治疗创造条件。训练的内容有：体位摆放；关节被动运动；体位变换；早期坐起训练；站立训练；呼吸及排痰训练；二便的处理等。此外还有相关药物的使用，外伤性脊髓损伤的药物见急性期处理，对急性脊髓炎的药物治疗包括了皮质类固醇激素、大剂量免疫球蛋白、维生素B族、抗生素及血管扩张药物、神经营养药物等。

3. **恢复期康复训练** 当骨折部位稳定、神经损害或压迫症状稳定、呼吸平稳即可进入恢复期康复治疗。包括肌力训练、垫上训练、坐位训练、转移训练、步行训练、轮椅训练、矫形器的使用、日常生活活动能力训练、物理因子的应用、心理治疗等，在条件许可的情况下可进行文体康复和职业康复训练。

**4. 并发症的处理** 脊髓损伤后最严重的并发症为压疮并发败血症、尿路感染并发肾功能不全；最危急的情况有自主神经反射亢进。此外还有肺部感染、深静脉血栓、痉挛、关节挛缩、异位骨化、疼痛、骨质疏松等多种并发症，所以应加强并发症的处理以改善病人功能，促进病人康复，重返社会。

（1）痉挛的处理：首先应减少加重痉挛的不当处理和刺激，包括采用抗痉挛模式，控制如压疮、尿路感染、疼痛等危险因素，慎用某些抗抑郁药物；运动治疗与物理因子治疗，运动治疗方法有持续被动牵伸、放松疗法、抑制异常反射性模式等；物理因子治疗有冷疗、电刺激、温热疗法、温水浴等，此外还有辅助支具的应用如手托、踝足矫形器等；药物治疗，口服药物选择巴氯芬、乙哌立松、替扎尼定、丹曲林等，局部肌肉注射肉毒毒素，鞘内注射巴氯芬，酒精、苯酚神经或运动点阻滞等。若不能用药物和其他方法缓解时，可考虑手术治疗，包括神经切断、高选择性脊神经根切断、脊髓部分切断、肌腱切断或肌腱延长术等。

（2）疼痛的处理：物理治疗包括电刺激镇痛疗法、热疗和冷疗、运动疗法和手法治疗；认知行为疗法；传统针灸及推拿按摩治疗；药物治疗，选择镇痛、镇静、抗痉挛、抗抑郁和糖皮质激素和血管活性药物等；神经阻滞疗法；还可行外科手术治疗疼痛，但应注意手术除痛需慎重选择。

（3）神经源性膀胱：首选间歇性导尿；加强膀胱功能训练，可采取耻骨上轻叩法、屏气法、扳机点法、电刺激法和磁刺激法；集尿器的使用；根据不同情况可选用抗胆碱能药物、肾上腺素能药物、平滑肌松弛药和骨骼肌松弛药物等；若上述治疗无效者可选择外科手术治疗。

# 第二节 康 复 评 定

## 一、诊断与鉴别诊断

### （一）外伤性脊髓损伤的诊断与鉴别诊断

对外伤性脊髓损伤诊断格式包括以下5个方面：①脊柱损伤诊断：包括骨折部位、类型，脊柱稳定性；②脊髓损伤诊断：ASIA分类诊断，包括脊髓损伤水平、程度，运动指数，感觉指数和FIM评分等；③复合损伤诊断：包括头部、四肢及内脏的损伤；④并发症的诊断：包括压疮、泌尿系感染等一系列脊髓损伤并发症；⑤其他疾病诊断：包括病人伤前已有或伤后发现的其他疾病。

**1. 诊断**

（1）外伤史：脊柱脊髓损伤需有明确的外伤史，成人伤后立即出现脊柱脊髓损伤症状，在儿童则不尽然，有些脊髓损伤如无骨折脱位脊髓损伤可于伤后数小时至数日才出现脊髓损伤症状，是儿童脊髓损伤的一个缺血过程。

（2）有脊柱脊髓损伤的症状和体征。

（3）有X线、MRI等影像学的改变，无骨折脱位脊髓损伤无X片改变，但MRI有脊髓损伤表现。

（4）电生理检查的改变。

（5）脊柱损伤的节段、损伤类型 如：$C_6$爆裂骨折。

(6) 脊髓损伤的节段和类型  如：$C_6$ 完全性脊髓损伤，$T_2$ 不全性脊髓损伤。

### 2. 鉴别诊断

(1) 神经根损伤与周围神经损伤的鉴别：见表 15-1。

表 15-1  神经根损伤与周围神经损伤鉴别

| 项目 | 神经根损伤 | 周围神经损伤 | 神经丛损伤 |
|------|-----------|-------------|-----------|
| 感觉丧失 | 各神经根支配区域，范围小 | 上肢正中、尺、桡神经损伤，有一定支配区域 | 臂丛、腰丛损伤感觉丧失范围大于 1 个神经根或 1 个周围神经 |
| 运动丧失 | 1 个神经根支配 1 个肌肉的一部分，该肌肌力减低，但不瘫 | 下肢股、胫、腓神经损伤，有一定支配范围<br>周围神经支配一组肌肉，而且可全瘫 | 全丛或部分丛损伤，支配的肌肉瘫痪，不止 1 组与周围神经不同 |

(2) 脊髓损伤截瘫与癔症截瘫的鉴别：见表 15-2。

表 15-2  外伤截瘫与癔症截瘫的鉴别

| 项目 | 外伤截瘫 | 癔症截瘫 |
|------|---------|---------|
| 外伤史 | 明确 | 可有 |
| 截瘫感觉平面 | 按神经平面 | 前后整齐套式 |
| 运动瘫 | 全或半 | 全、双肢、单肢 |
| 肌张力 | 增加或降低 | 正常 |
| 膝腱、跟腱反射 | 亢进或消失 | 正常 |
| 病理反射 | 有或无 | 无 |
| 肛门反射 | 有 | 有 |
| SEP | 有改变 | 正常 |

### (二) 急性脊髓炎的诊断与鉴别诊断

**1. 诊断**  根据急性起病，病前有感染和预防接种史，迅速出现的脊髓横贯性损伤的临床表现，结合脑脊液检查和 MRI 检查，可确诊。

### 2. 鉴别诊断

(1) 视神经脊髓炎：属于脱髓鞘疾病，除有横贯性脊髓炎的症状外，还有视力下降或 VEP 异常，视神经病变可出现在脊髓症状之前、同时和之后。

(2) 急性炎症性脱髓鞘性多发性神经病：肢体呈弛缓性瘫痪，末梢型感觉障碍，可伴脑神经损伤，括约肌功能障碍少见。

## 二、康复功能评定

### (一) 评定的内容

### 1. 关于损伤的评定

(1) 神经平面的评定：神经平面是指身体双侧有正常的运动和感觉功能的最低脊髓节段。例如 $C_6$ 损伤，意味着 $C_1 \sim C_6$ 节段仍然完好，$C_7 \sim S_5$ 节段有损伤。确定损伤平面时应注意：

1) 脊髓损伤神经平面主要以运动损伤平面为依据,但 $T_2 \sim L_1$ 节段,运动损伤平面难以确定,故主要以感觉损伤平面来确定。

2) 运动损伤平面和感觉损伤平面是通过检查关键肌的徒手肌力和关键感觉点的痛觉(针刺)和轻触觉来确定。美国脊髓损伤学会(american spinal injury assocication,ASIA)和国际脊髓学会(international spinal cord society,ISCoS)根据神经支配的特点,选出了一些关键肌和关键感觉点,通过对这些肌肉和感觉点的检查,可迅速确定损伤平面,关键肌和关键感觉点见表 15-3。

表 15-3　损伤平面的确定

| 平面 | 关键肌 | 关键感觉点的部位 |
|---|---|---|
| $C_2$ | | 枕骨粗隆外侧至少 1cm(或耳后 3cm) |
| $C_3$ | | 锁骨上窝(锁骨后方)且在锁骨中线上 |
| $C_4$ | | 肩锁关节顶部 |
| $C_5$ | 肘屈肌群(肱二头肌、肱肌) | 肘前窝外侧(桡侧),肘横纹近端 |
| $C_6$ | 腕伸肌群(桡侧伸腕长短肌) | 拇指近节背侧皮肤 |
| $C_7$ | 肘伸肌群(肱三头肌) | 中指近节背侧皮肤 |
| $C_8$ | 指屈肌群(中指屈肌) | 小指近节背侧皮肤 |
| $T_1$ | 指外展肌群(小指展肌) | 肘前窝内侧(尺侧),肱骨内上髁近端 |
| $T_2$ | | 腋窝顶部 |
| $T_3$ | | 锁骨中线和第 3 肋间(IS),后者的判定是胸前触诊,确定第 3 肋间,其下即为相应的 IS* |
| $T_4$ | | 锁骨中线第 4 肋间(乳线) |
| $T_5$ | | 锁骨中线第 5 肋间(在 $T_4 \sim T_6$ 的中点) |
| $T_6$ | | 锁骨中线第 6 肋间(剑突水平) |
| $T_7$ | | 锁骨中线第 7 肋间(在 $T_6 \sim T_8$ 的中点) |
| $T_8$ | | 锁骨中线第 8 肋间(在 $T_6 \sim T_{10}$ 的中点) |
| $T_9$ | | 锁骨中线第 9 肋间(在 $T_8 \sim T_{10}$ 的中点) |
| $T_{10}$ | | 锁骨中线第 10 肋间(脐) |
| $T_{11}$ | | 锁骨中线第 11 肋间(在 $T_{10} \sim T_{12}$ 的中点) |
| $T_{12}$ | | 锁骨中线腹股沟韧带中点 |
| $L_1$ | 髋屈肌群(髂腰肌) | $T_{12}$ 与 $L_2$ 连线中点 |
| $L_2$ | 膝伸肌群(股四头肌) | 大腿前内侧,腹股沟韧带中点和股骨内侧髁连线中点处 |
| $L_3$ | 踝背伸肌群(胫前肌) | 膝上股骨内髁处 |
| $L_4$ | 趾长伸肌群(踇长伸肌) | 内踝 |
| $L_5$ | 踝跖屈肌群(腓肠肌和比目鱼肌) | 足背第 3 跖趾关节处 |
| $S_1$ | | 足跟外侧 |
| $S_2$ | | 腘窝中点 |
| $S_3$ | | 坐骨结节或臀下皱襞 |
| $S_{4 \sim 5}$ | | 肛门 1 厘米范围内,皮肤粘膜交界处外侧(作为 1 个平面) |

注:* 确定 $T_3$ 的另一个方法是触诊胸骨柄,该处为第 2 肋骨水平。自该点向外可触及第 2 肋,远端为第 3 肋,其下即为第 3 肋间

3）确定损伤平面：该平面关键肌的肌力必须≥3 级，该平面以上关键肌的肌力必须正常。如脊髓 $C_7$ 节段发出的神经纤维（根）主要支配肱三头肌，在检查 SCI 病人时若肱三头肌肌力≥3 级，$C_6$ 节段支配的伸腕肌肌力 5 级，则可判定损伤平面为 $C_7$。

4）损伤平面的记录：由于身体两侧的损伤水平可能不一致，评定时需同时检查身体两侧的运动损伤平面和感觉损伤平面，并分别记录（右－运动，左－运动；右－感觉，左－感觉）。

（2）损伤程度评定：ASIA 损伤程度分级标准见表 15-4。损伤是否完全性的评定以最低骶节段（$S_4 \sim S_5$）有无残留功能为准。作肛门指检，残留感觉功能时，刺激肛门皮肤与黏膜处有反应或刺激肛门深部时有反应；残留运动功能时，肛门指检时肛门外括约肌有自主收缩。

表 15-4　ASIA 损伤程度分级

| 级别 | | 临床表现 |
| --- | --- | --- |
| A | 完全性损伤 | 骶段（$S_4 \sim S_5$）无任何感觉或运动功能 |
| B | 不完全损伤 | 损伤平面以下包括骶段有感觉但无运动功能 |
| C | 不完全损伤 | 损伤平面以下存在运动功能，大部分关键肌肌力 3 级以下 |
| D | 不完全损伤 | 损伤平面以下存在运动功能，大部分关键肌肌力 3 级或以上 |
| E | 正常 | 感觉和运动功能正常 |

（3）脊髓休克的评定：球海绵体反射是判断脊髓休克是否结束的指征之一，此反射的消失为休克期，反射的再出现表示脊髓休克结束。但需注意的是极少数正常人不出现该反射，脊髓圆锥损伤时也不出现反射。具体检查方法：用戴手套示指插入肛门，另一手刺激龟头（或阴蒂），阳性时手指可以感觉肛门外括约肌的收缩。脊髓休克结束的另一指征是损伤水平以下出现任何感觉运动或肌肉张力升高和痉挛。

（4）脊髓功能部分保留区　完全性脊髓损伤病人在脊髓损伤水平以下大约 1～3 个脊髓节段中仍有可能保留部分感觉或运动功能，脊髓损伤水平与脊髓功能完全消失的水平之间的脊髓节段，称为脊髓功能部分保留区。不完全性脊髓损伤不存在脊髓功能部分保留区。

**2. 感觉功能的评定**

（1）感觉必查项目：感觉检查的必查部分是身体两侧各自的 28 个皮区关键点。每个关键点要查两种感觉，即针刺觉和轻触觉，并按 3 个等级分别评分。即：① 0＝缺失；② 1＝障碍（部分障碍或感觉改变，包括感觉过敏）；③ 2＝正常；④ NT＝无法检查。

针刺觉检查常用一次性安全针。轻触觉检查用棉花。在针刺觉检查时，不能区别钝性和锐性刺激的感觉应评为 0 级。两侧感觉关键点的检查部位见图 15-1。

除对这些两侧关键点的检查外，还要求检查者做肛门指检测试肛门外括约肌。感觉分级为存在或缺失（即在病人的图上记录有或无）。该检查用于判定损伤是完全性还是不完全性。

（2）感觉检查选择项目：在脊髓损伤的评定中，将位置觉和深压觉或深痛觉检查列入选择性检查。检查时用缺失、障碍、正常来分级，每一肢体只检查一个关键点，即左、右侧的示指和足踇趾即可。

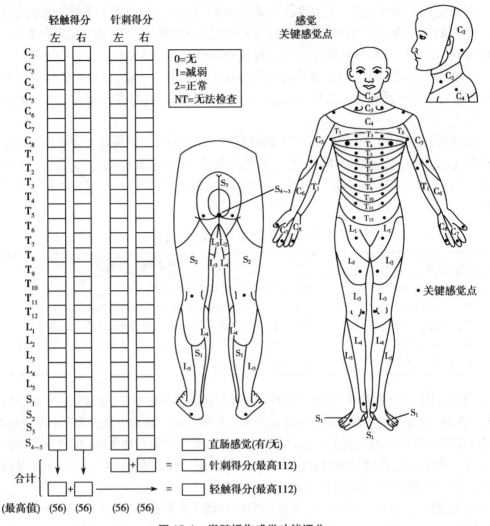

图 15-1　脊髓损伤感觉功能评分

### 3. 运动功能的评定

（1）ASIA 运动评定：ASIA 评定运动功能检查必查项目为检查身体两侧各自 10 对肌节中的关键肌。评定时分左右两侧进行。检查顺序为从上而下，见图 15-2。评定标准：采用 MMT 法测定肌力，共分为 6 级。每一组肌肉所得分值与测得的肌力级别相同，从 1 分到 5 分不等。

如测得肌力为 1 级则评 1 分，5 级则评 5 分。最高分左侧 50 分，右侧 50 分，共 100 分。也可将上肢、下肢分开计分，上肢双侧最高分 50 分，下肢双侧最高分 50 分，共 100 分。评分越高表示肌肉功能越佳。具体如下：

0：完全瘫痪；

1：可触及或可见肌肉收缩；

2：在无地心引力下进行全关节范围的主动活动；

3：对抗地心引力进行全关节范围的主动活动；

4：在中度抗阻力下进行全关节范围的主动活动；

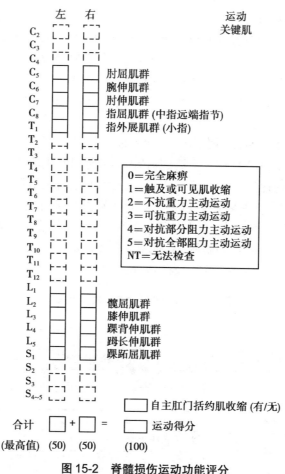

图 15-2　脊髓损伤运动功能评分

5：正常肌力（可完全抗阻力进行全关节范围的正常活动）；

NT：无法检查。

除上图 10 个运动平面肌肉的两侧检查外，还要检查肛门括约肌，以肛门指检感觉肛门括约肌收缩，评定分级为存在或缺失（即在图上填有或无），这一检查只用于判断是否完全性损伤。

脊髓损伤评定建议还包括其他肌肉，但并不用来确定运动分数、运动平面及损伤的完全性。建议测定下列肌肉：①膈肌；②三角肌；③外侧腘绳肌。肌力分为无、减弱或正常。

（2）痉挛的评定：脊髓损伤后病人会出现肢体痉挛，目前临床上多采用改良 Ashworth 痉挛量表来进行痉挛的评定，具体评定方法见运动功能肌张力评定章节。

**4. 日常生活活动（ADL）能力的评定**　脊髓损伤导致病人出现截瘫或四肢瘫，影响病人的日常生活活动能力。因而对其日常生活活动的科学评价具有重要意义。

临床上截瘫病人多采用改良 Barthel 指数对其 ADL 进行评价，其中包括了大小便的管理，具有较高相互判断的可靠性，具体内容参见日常生活活动能力评定章节。对于四肢瘫病人可用四肢瘫功能指数（quadriplegic index of function，QIF）来评定。QIF 的内容包括转移、梳洗、洗澡、进食、穿脱衣服、轮椅活动、床上活动、膀胱功能、直肠功能、护理知识，共10 项，评分采用 0、1、2、3、4 分的 5 级分制，每项最高得分为 4 分。评出总分后按下式算出

QIF 分：QIF= 总分 ×100/200。

功能独立性评定：为充分反映脊髓损伤对病人个人生活和社会活动能力的影响及评价各种康复治疗措施的实际效果，采用功能独立性测评（FIM）标准是必要的。FIM 主要评价 6 个方面的能力：生活自理能力、括约肌控制能力、活动能力、行动能力（轮椅、行走、上楼梯）、理解交流能力、社会认识能力（社会交往、解决问题及记忆能力）等，该标准将每组能力分级标定：完全自理 7 分，基本自理但需辅助具帮助 6 分；达到 6 分与 7 分级别均不需要别人帮助；5 分为监护或准备，4、3 分级别为中等不能自立，均需别人帮助才能自立；2、1 分级别者为完全不能自立，必须依靠他人生活（具体内容参见日常生活活动能力评定相关章节）。

5. **自主神经功能的评定**　对脊髓损伤病人进行自主神经功能的评定可以改善临床的处理，判断治疗措施的有效性。内容包括一般自主神经功能评定（心律失常、动脉血压异常、体位性低血压、神经元性休克、自主神经反射异常、与支气管 - 肺调控相关的自主神经、体温调节异常和排汗功能异常）和膀胱、直肠和性功能评定。由 ASIA 和 ISCoS 制定的脊髓损伤后残存自主神经功能国际标准评定表详见表 15-5。

### 表 15-5　自主神经功能标准评定表

病人姓名：_____

**一般自主神经功能**

| 器官 / 系统 | 检查结果 | 异常情况 | 检查标记 |
|---|---|---|---|
| 心脏的自主神经调控 | 正常 | | |
| | 异常 | 心动过缓 | |
| | | 心动过速 | |
| | | 其他心律失常 | |
| | 不详 | | |
| | 不能评定 | | |
| 血压的自主神经调控 | 正常 | | |
| | 异常 | 静息收缩压低于 90mmHg | |
| | | 体位性低血压 | |
| | | 自主神经发射异常 | |
| | 不详 | | |
| | 不能评定 | | |
| 排汗的自主神经调控 | 正常 | | |
| | 异常 | 损伤平面以上排汗增多 | |
| | | 损伤平面以下排汗增多 | |
| | | 损伤平面以下排汗减少 | |
| | 不详 | | |
| | 不能评定 | | |
| 体温调节 | 正常 | | |
| | 异常 | 体温升高 | |
| | | 体温降低 | |
| | 不详 | | |
| | 不能评定 | | |

| 器官/系统 | 检查结果 | 异常情况 | 检查标记 |
|---|---|---|---|
| 支气管-肺系统的自主神经和躯体神经调控 | 正常 | | |
| | 异常 | 不能随意呼吸，完全需要呼吸机支持 | |
| | | 随意呼吸受损，部分需要呼吸机支持 | |
| | | 随意呼吸受损，不需要呼吸机支持 | |
| | 不详 | | |
| | 不能评定 | | |

解剖学诊断：(□圆锥上　□圆锥　□马尾)

**下尿路，肠道和性功能**

| 器官/系统 | | 评分 |
|---|---|---|
| 下尿路 | | |
| 需要排空膀胱的感知 | | |
| 防止漏尿(尿失禁)的能力 | | |
| 膀胱排空方式(说明)_____ | | |
| 肠道 | | |
| 需要排便的感觉 | | |
| 防止漏便(大便失禁)的能力 | | |
| 随意肛门括约肌收缩 | | |
| 性功能 | | |
| 性唤起(勃起或润滑) | 心理性 | |
| | 反射性 | |
| 性欲高潮 | | |
| 射精(限于男性) | | |
| 月经来潮(限于女性) | | |

2=正常功能，1=神经功能下降或改变，0=完全丧失控制

NT=由于先前存在或伴发的问题，不能评定

受伤日期_____　　评定日期_____

检查者_____

6. **心理评定**　从心理功能而言脊髓损伤病人的主要障碍表现在以下方面：①否认：特别是初病人，未能接受身体及生活上的转变；②愤怒：怨愤为何偏偏自己受伤；③抑郁：自我封闭，不肯接受现实及自我，拒绝接触其他人；④缺乏安全感：担心家人、朋友离弃自己；⑤缺乏自信、自卑。对脊髓损伤病人存在抑郁和焦虑可以予以汉密尔顿抑郁量表和汉密尔顿焦虑量表进行评价(详见心理评价相关内容)。

7. **功能恢复的预测**　脊髓神经解剖结构的节段性特点决定了脊髓损伤的节段性表现，脊髓损伤水平的确定反映了脊髓损伤的严重程度，颈椎损伤($C_1 \sim T_1$)造成四肢瘫，胸腰椎损伤($T_1$以下)造成截瘫。脊髓损伤水平是确定病人康复目标的主要依据，对完全性脊髓损伤病人来说，脊髓损伤水平一旦确定，其康复目标基本确定，参见表15-6；对不完全性脊髓损伤的病人来说，应具体确定脊髓损伤水平以下的肌力评分，需要根据残存肌力功能情况修正上述康复目标(见表15-7)。

表 15-6　脊髓损伤平面与功能恢复的关系

| 损伤平面 | 不能步行 | 大部分 | 中度 | 轻度 | 基本独立 | 完全独立 | 独立步行 |
|---|---|---|---|---|---|---|---|
| $C_1 \sim C_3$ | √ | | | | | | |
| $C_4$ | | √ | | | | | |
| $C_5$ | | | √ | | | | |
| $C_6$ | | | | √ | | | |
| $C_7 \sim T_1$ | | | | | √ | | |
| $T_2 \sim T_5$ | | | | | | √ | |
| $T_6 \sim T_{12}$ | | | | | | | √① |
| $L_1 \sim L_3$ | | | | | | | √② |
| $L_4 \sim S_1$ | | | | | | | √③ |

注:①可进行治疗性步行;②可进行家庭功能性步行;③可进行社区功能性步行

表 15-7　不同脊髓损伤平面的康复目标

| 脊髓损伤水平 | 基本康复目标 | 需要支具轮椅种类 |
|---|---|---|
| $C_5$ | 床上动作自理,其他依靠帮助 | 电动轮椅、平地可手动轮椅 |
| $C_6$ | ADL 部分自理、需中等量帮助 | 手动电动轮椅、可用多种自助具 |
| $C_7$ | ADL 基本自理、能乘轮椅活动 | 手动轮椅、残疾人专用汽车 |
| $C_8 \sim T_4$ | ADL 自理,轮椅活动支具站立 | 同上,骨盆长支具,双拐 |
| $T_5 \sim T_8$ | 同上,可应用支具治疗性行走 | 同上 |
| $T_9 \sim T_{12}$ | 同上,长下肢支具治疗性行走 | 轮椅、长下肢支具,双拐 |
| $L_1$ | 同上,家庭内支具功能性行走 | 同上 |
| $L_2$ | 同上,社区内支具功能性行走 | 同上 |
| $L_3$ | 同上,肘拐社区内支具功能行走 | 短下肢支具,肘拐 |
| $L_4$ | 同上,可驾驶汽车,可不需轮椅 | 同上 |
| $L_5 \sim S_1$ | 无拐足托功能步行及驾驶汽车 | 足托或短下肢支具 |

**8. 并发症的评定**　脊髓损伤常见的并发症有关节挛缩、骨质疏松、异位骨化、肺部感染、泌尿系统感染、压疮、深静脉血栓等,其治疗均需正确的评定,然后采取正确的治疗才能获得良好的治疗效果。下面介绍深静脉血栓和异位骨化的评定,其余并发症的评定见相关章节。

(1)深静脉血栓:深静脉血栓(deep vein thrombosis,DVT)是脊髓损伤病人较常见的并发症,深静脉血栓是血管内皮损伤、血流速度减慢及血液高凝状态所致,这些因素的存在,使血小板聚集,形成血栓。长期卧床制动是非常重要的原因,其他的危险因素包括年龄大、肥胖、高脂血症、创伤、心衰等。治疗效果不够理想,常遗留下肢深静脉阻塞或静脉瓣膜功能不全。多发生于下肢深静脉,可发生在下肢深静脉的任何部位;一部分也可发生骨盆内静脉血栓。静脉血栓的形成,主要由于血液高凝状态和血液滞缓而发生血栓,血栓与管壁一般仅有轻度粘连,容易脱落,可引起肺栓塞。激发炎性反应后,血栓与血管壁粘连也可较紧密。

按照血栓的组成,静脉血栓有三种类型:①红血栓:最常见,组成比较均匀,血小板和白细胞散在性分布在红细胞和纤维素的胶状块内;②白血栓:基本由纤维素、白细胞和成层的血小板组成,只有极少量红细胞;③混合血栓:由白血栓组成头部,板层状的红血栓和白血栓组成体部、红血栓或板层状的血栓构成尾部。

临床表现:临床上常见的有三类。其中小腿肌肉静脉丛血栓形成和髂股静脉血栓形成分别称为周围型和中央型。无论周围型或中央型,均可通过顺行繁衍或逆行扩展,而累及整个肢体者,称为混合型,临床最为常见。

1) 周围型:为手术后深静脉血栓形成的好发部位。因病变范围比较小,所激发的炎症反应程度较轻,临床症状并不明显,易被忽略。通常感觉小腿部疼痛或胀感,腓肠肌有压痛,足踝部轻度肿胀。若在膝关节伸直位,将足急剧背屈,使腓肠肌和比目鱼肌伸长,可以激发血栓所引起的炎性疼痛,而出现腓肠肌部疼痛,称为 Homans 征阳性。因不影响血液回流,浅静脉压一般并不升高。血栓若继续向近侧繁衍,临床表现则日益明显,小腿肿胀,浅静脉扩张,腘窝部沿腘静脉压痛。

2) 中央型:左侧多见,可能与右髂总动脉跨越左髂总动脉,对左髂总动脉有一定压迫有关。起病急骤,局部疼痛、压痛;腹股沟韧带以下患肢肿胀明显;浅静脉扩张,尤以腹股沟部和下腹壁明显;在股三角区,可扪及股静脉充满血栓所形成的条索状物;伴有发热,但一般不超过 38.5℃。顺行扩展,可侵犯下腔静脉。如血栓脱落,可形成肺栓塞,出现胸痛、咳嗽、呼吸困难,严重时发生紫绀、休克、甚至猝死。

3) 混合型:无论髂股静脉血栓形成逆行扩散,或小腿肌肉静脉丛血栓形成顺行扩展,只要累及整个下肢深静脉系统,均称为混合型。临床表现为两者表现相加。但后者发病隐匿,症状开始时轻微,直到髂股静脉受累,才出现典型表现。凡发病急骤,无论髂股静脉血栓逆行或小腿肌肉静脉丛血栓顺行繁衍,只要血栓滋长,使患肢整个静脉系统,几乎全部处于阻塞状态,同时引起动脉强烈痉挛者,特称为股青肿。疼痛剧烈,整肢广泛性明显肿胀,皮肤紧张、发亮、呈紫色,有的可发生水疱,皮温明显降低,足背、胫后动脉搏动消失。全身反应明显,体温常达 39℃以上,可出现休克及肢体静脉性坏疽。

小腿肌肉静脉丛血栓形成,症状隐匿,且不典型,常难以确诊。髂股静脉血栓形成、混合型及股青肿,具有较为典型的临床表现,一般诊断多无困难。但是为了确定诊断,明确病变范围,可选用以下辅助检查:①放射性同位素检查;②超声波检查;③电阻抗体容积描记检查;④静脉测压;⑤静脉造影,此为最准确的检查方法。

(2) 异位骨化:异位骨化(heterotopic ossification)是指在正常情况下没有骨组织的软组织内形成新骨。临床上,异位骨化主要有 3 种形式:①神经源性异位骨化(neurogenic heterotopic ossification, NHO):继发于严重神经疾患,如脑外伤、脊髓损伤、中枢神经系统感染等;②创伤后异位骨化:包括骨折、脱位、人工关节置换术后等;③原发性异位骨化:如进行性骨化性肌炎或进行性纤维不良性骨化。目前仍缺乏有效的治疗。

1) 发生部位:神经源性异位骨化是脊髓损伤后的常见并发症之一,由于研究方法及所采用的诊断标准不同,NHO 的发生率为 10%~53% 不等。异位骨化的临床表现轻重不一,多数病人症状较轻,仅在影像学检查时有异常表现。约有 20%~30% 的病人表现为关节活动度降低,约 3%~8% 的病人表现为关节强直,运动障碍。NHO 发生于 SCI 平面以下,常见于髋关节（70%～97%），其余依次是膝、肘、肩、手及脊柱。异位骨化可于 SCI 后数年发生，常见于损伤后 1～6 个月，2 个月多见。

2）发生机制：目前认为，异位骨化的形成是全身和局部因素共同作用的结果，凡是能够引起关节周围软组织损伤、出血、充血、水肿、机化的体内外因素皆可诱发或加重 NHO 的发生及发展。

3）临床表现：最常见的临床表现为关节周围肿胀及关节活动度减小，甚至关节僵直；感觉功能残存者，可发生受累部位的疼痛；可有低热、关节周围红斑、皮温增高；由于疼痛级髋关节活动度减小，坐位不当，病人会发生压疮，转移级日常生活障碍加重。NHO 可以压迫周围神经、血管结构并发生相应的临床症状。

4）康复评定：一般在出现明显临床征象之前 NHO 已经开始形成。可于 X 线检查时偶然发现而无症状；也可在出现临床症状后几经周折方能确诊，错过了早期治疗机会，因此对本病的早期诊断至关重要。但是目前在临床上早期诊断本病较为困难。当临床表现怀疑本病时可以应用放射学检查、化验室检查、超声波检查等进行早期诊断。

9. **其他评定**　脊髓损伤病人神经源性膀胱和神经源性直肠、性功能的评定详见相关章节；对脊髓损伤病人，特别是高位脊髓损伤的病人还需要进行心、肺功能评定（详见相关章节）；脊髓损伤恢复期病人还需进行功能性步行评定见表 15-8；因脊髓损伤病人多需轮椅、助行支具等，所以必须进行环境评定，包括生活环境、移动环境、居家环境、公共环境及就业环境（详见相关章节）等。

**表 15-8　脊髓损伤功能性步行量表（SCI-FAI）**

姓名：　　　性别：　　　年龄：　　　住院号：　　　诊断：

| 标准 | | 左 | 右 |
| --- | --- | --- | --- |
| **一、步态参数** | | | |
| A. 重心转移 | 可将重心转移到站立腿 | 1 | 1 |
| | 不能转移重心或仅将重心转移到辅助设备 | 0 | 0 |
| B. 步宽 | 在肢体前进过程中，迈步足越过站立足 | 1 | 1 |
| | 在肢体前进过程中，站立足阻碍迈步足 | 0 | 0 |
| | （迈步相结束时）最终足的位置不阻碍迈步腿 | 1 | 1 |
| | （迈步相结束时）最终足的位置阻碍迈步腿 | 0 | 0 |
| C. 步的节律（迈步腿前进需要的相对时间） | 在站立腿足跟触地时，迈步腿在小于 1 秒钟内开始前进 | 2 | 2 |
| | 需要 1～3 秒开始前进 | 1 | 1 |
| | 大于 3 秒开始前进 | 0 | 0 |
| D. 步高 | 整个迈步相足趾廓清地面 | 2 | 2 |
| | 在迈步相开始时足趾在地面拖曳 | 1 | 1 |
| | 整个迈步相足趾在地面拖曳 | 0 | 0 |
| E. 足触地 | 足跟较前足先触地 | 1 | 1 |
| | 前足或足底先触地 | 0 | 0 |
| F. 步长 | 迈步足足跟置于站立足足趾前 | 2 | 2 |
| | 迈步足足趾置于站立足足趾前 | 1 | 1 |
| | 迈步足足趾置于站立足足趾后 | 0 | 0 |
| 步态参数总分 | | 20 | |

续表

| 一、 | 标准 | 左 | 右 |
|---|---|---|---|
| 二、辅助设备 | | | |
| 上肢<br>平衡/承重设施 | 无 | 4 | 4 |
| | 手杖 | 3 | 3 |
| | 四足手杖，前臂拐或腋拐 | 2 | 2 |
| | 助行器 | 2 | |
| | 平行杠 | 0 | 0 |
| 下肢辅助设备 | 无 | 3 | 3 |
| | 踝-足矫形器 | 2 | 2 |
| | 膝-踝-足矫形器 | 1 | 1 |
| | 交替步态式矫形器（RCO） | 0 | 0 |
| 辅助设施总分 | | 14 | |
| 三、空间/距离参数 | | | |
| 步行能力（相对于使用助行器、腋杖或手杖的步行） | 在社区常规步行（极少或从不使用助行器、腋杖或手杖） | 5 | |
| | 在家庭常规步行/偶尔在社区步行 | 4 | |
| | 偶尔在家庭步行/极少在社区步行 | 3 | |
| | 极少在家庭步行/从不在社区步行 | 2 | |
| | 步行仅为锻炼 | 1 | |
| | 不步行 | 0 | |
| 步行能力总分 | | 5 | |
| 2分钟步行试验 | 2分钟步行的距离 步/分钟 | 米/分 | |

| 评定时间 | 评定结果 | 评定时间 | 评定结果 |
|---|---|---|---|
| | | | |
| | | | |

## （二）评定的流程

急性期对外伤性脊髓损伤病人的评定包括病人一般情况、致病原因、有无院前急救、有无神经损伤加重、临床诊断、残疾评定及康复治疗计划等。

1. **脊柱脊髓功能评定** 一般应包括：脊柱骨折类型与脊柱稳定性及脊柱矫形器评定、脊髓损伤水平和程度、肌力评分、感觉评分和功能独立性评定（FIM）。

2. **躯体功能评定** 关节功能评定、肌肉功能评定、上肢功能评定、下肢功能评定、自助具与步行矫形器的评定、泌尿与性功能评定、心肺功能评定。

从生理障碍方面（临床特征）而言，主要表现在以下方面：①活动与感觉功能部分或完全丧失；②倘若是四肢瘫病人，呼吸及肺部功能亦受影响；③肌肉无力或萎缩，肌张力升高，出现痉挛或震颤；④体温及自主神经失调；⑤大小便失禁、尿道炎、膀胱炎；⑥性功能障碍；⑦感觉异常，如痛楚、麻痹、烧灼感觉等；⑧其他：如压疮等。

3. **心理功能评定** 一般包括心理状态评定、性格评定、疼痛行为评定。

4. **社会功能评定** 一般包括社会生活活动能力评定、就业能力评定、独立能力评定等。从社会角度看，其障碍主要表现在：①医疗费用及康复用具费用为病人及家人增加负担；②病人在受伤或康复期间未必能重返工作岗位，若是家庭经济支柱，影响更甚；③歧视或社区轮椅通道设施不足亦令病人重返劳动力市场困难;④由于生活模式改变,社会生活发生变化;⑤交通或通道不便亦影响病人的社会参与;⑥部分病人未能完全适应脊髓损伤的后遗症。

**5. 脊髓损伤的影像学检查** 影像学检查对脊柱、脊髓损伤的确切诊断起着重要作用,其中 X 线及 CT 可显示脊柱骨折的各种改变,MRI 可显示脊髓损伤。

**6. 电生理检查** 可行针对脊髓传导功能的体感诱发电位(somatosensory evoked potential, SEP)和运动诱发电位(motion evoked potential, MEP)的检查。临床脊髓损伤病人,大多数感觉丧失与运动瘫痪是一致,在同一平面,此时仅做 SEP 即可反映脊髓损伤情况;在感觉障碍与运动瘫痪不一致时,应行 SEP 和 MEP 两种检查,以反映脊髓内感觉通道与运动通道的不同损伤。此外还可以行肌电图、视觉诱发电位、H 反射和 F 波等相关电生理检查。

**7. 脑脊液检查** 对非外伤性脊髓损伤,特别是感染性疾病所致脊髓损害时,可行脑脊液压颈试验看通畅程度,看脑脊液压力、外观、细胞数、蛋白含量和糖、氯化合物等。

脊髓损伤后潜在功能恢复的程度,是病人和其家庭以及康复工作者共同关心的问题。准确地预测康复结局能帮助病人和康复小组制订合理的康复目标和康复计划。脊髓损伤平面和损伤程度直接影响其功能恢复可能达到的目标。为了增强康复效果,必须按照康复评定—确立康复目标—制订康复计划—实施康复训练—再评估—决定康复去向的循序渐进过程。

## 三、评定内容的表达

### (一)康复计划

临床认为脊髓损伤病人的命运大致在受伤时即被决定,临床的原则是如何防止脊髓损伤的继发性(二次性)损伤,如何强化残存功能,使其在日常生活活动中获得最大限度的代偿功能。作为康复工作者要熟悉有关脊髓功能恢复的限度及不同损伤水平的功能预后与损伤类型,同时使梦想瘫痪恢复的病人如何接受残疾及完成康复治疗是最为重要的,但对具体每例病人的康复治疗程序和计划,则应根据其损伤水平加以修正,损伤水平越低,其可用康复治疗的肌力越大,因某一功能的肌群受脊髓某一节段水平所支配。

在正确评定的基础上,根据脊髓损伤是否完全性和不完全性,以及不同的脊髓节段拟定不同康复目标。进行有效的康复训练,最大限度地发挥残存功能,那么半年内(颈髓等高位损伤需要 10～12 个月)使病人回归家庭并重返社会是可能的,但康复不是万能的,脊髓损伤后通过病人及康复工作者的共同努力,依其损伤平面及轻重,其恢复只能达到一定的目标。

**1. $C_1 \sim C_3$ 四肢瘫** 可支配的肌肉有颈部椎旁肌、颈部辅助肌肉、胸锁乳突肌、斜方肌和 $C_3$ 水平部分支配膈肌;可获得的肌肉功能为颈部屈曲、伸展和旋转。

(1)最终结果:呼吸机或膈神经/膈肌起搏器依赖,或者病人可能能够自己呼吸($C_3$);由于咳嗽无力和低肺活量,需要完全辅助拍胸,并辅助咳嗽排痰;适当的膀胱管理措施,需要完全辅助留置导尿或使用外部阴茎套导管及清空尿液引流袋;适当的肠道管理,进行肠道管理需要完全辅助。

(2)在日常生活活动方面:使用头或呼气和吸气装置控制的电动轮椅,可独立缓解身体受压;穿衣、进食、淋浴、修饰和刷牙需要完全辅助;依赖口腔操纵杆和高科技电脑等装置,独立进行沟通和打电话，或需要完全辅助；所有的家务劳动和厨房工作需要完全辅助；床上活动、床椅转移均需完全帮助。

2. **$C_4$四肢瘫** 可支配的肌肉有$C_3$水平支配的肌肉、膈肌、冈下肌和肩胛提肌；可获得的肌肉功能为颈部屈曲、伸展和旋转，抬高肩胛骨和吸气。

（1）最终结果：可以自己呼吸，呼吸机依赖或膈神经/膈肌起搏器依赖，多数病人能够脱离呼吸机；由于咳嗽无力和低肺活量，需要完全辅助拍胸，并辅助咳嗽排痰；适当的膀胱管理措施，需要完全辅助留置导尿或使用外部阴茎套导管及清空尿液引流袋；适当的肠道管理，进行肠道管理需要完全辅助。

（2）在日常生活活动方面：使用头或呼气和吸气装置控制的电动轮椅，可独立缓解身体受压；穿衣、进食、淋浴、修饰和刷牙需要完全辅助；具有一定的屈肌和三角肌肌力的$C_4$四肢瘫病人，可以使用活动性臂托辅助进食、修饰和淋浴；依赖适当的装置，可独立进行沟通和打电话，或需要完全辅助；所有的家务劳动和厨房工作需要完全辅助；床上活动、床椅转移均需完全帮助。

3. **$C_5$四肢瘫** 可支配的肌肉有：所有$C_{1\sim4}$水平支配的肌肉、三角肌、肱二头肌、肱肌、肱桡肌、菱形肌和前锯肌；可获得的肌肉功能为肘关节屈曲和旋后，肩关节前屈、外展和后伸，肩胛外展和内收，颈部屈曲、伸展和旋转，抬高肩胛骨和吸气。

（1）最终结果：由于咳嗽无力和低肺活量，需要完全辅助拍胸和辅助咳嗽排痰；适当的膀胱管理措施，需要完全辅助留置导尿或使用外部阴茎套导管及清空尿液引流袋；适当的肠道管理，进行肠道管理需要完全辅助。

（2）在日常生活活动方面：使用手部控制的电动轮椅，可独立缓解身体受压；上下身穿衣需要完全辅助；使用适当的装置，刷牙和修饰只需要少量的辅助和准备；使用适当的装置，可独立进食；依赖适当的装置，可独立进行沟通和打电话，或需要一些辅助；所有的家务劳动和厨房工作需要完全辅助；床上活动需要中等程度至极大程度的帮助；使用手臂驱动装置，可以独立驱动电动轮椅，在室内使用改良的转轮，可独立使用手动轮椅。

4. **$C_6$四肢瘫** 可支配的肌肉有：所有$C_{1\sim5}$水平支配的肌肉、胸大肌锁骨部分、前锯肌、背阔肌、旋后肌、桡侧腕长伸肌和桡侧腕短伸肌；可获得的肌肉功能为肘关节屈曲和旋后，肩关节前屈、外展和后伸，肩胛外展、内收、前伸和抬高，颈部屈曲、伸展和旋转，肌腱固定可使拇指和示指屈曲对指，一些水平位内收，前臂旋后、桡侧伸腕。

（1）最终结果：若存在呼吸道感染，清除呼吸道分泌物可能需要辅助；适当的膀胱管理措施，需要辅助；适当的肠道管理，进行肠道日常管理的准备和之后的清理需要辅助。

（2）在日常生活活动方面：在手动或电动轮椅中独立缓解身体受压；通过使用按扣和拉链独立穿上衣；使用适当的装置，可以在一些辅助或完全辅助下完成下身的着衣；使用适当的装置，可独立进食、刷牙；独立上身淋浴，下身淋浴需要一些辅助或完全辅助；使用或不使用适当的装置，可独立进行沟通和打电话，或需要一些辅助；所有的家务劳动和厨房工作需要完全辅助；床上活动需要极小程度的帮助或独立进行；使用标准手臂控制，可以独立驱动电动轮椅，在室内可独立使用手动轮椅。

5. **$C_7$四肢瘫** 可支配的肌肉有：所有$C_{1\sim6}$水平支配的肌肉、肱三头肌、胸大肌胸骨部分、背阔肌、桡侧腕伸肌和桡侧腕屈肌；部分支配尺侧腕伸肌、指伸肌、拇指伸肌、示指伸肌和拇长展肌；可获得的肌肉功能为所有肩关节、颈部和肩胛的运动，肘关节的屈曲和伸展，尺侧伸腕，部分伸指，部分拇指外展，前臂旋后和桡侧伸腕、屈腕。

（1）最终结果：在严重呼吸道感染的情况下，清除呼吸道分泌物可能需要辅助；适当的膀胱管理措施，男性可独立进行间歇导尿；适当的肠道管理，可能独立进行肠道日常管理的操作。

（2）在日常生活活动方面：独立缓解身体受压；通过使用按扣和拉链独立穿上衣和下身衣服；使用适当的装置，可独立进食、刷牙；独立上身淋浴，下身淋浴需要一些辅助或完全辅助；装备后可独立进行电话和书写，或需要一些辅助；独立进行便餐的制备和轻家务劳动，重家务劳动需要完全帮助；床上活动需要极小程度的帮助或独立进行；独立移动电动轮椅，使用改良的转轮，可以独立移动超轻型手动轮椅。

6. $C_8$ 四肢瘫　可支配的肌肉有：所有 $C_{1\sim7}$ 水平支配的肌肉、指深屈肌和指浅屈肌、拇长展肌；部分支配蚓状肌、拇短展肌、拇对掌肌、拇短屈肌、拇收肌、掌短肌、小指展肌、小指屈肌和骨间肌；可获得的肌肉功能为所有肩关节、颈部、肩胛和肘关节的运动，腕关节屈曲和伸展，手指屈曲和伸展，拇指外展、屈曲和伸展。

（1）最终结果：在严重呼吸道感染的情况下，清除呼吸道分泌物可能需要辅助；适当的膀胱管理措施，首选间歇导尿，学会床上和椅子上进行间歇导尿；适当的肠道管理，可能独立进行肠道日常管理的操作。

（2）在日常生活活动方面：使用各种技术，独立缓解身体受压；有条件的独立穿上下身衣服；独立刷牙；使用适当装置可独立进行淋浴；独立进行打电话和沟通；独立进行便餐的制备和轻家务劳动，重家务劳动需要完全帮助；独立进行床上活动；独立进行转移；独立使用电动或手动轮椅。

7. $T_{1\sim9}$ 截瘫　可支配的肌肉有：所有 $C_{1\sim8}$ 水平支配的肌肉，包括完好的上肢和膈肌，肋间肌和竖脊肌；可获得的肌肉功能为一些躯干控制和稳定，双上肢的完全控制，呼气和吸气。

（1）最终结果：自主呼吸和咳嗽；膀胱管理措施，首选间歇导尿，在床上和在轮椅上独立进行间歇导尿；适当的肠道管理，独立进行肠道日常管理的操作。

（2）在日常生活活动方面：在手动轮椅上独立缓解身体受压；在轮椅水平独立进食、穿衣、淋浴、修饰和刷牙；独立写字和打电话；独立进行烹饪和轻家务劳动，重家务劳动需要一些帮助；独立进行床上活动；独立进行转移；在社区内独立推进手动轮椅；使用长腿支具或站立架，可以独立站立，不能功能性步行；可以独立进行轮椅前轮离地平衡以及上、下路阶。

8. $T_{10}$ 至 $L_1$ 截瘫　可支配的肌肉有：所有 $C_1$ 和 $T_9$ 水平支配的肌肉，肋间肌，腹外斜肌和腹直肌；可获得的肌肉功能为颈部屈曲、旋转和伸展，躯干屈曲、伸展、旋转，良好的躯干控制，双上肢的完全控制。

（1）最终结果：最适当的膀胱管理措施是间歇导尿；独立进行导尿；适当的肠道管理，独立进行肠道日常管理。

（2）在日常生活活动方面：在手动轮椅上独立进行一侧到另一侧或前倾缓解身体受压；在轮椅水平独立进食、穿衣、淋浴、修饰和刷牙；独立写字和打电话；独立进行烹饪和轻家务劳动，重家务劳动需要一些帮助；独立进行床上活动；独立进行转移；在社区内独立推进手动轮椅；使用膝踝足支具或站立架，可以独立站立，步行训练可独立或需要辅助；最重要的移动方式仍然是手动轮椅，在轮椅上独立上、下台阶和自动扶梯。

9. $L_2$ 至 $S_5$ 截瘫　可支配的肌肉有：手臂、腹部和躯干肌肉完好，其他肌肉取决于损伤的平面为髋屈肌、髋外展肌、髋内收肌和髋伸肌，膝关节伸肌和屈肌，踝关节背屈肌和踝关节跖屈肌；可获得的肌肉功能为躯干控制良好，双上肢完全自控，双下肢部分自控至完全自控。

（1）最终结果：对下运动神经元膀胱，适当的膀胱管理措施；独立进行导尿；适当的肠道管理，独立进行肠道日常管理。

（2）在日常生活活动方面：独立缓解身体受压；独立进食、穿衣、淋浴、修饰和刷牙；独立进行烹饪和轻家务劳动，重家务劳动可能需要一些帮助；可以独立站立；功能性步行；独立转移进出小轿车；独立进行床上活动；独立进行各种转移。

综上，根据脊髓损伤病人的临床评定和康复评定结果，拟定康复计划如下（表15-9），注意脊髓损伤的程度和节段对病人恢复的重要性。

**表 15-9　脊髓损伤病人康复计划表**

| 脊髓损伤病人的康复计划 |
| --- |
| **一般情况** |
| 姓名：　　　　　性别：　　　　年龄：　　　　职业：　　　　病历号： |
| 联系电话：　　　　　　　　　家人或代理人联系电话： |
| 入院时间：　　　　　　　　　家庭地址： |
| **主要诊断** |
| |
| **入院时相关资料** |
| 既往病史： |
| |
| 脊髓损伤方式：①创伤性　②非创伤性 |
| 距离损伤时间： |
| ①1个月内　②1～3个月　③大于3个月 |
| 是否手术：①否　②是，　具体（手术时间及名称）： |
| 脊髓损伤平面： |
| 瘫痪类型：①四肢瘫　②截瘫 |
| 脊髓损伤分级：①ASIA　A　②ASIA　B　③ASIA　C　④ASIA　D　⑤ASIA　E |
| 卧床时间：①1个月内　②1～3个月　③大于3个月 |
| 是否有合并伤：①否　②有，　具体： |
| **主要功能障碍及康复评定结果** |
| |
| |
| **康复目标** |
| 近期目标： |
| 远期目标： |
| **康复方案** |
| □ 日常生活动作训练　　□ 肢体运动功能训练　　□ 手功能训练 |
| □ 作业职业训练　　　　□ 呼吸训练　　　　　　□ 减重训练 |
| □ 吞咽功能训练　　　　□ 站立及行走训练　　　□ 转移训练 |
| □ 轮椅训练　　　　　　□ 膀胱功能训练　　　　□ 功能性电刺激 |
| □ 经颅磁刺激　　　　　□ 生物反馈　　　　　　□ 其他 |
| **注意事项** |
| |

## (二) 康复医嘱

### 1. 脊髓损伤急性期医嘱

(1) 护理医嘱：急性期多采用一级护理；饮食根据病人的受损平面、全身情况及基础疾病等采用管喂流质饮食、流质饮食、半流质饮食、优质蛋白饮食、低脂饮食、糖尿病饮食、普食等；对高位颈髓损伤病人及合并颅脑损伤病人应密切观察生命体征，如呼吸、心率、血压等的变化；根据病情酌情予以吸氧；病人若为气管切开术后，应作气管切开护理；病人若需机械通气，注意使用呼吸机的沟通和呼吸机的管理；注意清除呼吸道分泌物，对气管切开、肺部感染病人予以吸痰护理，注意体位排痰及机械振动排痰；急性外伤性脊髓损伤注意卧床体位防止二次损伤，根据病情可予以卧硬板床、气垫床、泡沫床等不同的床选择；为防止压疮，注意翻身（q2h）及皮肤清洁；膀胱管理为留置尿管，应予以膀胱冲洗（2 次 / 天），训练反射性膀胱；此外还应注意排便的处理。

(2) 实验室检查：除常规检查项目外，予以脊柱 X 片（或 / 和 CT）和 MRI、脑脊液检查、电生理检查；对于合并有颅脑损伤和腹部损伤的病人需作头颅及腹部 CT 等；若为脊髓血管病变可选择性进行脊髓血管造影；此外怀疑合并肺部感染的应作胸部 CT，对肺部感染、尿路感染的病人应行痰培养、尿培养检查，同时伴有高热的病人还应行血培养检查；对存在呼吸功能障碍的可考虑肺功能测定；存在心律失常病人可考虑动态心电图检查。

(3) 康复评定：对脊髓损伤病人首先是关于损伤的评定，包括运动、感觉平面和残损分级等，然后是脊髓休克的评定，心理评定，日常生活能力评定（改良 Barthel 指数）评定，运动功能评定（包括肌力、肌张力评定等），自主神经功能评定，呼吸功能评定，功能恢复的预测等。

(4) 药物：根据病人病情、发病原因、病程阶段分别选用不同的药物，包括糖皮质激素、神经营养药物、血管扩张药物、镇痛以及镇静类药物等，或根据神经内科专科诊疗建议给予相应药物治疗。

(5) 康复治疗：根据病人康复计划开具相应康复治疗医嘱，如：日常生活动作训练、肢体运动功能训练、手功能训练、坐位训练、吞咽功能训练、呼吸功能训练、功能性电刺激、生物反馈、心理指导、膀胱功能训练等。

### 2. 脊髓损伤恢复期医嘱

(1) 护理医嘱：护理级别根据病情可采用一级护理、二级护理和三级护理；饮食根据病人的受损平面、全身情况及基础疾病等采用流质饮食、半流质饮食、优质蛋白饮食、低脂饮食、糖尿病饮食、普食等；对肺部感染病人予以吸痰护理，注意体位排痰及机械振动排痰；注意体位，加强皮肤管理，防止压疮；膀胱管理为间歇性导尿，此外还应注意排便的处理。

(2) 实验室检查：对膀胱功能可进行尿流动力学检查；对存在痉挛的病人可行 H 反射和 F 波检查；对肺部感染、尿路感染的病人应行痰培养、尿培养，同时伴有高热的病人还应行血培养检查；怀疑深静脉血栓病人应予以血管彩超或血管造影、凝血酶原检测等；异位骨化病人可予以局部 X 片等检查。

(3) 康复评定：除急性期的相关评定外，注意并发症的评定（包括痉挛的评定、疼痛的评定）等；对恢复期病人有必要进行步行能力的评定；因绝大多数脊髓损伤病人需轮椅，注意环境评定。

(4) 药物：恢复期的药物治疗主要是并发症的处理，对痉挛、疼痛和神经源性膀胱的药物处理见脊髓损伤目前主要临床处理，此外还应注意深静脉血栓、异位骨化等的药物治疗。

（5）康复治疗：根据病人康复计划开具相应康复治疗医嘱，如：日常生活动作训练、肢体运动功能训练、手功能训练、呼吸功能训练、吞咽功能训练、站立与行走训练、减重训练、轮椅训练、生物反馈、经颅磁刺激、心理指导、膀胱功能训练等。

# 第三节　康　复　治　疗

脊髓损伤的康复治疗包括急性期的康复治疗和恢复期康复治疗，采用物理治疗、作业治疗、心理治疗等综合康复措施，并需注意及时处理并发症。

## 一、治疗原则

脊髓损伤康复治疗原则：早期介入；循序渐进；医、护、治疗师协作；病人及家属的主动参与。

治疗目标：最大限度恢复功能，重返社会。

**1. 急性期康复目标**　以床边训练为主，及时处理并发症，防止废用综合征，为以后的康复治疗创造条件。

**2. 恢复期康复目标**　改善平衡能力，学会操作轮椅，辅助步行训练，提高日常生活活动能力，预防及处理并发症。

## 二、主要的治疗方法

### （一）急性期的康复

**1. 体位摆放**　病人卧床时应注意保持肢体处于功能位置。

**2. 关节被动运动**　对瘫痪肢体进行关节被动运动，防止关节挛缩和畸形发生。

**3. 体位变换**　对卧床病人定时变换体位，防止压疮。

**4. 早期坐起训练**　对脊髓损伤已行内固定手术、脊柱稳定性好应早期开始坐位训练。

**5. 站立训练**　病人经过坐位训练后，未出现直立性低血压等不良反应，即可考虑站立训练。训练时应保持脊柱的稳定性，佩戴矫形器或腰围，训练起立和站立活动。

**6. 呼吸及排痰训练**　对颈髓损伤致呼吸肌麻痹的病人应训练其腹式呼吸，咳嗽、排痰能力及进行体位排痰，以预防及治疗呼吸道并发症，促进呼吸功能恢复。

**7. 二便处理**　SCI 早期多留置尿管，在脊髓休克期不进行导尿管夹管训练，脊髓休克期结束后逐渐增加夹管时间，保证饮水 2500～3000ml，记录出入量。后改为间歇性导尿，配合个体化饮水计划进行排尿训练；便秘病人首先要改善饮食结构，改变大便性状，其次可用润滑剂、缓泻剂与灌肠等方法处理。

**8. 注意并发症的处理**　包括泌尿系感染、肺部感染、压疮及深静脉血栓和疼痛等的处理。

### （二）恢复期的康复

**1. 肌力训练**　完全性脊髓损伤病人的肌力训练的重点在肩和肩胛带的肌肉，特别是背阔肌、上肢肌肉和腹肌。不完全脊髓损伤，残留的肌肉一并训练。为应用轮椅、拐杖或助行器，在卧床、坐位时均要重视训练肩带肌力，包括上肢支撑力、肱三头肌和肱二头肌训练及握力训练；对使用低靠背轮椅病人，还需进行腰背肌的力量训练。

**2. 垫上训练**　包括翻身训练、牵伸训练、垫上移动训练和手膝位负重及移行训练。

**3. 坐位训练** 可在床上及垫上进行。坐位训练可分别在长坐位和端坐位两种姿势下进行。此外还包括坐位静态平衡、躯干向前、后、左、右以及旋转活动的动态平衡训练,还有逐步从睁眼状态下的平衡训练过渡到闭眼状态下的平衡训练。

**4. 转移训练** 转移包括帮助转移和独立转移,是 SCI 病人必须掌握的技能。转移训练包括床和轮椅之间的转移、轮椅与坐便器之间的转移,轮椅与汽车之间的转移以及轮椅与地之间的转移等。

**5. 步行训练** 步行训练达到目标为三种:①治疗性步行;②家庭功能性步行;③社区功能性行走。

**6. 轮椅训练** 包括向前驱动、向后驱动、左右转训练、前轮翘起训练和旋转训练、上坡训练和跨越障碍训练、上楼梯训练、下楼梯训练以及越过马路镶边石的训练、过狭窄门廊的训练及安全跌倒和重新坐直的训练。

**7. 矫形器的使用** 佩戴适当的下肢步行矫形器是截瘫病人站立步行所必需。有踝足步行器、膝踝足步行器、Walkabout、往复式截瘫步行器或向心性的往复式截瘫步行器。此外截瘫行走支架、行走机器人等将对截瘫病人行走提供极大的支持。

**8. 日常生活活动能力训练** 日常生活活动训练对 SCI 病人尤其是四肢瘫病人极为重要。

**9. 物理因子的应用** 可选用功能性电刺激、超短波、低频电、中频电、红光等物理因子治疗。

**10. 心理治疗** 通过心理治疗可帮助病人尽可能重新回到正常的生活中。

**11. 心肺功能训练** SCI 病人,特别是颈髓损伤的病人需要进行心肺功能训练。

**12. 其他治疗** 镜像治疗、生物反馈、经颅磁刺激等治疗方法也可用于脊髓损伤后病人的康复治疗。此外根据条件及恢复情况可选择文体及职业康复训练等。对脊髓损伤病人还应注意对其家居环境的改造等。

**(杨 敏)**

# 第十六章

## 周围神经病的康复

### 第一节 概 述

周围神经是指中枢神经(脑和脊髓)以外的神经,它包括 12 对脑神经,31 对脊神经和自主神经(交感神经、副交感神经),遍及全身皮肤、黏膜、肌肉、骨关节、血管及内脏等。周围神经从功能上分为感觉传入和运动传出两部分。前者由脊神经后根、后根神经节及脑感觉神经组成。周围神经纤维可分为有髓鞘和无髓鞘两种。神经纤维是周围神经结构的基本组成单位,众多神经纤维集合为神经束,若干神经束组成神经干。

#### 一、周围神经病的定义与分类

1. **定义** 如前所述,周围神经疾病是指原发于周围神经系统结构或者功能损害的一大类疾病。本类疾病发病率高,属于常见病多发病,病因复杂,可能与营养代谢、药物及中毒、血管炎、肿瘤、遗传、外伤或机械压迫等原因相关。它们选择性地损伤周围神经的不同部位,导致相应的临床表现,主要有感觉障碍,运动障碍和营养障碍。

2. **分类** 由于本类疾病病因、受累范围及病程不同,周围神经疾病的分类标准尚未统一,单一分类方法很难涵盖所有病种。首先可分为遗传性和后天获得性,后者按病因又分为营养缺乏和代谢性、中毒性、感染性、免疫相关性炎症、缺血性、机械外伤性等;根据其损害的病理改变,可将其分为主质性神经病和间质性神经病;按照临床病程,可分为急性、亚急性、慢性、复发性和进行性神经病等;按照累及的神经分布形成分为单神经病、多发性单神经病、多发性神经病等;按照症状分为感觉性、运动性、混合性、自主神经性等种类;按照病变的解剖部位分为神经根病、神经丛病和神经干病。

目前常用的分类方法是将周围神经病分为神经痛和神经病损两大类。神经痛是指受累的感觉神经分布区发生剧痛,而神经传导功能以及神经递质无明显变化,如三叉神经痛。神经病损又可分为神经炎、神经损伤两大类,前者泛指周围神经的某些部位由于炎症、中毒、缺血、营养缺乏、代谢障碍等引起的一组疾病,属炎症性质,因而通常称为神经炎。后者与外伤损伤有关,轻者可能仅为一过性卡压,例如,习惯于翘二郎腿者,时间长会发生下肢麻木,改变体位并活动下肢即可消失。重者神经断裂,损伤神经支配区域出现感觉、运动障碍等。

常见的周围神经疾病主要有:①神经痛:三叉神经痛、肋间神经痛、坐骨神经痛等;②神经炎:面瘫、神经炎、急性感染性多发性神经根神经炎、末梢神经炎、股外侧皮神经炎、糖尿病性周围神经炎等;③神经损伤:臂丛神经损伤、尺神经损伤、桡神经损伤、正中神经损伤、胫神经损伤、腓总神经损伤等。

周围神经损伤分类，目前神经外科的基础研究和临床实践均沿用以下两种分法：

（1）Seddon 分类法：1943 年 Seddon 提出将神经损伤分为三种类型：①神经功能失用：暂时性传导阻滞，神经保持连续性；无瓦勒变性；临床可见运动与感觉功能障碍，数天后恢复；②轴索断裂：轴索连续性破坏，有瓦勒氏变性；运动、感觉及植物神经功能的完全瘫痪，由完整的神经内膜管引导轴索再生，经一定时期可自行完全完复；③神经断裂：神经纤维结缔组织鞘皆断裂，即神经连续性中断，功能完全丧失。无法自行恢复，需手术治疗。

（2）Sunderland 分类法：1968 年 Sunderland 根据神经损伤性质及程度将其分为五度：①Ⅰ度：轴索保持连续性，传导中断；②Ⅱ度：轴索变性，内膜管完整；③Ⅲ度：轴索变性，神经束内部结构破坏、神经膜完整，能恢复但不完全；④Ⅳ度：轴索及神经束结构破坏，神经外膜破坏但神经干完整，导致不完全恢复；⑤Ⅴ度：神经完整中断，支配区运动感觉消失需手术帮助恢复。

以上两种分类法中，Sunderland 分类更能客观反映出神经损伤各种程度的变化特点，所以逐渐被从事周围神经损伤治疗的医生所接受，同时也逐渐应用于周围神经病的康复之中。Sunderland 分类法与 Seddon 分类法的主要异同在于 Sunderland 分类法中的第三、第四、第五度损伤与 Seddon 分类法中所描述的神经断裂相同，只是程度上的差异。这些差异在指导临床实践中非常重要，如 Sunderland 第三度损伤的治疗，在手术治疗时应以神经内松解为主，而第四、第五度损伤则以神经缝合或神经移植为主。

神经损伤分类如图 16-1：

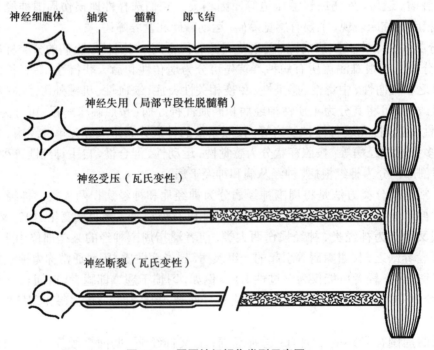

图 16-1　周围神经损伤类型示意图

## 二、发病机制和临床表现

如前所述,本类疾患病因复杂,可能与营养代谢、药物及中毒、血管炎、肿瘤、遗传、外伤或机械压迫等原因相关。这些因素损伤周围神经的不同部位,导致相应的临床表现。

### (一)发病机制

有关周围神经疾患发病机制,近年来,轴索中运输系统在周围神经疾病发病机制中的意义逐渐被认识。轴索内含有纵向排列的神经丝和微管,成束排列,其间通过横桥连接;主要功能是从神经元胞体向轴索远端携带多种物质(正向运输),具有营养及代谢功能,也可向神经元逆向运输,传递信号以增强其代谢活动,产生神经生长因子和轴索再生所需的物质。轴索对毒物极其敏感,病变时正向运输受累可致轴索远端细胞膜成分及神经递质代谢障碍;逆向运输受累可引起轴索再生障碍。

在发病过程中,各种因素交织致使神经损伤可以由轻而重。以最常见的挤压伤为例,由于挤压造成的神经损伤,主要的病理变化是由于神经干受压迫导致神经缺血性损害,通常这种损害可以很快地经过传导阻滞期,从第一度损伤逐渐转化为第二度损伤,随着受压的时间延长或压力加大,神经束的内部结构遭到进一步破坏,并被纤维化组织所代替。最后被压迫的神经可以整段坏死,变成纤维化索条或缺血性致密纤维化组织网即瘢痕,此时神经内膜管已完全消失,再生轴突将不能通过神经内膜管到达末梢群器官,神经损伤将从二度转化为三度甚至四度损伤。

周围神经疾病的发病机制还包括:①由于炎症等因素致使前角细胞和运动神经根破坏,运动轴索 Waileria 变性,后根破坏可致脊髓后索而不是周围神经的 Wallerian 变性;②结缔组织病变可压迫周围神经或神经滋养血管而使周围神经受损;③自身免疫性周围神经病可引起小静脉周围炎性细胞浸润及神经损伤;④中毒性(包括生物性毒物如白喉毒素,内源性毒物如尿毒症的毒性代谢物)和营养缺乏性病变可选择性损害神经轴索或髓鞘,未受损部分可保持完整;⑤遗传性代谢性疾病可因酶系统障碍,使构成髓鞘或轴索的必需成分缺乏,变性疾病使轴索代谢发生障碍而影响周围神经。

### (二)病理生理与康复治疗原理

1. **原发性改变**  包括:①瓦勒氏变性:神经纤维受损中断、远端轴索和髓鞘发生变性、碎裂,为施万细胞和巨噬细胞吞噬破坏;②轴索变性:由感染、中毒等引起轴索变性、断裂,髓鞘相继崩解;③节段性脱髓鞘:沿神经纤维有长短不等的节段髓鞘破坏,但轴索保持完好。

2. **继发性改变**  周围神经损伤后常常会出现一些并发症,主要的并发症表现在三个方面:①单纯运动功能丧失导致肌肉萎缩、肌力降低、关节挛缩、骨质疏松等,还易导致骨性突起部位的压疮;②单纯感觉功能障碍导致感觉丧失、麻木、神经痛;③自主神经的受损导致无汗、肢端皲裂、神经性疼痛。在完全性周围神经损伤时,三方面的并发症都可能出现。

3. **康复治疗原理**  神经再生成功的条件主要有:①需要有一定数量的神经元存活;②再生的轴突必须生长足够的距离,方能穿越受损的部位,形成解剖再生;③再生的轴突必须定位于合适的靶细胞,形成功能性连接。康复治疗对策就在于利用各种措施,促进内在再生能力,清除外在的抑制因素。

### (三)周围神经疾病的临床表现

周围神经疾病有许多特有的症状和体征:

**1. 运动障碍** 包括运动神经刺激和麻痹症状。①刺激症状：肌束震颤、肌纤维颤搐、痛性痉挛等；②运动神经麻痹症状：肌力减低或丧失、肌萎缩。

**2. 感觉障碍** 局部感觉迟钝、消失或感觉异常。前者主要表现为局部感觉迟钝、麻木、或缺失；感觉异常主要有：感觉过敏、疼痛，如灼痛、刺痛，实体感缺失等感觉异常，以及感觉性共济失调。

**3. 反射障碍** 浅反射和深反射（腱反射）减弱或消失等。

**4. 自主神经功能障碍** 主要有：①刺激性：皮肤发红、皮温升高、潮湿、角化过度及脱皮等；②破坏性：皮肤发绀、冰凉、干燥无汗或少汗，皮下组织轻度肿胀，指甲（趾甲）粗糙变脆，竖毛障碍、甚至毛发脱落，局部发生营养性溃疡；③严重者可出现无泪、无涎、阳痿及膀胱直肠功能障碍；④直立性低血压。

**5. 周围神经损伤继发症状** 水肿、关节挛缩等症。

## 三、周围神经病的诊断与评定

### （一）诊断性评定

周围神经疾病的早期诊断是制订正确有效治疗方案的前提，及早明确诊断，实施适宜的临床治疗手段，配合早期康复，才可能使肢体及早获得功能上的恢复。

以周围神经损伤为例，错误或延误神经损伤的诊断，将直接影响肢体的功能康复。通常神经损伤后，首先必须通过了解病人的伤病史，结合周围神经解剖知识，对肢体的感觉、运动、反射进行准确的检查，必要时还需作电生理学以及影像学如 MRI 等的检查，以早期明确诊断。

**1. 伤病史** 在急性损伤中，询问病人受伤机制、出现相应神经症状和体征的时间。如腕部切割伤，立即发生正中神经或尺神经支配区的运动和感觉功能丧失；臀部刀刺伤，立刻出现坐骨神经支配区的运动和感觉功能缺失，应考虑为坐骨神经断裂。病人肩部着地，上肢表现为臂丛神经不全麻痹，应考虑有臂丛神经牵拉损伤。如肱骨髁上骨折，若伤后即刻出现正中神经支配区的运动和感觉障碍，可考虑是正中神经被骨折端刺伤或挤压伤；若在反复手法整复或小夹板或石膏固定后数小时内出现，可考虑是骨折处的血肿压迫或外固定压迫造成的正中神经损伤。如肱骨内上髁骨折，若于数天后出现尺神经支配区的运动和感觉障碍，应考虑为尺神经被局部血肿或水肿组织压迫。

了解受伤部位对于预测可能出现的周围神经损伤也是很重要的，上、下肢周围神经特定的解剖部位，容易受到肢体骨折脱位的影响，造成神经损伤。例如肩关节前脱位易引起腋神经损伤，肱骨骨干中段骨折易引起桡神经损伤，肱骨髁上骨折易引起正中神经损伤，肱骨内上髁骨折易引起尺神经损伤，桡骨头脱位易引起桡神经深支损伤，髋关节后脱位易引起坐骨神经损伤，腓骨颈骨折易引起腓总神经损伤等。

**2. 临床检查** 神经损伤将引起该支配区的运动肌、感觉和植物性神经系统的功能障碍。故针对周围神经支配区的运动、感觉和自主神经系统的检查是必需的。

### （二）周围神经疾病的康复评定

周围神经疾病的康复评定，在于正确判断所涉及的具体周围神经，及其病变或受损的部位，病理变化的性质和过程以及功能障碍的程度和预后。

通过前述诊断性评定中，详细的病史采集和体格检查，可以初步判断神经受损的部位和程度；再进一步通过一些特殊物理检查、功能检查与评定，可以确定神经受损的性质、程度、有无合并症等；继而为确定康复目标、制订康复计划、评价康复效果，作出预后判断等。

康复评定的重点应围绕周围神经疾病康复过程中可能存在的问题：①是哪根神经损伤；②涉及怎样的运动功能障碍；③哪些区域存在感觉、知觉功能障碍；④哪个肢体（区域）存在局部畸形：包括关节肿胀、僵硬等；⑤有否其他器官系统的损伤、合并症，如糖尿病、骨折、感染等；⑥日常生活活动是否能自理；⑦有否压疮的可能；⑧有否心理障碍；⑨社会交往方面是否有障碍；⑩职业、经济上的问题等。

**1. 外观评定**　以周围神经损伤为例，当周围神经完全损伤时，由于与麻痹肌肉相对的正常的拮抗肌肉的牵拉作用，肢体呈现特有畸形，因而必须首先观察有否关节畸形、肢体肿胀、肌肉萎缩等情况。

（1）关节畸形：观察畸形；如上臂部桡神经损伤后，因伸腕、伸指和伸拇肌肉发生麻痹，而手部受正常的屈腕、屈指和屈拇肌肉的牵拉，呈现典型的垂腕和垂指畸形。腕部尺神经损伤后，它所支配的小鱼际肌、第 3 蚓状肌、第 4 蚓状肌和所有骨间肌发生麻痹，呈现典型的爪形指畸形。尺神经损伤发生于肘部，因无名指和小指的指深屈肌也发生麻痹，手部爪形较尺神经在腕部损伤者为轻。

（2）肢体围径和长度测定：肌肉萎缩、肿胀的程度及范围，可用尺测量或容积仪测量对比。

**2. 运动功能评价**　神经完全损伤后，肌肉的肌力完全消失，但在运动神经不完全损伤的情况下，肌力多表现为相应程度的肌力减退。伤病后，随着施行手术修复、或各种康复治疗手段的介入后，肌力将逐渐恢复。故首先应进行的是 MMT 与 ROM 的评定，以正确地评价肌力以及关节、肌肉、软组织挛缩程度。进一步需要行上下肢功能评定以及电诊断、神经肌电图检查、神经传导速度测定等。

（1）肌力和关节活动范围测定：参见本书有关章节，此外，也应对耐力、速度、肌张力、肌腱反射检查予以评价。注意对昏迷病人可进行轻瘫研究、坠落研究。

（2）运动功能恢复情况评定：英国医学研讨院神经外伤学会将神经损伤后的运动功能恢复情况分为六级（表 16-1），这种分法对高位神经损伤很有用。

表 16-1　周围神经损伤后的运动功能恢复等级

| 恢复等级 | 评定标准 |
| --- | --- |
| 0 级（M0） | 肌肉无收缩 |
| 1 级（M1） | 近端肌肉可见收缩 |
| 2 级（M2） | 近、远端肌肉均可见收缩 |
| 3 级（M3） | 所有重要肌肉能抗阻力收缩 |
| 4 级（M4） | 能进行所有运动，包括独立的或协同的 |
| 5 级（M5） | 完全正常 |

**3. 感觉功能评定**　周围神经损伤后，其分布区的触觉、痛觉、温度觉、振动觉和两点辨别觉可出现完全丧失或减退。由于各皮肤感觉神经有重叠分布，交叉支配的现象，所以神经受损后，感觉消失区往往较该神经实际支配区小，但局限于某一特定部位，称为单一神经分布区（或称绝对区）。例如：正中神经损伤，开始时它的桡侧 3 个半手指，即拇指、示指、中指和环指桡侧有明显感觉障碍，后来仅有示指和中指末节的感觉完全丧失，即为正中神经单一神经分布区。尺神经损伤后，开始是小指和环指尺侧感觉发生障碍，后来只有小指远

端两节感觉完全丧失的单一神经分布区感觉丧失。桡神经单一神经分布区是在第 1 掌骨、第 2 掌骨间背侧的皮肤。

感觉检查包括浅感觉(痛、温、触),深感觉(关节位置、震动、压痛)和复合觉(数字识别、二点辨别、实体),此外,还要根据病例特点询问有无主观感觉异常(如蚁行感、感觉倒错等)。在神经不全损伤的情况下,神经支配区的感觉(触觉、痛觉、温度觉、振动觉和两点辨别觉)丧失的程度不同,在神经恢复过程中上述感觉恢复的程度也有所不同。

目前,临床上感觉评定的方法较多,除了常见的用棉花或大头针测定触觉、痛觉外,还可做温度觉研究、Von Frey 单丝压觉研究、Weber 二点辨别觉研究、手指皮肤皱褶研究、皮肤定位觉、皮肤图形辨别觉、实体觉、运动觉和位置觉研究、Tinel 征检查等。

现将常用的感觉检查简述如下:

(1)主观检查(subjective test):主要是检查触觉、痛觉和温度觉,检查过程中,需要病人充分配合。

每次检查后,检查者应该用图示法标记感觉异常部分。持续完全性的感觉丧失是神经完全断裂的一个主要症状。在神经受压的早期阶段,皮肤感觉改变部位可能出现每天不一样,在神经恢复过程,会出现一个神经感觉丧失的集中减少区域。

(2)功能检查

1)两点辨别试验:该试验需病人配合,测试工具是带有钝性尖头的卡钳,测量时无疼痛感。两点辨别试验提供了感觉恢复的定量测试的客观资料。本法实用有效,但技术要求较高。在正常情况下手部皮肤的不同部位存在着感觉差异。因此,需要进行双侧手的相应部位的测试,作为比较。

指端两点辨别的正常距离(图 16-2)为 2~4mm,大于 10mm 则表示感觉功能差。然而,有些学者指出,尽管许多病人的两点辨别试验大于 20mm,但是,仍能获得良好的感觉辨别能力。Wynn Parry(1981)认为,静态两点辨别试验,本质上测试的是神经再支配的缓慢的感觉器适应性;然而神经再支配首先恢复的是迅速的适应性感觉器。所以,动态两点辨别试验较静态两点辨别试验可靠。

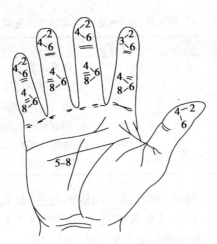

图 16-2　指端两点辨别觉的正常距离

2)Moberg 拾物试验:该试验反映的是病人认知物体或者手指间运动时的质地感觉,是一种功能性测试。测试工具包括一个纸盒和九件形状大小各异的日常小用品,如安全别针、纸夹、螺钉、钥匙、玻璃球、硬币、螺帽、螺栓、垫圈，放置在病人面前的桌面上。要求病人每次从桌面上拣一件物品放在纸盒内，先从患侧手开始，然后用健侧手。先让病人睁眼测试，然后让其闭眼测试。用秒表记录病人每次完成的时间，同时观测病人手的姿势。

3）感觉功能恢复评定：对感觉功能的恢复情况，目前临床上多采用英国医学研究会神经外伤学会（BMRC）1954年提出的评价标准，将其分为六级（表16-2）。

**表16-2 感觉功能的恢复评定表**

| 恢复等级 | 评定标准 |
| --- | --- |
| 0级（S0） | 神经支配区感觉完全丧失，无恢复 |
| 1级（S1） | 支配区皮肤有深部痛觉存在 |
| 2级（S2） | 支配区有一定的表浅痛觉和触觉恢复 |
| 3级（S3） | 浅痛触觉存在，但有感觉过敏 |
| 4级（S4） | 浅痛触觉存在，感觉过敏消失 |
| 5级（S5） | 除S3外，有两点辨别觉部分恢复 |
| 6级（S6） | 感觉正常，两点辨别觉≤6mm，实体觉存在 |

在康复评价中上述感觉检查已够用，但为了仔细查明神经损伤程度和术后恢复情况，可用VonFrey设计的各种单丝做Semmes Weistein单丝触觉试验。

4）神经干叩击试验（tinel test）：在神经损伤和神经再生的判断方面有一定的临床价值，此法简单易行，通过这一试验可以判定断裂神经近端所处的位置。①方法：用指或叩诊锤沿着缝接的神经干叩打时，若在神经分布区远端有麻电或蚁走感，为阳性；②意义：神经有再生现象；③原理：在神经断裂后，其近侧断端出现再生的神经纤维，开始时无髓鞘，如神经未经修复，即使近端已形成假性神经瘤，叩击神经近侧断端，可出现其分布区放射性疼痛，称为Tinel征阳性。断裂的神经在经过手术修复以后，神经的纤维生长会沿着神经内膜管向远端延伸。此时，沿着神经干缝合处向远端叩击，到达神经轴突再生的前沿时，即出现放射性疼痛，通过这一试验，可以测定神经再生的进度。待髓鞘形成后，上述征象即消失。在早期，如沿神经干无上述征象，表示无神经再生，可能是缝接的神经失败或再断裂；若出现阳性部位不向远段移动，表示神经再生遇到障碍。

## （三）内脏神经功能评价

神经损伤后，由交感性内脏神经纤维支配的血管舒缩功能、出汗功能和营养性功能发生障碍。开始时出现血管扩张，汗腺停止分泌，因而皮肤温度升高、潮红和干燥。2周后，血管发生收缩，皮温降低，皮肤变得苍白及其他的营养性变化，有时皮肤可出现水疱或溃疡。骨骼可发生骨质疏松，幼年病人神经损伤侧肢体可出现生长迟缓。

**1. Sweating test（发汗试验）** 汗液分泌与交感神经功能有关，当交感神经受损时，在其支配体表区域内少汗或无汗。其做法及意义见表16-3。

**表16-3 Sweating test（发汗试验）**

| 方法 | 1.在被检查部位的皮肤上涂以含碘溶液，干后再在其上均匀地撒上细淀粉一薄层<br>2.发汗方法<br>（1）温度调节法或称加"热"发汗，服乙酰水杨酸0.6～0.9g，饮热开水1杯，再将病人置于干烤电架，足端盖毛毯。作用于中枢，可能为刺激下丘脑汗腺分泌中枢，引起全身出汗<br>（2）药物诱发，1%毛果芸香碱1ml，皮下注射，作用于节后纤维出汗 |
| --- | --- |

| 意义 | 1. 出汗是交感神经的功能,其传出神经元位于脊髓胸腰段侧柱中,节前纤维到达交感神经链,节后纤维经周围神经到达汗腺<br>2. 体温调节出汗法(加"热"法)有临床应用价值、可协助诊断髓内病变及脊髓部分或横贯损害("出汗平面"对脊髓病变的定位价值不如感觉平面准确)。此外,也有助于脑干下部、交感神经传出通路及周围神经病变的诊断<br>3. 药物诱发出汗法不如加"热"法可靠,其反应多不规律,引起的出汗不规则或呈斑点状,诊断价值有限 |
|---|---|
| 原理 | 采用碘与淀粉在汗液作用下呈蓝色反应的原理,根据蓝色的深浅了解出汗障碍的区域及其程度,间接了解皮肤交感神经分布的功能状态 |
| 注意事项 | 1. 含碘溶液不宜涂于眼睑、口及外阴部<br>2. 对年老体弱及幼儿,乙酰水杨酸及毛果芸香碱应酌情减量。加热不可过高,不超过 15 分钟。重病病人不宜做此试验<br>3. 注射毛果芸香碱后,若出现恶心、呕吐、尿频等副作用,可皮下注射阿托品 0.5mg 解之 |

**2. 手指皮肤试验**(wrinkled finger test, O'Riain, 1973) 该试验是将手浸泡在 40℃的温水中 20~30min。正常手指腹皮肤起皱纹,与之相反,丧失交感神经支配的手指腹皮肤仍光滑。

**(四)神经电生理学评定**

对周围神经损伤,电生理学检查具有重要的诊断和功能评定价值。应用不同物理参数的电刺激可以了解神经或肌肉的功能状态,判断周围神经病损的部位、程度与范围和损伤神经修复后的恢复情况,为评定现状以及预后提供更加准确的客观依据。电生理学评定方法较多,从准确判定以及操作程度的方便程度,较好的是 i/t 曲线,时值,肌电和神经传导速度测定。

**1. 直流感应电测定** 又称古典式电诊断,是用直流电和感应电来测定神经肌肉兴奋性的一种定性检查方法。原理是神经肌肉均具有兴奋性,且神经与肌肉的兴奋阈值不同,正常:神经兴奋性>肌肉兴奋性;神经损伤早期:肌肉兴奋性>神经兴奋性;神经损伤晚期:兴奋性消失,参见表16-4。

表 16-4 直流感应电检查法诊断标准

| 反应 | | 感应电 | 直流电 |
|---|---|---|---|
| 正常反应: | 神经 | 强直性收缩 | 单个闪电样收缩,阴通>阳通 |
| | 肌肉 | 强直性收缩 | 单个闪电样收缩,阴通>阳通 |
| 部分变性反应: | 神经 | 反应减弱 | 反应减弱 |
| | 肌肉 | 反应减弱 | 收缩缓慢,阴通≤阳通 |
| 完全变性反应: | 神经 | 反应消失 | 反应消失 |
| | 肌肉 | 反应消失 | 蠕动收缩,阴通<阳通 |
| 绝对变性反应: | 神经 | 反应消失 | 反应消失 |
| | 肌肉 | 反应消失 | 反应消失 |

本项测试可以了解神经损伤程度、损害部位、当前康复程度以及预后。缺点是灵敏度差,一般在支配肌的 50% 以上的神经纤维受损时,或者临床检查肌力在 3 级以下时,方有异常反应,故早期检出神经异常的灵敏度不如肌电图检查。

**2. 强度－时间曲线检查** 这是一种神经肌肉兴奋性的电诊断方法。通过时值测定和曲线描记判断肌肉为完全失神经支配、部分失神经支配及正常神经支配。它可对神经损伤程度、恢复程度、损伤的部位及病因进行判断,对康复治疗有指导意义。本法只检测肌肉,在肌肉运动点刺激,根据刺激时间、刺激强度观察不同反应曲线,观察指标有:曲线(左移、右移、弯折);时值(二倍基强度);最短反应时:通过时值测定和曲线描记判断肌肉为完全失神经支配、部分失神经支配及正常神经支配。它可对神经损伤程度、恢复程度、损伤的部位、病因进行判断,对康复治疗有指导意义,缺点同上。曲线的类型:①正常曲线:特点是斜度小,平滑,上升部分偏左,阈值普遍较低,在 0.1～100ms 范围内均有反应;②肌肉部分失神经的曲线特征:阈值较高,曲线抬高,曲线右移弯折;③肌肉完全失神经支配的曲线特征:位置显著右移,阈强度明显升高,斜率没有突变曲线光滑。参见表 16-5。

**表 16-5 强度－时间曲线检查法诊断标准**

| 曲线类型 | 斜率 | 最短反应时间 | 扭结 | 时值 | 适应比值 |
|---|---|---|---|---|---|
| 正常神经支配 | 小 | ≤0.03ms | 无 | <1ms | 3～6 |
| 部分失神经支配 | 较大 | >0.05ms | 有 | 1～10ms | 1～3 |
| 完全失神经支配 | 大 | >0.3ms | 无 | >5ms | <1 |

强度－时间曲线较直流－感应电检查敏感,在支配肌肉的神经纤维有 10%～30% 变性时即可检查出异常,但较肌电图差,肌电图可检出 5% 以上有变化。

**3. 肌电图检查** 肌电图是研究运动单位的电活动和测定运动系统功能的一种手段。通过针极肌电图检查,可判断神经受损的程度是神经失用或轴突断离或神经断离。通过纤颤电位、正锋波数量减少、出现多相新生电位可判断神经再生。在肌肉获得神经支配的早期,往往看不到明显的肌肉收缩或肢体运动,此时可用肌电图来测定。肌电图一般可比肉眼或手法检查早 1～2 个月发现肌肉重新获得神经支配的迹象。

意义:①肌电图可以显示这个系统中各个不同环节的损害。上运动神经元(大脑皮质,脊髓,锥体束和锥体外系等);下运动神经元(前角细胞和神经轴索);神经－肌接头及肌肉。②鉴别神经源性和肌源性肌萎缩;③早期诊断神经或肌肉病变。④预测神经外伤的恢复,协助制订正确的神经肌肉诊疗计划,但肌电图不能确定病因。

**4. 神经传导速度测定** 是应用一定参数的电流刺激运动神经或感觉神经,以引出肌肉、神经的动作电位,测定运动或感觉神经传导速度。对损伤以外的神经病具有极为重要的价值。运动神经传导速度＝两刺激点间距(mm)／两刺激点潜伏期之差(单位:m/s)。

神经传导速度的临床应用:①定量测定神经的损害程度;②确定反射弧损害的部位,区分感觉神经损害和运动神经损害及周围性损害,中枢性损害;③确定神经损害的节段是近心段还是远心段,其精度可达到 10cm;④能够区分脱髓鞘性病变与轴索性病变,前者以传导减慢为主,后者以失神经电位和 MVAP 振幅下降为特征;⑤能够确定神经支配异常。

**5. 体感诱发电位检查** 体感诱发电位(SEP)是刺激从周围神经上行至脊髓、脑干和大脑皮层感觉区时在头皮记录的电位,具有灵敏度高、对病变进行定量估计、对传导通路进行定位测定、重复性好等优点。对常规肌电图难以查出的病变,SEP 可容易作出诊断,如周围神经靠近中枢部位的损伤、在重度神经病变和吻合神经的初期测定神经的传导速度等。

### （五）ADL能力评定

ADL（日常生活活动）是人类在生活中反复进行的最必需的基本活动。周围神经损伤后，会不同程度地出现ADL能力困难。ADL评定对了解病人的能力，制订康复计划，评价治疗效果，安排重返家庭或就业都十分重要。ADL能力评定参见本书有关章节。

### （六）其他

功能独立性评定（FIM）、家庭、职业等社会环境的调查、生活满意度的调查等项，也应一一进行评定。

## 四、主要的临床处理

周围神经疾患的临床处理主要有药物治疗、手术治疗及康复治疗。一般药物治疗主要用于病损早期，手术治疗用于保守治疗无效而又适合或需要手术治疗的损伤，而康复治疗无论在周围神经病损的早期与恢复期还是在手术治疗前后均应进行。康复治疗的目的是消除或减轻疼痛，预防与处理各种并发症，解决肌肉肌腱挛缩、关节僵硬等问题，防止肌肉萎缩，增强肌力，恢复运动与感觉功能，最终恢复病人的生活和工作能力。

### （一）预防与治疗合并症

1. **水肿**  可用抬高患肢、弹力绷带压迫、患肢按摩与被动运动、热敷、温水浴、蜡浴、红外线、电光浴以及超短波、短波或微波等方法来改善局部血液循环、促进组织水肿或积液的吸收。

2. **挛缩**  预防极为重要。除采用预防水肿的方法外，还应将受累肢体及关节保持在功能位置上，可使用三角巾、夹板、石膏托或其他支具作固定或支托，并应注意避免对感觉丧失部位的压迫，以免引起新的损伤。

3. **继发性外伤**  一旦发生创伤，由于创口常有营养障碍，治疗较难。对丧失感觉的部位等要经常保持清洁，并进行保护。对创口可采用超短波、微波、紫外线、激光等方法进行治疗，以促进创口愈合。

### （二）促进神经再生与功能康复

1. **促进神经再生**  主要有：①对保守治疗与神经修补术后病人早期应用物理治疗（无温量超短波、微波）有利于受损神经的再生过程；②应用促神经再生药物；③保持肌肉质量，迎接神经再支配。可采用电针、电刺激疗法以及按摩、被动运动、传递神经冲动等方法，以防止、延缓、减轻失神经肌肉萎缩，保持肌肉质量。

2. **促进功能康复**  主要有：①增强肌力，促进运动功能的恢复。一旦受累肌的肌电图检查出现较多的动作电位时，就应开始增强肌力训练，以促进运动功能的恢复。②解除心理障碍。周围神经病损病人，往往伴有心理问题。可采用医学宣教、心理咨询、集体治疗、病人示范、作业治疗等方式来消除或减轻病人的心理障碍，使其发挥主观能动性，积极地进行康复治疗。③促进感觉功能的恢复：利用物理治疗、作业疗法、神经营养药物等。

3. **手术治疗**  对保守治疗无效又适合或需要手术治疗的周围神经损伤病人，应及时进行手术治疗。

4. **辅助器具**  对受累肢体功能不能完全恢复或完全不能恢复，应视具体情况分别给其设计、配制辅助器具，进行代偿功能训练。参见表16-6。

表 16-6　周围神经损伤常见畸形与常用矫形器

| 症状或功能障碍部位 | 神经损伤 | 矫形器 |
| --- | --- | --- |
| 肩关节 | 臂丛神经 | 肩关节外展矫形器 |
| 全上肢麻痹 | 臂丛神经 | 肩外展矫形器、上肢组合矫形器 |
| 指间关节、腕关节 | 桡神经 | 上翘矫形器、Oppenheimer 矫形器 |
| 指关节伸直挛缩 | 正中、尺神经 | 正向屈指器 |
| 指关节屈曲挛缩 | 桡神经 | 反向屈指器 |
| 拇对掌受限 | 正中神经 | 对掌矫形器 |
| 猿手畸形 | 正中神经 | 对指矫形器、长拮抗矫形器 |
| 爪形手 | 尺神经 | 短拮抗矫形器、反向屈指器 |
| 下垂足、马蹄内翻足 | 腓总神经 | 足吊带、AFO、踝矫形器 |
| 膝关节 | 股神经 | KAFO、KO、膝髌矫形器 |
| 屈膝挛缩 | 股神经 | KO |

# 第二节　常见神经痛的康复

如前所述，周围神经疾病分为神经痛和神经病损两大类，神经痛是指受累的感觉神经分布区发生剧痛，而神经传导功能以及神经递质无明显变化，如三叉神经痛。本节主要探讨常见神经痛。

## 一、三叉神经痛

三叉神经痛（trigeminal neuralgia）是最常见的脑神经疾病，1756 年由法国 Nicolas Andri 首先报道。由于发作时多数伴有面肌抽搐，故又称之为"痛性抽搐"。

### （一）概述

如前所述，本病以三叉神经分布区内反复发作的阵发性剧烈疼痛为主要表现，疼痛影响刷牙、洗脸、咀嚼等日常活动，可诱发焦虑、抑郁等精神卫生方面的问题。有关本病的病因及发病机制，至今尚无明确的定论，各学说均无法解释其临床症状。目前为大家所支持的是三叉神经微血管压迫导致神经脱髓鞘学说及癫痫样神经痛学说。

1. **定义**　是一种原因未明的，局限在三叉神经支配区内突发的一种反复发作的短暂性阵发性剧痛。发作间歇期同正常人一样。

该病的特点是：在头面部三叉神经分布区域内，发病骤发、骤停、闪电样、刀割样、烧灼样、顽固性、难以忍受的剧烈性疼痛。说话、洗脸、刷牙或微风拂面，甚至走路时都会导致阵发性时的剧烈疼痛。疼痛历时数秒或数分钟，呈周期性反复发作。

2. **分类**　三叉神经痛可分为原发性（症状性）三叉神经痛和继发性三叉神经痛两大类，其中前者较常见。原发性三叉神经痛是指具有临床症状，但应用各种检查未发现与发病有关的器质性病变。继发性三叉神经痛除有临床症状，同时临床及影像学检查可发现器质性疾病如肿瘤、炎症、血管畸形等。

（1）按病因分类：根据病因是否明确，分为原发性三叉神经痛与继发性三叉神经痛两类。

1) 原发性三叉神经痛（primary trigeminal neuralgia）：又称特发性三叉神经痛，临床上把找不到确切病因的三叉神经痛称为"原发性三叉神经痛"，占临床的大多数，是三叉神经分布区域内的短暂发作性剧烈疼痛，且无器质性损害的一种疾病。多见于 40 岁以上的中老年人，达 70%～80%，最小年龄只有十几岁，最高年龄 92 岁。男女发病比例各家报道有所不同。

2) 继发性三叉神经痛（secondary trigeminal neuralgia）：又称症状性三叉神经痛，是指由颅内外各种器质性病变侵及或引起的三叉神经根、半月神经节或神经干所致之三叉神经分布区域内的疼痛。继发性损害而致的三叉神经痛，多见于 40 岁以下中、青年人，部分病人可发现与原发性疾病的其他表现，脑部 CT、MRI、鼻咽部活组织检查等有助诊断。与原发性三叉神经痛的不同点是：疼痛发作时间通常较长，或为持续性疼痛、发作性加重，诱发因素不明显，通常没有扳机点。体格检查可查出三叉神经受累的客观表现及原发性疾病的体征，如感觉减退、消失或过敏，多累及第一、第三支。第一支受累可有角膜反射迟钝，第三支受累可见咀嚼肌无力和萎缩。另外，尚可伴有原发疾病的其他阳性体征，但亦可完全为阴性者。经 CT、MRI 检查一般可明确诊断。

（2）按发生部位分类：分为双侧性及单侧性三叉神经痛。又可进一步分为：第一支痛；第二支痛；第三支痛；第一、二支痛；第二、三支痛、第一、二、三支痛。发病部位右侧多于左侧。疼痛受累分别以 2、3 支同时受累最多见，单支受累较多者为第二支。

**3. 流行病学**　主要见于中老年人，发病高峰在 50～70 岁，有随着年龄增加而发病率增加的趋势。年发病率男性约为 3.4/10 万，女性约为 5.9/10 万，略多于男性。

（二）康复诊断与功能评定

**1. 康复诊断**　诊断三叉神经痛和其他单侧神经痛一般基于病人的病史，发病特征，以及临床表现、体征，本病诊断不难。但诊断标准尚未经过病例对照研究证实，主要基于专家共识和从 1990 年开始的流行病学研究。

（1）病史与临床表现：本病突出地表现为位于三叉神经分布区域内的一种剧烈阵发性疼痛疾病。临床特点：疼痛的发生为阵发性的，在二次发作期间，病人无任何疼痛。发作时，则似闪电样刺入。疼痛发作常表现为骤发、阵发式，可持续 15min 或更长时间，发作频度从 1 天数次至 1 个月几次不等。

1) 疼痛部位：不超出三叉神经支配范围，常局限于一侧。虽 3 支均可累及，但以第二、三支最常受累，约占 95%。

2) 疼痛性质：呈发作性电击样、刀割样和撕裂样剧痛，突发突止。疼痛由颌面或牙槽开始，沿神经支配区放射，每次疼痛持续数秒至数十秒，亦可长达数分钟。发作常随病程的延长而变频、间歇期缩短和疼痛加剧，发作频繁者可影响进食和休息。

3) 诱发因素及"扳机点"：原发性三叉神经痛的疼痛发作常由说话、咀嚼、刷牙和洗脸等面部随意运动或触摸面部某一区域（如上唇、鼻旁、眶上孔、眶下孔和口腔牙龈等处）而被诱发。这些敏感区称为"扳机点"或触发点。

4) 其他症状：主要有：①发作时可伴有同侧面肌抽搐、面部潮红、流泪和流涎，这种特殊面容又称痛性抽搐。为了减轻疼痛，病人常用手揉擦同侧面部以求减轻疼痛（其实并不能减轻疼痛）。久而久之面部皮肤变得粗糙、增厚和眉毛脱落。为避免发作，病人不敢吃饭、洗脸，面容憔悴；②抑郁、焦虑：多数病人会合并抑郁或焦虑症状。

（2）体征：客观检查多无三叉神经功能缺损表现及其他局限性神经体征。偶可在其某一支的支配区内出现疱疹，系因半月神经节带状疱疹病毒感染所致。表16-7为三叉神经痛的主要临床特点和危险信号。

**表16-7　三叉神经痛的主要临床特点和危险信号**

| | |
|---|---|
| 疼痛位置 | 疼痛发生在单侧三叉神经分布区域，双侧疼痛仅发生于3%的病人中，两侧很少同时发生疼痛 |
| 周期性 | 疼痛突然发生，持续数秒或数分钟便突然停止，一天可反复发生很多次。每次疼痛都有一个不应期。疼痛也许会进入一个缓解期，持续几周或几个月；无疼痛发作的时间间隔随着时间逐渐缩短 |
| 疼痛特点 | 电击样、闪电样、刀割样疼痛 |
| 疼痛程度 | 剧烈疼痛，但给药后可缓解 |
| 疼痛影响因素 | 轻轻触到面部、进食、寒风或振动 |
| 相关因素 | 很少与慢性疼痛和偏头痛史有关，一些三叉神经痛的病人在经历过主要发作的疼痛后，还可能会经受持续的背景疼。很少有自主神经症状 |
| 危险信号 | 感觉异常，失聪或其他耳疾，疼痛控制困难，对卡马西平反应差，任何皮肤损伤或口腔病变可能会导致神经周的蔓延，眼神经支或双侧提示良性或恶性病变或多发性硬化症，发病时年龄小于40岁，视神经炎，多发性硬化症家族史 |

（3）神经系统检查：主要有：①无异常体征，少数有面部感觉减退。此类病人应进一步询问病史，尤其询问既往是否有高血压病史，进行全面的神经系统检查；②必要时包括腰穿、颅底和内听道摄片、颅脑CT、MRI等检查，以助与继发性三叉神经痛鉴别；③磁共振断层血管成像（magnetic resonance tomographic angiography，MRTA）技术：采用高分辨MRTA成像结合3D后处理重建能清晰显示三叉神经和面听神经脑池段与周围血管的空间位置关系，对明确三叉神经痛的病因诊断有重要价值，可为术前筛选手术病人及优化微血管减压手术提供可靠的影像学依据。

（4）鉴别诊断

1）牙痛：三叉神经痛常误诊为牙痛，往往将健康牙齿拔除，甚至拔除全部牙齿仍无效，方引起注意。牙病引起的疼痛为持续性疼痛，多局限于齿龈部，局部有龋齿或其他病变，X线及牙科检查可以确诊。

2）副鼻窦炎（deputy nose）：如额窦炎、上颌窦炎等，为局限性持续性痛，可有发热、鼻塞、脓涕及局部压痛等。

3）青光眼（glaucoma）：单侧青光眼急性发作易于误诊为三叉神经第1支痛，青光眼为持续性痛，不放射，可有呕吐，伴有球结合膜充血、前房变浅及眼压增高等。

4）颞颌关节炎：疼痛局限于颞颌关节腔，呈持续性，关节部位有压痛，关节运动障碍，疼痛与下颌动作关系密切，可行X线及专科检查协助诊断。

5）偏头痛（migraine）：疼痛部位超出三叉神经范围，发作前多有视觉先兆，如视力模糊、暗点等，可伴呕吐。疼痛为持续性，时间长，往往半日至1～2日。

6）三叉神经炎（trigeminal nerve inflammation）：病史短，疼痛呈持续性，三叉神经分布区感觉过敏或减退，可伴有运动障碍。神经炎多在感冒或副鼻窦炎后等发病。

7）小脑脑桥角肿瘤（pons cerebellum angle tumor）：疼痛发作可与三叉神经痛相同或不

典型,但多见于 30 岁以下青年人,多有三叉神经分布区感觉减退,并可逐渐产生小脑脑桥角其他症状和体征。以胆脂瘤多见,脑膜瘤、听神经鞘瘤次之,后两者有其他脑神经受累,共济失调及颅内压增高表现较明显。X 线片、CT 颅内扫描及 MRI 等可协助确诊。

8)肿瘤侵犯颅底(skull base tumor invasion):最常见为鼻咽癌,常伴有鼻出血、鼻塞,可侵犯多数脑神经,颈淋巴结肿大,作鼻咽部检查、活检、颅底 X 线检查,CT 及 MRI 检查可确诊。

9)舌咽神经痛(glossopharyngeal nerve pain):易与三叉神经第 3 支痛相混,舌咽神经痛的部位不同,为软腭、扁桃体、咽舌壁、舌根及外耳道等处。疼痛由吞咽动作诱发。用 1% 可卡因等喷咽区后疼痛可消失。

10)三叉神经半月节区肿瘤:可见神经节细胞瘤,脊索瘤,麦氏窝脑膜瘤等,可有持续性疼痛,病人三叉神经感觉、运动障碍明显。颅底 X 线可能有骨质破坏等改变。

11)面部神经痛(facial neuralgia):多见于青年人,疼痛超出三叉神经范围,可延及耳后、头顶、枕颈,甚至肩部等。疼痛持续性,可达数小时,与动作无关,不怕触摸,可为双侧性疼痛,夜间可较重。

(5)诊断标准:国际头面痛学会分类委员会确定的原发性三叉神经痛的诊断标准为:

1)阵发性发作的面部疼痛,持续数秒。

2)疼痛至少包含以下 4 种标准:①疼痛只限于三叉神经的一支或多支分布区;②疼痛为突然的、强烈的、尖锐的、皮肤表面的刺痛或烧灼痛;③疼痛程度严重;④刺激扳机点可诱发疼痛;⑤具有痉挛发作间歇期。

3)无神经系统损害表现。

4)每次发作形式刻板。

5)排除其他引起面部疼痛的疾患。

对于疑为继发性三叉神经痛病人,应进行详细的体格检查,必要时行头颅平片、CT 和(或)MRI 检查。

**2. 康复评定**　三叉神经痛最重要的表现就是疼痛,因而首先必须对其疼痛强度作出评定。

(1)疼痛程度评定

1)疼痛程度分级:①0 度:不痛;②Ⅰ度:轻度痛,为间歇痛,可不用药;③Ⅱ度:中度痛,为持续痛,影响休息,需用止痛药;④Ⅲ度:重度痛,为持续痛,不用药不能缓解疼痛;⑤Ⅳ度:严重痛,为持续剧痛伴血压、脉搏等变化。

2)数字分级法(NRS):数字分级法用 0～10 代表不同程度的疼痛,0 为无痛,10 为剧痛。疼痛程度分级标准为:0 无痛;1～3 轻度疼痛;4～6 中度疼痛;7～10 重度疼痛。

3)根据主诉疼痛的程度分级法(VRS 法):①0 级:无疼痛;②Ⅰ级(轻度):有疼痛但可忍受,生活正常,睡眠无干扰;③Ⅱ级(中度):疼痛明显,不能忍受,要求服用镇痛药物,睡眠受干扰;④Ⅲ级(重度):疼痛剧烈,不能忍受,需用镇痛药物,睡眠受严重干扰可伴自主神经紊乱或被动体位。

4)视觉模拟法(VAS 划线法):无痛 / 剧痛之间划一条长线(一般长为 100mm),线上不作标记、数字或词语,以免影响评定结果。一端代表无痛,另一端代表剧痛,让病人在线上最能反应自己疼痛程度之处划一交叉线。参见图 16-3。

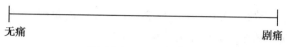

无痛　　　　　　　　　　　　　　　　　　　　剧痛

**图 16-3　VAS 评定尺**

5）疼痛强度脸谱评分（Wong-Baker 脸）：对婴儿或无法交流的病人用前述方法进行疼痛评定可能比较困难。可通过画有不同面部表情的图画评分法来评定：无痛、有点痛、稍痛、更痛、很痛、最痛。参见图 16-4。

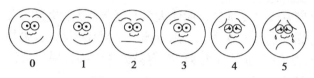

**图 16-4　疼痛的脸谱评分**

6）McGill 疼痛问卷表：利用各种描述性词语进行疼痛评定，详见本书有关章节。

（2）功能评定：本病通常不涉及功能障碍，严重反复频繁发作者可能影响睡眠、咀嚼等功能，可进行睡眠评定（匹兹堡睡眠评定，参见本书相关章节）、ADL、生存质量评定等。

（3）并发症的评定：本病常伴发焦虑与抑郁，可应用抑郁量表和焦虑量表进行评测，参见本书前述章节。

（4）评定流程：首先应进行诊断性评定→确诊后进行功能评定→制订治疗计划→治疗中期功能恢复情况评定→继续或修正治疗方案→终期评定，结束治疗。

**（三）康复治疗**

**1. 康复目标**　控制疼痛，减轻或消除发作，增进咀嚼功能，改善情绪。

**2. 康复治疗计划与方法**　本病的康复治疗涉及药物治疗、心理治疗与镇痛治疗。参见表 16-8。

**表 16-8　三叉神经痛康复治疗计划**

| 分期 | | 治疗计划 |
|---|---|---|
| 保守疗法 | 发作期 | 1. 疼痛剧烈，可先应用药物镇痛；同时实施物理治疗手段，应用冷疗、痛点激光照射等<br>2. 小功率脉冲高频电疗、低、中频电疗等缓解疼痛，强磁疗，针灸等<br>3. 改善睡眠<br>4. 疏导心理 |
| | 缓解期 | 注意避免激发因素 |
| 手术 | | 1. 微血管减压术<br>2. 射频热凝毁损术<br>3. 立体导航疼痛阻断术<br>4. 经皮穿刺微球囊压迫三叉神经节（PMC） |

（1）药物治疗：正确使用镇痛药，准确地评定疼痛程度，合理用药，尽量早用止痛药，及时止痛。病人对疼痛的感受很大程度上受年龄、性别、性格、文化程度等因素的影响，应密切观察疼痛的变化，准确判断，因人而异，注意效果，按时给药。对于剧烈疼痛，首选卡马西平。本药可使 70% 的病人完全止痛，20% 的病人缓解。本品具肝酶诱导作用，故长期服用疗效会减低，此时应考虑换药。

1）卡马西平用法：开始一次 0.1g，一日 2 次；第二日后每隔一日增加 0.1～0.2g，直到疼痛缓解，维持量每日 0.4～0.8g，分次服用；最高量每日不超过 1.2g。

2）卡马西平用药中需注意：①孕妇及哺乳期妇女不宜应用；②与三环类抗抑郁药有交叉过敏反应；③糖尿病人可能引起尿糖增加；④癫痫病人不能突然撤药，需逐渐减量直至停药。⑤饭后服用可减少胃肠反应，漏服时应尽快补服，不可一次服双倍量，可一日内分次补足。⑥老年病人对本药敏感，常可致认知功能障碍、激越、不安、焦虑、精神错乱、房室传导阻滞或心动过缓等，此时应及时停药。

（2）心理治疗：原发性三叉神经痛的病人多为老年病人，此类病人的病程较长，由于长时间自发剧烈疼痛，影响病人的饮食、睡眠，因此病人情绪不稳定、易烦躁，加之老年病人易出现焦虑、恐惧和孤独情绪，担心治疗效果，容易失去信心。要从具体情况出发，掌握病人的心理动态，耐心地给予心理疏导。

（3）物理因子治疗：采用微波（或其他高频电疗、超短波等）、TENS、磁疗、激光、直线偏振光照射疗法、冷冻疗法、脉冲射频、射频热凝、局封、A 型肉毒素注射等治疗可有效减轻症状，缓解疼痛。

（4）传统医学治疗：针灸（常规针刺、芒针、电针、头皮针刺、刺络、拔罐等）、耳压疗法、热敏灸、穴位埋线治疗、穴位贴敷加艾灸等，可酌情选用。

（5）手术治疗：主要有：①微血管减压术：三叉神经痛微血管减压术适用于经药物、乙醇注射或射频热凝治疗疗效不明显，仍有剧痛的病人。②射频热凝毁损术：由于传导痛觉的无髓鞘细纤维在 70～75℃时就发生变性，而传导触觉的有髓鞘粗纤维能耐受更高的温度。这样就能利用不同神经纤维对温度耐受的差异性，有选择性地破坏半月神经节内传导面部痛觉的细纤维，而保存对热力抵抗力较大的传导触觉的粗纤维。③立体导航疼痛阻断术：结合立体影像定位技术与射频热凝技术，直接作用于三叉神经根部，使根部神经液化蛋白变性，失去传导，消除疼痛。④经皮穿刺微球囊压迫三叉神经节（PMC）：可治疗高危原发性三叉神经痛。

**3. 注意事项**　由于本病常反复发作，因而平时的康复教育很重要。

（1）尽可能教育病人避免诱发因素：①因咀嚼诱发疼痛的病人，则尽可能要进食软质、易于咀嚼的食材；②吃饭漱口，说话，刷牙，洗脸动作宜轻柔，以免诱发扳机点而引起三叉神经痛；③注意头、面部保暖，避免局部受冻、受潮，不用太冷、太热的水洗面，保持充足睡眠；④尽量避免触及"触发点"；卧室不受风寒侵袭。适当参加体育运动，锻炼身体，增强体质。

（2）合理用药：发作频繁、程度较重的病人，除物理治疗之外，可选择持续用药（卡马西平，维生素 B 族药物，血管扩张药）等，用药期间注意副作用。物理治疗项目的选择应注意兼顾病人其他疾病情况。

（3）外科治疗：根据病情以及评定结果，选择适宜的外科治疗手段。

## 二、坐骨神经痛

坐骨神经痛是指坐骨神经本身或其周围结构病变引起坐骨神经通路及其分布区的疼痛，是临床常见病、多发病。坐骨神经为人体最粗大的神经，为混合神经，有运动神经纤维和感觉神经纤维，来自骶丛。骶丛由 $L_4$～$S_3$ 神经的前支所组成，位于骨盆的后壁，其后面紧贴梨状肌，前方为盆结肠、腹下动脉及输尿管。坐骨神经为骶丛的主要终支，其鞘膜内含胫神经与腓总神经。多数情况下，坐骨神经总干通过梨状肌下缘出骨盆，也有坐骨神经总干从梨状肌中间穿出的；约 1/3 胫总神经由梨状肌下缘穿出骨盆，也有腓总神经由梨状肌上缘出骨盆的。

坐骨神经痛是指沿坐骨神经分布区域，以臀部、大腿后侧、小腿后外侧，足背外侧为主的放射性疼痛。多见于中老年男子，以单侧较多，起病急骤，首先感到下背部酸痛和腰部僵直感，或者在发病前数周，在走路和运动时，下肢有短暂的疼痛，以后逐步加重而发展为剧烈疼痛，疼痛由腰部，臀部或髋部开始，向下沿大腿后侧，腘窝，小腿外侧和足背扩散，在持续性疼痛的基础上有一阵阵加剧的烧灼样或者针刺样疼痛，夜间更严重。

**（一）概述**

本病男性青壮年多见，近些年来尤其常见于做办公室工作和使用电脑时间过长的人群。病症表现以单侧为多，疼痛程度及时间常与病因及起病缓急有关。

1. **定义**　坐骨神经痛是指坐骨神经病变，沿坐骨神经通路即腰、臀部、大腿后、小腿后外侧和足外侧发生的疼痛症状群。坐骨神经是支配下肢的主要神经干。坐骨神经通路及其分布的疼痛，即在臀部大腿后侧、小腿后外侧和足外侧的疼痛。若疼痛反复发作，久之可致患侧下肢肌肉萎缩，甚至跛行。

2. **分类**　本病有多种分类方法。

（1）按照病因的不同，可以分为原发性和继发性两大类。

1）原发性坐骨神经痛：原发性为坐骨神经的炎症引起的疼痛，以单侧者居多，可常和肌纤维炎同时发生。原发性坐骨神经痛（坐骨神经炎）的主要发病原因为寒冷潮湿及扁桃腺炎、前列腺炎、牙龈炎、鼻窦炎等其他炎症病灶感染，有的同时伴发肌炎及肌纤维组织炎。

2）继发性坐骨神经痛：继发性坐骨神经痛由于邻近病变的压迫或刺激引起，又分为根性和干性坐骨神经痛，分别指受压部位是在神经根还是在神经干。根性多见，病因以椎间盘突出最常见，其他病因有椎管内肿瘤、椎体转移病、腰椎结核、腰椎管狭窄等；干性可由骶髂关节炎、盆腔内肿瘤、妊娠子宫压迫、髋关节炎、臀部外伤、糖尿病等所致。

（2）按照病变部位的不同，可以分为根性、干性、丛性神经痛。其中根性坐骨神经痛是最常见的周围神经疾患，约占全身疾病的 3%；干性坐骨神经痛较根性少见，丛性坐骨神经痛较根性更为少见。

1）根性坐骨神经痛：为坐骨神经起始段病变，病变位于椎管内，即腰骶神经根病变所引起的症状。病因以腰椎间盘突出最多见，其次有椎管内肿瘤、腰椎结核、腰骶神经根炎等。起病随病因不同而异，腰椎间盘突出压迫坐骨神经根，常在用力，弯腰或剧烈活动等诱因下，急性或亚急性起病，少数为慢性起病，疼痛常自腰部向一侧臀部，大腿后，腘窝，小腿外侧及足部放射，呈烧灼样或刀割样疼痛，咳嗽及用力时疼痛可加剧，夜间更甚，病员为避免神经牵拉，受压，常取特殊的减痛姿势，如睡时卧向健侧，髋、膝关节屈曲，站立时着力于健侧，日久造成脊柱侧弯。坐位时臀部向健侧倾斜，以减轻神经根的受压，牵拉坐骨神经皆可诱发疼痛，或疼痛加剧，如 Kernig 征阳性（病员仰卧，先屈髋屈膝成直角，再将小腿上抬，由于屈肌痉挛，因而伸膝受限而小于 130° 并有疼痛及阻力）；直腿抬高试验（Lasegue 征）阳性（病员仰卧，下肢伸直，患肢上抬不到 70° 而引起腿部疼痛），坐骨神经通路可有压痛，如腰旁点，臀点，腘窝点，踝点及跖点等，患肢小腿外侧和足背常有麻木及感觉减退，臀肌张力松弛，伸跗及屈跗肌力减弱，跟腱反射减弱或消失。

2）丛性坐骨神经痛：为坐骨神经中段病变，即骶丛病变所引起的症状。绝大多数的骶神经丛病变为继发性，而原发性或中毒性则罕见。其发病原因常为骶髂关节病变、骨盆肿瘤、骨盆外伤、髂腰肌和梨状肌损伤或炎症、盆腔器官疾病、慢性前列腺炎以及糖尿病等。

3）干性坐骨神经痛：为下段坐骨神经病变，病变主要是在椎管外坐骨神经行程上，即坐骨神经干及其分支病变所引起的症状。病因有骶髂关节炎、盆腔内肿瘤、妊娠子宫压迫、臀部外伤、梨状肌综合征、臀肌注射不当以及糖尿病等。起病缓急也随病因不同而异，如受寒或外伤诱发者多急性起病，疼痛常从臀部向股后，小腿后外侧及足外侧放射，行走、活动及牵引坐骨神经时疼痛加重，压痛点在臀点以下，Lasegue 征阳性而 Kernig 征多阴性，脊椎侧弯多弯向患侧以减轻对坐骨神经干的牵拉。体检发现：①压痛点沿坐骨神经分布区有压痛点如腰旁、髂点、臀点、腓点、踝点等；②坐骨神经牵扯征阳性，如 Kernig 征，Laseque 征，Bonnet 征等阳性；③坐骨神经支配范围内，有不同程度的运动，感觉，反射和植物神经功能障碍，致患侧脚趾背屈力弱，小腿外侧皮肤痛觉减退，跟腱反射消失，臀部肌张力降低等。

临床上单纯的干性坐骨神经痛比较少见，一般多为坐骨神经干继发的反应性炎症所致。发病原因常为其周围组织损伤或炎症，其中梨状肌病变常为使之受累的因素。坐骨神经本身的局限性损伤、神经纤维瘤、下肢血管病及个别臀部肌内注射刺激性药物等，均可引起干性坐骨神经痛。

**3. 流行病学**　本病多呈急性或亚急性起病，成年人尤其青壮年男性多见。据 1982 年全国六省市调查，本病发病率为 121.8/10 万人口，可以是单独的一个病，即坐骨神经炎，而绝大多数情况下是继发于其他疾病的一个综合征。本病如不及时治疗，将严重影响病人生存质量。

**（二）康复诊断与功能评定**

**1. 康复诊断**　根据疼痛的部位及放射方向，加剧疼痛的因素，减痛姿势，牵引痛及压痛点等诊断不难但确定病因十分重要。

（1）病史及体征

1）腰椎间盘突出：病员常有较长期的反复腰痛史，或重体力劳动史，常在一次腰部损伤或弯腰劳动后急性发病。除典型的根性坐骨神经痛的症状和体征外，并有腰肌痉挛，腰椎活动受限和生理前屈度消失，椎间盘突出部位的椎间隙可有明显压痛和放射痛。X 线摄片可有受累椎间隙变窄，CT 检查可确诊。

2）马尾肿瘤：起病缓慢，逐渐加重。病初常为单侧根性坐骨神经痛，逐渐发展为双侧。夜间疼痛明显加剧，病程进行性加重。并出现括约肌功能障碍及鞍区感觉减退。腰椎穿刺有蛛网膜下腔梗阻及脑脊液蛋白定量明显增高，甚至出现 Froin 征（脑脊液黄色、放置后自行凝固），脊髓碘水造影或 MRI 可确诊。

3）腰椎管狭窄症：多见于中年男性，早期常有"间歇性跛行"，行走后下肢痛加重，但弯腰行走或休息后症状减轻或消失。当神经根或马尾受压严重时，也可出现一侧或两侧坐骨神经痛症状及体征、病程呈进行性加重，卧床休息或牵引等治疗无效。腰骶椎 X 线摄片或 CT 可确诊。

4）腰骶神经根炎：因感染、中毒、营养代谢障碍或劳损，受寒等因素发病。一般起病较急，且受损范围常常超出坐骨神经支配区域，表现为整个下肢无力、疼痛、轻度肌肉萎缩、除跟腱反射外，膝腱反射也常减弱或消失。

5）强直性脊柱炎：发病从骶髂关节开始，逐渐向上蔓延腰椎、胸椎以致整个脊柱关节，造成骨性强直，是一种慢性、进行性、上行性脊柱炎。因本病最终多导致脊柱的完全性强直，失去正常的椎间活动，故称之为强直性脊柱炎。强直性脊柱炎好发于青年，男性发病率明星高于女性，多有家族性遗传史。目前认为，本病是结缔组织的血清阴性关节病，其临床表现可出现晨僵，腰椎呈僵硬状，特别是早晨起床时明显，而夜间疼痛加重，是本病的特点之一。随着病变的发展，因脊柱周围肌力不均衡，胸腹段屈肌力量较强，脊柱固定在前屈位，再则为减轻关节内压力，病人常取弯腰姿势，日久可形成驼背，当病变波及肋横关节和胸肋关节后，可有胸背痛，呼吸不畅及扩胸受限，肺活量减少。当髋关节受累，病情进展加重时，可出现髋关节强直状，被固定于屈曲内收位。强直性脊柱炎是较常见的引起坐骨神经痛的疾病之一。在整个病程中，均可出现坐骨神经痛，根据病程的长短，病情的轻重，可出现干性或根性坐骨神经痛。坐骨神经痛多呈双侧性，伴有腰背痛、骶髂部痛、椎旁肌广泛压痛是其特点。

另外，还需考虑腰椎结核、椎体转移癌等。干性坐骨神经痛时，应注意有无受寒或感染史，以及骶髂关节、髋关节、盆腔和臀部的病变，必要时除行腰骶椎 X 线摄片外，还可行骶髂关节 X 线摄片、肛门指检、妇科检查以及盆腔脏器 B 超等检查以明确病因。

（2）诊断要点：主要有：①腰痛的同时伴有放射性下肢痛；②持续性疼痛阵发性加剧，疼痛呈触电样或呈钝、胀、刺、灼痛反应；③疼痛沿坐骨神经牵拉征阳性；④小腿后外侧、足部感觉障碍及肌力差；⑤生化检查；⑥影像学表现：CT、MRI、肌骨超声等。

**2. 功能评定**

（1）诊断性评定：X 线片：腰骶椎、骶髂及髋关节等 X 线片有助于发现骨折、脱位、肿瘤或先天性畸形，帮助诊断；CT、MRI、椎管造影：可见腰椎间盘突出、肿瘤压迫或蛛网膜的粘连性病变。

（2）疼痛程度评定：可采用 VAS、Mcgill 疼痛问卷等，参见图 16-3。

（3）感觉功能评定：如前文所述进行坐骨神经支配区域的感觉测试。

（4）肌力评定：对坐骨神经支配肌肉进行肌力评定。

（5）腰腿痛功能评定：参见表 16-9（JOA score）。

表 16-9　JOA score

| 主观症状（9分） | 评分 | | | 评分 | | |
|---|---|---|---|---|---|---|
| LBP（3分） | 前 | 后 | 感觉障碍（2分） | | 前 | 后 |
| 无 | 3 | 3 | 无 | | 2 | 2 |
| 偶有轻痛 | 2 | 2 | 轻度 | | 1 | 1 |
| 频发静止痛或偶发严重疼痛 | 1 | 1 | 明显 | | 0 | 0 |
| 频发或持续性严重疼痛 | 0 | 0 | 运动障碍（MMT）（2分） | | | |
| 腿痛或麻（3分） | | | 正常（5级） | | 2 | 2 |
| 无 | 3 | 3 | 稍弱（4级） | | 1 | 1 |
| 偶有轻度腿痛 | 2 | 2 | 明显弱（0～3级） | | 0 | 0 |
| 频发轻度腿痛或偶有重度腿痛 | 1 | 1 | ADL受限（14分） | 重 | 轻 | 无 |

续表

| 主观症状(9分) | 评分 | | 评分 | | | | | |
| --- | --- | --- | --- | --- | --- | --- | --- | --- |
| | | | 前 | 后 | 前 | 后 | 前 | 后 |
| 频发或持续重度腿痛 | 0 | 0 | | | | | | |
| 步行能力(3分) | | | 卧位翻身 | 0 | 0 | 1 | 1 | 2 | 2 |
| 正常 | 3 | 3 | 站立 | 0 | 0 | 1 | 1 | 2 | 2 |
| 能步行500m以上,可有痛、麻、肌弱 | 2 | 2 | 洗漱 | 0 | 0 | 1 | 1 | 2 | 2 |
| 步行<500m,有痛、麻、肌弱 | 1 | 1 | 身体前倾 | 0 | 0 | 1 | 1 | 2 | 2 |
| 步行<100m,有痛、麻、肌弱 | 0 | 0 | 坐(1h) | 0 | 0 | 1 | 1 | 2 | 2 |
| 体征(6分) | | | 举物、持物 | 0 | 0 | 1 | 1 | 2 | 2 |
| 直腿抬高(包括腘绳肌紧张)(2分) | | | 膀胱功能(-6分) | | | | | | |
| 正常 | 2 | 2 | 正常 | | | | | 0 | 0 |
| 30~70 | 1 | 1 | 轻度失控 | | | | | −3 | −3 |
| <30 | 0 | 0 | 严重失控 | | | | | −6 | −6 |
| 总分 | 前: | 分 | | 后: | | 分 | | | |

(6)Oswestry 功能障碍指数问卷表(ODI):参见表 16-10。

表 16-10 Oswestry 功能障碍指数问卷表

| 内容 | 得分 |
| --- | --- |
| 1. 疼痛的程度(腰背痛或腿痛)<br>无任何疼痛<br>有稍微的痛<br>较明显的痛(中度)<br>明显的痛(相当严重)<br>严重的痛(非常严重)<br>痛得不能做任何事 | 0<br>1<br>2<br>3<br>4<br>5 |
| 2. 日常生活自理能力(洗漱、穿脱衣服等活动)<br>日常生活完全能自理,一点也不伴腰背痛或腿痛<br>日常生活完全能自理,但引起腰背痛或腰痛加重<br>日常生活虽能自理,由于活动时腰背或腿痛加重,以致动作小心、缓慢<br>多数日常活动可自理,有的需他人帮助<br>绝大多数的日常活动需要他人帮助<br>穿脱衣服、洗漱困难,只能躺在床上 | 0<br>1<br>2<br>3<br>4<br>5 |
| 3. 提物<br>提重物时并不引起腰背或腿痛加重<br>能提重物时,但腰背或腿痛加重<br>由于腰背或腿痛,以致不能将地面上较轻的物体拿起,但能拿起放在合适位置如上<br>较轻的物品,例如放在桌子上<br>只能拿一点轻的东西<br>任何东西都提不起来或拿不动 | 0<br>1<br>2<br>3<br>4<br>5 |

续表

| 内容 | 得分 |
|---|---|
| **4. 行走** | |
| 腰背或腿痛，但一点也不妨碍走多远 | 0 |
| 由于腰背或腿痛，最多只能走 1000 米 | 1 |
| 由于腰背或腿痛，最多只能走 500 米 | 2 |
| 由于腰背或腿痛，最多只能走 100 米 | 3 |
| 只能借助拐杖或手杖行走，从事一些社会活动 | 4 |
| 不得不躺在床上，排便也只能用便盆 | 5 |
| **5. 坐** | |
| 随便多高的椅子，想坐多久，就坐多久 | 0 |
| 只要椅子高矮合适，想坐多久，就坐多久 | 1 |
| 由于疼痛加重，最多只能坐 1 个小时 | 2 |
| 由于疼痛加重，最多只能坐半个小时 | 3 |
| 由于疼痛加重，最多只能坐 10 分钟 | 4 |
| 由于疼痛加重，一点也不敢坐 | 5 |
| **6. 站立** | |
| 想站多久，就站多久，疼痛不会加重 | 0 |
| 想站多久，就站多久，但疼痛有些加重 | 1 |
| 由于疼痛加重，最多只能站 1 小时 | 2 |
| 由于疼痛加重，最多只能站半小时 | 3 |
| 由于疼痛加重，最多只能站 10 分钟 | 4 |
| 由于疼痛加重，一点也不敢站 | 5 |
| **7. 睡眠** | |
| 半夜不会痛醒 | 0 |
| 有时晚上会被痛醒 | 1 |
| 由于疼痛，最多只能睡 6 个小时 | 2 |
| 由于疼痛，最多只能睡 4 个小时 | 3 |
| 由于疼痛，最多只能睡 2 个小时 | 4 |
| 由于疼痛，根本无法入睡 | 5 |
| **8. 性生活** | |
| 性生活完全正常，决不会导致疼痛加重 | 0 |
| 性生活完全正常，但会加重疼痛 | 1 |
| 性生活基本正常，但会很痛 | 2 |
| 由于疼痛，性生活严重受限 | 3 |
| 由于疼痛，基本没有性生活 | 4 |
| 由于疼痛，根本没有性生活 | 5 |
| **9. 社会活动** | |
| 社会活动完全正常，不会因此疼痛加重 | 0 |
| 社会活动完全正常，但会加重疼痛 | 1 |
| 疼痛限制剧烈活动，如运动，但对其他社会活动无明显影响 | 2 |
| 疼痛限制正常的社会活动，不能参加某些经常性活动 | 3 |
| 疼痛限制参加社会活动，只能在家从事一些社会活动 | 4 |
| 由于疼痛，根本无法从事任何社会活动 | 5 |

续表

| 内容 | 得分 |
|---|---|
| 10. 旅行(郊游) | |
| 能到任何地方去旅行,腰部或腿不会痛 | 0 |
| 能到任何地方去旅行,但疼痛会加重 | 1 |
| 由于疼痛,外出郊游不超过 2 小时 | 2 |
| 由于疼痛,外出郊游不超过 1 小时 | 3 |
| 由于疼痛,外出郊游不超过 30 分钟 | 4 |
| 由于疼痛,除了到医院,根本无法外出 | 5 |
| 总分 | |

每个问题 6 个选项,每个问题的最高得分为 5 分,选择第一个选项得分为 0 分,依次选择最后一个选项得分为 5 分,假如有 10 个问题都做了问答,记分方法是:实际得分 /50(最高可能得分)×100%,假如有一个问题没有回答,则记分方法是:实际得分 /45(最高可能得分)×100%,得分越高表明功能障碍越严重

### (三)康复治疗

**1. 康复目标**　近期康复目标:缓解疼痛、增进腰背部以及下肢肌肌力;远期康复目标:获得长期缓解。

**2. 康复诊疗计划与方法**

(1)康复诊疗计划:如表 16-11。

表 16-11　坐骨神经痛康复诊疗计划

| 病程 | |
|---|---|
| 0～2 周<br>急性期 | 1. 坐骨神经疼痛剧烈:可先应用药物镇痛消炎、营养神经;同时实施物理治疗手段,应用冷疗、痛点激光照射;应尽可能要求病人卧床<br>2. 脉冲高频电疗、低、中频电疗、干扰电疗等缓解疼痛、促进神经再生、感觉训练等治疗。配合核心肌肌力训练等;针对腰椎间盘源性的疼痛,可酌情加用腰椎牵引治疗<br>3. 佩戴腰围:改善腰椎负荷 |
| 2～4 周<br>恢复期 | 1. 运动疗法:强化核心肌肌力训练<br>2. 其他理学疗法:低中频电疗、磁疗、超声治疗等<br>3. 中药外敷、针灸、推拿等 |

(2)康复治疗方法

1)对因治疗:①腰源性:例如腰椎间盘突出,应按腰椎间盘突出的治疗方案。急性期应卧硬床休息 1～2 周,部分病例症状可自行缓解;②肌痉挛导致坐骨神经卡压,首先放松肌肉或消炎。

2)对症治疗:主要有:①镇痛:可用非甾体类镇痛药等。严重者,给予 1%～2% 普鲁卡因或加泼尼松龙各 1ml 椎旁封闭。疗效不佳时可用硬脊膜外注射。②解痉:可用氯唑沙宗或乙哌立松 50mg 口服,3 次 / 天,可能有效。③消肿:迈之灵口服,0.3g 口服,2 次 / 天。④消炎:口服泼尼松 10mg,3～4 次 / 天,10～14 次为一疗程。严重病例可用地塞米松 10～15mg/d,静脉滴注,3～5 天。⑤营养神经:B 族维生素口服或注射,神经营养因子肌肉注射或静脉滴注等。⑥手术:个别无效或慢性复发病例可考虑手术治疗。

3)物理因子治疗:主要有:①体位疗法:卧床休息是缓解疼痛比较有效的方法,此时椎管内压力最小,可以有效的缓解坐骨神经疼。②冷疗或温热疗法:疼痛剧烈,可用冰敷患处

30～60min，每天数次，连续二至三天，然后以同样的间隔用热水袋敷患处。每日睡前用热毛巾或布包的热盐热敷腰部或臀部，温度不可太高，以舒适为宜。③电疗：高频电疗有助于消炎消肿，改善血液循环而止痛。低中频电疗有助于解除肌痉挛。④运动疗法：针对腰椎间盘突出，可以采用悬吊运动疗法（SET）激活核心肌群，有助于快速缓解肌痉挛所致坐骨神经疼痛。⑤其他理疗：腰椎间盘源性的疼痛，可以采用腰椎牵引疗法；局部固定痛点以及局部有硬结者，可采用超声波治疗，病程较长者可采用冲击波治疗。

4）传统医学疗法：主要有：①推拿；②中药外敷治疗：以开窍之药促使肌肤腠理通透，使药物成分聚结于患处，促进局部血液循环，起到活血化瘀、通络定痛的作用，同时改善周围组织营养。③针灸治疗：普通针刺：A.寒湿痹型：诊断要点为腰腿冷痛，上下走窜，屈伸不便，遇阴雨寒冷气候加重，或伴下肢肿胀，苔薄白或白腻，脉浮紧或沉。主穴：腰2～5夹脊穴、阿是穴、环跳。配穴：秩边、阳陵泉、命门。B.瘀血阻滞型：诊断要点为有腰部挫伤史，腰腿刺痛，痛处拒按，按之刺痛放散，夜间痛甚，不能俯仰，转侧不利，舌紫暗或有瘀斑，脉滞涩。主穴：阳陵泉、膈俞、血海、委中。C.正气不足型：诊断要点有为腰腿隐痛，反复发作，遇劳则甚，下肢萎软，恶风畏寒，喜揉喜按，神疲乏力，面色无华，舌淡苔少，脉沉细。主穴：阳陵泉、委中、足三里、三阴交。其他针灸疗法：A.耳穴贴压：坐骨神经、臀、腰骶椎、肾、压痛点。B.皮肤针：叩刺腰骶部及在压痛点刺络出血，加拔火罐。

（3）注意事项：

1）本病常作为其他疾病的并发症出现，此时应同步治疗原发病。

2）坐骨神经疼的急性期缓解以后，可以开始腰部核心肌群肌力训练。

3）如果病人有糖尿病等情况，激素类药物慎用。

4）应教育病人平时尽量避免腰部"扭伤"，当需要进行突然的负重动作前，应预先活动腰部。平时注意强化腰肌肌力的锻炼，改善潮湿的居住环境，可降低本病的发病率。

## 三、特发性面神经麻痹

特发性面神经麻痹，即面神经炎（facial neuritis），又称Bell麻痹（Bell'spalsy），系指面神经管内面神经的一种急性非特异性炎症导致的周围性面瘫。

### （一）概述

1. **定义**　特发性面神经麻痹主要为Bell麻痹及膝状神经节综合征（Ramsay Hunt综合征）两种类型。本病在脑神经疾患中较为多见，这与面神经管的解剖结构有关。面神经管是一狭窄的骨性管道，正常人宽约2～3mm，长约30mm。当岩骨发育异常，面神经管可能更为狭窄而成为面神经容易受累的内在因素。此外，因面神经在面部所处的位置浅表且与咽部相处甚近，易受冷风侵袭或急性咽部感染等的影响，而易导致面神经的局部营养血管痉挛，缺血、缺氧及水肿，而成为面神经容易受累的外在因素。

2. **分类**　通常可分为中枢型与周围型，前者为核上组织（包括皮质、皮质脑干纤维、内囊、脑桥等）受损时引起，出现病灶对侧颜面下部肌肉麻痹。从上到下表现为鼻唇沟变浅，露齿时口角下垂（或称口角歪向病灶侧，即瘫痪面肌对侧），不能吹口哨和鼓腮等。多见于脑血管病变、脑肿瘤和脑炎等。周围型为面神经核或面神经受损时引起，出现病灶同侧全部面肌瘫痪，从上到下表现为不能皱额、皱眉、闭目、角膜反射消失，鼻唇沟变浅，不能露齿、鼓腮、吹口哨，口角下垂（或称口角歪向病灶对侧，即瘫痪面肌对侧）。多见于受寒、耳部或脑膜感染、神经纤维瘤引起的周围型面神经麻痹。此外还可出现舌前2/3味觉障碍，说话

30～60mm，持续数分钟（时间可有不同）的数次治疗方法用来刺激面部的血液循环使之不清晰等。

**3. 流行病学** 本病发病急骤，以一侧面部发病为多，无明显季节性，多见于冬季和夏季，任何年龄段可见，但好发于 20～40 岁青壮年，性别差异不大。不同调查报告显示男女比例互有高低。据 1982 年公布"中国六城市居民神经系统疾病流行病学调查"，本病患病率为 425.7/10 万人口。1989 年公布了我国 21 个省区农村 1985 年面神经炎流行病调查结果，患病率为 259/10 万人口，各个省区患病率不一样。发病率按 1982 年全国人口标化率为 26/10 万人口。1987 年由南京军区总医院等牵头对全国除台湾地区之外的各省、市、自治区（除外）按统一标准进行了 Bell's 麻痹流行病学调查。总调查人口 386 912 人，检出 Bell' 麻痹病人 926 例，患病率为 977/10 万，发病率（1986 年）为 10.28/10 万人口。Bell'S 麻痹发病面广，长江以北比以南高发，发病季节以 4、5 月与 7、8 月较多。

**（二）康复诊断与功能评定**

依据病人的临床表现、特有体征，以及各类实验室检查、影像学检查可以做出诊断。

**1. 康复诊断**

（1）病史及体征：多数病人往往于清晨洗脸、漱口时突然发现一侧面颊动作不灵、嘴巴歪斜。病侧面部表情肌完全瘫痪者，前额皱纹消失、眼裂扩大、鼻唇沟平坦、口角下垂，露齿时口角向健侧偏歪。病侧不能作皱额、蹙眉、闭目、鼓气和噘嘴等动作。鼓腮和吹口哨时，因患侧口唇不能闭合而漏气。进食时，食物残渣常滞留于病侧的齿颊间隙内，并常有口水自该侧淌下。由于泪点随下睑外翻，使泪液不能按正常引流而外溢。

面神经麻痹的体征分为运动、分泌和感觉三类。常急性发病，病侧上、下组面肌同时瘫痪为其主要临床表现，常伴有病侧外耳道和（或）耳后乳突区疼痛和（或）压痛。上组面肌瘫痪导致病侧额纹消失，不能抬额、蹙眉，眼睑不能闭合或闭合不全，闭眼时眼球向上方转动而露出白色巩膜（称 Bell 现象）。因眼轮匝肌瘫痪，下眼睑外翻，泪液不易流入鼻泪管而渗出眼外。下组面肌瘫痪表现为病侧鼻唇沟变浅，口角下垂，嘴被牵向病灶对侧，不能撅嘴和吹口哨，鼓腮时病侧嘴角漏气。由于颊肌瘫痪，咀嚼时易咬伤颊黏膜，食物常滞留于齿颊之间。

病情严重时，面肌麻痹显著，甚至见于面部休息时。病人下半部面部肌肉松弛、面纹消失，颈阔肌裂隙较正常宽，面肌和颈阔肌随意和协同运动完全性消失。当病人试图微笑时，下半部面肌拉向对侧，造成伸舌或张口时出现偏斜的假象。唾液和食物聚集在瘫痪侧，病人不能闭眼，随闭眼动作可见眼球向上、并略向内转动。当病变位于周围神经至神经节时，泪腺神经失去作用，不能通过眼睑运动将眼泪压进鼻泪管，导致结合膜囊内眼泪聚集过多。因上眼睑麻痹，角膜反射消失，通过眨动另一侧眼睑才表明存在角膜感觉和角膜反射的传入部分。

若病变波及鼓索神经，可有同侧舌前 2/3 味觉减退或消失。若镫骨肌支以上部位受累时，除味觉障碍外，还可出现同侧听觉过敏。

尽管面神经也传导来自面肌的本体感觉和来自耳翼、外耳道小范围的皮肤感觉，但是很少发觉这些感觉缺失。

面神经部分损伤引起上半面部和下半面部无力，偶尔下半面部比上半面部受累更为严重。对侧很少受累。面肌麻痹的恢复取决于病变的严重性，如果神经已被切断，功能完全、甚至部分性恢复的机会均很小，多数面神经麻痹的病人可部分或完全性恢复功能，完全性恢复者在休息或运动时，两侧面部表情无区别；部分性恢复者在瘫痪侧出现"挛缩"的改变，表面检查似乎显示正常侧肌肉无力，随病人微笑或试图运动面肌时，这种误解更加明显。

若膝状神经节受累（多为带状疱疹病毒感染），除面瘫、舌前 2/3 味觉障碍、听觉过敏外，还有同侧唾液、泪液分泌障碍，耳内及耳后疼痛，外耳道及耳郭出现疱疹，称膝状神经节综合征（Ramsay Hunt syndrome）。1907 年 Ramsay Hunt 首先描述了膝神经节疱疹综合征，包括面神经麻痹，耳部疼痛及典型的耳部疱疹三联征。1977 年 Djupesland、Degre 及 Stien 根据病毒组织学及免疫学结果，提出 Ramsay Hunt 综合征为多发性神经病变。①面神经麻痹耳痛、耳郭及外耳道疱疹，口咽症状有味觉障碍或味觉缺失、咽炎、口腔水疱及溃疡；②眼症状：流泪减少、结膜炎、泪溢、瞳孔收缩、眼色素层炎、视觉障碍及上睑下垂；③听力/前庭症状：音响恐惧及听觉过敏，感音神经性听力丧失，耳鸣，眩晕及眼球震颤；④中枢、颈部及远端症状：发热及不适，伴有面部或身体疱疹、三叉神经感觉异常、局部淋巴结病、患侧面部无汗症、脑炎、交感神经节受累，包括 Horner 综合征，颈段感觉受损，肢体运动受累。

（2）诊断性评定：首先鉴别面瘫系中枢性面瘫还是周围性面瘫，其次应鉴别由其他原因所致面瘫。

1）中枢性面瘫：系对侧皮质－脑桥束受损所致，因上组面肌未受累（额肌），故令病人抬眉时，其额纹是两侧对称的，这一点具备鉴别意义。病人仅表现为病变对侧下组面肌的瘫痪，并常伴有该侧的偏瘫。其次应鉴别面神经麻痹是完全性还是不完全性病变，可以运用神经电生理检查进行评定（强度－时间曲线等）。

2）由其他原因引起周围性面瘫：需鉴别：①急性感染性多发性神经根神经炎（脑神经型）：可出现周围性面瘫，但病变常为双侧，多数伴有其他脑神经损害。脑脊液可有蛋白（增高）细胞（正常或轻度高）分离现象；②脑桥病变：因面神经运动核位于脑桥，其纤维绕过展神经核。故脑桥病损除周围性面瘫外，常伴有脑桥内部邻近结构的损害，如同侧外直肌麻痹、面部感觉障碍和对侧肢体瘫痪等；③小脑脑桥角损害：多同时损害同侧第Ⅴ和Ⅷ对脑神经以及小脑和延髓。故除周围性面瘫外，还可有同侧面部感觉障碍、耳鸣、耳聋、眩晕、眼球震颤、肢体共济失调及对侧肢体瘫痪等表现；④面神经管邻近部位的病变：如中耳炎、乳突炎、中耳乳突部手术及颅骨骨折等，除周围性面瘫外，可有其他相应的体征和病史；⑤茎乳孔以外的病变：因面神经出茎乳孔后穿过腮腺支配面部表情肌，故腮腺炎症、肿瘤、颌颈部及腮腺区手术均可引起周围性面瘫。但除面瘫外，常有相应疾病的病史及特征性临床表现，无听觉过敏及味觉障碍等。

3）检查：必要的有选择性的检查包括：①血常规、血电解质一般无特异性改变，起病时血象可稍偏高；②血糖、免疫项目、脑脊液检查，若异常则有鉴别诊断意义；③有鉴别意义的检查：胸透，心电图，脑电图、眼底检查，颅底摄片，CT 及 MRI 等检查。

（3）诊断标准：依据中华医学会神经病学分会 2016 年 2 月诊治指南中所给出的诊断标准：

1）急性起病，通常 3 天左右达到高峰。

2）单侧周围性面瘫，伴或不伴耳后疼痛、舌前味觉减退、听觉过敏、泪液或唾液分泌异常。

3）排除继发原因。

**2. 功能评定**

（1）肌力评定：由于本病主要涉及面部表情肌，故需针对面部表情肌进行肌力评定，可采用面肌徒手肌力检查（MMT），运用 MMT 测试标准，结合面肌运动的特点分级见表 16-12。

表 16-12　面肌 MMT

| 分级 | 肌力表现 |
|---|---|
| 0 级 | 仰卧位，扬眉，前额无运动；无皱眉运动，眼闭合≤眼裂的一半，龇牙咧嘴无肌肉收缩 |
| 1 级 | 仰卧位，扬眉，前额可见轻微额肌收缩；可见轻微皱眉运动；眼能大部分闭合，龇牙可见轻微肌肉收缩 |
| 2 级 | 仰卧位，扬眉，额肌收缩明显；出现明显额横纹；皱眉运动明显；眉间皮肤有皱褶；眼能完全闭合或用力闭合，龇牙，口周围肌明显收缩 |
| 3 级 | 坐位或立位，能完成扬眉、皱眉、闭眼、龇牙等运动，但比健侧明显力弱 |
| 4 级 | 坐位或立位，能完成扬眉、皱眉、闭眼、龇牙等运动，并能抗轻微阻力，和健侧对比稍弱 |
| 5 级 | 坐位或立位，面部肌肉运动和健侧完全相同 |

（2）综合评定：采用 House-Brackmann 面神经分级标准，见表 16-13。

表 16-13　House-Brack-Brackmann 面神经分级标准

| 分级 | 观察项目 |
|---|---|
| 正常 | 面部各部位运动功能均正常 |
| 轻度功能障碍 | 肉眼观：眼睑闭合检查可见轻度无力，可能有轻度的联带运动<br>静止：两侧肌张力对称。运动：额，中度至较好；眼，用最小力量完全闭眼；口，轻度不对称 |
| 中度功能障碍 | 肉眼观：两侧明显不同，但影响外观，明显者可见不严重的联带运动、挛缩和（或）一侧面肌抽搐明显。静止：面部两侧及肌张力对称。运动：额，轻度至中度运动；眼，用力能闭眼；口，用最大力量仍有轻度无力 |
| 中 - 重度功能障碍 | 肉眼观：明显无力和（或）影响外观的不对称；静止：面部两侧及肌张力对称。运动：额，无运动；眼，不能完全闭眼；口，用最大力量，口角不对称 |
| 严重功能障碍 | 肉眼观：仔细检查可见微弱运动；静止：不对称。运动：额，无运动；眼，不能完全闭眼；口，轻微运动 |
| 完全麻痹 | 无运动 |

（3）Stennert 继发损害面神经麻痹评分：Stennert 提出的针对面神经损伤病人的继发损害评分可以确定面神经麻痹的并发症，用于对恢复期病人进行观察并评定是否会遗留残疾。

1）测定指标（计分）：①联带运动即与每个表情相关的非随意的肌肉收缩；②肌肉抽搐；③流泪；④挛缩；⑤鳄鱼泪（吃东西或咀嚼时流泪）。

2）其他测定指标：①听觉过敏；②味觉受损。（由于功能相对不太重要，故不计分。）

3）观察联带运动的区域：①前额；②眼；③鼻唇沟；④口角；⑤颏。具体评定内容见表 16-14。

表 16-14　Stennert 继发损害面神经麻痹评分

| 测定指标 | 临床表现 | 得分 |
|---|---|---|
| 联带运动 | 无 | 0 |
| | 存在于 1～3 个部位 | 1 |
| | 存在于 3 个部位以上 | 2 |

续表

| 测定指标 | 临床表现 | 得分 |
|---|---|---|
| 抽搐 | 无 | 0 |
|  | 轻度到中度 | 1 |
|  | 明显存在 | 2 |
|  | 有困难 | 3 |
| 流泪 | ≥正常的30% | 0 |
|  | >0 且<正常的 30%，伴眼睑完全闭合 | 1 |
|  | >0 且<正常的 30%，伴眼睑闭合不全 | 2 |
|  | 0 伴眼睑完全闭合 | 2 |
|  | 0 伴眼睑闭合不全 | 3 |
| 挛缩 | 无 | 0 |
|  | 有 | 1 |
| 鳄鱼泪 | 无 | 0 |
|  | 有 | 1 |

继发损害评分 = 10× 以上各继发损害的得分之和

解释：①最低分：0；②最高分：100；③分数越高，并发症越多

（4）面部对称详细评价（DEFS）：Pillsbury 和 Fisch 设计了一个测定面神经损伤病人面部对称性的系统，可用于对其他的面神经功能分级系统进行补充，该系统称为面部对称详细评价（DEFS）。

DEFS 应用以下 5 个动作对面部对称性进行分级：①静止状态时的面部；②抬眉并皱额；③闭眼；④用最小努力；⑤用最大努力；⑥微笑；⑦撅嘴并吹口哨。参见表 16-15。

表 16-15　面部对称详细评价（DEFS）

| 面部对称性 | 临床表现 | 得分 |
|---|---|---|
| 静止状态时的面部 | 完全麻痹（无功能） | 0 |
|  | 面部活动更接近完全麻痹（保留功能的 30%） | 6 |
|  | 面部活动更接近正常的对称性（保留功能的 70%） | 14 |
|  | 对称性正常（全部功能） | 20 |
| 皱额 | 完全麻痹（无功能） | 0 |
|  | 面部活动更接近完全麻痹（保留功能的 30%） | 3 |
|  | 面部活动更接近正常的对称性（保留功能的 70%） | 7 |
|  | 对称性正常（全部功能） | 10 |
| 闭眼 | 完全麻痹（无功能） | 0 |
|  | 面部活动更接近完全麻痹（保留功能的 30%） | 9 |
|  | 面部活动更接近正常的对称性（保留功能的 70%） | 21 |
|  | 对称性正常（全部功能） | 30 |

续表

| 面部对称性 | 临床表现 | 得分 |
|---|---|---|
| 微笑 | 完全麻痹(无功能) | 0 |
| | 面部活动更接近完全麻痹(保留功能的30%) | 9 |
| | 面部活动更接近正常的对称性(保留功能的70%) | 21 |
| | 对称性正常(全部功能) | 30 |
| 吹口哨 | 完全麻痹(无功能) | 0 |
| | 面部活动更接近完全麻痹(保留功能的30%) | 3 |
| | 面部活动更接近正常的对称性(保留功能的70%) | 7 |
| | 对称性正常(全部功能) | 10 |

DEFS 得分=以上 5 个动作的得分之和。

DEFS 的解释:①最低分:0;②最高分:100;③分数越高,面部对称性越正常

(5) May 面神经麻痹分级系统:May 提出了一个针对面神经麻痹病人的分级系统。参见表 16-16 与表 16-17。

表 16-16　面神经麻痹分级系统

| 序号 | 观察指标 | 观察结果 | | |
|---|---|---|---|---|
| | | 正常(10分) | 减弱(5分) | 消失(0分) |
| 1 | 肌张力 | | | |
| 2 | 皱额(面神经的最高支) | | | |
| 3 | 紧闭眼(眼轮匝肌,作为保护反射) | | | |
| 4 | 眨眼(眼轮匝肌,辅助泪腺系统) | | | |
| 5 | 皱鼻(观察面中部) | | | |
| 6 | 露齿笑(中下面部) | | | |
| 7 | 吹口哨(中下面部) | | | |
| 8 | 鼓腮(中下面部) | | | |
| 9 | 咬下唇(下颌支) | | | |
| 10 | 拉紧颈部肌肉(面神经的颈支) | | | |

总分=以上 10 项的得分之和

May 面神经麻痹分级系统的解释:①最低分:0;②最高分:100;③分数越高,面神经的功能越好

表 16-17　面神经麻痹分级系统结果判断

| 总分 | 其他表现 | Shambaugh 等人 |
|---|---|---|
| ≤10 | | 完全麻痹 |
| ≥15 和≤80 | | 不完全麻痹 |
| >80 | 无可见的联带运动 | 完全康复 |

说明:① Shambaugh 未给出不完全麻痹的上限分数,本文中根据康复标准将其定为 80 分;②存在可见的联带运动会影响完全康复。本文中将总分大于 80 分且有可见的联带运动定为不完全康复,总分低于 80 分且无可见的联带运动也可定为不完全康复;③联带运动是与每个表情动作相关的非随意的肌肉收缩

**3. 心理评定**　评定实施流程，首先应进行诊断性评定→确诊后进行功能评定→制订治疗计划→治疗中期功能恢复情况评定→继续或修正治疗方案→终期评定，结束治疗。

### （三）康复治疗

**1. 康复目标**　消除局部肿胀、增进微循环，增进面部表情肌肌力、咀嚼功能；防止并发症（结膜炎等）。

**2. 康复诊疗计划与方法**

（1）诊疗计划：如表 16-18。

表 16-18　周围性面神经炎康复治疗计划

| 疾病分期 | 治疗方案 |
|---|---|
| 急性期（发病 1～3 天） | 1. 药物治疗：消肿、抗炎、营养神经 |
| 恢复期（发病 3 天后） | 1. 药物治疗：消肿、抗炎、营养神经<br>2. 物理治疗（直流电药物离子导入、微波或其他高频电疗，低频电刺激等，面部表情肌肌力训练等）<br>3. 生物反馈训练<br>4. 咀嚼肌肌力训练<br>5. 健康宣教 |
| 后遗症期（面肌痉挛期） | 1. 药物治疗：营养神经、活血通脉中成药等<br>2. 物理因子治疗：磁疗、红外线、蜡疗、高压静电等 |

（2）康复治疗方法

1）药物治疗：急性期以改善局部循环，消除炎症、水肿为主。①激素治疗：泼尼松（20～40mg）或地塞米松（1.5～4.5mg）口服，1 次 / 日，连续 10～14 天后逐渐减量。②改善微循环、减轻水肿：羟乙基淀粉（706 代血浆）或右旋糖酐 40（低分子右旋糖酐）250～500ml，静滴 1 次；恢复期水肿减轻可用迈之灵或地奥斯明口服。③神经营养代谢药：B 族维生素类药物，可用弥可保针剂，肌注，0.5mg，1 次 / 日。若效果不好，可加神经生长因子注射等。

2）物理因子治疗：①直流电药物离子茎乳孔处导入（可选择地塞米松＋加兰他敏，阳极导入），促进神经肌肉接点恢复功能。茎乳孔附近的超短波无温量局部治疗，2 次 / 天，以促进炎症消散（小功率超短波，无温量，耳后与面部斜并置）、或采用小功率微波照射面神经干点，斜向颈部方向照射（不能透射头颅）。②低频电刺激：分别将电极放置于面神经三个分支的方向上，以及面神经干点，运动阈或耐受阈，2 次 / 天。③面部表情肌肌力训练：病人可对镜自行进行表情肌的辅助训练，按照闭目、皱眉、龇牙的顺序，自上而下，每个动作反复 16 次 10 分钟，3～4 次 / 天，面肌自主运动开始恢复后，可对镜练习瘫痪面肌的随意运动。④生物反馈训练。⑤后期可加红外线、高压静电治疗等。⑥后遗症期：面肌抽搐可加磁疗、红外线、蜡疗等。

3）传统康复治疗：常规针灸、耳针、穴位敷贴、推拿等，可酌情选用。

4）心理治疗：本病常并发抑郁等心理问题，可按照评定结果进行心理治疗。

5）手术治疗：对茎乳孔处疼痛明显者，可行茎乳孔或面神经管减压术，以减轻神经的受压。对神经功能恢复差，肌电图检查呈完全失神经性改变者，可考虑面神经粘连分离术或吻合术，可取得一定疗效。有必要采用手术治疗缓解自发出现或神经损伤部分修复后的面肌抽搐。在确定痉挛部位时，可注射酒精或部分切除神经干或神经的某一分支。后遗症期，经 MRI 检查显示头颅段有压迹者可行开颅手术治疗。

6）防止并发症：防止暴露性角、结膜炎，可戴眼罩、滴眼药水等。

（3）注意事项

1）为减轻并发症和后遗症，应强调早期综合治疗。

2）增强体质，注意预防面部受凉风吹袭及上呼吸道感染，眼部注意保护，以防结膜炎。

3）注意预防并发症，常见于面神经麻痹恢复后或恢复过程中出现的一种症状。主要表现为面部表情肌挛缩、联带运动、面肌抽搐、上睑下垂及鳄鱼泪。一旦出现并发症，及时进行物理治疗干预，仍会有效。

## 四、急性感染性多发性神经根神经病

### （一）概述

**1. 定义**    急性感染性脱髓鞘性多发性神经根神经病（acute inflammatory demyelinating multiple polyradiculoneuropathies，AIDP），又称吉兰－巴雷综合征（Guillain-Barre snydrome，GBS）是常见病、多发病。它指一种急性起病，一组神经系统自身免疫性疾病。以神经根、外周神经损害为主，伴有脑脊液中蛋白－细胞分离为特征的综合征。病变主要侵犯脊神经根、脊神经和颅神经等。临床特点为急性或亚急性对称性弛缓性肢体瘫痪。

**2. 分类**    根据起病形式和病程，GBS 又可分为急性型、慢性复发型和慢性进行型。急性型约半数以上病人在发病前数日到数周内常有感染史，如喉痛、鼻塞、发热等上呼吸道感染以及腹泻、呕吐等消化道症状，另外还可有带状疱疹、流感、水痘、腮腺炎、和病毒性肝炎等。多起病急，症状逐渐加重，在 1～2 周内达到高峰。80% 以上病人首先出现双下肢无力，继之瘫痪逐渐上升加重。严重者出现四肢瘫痪、呼吸麻痹而危及生命。多数在 2～4 周开始恢复，程度和快慢各病人差异较大。约 1/3 病人可遗留有后遗症状。如双下肢和（或）双上肢无力或肌肉萎缩、肌肉酸痛，足下垂。患肢有主观感觉异常，如麻木、蚁走感、针刺感和烧灼感，检查可见四肢远端"手套－短袜"型感觉减退或缺失。部分病人遗留有面瘫，或吞咽困难、构音障碍、呛咳和咳痰不能。一些病人植物神经功能障碍可见手足少汗或多汗、肢端皮肤干燥，或有大小便潴留或失禁。

慢性型又名慢性感染性脱髓鞘性多发性神经根神经病（CIDP）。与 AIDP 相似而又有所不同。CIDP 病程缓慢易复发，症状以肌无力和感觉障碍为主。肌无力症状常是对称性的，主要表现肩、上臂和大腿无力，也可合并前臂、小腿、手和足的无力，肢体无力常较躯干无力更为常见。下肢无力常表现为行走蹒跚，易踩空，不能持久站立，上下楼梯费力和起坐困难。上肢无力则表现应用钥匙开锁、握笔、解纽扣、梳头有困难。肌肉大多有萎缩。有相当一部分病人临床表现为急进性病情发展恶化，自四肢远端肌肉萎缩无力进行性向近端发展，甚至累及胸背部、颈部肌群，造成全身肌肉萎缩；更有甚者，迅速导致呼吸肌萎缩，临床表现为呼吸困难，病人因呼吸衰竭、心力衰竭而危及生命。

**3. 流行病学**    本病可见于任何年龄，以青壮年男性多见，老年也可罹患。四季均有发病，夏、秋季节多见。呈急性、亚急性发病，少数起病缓慢。近 50% 病人先有病毒性感染的前驱症状。常因呼吸肌麻痹、延髓麻痹或肺部并发症而死亡，病死率为 5.7%～23.2%。少数病例可复发。

### （二）康复诊断与功能评定

**1. 康复诊断**    依据病史、临床表现、相关检查，本病诊断不难。本病一般以感染性疾病后 1～3 周,突然出现剧烈以神经根疼痛(以腰肩、颈、和下肢为多),急性进行性对称性肢体软瘫,主观感觉障碍,腱反射减弱或消失为主症。

(1)临床表现与体征

1)感觉障碍:一般较轻,多从四肢末端的麻木、针刺感开始。也可呈袜套样感觉减退、过敏或消失,以及自发性疼痛,压痛以前臂肌和腓肠肌明显。偶尔可见节段性或传导束性感觉障碍。

2)运动障碍:四肢和躯干肌瘫痪是本病最主要的症状。一般从下肢开始,逐渐波及躯干肌、双上肢和颅神经,可从一侧到另一侧。通常在 1～2 周内病情发展至高峰。瘫痪一般近端较远端重,肌张力低下。如吞咽、发音和呼吸受累时,可引起吞咽、发音困难和自主呼吸麻痹而危及生命。

3)反射障碍:四肢腱反射多是对称性减弱或消失,腹壁、提睾反射多正常。少数病人可因锥体束受累而出现病理反射征。

4)自主神经功能障碍:初期或恢复期常有多汗、汗臭味较浓,系交感神经受累。少数病人初期可有短期尿潴留,可由于支配膀胱的植物神经功能暂时失调或支配外括约肌的脊神经受损所致;大便常秘结;部分病人可出现血压不稳、心动过速和心电图异常等。

5)颅神经症状:半数病人合并颅神经损害,以舌、咽、迷走神经和一侧或两侧面神经的外周瘫痪多见。其次为动眼、滑车及外展神经。偶见视神经乳头水肿,可能为视神经本身炎症改变或脑水肿所致,也可能和脑脊液蛋白的显著增高,阻塞蛛网膜绒毛、影响脑脊液吸收有关。诊断本病根据感染性疾病后突然出现对称性的四肢远端感觉、运动及营养障碍和腱反射消失即可确诊。

6)相关检查:实验室诊断:①血液:AIDP 无合并感染时,白细胞计数及分类多正常,亦有多核细胞增多,或核左移。在急性期 T 淋巴细胞数趋向降低,而 B 淋巴细胞增加;②脑脊液:蛋白细胞分离,发病初期蛋白细胞均无改变,数天及一周以后蛋白含量增高,高峰约在病后 4～6 周,增高程度不一,通常为 1～5g/L,脑脊液中可发现寡克隆球蛋白区带,约有 20% 病例脑脊液蛋白值始终正常。脑脊液中细胞数多为正常,少数病例细胞数增高。一般低于 $10×10^6/L$,偶尔可>$50×10^6/L$,以单核细胞为主;③其他诊断:免疫学检查:血清抗体:多数病例血清中测出抗神经抗体。IgG、IgA 及 IgM 均可增加。

7)电生理学检查(肌电图等):神经传导速度测定约 80% 病人神经传导速度减慢,以运动神经传导速度减慢更为明显;常有神经远端的感觉及运动潜伏期延长,F 波的传导速度减慢,临床症状消失后,神经传导速度仍可减慢,可持续几个月或几年。

**2. 诊断标准**

(1)Asbury(1990)修订的新诊断标准为

1)必需条件:①超过单肢的进行性力弱;②反射丧失。

2)支持条件:①进展至病情的高峰短于 4 周;②力弱的相对对称性;③感觉损害的体征相对较轻;④颅神经可受累,尤以面神经为多见;⑤植物神经功能失调;⑥在出现症状时不伴发热;⑦一般在停止进展后 2～4 周开始恢复,恢复良好。

3)脑脊液检查:① 第一周后蛋白增高,或多次检查曾增高过;②细胞数接近正常。

4)神经电生理检查:神经传导速度减慢。

(2)鉴别诊断

1)多发性神经炎:①起病缓慢;②肢体远端受累重,感觉、运动、植物神经同时受累;

③无呼吸肌麻痹；④脑脊液正常；⑤多能找到致病原因，如营养缺乏、代谢障碍、重金属化学药品接触史，或中毒史等。

2）脊髓灰质炎：①多见于 2 岁以下幼儿；②发热退热后出现弛缓性瘫痪；③瘫痪呈"暴发性"，迅速达高峰，瘫痪多不对称，可为一侧或为单肢，肌肉萎缩出现较早而明显，受累肢体腱反射消失；④感觉障碍不明显；⑤瘫痪肢体常留有后遗症；⑥急性期脑脊液细胞高，蛋白正常，呈细胞蛋白分离现象。

3）周期麻痹：①起病急；②有反复发作史和家族史；③瘫痪肢体近端重于远端；④无颅神经损害，无感觉障碍；⑤血清钾低，心电图可出现 u 波；⑥脑脊液正常；⑦静脉补钾后症状很快恢复。

4）全身型重症肌无力：①四肢无力，晨轻夕重，活动后加重，休息后症状减轻，②无感觉障碍；③眼外肌常受累，出现上睑下垂、复视；④脑脊液正常；⑤新斯的明试验阳性。

5）急性脊髓炎：①先驱症状发热、皮疹等病毒感染症状；②起病急，数小时或数天达疾病高峰；③运动障碍，早期脊髓休克期表现为对称性弛缓性瘫痪，休克期过后则呈痉挛性瘫痪；④感觉障碍呈传导束性，有明确的感觉平面；⑤早期出现括约肌症状；⑥脑脊液可正常或有轻度的细胞、蛋白增高。

6）多发性肌炎：①常有发热、皮疹、全身不适等症状；②全身肌肉广泛受损，表现酸痛无力，以肢体近端肌肉为主；③无明显瘫痪，无感觉障碍；④外周血细胞增高，血沉快，血清肌酸磷酸激酶、醛缩酶和谷丙转氨酶明显增高；⑤脑脊液、肌电图均正常。

7）血卟啉病：①急性发作性弛缓性瘫痪；②急性腹痛伴有恶心、呕吐；③有光感性皮肤损害；④尿呈琥珀色，暴露在日光下呈深黄色。

8）肉毒毒素中毒：①有食特殊食物史，如食家制豆腐乳、豆瓣酱后起病；②有眼肌麻痹、吞咽困难及呼吸麻痹；③肢体瘫痪轻，感觉无异常；④脑脊液正常。

（3）病情严重程度评定：中华神经精神科杂志编委会于 1993 年 10 月制订临床分型（按临床病情轻重分型以便于治疗）：

1）Ⅰ 轻型：四肢肌力 3 级以上，可独立行走；

2）Ⅱ 中型：四肢肌力 3 级以下，不能行走；

3）Ⅲ 重型：Ⅸ、Ⅹ和其他颅神经麻痹，不能吞咽，同时四肢无力到瘫痪，活动时有轻度呼吸困难，但不需要气管切开人工呼吸；

4）Ⅳ 极重型：在数小时至 2 天，发展到四肢瘫、吞咽不能、呼吸肌麻痹，必须立即气管切开人工呼吸，伴严重心血管功能障碍或暴发型亦并入此型；

5）Ⅴ 再发型：数月（4～6 个月）至 10 多年可有多次再发，轻重如上述症状，应加倍注意，往往比首发重，可由轻型直到极重型症状；

6）Ⅵ 慢性型或慢性炎症性脱髓鞘多发神经病：由 2 个月至数月乃至数年缓慢起病，经久不愈，颅神经受损少、四肢肌肉萎缩明显，脑脊液蛋白持续增高；

7）Ⅶ 变异型：纯运动型 GBS；感觉型 GBS；多颅神经型 GBS；纯全植物神经功能不全 GBS；其他还有 Fisher 综合征；少数 GBS 伴一过性锥体束征和 GBS 伴小脑共济失调等。

**3. 功能评定**

（1）肌力评定：按照徒手肌力检查进行四肢受累肌群肌力评定。

（2）感觉评定：通常可能有一侧或双侧手套或袜套样感觉减退区，可进行触觉评定。

（3）疼痛评定：选用 VAS 疼痛尺进行评定。

（4）反射评定：四肢腱反射等。

（5）呼吸功能、吞咽功能评定：累及呼吸功能时应进行呼吸功能评定，累及吞咽功能时应进行洼田饮水功能评定等。

（6）ADL 的评定：进行日常生活活动能力评定，采用 Barthel 指数或 FIM 量表进行评定。

（7）综合功能评定：Hughes 评定标准：按照病情，以下肢步行能力与呼吸功能进行当前功能状态评定，该项评定亦可用于治疗后的疗效评定，见表 16-19。

表 16-19　Hughes 评定标准

| 级别 | 功能 |
| --- | --- |
| 0 级 | 正常 |
| 1 级 | 症状与体征很轻 |
| 2 级 | 不需要帮助自行 5 米以上 |
| 3 级 | 需要帮助可步行 5 米以上 |
| 4 级 | 卧床不能行走 |
| 5 级 | 需呼吸机辅助呼吸 |
| 6 级 | 死亡 |

（8）疗效评定标准：①治愈：呼吸和吞咽困难症状消失，肢体功能恢复较好；能生活自理，但可遗有轻度神经损害症状；②好转：皮肤及呼吸、吞咽肌肌力改善，遗有不同程度的神经损害症状。

（9）神经残疾评分（neuropathy disability score，NDS）：NDS 是针对周围神经及腱反射设计的一种神经学检查评分。临床研究证明 NDS 对于周围神经病是一项有意义且重复性好的评定手段（参见本章表 16-2）。

（10）评定吉兰 - 巴雷综合征病人不良预后的危险因素：一些因素被发现与吉兰 - 巴雷综合征病人的不良预后有关，包括接受了血浆置换的病人。

1）不良预后的危险因素有：①高龄（>60 岁；Barohn 等人采用>50～60 岁）；②起病迅速；③需要机械通气（5 级，Hughes，1978）；④远端运动神经电位的波幅显著下降（≤正常的 20%）；⑤病前感染史（空肠弯曲杆菌感染引起的腹泻性痢疾，巨细胞病毒感染）。

2）解释：存在以上一个或多个危险因素可能会使病程延长，并延缓康复的时间。

**4. 评定实施流程**

首先应进行诊断性评定→确诊后进行功能评定→制订治疗计划→治疗中期功能恢复情况评定→继续或修正治疗方案→终期评定，结束治疗。

**（三）康复治疗**

**1. 康复目标**　近期康复目标：缓解疼痛、增进微循环，增进四肢肌力、促进呼吸功能；防止并发症（肺部感染等）。远期康复目标：获得 ADL 功能独立。

**2. 康复诊疗计划与方法**　本病病因不清，目前无特效疗法。

（1）按照病程分期不同，康复诊疗计划如下表 16-20。

（2）Lawn 等评定治疗吉兰 - 巴雷综合征病人流程图：Lawn 等人设计了一个流程图，以指导针对未进行插管的急性吉兰 - 巴雷综合征病人的治疗。该流程图应用病人的临床表现和呼吸功能指标来确定应该何时何地对病人进行监测。监测的内容指标有：①自主神经功能障碍（包括无法解释的言语节律异常，血压波动，内脏或膀胱明显受累）；②延髓功能障碍

[包括咽反射损伤,构音障碍和(或)吞咽困难];③误吸;④残疾水平(应用 Hughes 残疾量表评分);⑤肺功能测定(肺活量,最大吸气压,最大呼气压)。参见表 16-21。

**表 16-20　吉兰-巴雷综合征康复诊疗计划**

| 分期 | 康复治疗 |
|------|----------|
| 急性期 | 1. 药物治疗<br>2. 康复护理:应功能位卧床休息,双于双足下垂,应使用夹板或支架,以防止肢体挛缩。瘫痪重者要定时翻身,经常拍背,排痰有困难要吸痰,注意口腔护理,保持呼吸道畅通。吞咽困难者应尽早插鼻饲管,加强营养<br>3. ROM:瘫痪肢体应尽早进行四肢关节被动运动等<br>4. 物理因子治疗:微波或其他高频电疗,低频电刺激等 |
| 恢复期 | 1. 药物治疗<br>2. 物理因子治疗(微波或其他高频电疗,低频电刺激等)<br>3. 呼吸功能、吞咽功能训练<br>4. 四肢肌力训练<br>5. ADL 训练<br>6. 健康宣教 |

**表 16-21　Lawn 等的评定吉兰-巴雷综合征病人治疗流程**

| 临床表现 | 处理方法 |
|----------|----------|
| 存在自主神经功能障碍 | 在 ICU 监测 |
| Hughes 残疾评分<3,稳定或逐步发展,<br>以及无自主神经功能障碍,<br>以及无肺功能危险因素 | 在病房监测 |
| (Hughes 残疾评分≥3)或(<3 且逐渐进展),<br>以及无自主神经功能障碍,<br>以及无延髓功能障碍或存在延髓功能障碍但无误吸,以及无肺功能危险因素 | 在病房监测 |
| (Hughes 残疾评分≥3)或(<3 且逐渐进展),<br>以及无自主神经功能障碍,<br>以及存在延髓功能障碍,<br>以及存在误吸 | 在 ICU 插管 |
| Hughes 残疾评分≥3 或<3 且逐渐进展,<br>以及无自主神经功能障碍,<br>以及无延髓功能障碍或存在延髓功能障碍但无误吸,以及存在一个或多个肺功能危险因素 | 在 ICU 监测;考虑是否选择插管 |

Lawn 等的 GBS 流程解释:

1)根据图表中的说明,Hughes 残疾评分≥3 提示病人无法行走 5 米以上的距离,另外还包括那些卧床不起以及需要机械通气的病人(后者应在 ICU 进行监测)。

2)肺功能危险因素包括以下一种或多种情况:①肺活量<20ml/kg;②最大吸气压<30cmH$_2$O;③最大呼气压<40cmH$_2$O;④肺活量与基线相比下降超过 30%。

### 3. 药物治疗

(1)激素:对 AIDP 采用激素治疗,目前意见尚不一致,多数学者认为急性期应用激素治疗无效，不能缩短病程和改善预后，甚至推迟疾病的康复和增加复发率。有人发现病人血清中皮质醇的浓度随 AIDP 病情的加重而增高，重型和极重型 AIDP 呈显著增高状态，这可解释用激素治疗后 AIDP 为何无效，或反而加重的原因；另有部分学者主张用激素，无禁忌症者应早期足量使用激素，氢化可的松成人 300～500mg/d，或地塞米松 10～30mg/d，加葡萄糖液静脉滴注，每日 1 次，7～14 天为 1 疗程，病情好转后改口服泼尼松 60～100mg，每日晨顿服，待病情平稳后，根据具体病人，每 1～2 周减 5mg。对急重症状病人可用甲基泼尼松龙 500～2000mg，加葡萄糖液静滴冲击疗法（MPPT），每日一次，用药 3～5 天，然后改口服泼尼松。甲基泼尼松龙冲击治疗疗程短，疗效迅速，对重症 AIDP 病人能迅速阻止病情发展，对呼吸肌和吞咽迷走神经麻痹奏效迅速，认为甲基泼尼松龙冲击疗法对重症 AIDP 很有应用价值。MPPT 的副作用常见有平均动脉压增高 1.7～3.6kPa；静滴速度过快可出现心律失常；可有精神症状，如言语增多、欣快等；上消化道出血；面部潮红、踝部水肿及口中有金属味等。

（2）免疫增强剂

1）静脉输入大剂量免疫球蛋白（IVIG）：用人免疫球蛋白制剂每日 0.4g/kg，开始 40ml/h，以后逐渐增加至 100ml/h 缓慢静脉滴注，连用 5 天为一疗程。副反应：致热原反应所致的寒战和高热、头痛、肌痛、恶心、呕吐、心动过速、低血压、过敏等。

2）转移因子（transfer Factor，TF）：一般采用皮下注射，注入上臂内侧或大腿内侧腹股沟下端，一次 1 支，每周 1～2 次，1 个月后改为每 2 周 1 次。

（3）抗感染：重症 AIDP 合并呼吸道感染者，或应用大剂量激素时应预防感染，须及时应用足量有效的抗生素。

（4）神经营养剂的应用：根据病情可选用维生素 B₁、维生素 B₁₂、胞磷胆碱、三磷腺苷、辅酶 A、细胞色素 C 等促进神经功能恢复药。

（5）非药物疗法

1）血浆置换（PE）治疗：是近年来新开展的疗法，临床报道有效，能缩短病人从恢复至独立行走的时间；能缩短病人用辅助呼吸的时间，明显降低 AIDP 病人的病死率。通过血浆置换疗法可清除血浆中的髓鞘毒性抗体，抗原－免疫球蛋白的免疫复合物，炎性化学介质补体，纤维蛋白原和抗体，从而减少和避免神经髓鞘的中毒性损害，促进脱落髓鞘的修复和再生，改善和缓解临床症状。每次交换血浆量为 40～50ml/kg，代以 5% 的蛋白生理盐水，5～8 次为 1 疗程，副作用有心律失常，枸橼酸盐引起低钙、血容量减少、心肌梗死、血栓、感染、出血、过敏反应、穿刺局部血肿等。此疗法因价格昂贵难以广泛应用。

2）人工呼吸：呼吸麻痹是 AIDP 主要死亡原因，当病人出现呼吸浅、频率快、心率快、烦躁不安，四肢末梢轻度发绀等均表示有缺氧和二氧化碳潴留，要尽早使用人工呼吸机辅助呼吸。

3）气管切开：病人咳嗽无力，呼吸道分泌物排出有困难时，应及时做气管切开，保持呼吸道畅通。

**4. 康复治疗措施** 在疾病的恢复期可开展肢体功能训练。

（1）肢体功能训练：在病情稳定后应尽早开展被动运动，肌力 0～1 级时以被动运动为主，从大关节→小关节，从近端→远端，病人主观意念加辅助抬起肢体或移动肢体等动作，可加速自主运动的恢复。肌力恢复到 1～2 级时，以助力主动运动为主，3 级肌力以主动运动，逐渐尝试抗阻训练。

（2）ADL 训练：①转移动作练习：在疾病的早期尽早开始 ADL 功能练习，卧床练习如抬头、翻身，抬肢体；待上肢功能恢复后，用双上肢支撑床慢慢坐起；渐渐可移到床边，双腿下垂、抬腿、抬脚等；待下肢肌力达到 3 级后，可下地坐在椅子上或站立练双下肢，双下肢有持重能力，一条腿可支撑全身时，可慢慢练习行走，上台阶等，运动量逐渐加大，运动时间逐渐加长等。②其他：逐步练习其他生活自理动作。

**5. 康复护理**　对 AIDP 病人急性期应加强护理，特别注意口腔护理，及时清除口腔内分泌物；对呼吸监护于床边每 2 小时测定呼吸量，当潮气量<1000ml 时，或让病人连续读数字不超过 4 时，需及时插管和辅助呼吸；注意褥疮和二便护理，尿潴留时注意定时排尿。恢复期重点是功能护理，自助护理。

**6. 注意事项**

（1）由于病人四肢肌力均低下，故强调康复治疗介入宜早，早期以被动活动四肢关节，防止 ROM 丢失为主。

（2）对于病情严重者（4 级以上），需要同步进行呼吸功能康复介入，可手法辅助呼吸以及手法辅助排痰，以增进呼吸功能，预防呼吸道感染。

（3）肌力 3 级以下者，还需要进行四肢肌力训练，但训练不宜过度。

## 五、糖尿病性周围神经病变

### （一）概述

**1. 定义**　糖尿病周围神经病变（diabetic peripheral neuropathy，DPN）是指在排除其他原因的情况下，糖尿病病人出现周围神经功能障碍相关的症状和（或）体征。其患病率与病程相关。有研究表明在糖尿病诊断后 10 年内常有明显的临床糖尿病周围神经病变的发生，神经功能检查发现 60%～90% 的病人有不同程度的神经病变，其中 30%～40% 的病人无症状。在吸烟、年龄超过 40 岁以及血糖控制差的病人中神经病变的患病率更高。

DPN 的发病原因和发病机制目前尚未完全阐明，现认为其主要为代谢紊乱所导致的氧化应激、血管性缺血缺氧、神经生长因子（NGF）缺乏等。另外，自身免疫因素、维生素缺乏、遗传和环境因素等也可能与 DPN 的发生有关。主要病理变化是无髓鞘神经纤维轴突变性，甚至消失；有髓鞘神经纤维髓鞘节段性或弥散性皱缩或脱髓鞘，以及髓鞘再生引起的郎飞氏结结间长度改变。

DPN 多种分类方法曾用于糖尿病神经病变，美国糖尿病学会推荐的分类方法将糖尿病周围神经病变分为两大类：全身对称性多发神经病变（generalized symmetric poly2 neuropathies）和局灶性或多发局灶性神经病变（focal or multifocal neuropathies）。

（1）全身对称性多发神经病变：又可分为：①急性感觉性神经病变：少见，主要因血糖急剧波动而致，如急性并发症（酮症酸中毒）时。用胰岛素治疗致血糖改变过大引起者称为胰岛素性神经病变。急性感觉性神经病变的特点是主观症状严重，尤其是夜间明显加剧，但客观检查指标和体征往往无阳性发现。②慢性感觉运动性糖尿病周围神经病变：常称为糖尿病周围神经病变，约 50% 的糖尿病病人罹患此并发症，是糖尿病神经病变最常见类型。病情多隐匿，进展缓慢；主要症状为四肢末端麻木，刺痛，感觉异常，通常呈手套或袜套样分布，多从下肢开始，对称发生，常见症状有烧灼样疼痛、电击或刀刺样疼痛、麻木、感觉过敏和深部肌肉疼痛等，以下肢多见，夜间加剧。体格检查示足部皮肤色黯淡，汗毛稀少，皮温较低；痛温觉、振动觉减退或缺失，踝反射正常或仅轻度减弱，运动功能基本完好。

（2）局灶性或多发局灶性神经病变：①单神经病变：可累及单颅神经或脊神经。主要累及正中神经、尺神经、桡神经和第Ⅲ、Ⅳ、Ⅵ和Ⅶ颅神经，本病因为微小血管梗死所致，大多数会在数月后自愈。糖尿病周围神经病变一般由肢体远端逐渐向近端发展并加重，根据其症状的逐渐加重，可分为0～3期。0期，即无糖尿病神经病变，约占糖尿病病人的50%；1期，即无症状性神经病变，约占38%；2期，即症状性神经病变，占8%～12%；3期，即残疾性神经病变，占1%～3%。②非对称性的多发局灶性神经病变：同时累及多个单神经的神经病变称为多灶性单神经病变（或非对称性多神经病变）。起病急，以运动障碍为主，出现肌肉无力、萎缩，踝反射减弱，大多数会在数月后自愈。③多发神经根病变：最常见为腰段多发神经根病变，主要为$L_2$、$L_3$和$L_4$等高腰段的神经根病变引起的一系列症状。腰段多发神经根变性发病多较急，主要见于下肢近端肌群受累，病人通常表现为单一患肢近端肌肉疼痛、无力，疼痛为深度的持续性钝痛，晚上为重，2～3周内出现肌肉萎缩，呈进行性进展，并在6个月后达到平台期。

（3）自主神经病变：糖尿病自主神经病变（diabetic autonomic neuropathy，DAN）是糖尿病常见的并发症，其可累及心血管、消化、呼吸、泌尿生殖等系统。

1）心血管自主神经症状：直立性低血压，晕厥，冠脉舒缩功能异常，无痛性心肌梗死，心脏骤停或猝死。

2）消化系统自主神经症状：便秘、腹泻、上腹饱胀、胃部不适、吞咽困难、呃逆等。

3）泌尿生殖系统自主神经症状：排尿障碍、尿潴留、尿失禁、尿路感染、性欲减退、阳痿、月经紊乱等。

4）其他自主神经症状：如体温调节和出汗异常，表现为出汗减少或不出汗，从而导致手足燥开裂，容易继发感染。另外，由于毛细血管缺乏自身张力，致静脉扩张，易在局部形成"微血管瘤"而继发感染。对低血糖反应不能正常感知等。

2. **流行病学**　糖尿病神经病变是因糖尿病慢性高血糖状态及其所致各种病理生理改变而导致的神经系统损伤，可累及全身神经系统任何部分，是糖尿病最常见和最复杂的并发症，累及超过50%的糖尿病病人。

**（二）康复诊断与评定**

1. **诊断方法**　详细询问病史，包括糖尿病类型及病程、糖尿病家族史、吸烟史、饮酒史、既往病史等。结合症状及体征，以及神经系统检查可以做出初步判断，进一步可进行神经电生理检查，康复功能评定。

（1）病史与体征：糖尿病病史以及局部肢体末梢的感觉神经异常症状，如局部疼痛、麻木等神经系统检查阳性体征。

1）痛觉：主要通过测定足部对针刺所引起的疼痛的不同反应来初步评定末梢感觉神经的功能情况。

2）温度觉：通过特定的仪器根据不同温度的变化来测定足部对温度变化感觉的敏感性。

3）压力觉：常用Semmes-Weinstein单丝（5.07/10g单丝）进行检测。以双足踇趾及第Ⅰ、第Ⅴ跖骨头的掌面为检查部位（避开胼胝及溃疡的部位），将单丝置于检察部位压弯，持续1～2秒，在病人闭眼的状况下，回答是否感觉到单丝的刺激，于每个部位各测试3次，3次中2次以上回答错误则判为压力觉缺失，3次中2次以上回答正确则判为压力觉存在。

4）振动觉：常用 128Hz 音叉进行检查。将振动的 128Hz 音叉末端置于双足踇趾背面的骨隆突处各测试 3 次，在病人闭眼的状况下，询问能否感觉到音叉的振动，3 次中 2 次以上回答错误判为振动觉缺失，3 次中 2 次以上回答正确则判为振动觉存在。

5）踝反射：根据踝反射情况分为亢进、减弱及正常，反映下肢深感觉的功能情况。

（2）神经电生理检查以及形态学检查

1）神经传导功能检查（NCV）：适用于经上述检查后高度怀疑 DPN 但尚未确诊的病人，可评定周围有髓鞘的粗纤维神经传导电信号的能力，若神经髓鞘、郎飞氏结、轴索病变，则检查结果异常。通常检测正中神经、尺神经、腓总神经、胫神经及腓肠神经等。

2）形态学检查：①皮肤活检：为创伤性检查，多在临床研究中采用。取直径 3mm 的皮肤观察表皮内神经纤维密度及平均神经分支长度，主要评定细神经纤维病变；②神经活检：为创伤性检查，多在临床研究中采用。外踝后方的腓肠神经是常用的活检部位，此检查只反映某一时刻、某一根神经的某一个位点上的信息，而不能反映完整的神经反应环的功能。

3）其他诊断：①定量感觉检查（quantitative sensory testing，QST）：QST 检查仪器具有多种感觉测量模式，其中轻触觉及振动觉可评定有髓的粗神经纤维功能，痛温觉可评定薄髓或无髓的小细神经纤维功能。该检查主观性强，可作为辅助诊断；②振动觉阈值测定（vibration perception thresholds，VPT）：简便、无创、重复性好、病人顺应性好，临床上常以 VPT>25 伏特作为评判足溃疡风险的重要指标；③脊神经根的冠位 MRI：疑为多发神经根病变者，可进行脊神经根的冠位 MRI 的 $T_1$ 加权像薄层（2～3mm）扫描检查，有助于鉴别诊断与确诊。

（3）诊断标准：中国医师协会内分泌代谢科医师分会 2010 年确认的糖尿病周围神经病变（DPN）与糖尿病自主神经病变（DAN）的诊断标准如下：

1）DPN 的诊断标准：①明确的糖尿病病史；②在诊断糖尿病时或之后出现的神经病变；③临床症状和体征与 DPN 的表现相符；④以下 5 项检查中如果有 2 项或 2 项以上异常则诊断为 DPN：①温度觉异常；②尼龙丝检查，足部感觉减退或消失；③振动觉异常；④踝反射消失；⑤神经传导速度（NCV）有 2 项或 2 项以上减慢；⑤排除其他病变：如颈腰椎病变（神经根压迫、椎管狭窄、颈腰椎退行性变）、脑梗死、吉兰－巴雷综合征，排除严重动静脉血管性病变（静脉栓塞、淋巴管炎）等，尚需鉴别药物尤其是化疗药物引起的神经毒性作用以及肾功能不全引起的代谢毒物对神经的损伤。

2）DAN 的诊断标准：①糖尿病性心脏自主神经病变：目前尚无统一诊断标准，检查项目包括心率变异性、Valsalva 试验（最长 R-R 间期与最短之比）、握拳试验（持续握拳 3min 测血压）、体位性血压变化测定、24h 动态血压监测、频谱分析等。②其他糖尿病自主神经病变：目前尚无统一诊断标准，主要根据相应临床症状和特点及功能检查进行临床诊断，多为排他性诊断。

**2. 周围神经功能评定**

（1）MNSI 评分（michigan neuropathy screening instrument）：于 1994 年用于临床，包括 15 个问题，由病人自己完成的症状问卷和一份简单的由医生完成的足部体检量表组成，用于糖尿病周围神经病变的筛查，若评分异常则需行更为详尽的神经传导功能检查（NCS），即 MDNS 评分（michigan diabetic neuropathy score）。在一个大型多中心的临床研究中验证了 MNSI 评分的有效性及在临床研究中可用于糖尿病周围神经病变的监测，但它主要的缺点是在门诊应用时太费时间，多用于 DPN 的流行病学调查。

（2）神经残疾评分（neuropathy disability score，NDS）：20 世纪 80 年代，Dyck 及其同事首先提出了 NDS 评分，用来评定神经病变的体征。神经病残疾评分（NDS）可以对多发性神经病中影响到周围神经系统而引起的特定的神经功能损伤进行测定，可用于最初的评定并在一段时间内对病人进行监测以确定疾病状况。

NDS 评分标准：①无损伤：0 分；②轻度损伤：1 分；③中度损伤：2 分；④重度损伤：3 分；⑤功能完全缺失或最严重的损伤：4 分。

NDS 解释：①最低分：0 分；②一侧的最高分：140 分；③双侧的最高分：280 分；④分数越高，神经功能缺损越多；⑤局限性：该评分系统适用于神经功能损伤而非高反应性反射或其他增强的活动进行测定。参见表 16-22。

**表 16-22　神经残疾评分（neuropathy disability score，NDS）**

| 检查项目 | 检查项目 |
| --- | --- |
| **颅神经** | **肌无力** |
| （1）视乳头水肿 | （1）呼吸肌 |
| （2）第三对颅神经支配的眼外肌无力（上睑提肌，下直肌和上直肌，下斜肌和瞳孔括约肌） | （2）肩部外展肌 |
| | （3）肱二头肌 |
| （3）第六对颅神经支配的眼外肌无力（外直肌） | （4）肱桡肌 |
| （4）面部肌肉无力 | （5）肘部伸肌 |
| （5）软腭上抬无力 | （6）腕部伸肌 |
| （6）舌肌无力 | （7）腕部屈肌 |
| | （8）手指的伸肌 |
| | （9）手指的屈肌 |
| | （10）手部固有肌 |
| | （11）髂腰肌 |
| | （12）臀肌 |
| | （13）股四头肌 |
| | （14）腿窝部肌肉 |
| | （15）背屈肌 |
| | （16）跖屈肌 |
| 颅神经组得分 = 颅神经组中 6 项的左右两侧的得分之和 | 肌无力组得分 = 肌无力组中 16 项的左右两侧的得分之和 |
| **反射** | **感觉** |
| （1）肱二头肌 | （1）示指（below base of nail）：触压觉 |
| （2）肱三头肌 | （2）示指（below base of nail）：刺痛觉 |
| （3）肱桡肌 | （3）示指（below base of nail）：振动觉 |
| （4）股四头肌 | （4）示指（below base of nail）：JP（关节位置觉） |
| （5）小腿三头肌 | （5）踇趾（below base of nail）：触压觉 |
| | （6）踇趾（below base of nail）：刺痛觉 |
| | （7）踇趾（below base of nail）：振动觉 |
| | （8）踇趾（below base of nail）：JP（关节位置觉） |
| 反射组得分 = 反射组中 5 项的左右两侧的得分之和 | 感觉组得分 = 感觉组中 8 项的左右两侧的得分之和 |

NDS 总分 = 所有 4 组的得分之和
　　　　　= 所有检查项目的左右两侧的得分之和

(3) 多伦多临床神经病变评分(toronto clinical scoring system, TCSS)：主要用于门诊糖尿病周围神经病变的筛查工作，该评分分三个部分：①症状：包括下肢的疼痛、麻木、针刺感、乏力、走路不平衡及上肢症状，每个症状有记 1 分，无记 0 分，共 6 分；②腱反射（双侧膝反射及踝反射）：消失记 2 分，减弱记 1 分，存在记 0 分，共 8 分；③脚趾的感觉：包括针刺觉、温度觉、轻触觉、振动觉、关节位置觉，消失记 1 分，存在记 0 分，共 5 分。总分为 19 分。有研究提示 TCSS 评分与临床客观检查符合性最好。对于 TCSS 评分较低的病人建议进一步行神经电生理检查，对于 TCSS 评分高的病人可以基本诊断 DPN。

(4) DNE 评分(diabetic neuropathy examination)：2000 年，Meijer 等提出，由 NDS 评分修改而来，其更简单、操作更快速、更适合临床工作的评分，最高分为 16 分。随后，Meijer 等又提出了 DNS 评分(diabetic neuropathy symp tom)，只包括 4 个症状（下肢的疼痛、针刺觉、麻木及走路不稳），最高分为 4 分，非常简单，他们认为利用这个评分可大致判定有无糖尿病周围神经病变，适用于临床门诊筛查工作。Meijer 等验证了 DNE 评分和 DNS 评分可以判定有无糖尿病周围神经病变，并发现 DNE 评分和 DNS 评分与心脏自主功能检查和电生理检查有很强的相关性，更加表明了 DNE 和 DNS 评分在临床工作中诊断糖尿病周围神经病变的作用。

(5) 评定实施流程：首先应进行诊断性评定→确诊后进行功能评定→制订治疗计划→治疗中期功能恢复情况评定→继续或修正治疗方案→终期评定，结束治疗。

(6) 注意事项

1) 诊断应符合 DPN 诊断标准，注意与其他感觉性周围神经病和痛性周围神经病进行鉴别，糖尿病性肌萎缩应与股四头肌肌病、进行性脊髓性肌萎缩以及腰骶神经根病变所引起的股四头肌萎缩相鉴别。

2) DPN 病人由于丧失痛温觉，易于发生烫伤、冻伤以及刺伤等而不自知，加上自身存在微循环改变，易导致发生糖尿病足，最后的结局可能是截肢，是糖尿病致残的主要原因。应注意教育病人保护皮肤及保持局部清洁与干爽，注意穿着舒适的鞋子等。

3) DPN 的早期积极干预，可以改善预后并延缓发展，故应针对糖尿病病人进行 DPN 的早期筛查与评定，但筛查 DPN 的方法不能过于简单化，应综合症状、体检和简单辅助工具进行。

4) 一旦评定诊断为 DPN，除积极康复干预外，还应重视原发病的治疗，控制血糖以及合理饮食。

**（三）康复治疗**

**1. 康复目标**　①近期康复目标：缓解疼痛、增进微循环，增进四肢肌肌力、消除局部炎症；促进伤口愈合（若有皮肤溃疡），防止并发症。②远期康复目标：改善生存质量，获得 ADL 功能独立。

**2. 康复诊疗计划与方法**　参见表 16-23。

(1) 药物治疗：分对因治疗与对症治疗。

1) 对因治疗：积极控制高血糖是防治糖尿病周围神经病变最根本和最重要的手段，而早期积极有效的进行神经修复也是 DPN 重要的治疗措施。①血糖控制：积极严格地控制高血糖并保持血糖稳定是预防和治疗糖尿病周围神经病变的最重要措施；②神经修复：DPN 的神经损伤通常伴有节段性脱髓鞘和轴突变性，其修复往往是一个漫长的过程，如修复轴突变性最长需要 18 个月。主要通过增强神经细胞内核酸、蛋白质以及磷脂的合成，刺激轴突再生、促进神经修复。常用药如甲钴胺等；③抗氧化应激：通过抑制脂质过氧化，增加神经营养血管的血流量，增加神经 $Na^+$-$K^+$-ATP 酶活性，保护血管内皮功能。常用药如 α- 硫辛酸（ALA）等；④改善微循环：提高神经细胞的血供及氧供。常用药如前列腺素 E2（PGE2）、己酮可可碱、山莨菪碱、西洛他唑、活血化瘀类中药等；⑤改善代谢紊乱：通过可逆性抑制醛糖还原酶而发挥作用。新一代醛糖还原酶抑制剂（ARI）包括依帕司他等；⑥其他：如神经营养，包括神经营养因子、C 肽、肌醇、神经节苷脂（GS）和亚麻酸等。

表 16-23　糖尿病性周围神经炎康复治疗计划

| 项目 | 内容 |
| --- | --- |
| 针对原发病 | 1. 控制血糖 |
| | 2. 控制饮食 |
| | 3. 合理安排运动 |
| 针对 DPN | 1. 药物治疗 |
| | 2. 物理因子治疗（微波或其他高频电疗，磁疗、低频电刺激等） |
| | 3. 呼吸功能训练 |
| | 4. 四肢肌力训练 |
| | 5. ADL 训练 |
| | 6. 健康宣教 |

2）对症治疗：通常采用以下顺序治疗 DPN 病人的疼痛症状：甲钴胺和 α- 硫辛酸、传统抗惊厥药、新一代抗惊厥药、度洛西汀、三环类抗忧郁药物、阿片类止痛药等。

（2）康复治疗方法

1）对因治疗：①采用称重饮食：按照病人身高体重、腰臀比，日常工作量、活动量计算病人所需总能量，并按照比例分配于一日三餐中；②运动疗法：制订符合病人当前状态的有氧运动处方，以治疗糖尿病，控制血糖。

2）对症治疗：①疼痛：选用 TENS、间动电疗法、干扰电疗法、高压低频脉冲电刺激、半导体激光照射、超声波治疗、口服镇痛药物，如无效可用脊髓电刺激治疗，国外报道对糖尿病性周围神经病变和周围血管病变引起的难治性、顽固性疼痛以及下肢缺血溃疡有很高的疗效。②感觉障碍：可以行感觉恢复训练和促进神经再生的物理治疗，如 He-Ne 激光照射、电磁场疗法（脉冲短波等）及低频电疗法（微弱直流电、TENS、HVPC 等）。对肌无力，应进行肌力增强训练（助力运动、抗阻运动）或神经肌肉电刺激治疗。

（3）注意事项：①防止药物副作用；②防止并发症；③防止跌倒；④防止训练过度。

## 六、带状疱疹后遗神经痛

带状疱疹后遗神经痛和三叉神经痛并列称为"疼痛之王"，临床表现为原发皮疹区及其周边区自发性刀割样或闪电样发作痛伴随持续性烧灼痛，也可为仅有发作性痛。持续时间短则 1～2 年，长者 10 年以上。急性带状疱疹皮疹痊愈后出现后遗神经痛的比例与年龄增高成正比。带状疱疹后神经痛（post-herpetic neuralgia，PHN）是典型的神经病理性疼痛疾病之一，病因学较清楚，即因感染或潜伏在体内的水痘 - 带状疱疹病毒（varicella zoster virus，VZV）激活之后造成躯体感觉神经系统损伤而产生疼痛，在中、老年人群多发。PHN 临床表现复杂，以发作性爆发痛（paroxysmal pain）、自发痛（spontaneous pain）、痛觉过敏

（hyperalgesia）和痛觉超敏（allodynia）、麻木等为常见症状和体征。

（一）概述

1. **定义**　带状疱疹是由潜伏在人体内的水痘 - 带状疱疹病毒感染所引起的急性病毒性传染病，以沿单侧周围神经分布的带状排列的成簇疱疹为特征，常伴有明显的神经痛。带状疱疹后遗神经痛指带状疱疹皮疹消退后，神经痛仍持续存在的疾病，疼痛常持续超过 1 个月者定义为 PHN。是一种难治性的顽固性神经病理性疼痛，是带状疱疹最常见的并发症，表现为皮损区的烧灼样、电击样、刀割样及针刺样疼痛，严重影响病人的生活质量和身心健康。

PHN 的病程一般约 1～3 年，如无有效的控制疼痛的方法，一般病史可以长达 3～5 年甚至更长，病人长期遭受剧烈疼痛折磨，生活质量严重降低。有研究显示，PHN 疼痛时间可能持续>1 年的病人比例在 10～49 岁组中为 4%～10%，50～79 岁组为 18%～48%，个别病人可长达 10 年或更久。

2. **分类**　可分为急性带状疱疹性疼痛与带状疱疹后遗神经痛两类。目前研究显示，急性带状疱疹后的神经损伤、神经源性炎症和神经根粘连、周围和中枢神经敏感化以及交感神经系统功能异常等是产生疼痛和患区后遗症状的主要因素。但是 PHN 确切的病理变化和发生机制仍然需要进一步探讨。

3. **流行病学**　据国外流行病学调查分析显示，PHN 的人群患病率为 0.07%，发病率为 3.9/10 万～42.0/10 万。PHN 的发病率与年龄成正比，一般 50 岁以上人群易感。有研究对一组病例进行统计，结果显示不同年龄组 PHN 病人比例为 10～19 岁占 4%，20～29 岁占 2%，30～39 岁占 15%，40～49 岁占 33%，50～59 岁占 49%，60～69 岁占 65%，70～79 岁占 74%；PHN 所涉及疼痛区域与疱疹发病区域相同，带状疱疹好发部位依次为胸部（肋间神经）：50% 以上；颈部（颈神经）：10%～20%；头颅部（三叉神经）：10%～20%；腰骶部（腰骶神经支配区域）：2%～8%；其他：<2%。

（二）诊断与评定

1. **诊断方法**　依据病史、临床症状以及体征，物理检查可以做出诊断。

（1）病史与体征：有带状疱疹发病史，认真观察疱疹局部皮肤色素变化区域，记录 PHN 的原发、继发损伤区范围。临床亚型和损伤区域评定：20 世纪 90 年代以后 Rowbotham 注意到 PHN 有不同的亚型，目前已经发现激惹型（又称伤害性感受器兴奋型）、麻痹型（又称去神经支配型）、混合型（又称中枢整合痛型）和无激惹型（又称伤害性感受器无兴奋型）4 种亚型，临床医生应该关注 PHN 的临床症状进行分型治疗。

（2）物理检查

1）定量感觉测试（QST）：①用棉签检测触觉和异常痛敏的节段支配区；②用阶梯 von-Frey 纤维定量测量患区是否有痛敏，若有则用记号笔描画出痛敏节段支配区，初步确定临床亚型；③使用 4℃和 42℃水检查痛温觉变化；④记录疱疹患区伴随的其他异常感觉症状，如痒、紧束感、蚁行感等，可以用神经病理性疼痛自评表（self-complete leeds assessment of neuropathic symptoms and signs，S-LANSS）进行鉴别诊断。

2）红外热像图：监测原发、继发损伤区皮温比值变化，该方法是检测交感神经功能有无异常、判断神经源性炎症有无发生的定性和定量方法，建议积极使用。

3）脑功能磁共振成像（fMRI）：检查脑内核团兴奋与抑制灶位置、面积和动态变化（必要时查）。

4）诊断标准：参照国际疼痛学会（IASP）和中华医学会疼痛学分会（CASP）神经病理性疼痛专家组发布的神经痛诊断标准：①有确切带状疱疹病史；②带状疱疹皮损区域的感觉异常；③有疱疹消退后的持续疼痛存在，且大于 1 月。

**2. 康复评定**

（1）疼痛强度评定：使用 0～10 分视觉模拟量表（VAS）评分，确定疼痛强度。其次可应用 McGill 疼痛问卷表评定疼痛强度。PHN 疼痛的临床特点主要包括：①自发性闪电样、刀割样或撕裂样剧烈发作痛；②针刺样疼痛伴随持续性烧灼痛（约 50% 的病人会出现上述 2 种或 2 种以上类型的混合疼痛）；③大部分病人夜间无法正常睡眠；④超过 50% 的病人伴随抑郁情绪甚至自杀倾向；⑤发病前往往有诱发因素：如过度劳累、受凉、手术或化疗后等；⑥除了疼痛外，病人疱疹区可能伴随紧束感、蚁行感、痒、抽动感或灼热感等后遗症状。

（2）心理评定：①情绪定量测试（QET）：用 0～10 分情绪模拟量表（EAS）评定情绪变化强度（0 分为无情绪变化、10 分为情绪最坏、5 分为情绪时好时坏）；②抑郁评定：使用改良的汉密尔顿抑郁量表（HAMD）评价有无精神病；③焦虑评定等。

（3）睡眠评定：多数病人因疼痛而影响睡眠，睡眠障碍又加重疼痛感受，进而形成恶性循环，可以采用匹兹堡睡眠评定。

**（三）康复治疗**

**1. 康复目标**　缓解疼痛、促进神经损伤修复，改善生存质量。

**2. 康复诊疗计划与方法**

（1）康复诊疗计划：带状疱疹临床过程可简单分为前驱期、疱疹期、恢复期和后遗症（疼痛）期。多数病人经过及时、合理的治疗，疼痛和其他不适感觉逐渐消失，达到临床治愈的目标，而部分病人则进入后遗疼痛期。

带状疱疹后遗神经痛的康复治疗各家报道不一，总体来说先以无创治疗为首选，强调综合治疗，其次，若疼痛剧烈，病程较长，且无创治疗效果不佳，则可以选择神经阻滞，甚至射频神经毁损术，参见表 16-24。

表 16-24　带状疱疹后遗神经痛康复诊疗计划

| 临床分期 | 康复诊疗计划 |
|---|---|
| 急性期（前驱期） | 药物治疗为主：抗病毒药物，增加自身免疫力药物等 |
| 急性期（疱疹期） | 1. 药物治疗：抗病毒药物、辅助药物（糖皮质激素类、免疫佐剂、维生素类、抗生素类等）<br>2. 物理因子治疗：紫外线、激光、微波、TENS、磁疗等酌情选用；<br>3. 椎旁注药和交感神经阻滞<br>4. 椎管内注药：硬膜外腔注药是目前治疗急性带状疱疹比较满意的方法之一 |
| 恢复期 | 遗留疼痛者，可照 PHN 期进行治疗 |
| PHN | 1. 药物治疗<br>2. 物理因子治疗<br>3. 心理治疗<br>4. 神经阻滞<br>5. 介入治疗 |

（2）PHN 的具体治疗方法

1）药物治疗：麻醉性止痛药、抗抑郁药、抗惊厥药、激素类和消炎痛类药物对部分病人有缓痛效果。

2）物理因子治疗：①电疗：如经皮肤（TENS）、经脊髓（DCS）、经下丘脑（DBS）电刺激止痛等；②冷冻止痛：冷冻既能镇痛，而又不影响外周神经和植物神经系统功能的物质基础，冷冻镇痛在 PHN 治疗方面的临床应用尚需进一步研究；③高频电疗：如微波等，可以改善末梢神经营养状态而缓解疼痛；④红外线局部照射；⑤臭氧治疗；⑥光疗：紫外线局部照射、激光照射等；⑦冲击波治疗；⑧超声治疗加双氯芬酸乳膏作为接触剂也有较好效果；⑨高压静电治疗：可以采用局部与全身双联疗法，利用局部高压静电治疗笔进行局部疼痛位点的强化治疗 1 分钟，再继续高压静电全身治疗，可获较好效果；⑩综合治疗：包括理疗、外用搽剂或配合电生理及药物治疗可使部分病人疼痛缓解。

3）区域神经阻滞及交感神经阻滞：是目前缓解 PHN 病人剧烈疼痛最有效的方法，尤其对于病程<6 个月效果较满意。临床上交感神经阻滞对大多数疱疹后神经痛病人的疼痛及伴随症状均有缓解作用，应该提倡早期应用。

4）受累节段脊神经脉冲射频治疗：脉冲射频治疗的原理是通过脉冲电刺激改变神经系统功能活动，即神经调节治疗技术，它的可控制温度为 40～42℃，对于 PHN 病人因神经系统受到损伤而导致的功能紊乱状态具有调节作用。由于治疗过程中该方法不会损伤神经或组织，因此安全系数比较高，只要正确操作、准确到位就能够取得确切的临床治疗效果。

5）介入治疗：①交感神经干、后根神经节（dorsal root gangalion，DRG）臭氧（O₃）介入治疗：基础实验研究和临床观察都已确认了交感神经系统活化在神经病理性疼痛中具有重要作用；②特殊药物的使用和射频神经毁损术：在 CT 精确定位穿刺后，使用特殊的化学药物如乙醇、酚类等或射频仪器热凝使神经长期处于无功能状态，达到长期止痛的目的；③病人自控硬膜外腔镇痛（PCEA）技术：可选用镇痛药如利多卡因、罗哌卡因或布比卡因等，达到快速有效镇痛的目的。

6）传统医学：针灸、手法等均可酌情选用。

7）心理治疗：由于长期或剧烈的疼痛和以往治疗失败的经历，绝大部分 PHN 病人伴随不同程度的焦虑和抑郁（失望、无助感），甚至自杀等精神病，及时有效的支持性、解释性心理治疗非常必要，以帮助病人正确了解、面对自己的病情，重新树立信心。同时改善病人所处环境以及特殊的专科心理护理等也有助于使病人积极配合上述药物或介入治疗以达到预期的临床治疗效果，并且顺利进入功能康复阶段。

8）营养治疗：给予易消化、增加抵抗力以及抗氧化的食品等。

（3）注意事项：本病迁延时间长，在选择治疗方案时，应首选各类无创的物理因子治疗同步，并建议合并应用镇痛剂（首选胃肠副作用较小的）以及神经营养药物。

## 第三节　周围神经损伤康复

周围神经损伤极为常见，多由牵拉、切割、挤压及药物注射于神经内或附近所致。轻者可能仅为一过性卡压，例如：习惯于翘二郎腿者，时间长会发生下肢麻木，改变体位并活动下肢即可消失。重者神经断裂，损伤神经支配区域感觉、运动障碍等。战时以火器伤多见，据第二次世界大战战伤的一些统计,四肢神经伤约占外伤总数的10%。四肢神经伤最多见的为尺神经、正中神经、桡神经、坐骨神经和腓总神经。上肢神经伤较多,约占60%～70%。主要表现为感觉障碍,运动障碍和营养障碍。

## 一、周围神经损伤原因

开放性、牵拉伤及骨折脱位所致损伤是三种最常见的原因。

### （一）开放性损伤

**1. 切割伤** 由于利器直接切割神经造成的,这种神经损伤可以是部分的或完全的,常见的神经损伤为指神经、正中神经、尺神经的损伤。

**2. 撕裂伤** 肢体某一部位被机器绞伤时可以造成单纯的完全性或不完全性神经撕裂。如果神经位于被撕裂的软组织周围,只是间接地受牵拉。神经损伤可能表现为轴突断裂或神经传导阻滞。在开放性分离骨折中,神经常受到牵拉。而闭合性损伤也可能造成神经撕裂伤,如臂丛神经从椎间孔撕脱。

**3. 火器伤** 当枪弹或弹片穿越肢体的软组织,不仅可以造成肢体广泛的软组织损伤,同时造成神经干损伤,可能还会伴有粉碎性骨折和血管、神经缺损。由于弹道周围组织瞬间遭受局部冲击波所带来的震动、热能等物理效应,致使邻近组织受牵拉,变形,造成包括神经的进一步损伤。因此,神经除直接可能被枪弹或弹片击断外,其间接损伤程度取决于神经与弹道间距离,神经距弹道越近,损伤程度也越重。

### （二）闭合性损伤

**1. 神经挤压伤** 外部因素压迫是造成神经损伤的常见原因,如石膏或夹板包扎过紧,神经被钝器直接打击,止血带应用的时间过长,压力过大,弹性绷带或外敷料包扎过紧,长时间昏迷致肢体长时间受躯体压迫等。

内部的压迫造成神经损伤的常见原因,除了骨折脱位引起神经受压,如肩关节骨折脱位可造成腋神经损伤之外,在周围神经途经解剖上某些坚韧的、狭窄的特定骨突部位,由于职业习惯等因素,使神经长期受压、摩擦形成所谓周围神经卡压综合征,如臂丛神经的胸廓出口综合征,正中神经的旋前圆肌综合征和腕骨综合征,尺神经的肘管综合征和腕尺骨综合征,坐骨神经的梨状肌综合征,胫后神经的跗管综合征等。

**2. 神经牵拉损伤** 在肢体发生骨折脱位时,可同时造成神经的牵拉损伤;或肢体发生骨折脱位当时并未造成神经损伤,而在骨折脱位整复过程中,由于神经受到牵张,神经纤维在内膜管内受压,随着牵扯力量的增加超过神经所能耐受的程度,神经内连接组织从轻微变化直到血管被拉断和神经纤维损伤,最后导致整段神经组织纤维性变。

**3. 神经摩擦伤** 当肢体活动时,在与神经比邻的不规则和粗糙的表面上,神经受到持续、反复地摩擦,就可能引起神经结构改变,这种变化将威胁神经纤维的连续性,或是神经内微细结构出现纤维性变。

### （三）医源性损伤

医源性损伤最常见是对骨折行切开复位内固定时,由于技术操作或病人本身局部解剖结构变异等原因,造成骨折部位邻近的神经损伤或使神经的结构连续性中断。例如桡神经在肱骨中段时处于桡神经沟内,当骨折处在肱骨干中1/3的位置,此时行骨折切开复位内固定术时,易发生手术解剖层次不清将位于骨折附近的桡神经切断,或将桡神经嵌夹持于骨折端之间而挤压伤,或将桡神经置于钢板之下被锁紧的钢板造成神经挤压伤。

### （四）产伤

在新生儿分娩时，常由于难产，新生儿在产道中滞留时间过长、肢体受压。或在助产时强力牵拉肢体造成神经牵扯损伤：上肢常发生臂丛神经、桡神经及前臂背侧骨间神经的损伤，下肢常发生坐骨神经损伤、腓总神经及闭孔神经损伤。

### （五）电烧伤及放射烧伤

电烧伤的主要特点是电流的贯通性损害和广泛的破坏，其中包括损伤区域内的神经。其损伤的严重程度取决于电流、电压的大小，以及神经周围软组织的破坏程度。

放射烧伤常见于晚期肿瘤，放射烧伤造成神经损害程度，不但取决于放射线的照射量、照射时间和次数，还取决于局部组织瘢痕化程度。不少病例在停止放射治疗后数月乃至数年才出现神经损害的症状和体征，而且损害渐进加剧，甚至造成整个上肢神经功能完全丧失。

### （六）缺血性神经损伤

创伤和非创伤因素均可造成神经缺血性损伤。非创伤性原因造成神经缺血性损害，有动脉栓塞，动脉进入神经内部的血管丛狭窄、堵塞、痉挛等。

## 二、臂丛神经损伤

### （一）概述

臂丛神经损伤（brachial plexus）是周围神经损伤的一个常见类型，也是最严重的一种。

臂丛由 $C_{5\sim8}$ 和 $T_1$ 前支大部分组成，各神经出椎间孔后先组成上、中、下三干。每干又组成三个束。臂丛分支组成上肢神经即腋神经、桡神经、肌皮神经、正中神经、尺神经和臂内侧神经等。臂丛位于活动范围较大的肩关节附近，邻近动脉。直接外伤如刺伤、挫伤及锁骨和第一肋骨骨折均可引起臂丛损伤。间接外伤见于强力牵拉上肢、头颈过度弯向对侧或强力将肩部下压时，如重物打击或产伤等。颈椎骨关节病引起的臂丛损害不包括在内。

1. **定义**　凡各类外伤、牵拉等所致臂丛神经部分或全部损伤，导致臂丛神经支配区域的相应症状体征，称之臂丛神经损伤。臂丛神经发出部位以及神经名称、支配肌肉参见表 16-25。

**表 16-25　臂丛神经发出部位以及神经名称、支配肌肉**

| 发出部位 | | 神经名称 | 支配肌肉 |
|---|---|---|---|
| 根部 | | 胸长神经 $C_{5,6,7}$ | 前锯肌（还受 3～7 肋间神经支配） |
| | | 肩胛背神经 $C_{3,4,5}$ | 肩胛提肌、大小菱形肌 |
| | | 膈神经 $C_{2,3,4,5}$ | 膈肌 |
| | | 斜角肌肌支颈长肌肌支 $C_{5,6,7,8}$ | 斜角肌、颈长肌 |
| 干部 | | 肩胛上神经 $C_{5,6}$ | 冈上肌、冈下肌 |
| | | 锁骨下神经 $C_{5,6}$ | 锁骨下肌 |
| 束部 | 外侧束 | 胸前外侧神经 $C_{5,6,7}$ | 胸大肌锁骨部 |
| | | 肌皮神经 $C_{5,6,7}$ | 肱肌、肱二头肌、前臂外侧皮肤感觉 |
| | | 正中神经外侧头 | 感觉 |

续表

| 发出部位 | | 神经名称 | 支配肌肉 |
|---|---|---|---|
| 束部 | 内侧束 | 正中神经内侧头 | 运动 |
| | | 胸前内侧神经 $C_8T_1$ | 胸大肌胸肋部、胸小肌 |
| | | 尺神经 | 大部分手肌 |
| | | 臂内侧皮神经 | 臂内侧皮肤感觉 |
| | | 前臂内侧皮神经 | 前臂内侧皮肤感觉 |
| | 后侧束 | 腋神经 $C_{5、6}$ | 小圆肌、三角肌、肩外侧皮肤感觉 |
| | | 桡神经 $C_{5、6、7、8}T_1$ | 肱三头肌、肘肌、旋后肌、肱桡肌、部分手外在肌 |
| | | 肩胛下神经 $C_{5、6}$ | 肩胛下肌、大圆肌 |
| | | 胸背神经 $C_7$ | 背阔肌 |

2. **分类**　主要按照完全性、不完全性臂丛损伤来分类，一般分为上臂丛损伤（Erb 损伤）、下臂丛损伤（Klumpke 损伤）和全臂丛损伤。1985 年 Leffert 按臂丛损伤的机制与损伤部位作出以下分类：

（1）开放性臂丛损伤。

（2）闭合（牵拉）性臂丛损伤。

1）锁骨上臂丛损伤：①神经节以上臂丛损伤（节前损伤）；②神经节以下臂丛损伤（节后损伤）。

2）锁骨下臂丛损伤。

（3）放射性臂丛损伤。

（4）产瘫。

3. **流行病学**　引起臂丛损伤的最常见病因及病理机制是牵拉性损伤。成人臂丛损伤大多数（约 80%）继发于交通事故伤。

**（二）康复诊断与功能评定**

臂丛神经损伤的诊断，主要依据病史和临床表现与查体、X 线摄片检查，以及电生理学检查可以确诊。电生理学检查不仅有助于臂丛神经损伤的定位诊断，还可以用作治疗过程中病变好转与否的动态评定。

诊断和康复评定步骤：①首先确定有无臂丛损伤；②进一步区分根、干、束、支的损伤；③对根部损伤再区分节前节后损伤，因为节前损伤表明预后不良，无自发恢复的可能。若胸背肩胛肌肉（斜方肌）萎缩、耸肩受阻，提示上干节前损伤。若出现 Horner 征，提示下干节前损伤。肌电图和体感诱发电位有利于节前节后损伤的鉴别；④确定损伤的范围和程度；⑤功能状况评定。

（1）病史与临床表现：依据臂丛神经损伤部位（根干束支）、损伤程度（完全性与不完全性）的不同，临床表现各异。定位诊断主要在于臂丛损伤部位，除了区分锁骨上下损伤外，应进一步明确锁骨上的根或干损伤，以及锁骨下束或支损伤，具体方法应结合临床检查所得的阳性体征，按上肢五大神经分类后进行组合诊断。

从理论上分析只有相邻两神经根同时损伤时才可见临床症状与体征，这种现象称单根代偿现象与双根组合现象。为了叙述方便，将臂丛神经根分为上臂丛及下臂丛。上臂丛包括 $C_{5\sim7}$ 神经根；下臂丛包括 $C_8$ 神经根与 $T_1$ 神经根。

1）诊断方法：依据外伤史、牵拉史等，结合臂丛神经支配区域的相应临床表现与体征可以初步做出诊断，如有影像学与电生理学的佐证，可以确诊，参见下表 16-26。

表 16-26　臂丛神经支配区域的相应临床表现与体征

| 分型 | 运动障碍表现 | 感觉改变 | 备注 |
|---|---|---|---|
| 臂丛完全损伤 | 手、前臂和上臂肌肉全瘫 | 手、前臂和上臂的一部分感觉消失。$C_8T_1$ 近椎间孔处损伤，可出现霍纳（Horner）氏综合征 | 本型较少见 |
| 臂丛上部损伤（Erb-Duchence型） | 三角肌、小圆肌、冈上肌、冈下肌与胸大肌锁骨头瘫痪，上肢由于背阔肌和胸大肌胸骨头的作用呈内旋位。二头肌和肱桡肌瘫痪，肱前肌减弱，肘关节因三头肌作用而伸直。旋后肌和旋前圆肌瘫痪，前臂因旋前方肌的作用而旋前。桡侧腕伸肌瘫痪，手向尺侧偏斜 | $C_5$ 前支损伤时感觉不受影响，如 $C_6$ 受累则出现上臂及前臂外侧麻木。无霍纳氏综合征 | 此型较多见，为 $C_{5\sim6}$ 神经根在 Erb 点处损伤所致。该点在肩胛上神经近侧，胸长神经和肩胛背神经远侧。前锯肌与菱形肌不受影响。多因外伤使头肩分离、肩部下压或产伤等引起 |
| 臂丛下部损伤（Klumpke型） | 手内肌瘫痪，有爪状畸形臂丛下干损伤时，手指屈肌和伸肌瘫痪 | 手和前臂尺侧麻木，上臂内侧有一小条麻木区。可出现霍纳氏综合征（Horner 征） | 主要是 $C_8T_1$ 神经根损伤，多因上肢过度上抬或伸展及臀位产时牵拉躯干过重等引起 |

2）诊断要点：本症目前无统一诊断标准，但公认诊断要点如下：①外伤史：闭合性损伤见于车祸、运动伤（如滑雪）、产伤、颈部的牵拉、麻醉过程中长时间将肢体固定在某一位置时，开放性损伤主要见于枪弹伤、器械伤、腋动脉造影、肱动脉手术、内侧胸骨切开术、颈动脉搭桥术，颈静脉血透治疗过程中造成的损害亦有报道；②相应临床症状与体征：臂丛神经支配区相应的感觉、运动障碍（如上表）。

（2）诊断性评定

1）外观评定：由于三角肌、肱二头肌等上肢主要肌群肌力低下，肩关节显示方肩畸形、上臂周径小于健侧等。

2）感觉评定：按照不同神经支配区域，有不同的感觉异常表现（参见本章第一节）。手部感觉评定有：①轻触觉检查：轻触觉检查是一种精确的检查方法，可将触觉障碍分为 5 级。检查时采用 Semmes-Weinstein 单丝法，简称 SW 法（详见康复评定章节）。②两点辨别觉：两点辨别觉属于复合感觉，与手的功能密切相关。正常青年人手指末节掌侧两点辨别觉约 3mm。手掌面两点辨别觉与手功能关系如表 16-27。

表 16-27　两点辨别觉与手功能关系

| 分级 | 表现 |
|---|---|
| 正常 | <6mm，可做上表弦等精细工作 |
| 尚可 | 6～10mm，可持小器械（镊子等） |
| 差 | 11～15mm，可持大的器械（铁锹、锄头等） |
| 保护性 | >16mm，仅有一点感觉，持物有困难。 |
| 感觉缺失 | 无任何感觉，不能持物 |

3）肌力评定：如前所述，采用 Lovet 徒手肌力评定，针对上臂、前臂以及手的伸屈关键肌群分别进行评定；例如三角肌、小圆肌、冈上肌、冈下肌与胸大肌、二头肌和肱桡肌、三头肌、旋后肌、旋前圆肌、旋前方肌、桡侧腕伸肌等，参见下表 16-28。

表 16-28　上肢伸屈关键肌群及其支配神经

| 神经根 | 神经 | 支配肌 |
|---|---|---|
| $C_5$ | 腋神经 | 三角肌 |
| $C_6$ | 肌皮神经 | 肱二头肌 |
| $C_7$ | 桡神经 | 上肢伸肌群 |
| $C_8$ | 正中神经 | 指屈肌群 |
| $T_1$ | 尺神经 | 手内部肌群 |

4）体征评定：①神经瘤征：叩击颈部患处，可在该神经分布区感到电击样疼痛，提示神经根有断裂；②组织胺潮红试验：主要用于确定臂丛牵拉伤的部位，可分为神经节前和神经节后损伤。以上两种类型的运动和感觉麻痹征象相同，但神经节后损伤（椎间孔外神经根损伤）时轴索反射可丧失（阴性），神经节前损伤（椎间孔内神经根损伤）时轴索反射可能存在（阳性）。方法：用 1：1000 磷酸组织胺作皮内注射，出现系列三联反应为阳性，参见表 16-29。

表 16-29　组织胺潮红试验判断表

| 判断 | 体征 |
|---|---|
| 系列三联反应：阳性 | ①立即出现直径 10mm 的红斑 |
| | ②半分钟后，在红斑周围出现 20～40mm 的红斑 |
| | ③注射部位出现风团 |
| 系列三联反应：阴性 | 周围神经损伤后，只有皮肤潮红而不出现系列三联反应 |
| 此法诊断臂丛神经损伤，阳性多为节前伤，阴性多为节后伤 | |

5）神经电生理检查：肌电图（EMG）及神经传导速度（NCV）对有无神经损伤及损伤的程度有重要参考价值，神经损伤一般于三周后显著变性，此时肌电图检查，发现去神经纤维颤动电位。所以肌电图检查应在损伤三周进行，隔 3 个月复查，观察有无神经功能复原。

按照颈部肌肉的不同深浅位置，所受神经支配各不相同，臂丛的脊神经后支支配颈后深部肌肉。浅层为斜方肌，受副神经支配；深部内侧部分受 $C_{3\sim6}$ 脊神经后支支配，外侧部分受 $C_{7\sim8}$ 脊神经后支支配；最深部颈后肌肉为脊横肌、脊间肌和横突间肌，受相应脊椎的神经纤维支配。因此，肌电图检查颈后最深部肌肉是脊横肌和横突间肌。肌电图表现：①凡肌电图显示去神经性纤维颤动电位，表示脊神经后支的运动神经纤维损伤，为椎间孔内臂丛损伤；②凡显示正常电位，表示椎间孔外臂丛损伤；③凡受神经根支配的任何肌肉存在主动运动，即显示肌肉主动收缩电位，表示不完全性神经根损伤。

6）影像学检查：臂丛根性撕脱伤时，CTM（脊髓造影加计算机断层扫描）可显示造影剂外渗到周围组织间隙中，硬脊膜囊撕裂、脊膜膨出、脊髓移位等。MRI（磁共振成像）除能显示神经根的撕裂以外，还能同时显示合并存在的脊膜膨出、脑脊液外漏、脊髓出血、水肿等。

（3）功能评定

1）疼痛评定：臂丛神经牵拉伤多数有烧灼性疼痛，而疼痛的持续存在，势必影响功能康复的进程，因而需进行疼痛程度的评定，以便合理选用疼痛干预方法。可采用 VAS 疼痛尺进行评定。

2）Dunkerton 臂丛神经损伤评价标准：参见表 16-30。

表 16-30　Dunkerton 臂丛神经损伤评价标准

| 分级 | 感觉 | 有用的功能 | 职业 |
|---|---|---|---|
| 0 | 无 | 完全没有 | 失业 |
| 1 | 对深压有感觉 | 能控制上肢，但手无功能 | 坐着工作 |
| 2 | 有手指定位和深压感 | 可以做日常活动和办公室工作 | 手工业者 |
| 3 | 手指侧方有定位感<br>两点分辨试验>10mm | 可以做轻微手工工作 | 半技能型工人 |
| 4 | 轻度感觉缺失，两点分辨试验<10mm | 可以做一般手工工作但是有些受限 | 手工工人 |
| 5 | 正常 | 功能正常 | |

摘自：Dunkerton MC，Boome RS.Stab wounds involving the brachial plexus.A review of operated cases.J Bone Joint Surg（Br），1988，70：566-570.

3）Mallet 臂丛神经损伤功能评定（分级）标准：参见表 16-31。

表 16-31　Mallet 臂丛神经损伤功能评定

| 功能参数 | 1 级 | 2 级 | 3 级 | 4 级 | 5 级 |
|---|---|---|---|---|---|
| 肩关节外展 | 无 | <30° | 30°～90° | >90° | 正常 |
| 外旋 | 无 | <0° | 0～20° | >20° | 正常 |
| 手够到颈部的能力 | 无 | 够不到 | 困难 | 简单 | 正常 |
| 手够到嘴的能力 | 无 | 明显的 Trumpet 征 * | 部分 Trumpet 征 * | <40°肩外展 | 正常 |
| 内旋 | 无 | 很困难 | 至 $S_1$ | 至 $T_{12}$ | 正常 |

*Trumpet 征：肩外展的同时肘关节屈曲

间接摘自：蒋协远，王大伟. 骨科临床疗效评价标准. 北京：人民卫生出版社，2005.

4）顾玉东臂丛神经损伤疗效评价标准：参见表 16-32。

表 16-32　臂丛神经损伤疗效评价标准

| 单根神经评定标准 | 该神经支配区的肌力恢复 4 级～5 级为优，肌力 3 级为良，肌力 2 级为可，0 级为差。感觉恢复：痛温觉恢复为优，触觉恢复为良，未恢复为差。 |
|---|---|
| 各关节<br>活动评定标准 | 肩关节<br>①优：肩外展 90°（三角肌肌力>4 级）；上臂外旋>30°（冈上下肌肌力>4 级）。肩外展30°～60°（三角肌肌力 3 级）；上臂外旋：15°～30°（冈上下肌肌力 3 级）<br>②良：肩外展<30°（三角肌肌力 2 级～0 级）；上臂外旋无功能<br>③可：肘关节屈曲>90°（肱二头肌肌力>4 级）；肘关节伸直>160°（肱三头肌肌力>4 级） |
| | 肘关节<br>①优：肘关节屈曲 60°～90°（肱二头肌肌力 3 级）；肘关节伸直>135°（肱三头肌肌力 3 级）<br>②良：肘关节屈曲<60°，肌力<2 级～0 级<br>③差：肘关节伸直不能或无肌力 |

续表

| 各关节活动评定标准 | 腕关节<br>①优：腕背伸>30°，桡侧伸腕肌肌力4级，腕屈曲>30°，桡侧屈腕肌肌力4级<br>②良：腕背伸<30°，肌力3级，腕掌屈<30°，肌力3级<br>③差：腕无背伸及掌屈动作，肌力2级～0级 |
|---|---|
| | 手部<br>①优：手指（拇）屈伸能握大物体，肌力4级（屈指肌力）；手指有痛、温感觉<br>②良：手指有屈曲动作，屈指肌力3级；手指有触觉者<br>③差：手指无屈曲动作，肌力2级～0级；手指无感觉者 |

| 臂丛功能综合评定 | 功能恢复得分 | | | | | 综合评分 |
|---|---|---|---|---|---|---|
| | 疗效 | 肩 | 肘 | 腕 | 手 | |
| | 优 | 5 | 6 | 7 | 8 | >5 |
| | 良 | 1 | 2 | 3 | 4 | <5 |
| | 差 | 0 | 0 | 0 | 0 | 0 |

摘自：顾玉东. 臂丛神经损伤与疾病诊治. 上海：复旦大学出版社－上海医科大学出版社，2001.

5）产瘫（臂丛神经）的功能评价。

A. 产瘫的Gillbert肩关节功能评定：参见表16-33。

**表16-33　Gillbert肩关节功能评定**

| 评分 | 肩关节功能状态 |
|---|---|
| 0 | 无任何功能 |
| 1 | 肩外展<45° |
| 2 | 肩外展45°～90° |
| 3 | 肩外展90°，轻度外旋 |
| 4 | 肩外展120°，中度外旋 |
| 5 | 肩外展>120°，外旋正常 |

综合评价：优：5；良：4；中：3；可：2；差：1

摘自：顾玉东. 臂丛神经损伤与疾病诊治. 2版. 上海：复旦大学出版社-上海医科大学出版社，2001.

B. 产瘫的Gillbert肘关节功能评定：参见表16-34。

**表16-34　产瘫的Gillbert肘关节功能评定**

| 部位 | 评价 | 评分 |
|---|---|---|
| 屈肘 | 无或有一些 | 1 |
| | 不全 | 2 |
| | 正常 | 3 |
| 伸肘 | 无 | 0 |
| | 不全 | 1 |
| | 正常 | 0 |
| | 30°～50° | 1 |
| | >50° | 2 |

综合评价：优：5；良：4；中：3；可：2；差：1

摘自：顾玉东. 臂丛神经损伤与疾病诊治. 2版. 上海：复旦大学出版社－上海医科大学出版社，2001.

C. 产瘫的 Raiinondi 手功能评价：参见表 16-35。

**表 16-35　产瘫的 Raiinondi 手功能评价**

| 评分 | 评价 |
|---|---|
| 0 | 完全性麻痹 |
| 1 | 指有微屈，无伸指、伸腕 |
| 2 | 腕能屈 |
| 3 | 指与腕完成屈曲动作 |
| 4 | 指、腕屈曲，腕能伸，指伸差，拇对掌好，前臂旋转功能受限 |
| 5 | 指腕屈伸极佳，拇对掌好，前臂旋转好 |

综合评价：优：5；良：4；中：3；可：2；差：1

摘自：顾玉东. 臂丛神经损伤与疾病诊治. 2 版. 上海：复旦大学出版社－上海医科大学出版社，2001.

6）臂丛神经损伤后手内在肌和对掌肌重建的疗效评分：参见表 16-36。

**表 16-36　臂丛神经损伤后手内在肌和对掌肌重建的疗效评分**

| 分级 | 内在肌替代 | 对掌肌成形 |
|---|---|---|
| 优 | MP 关节屈曲可达 90° <br> 指间关节能完全伸直 <br> 无爪形手 | 拇指指腹可以与小指或环指对捏 <br> 同时拇指指间关节能伸直 |
| 良 | 掌指关节屈曲可以达到 70° <br> 指间关节过伸（clawing）<10° | 拇指指腹可以与中指或示指对捏 <br> 同时拇指指间关节能伸直 |
| 可 | 掌指关节屈曲介于 50°～70° <br> 或中度指间关节过伸（clawing）（10°～40°） | 只能在指间关节屈曲的情况下能对掌 |
| 差 | 掌指关节屈曲<50° <br> 或指间关节过伸（clawing）（>40°） | 不能对掌 |

摘自：Sundararaj GD, Mani K.Surgical reconstruction of the hand with triple nerve Palsy.J Bone Joint Surg（Br），1984，66: 260-264.

7）心理评定：由于臂丛损伤后，一侧肢体丧失了大部分功能，不仅严重影响劳动工作。病人的日常生活自理也十分困难，加上恢复慢，病程长，因此病人常有焦虑、抑郁等心理障碍可选用相应评定量表进行评定。

8）评定流程：①首先确定有无臂丛损伤，即诊断性评定。②进一步区分根、干、束、支的损伤。③对根部损伤再区分节前节后损伤，因为节前损伤表明预后不良，无自发恢复的可能。若胸肩胛肌肉（斜方肌）萎缩、耸肩受阻，提示上干节前损伤。若出现 Horner 征，提示下干节前损伤。肌电图和体感诱发电位有利于节前节后损伤的鉴别。④确定损伤的范围和程度。⑤功能状况评定。

9）评定注意事项：①由于臂丛神经的组成复杂、分支多、行程长，损伤后的功能障碍严重，康复治疗是一项长期的工作。在漫长治疗进程中需要进行多次同等项目的评定；②为避免评定数据产生偏倚，应由同一评定人员进行前后对照评定；③治疗中评定尽可能采用无创评定，例如可用强度－时间曲线评定神经恢复情况；④肌电图复查时间应视病情恢复情况择时进行,如无特殊,通常可以 3 个月复查。检查前应停服新斯的明 18 小时。

### （三）康复治疗

臂丛神经损伤的康复治疗应早期介入,整个康复过程涵盖疾病早期、恢复期与恢复后期。并且,除进行积极康复治疗外,还应注重防治并发症。其康复目标为恢复上肢功能、减轻对 ADL 的影响、重返工作岗位（针对职业人群）、回归社会。

康复治疗计划应包括药物治疗、物理因子治疗、运动治疗、作业治疗、康复工程以及手术治疗等,参见表 16-37。

表 16-37　臂丛神经损伤康复治疗计划

| | 基础康复治疗措施 | 备选康复治疗措施 |
| --- | --- | --- |
| 早期<br>发病 1 周内 | 1. 药物治疗:脱水、营养为主、兼顾镇痛<br>2. 物理因子治疗:微波、低频电疗、中频电疗、直流电药物离子导入等<br>3. 序贯压力治疗<br>4. 心理疏导<br>5. 辅具配置:凡所涉及肩肘腕关节者皆应固定于功能位 | 1. 激光、紫外线照射治疗（针对伤口）<br>2. 磁疗<br>3. 手术治疗:满足手术指征时,应及时手术<br>4. 顽固性疼痛,基于局部封闭 |
| 恢复期<br>发病 2～4 周 | 1. 物理因子治疗:低中频电疗<br>2. ROM 训练、肌力训练:被动运动,主动助力运动训练等<br>3. 药物治疗:营养神经、消除肿胀、活血等<br>4. 保持功能位固定 | 保守治疗无效,仍应考虑手术治疗 |
| 恢复后期<br>4 周以后 | 1. 物理因子:超声,低频电疗、红外线灯<br>2. 肌力训练:助力运动训练、渐进抗阻训练<br>3. 作业治疗:精细活动训练等<br>4. 传统医学治疗:针灸、推拿、中药等 | 继发关节挛缩,可采用冲击波治疗 |

**1. 药物治疗**　主要有:①减轻局部炎症水肿:急性期可以加消肿药物,如甘露醇等快速脱水,消除肿胀;②促进神经再生:可给予神经营养药物,如维生素 $B_1$、$B_{12}$,肌内注射或口服（视病情轻重而定）;神经营养因子（NGF、bFGF、神经节苷脂）;后期可给予活血、改善微循环等药物;③镇痛:针对不同程度疼痛可给予口服或肌注镇痛药物,顽固性重度疼痛,可以考虑臂丛神经封闭、颈交感神经节封闭等。

**2. 物理因子治疗**

（1）电疗:早期即可运用,并可涵盖整个康复过程均可运用;但不同病程运用方法、剂量、刺激位点、频率是不同的。①高频电疗:早期应用可减轻局部炎症、水肿,促进神经再生。如采用小功率超短波、微波、脉冲短波（无温量）,急性期可以 Bid,缓解期 Qd,可连续治疗 1～2 周。②低中频电疗:通过刺激肌肉收缩达到消肿、保存肌收缩力迎接神经再支配的作用,例如 TENS、低频调制的中频电疗、干扰电疗、电针等。本项治疗可涵盖疾病全程,后期可用于防治并发症（如音频电疗）等。③直流电药物导入疗法:可用于疾病早期,选用氢溴酸加兰他敏、醋酸地塞米松,采用正极导入,可促进软瘫肌改善张力,并促进消炎消肿。④肌电生物反馈法:可用于早期。

（2）磁疗:有较好的消肿作用,可沿局部肿胀区域 NN、或 SS 同名极,并置。亦可于远端肿胀区域,NS 极异名极对置。

（3）空气压力波治疗：采用上肢顺序充气循环压力治疗（四腔、六腔均可），可以有效消肿，并提供本体感觉刺激作用。

（4）超声治疗：可用于消肿、预防局部粘连、关节挛缩等，需采用脉冲20%～50%，声强1.0～1.5W/cm²，接触移动。

（5）光疗：①早期局部有伤口，可给予紫外线治疗、或原光束激光照射治疗；②红外线：常用于后期，以改善局部血液训练，防治关节僵硬等，亦可用于手法治疗前，增进手法效果。

（6）温热治疗：如蜡疗、中药热敷等，作用同红外线。

**3. 运动治疗**　依据肌力评定级别，酌情选用不同的运动疗法；①早期：若肌力0～1级，可被动活动各累及关节，以预防关节挛缩，要求ROM需达全范围；②恢复期：肌力评定2～3级，可进行助力运动，或者采用减重情况进行被动－主动的活动；肌力评定3级以上，可进行渐进抗阻训练，以恢复肌力；③后期：如关节已经有僵硬等情况，可给予关节松动手法，以改善关节活动度；④注意：运动治疗需防过劳，特别是麻痹肌，不可进行过度牵张。

**4. 辅助器具**　针对局部肿胀，可给予弹力绷带，预防关节僵硬，可采用肩吊带、三角巾悬吊患肢于外展45°功能位，防止肩关节半脱位。正确配用生活辅助器具。此外，建议及早使用矫形器：①对上臂丛损伤，采用外展支架保护患肢；②对下臂丛损伤，用腕手夹板使腕关节保持在功能位。

**5. 作业疗法**　选用个体化的作业项目，可用于感觉重建以及精细活动能力的治疗。对感觉丧失尤其是手的感觉丧失，需进行感觉重建训练。例如，本体感觉反馈训练，实体感觉训练等，通过不同形态、大小、冷热、软硬等的抓握操作训练（同步配合上述高频电疗），可以改善感觉功能。后期可以采用编织、弹琴等操作性练习，帮助恢复精细活动能力。如有感觉过敏，则应进行脱敏治疗。

**6. 体位疗法**　无论在休息位还是活动状态中，均应注意保持患侧肩臂于良肢位，肿胀显著时，注意抬高患肢。

**7. 心理治疗**　针对心理评定的结果（常见有抑郁、焦虑情绪等）进行相应的心理疏导等项治疗。

**8. 传统疗法**　酌情选用中医中药，推拿手法按摩按摩患肢各肌群等项治疗。

**9. 手术治疗**　凡闭合性损伤均以非手术疗法为主，开放性臂丛神经损伤，如刺伤、切割伤，应行手术探查，争取神经缝合或神经移植术，则有望恢复。针对晚期神经损伤，则视病情，决定手术方案。如果神经未断裂，只因局部瘢痕压迫，使之神经变性，则宜松解瘢痕，切除瘢痕组织，或行神经移植手术。但术后需注意，早期介入术后康复治疗。

**（四）康复治疗效果预测**

只有少数不完全损伤病人在3个月内获得满意恢复，一般在1～2年内不断有进步。臂丛上部损伤时，因手的功能尚好，故治疗恢复的效果较好。臂丛下部损伤时，手的功能受累较重，恢复较差。臂丛完全损伤恢复不佳。

产伤引起的臂丛伤，在早期有锁骨上区肿胀压痛和手臂活动障碍等症状。可应用支架使患侧肩部保持于外展90°，屈肘90°位，使神经松弛，以利恢复。每日被动活动患侧肩和肘关节数次。

在臂丛部分损伤病例，神经功能停止恢复后，行神经松解术常可获得一定进步。必要时可行神经吻合。为便于显露，有时需切断锁骨。如有神经缺损，可抬高患肩，头偏向患侧，有助于进行神经缝合，手术后用石膏固定。

在臂丛上部损伤,如肩部肌肉不恢复,可做肩关节融合术;如屈肘肌不恢复,可利用前臂肌或胸大肌行肘屈肌成形术,以改善功能。肩关节融合术宜在14~15岁以后进行。

近年来,对臂丛根性撕脱伤的治疗取得了较大进展。采用健侧颈7神经根转移、膈神经转移、颈丛运动支、副神经、肋间神经转移等方法,修复腋神经、肌皮神经、正中神经等均取得一定疗效,辅以肌肉或肌皮移植等,使完全丧失功能的肢体重新获得了一部分功能。

### (五)注意事项

1. 对于牵拉伤、撞击伤或骨折脱位造成挫伤、挤压伤累及臂丛神经者,经评定后可采用非手术治疗,观察3个月,如无恢复特别是评定无好转迹象者,应行手术探查。对于开放性断裂伤应建议一期手术修复神经。

2. 进入康复治疗程序后,应每周评定感觉以及运动功能恢复程度,特别是关注肌纤维收缩迹象。

3. 在康复治疗进程中,尽可能采用无创电生理检查,例如直流感应电测定、强度-时间曲线检测等,可以二周复查一次。

4. 肌电图复查时间应视病情恢复情况择时进行,如无特殊,通常可以3个月复查。检查前应停服新斯的明18小时。

5. 局部有金属内固定时,电疗禁忌。

## 三、正中神经损伤

### (一)概述

正中神经损伤较多见,火器伤、玻璃割伤、刀伤及机器伤较常见,尤以正中神经的分枝手部指神经伤为多见。

正中神经(median nerve)由颈5~8与胸1神经根的纤维构成,在腋部由臂丛外侧束与内侧束共同形成。正中神经在腋窝位于腋动脉外侧,在臂的上半沿肱动脉的外侧、肱二头肌内侧缘下行。于臂的中部正中神经由肱动脉前面斜至其内侧,向下至肘窝。正中神经在腋窝及臂部无分支,在肘窝分支至肘关节。在前臂分出肌支支配旋前圆肌、桡侧腕屈肌、掌长肌、指浅屈肌。在前臂平对桡骨粗隆处正中神经分出骨间掌侧神经。骨间掌侧神经发出肌支支配示指和中指的指深屈肌部分、拇长屈肌和旋前方肌。正中神经向下经腕管至手掌,在掌腱膜的深面分成桡、尺侧两部分;桡侧有大鱼际肌支,拇指和示指桡侧的指神经。正中神经的尺侧部分为第2及第3掌骨间隙的指掌侧总神经。第2掌骨间隙的指掌侧总神经分出至指部两侧的指神经称为指掌侧固有神经。

正中神经感觉支分布于手掌桡侧半皮肤,拇指、示指、中指和无名指桡侧半掌面皮肤,并覆盖在相应手指的掌指关节掌面皮肤及示指、中指和无名指桡侧中、末节指骨背面的皮肤,如图16-5。

1. **定义** 凡因外伤等所致正中神经部分或全部损伤,引发正中神经支配区的相应症状体征,即称之正中神经损伤。

2. **分类** 按照损伤部位不同可分三种。

(1)臂部正中神经损伤:正中神经在臂部损伤时可累及全部分支,①运动:前臂不能旋前,屈腕无力,拇、示指不能屈曲,拇指不能对掌,鱼际肌萎缩,手掌平坦,称为"猿手";②感觉:感觉障碍以拇指、示指和中指的末节为明显;③营养改变:可见明显的血管收缩和营养障碍:手指皮肤、指甲有显著营养改变,指骨萎缩,指端变小变尖。

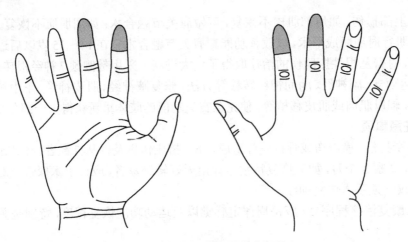

图 16-5　正中神经感觉支配图

（2）腕部正中神经损伤：最常见，表现有：①运动：三个鱼际肌即拇对掌肌，拇短展肌及拇短屈肌浅头瘫痪，因此拇指不能对掌，不能向前与手掌平面形成 90°，不能用指腹接触其他指尖，大鱼际萎缩、拇指内收形成猿手畸形，拇短屈肌有时为异常的尺神经供给。②感觉：手部感觉丧失以正中神经伤影响为最大。伤后拇、示、中指、环指桡侧半掌面及相应指远节背面失去感觉，严重影响手的功能，持物易掉落，无实物感，并易受外伤及烫伤。③营养改变同上。

（3）肘部正中神经损伤：①运动：除上述外，尚有旋前圆肌、桡侧腕屈肌、旋前方肌、掌长肌、指浅屈肌、指深屈肌桡侧半及拇长屈肌瘫痪，故拇指、示指不能屈曲，握拳时此二指仍伸直，有的中指能屈一部分，示指及中指掌指关节能部分屈曲，但指间关节仍伸直；②感觉与营养改变同前。

**3. 流行病学**　正中神经损伤较常发生，损伤部位多在手腕部或前臂，在上臂或腋部受伤者较小。但其发病率尚无确切的统计，其主要病因有：火器伤、玻璃割伤、刀伤及机器伤等，其中，缺血性挛缩合并正中神经伤（20%）、牵拉伤（30%）、挤压伤（15%）、切割伤（15%）、枪弹伤或药物误注入神经干内致伤（5%）。

**（二）康复诊断与功能评定**

**1. 康复诊断**

（1）诊断方法：依据外伤史、临床表现与体征，结合神经电生理检查，以及影像学检查来综合判断。

1）临床表现：如前所述分类中运动障碍、感觉障碍以及营养障碍的表现。

2）体征：若伤在腕部或前臂（肌支发起处远端），主要表现是拇指不能外展和对掌、对指。手掌的桡侧半感觉障碍，但其感觉缺失仅限于示、中指远端掌面与背面的皮肤。晚期大鱼际肌萎缩，并形成猿形手畸形。若损伤部位在肘部或其以上部位时，除上述症状外，指浅屈肌和桡侧半指深屈肌麻痹。因此，拇、示指处于伸直位，不能屈曲，中指因与环指深屈肌腱之间有腱束相连，而有某些程度的屈曲。因桡侧腕屈肌与掌长肌麻痹，腕虽能屈，因尺侧腕屈肌代偿，但屈腕时向尺侧偏斜。前臂旋前运动也因旋前圆肌和旋前方肌麻痹受到明显影响或不能旋前。晚期，前臂屈肌群萎缩。

（2）诊断标准：本症的诊断要点：①外伤史；②正中神经支配区运动与感觉障碍表现；

③肌电图或其他影像学检查。

**2. 康复评定**

（1）诊断性评定：首先判断有否正中神经损伤，可进行一系列试验：①握拳试验：患手握拳时，拇指与示指不能屈曲，中指屈曲不完全。②拇指对掌试验：正常拇指对掌运动时，拇指末节指腹可与小指末节指腹面面相对，正中神经损伤时，拇指只能与小指的侧缘相接触，不能与指腹相接触。③拇指与小指尖相对试验：当拇指尖与小指尖相对时，正常此两指末节的中轴（或指甲的中线）可在同一直线上。如拇指不能对掌，拇指尖只能对小指尖的一侧，则两个中轴线不在同一直线上；有交角。④两手互握试验：病人取坐位，两肘支于桌上，两手举起，手指交叉互相握手，即可见其患侧示指、中指不屈曲。⑤屈指试验：检查者将患手举起，固定示指近侧指间关节使之伸直，然后让病人主动屈曲远侧指间关节，若正中神经损伤，则不能主动屈曲；或将病人手掌平放于桌面上，五指张开，然后五指做搔抓桌面的动作，即可见其示指不能搔抓。此征阳性说明损伤部位在前臂以上，引起指深屈肌麻痹。⑥拇指屈曲试验：病人手放于桌上，手掌朝上。检查者固定拇指掌指关节于屈曲位，然后让病人主动屈曲指间关节；或检查者用右手示指顶住病人拇指末节指腹做对抗，嘱其抗阻力地屈曲指间关节，如无力或不能屈曲，说明拇长屈肌无力，正中神经损伤部位可能在肘部以上。⑦拇指小指夹纸试验：嘱病人患手拇指与小指夹一个纸片，检查者如能轻易抽出纸片，即为试验阳性，说明拇指对掌肌无力。⑧瓦顿伯格（Wartenberg）试验：病人取坐位，双手四指并拢，拇指桡侧外展，然后两手示指及拇指尖侧面相靠拢，放在自己面前，可见患侧拇指无力外展而逐渐变内收姿势。

（2）外观评定：①腕部正中神经损伤，三个鱼际肌即拇对掌肌，拇短展肌及拇短屈肌浅头瘫痪，因此拇指不能对掌，不能向前与手掌平面形成90°，不能用指腹接触其他指尖，大鱼际萎缩、手掌平坦，拇指内收形成猿手畸形（拇短屈肌有时为异常的尺神经供给）。②由于正中神经损伤后手指皮肤、指甲有显著营养改变，指骨萎缩，指端变小变尖。

（3）感觉功能评定

1）伤后感觉变化：伤后拇、示、中指、环指桡侧半掌面及相应指远节背面失去感觉，实体感觉缺失，单一神经支配区的示指和中指末节，其浅、深感觉均缺失，严重影响手的功能，持物易掉落，无实物感，并易受外伤及烫伤。

2）手部感觉评定：①轻触觉检查：轻触觉检查是一种精确的检查方法，可将触觉障碍分为5级。检查时采用 Semmes-Weinstein 单丝法。②两点辨别：两点辨别觉属于复合感觉，与手的功能密切相关。正常青年人手指末节掌侧两点辨别觉约3mm。手掌面两点辨别觉与手功能关系如下。ⅰ.正常：<6mm，可做上表弦等精细工作。ⅱ.尚可：6～10mm，可持小器械（镊子等）。ⅲ.差：11～15mm，可持大的器械（铁锹、锄头等）。ⅳ.保护性：>16mm，仅有一点感觉，持物有困难。ⅴ.感觉缺失：无任何感觉，不能持物。

（4）运动功能评定：正中神经于肘以上无分支，如正中神经于肘关节以上损伤，则其支配的前臂肌群及手的部分内在肌发生麻痹。由于尺神经支配的尺侧腕屈肌正常，当令患手握拳时，则中指、环指和小指可屈曲（中指指深屈肌麻痹，但其肌腱与无名指指深屈肌腱间有腱联系，常可达到充分屈指，只是肌力较正常者减弱），而示指和拇指不能屈曲，且腕关节呈现尺侧屈曲的典型畸形。由于大鱼际肌群中的拇短展肌麻痹，拇指不能做掌侧外展。腕部正中神经损伤，其临床表现则呈现拇指不能做掌侧外展。

正中神经主要涉及手部肌肉肌力评定，应用 MMT 方法，在手部单独测定某一肌肉肌力比较困难，多用综合测试方法。

1）握力评定：使用标准可调的握力计测试，测量手屈肌肌力（包括手内在肌及外在肌），正常值约为体重的 50%。测出的主要是等长收缩的肌力。握力正常值一般用握力指数来表示：握力指数 = 健手握力（1kg）/ 体重（kg）×100，正常握力指数应>50。测试者坐位，肩内收，肘屈 90°，前臂中立位，连续 3 次用力握测力计，左右手比较。

2）捏力评定：使用标准捏力计测试捏力。主要反映拇对指肌力。捏力测量包括掌捏（拇指指腹对示指指腹）、侧捏（拇指指腹对示指中节侧面）及三指捏（拇指指腹对示指、中指指腹）。分别检测 3 次，并双侧比较。

（5）神经电生理评定：肌电图检查有助于判断有无神经损伤、损伤部位及程度。

（6）手部综合功能评定：Carroll 的手功能测定：参见表 16-38，表 16-39。

表 16-38　Carroll 的手功能测定

| | |
|---|---|
| Ⅰ. 抓握 | 以下用 0.6cm± 直径的钢珠 |
| 1. 抓起 10cm³ 的木块 | 17. 示指和拇指 |
| 2. 抓起 7.5cm³ 的木块 | 18. 中指和拇指 |
| 3. 抓起 5cm³ 的木块 | 19. 环指和拇指 |
| 4. 抓起 2.5cm³ 的木块 | 20. 小指和拇指 |
| Ⅱ. 握 | 以下用 0.4cm± 直径的钢珠 |
| 5. 握 4.5cm 直径的圆柱体 | 21. 示指和拇指 |
| 6. 握 2cm 直径的圆柱体 | 22. 中指和拇指 |
| Ⅲ. 侧捏 | 23. 环指和拇指 |
| 7. 像拿扁钥匙那样用拇、示指捏起高 1.0cm、宽 2.5cm、长 11cm 的石板条 | 24. 小指和拇指 |
| | Ⅴ. 放置 |
| Ⅳ. 捏 | 25. 将垫圈套进钉子上 |
| 8. 捏起直径 7.5cm 的木球 | 26. 将熨斗放在架子上 |
| 以下用直径 1.6cm 的弹球或钢珠： | Ⅵ. 旋前和旋后 |
| 9. 用示指和拇指 | 27. 把水从罐倒入杯子 |
| 10. 用中指和拇指 | 28. 把水从杯子倒入另一杯子（旋前） |
| 11. 用环指和拇指 | 29. 把水倒回头一个杯子（旋后） |
| 12. 用小指和拇指 | 30. 把手放在头后 |
| 以下用 1.1cm± 直径的钢珠： | 31. 把手放在头顶上 |
| 13. 示指和拇指 | 32. 把手放在嘴上 |
| 14. 中指和拇指 | 33. 写姓名 |
| 15. 环指和拇指 | |
| 16. 小指和拇指 | |

各项评分标准：0 分：完全不能完成；1 分：部分完成；2 分：能完成，但慢或笨拙；3 分：能正常完成。将评得分数相加，得出总分，然后按照表 16-39 评级。

表 16-39　Carroll 手功能评定标准

| 功能级 | 分级 | 功能级 | 分级 |
|---|---|---|---|
| Ⅰ 微弱 | 0～25 | Ⅳ 功能不完全 | 76～89 |
| Ⅱ 很差 | 26～50 | Ⅴ 完全有功能 | 90～98 |
| Ⅲ 差 | 51～75 | Ⅵ 功能达到最大 | 99（优势侧手）<br>96（非优势侧手） |

（三）康复治疗

1. **康复目标**　改善或恢复手功能，预防并发症。

2. **康复诊疗计划与方法**

（1）诊疗计划：参见表 16-40。

表 16-40　康复诊疗计划

| 病程 | 康复治疗计划 |
| --- | --- |
| 早期<br>0～4 周 | 对于闭合性神经损伤，程度较轻者观察 1～3 个月，给予微波、低频电疗，以及被动活动手部各个指间关节，防止关节挛缩<br>对于开放性损伤，都应力争一期修复，手术后，给予脉冲高频电疗、低频电疗，酌情配用减张手部矫形器。小幅度被动活动手部各个指间关节，防止关节挛缩 |
| 恢复期<br>5～8 周 | 主动活动手部各个指间关节，继续给予低频电疗、中频电疗、磁热振治疗等。酌情选用抓握、捏持等作业治疗、给予感觉恢复性训练等 |
| 后期<br>9～12 周 | 肌力增强训练，对于已经有关节挛缩者，可给予关节松动、超声波治疗等。酌情加红外线、磁热振治疗等 |

（2）酌情给予各种康复治疗，注重恢复手功能，具体参见前文。

3. **注意事项**

（1）正中神经损伤后应及时进行功能评定，以确立保守治疗条件：①正中神经损伤轻微，肌肉与感觉障碍以减退为主，无主要运动功能障碍。②神经损伤在 3 个月以内，功能渐有恢复征象者。

（2）手术治疗指征：①闭合性神经损伤保守治疗 3 个月后仍无恢复。②开放性神经损伤。但在围手术期均需进行全面的康复功能评定。

（3）进入康复治疗程序后，应每周评定感觉以及运动功能恢复程度，特别是关注肌纤维收缩迹象，以及感觉功能恢复迹象。

（4）在康复治疗进程中，尽可能采用无创电生理检查，例如直流感应电测定、强度－时间曲线检测等，可以两周复查一次。肌电图复查时间应视病情恢复情况择时进行，如无特殊，通常可以 3 个月复查。检查前要停服新斯的明 18 小时。

（5）并发症：正中神经损伤若治疗不及时，可发生神经，肌腱的过度粘连以及肌肉萎缩和关节僵硬等。

（6）局部有金属内固定时，电疗禁忌。

## 四、桡神经损伤

### （一）概述

桡神经损伤较常见，多见于肱骨干下部骨折，或有移位的肘部骨折，神经可被骨折端刺伤或嵌入骨折两断端之间致伤；桡骨头脱位可引起桡神经深支麻痹。桡神经由 $C_{5～8}$ 神经纤维组成。

1. **定义**　凡因外伤导致桡神经支配区的相关肌肉运动障碍以及支配区感觉障碍即为桡神经损伤。

2. **分类**　按照损伤程度的不同可分为完全性以及不完全性损伤，按照损伤部位可分为深支损伤以及浅支损伤。

**3. 流行病学**　桡神经损伤虽较常见，但目前尚无确切发病率的统计报道。

**（二）康复诊断与功能评定**

**1. 康复诊断**

（1）诊断方法：依据外伤史、临床表现与体征，结合神经电生理检查，以及影像学检查来综合判断。

（2）临床表现与体征：桡神经损伤后，因前臂伸肌群麻痹，出现垂腕、垂指畸形。腕关节不能背伸，示指、中指、环指和小指的掌指关节不能伸直，拇指不能伸直，手背桡侧皮肤感觉障碍，桡神经如发生高位损伤，因肱三头肌麻痹肘关节不能主动伸直，并有垂腕、垂指畸形。如发生桡神经深支损伤，因桡侧腕长、短伸肌正常不发生垂腕畸形，而只发生垂指畸形。

桡神经支配的下述肌肉均比较表浅，因而可以准确地检查，因为它们的肌腱或肌腹或两者均可触到，桡神经损伤的诊断包括：肱三头肌、肱桡肌、桡侧伸腕肌、伸指总肌、尺侧腕伸肌、拇长展肌及拇长伸肌。桡神经损伤后产生伸肘及前臂旋后障碍，并有典型的腕下垂畸形。没有经验的检查者常因病人在屈指情况下能伸腕而被误导。因此检查者应具备鉴别力，因为运动分析常常可导致评定神经功能的错误。肱骨中段以远的桡神经损伤肱三头肌不会明显受累。在桡神经深浅支的分叉处损伤，肱桡肌和桡侧伸腕长肌仍有功能；因而上肢可以旋后，腕关节能够伸展。在肘关节以上，桡神经对原位电刺激非常敏感，其他部位就很不敏感，结果也不准确。

感觉检查相对并不重要，即便神经在腋部离断也是如此，因为该神经通常没有感觉自主支配区。桡神经损伤的检查如有自主支配区通常在第1背侧骨间肌表面，第1、2掌骨之间。但检查结果通常极不恒定，除桡神经在肘关节分叉处近侧完全离断以外，不能提供任何其他证据。

（3）诊断标准：本症的诊断要点：①外伤史；②正中神经支配区运动与感觉障碍表现；③肌电图、或其他影像学检查。

**2. 功能评定**

（1）诊断性评定：①握拳试验：患手握拳时，拇指不能与其余四指相对，只能靠在示指的桡侧。握拳时其腕关节不能背伸而使垂腕更加明显。②合掌分掌试验：病人双手五指伸直并拢，合掌举起于胸前，然后腕部仍然相贴，指与掌分开（即背伸腕关节和掌指关节）。如见患手无能力分掌，而是弯着手指并沿着健侧手掌向下滑落，即为试验阳性。③拇指外展背伸试验：病人双手举起于面前，手掌向前，四指伸直，拇指外展，双手并排，即可见患侧拇指处于内收位，不能外展和背伸。

（2）外观评定：病人呈现垂腕畸形。桡神经于肘以上完全性损伤者，不能伸腕，伸拇，伸指及外展拇，呈垂腕畸形，手背虎口处感觉障碍。桡神经于肘以下完全性损伤者，感觉无影响，不能伸拇，外展拇及伸指，无垂腕畸形。

（3）感觉评定：手背桡侧半，桡侧两个半指，上臂及前臂后部感觉障碍。桡神经单一神经分布区是在第1掌骨、第2掌骨间背侧的皮肤。

（4）运动功能评定：旋后肌肌力试验（MMT）示肌力低下。检查肱三头肌及伸腕肌时，均应在反地心引力方向进行，拇指失去外展作用，不能稳定掌指关节，拇指功能严重障碍，因尺侧腕伸肌与桡侧伸腕长短肌瘫痪，腕部向两侧活动困难，前臂背侧肌肉萎缩明显，在前臂背侧桡神经伤多为骨间背神经损伤，感觉及肱三头肌，肘后肌不受影响，桡侧腕长伸肌良好，其他伸肌均瘫痪。

（5）神经电生理评定：根据神经肌电图表现明确损伤性质：①完全损伤：有自发电活动，无 MUP，CMAP，SNAP，MNCV 均消失；②严重损伤：有自发电活动，无 MUP，CMAP 波幅下降，SNAP 下降或消失，MNCV 减慢或消失；③不全损伤：可有自发电活动或插入电位延长，MUP 减少，CMAP 下降，SNAP 下降，MNCV 正常或减慢。

（6）腕关节功能评定：PRWE 评分（patient-rated wrist evaluation）是 MacDermild 设计的一种问卷式评分方法，该方法大大减少医生和病人的主观因素，主要内容有疼痛和功能两个方面。PRWE 腕关节功能评分，参见表 16-41。

**表 16-41　PRWE 评分**（patient-rated wrist evaluation）

| 以下表格将有助于我们了解在过去的 1 周里你的腕关节有什么程度上的障碍，请你将过去 1 周内的腕关节症状在 0～10 分度内取一个平均值。如果你不能活动你的腕关节，请估计以下疼痛或困难将会有多大。如果伤后没有活动过关节，可以空项不填。 |
| --- |
| 1. 疼痛 |
| 请你将过去 1 周内，最能体现你的腕关节疼痛的平均数值在下列 0～10 分度的评分表中圈出来。0 代表一点儿也不痛，10 代表最严重的疼痛，或者由于这种疼痛而不能活动 |
| 　　　　　　　　　　　　　　　　　1　2　3　4　5　6　7　8　9　10<br><br>疼痛分级<br>休息时<br>反复做腕关节活动时<br>举重物时<br>最痛时<br>疼痛的频度 |
| 2. 功能 |
| A. 特殊活动 |
| 请你将过去 1 周内，你感到最能体现困难程度的动作，在下列 0～10 分度的评分表中圈出来。0 代表没有任何困难，10 代表活动十分困难，什么也不能做 |
| 　　　　　　　　　　　　　　　　　1　2　3　4　5　6　7　8　9　10<br><br>用伤手去拧门把手<br>用伤手切肉<br>系衬衫扣子<br>用双手支撑从椅子上站起来<br>用伤手提 4.5 千克重的物品<br>用伤手使用卫生纸 |
| B. 日常活动 |
| 请你将过去 1 周内，你感到最能体现困难程度的动作，在下列 0～10 分度的评分表中圈出来。0 代表没有任何困难，10 代表活动十分困难，以致无法从事这些日常活动 |
| 　　　　　　　　　　　　　　　　　1　2　3　4　5　6　7　8　9　10<br><br>日常起居（穿衣、洗漱）<br>家务劳动（打扫卫生、修缮）<br>工作（职业或日常工作）<br>娱乐活动 |

PRWE 共包含 15 个项目：5 个与疼痛有关的小项（其中 4 个涉及疼痛的强度，1 个与疼痛的频度有关），6 个与特殊活动有关的小项，4 个与日常活动有关的小项，后者可以反映出

病人在自理能力、家务活动、工作和娱乐活动方面的困难情况。每一个小项可以记一个得分。总分为 100 分，具体计算方法是：10 个与活动和功能有关的小项得分之和除以 2（满分 50 分），加上疼痛小项的总分，这样可以得到一个 0～100 分范围内的分值。分值越高，疼痛与功能障碍越重。

### （三）康复治疗

**1. 康复治疗目标**　恢复患侧手功能，利用康复工程辅助器具，补偿伸腕功能，回归社会。

**2. 康复诊疗计划与方法**　具体参见表 16-42、表 16-43。

表 16-42　康复诊疗计划（非手术）

| 病程 | 康复治疗计划 |
| --- | --- |
| 早期 | 佩戴腕关节固定夹板，维持腕关节伸直、掌指关节伸直、拇外展位，预防伸肌过度牵拉，协助手的抓握及放松功能 |
| | 局部给予微波治疗，促进损伤神经修复、低频电疗，以促进肌力提升 |
| 恢复期 | 通过 ADL 活动，作业训练，对肌肉再训练，例如：抓握及松弛动作 |

表 16-43　术后康复计划（肌腱移位术后）

| | |
| --- | --- |
| 旋前圆肌代桡侧腕伸肌 | ①病人前臂作旋前动作的同时，有意识地练习伸腕动作；②早期应避免同时屈腕屈指的联合动作，避免移位肌肉肌腱的过度牵拉；③酌情选用物理因子治疗 |
| 尺侧腕屈肌代指伸总肌 | 让病人做轻度尺偏屈腕动作的同时，练习伸掌指关节。为了避免内在肌的伸指间关节的代偿作用，可用弹力绷带将示、中、环、小指的指间关节固定于屈曲位。如果是采用桡侧屈腕肌代指伸总肌，则让病人轻度桡偏屈腕的同时，练习伸掌指关节 |
| 掌长肌移位代拇长伸肌 | 让病人在屈腕的同时，有意识地练习伸拇指指间关节。如果是采用指浅屈肌腱代拇长伸肌，则让病人在屈指的同时，有意识地练习伸拇指指间关节 |

**3. 注意事项**

（1）桡神经损伤多发生于肱骨中下段骨折，因此，一旦发现有移位的肱骨中下段骨折病人，不管是否伴有桡神经损伤，建议暂时不进行 ROM 与 MMT 评定，可先采用感觉评定，以及无创的电生理评定，以明确桡神经损伤的有无。

（2）康复功能训练时以及中期评定时应避免同时做伸腕、伸拇和伸指的联合运动。

（3）进入康复治疗程序后，应每周评定感觉以及运动功能恢复程度，特别是关注肌纤维收缩迹象，以及感觉功能恢复迹象。

（4）在康复治疗进程中，尽可能采用无创电生理检查，例如直流感应电测定、强度－时间曲线检测等，可以两周复查一次。肌电图复查时间应视病情恢复情况择时进行，如无特殊，通常可以 3 个月复查。检查前要停服新斯的明 18 小时。

（5）局部有金属内固定时，电疗禁忌。

## 五、尺神经损伤

### （一）概述

尺神经损伤是上肢神经中较常见的，腕部及肘部锐器伤，挤压伤，及牵拉伤（例如肘部肱骨内髁骨折，前臂尺桡双骨折，腕掌骨折等可以直接牵拉尺神经）都是尺神经损伤最常见病因。

**1. 定义** 凡因外伤导致尺神经支配区的相关肌肉运动障碍以及支配区感觉障碍即为尺神经损伤。

**2. 分类** 按照损伤程度的不同可分为完全性以及不完全性损伤，按照损伤部位可分为深支损伤以及浅支损伤。

**3. 流行病学** 各类前臂外伤，常常合并桡神经损伤，此外，肱骨骨折后，由于肱骨干与桡神经在解剖学上的特殊关系，因肱骨干骨折而切开复位内固定或去除内固定而致桡神经损伤的发病率可达 1%～3%。

**（二）康复诊断与功能评定**

**1. 康复诊断**

（1）临床表现：主要有：①手的尺侧半面皮肤感觉障碍；②第1背侧骨间肌和拇收肌萎缩最明显，其次是小鱼际肌群；③骨间肌麻痹，手指不能外展与内收，手指的夹力减弱或消失，小指常处于外展位，而且不能与环指并拢；④爪形手畸形，（掌指关节过伸，指间关节屈曲）；状似鹰爪；⑤Froment 征（+）。

（2）诊断性评定

1）尺神经损伤后可进行以下试验：①花托试验：患手五指不能汇拢呈花托状，故不能托起一只水杯。②夹纸试验：将一纸片放在患手两指之间，嘱病人用力夹紧，如检查者能轻易抽出纸片，即为试验阳性，说明掌侧骨间肌无力。③弗罗门（Fromen）试验：又称持板试验。病人用拇指与示指夹住木板的边上，要求拇指伸直放平，即可见患侧拇指指间关节仍处于显著屈曲状态，这是由于拇内收肌无力，拇长屈肌作用加强所致。④Froment 试验：嘱病人用双手拇指、示指夹持同一纸片，患侧拇指末节若出现屈曲状，即为阳性，说明拇内收肌麻痹。⑤小指外展试验：病人五指并拢，手掌朝下，平放桌上，然后小指做外展和内收动作，若患侧小指不能外展即为试验阳性。⑥握拳试验：患手握拳时，小指与环指无能力屈曲。⑦小指屈指试验：病人手掌朝下，平放于桌上，五指伸直，然后各指做搔抓桌面动作，如小指不能搔抓，即为试验阳性，或将患手举起，检查者固定环指、小指近侧指间关节于伸直位，然后让病人屈曲环指、小指的远侧指间关节，即可见两指末节不能主动屈曲。⑧拇指−示指指尖相对试验：拇指尖与示指尖不能相碰构成"O"形姿势。

2）外观评定：①爪形手畸形，掌指关节过伸，指间关节屈曲，状似鹰爪。一般仅限于小指与环指。因第1、2蚓状肌多由正中神经支配，故示、中指多无爪形畸形（由于小鱼际肌、第3蚓状肌、第4蚓状肌和所有骨间肌发生麻痹，环指和小指因受正常的屈、伸指肌的牵拉，造成掌指关节过伸、指间关节屈曲，呈现典型的爪形指畸形）。②如尺神经损伤发生于肘部，因环指和小指的指深屈肌也发生麻痹，手部爪形畸形较尺神经在腕部损伤者为轻。③尺神经损伤在肘部时，除上述症状外，前臂屈肌尺侧部分轻度萎缩，屈腕肌力减弱，并伴手桡偏。

3）感觉评定：尺神经损伤后，皮肤感觉障碍一般限于手的尺侧半面，有时包括腕的尺侧。即小指和环指尺侧感觉障碍，其中，小指中、末节为尺神经单一神经支配区。

（3）诊断标准

1）病史：有外伤史。

2）运动：在肘上损伤，尺侧腕屈肌和指深屈肌尺侧半瘫痪、萎缩，不能向尺侧屈腕及屈环小指远侧指关节。手指平放时,小指不能爬桌面。手内肌广泛瘫痪,小鱼际、骨间肌及第3、4蚓状肌、拇内收肌及屈拇短肌内侧头均瘫痪。小鱼际及掌骨间有明显凹陷。环指、小指有爪状畸形。肘上损伤爪状畸形较轻;如在指屈深肌神经供给远侧损伤,因指深屈肌失去手内肌的对抗作用,爪状畸形明显,即环小指掌指关节过伸、指间关节屈曲。不能在屈曲掌指关节的同时伸直指间关节。由于桡侧二蚓状肌的对抗作用,食中指无爪状畸形或仅有轻微畸形。各手指不能内收外展。夹纸试验阳性。拇指和示指不能对掌成完好的"O"形,此两指对捏试验显示无力,是由于内收拇肌瘫痪、不能稳定拇指掌指关节所致。小指与拇指对捏障碍。因手内肌瘫痪,手的握力减少约50%,并失去手的灵活性。

3)感觉:手的尺侧、小指全部、环指尺侧感觉均消失。

4)肌电图检查:可确诊并判断神经损伤程度。

**2. 功能评定**

(1)运动评定:肌肉萎缩在尺神经损伤中较为显著,其中以骨间肌和拇收肌最明显,次为小鱼际肌群。①骨间肌麻痹,手指不能外展与内收。手指的夹力减弱或消失,小指常处于外展位,而不能与环指并拢。②神经损伤在肘部时,除上述症状外,前臂屈肌尺侧部分轻度萎缩,屈腕肌力减弱,并伴手桡偏。③尺神经损伤后,大部分手内部肌发生麻痹,因而握力减弱,持物不稳,动作不灵活等,对精细动作影响明显。

1)肘关节以上的尺神经损伤,因尺侧腕屈肌和指深屈肌的环指和小指部分麻痹,临床检查当令病人做尺侧屈腕时可发现尺侧腕屈肌无收缩,环指和小指的指深屈肌虽然麻痹,但由于它们的指深屈肌腱与正中神经支配的中指指深屈肌腱有腱的联系,仍可做手指末节屈曲,如将环指、小指及其他手指的近侧指关节固定于伸直位,再让病人屈曲环指或小指末节时,将发现其肌力明显减弱或消失。

2)由于小指展肌和掌、背侧骨间肌麻痹,当手指完全放平时,手指的外展和内收功能丧失。

3)Froment 征阳性:在正常情况下,当拇指与示指相捏时,因手部内、外在肌的协同作用,拇指掌指关节稳定,指间关节略屈曲,与示指指腹相捏时呈"O"形。当尺神经损伤后,由于拇收肌、拇短屈肌深头和第一背侧骨间肌麻痹,使拇指掌指关节稳定性丧失,在与示指相捏时,需依赖增加拇长屈肌的力量才能改善捏物力量,出现拇指掌指关节过伸和指关节过屈的畸形,称为 Froment 征(+)。

(2)神经电生理评定:强度-时间曲线、肌电图等有助于确定诊断、治疗中期评定,以及作为终止治疗的依据。

(3)手功能评定:可采用 Carroll 的手功能评定,见前述正中神经损伤评定。低位尺神经损伤的功能评定:根据尺神经支配区的感觉与手内肌肌力恢复情况分为四级,参见表16-44。

**表16-44  Carroll 的手功能评定**

| |
|---|
| 优:无爪形畸形,分指与并指的范围和力量正常,肌力在 M4 以上,Froment 征阴性,感觉在 S3+ 以上 |
| 良:无爪形畸形,分指与并指的范围和力量接近正常,肌力 M3,感觉 S3,Froment 征阴性 |
| 可:无爪形畸形,或轻有轻微爪形畸形,无主动分指与并指功能,肌力 M2,感觉 S2,Froment 征阳性 |
| 差:手呈爪形畸形,丧失分指与并指功能,肌力在 M2 以下,感觉 S1,Froment 征阳性 |

## （三）康复治疗

1. **康复目标**　改善或恢复手功能，预防并发症。
2. **康复诊疗计划与具体方法**　参见表16-45、表16-46。

表16-45　尺神经损伤康复治疗计划

| 病程 | 康复治疗计划 |
|---|---|
| 早期 | 佩戴掌指关节阻挡夹板，预防环、小指爪形指畸形<br>用视觉代偿，保护手尺侧缘皮肤感觉丧失区<br>采用理学疗法（高频电疗等），改善神经营养，促进修复 |
| 恢复期 | 物理治疗（运用低中频电刺激改善屈伸指功能、磁疗消肿、超声消除粘连等）、作业疗法（恢复精细功能）等 |

表16-46　肌腱移位术后康复计划

| 病程 | 康复治疗计划 |
|---|---|
| 早期 | 术后维持腕关节伸直30°位，掌指关节屈曲80°～90°位，指间关节伸直位，石膏固定5～6周<br>采用理学疗法（高频电疗等），改善神经营养，促进修复 |
| 恢复期 | 术后6周去除石膏，改用弹力带牵引的屈曲掌指关节的手夹板，在白天使用。晚上改用静力型屈曲掌指关节手夹板，避免掌指关节被动牵引，以致缝接部位松弛。一般维持至术后8～12周<br>早期练习避免掌指关节完全伸直，主动伸指间关节<br>避免同时伸指、伸拇和伸腕 |

### 3. 注意事项

（1）对外观的判定：尺神经损伤后的典型症状"爪形手"畸形，一般仅限于小指与环指。因第1、2蚓状肌多由正中神经支配，故示、中指多无爪形畸形。

（2）尺神经损伤的感觉障碍区主要是手部尺侧半面，其中小指中、末节为尺神经单一神经支配区，该区感觉评定有诊断意义。

（3）尺神经损伤后，大部分手内在肌麻痹，因而握力减弱，持物不稳，动作不灵活，对精细动作影响明显，因而需要评定手的精细活动能力。

（4）进入康复治疗程序后，应每周评定感觉以及运动功能恢复程度，特别是关注肌纤维收缩迹象，以及感觉功能恢复迹象。

（5）在康复治疗进程中，尽可能采用无创电生理检查，例如直流感应电测定、强度–时间曲线检测等，可以两周复查一次。肌电图复查时间应视病情恢复情况择时进行，如无特殊，通常可以3个月复查。检查前应停服新斯的明18小时。

（6）局部有金属内固定时，电疗禁忌。

## 六、坐骨神经损伤

### （一）概述

坐骨神经损伤常见于刀刺伤、枪弹伤、手术误伤、股骨头后脱位、骨盆骨折和股骨干骨折神经被骨折片或骨端刺伤，以及臀部注射药物致伤。坐骨神经是人体最粗大的神经，由

$L_{4、5}$ 和 $S_{1、2、3}$ 神经根组成。

**1. 定义**　凡因各种外伤导致坐骨神经支配区的相关肌肉运动障碍以及支配区感觉障碍即为坐骨神经损伤。

**2. 分类**　按照损伤程度的不同可分为完全性以及不完全性损伤,按照损伤部位可分为主干损伤以及分支损伤。

**3. 流行病学**　坐骨神经损伤虽较常见,但目前尚无确切发病率的统计报道。

**(二)康复诊断与功能评定**

**1. 诊断**

(1)诊断方法:依据病史、临床表现、体征,结合神经电生理学检查、影像学检查来综合判断确诊。

(2)临床表现

1)运动:如损伤部位在坐骨大孔处或坐骨结节以上,则股后肌群,小腿前、外、后肌群及足部肌肉全部瘫痪。如在股部中下段损伤,因腘绳肌肌支已大部发出,只表现膝以下肌肉全部瘫痪。如为其分支损伤,则分别为腓总神经及胫神经支配区的肌肉瘫痪。

2)感觉:除小腿内侧及内踝处隐神经支配区外,膝以下区域感觉均消失。

3)营养:往往有严重营养改变,足底常有较深的溃疡。

(3)诊断要点

1)病史:有外伤史。

2)运动:①如损伤部位在坐骨大孔处或坐骨结节以上,则股后肌群、小腿前、外、后肌群及足部肌肉全部瘫痪,不能屈膝,足和足趾的运动完全丧失,足下垂。②如损伤在股部中下段,因腘绳肌肌支已大部发出,故腘绳肌肌支不会完全受损,屈膝功能仍可保存,而只表现膝以下肌肉全部瘫痪。③如为其分支损伤,则分别为腓总神经及胫神经支配区的肌肉瘫痪,参见下述。

3)感觉:除小腿内侧及内踝处隐神经支配区外,膝以下区域小腿外侧及足部感觉缺失,跟腱反射和跖反射消失。

4)影像学检查(MRI)或肌电图检查可确诊并判断神经损伤程度。

**2. 功能评定**

(1)诊断性评定

1)外观评定:大腿以下或膝以下肌肉萎缩,肢体周径减小;不能屈膝,膝关节呈伸直状态,足和足趾的运动完全丧失,足下垂。神经支配区的严重营养改变,如足底负重区皮肤因无感觉,易导致损伤及溃疡,且易感染。

2)运动评定:同上诊断要点

3)感觉功能评定:同上诊断要点。

4)电生理检查:典型的神经电生理表现为患侧神经传导速度减慢,波幅下降,F 波或 H 反射潜伏期延长;体感诱发电位潜伏期延长,波幅下降,波间期延长;坐骨神经支配肌肉的肌电图检查多为失神经电位而健侧正常。患侧股四头肌肌电图多无异常,膝腱反射稍强也与该肌功能正常而拮抗肌功能减弱有关,这些表现有助于鉴别吉兰-巴雷综合征和脊髓灰质炎。

(2)步行能力评定:高位损伤由于股四头肌腱全,膝关节呈伸直状态,足下垂则行走时呈跨越步态。膝关节功能评定:可采用膝关节 KSS 评分系统进行评定,参见表 16-47。

表 16-47　膝关节 KSS 评分表

| 项目 | 评分指标 | 分值 | | 得分 |
|---|---|---|---|---|
| 疼痛（50） | 平地行走 | 无痛 | | 35 |
| | | 轻度或偶尔疼痛 | | 30 |
| | | 中度疼痛 | | 15 |
| | | 重度疼痛 | | 0 |
| | 爬楼梯 | 无痛 | | 15 |
| | | 轻度或偶尔疼痛 | | 10 |
| | | 中度疼痛 | | 5 |
| | | 重度疼痛 | | 0 |
| 活动度（25） | 每 5 度得 1 分 | | | 25 |
| 稳定性（胫骨对股骨在任何方向上的位移）（25） | 前后方向 | <5mm | | 10 |
| | | 5～10mm | | 5 |
| | | >10mm | | 0 |
| | 内外方向 | <5mm | | 15 |
| | | 6～9mm | | 10 |
| | | 10～14mm | | 5 |
| | | ≥15mm | | 0 |
| 得分合计 | | | | |
| 减分项目 | 屈曲畸形 | <5° | | 0 |
| | | 5°～10° | | −2 |
| | | 11°～15° | | −5 |
| | | 16°～20° | | −10 |
| | | >20° | | −15 |
| | 过伸 | 无 | | 0 |
| | | <10° | | −5 |
| | | 10°～20° | | −10 |
| | | >20° | | −15 |
| | 力线 | 内/外翻 | | |
| | | 5°～10° | | 0 |
| | | 每增加 5°（−3 分） | | |
| | 休息时疼痛 | 轻度疼痛 | | −5 |
| | | 中度疼痛 | | −10 |
| | | 重度疼痛 | | −15 |
| 减分合计 | | | | |

　临床评分总分 85～100 分，优；70～84 分，良；60～69 分，可；<60 分，差

功能评分见表16-48。

表 16-48　功能评分

| | 评分指标 | 分值 | 得分 | | 评分指标 | 分值 | 得分 | | 评分指标 | 分值 | 得分 |
|---|---|---|---|---|---|---|---|---|---|---|---|
| 行走 | 不受限 | 50 | | 上下楼梯 | 正常上下楼梯 | 50 | | 减分项目 | 单手杖 | −5 | |
| | >2km | 40 | | | 正常上楼梯，扶栏杆下楼 | 40 | | | 双手杖 | −10 | |
| | 1～2km | 30 | | | 上下楼时均需扶栏杆 | 30 | | | 扶拐或助行器 | −20 | |
| | <1km | 20 | | | 上楼需扶栏杆，不能下楼 | 15 | | | | | |
| | 仅限于屋内 | 10 | | | 不能上下楼 | 0 | | | | | |
| | 不能行走 | 0 | | | | | | | | | |
| 得分合计 | | | | | | | | | | | |

（3）Clawson 和 Seddon 坐骨神经损伤评价标准，参见表 16-49。

表 16-49　Clawson 和 Seddon 坐骨神经损伤评价标准

| 分级 | 症状 |
|---|---|
| 1 | 肢体正常 |
| 2 | 病人活动正常<br>在长时间站立或行走后感到轻微无力<br>无疼痛<br>不需要穿矫形鞋，行走不用辅助物 |
| 3 | 残留运动、感觉障碍，主要在膝关节以下<br>病人在穿矫形鞋、支具和在行走辅助器具的帮助下可以行走相当长的距离<br>无或有轻微的疼痛<br>无感觉迟钝 |
| 4 | 行走能力受限<br>残留神经损害，主要是足感觉迟钝<br>中度或严重疼痛<br>有可能有压疮 |
| 5 | 有严重的感觉和运动功能损害，同时伴有难以忍受的疼痛<br>持续存在的压疮<br>皮肤或趾甲萎缩性改变<br>以上症状都具备 |

注：1、2、3 级分别属于优、良、可，可以归于满意。4、5 属于差，归于不满意

间接摘自：蒋协远，王大伟.骨科临床疗效评价标准.北京：人民卫生出版社，2005.

**（三）康复治疗**

**1. 康复目标**　改善或恢复步行功能，预防并发症，回归社会。

**2. 康复诊疗计划与方法**　参见表 16-50。

表16-50 康复诊疗计划

| 病程 | |
|---|---|
| 康复诊疗<br>计划早期<br>1~4周 | 1. 保守治疗指征:单纯牵拉伤,可先实施物理治疗手段,应用脉冲高频电疗、低中频电疗、激光照射,促进神经再生感觉训练,以TENS、经络导平、封闭等缓解疼痛。对下肢肿胀,可采用抬高患肢休息、顺序充气循环加压治疗、干扰电疗等治疗。配合功能训练等观察3个月后,若无恢复征象,应给予手术检查 |
| | 2. 手术指征:①间歇、迟缓性牵拉,或有压迫,周围瘢痕引起的神经牵拉,或其他病理因素,应予手术检查。②突然严重压迫或牵拉伤。如髋脱位、髋臼骨折合并坐骨神经损伤,应立即手术检查。③开放性损伤,合并坐骨神经损伤,如锐器伤、火器伤,应立即手术探查 |
| 术后早期 | 术后固定于伸髋屈膝位6~8周;术后进行及早等长肌力训练,局部微波治疗等 |
| 恢复期<br>9~12周 | 1. 改善运动功能:针对0~1级肌力,可用神经肌肉电刺激或低中频电刺激治疗小腿和大腿后面的肌肉、坚持被动的功能练习,防止肌肉萎缩,针对2~3级肌力,可用主动运动提升肌力,3级以上可用渐进抗阻肌力训练 |
| | 2. 步行训练:酌情应用踝足矫形器、膝踝矫形器或矫形鞋,特别是在夜间或康复训练间歇期,利用矫形器具将足踝中立位固定,以防治膝、踝关节挛缩和足内、外翻畸形 |
| | 3. 药物治疗:口服加注射神经营养因子等 |

**3. 注意事项**

(1)臀部坐骨神经损伤是周围神经损伤中最难处理和疗效最差的损伤之一,其各段损伤与局部解剖关系密切,因而评定应对髋关节、膝关节、踝关节涉及肌肉分别一一进行评定。

(2)坐骨神经的行程很长,高位严重损伤后的恢复时间也很长,易出现并发症,故进入康复治疗程序后,还应对可能的并发症进行预评定。

(3)进入康复治疗程序后,应每周评定感觉以及运动功能恢复程度,特别是关注肌纤维收缩迹象,以及感觉功能恢复迹象。

(4)在康复治疗进程中,尽可能采用无创电生理检查,例如直流感应电测定、强度-时间曲线检测等,可以二周复查一次。肌电图复查时间应视病情恢复情况择时进行,如无特殊,通常可以3个月复查。检查前应停服新斯的明18小时。

(5)局部有金属内固定时,电疗禁忌。

## 七、腓总神经损伤

### (一)概述

**1. 定义** 凡因各种外伤导致腓总神经支配区的相关肌肉运动障碍以及支配区感觉障碍即为腓总神经损伤。

**2. 分类** 按照损伤程度的不同可分为完全性以及不完全性损伤,按照损伤部位可分为主干损伤以及腓深神经及腓浅神经损伤。

**3. 流行病学** 腓总神经损伤常因外伤引起,目前尚无确切发病率的统计报道,但腓总神经损伤多数因骨折引起(30%),局部受凉亦可引起神经的缺血性损伤(25%)。

### (二)康复诊断与功能评定

**1. 诊断**

(1)诊断方法:依据病史、临床表现、体征,结合神经电生理学检查、影像学检查来综合判断确诊。

（2）临床表现与体征：主要表现为足下垂，走路呈跨越步态，踝关节不能背伸及外翻，因趾长，短伸肌麻痹，趾不能伸，呈屈曲状。小腿外侧（腓肠外侧皮神经）及足背（足背内侧和中间皮神经，腓深神经终支）皮肤感觉减退或缺失，胫前及小腿外侧肌肉萎缩。

（3）诊断要点：①外伤史；②特征性外观与步态（马蹄内翻足畸形）；③有腓神经感觉障碍区；④神经电生理检查。

**2. 功能评定**

（1）诊断性评定

1）外观评定：特征性外观是马蹄内翻足畸形；以及由于感觉障碍，故足背部易有外伤、冻伤和烫伤等表现。

患足下垂内翻：①腓总神经损伤后，因小腿部伸肌中的胫前肌麻痹，足外翻肌的腓骨长、短肌麻痹，患足呈现内翻下垂，不能背屈及外翻。②由于趾长、短伸肌及蹈长、短伸肌麻痹，患足的足趾屈曲畸形，不能伸直。③单纯腓浅神经损伤，因腓骨长、短肌麻痹使患足呈现内翻足畸形，患足不能外翻。④单纯腓深神经损伤，因胫前肌，趾长、短伸肌，拇长、短伸肌麻痹，患足呈现下垂、稍外翻、足趾屈曲畸形，不能背屈及内翻，足趾不能伸直。

2）感觉评定：腓总神经感觉支分布于小腿前外侧和足背，故该区感觉消失。

3）运动评定：腓总神经损伤后小腿伸肌群的胫前肌、拇长短伸肌、趾长短伸肌和腓骨长短肌肌力低下。

4）神经电生理检查：患侧腓总神经传导速度减慢，波幅下降，F波或H反射潜伏期延长；SEP潜伏期延长，波幅下降，波间期延长；腓总神经支配肌肉的肌电图检查多为失神经支配电位，而健侧正常。

5）超声检查：能确切显示腓总神经，能为临床提供腓总神经病理状况的形态学资料，可为手术治疗方案提供参考依据。

（2）步态评定：腓总神经在腓骨头处损伤，造成小腿伸肌足外翻肌和足背肌麻痹。患足不能背屈，不能外翻，呈内翻下垂状态，长期后形成马蹄内翻足畸形，步行时因足下垂，步行时呈高举足，足尖先落地的跨阈步态。也称公鸡步态。

踝关节功能评分：Olerud-Molander于1984年提出一种评价踝关节骨折病人疗效的评分系统。该评分完全由病人自评，包括疼痛、关节僵硬、关节肿胀、上楼梯、跑、跳、蹲、行走及工作能力共9项内容，满分为100分。目前该评分已应用于各种类型的踝关节骨折、胫骨远端骨折、第五跖骨基底部骨折以及其他踝关节功能障碍等的疗效评价，参见表16-51。

表 16-51　Olerud-Molander 踝关节骨伤评定

| 评定内容 | 程度 | 分数 |
|---|---|---|
| 疼痛 | 无疼痛 | 25 |
| | 在不平的路上行走时有疼痛 | 20 |
| | 在室外平地上行走时有疼痛 | 10 |
| | 在室内行走时有疼痛 | 5 |
| | 疼痛严重、呈持续性 | 0 |
| 关节僵硬 | 无 | 10 |
| | 有 | 0 |

续表

| 评定内容 | 程度 | 分数 |
|---|---|---|
| 肿胀 | 无 | 10 |
| | 仅夜间肿胀 | 5 |
| | 持续肿胀 | 0 |
| 爬楼梯 | 正常 | 10 |
| | 减弱 | 5 |
| | 不能 | 0 |
| 跑步 | 能 | 5 |
| | 不能 | 0 |
| 跳跃 | 能 | 5 |
| | 不能 | 0 |
| 蹲 | 能 | 5 |
| | 不能 | 0 |
| 助行工具 | 不需要 | 10 |
| | 绷带或护具 | 5 |
| | 手杖或腋杖 | 0 |
| 工作,日常活动 | 与受伤前一样 | 20 |
| | 速度下降 | 15 |
| | 换成较简单的工作或兼职工作 | 10 |
| | 工作能力严重受损 | 0 |

（3）其他评定：腓总神经损害主要影响步行功能，因而 ADL 评定得分不致太低，但影响心理以及社交活动等。因而需要进行心理、社交活动能力评定等。

**（三）康复治疗**

1. **康复目标**　改善或恢复步行功能，回归社会。

2. **康复诊疗计划与方法**　表 16-52。

表 16-52　康复诊疗计划

| 病程 | 康复治疗计划 |
|---|---|
| 早期<br>0～6周 | 1. 腓总神经在没有完全断裂时不需要手术，物理治疗促进神经再生，运动治疗、神经肌肉电刺激、低中频电刺激增强足和足趾背伸肌力。损伤严重者病人拒绝手术时，可以采用功能性电刺激改善步态。单纯马蹄内翻足畸形可用踝足矫形器使踝保持在90°位<br>2. 神经断裂，应尽早手术缝合。对不能恢复者，可行肌腱移植术，一般采用胫后肌前置术来矫正畸形。手术后用石膏管型固定患足于过度背伸位5～6周。拆除石膏后，开始逐渐地足背伸运动练习<br>3. 药物　口服糖皮质激素、活血药物，肌注神经营养剂、神经生长因子等 |
| 恢复期<br>7～12周 | 注意对足下垂的防护，预防继发性损伤，要点有：①足部温热疗法；②保持踝足部功能位置；③康复锻炼：以被动锻炼开始，由医护人员或家属操作，从足踝关节到趾间关节做屈曲和伸展活动，手法要轻柔，用力由小渐大，每日2次，每次20～30分钟，当病人肌力达2级以上水平时，可在被动活动之后进行主动足部屈伸活动，循序渐进 |

3. **注意事项**

（1）腓总神经损伤较多见，单纯腓浅神经损伤与单纯腓深神经损伤较少见，感觉障碍经评定不在负重区,可不处理。

(2)闭合性腓总神经伤尽管有自行恢复的可能,还是需要在康复治疗期间不断加强中期评定,以掌握恢复进程。

(3)超声影像检查对腓神经损伤有诊断意义以及评定病程恢复情况的意义,因而值得反复进行检查比较。

(4)进入康复治疗程序后,应每周评定感觉以及运动功能恢复程度,特别是关注肌纤维收缩迹象,以及感觉功能恢复迹象。

(5)在康复治疗进程中,尽可能采用无创电生理检查,例如直流感应电测定、强度-时间曲线检测等,可以两周复查一次。肌电图复查时间应视病情恢复情况择时进行,如无特殊,通常可以3个月复查。检查前应停服新斯的明18小时。

(6)局部有金属内固定时,电疗禁忌。

## 八、胫神经损伤

### (一)概述

**1. 定义**　凡外伤所致胫神经损伤,引发其支配区肌群肌力低下、支配区感觉障碍,称之胫神经损伤。

**2. 分类**　按照损伤程度的不同可分为完全性以及不完全性损伤。

**3. 流行病学**　目前尚无确切发病率的统计报道。

### (二)康复诊断与功能评定

**1. 康复诊断**

(1)诊断方法:依据病史、临床表现及体征,结合神经电生理学检查、影像学检查来综合判断确诊。

(2)临床表现与体征:股骨髁上骨折及膝关节脱位易损伤胫神经,引起小腿后侧屈肌群及足底内在肌麻痹,出现足跖屈、内收、内翻,足趾跖屈、外展和内收障碍,小腿后侧、足背外侧、跟外侧和足底感觉障碍。外伤导致的神经损伤会伴有出血、疼痛、继发感染后会有发热、局部肿胀等表现。

(3)诊断要点:主要有:①外伤史;②特征性外观(仰趾外翻畸形);③有小腿后外侧以及拖鞋式麻痹区等;④神经电生理检查。

**2. 功能评定**

(1)诊断性评定:依据病史、影像学诊断、肌电图等可以确诊。背屈踇趾试验:又称Turinn征。检查者骤将患侧趾背屈而使其上翘,若腓肠肌内疼痛,即为试验阳性,提示胫神经损伤。背屈踝试验;又称Sicard征。检查者用力将患侧踝关节背屈,若腘窝及小腿后侧疼痛,即为试验阳性,提示胫神经损伤。

(2)外观评定:胫神经损伤后导致足不能内翻、跖屈,出现仰趾外翻畸形。足内肌瘫痪则出现弓状足、爪状趾畸形。

(3)感觉评定:感觉丧失区为小腿后外侧、足跟及各趾的跖侧、背侧,称拖鞋式麻痹区,足底常有溃疡。

(4)运动评定:胫神经在腘窝区完全损伤,可造成小腿屈肌和足底肌麻痹,导致膝屈曲无力(腓肠肌,腘肌虽然瘫痪,但腘绳肌,缝匠肌和股薄肌仍可屈曲膝关节)。足不能跖屈,内收,内翻,因胫后肌,拇长屈肌和趾长屈肌麻痹;因足内在肌麻痹,足趾不能跖屈,外展和内收,此时腓骨肌和趾伸肌拮抗性收缩,足呈背屈状(即仰趾足)足踵步。足弓弹性和强度丧失。因跖屈肌腱和蚓状肌麻痹,呈瓜形趾即跖趾关节过伸,趾间关节屈曲。小腿屈肌群萎缩。如胫神经损伤部位在腓肠肌和趾长屈肌分支以下时,仅表现为足趾运动障碍。

**3. 步态分析**　呈跟行步态,足不能跖屈,步行时足跟底着地,足趾仰起。踝关节功能评分,参见前述腓总神经损伤。

### (三)康复治疗

**1. 康复目标**　改善或恢复步行功能,回归社会。

**2. 康复诊疗计划与方法**　参见表16-53。

表 16-53　康复诊疗计划

| 病程 | 康复治疗计划 |
| --- | --- |
| 早期<br>0~4周 | 康复治疗重点是预防足畸形,采用微波、脉冲超短波电疗等促进损伤神经恢复。控制灼性疼痛症状,可采用 TENS、低中频电疗、封闭,如无效可进行脊髓电刺激治疗 |
| 恢复期<br>5~8周 | 1. 训练足跖屈动作,做足跟提起练习,超声波治疗、手法治疗等<br>2. 针对跟行足畸形:跟行足畸形主要是由于小腿后侧肌群麻痹,致使跟腱松弛,一般可采用胫前肌代跟腱术,术后采用膝下至足趾管形石膏固定是于跖屈 20°~30° 位,术后 3 周拆线,再改用换石膏固定患足于背伸 0° 位,2~3 周拆除石膏、开始行走练习 |

**3. 注意事项**

(1)此类损伤多为挫伤,应早期实施康复治疗并反复进行评定、观察 2~3 个月,无恢复表现则应手术探查。根据损伤情况,可行神经松解、减压或缝合术,一般效果较好。

(2)重视足底感觉障碍的恢复很重要,即使有部分恢复亦有助于改进足的功能和防治溃疡。故应加强感觉的评定,可每周 2 次于康复治疗前进行测试。

(3)为预防足底皮肤神经性溃疡,应教育病人每天清洁护理足底皮肤,避免足底长时间负荷,发现足底皮肤异常应及时对症处理。

(4)应用小腿矫形器或穿矫形鞋时,内衬应柔软。

(5)在康复治疗进程中,尽可能采用无创电生理检查,例如直流感应电测定、强度-时间曲线检测等,可以两周复查一次。肌电图复查时间应视病情恢复情况择时进行,如无特殊,通常可以 3 个月复查。检查前应停服新斯的明 18 小时。

(6)局部有金属内固定时,电疗禁忌。

## 九、股神经损伤

### (一)概述

股神经由腰 2、3、4 神经前支后股组成,少数纤维还可来自腰 1 或腰 5。

**1. 定义**　凡外伤所致股神经损伤,引发其支配区肌群肌力低下、支配区感觉障碍,称之股神经损伤。

**2. 分类**　按照损伤程度的不同可分为完全性以及不完全性损伤。

**3. 流行病学**　目前尚无确切发病率的统计报道。

### (二)康复诊断与功能评定

**1. 诊断**

(1)诊断方法:依据病史、临床表现及体征,结合神经电生理学检查、影像学检查来综合判断确诊。

（2）临床表现与体征：表现为股四头肌萎缩，运动功能障碍程度依损伤情况而异，若股四头肌肌力低下显著，步行时有典型的扶膝支撑现象，称之扶膝步。

（3）诊断要点：主要有：①外伤史；②特征性扶膝步态（因股四头肌无力）或股神经紧张试验（+）等；③神经电生理检查；④影像学检查。

**2. 功能评定**

（1）诊断性评定：除外伤史等外，尚有：①展髋试验：病人取健侧卧位，两下肢伸直。将患侧下肢抬起使髋关节外展，如大腿前侧疼痛，即为阳性，亦提示股神经受损。②屈膝试验：病人俯卧位，两下肢伸直。检查者一手按住其骶髂部，另一手握患侧踝部并将小腿抬起使膝关节逐渐屈曲，使足跟接近臀部。若出现腰部和大腿前侧放射性痛，即为阳性，提示有股神经损害，并可根据疼痛的起始位置判断其受损的部位。③股神经紧张试验：又称瓦色曼（Wasserman）征。病人俯卧，检查者一手固定病人骨盆，另一手握患肢小腿下端，膝关节伸直或屈曲，将大腿强力后伸，如出现大腿前方放射样疼痛，即为阳性，表示可能有股神经根（腰1、腰3~4神经根）受压现象。

1）外观评定：特征性扶膝步态（因股四头肌无力），因神经营养障碍，小腿内侧易受外伤、冻伤和烫伤。

2）感觉功能评定：高位损伤表现为股前内侧及小腿内侧感觉丧失。低位损伤，可为单纯隐神经伤，表现小腿内侧感觉障碍。股神经受刺激时，感觉区可发生疼痛。

3）运动功能评定：如损伤在髂窝上方，则髂腰肌及四头肌均瘫痪，表现不能屈髋及伸膝，如在髂肌分支以下损伤，对屈髋影响不大，仅表现不能伸膝，股四头肌肌力低下。

4）神经电生理评定：肌电图表现为患侧股神经传导速度减慢，波幅下降，F波或H反射潜伏期延长。SEP潜伏期延长，波幅下降，波间期延长。股神经支配肌肉的肌电图检查多为失神经电位，而健侧正常。

（2）步态分析：扶膝步态，因股四头肌无力，病人以手掌按压患膝上方才能行走。

下肢功能评定：因主要影响膝关节伸展，故而也可采用膝关节KSS评分系统进行评定。参见前述。

**（三）康复治疗**

**1. 康复目标**　改善或恢复步行功能，回归社会。

**2. 康复诊疗计划与方法**　参见表16-54。

表16-54　康复诊疗计划

| 病程 | 康复治疗计划 |
| --- | --- |
| 早期<br>0~6周 | 1. 闭合性损伤：一般予以保守治疗，观察3个月后无恢复征象，可给予手术探查。可以运用局部微波、激光、脉冲式高频电疗等促进神经功能恢复，配合应用矫形器具以预防并发症，进行伸膝、屈髋被动运动<br>2. 开放性损伤：手术治疗<br>3. 陈旧性损伤：一般行肌腱移位术，股四头肌麻痹者行股二头肌，半腱肌代股四头肌术，以重建伸膝功能。术后长腿石膏固定4~6周，术后4~6周拆除石膏开始功能训练 |
| 恢复期<br>7~12周 | 加强主动锻炼：肌力在3级以下时，病人健侧卧位，用悬吊带托住患侧小腿，进行减重屈髋伸膝练习，配合以神经肌肉电刺激，低频电刺激等。肌力在3级以上时，可利用股四头肌训练器、功率单车进行抗阻练习，也可以练习下蹲起立和上下台阶 |

3. **注意事项**

（1）为防止屈膝挛缩，可带髋膝矫形器（HKO）或护膝架，还可应用带有自锁装置的长腿矫形器。但由于有感觉障碍，矫形器内衬应柔软。

（2）可以利用超声影像检查反复评定病程恢复情况。

（3）进入康复治疗程序后，应每周评定感觉以及运动功能恢复程度，特别是关注肌纤维收缩迹象，以及感觉功能恢复迹象。

（4）在康复治疗进程中，尽可能采用无创电生理检查，例如直流感应电测定、强度－时间曲线检测等，可以两周复查一次。肌电图复查时间应视病情恢复情况择时进行，如无特殊，通常可以3个月复查。检查前应停服新斯的明18小时。

（5）局部有金属内固定时，电疗禁忌。

（王　颖）

# 第十七章

# 植物状态的康复

## 第一节 概　述

### 一、植物状态的基本概念

植物状态（vegetative state，VS）是临床一种特殊的意识障碍，病人处于觉醒而无意识的状态，能睁眼，有睡眠 - 觉醒周期，对自身或对外界的认知功能完全丧失，部分或全部下丘脑及脑干功能基本保存的状态。即能维持机体的生存和发展，但无意识和思维，缺乏对自身和周围环境的感知能力的生存状态。

综合 VS 的持续时间及病因又可将其分为：①持续性植物状态（persistent vegetative state，PVS）：指 VS 持续 1 个月以上者；②永久性植物状态：指基本不可恢复的 VS，其持续时间因病因而略有不同，脑外伤导致 PVS 一年以上、非创伤性脑损伤 PVS 至少 3 个月即可认为是永久性植物状态。

国外学者估计脑外伤引起 PVS 的发病率为（2.5～4）/100 000，国内 1998 年报道约有 7 万～10 万 PVS 病人，其中以脑外伤后 PVS 居多。PVS 的预后普遍较差，根据 MSTF 的报告，影响 PVS 预后的主要有三点：病因、年龄及 PVS 持续时间。脑外伤所致的 PVS 意识恢复率较高，50% 外伤性 PVS1 年内恢复了意识；非外伤性 PVS 预后较差，1 年内仅 15% 恢复了意识。青少年预后比成人好，40 岁以上者恢复困难。PVS 持续时间愈长，预后愈差，神志转清者也大多留下不同程度的神经功能缺损。PVS 病人平均存活 2～5 年，存活 10 年以上者罕见，创伤性损伤的成年 PVS 病人，33% 在 3 年内死亡，而非创伤性损伤中 53% 在 1 年内死亡，儿童则分别为 9% 和 22%。死亡原因有肺部或泌尿系统等感染、全身衰竭、不明原因的猝死、呼吸衰竭，以及卒中或肿瘤等。

### 二、病因、发病机制和临床表现

#### （一）病因、发病机制

1. **病因**　VS 的病因大致可分为急性损伤、变性及代谢性疾病、发育畸形三类。

（1）急性损伤：这是 PVS 的最常见原因：①创伤最为常见，包括交通事故、枪伤及产伤等；②非创伤性损伤包括各种原因引起的缺氧缺血性脑病，如心跳呼吸骤停、窒息、绞死、溺水等；严重持续性低血压发作，脑血管意外，如脑出血、脑梗死、蛛网膜下腔出血等；此外还有中枢神经系统的感染、肿瘤、中毒等。

（2）变性及代谢性疾病：阿尔茨海默病、多发性脑梗死、痴呆、Pick 病、Creutzfeldt-Jakob

病、帕金森病、亨廷顿病是成人中常见的病因。在儿童常见于神经节脂质沉积病、肾上腺白质营养不良、线粒体脑病、灰质变性等疾病。

（3）发育畸形：包括无脑畸形、先天性脑积水、小头畸形、脑膨出等。

2. **发病机制** VS 的发病机制尚不十分清楚，目前认为是大脑皮质及白质的广泛损害，或丘脑、脑干网状结构的不完全损害造成。一般有以下病理模式：①弥漫性轴索损伤：多见于重型颅脑外伤，由于皮质下轴索的广泛性损害使皮质之间及皮质与皮质下中枢的联系中断；②弥漫性皮质样坏死：多见于缺血缺氧性脑病，病变一般位于缺血缺氧的动脉周围，以矢状窦旁的顶 - 枕皮质、海马损害最突出；③选择性丘脑坏死：有时可为唯一的表现，Kinney 等提出丘脑病变是 PVS 病人中的主要病变，认为丘脑对意识和感知功能的维持十分重要。另外，有人从神经递质的角度对 PVS 的病理变化进行研究后发现，PVS 病人血浆和脑脊液中的多巴胺水平明显低于正常人，故有人认为多巴胺合成的减少和多巴胺通路的破坏是造成 PVS 的原因之一。Jennett 综合各种研究认为：意识的产生有赖于皮质 - 丘脑 - 皮质间的完整联系，一些仅有部分皮质参与的神经活动并不能代表意识的存在。④混合性病变：以上 3 种病理叠加。PVS 的脑部病变往往不是单纯的，可有多种性质的病损同时存在，不同性质的病变对意识的影响可以产生叠加作用。

尽管导致持续性植物状态的原因很多，但最基本的病理生理改变是一致的，即微循环血液灌注不足、组织细胞缺血缺氧引起一系列临床症状，导致代谢功能障碍、脑神经细胞坏死、多灶性或弥漫性皮层层状坏死。

**（二）临床表现**

1. **意识** 病人可睁眼，似乎清醒但无意识。一旦发现病人对外界刺激做出反应，可按指令行动或有意识地完成某一动作，即可认为病人已经脱离植物生存状态。

2. **眼球** 可以转动，但呈不持续的跟踪动作。如果眼球可有目的性的、持续性的跟踪动作，即可视为病人好转的征兆。

3. **言语** 无自发语言，也不能理解别人的语言。

4. **认知** 认知功能丧失，对自身或外界环境刺激缺乏有意识的情感和行为反应。

5. **睡眠 - 觉醒周期** 全部或部分存在，病人大脑半球广泛性损害，意识活动丧失，而脑干损害较轻，睡眠 - 觉醒存在，呈似睡非睡、似醒非醒状态。

6. **肢体运动** 无或可有无意识的肢体运动。

7. **丘脑下部及脑干功能** 基本保存，病人心跳、呼吸、血压等低级中枢的功能尚存，而高级神经中枢的功能已经丧失，有时伴有自主神经功能紊乱的表现，如多汗、心跳及呼吸节律不规则，二便失禁或潴留。

8. **对疼痛刺激** 无反应或肢体可出现伸直或屈曲，或可引出原始反射如握持反射等。

9. **脑干反射** 全部存在，包括瞳孔对光反射，睫毛反射，吞咽反射，咳嗽反射，呕吐反射等。

10. **并发症多** 如脑积水、癫痫、感染、营养不良、中枢性高热、溃疡、压疮、深静脉血栓形成及肺栓塞、多器官功能衰竭、脑梗死、低血钾、呃逆、房颤、肝大、卷丝状角膜炎、尿崩症等。其中最常见的并发症是肺部感染。

## 三、主要的临床处理

**（一）基础治疗**

1. **基础病及并发症的处理** VS 或 PVS 病人并发症较多，往往是致死原因，所以首先要稳定病情、控制并发症,充分认识,积极处理,具体方法可参照各章节相关内容。

**2. 康复护理** 良好的康复护理是维持 VS 病人生存的关键。病人长期卧床,床上良肢位摆放以预防关节挛缩畸形;各种管道(静脉通道、气切套管、鼻胃管、鼻肠管、胃造瘘管、导尿管或膀胱造瘘管等)的维护和通畅;保持病人口腔清洁和呼吸道通畅,预防误咽、误吸;定时翻身拍背以助排痰以预防呼吸道感染;定时翻身,交替仰卧位、侧卧位体位转换以预防压疮;多鼻饲温开水,及时更换尿布、尿管及尿袋,保持会阴部清洁干燥,以预防尿路感染;条件许可应尽早去除气管插管、气管切开套管、导尿管、鼻饲管。

**3. 营养支持疗法** VS 病人长期卧床,呈高代谢、高分解状态,能量消耗增加,病人常处于负氮平衡状态。营养不良可导致贫血、压疮、肠道真菌感染、胸腔积液、低钠血症、肢体浮肿等。营养支持的质量直接影响病人的康复和预后。

对于胃肠功能完整或具有部分肠道功能的 VS 病人,以肠内营养为主。对不能进食的病人留置胃管,肠内营养支持可维持内脏血流的稳定及胃肠道黏膜的完整。与肠外营养相比,肠内营养具有较好的代谢效应,并发症少,并能缩减住院费用。营养师根据病人营养状况的评定结果,计算病人每天所需的能量,制订饮食食谱。将食物按比例配制,并将主副食打磨成匀浆状,制成匀浆膳,辅以牛奶、豆浆、果汁等液体营养。每日能量 1900～3000kcal,每日蛋白质 1.5～2.0g/kg,其中优质蛋白质占 50% 以上,每日进食总量遵从少量多次循序渐进的原则,每日进食 4～6 次,每次入量约 200～500ml,两餐之间适量进水和果汁。由于 VS 病人都存在睡眠 - 觉醒周期,夜间 22:00 至次日 06:00 不进食,但可喂少量水,尽量保持与常人相似的周期。经口或鼻营养管进食。儿童及严重 VS 病人、不能维持长时间鼻饲病人,可以做胃造瘘手术。必要时予以静脉营养。部分体质较差的病人给予补充适量血浆、白蛋白及丙种球蛋白,为病情改善提供良好的身体条件。营养支持期间,定期复查营养指标,适当调整营养结构。

### (二)VS 的特殊治疗(刺激疗法)

包括环境刺激疗法、感觉刺激、药物刺激法及神经刺激法,主要为促醒作用。

**1. 感官及环境刺激疗法** 有控制地应用特殊的和强烈的感觉刺激,如抚摸、按摩、活动肢体、强刺激甚至不良感觉刺激如疼痛刺激、异常感觉刺激等及本体感觉刺激等,并有计划地让病人接受自然发生的环境刺激,室外接受阳光、听音乐及亲人的录音、看电视等。VS 病人感官及环境刺激有助于促进皮质与皮质下之间的联系,其皮质功能有可能经过训练得到一定程度的恢复。

(1)听觉刺激:给病人戴上耳机,播放病人病前最喜爱的音乐或轻松的广播节目,音量 20～50dB,以常人能听清楚为宜,15 分钟 / 次,6～8 次 / 天。通过亲属呼唤、陪聊、与病人沟通,给病人讲故事、笑话、念报纸,30～40 分钟 / 次,4 次 / 天。

(2)视觉刺激:用强光、弱光和彩色光线交替进行光线刺激。自然光照射 2 次 / 天。在光线较暗的环境中,用手电筒分别包上红、蓝、绿彩纸和本光源照射头部的侧面和正面,6 次 / 天,每次往返 10 下;用彩色的物体、家庭照片和 10～15 分钟的电视节目等对病人进行视觉刺激。当病人能看到物体,并能把注意力集中到物体上时,可尝试视觉追踪,让病人的眼睛随着刺激物而移动。

(3)触觉刺激:指导病人的亲人用病人的衣服或护肤液等持续地刺激病人皮肤,特别是嘴唇、耳垂等头面部最敏感的区域;对病人的四肢和躯干进行拍打、按摩;用温暖和寒冷的衣服,或在热水或冷水中浸泡 30s 的金属汤匙对病人进行冷热刺激,8～10 下 / 次,6 次 / 天;

采用适当温度的水给病人擦洗全身；用有一定硬度的物体，如铜丝，在病人的四肢敏感部位，如足底、手指，以一定的压强进行疼痛刺激，以不损伤皮肤为度，8～10秒/次，6次/天。

（4）嗅觉刺激：用磨碎的咖啡、香水、花露水、沐浴露、醋、酒以及病人最喜欢的食物进行嗅觉刺激。嗅觉刺激应在病人洗漱后进行，物品刺激时间以不超过10秒为宜。还可将具有醒脑开窍作用的中药制成香枕，置于病人头下，其散发出的药气能刺激鼻腔中的嗅神经，直接进入大脑产生作用。

（5）味觉和口腔刺激：当病人能控制唾液，排除误吸风险时，应进行味觉刺激。可用沾有酸、甜、咸、苦溶液的棉签刺激舌头的前半部分。在日常口腔护理中，可对嘴唇、口周、口腔进行刺激，使用海绵或甘油药签对口腔进行按摩，同时进行被动吞咽功能训练，如口腔冰刺激等。

（6）多感觉刺激法：应用Rood技术，利用快速擦刷、拍打、挤按、冷热等方法刺激病人皮肤，尤其是较为敏感的部位，如手、脚、面部等，影响该区的皮肤感受器，可获得局部促通作用。

（7）本体感觉刺激：应用神经肌肉本体感觉促进法（PNF）进行被动活动，采用快速牵拉、关节加压等关节深感觉刺激促通中枢神经。

（8）环境刺激：每天安排病人到户外，如马路边、社区健身广场、海边、公园等环境更丰富的地方活动，让病人感受声、光、触觉、空气、湿度、温度变化等环境刺激，30分钟/次，2次/天。

（9）条件操作治疗法：条件操作治疗法是一种条件反射法，根据条件操作的原理对自发的或诱发出的反应给予系统性增强。

（10）穴位刺激：两根导线一端接变压装置，调节合适电流和电压；一端接4cm×6cm极板，极板分别固定足三里穴（双侧），接通电源，低电流刺激穴位。

**2. 神经刺激疗法**　主要应用电刺激的方法，电极放置于不同的中枢和周围神经部位，有一定的促醒作用。

（1）周围神经电刺激：此方法无创、有一定疗效，已广泛应用于临床。

1）四肢：即用低频电流持续刺激双侧腓神经和正中神经，在正常人有激活脑电的效果，使 α 频域的波幅增大，提示可能有促使大脑皮质广泛觉醒的潜能，因此可作为治疗措施之一。正中神经电刺激机制是增加脑血流量及提高去甲肾上腺素和多巴胺水平，通常选用右侧正中神经电刺激，因多数病人左侧大脑半球为优势半球。采用脉冲方波，脉宽10～20ms，频率50～150Hz，电流强度4～20mA，刺激20秒，间断40秒，以能引起拇指、示指轻微运动为宜，每次40min，2次/天，15天为1个疗程。

2）小脑电刺激治疗：将表面电极贴于病人两耳后乳突处，通过数字频率合成技术，产生安全有效的仿生物电流刺激小脑顶核区，可显著提高脑循环血量，减少半影区神经元死亡数目，缓解脑水肿。参数为：脉冲方波，强度60%～90%，频率150～195Hz，30分钟/次，2次/天。

（2）深部电刺激法：指将电极放置于脑内或高颈髓进行持续电刺激的方法。因其有创、价高、疗效未肯定，目前尚不能普及。其适应证：①年龄40岁以下；②无弥漫性脑萎缩；③无大面积双侧性严重脑损伤（CT、MR所见）；④单侧大面积严重脑损伤不应包括丘脑；⑤无严重的脑血流和脑代谢率降低；⑥双侧或单侧脑干听觉诱发电位的 v 波存在，P300 波出现。禁忌证：①昏迷与植物状态的同时伴有严重并发症；②双侧大脑半球广泛区域结构和功能的紊乱；③脑干结构和功能的严重破坏；④在病程中严重脑缺氧、低血压并持续较长时间；⑤严重的 ABR 和 SEP 异常。另外，脊髓电刺激对缺氧性脑病的神经功能严重异常疗效较差。

1）电极植入深部脑刺激（deep cerebral stimulation，DCS）：包括丘脑电刺激、脑干中脑电刺激、小脑电刺激。是通过立体定向手术将 DCS 电极植入中脑网状结构的楔形核或丘脑的非特异性核团，接收器置于胸壁皮下，按照一定的参数进行刺激，作用为：①促进脑内 5-HT 的代谢；②增加局部血流量；③在动物试验中发现乙酰胆碱的量增加；④改善脑电。通过对脑干网状结构的兴奋刺激，激活上行网状系统，再达到大脑皮质，以唤醒皮质功能，即所谓"唤起反应"（arousal response）。可连续刺激 6 个月以上。DCS 可作为治疗 PVS 的一种有效治疗方法。

2）高颈髓后索电刺激（spinal cord stimulation，SCS）：电刺激经高颈部脊髓上行达脑干，通过上行性网状结构激活系统及下丘脑激活系统，传达到大脑皮质。在此路径中通过促进脑内 5-HT 的代谢，增加局部血流量。在全麻下将电极放在 $C_2 \sim C_4$ 水平硬膜外正中部，刺激强度是 $2 \sim 5V/0.1 \sim 0.5ms$，频率 100Hz，放大 15%～25%，每日刺激持续 6～12 小时，如放在硬膜下，强度可减少 1/2。脊髓电刺激疗法对 PVS 有一定的刺激促醒作用。

**3. 药物刺激疗法**

（1）胆碱能促效药：可增强与意识有关的网状结构功能、增加脑血流量、改善认知记忆、行为作用明显。

常用药物：胞磷胆碱、他克林等。

（2）多巴胺能中枢兴奋剂：脑损伤或损害后可引起中枢多巴胺能神经元通路破坏，导致儿茶酚胺神经冲动传导受影响，是造成持续性植物状态的原因之一。

常用药物：左旋多巴、美多巴、溴隐亭、盐酸哌甲酯、苯丙胺、金刚烷胺等。

（3）促甲状腺激素释放激素（TRH）：TRH 具有去甲肾上腺素样作用，拮抗内啡肽，从而起到兴奋中枢，使皮层觉醒水平提高的作用。可用酒石酸普罗瑞林（Probrin）（PROTIRELIN TARTRATE）。

1）用法用量：每日 protirelin 2mg（Probrin 4 支），用生理盐水，葡萄糖水或注射用水 5～10ml 溶解后每日 1 次或分 2 次缓慢静脉推注，14 天为 1 个疗程，间歇 1 周可重复治疗，或者采用静脉点滴。

2）疗效：研究结果显示，在早期治疗有效或改善的为 50.5%，如疗程超过 1 个月则效果仅 30% 左右，对脑外伤引起的 VS 比中毒或缺血缺氧性脑病引起的 VS 治疗效果佳。

（4）其他

1）脑保护剂：保护残存的脑细胞，防止神经细胞的进一步损失，是 VS 病人脑复苏的重要环节。现认为，凡能直接降低脑细胞的异常代谢和消除自由基的形成，维护细胞的结构完整性的药物，均具脑保护作用。如纳洛酮、甘露醇、葡萄糖 - 氯化钾 - 胰岛素（极化液 GKI）等。

2）改善认知功能：吡拉西坦、吡硫醇、脑蛋白水解物、神经节苷脂、盐酸多奈哌齐片、盐酸美金刚片等。

3）增加脑血流量：尼莫地平、盐酸氟桂利嗪胶囊、低分子右旋糖酐及银杏叶、复方丹参、川芎嗪、葛根素等中药活血化瘀制剂。

4）促进神经生长：恩经复、神经节苷脂（GM-1）等。

用药原则：以上几类药同时应用比单一用有效。对低水平神经状态病人的治疗首先应无害。在治疗措施上切忌有碍于进行中的神经恢复的行为存在。例如，在抗癫痫的治疗中，苯妥英钠类及抗痉挛药物均应慎用或忌用。

### 4. 运动疗法

（1）关节被动运动：VS病人无随意运动，关节、肌肉极易挛缩，应每日上午、下午和晚上各进行一次从头至足、从大到小各关节的被动活动，使肌肉得到有效牵拉，维持最大关节活动度。维持肢体关节活动范围的被动活动是防止关节挛缩、肢体静脉血栓形成的有效措施。手法应轻柔，切勿过快、过猛，防止软组织损伤和骨折。可同时利用卧位或坐位MOTO-MED训练及关节CPM（膝、踝、髋等）。

（2）神经肌肉本体感觉促通法（PNF疗法）：治疗原则是按照正常的运动发展顺序，运用适当的感觉信息刺激本体感受器，使某些特定的运动模式中的肌群发生收缩，促进功能性运动产生。

（3）躯干及痉挛肢体的牵伸：大多VS病人有较严重的肌肉痉挛，所以，需要进行痉挛肌包括躯干肌的牵伸治疗。

（4）胸腹部按压：胸部按压按照心肺复苏的按压方式进行，可以增强心肺功能；腹部顺时针揉按，可增强胃肠蠕动，促进营养吸收。

（5）轮椅及坐位训练：病人是否清醒均可进行。

（6）站立训练：站立训练是VS病人不可缺少的康复内容，对于保持血管调节功能、维持躯干和下肢负重肌群的张力、预防骨质疏松、促进排便均有积极意义。站立训练应遵循卧位→坐位→站立循序渐进的原则。VS病人的站立训练在站立床或智能下肢运动仪上进行。起立的角度也应逐渐增加，从30°逐渐加至90°。每个角度的适应性训练一般为1～2周，30分钟/次，2次/天。即使病人已能在站立床上完全直立，每日的站立训练仍然必要。

### 5. 吞咽治疗

大部分VS病人早期均需吞咽治疗，主要对吞咽肌的手法及电刺激治疗以预防吞咽肌的废用性萎缩；对已经能经口进食的病人进行食物性质的选择。

### 6. 高压氧疗法

高压氧（hyperbaric oxygen，HBO）疗法的作用机制有：①增加血流、脑脊液及脑组织的氧合作用，提高组织的氧储量、血氧弥散率及有效弥散距离。②可使微血管内皮细胞变得活跃起来，促进血液微循环，减轻脑缺血及继之而来的代谢障碍。③降低血小板聚集率，改善红细胞及血小板生理功能，从而改善微血流的再流通，减轻脑水肿，打断缺氧-脑水肿-代谢障碍的恶性循环。④改善脑干网状激活系统功能，促进昏迷觉醒。Sukoff认为是否进行高压氧治疗，应根据GCS来决定。3～9分的病人最为适宜，而对GCS低于3者不可施行此项治疗；高于9分者因均能自行恢复，故无需高压氧治疗。

HBO治疗必须建立在有效循环、呼吸的基础上进行。带气管插管病人采用单人纯氧舱，或在多人氧舱内装置气动呼吸机，氧气加压1.5～2.5ATA，80分钟/次。生命体征平稳者可采用中型多人舱，压缩空气加压至2.5ATA，戴面罩吸氧2次/3分钟，2次间改吸舱内空气10分钟，1次/天。应注意进舱前的血压监测、水电解质平衡，预防HBO治疗并发症，如气压伤、氧中毒、减压病的发生。由于HBO治疗消耗大，加强营养具有非常重要的意义。

HBO治疗VS的疗效，与病情、年龄、HBO治疗开始时机相关。治疗次数增多，疗效显著提高，年龄越小，恢复越快，疗效越显著；治疗时间越早，疗效越好。

### （三）手术疗法

脑积水导致脑室明显扩大的病例，可试行脑室-腹腔分流术。

### （四）家庭康复

VS 病人生命体征平稳后，需要回家继续恢复的，医护人员应将护理、康复方法及注意事项向家属说明，并定期随访，了解病人康复进展，指导康复的治疗方法，设立家庭病房，使病人能及时得到医疗。

### （五）中医治疗

**1. 中药**　中医认为 PVS 病位在脑，涉及心、脾、肾，病理关键在虚、瘀、痰三方面，多表现为虚实夹杂，本虚标实。由血脉瘀阻，痰浊蒙窍，气血亏虚，精气不荣脑窍，神明闭阻所致。气虚血瘀型可治以益气活血，以补阳还五汤加减；髓海失养型可治以补肾填精，以地黄饮子加减，痰蒙清窍型可治以清心化痰，以导痰汤合礞石滚痰丸加减；瘀血痹阻型可治以化瘀通络，醒脑开窍，以通窍活血汤加减。

**2. 针灸**　方法较多，如石氏醒脑开窍法、大接经法、腹针疗法等。

**3. 推拿按摩**　包括头部按摩、循经按摩等。有松解肌肉关节、促进血液循环之功效，并与感觉刺激法有异曲同工之作用。

### （六）VS 的治疗新进展

**1. 神经干细胞移植**　神经干细胞可以分泌多种神经营养因子，促进损伤细胞的修复，并激活休眠或体内功能抑制状态的神经细胞，从而改善机体神经功能，增强突触之间的联系，建立新的神经环路，是一种新的神经系统疾病治疗手段已成为国内外医学领域关注的焦点。

**2. 基因治疗**　是一种很有前途的治疗手段。实验证实，通过基因工程获得的神经生长因子可以调控成年哺乳动物中枢神经系统神经的可塑性。

## 第二节　康复评定方法

### 一、诊断与鉴别诊断

### （一）诊断标准

中华医学会急诊学分会意识障碍专业组，于 1996 年 4 月制订了我国 PVS 诊断标准。2011 年全国脑复苏持续植物状态诊断标准修订会议，国内高压氧治疗和脑复苏专家就 PVS 诊断和疗效标准进行了修订。《植物状态诊断和疗效标准（2011，南京）》如表 17-1。

表 17-1　植物状态诊断标准（中国南京标准Ⅲ，2011 年修订）

| |
| --- |
| （1）认知功能丧失，无意识活动，不能执行指令 |
| （2）能自动睁眼或刺激下睁眼 |
| （3）有睡眠 - 觉醒周期 |
| （4）有无目的性眼球跟踪运动 |
| （5）不能理解和表达语言 |
| （6）保持自主呼吸和血压 |
| （7）下丘脑和脑干功能基本保存 |
| 诊断植物状态持续 1 个月以上者，为持续植物状态 |

美国多学科 PVS 专题研究组（The Multi-Society Task Force on PVS）的诊断标准如表 17-2。

**表 17-2　植物状态诊断标准**（The Multi-Society Task Force on PVS）

（1）病人不能感知自身和周围环境，不能与人们互相交流沟通

（2）对视听、触觉或有害刺激无持续、可重复性、有目的性的或随意的行为反应

（3）对语言不能理解，不能表达言语

（4）有睡眠－觉醒周期

（5）在医疗与护理下，下丘脑和脑干的自主功能完全保存

（6）大小便失禁

（7）颅神经反射（瞳孔、眼－头反射）、角膜反射、前庭－眼反射及呕吐反射不同程度保留

## （二）鉴别诊断

植物状态需与昏迷、最低意识状态、闭锁综合征、脑死亡等相鉴别，如表 17-3、表 17-4。

**表 17-3　植物状态鉴别诊断**

| 分类 | 认知功能 | 睡眠－觉醒周期 | 脑干功能 | 疼痛及痛苦 | 运动功能 | 脑电图 | 结果 |
|---|---|---|---|---|---|---|---|
| 昏迷 | 丧失 | 无 | 稳定或变化 | 无 | 无目的运动 | 重度异常 | 转 PVS 或死亡 |
| 植物状态 | 丧失 | 有 | 基本完整 | 无 | 无目的运动 | 重度异常 | 决定原因 |
| 低反应状态 | 存在但有限 | 有 | 基本完整 | 存在 | 运动严重受限 | 异常 | 可能恢复 |
| 闭锁综合征 | 肯定存在 | 有 | 完整 | 存在 | 眼球上下运动 | 正常 | 四肢恢复困难 |
| 脑死亡 | 丧失 | 无 | 无 | 无 | 无 | 绝大多数脑电静息 | 死亡 |

**表 17-4　昏迷、植物状态和最小意识状态的临床特点**

| 意识状态 | 昏迷 | 植物状态 | 最小意识状态 |
|---|---|---|---|
| 睁眼反应 | 眼睛不能自动睁开或者刺激后可以睁开 | 眼睛能自动睁开；睡眠觉醒周期存在；唤醒通常迟钝，维持差，但是也可能正常 | 眼睛能自动睁开；有睡眠－觉醒周期；唤醒水平从迟钝到正常 |
| 运动反应 | 没有感知、交流能力、或主动性运动的证据（例如执行指令） | 没有感知、交流能力、或主动性运动的证据 | 可重复的但是不恒定的感知、交流能力或主动性运动的证据，视觉追踪通常保留 |
| 语言反应 | 没有是/否反应的证据，语言/肢体 | 没有是/否反应的证据，语言/肢体 | 没有是/否反应的证据，语言/肢体，或者是不可靠和不持续 |

## 二、康复功能评定

VS 康复评定首先要确定诊断后再进行。其评定内容主要是对意识障碍、营养状况、社会与家庭支持因素以及预后因素进行评定。VS 病人活动能力、参与能力完全局限，可在意识恢复后进行相应的评定。康复评定的方法和流程如下。

### （一）是否脱离植物状态

Ⅰ植物状态：完全不能执行指令或无语言（失语除外）。

Ⅱ初步脱离植物状态：能执行简单指令或简单对答。

Ⅲ脱离植物状态：能执行较复杂指令或能对答。

### （二）植物状态评分量表（中国南京标准Ⅱ，2001 年）

具体内容见表 17-5。

表 17-5　植物状态评分量表

| 评分 | 肢体 | 眼球运动 | 进食 | 情感反应 | ERG | SEP |
|---|---|---|---|---|---|---|
| 0 | 无 | 无 | 胃管营养 | 无 | 平直波 | N20 双侧消失 |
| 1 | 无目的性运动 | 眼球跟踪 | 能吞咽 | 轻度反应 | δ 或 θ 节律 | N20 潜伏期延长 |
| 2 | 有随意运动 | 有意注视 | 自动进食 | 正常反应 | α 或 β 节律 | N20 潜伏期正常 |

功能疗效评分：表 17-5 中 4 项临床表现评分与 2 项客观检查评分之和计算，评分为 0～12 分。总的疗效评分：提高 0～2 分，无效；提高≥3 分，好转；提高≥8 分，显效。

附注：①每次评分必须包括以下两个方面；②疗效评分量表至少每月检查登记一次

### （三）具体评定内容

1. **意识障碍评定**　可以通过常规性的临床检查、针对性的特殊检查等方式进行。针对性的特殊检查可以作为治疗过程中判断病情变化、转归的指标，如脑电图、诱发电位、CT、MRI、fMRI、脑磁图、PET 等。也可以采用量表进行评定，如植物状态临床疗效评分量表（南京标准Ⅲ）、PVS 量表（日本昏迷协会）、Glasgow 昏迷量表等。

（1）脑电图（EEG）：根据 Hockaaday1965 年的分级标准：将植物状态的脑电图分为 5 级（见表 17-6）。

表 17-6　脑电图分级

| 脑电图 | 分级 | 程度 |
|---|---|---|
| α 节律为主，伴或不伴 θ 或 δ 活动 | Ⅰ级 | 正常范围 |
| θ 或 δ 活动为主调，可伴少量 α 波 | Ⅱ级 | 轻度异常 |
| θ 或 δ 活动为主调，无 α 波 | Ⅲ级 | 中度异常 |
| 低幅 δ 活动为主，并可能伴短暂的电静息 | Ⅳ级 | 严重异常 |
| 乎为平坦波，<10～20μV 电静息 | Ⅴ级 | 极度异常 |

（2）脑电睡眠纺锤波：研究显示，在严重脑损伤病人中，病人的脑电生理睡眠变化与其意识水平之间具有联系，通过监测睡眠期电生理变化及脑电恒定的慢波活动可作为植物状态和最低意识状态病人脑功能评估的辅助方法，国外研究提示，与单纯脑电评价相比，睡眠与脑电相结合在意识障碍病人的预后评估方面价值更大。是否存在睡眠纺锤波作为睡眠周期的主要判断标准，可成为意识障碍病人预后判断的主要标准。对 ICU 重症监护病房中意识障碍病人的研究发现，睡眠结构的紊乱甚至消失是意识障碍病人预后不良的独立的危险因素；而脑电图上睡眠周期活动的正常存在，是病人有利的预后征象。

（3）体感诱发电位（SEP）：SEP 可反映大脑皮质及其联系纤维的受损情况及其可恢复的程度，是诊断植物状态最敏感和可靠的指标，主要表现为中枢传导时间（central conductive time，CCT）即 N13～N20 峰间潜伏期（interpeak latency，IPL）延长、N20 波幅降低或缺失或波形分化不清及 N20～P25 复合波消失。常用的 SEP 分级标准有以下几种：

A. 根据南京标准Ⅱ，N20 潜伏期正常，评 2 分；N20 潜伏期延长，评 1 分；N20 双侧消失，评 0 分。

B. Judson 分级标准的判断指标：①<50 岁 CCT 为 7.0ms 和>50 岁 CCT 为 7.3ms（正常值 5.6ms±3SD 所得）；②双侧 CCT 是否在正常范围及是否对称（双侧的 CCT 在正常范围但差值>0.8ms 为不对称）。每次评价分级标准为Ⅰ级：双侧正常及对称 CCT；Ⅱ级：单侧或双侧的 CCT 延长或双侧的 CCT 不对称；Ⅲ级：单侧或双侧的 N20 波消失。连续评价分级标准为Ⅰ级：至少一次双侧都正常，且任何一侧的 N20 从未消失；Ⅱ级：单侧或双侧的 CCT 总是延长或者双侧的 CCT 不对称；Ⅲ级：任何时候单侧或双侧的 N20 消失。

C. Zentner 分级标准为 Ia 级：双侧 N13b 和 N20 存在，CCT<6.8ms；Ib 级：双侧 N13b 和 N20 存在，至少一侧 CCT>6.8ms；Ⅱ级：双侧 N13b 存在，单侧 N20 消失；Ⅲ级：双侧 N13b 存在，双侧 N20 消失。

研究结果显示：随着级别的增高，意识恢复的程度下降，相反，病人的意识有望恢复。

D. 以 N20～P25 存在与否将 SEP 分为 3 级：分级越高，预后越差。①Ⅰ级，双侧 N20～P25 都存在；Ⅰa 双侧中枢传导时间（CCT）正常且对称；Ⅰb 双侧 CCT 正常，但不对称；②Ⅱ级，一侧 N20～P25 存在，另一侧消失；③Ⅲ级，双侧 N20～P25 都消失。此标准较少受意识水平和睡眠的影响。

（4）脑干听觉诱发电位（BAEP）：根据 Greenberg 标准，将 BAEP 分为 4 级：基本正常为Ⅰ级，评 3 分；Ⅰ～Ⅴ波清晰可辨，但潜伏期延长 / 或波幅下降为Ⅱ级，评 2 分；仅Ⅰ波潜伏期和波幅正常，其余各波分化不清或缺失为Ⅲ级，评 1 分；波形难以分辨或仅见Ⅰ波存在为Ⅳ级，评 0 分。BAEP 可反映脑干听觉通路及其周围神经结构的功能，且不受意识及药物的影响，能较精确地反映脑干不同水平的功能状态。

（5）正电子发射计算机断层显像（PET）：可以揭示大脑代谢降低的范围。VS 病人的局部脑血流和葡萄糖代谢显著降低，约为正常对照的 1/3～1/2。如顶、枕叶皮质的葡萄糖代谢明显减低，而另有一些部位代谢率则无明显改变。

（6）基于血氧水平依赖（blood oxygenation level dependent，BOLD）的脑功能 MRI 技术：BOLD 是基于神经元功能活动对局部氧耗量和脑血流影响程度不匹配所导致的局部磁场性质变化的原理，两种血红蛋白（包括含氧血红蛋白和去氧血红蛋白）对磁场有完全不同的影响；通过检测当人脑受到视觉、听觉、嗅觉、触觉、痛觉以及运动觉等外界的刺激时大脑所产生的各种活动时相应皮质功能区血液的流速、流量及氧饱和程度将发生相应的变化，从而引起局部磁化率的改变，并利用磁化率敏感的快速高分辨梯度回波技术就可以检测这种变化的空间分布和其动态变化过程，从而实现实时、无创地反映各种不同条件刺激下中枢皮层相应区域的功能状态。Monti MM 等研究表明，有少数的植物状态或最低意识状态病人，虽然在临床上显示病人对外界刺激不能做出任何有意义的反应，但通过 BOLD 效应 fMRI 技术证明，有一小部分的这类病人大脑有功能性的活动，这种大脑的活动反映了病人具有一定的意识及认知功能。

（7）CRS-R（昏迷评估量表）：评定评估植物状态病人的整体状态（表 17-7）。按照 JFK 昏迷恢复量表（Coma Recovery Scale-Revised，CRS-R）评定 VS 病人的疗效，从听觉、视觉、运动、语言表达、交流及觉醒功能六个方面对 VS 病人进行评估。当病人有下述任何一项表现时，说明其对自身及周围环境有感知能力，已脱离植物状态：可执行简单的指令；能用手势或口头回答是或否的问题；具有可理解的言语表达；对外界特定的环境刺激偶可做出有目的的动作或情感反应。同时，当病人具有下列潜在的临床表现时可进一步证实病人已脱离植物状态：可对言语问题用发声或手势直接作出回应；对所够（伸向）之物能够明确辨别其位置和方向；触及物体时，病人表现出能够对所触之物的大小及形状有所感应；对运动性的刺激有持续的视物追踪现象；对情感性的语言及视觉内容有可做出适当的哭笑反应。

表 17-7　JFK 昏迷恢复量表评定标准

| 功能类别 | 赋值（分） |
| --- | --- |
| （1）听觉功能 | |
| ①对指令有稳定的反应 * | 4 |
| ②可重复执行指令 * | 3 |
| ③声源定位 | 2 |
| ④对声音有眨眼反应（惊吓反应） | 1 |
| ⑤无反应 | 0 |
| （2）视觉功能 | |
| ①识别物体 * | 5 |
| ②物体定位：够向物体 * | 4 |
| ③眼球追踪性移动 * | 3 |
| ④视觉对象定位 *（>2 秒） | 2 |
| ⑤对威胁有眨眼反应（惊吓反应） | 1 |
| ⑥无反应 | 0 |
| （3）运动功能 | |
| ①会使用物件 + | 6 |
| ②自主性运动反应 * | 5 |
| ③能摆弄物体 * | 4 |
| ④对伤害性刺激定位 * | 3 |
| ⑤屈曲回缩 | 2 |
| ⑥异常姿势（屈曲 / 伸展） | 1 |
| ⑦无反应 | 0 |
| （4）言语功能 | |
| ①表达可理解 * | 3 |
| ②发声 / 发声动作 | 2 |
| ③反射性发声运动 | 1 |
| ④无反应 | 0 |
| （5）交流功能 | |
| ①功能性（准确的）+ | 2 |
| ②非功能性（意向性的）* | 1 |
| ③无反应 | 0 |
| （6）觉醒功能 | |
| ①能注意 | 3 |
| ②睁眼 | 2 |
| ③刺激性睁眼 | 1 |
| ④无反应 | 0 |

注释：* 项代表最低意识状态；+ 项代表脱离最低意识状态

2. **营养状况评定** VS 病人的能量消耗是正常人的 140%~250%,营养不良是常见并发症,足够的营养支持是昏迷病人康复的基本条件。目前对 VS 病人还没有特异性的营养风险筛查系统。现阶段应用较普遍的临床营养评价方法有两种:一种是以测定身体组成为主的临床营养评价方法,另一种则是主观的全面评价方法。

(1)综合营养评定法:该方法通过测定病人的身高、体重、三头肌皮褶厚度、血浆蛋白、氮平衡等客观资料,从不同的侧面反映病人的营养状况。但有一定的局限性,临床实际应用时应综合测定,全面考虑(表 17-8)。

表 17-8 综合营养评定法

| 参数 | 轻度营养不良 | 中度营养不良 | 重度营养不良 |
|---|---|---|---|
| 体重 | 下降 10%~20% | 下降 20%~40% | 下降>40% |
| 上臂肌围 | >80% | 60%~80% | <60% |
| 三头肌皮褶厚度 | >80% | 60%~80% | <60% |
| 血清白蛋白(g/L) | 30~35 | 21~30 | <21 |
| 血清转铁蛋白(g/L) | 1.50~1.75 | 1.00~1.50 | <1.00 |
| 肌酐身高指数 | >80% | 60%~80% | <60% |
| 淋巴细胞总数 | $(1.2 \sim 1.7) \times 10^9/L$ | $(0.8 \sim 1.2) \times 10^9/L$ | $<0.8 \times 10^9/L$ |
| 迟发性过敏反应 | 硬结<5mm | 无反应 | 无反应 |
| 氮平衡(g/24h) | -10~-5* | -15~-10* | <-15* |

注:*表示轻、中、重度负氮平衡

(2)主观全面评定:其特点是以详细的病史与临床检查为基础,省略人体测量和生化检查。其理论基础是身体组成改变与进食改变、消化吸收功能改变、肌肉的消耗、身体功能及活动能力改变等相关联。在重度营养不良时,主观全面评定与人体组成评定方法有较好的相关性,可参考使用。

(3)营养评定指数(nutritional assessment index,NAI):NAI 是对食管癌病人进行营养状况评定的综合指数,有文献用于 PVS 营养评定。

$$NAI = 2.64(AMC) + 0.60(PA) + 3.76(RBP) + 0.017(PPD) - 53.80$$

AMC:上臂肌围(cm);PA:血清前白蛋白(mg%);RBP:视黄醇结合蛋白(mg%);PPD:用纯化蛋白质衍生物进行延迟超敏皮肤试验(硬结直径>5mm 者,PPD=2;<5mm 者,PPD=1;无反应者,PPD=0)。

评定标准:若 NAI≥60,表示营养状况良好;若 40≤NAI<60,表示营养状况中等;若 NAI<40,表示营养不良。

3. **预后因素评定** 一般来说,临床上多从以下几个方面考虑 VS 的预后:

(1)统计学方面:年龄是主要的,年轻者预后好;颅脑外伤者较缺血缺氧性脑病预后好;变性及代谢性疾病和发育畸形所致的 PVS 均不可能恢复。

(2)严重程度:损伤 2 周之内神经系统损伤程度较重者差;急性期 GCS≤5 分者差;昏迷时间越长,预后越差。

(3)神经电生理检查:SEP 中若出现如下一种或多种情况均为预后不良表现:N13~N20 峰间潜伏期持续延长、N20~P25 消失、N20 波幅降低或缺失或波形分化不清。反之预后尚可。

（4）神经影像学检查

1）头颅 CT、MRI：以下预后较差：①急性期损伤范围>40mm、硬膜下血肿、蛛网膜出血、中线移位、脑室梗阻、弥漫性轴索损伤。②急性期后出现广泛明显的脑萎缩及第三脑室扩大或二者均存在、交通性脑积水。三脑室增宽是 PVS 的常见表现，>8mm 影响预后。③MRI 对弥漫性轴索损伤的敏感性强。

2）PET：是 VS 的预测工具。

（5）实验室检查：血浆或 CSF 中白细胞、钾、肾上腺皮质激素、NH 等升高——预后差。

**4. 家庭和社会支持评定**　病人家人的支持对于 VS 病人生存状态的改善具有他人不可替代的作用。评定内容包括：家庭对医疗支出、心理压力、体力的承受能力，当地的医疗资源情况，以及社会支持模式，如医保种类等。可通过了解政策、与亲属谈话、问卷等形式进行评定（表 17-9）。

**表 17-9　社会支持评定量表**

指导语：下面的问题用于反映您在社会中所获得的支持，请按各个问题的具体要求，根据您的实际情况写，谢谢您的合作。

1. 您有多少关系密切，可以得到支持和帮助的朋友？（只选一项）

(1) 一个也没有　　　　(2) 1~2 个　　　　(3) 3~5 个　　　　　　　　(4) 6 个或 6 个以上

2. 近一年来您：（只选一项）

(1) 远离家人，且独居一室　　　　　　(2) 住处经常变动，多数时间和陌生人住在一起

(3) 和同学、同事或朋友住在一起　　　(4) 和家人住在一起

3. 您和邻居：（只选一项）

(1) 相互之间从不关心，只是点头之交　(2) 遇到困难可能稍微关心

(3) 有些邻居很关心您　　　　　　　　(4) 大多数邻居都很关心您

4. 您和同事：（只选一项）

(1) 相互之间从不关心，只是点头之交　(2) 遇到困难可能稍微关心

(3) 有些同事很关心您　　　　　　　　(4) 大多数同事都很关心您

5. 从家庭成员得到的支持和照顾（在合适的框内划"√"）

|  | 无 | 极少 | 一般 | 全力支持 |
| --- | --- | --- | --- | --- |
| A. 夫妻（恋人） |  |  |  |  |
| B. 父母 |  |  |  |  |
| C. 儿女 |  |  |  |  |
| D. 兄弟姐妹 |  |  |  |  |
| E. 其他成员（如嫂子） |  |  |  |  |

6. 过去，在您遇到急难情况时，曾经得到的经济支持和解决实际问题的帮助的来源有：

(1) 无任何来源

(2) 下列来源（可选多项）

A. 配偶；B. 其他家人；C. 亲戚；D. 同事；E. 工作单位；F. 党团工会等官方或半官方组织；G. 宗教、社会团体等非官方组织；H. 其他（请列出）

7. 过去，在您遇到急难情况时，曾经得到的安慰和关心的来源有：

(1) 无任何来源

(2) 下列来源（可选多项）

A. 配偶；B. 其他家人；C. 亲戚；D. 同事；E. 工作单位；F. 党团工会等官方或半官方组织；G. 宗教、社会团体等非官方组织；H. 其他（请列出）

| 8. 您遇到烦恼时的倾诉方式:(只选一项) | |
|---|---|
| (1)从不向任何人倾诉 | (2)只向关系极为密切的1～2个人倾诉 |
| (3)如果朋友主动询问您会说出来 | (4)主动诉讼自己的烦恼,以获得支持和理解 |
| 9. 您遇到烦恼时的求助方式:(只选一项) | |
| (1)只靠自己,不接受别人帮助 | (2)很少请求别人帮助 |
| (3)有时请求别人帮助 | (4)有困难时经常向家人、亲友、组织求援 |
| 10. 对于团体(如党组织、宗教组织、工会、学生会等)组织活动,您:(只选一项) | |
| (1)从不参加  (2)偶尔参加  (3)经常参加  (4)主动参加并积极活动 | |

注:1. 社会支持评定量表条目计分方法

(1)第1～4,8～10条,选择1,2,3,4项分别计1,2,3,4分。

(2)第5条分A,B,C,D四项计总分,每项从无到全力支持分别计1～4分。第6、7条分别如回答"无任何来源"则计0分,回答"下列来源"者,有几个来源就计几分。

2. 社会支持评定量表分析方法

(1)总分:即十个条目计分之和。

(2)客观支持分:2,6,7条评分之和。

(3)主观支持分:1,3,4,5条评分之和。

(4)对支持的利用度:第8,9,10条。

### 5. 植物状态的结局判断　多采用Glasgow结局量表(表17-10)。

**表 17-10　Glasgow预后量表**

| 分数 | 预后情况 | 得分 |
|---|---|---|
| 1 | 死亡 | |
| 2 | 持续植物状态:病人无明显的皮层功能 | |
| 3 | 严重残疾(清醒但残疾):由于精神或身体残疾或两者都有,病人依靠其他人的日常支持 | |
| 4 | 中度残疾(残疾但可独立):病人日常生活独立。残疾包括各种程度的言语困难、偏瘫、或共济失调,也包括智力和记忆力缺失和性格改变 | |
| 5 | 恢复良好:即使有轻微的神经功能或心理缺失,但重新恢复正常活动 | |

### (四)植物状态临床疗效评分量表

南京标准Ⅲ补充、细化了微小意识状态的内容,如植物人对声音刺激能定位、偶尔能执行简单指令,即可确定为微小意识状态(minimally conscious state, MCS),可认定为初步脱离植物状态,提示医患双方应采取积极的方法进行治疗,使其获得促醒的机会。新的评分量表能反映病情的变化过程,符合临床实际,容易掌握、便于操作(表17-11)。

**表 17-11　植物状态临床疗效评分量表**(南京标准Ⅲ,2011年修订版)

| 评分 | 肢体运动 | 眼球运动 | 听觉功能 | 进食 | 情感 | 备注 |
|---|---|---|---|---|---|---|
| 0 | 无 | 无 | 无 | 无 | 无 | |
| 1 | 刺激可有屈伸反应 | 眼前飞物,有警觉或有追踪 | 声音刺激能睁眼 | 能吞咽 | 时有兴奋表现(呼吸、心率增快) | |

续表

| 评分 | 肢体运动 | 眼球运动 | 听觉功能 | 进食 | 情感 | 备注 |
|---|---|---|---|---|---|---|
| 2* | 刺激可定位躲避 | 眼球持续追踪 | 对声音刺激能定位，偶尔能执行简单指令 | 能咀嚼 | 对情感语言（亲人）出现流泪、兴奋、痛苦等表现 | *<br>MCS |
| 3 | 可简单摆弄物体 | 固定注视物体或伸手欲拿 | 可重复执行简单指令 | 能进普食 | 对情感语言（亲人）有较复杂的反应 | |
| 4 | 有随意运动，能完成较复杂的自主运动 | 列举物体能够辨认 | 可完成较复杂的指令 | 自动进食 | 正常情感反应 | |

注：表中 * 即微小意识状态（MCS）。

（1）每次评分包括两个方面：①临床评分；②客观检查评分。

（2）临床疗效评分量表至少每月检查登记1次。

1）总的疗效评分：

Ⅰ植物状态（0～1分值行内）

疗效：提高0～2分，无效；提高≥3分，好转；提高≥5分，显效；≥6分，MCS。

分数提高≤1分为无效；≥2分为好转；≥4分为显效。

Ⅱ初步脱离植物状态（2分值行内任何一项）：微小意识状态（MCS）。

Ⅲ脱离微小意识状态（3～4分值行内）。

2）客观检查：①神经电生理：EEG、SEP；②特殊检测技术：MRI、PET/CT、脑磁图等。

（3）一般医院：5项评分法。

（4）有条件的医院：5+1评分法（加神经电生理）、5+2评分法（加神经电生理和特殊检测技术）。

## 三、评定内容的表达

### （一）康复计划

植物状态病人的康复计划见表17-12。

**1. 康复治疗方案（具体治疗方法参见本章第一节）**

（1）基础治疗：维持营养及康复护理、防治并发症。

（2）药物治疗：包括：①控制并发症：脑水肿、癫痫、中枢性自主神经紊乱、感染等；②脑细胞保护剂：甘露醇、葡萄糖－氯化钾－胰岛素（GKI）等；③催醒剂：美多巴、溴隐亭、吡贝地尔缓释片、金刚烷胺、苯丙胺、胞磷胆碱、盐酸哌甲酯、纳洛酮、促甲状腺激素释放激素（TRH）等；④改善认知功能：吡拉西坦、吡硫醇、脑蛋白水解物、神经节苷脂、盐酸多奈哌齐片、盐酸美金刚片等；⑤改善脑循环：尼莫地平、盐酸氟桂利嗪胶囊、低分子右旋糖酐、银杏叶提取物滴剂、银杏注射液、复方丹参、川芎嗪、葛根素等；⑥神经生长因子：注射用鼠神经生长因子（恩经复、苏太生）等。

用药原则：这几类药同时应用比单一用有效。对低水平神经状态病人的治疗首先应无害。在治疗措施上切忌有碍于进行中的神经恢复的行为存在。例如，在抗癫痫的治疗中，苯妥英钠类及抗痉挛药物均应慎用或忌用。

（3）感官及环境刺激疗法：包括听觉刺激、视觉刺激、触觉刺激、嗅觉刺激、味觉和口腔刺激、多感觉刺激法、本体感觉刺激、环境刺激、条件操作治疗法、穴位刺激等。

（4）神经刺激法：包括周围神经和中枢神经。

表 17-12 植物状态病人的康复计划

| 一般情况 |
| --- |
| 姓名：　　　　　　性别：　　　　　　年龄：　　　　　　职业：　　　　　　病历号：<br>发病时间：　　　　　　病程阶段：□ 早期　　　　□ 中期　　　　□ 后期 |
| **主要诊断**<br>植物状态或持续植物状态 |
| **主要功能障碍**<br>意识障碍、运动功能障碍、言语、吞咽及各种并发症 |
| **康复评定结果**<br>1. 植物状态评分量表（中国南京标准Ⅱ，2001）<br>2. CRS-R（昏迷评估量表）<br>3. 神经电生理检查：脑电图（EEG）、体感诱发电位（SEP）脑干听觉诱发电位（BAEP）<br>4. 神经影像学检查：头颅 CT、MRI 及正电子发射计算机断层显像（PET）等<br>5. 营养状况评定<br>1）综合营养评定法<br>2）主观全面评定<br>3）营养评定指数<br>6. 家庭和社会支持评定<br>7. Glasgow 结局量表<br>8. 植物状态临床疗效评分量表 |
| **康复目标**　①促醒，恢复意识；②防治并发症；③改善功能<br>近期目标：<br>远期目标： |
| **康复方案**<br>□ 基础治疗　　　　□ 药物治疗　　　　□ 感官及环境刺激疗法<br>□ 神经刺激法　　　□ 运动疗法　　　　□ 吞咽治疗<br>□ 高压氧疗法　　　□ 手术治疗　　　　□ 中医治疗<br>□ 家庭康复 |
| **注意事项**<br>1. 根据病情选择不同的康复措施。<br>2. 要全面康复，即围绕着康复目标对病人所存在的各种功能障碍均要给予不同程度的干预。<br>3. 定期评定，一般每月进行一次临床及电生理的评定，根据病情 1～3 个月复查头颅 MRI 或 CT 检查。 |

（5）运动疗法：包括关节被动运动、神经肌肉本体感觉促通法、躯干及痉挛肢体的牵伸、胸腹部按压、轮椅及坐位训练、站立训练、卧位或坐位 MOTO-MED 训练及关节 CPM（膝、踝、髋等）。

（6）吞咽治疗：主要对吞咽肌的手法及电刺激治疗以预防吞咽肌的废用性萎缩；对已经能经口进食的病人进行食物性质的选择。

（7）高压氧疗法：GCS3～9 分的病人最为适宜，带气管插管病人采用单人纯氧舱，或在多人氧舱内装置气动呼吸机，氧气加压 1.5～2.5ATA，80 分钟 / 次。生命体征平稳者可采用中型多人舱，压缩空气加压至 2.5ATA，戴面罩吸氧 2 次 /30 分钟，2 次间改吸舱内空气 10 分钟，1 次 / 天。应注意进舱前的血压监测、水电解质平衡，预防 HBO 治疗并发症，如气压伤、氧中毒、减压病的发生。由于 HBO 治疗消耗大，加强营养具有非常重要的意义。

（8）手术疗法：脑积水导致脑室明显扩大的病例，可试行脑室-腹腔分流术。

(9) 家庭康复：VS 病人生命体征平稳后，需要回家继续恢复的，医护人员应将护理、康复方法及注意事项向家属说明，并定期随访，了解病人康复进展，指导康复的治疗方法，设立家庭病房，使病人能及时得到医疗。

(10) 中医治疗：包括中药、针灸、头部及循经按摩等。

### 2. 分期康复计划

(1) 早期康复治疗：此期多在神经内、外科病房内进行，主要内容包括：①进行常规的神经内外科干预及高压氧治疗，如脑外伤后尽早给予手术治疗清除血肿、颅内减压、脱水等治疗，以避免长时间颅内高压而导致脑疝或脑干损伤。改善脑循环及中枢神经兴奋类药物治疗，保持病人营养及水电解质平衡，预防并发症发生。病情平稳后介入高压氧治疗，采用大型高压氧舱，空气加压至 0.25MPa，病人戴面罩吸纯氧 1 小时，期间休息 10 分钟改吸舱内空气，加压及减压时间均为 20 分钟，总治疗时间为 110 分钟。气管切开病人经气管套管吸氧，每天 1 次，治疗 10 次为 1 个疗程，每疗程间隔 3～5 天，共治疗 3～9 个疗程。②运动训练：床边指导良肢位摆放、四肢关节进行被动活动，活动范围由小到大，通常由肢体远端小关节逐渐过渡到大关节，并配合揉按、挤压、牵拉等手法，上下午各一次，每次 30 分钟。③电脑中频刺激体表区，采用中频电治疗仪，上肢刺激手三里，外关穴区，下肢刺激足三里、丰隆穴区，中频载波频率为 2～8Hz，调制波形包括方波、尖波、三角波、锯齿波、指数波、正弦波及组合波形等，最大输出电流 100mA±10%，每次治疗 20 分钟，每天治疗 1 次。④感觉刺激：通过耳机定时给予不同分贝的节律性刺激、亲人的呼唤录音或各种优美的音乐刺激，反复向病人讲述以前经历的事情。采用不同颜色刺激其视觉系统。或采用冷热水反复擦洗病人局部，每日 2 次。⑤针刺及推拿治疗，针灸治疗以五神针（即百会、四神聪联合应用）为主，用一指禅、按揉、挤压等轻柔手法自上而下，从左到右推拿手足三阳经等经穴，每次 40 分钟，每天 1 次。

(2) 中期康复治疗：此期病人多由神经科转移至康复科病区，根据病人情况增加电动起立床训练，训练强度循序渐进。

(3) 后期康复治疗：此期病人多出院或转社区康复治疗，已成功促醒者在中期治疗的基础上适当调整治疗项目，加强作业治疗、言语治疗及运动训练等，以进一步改善病人运动、日常生活活动能力，指导病人尽量适应家庭环境及独立完成日常生活活动每周治疗 3～5 次，每次 40 分钟。未醒者给予维持性康复治疗。

### （二）康复医嘱

### 1. 长期医嘱

(1) 护理级别：根据病人综合情况，评估病人的康复护理级别，如一级护理、二级护理以及三级护理。

(2) 饮食（糖尿病？高营养？低盐低脂？高蛋白质饮食？）鼻饲？胃造瘘？经口？

(3) 生命体征的观察（体温、呼吸、心率或心电图、血压、血氧等）。

(4) 管道护理（气切套管、鼻胃管、鼻肠管、胃造瘘管、导尿管或膀胱造瘘管等）。

(5) 口腔护理每日 3 次或 4 次。

(6) 翻身拍背，吸痰每 2～4 小时一次。

(7) 气垫床防褥疮。

(8) 康复评定（内容见康复计划）。

(9) 促醒药物、治疗基础病及防治并发症的药物。

（10）康复治疗（PT、OT、ST）。

（11）高压氧每日1次。

（12）中医治疗（中药、针灸、推拿）。

**2. 临时医嘱**

（1）实验室检查：血、尿、便常规、肝功能、肾功能、血浆蛋白、血脂、血糖、电解质等。

（2）一般检查：心电图、胸部正侧位片、B超（腹部及泌尿系）。

（3）特殊检查：头颅MRI或CT、经颅多普勒（TCD）、脑电图、诱发电位（体感诱发电位、脑干听觉诱发电位、视觉诱发电位）。有条件者可做头颅PET检查。

# 第三节　康复治疗

## 一、治疗原则

（1）治疗目标：促醒、防治并发症、改善功能。

（2）治疗方法的选择：根据病人病情、病程及功能障碍选择具体治疗方法。

（3）注意事项：注意生命体征的变化；治疗过程中预防骨折等二次性损伤发生。

## 二、主要的治疗方法

### （一）VS的特殊治疗（刺激疗法）

包括环境刺激疗法、感觉刺激、药物刺激法及神经刺激法，主要为促醒作用。

**1. 感官及环境刺激疗法**　有控制地应用特殊的和强烈的感觉刺激，如抚摸、按摩、活动肢体、强刺激甚至不良感觉刺激如疼痛刺激、异常感觉刺激等及本体感觉刺激等，并计划地让病人接受自然发生的环境刺激，室外接受阳光、听音乐及亲人的录音、看电视等。VS病人感官及环境刺激有助于促进皮质与皮质下之间的联系，其皮质功能有可能经过训练得到一定程度的恢复。

（1）听觉刺激：给病人戴上耳机，播放病人病前最喜爱的音乐或轻松的广播节目，音量20～50dB，以常人能听清楚为宜，15分钟/次，6～8次/天。通过亲属呼唤、陪聊、与病人沟通，给病人讲故事、笑话、念报纸等，30～40分钟/次，4次/天。

（2）视觉刺激：用强光、弱光和彩色光线交替进行光线刺激。自然光照射2次/天。在光线较暗的环境中，用手电筒分别包上红、蓝、绿彩纸和本光源照射头部的侧面和正面，6次/天，每次往返10下；用彩色的物体、家庭照片和10～15min的电视节目等对病人进行视觉刺激。当病人能看到物体，并能把注意力集中到物体上时，可尝试视觉追踪，让病人的眼睛随着刺激物而移动。

（3）触觉刺激：指导病人的亲人用病人的衣服或护肤液等持续地刺激病人皮肤，特别是嘴唇、耳垂等头面部最敏感的区域；对病人的四肢和躯干进行拍打、按摩；用温暖和寒冷的衣服，或在热水或冷水中浸泡30秒的金属汤匙对病人进行冷热刺激，8～10下/次，6次/天；采用适当温度的水给病人擦洗全身；用有一定硬度的物体，如铜丝，在病人的四肢敏感部位，如足底、手指，以一定的压强进行疼痛刺激，以不损伤皮肤为度，8～10s/次，6次/天。

（4）嗅觉刺激：用磨碎的咖啡、香水、花露水、沐浴露、醋、酒以及病人最喜欢的食物进行嗅觉刺激。嗅觉刺激应在病人洗漱后进行，物品刺激时间以不超过10秒为宜。还可将其有醒脑开窍作用的中药制成香枕,置于病人头下,其散发出的药气能刺激鼻腔中的嗅神经,直接进入大脑产生作用。

(5)味觉和口腔刺激:当病人能控制唾液,排除误吸风险时,应进行味觉刺激。可用沾有酸、甜、咸、苦溶液的棉签刺激舌头的前半部分。在日常口腔护理中,可对嘴唇、口周、口腔进行刺激,使用海绵或甘油药签对口腔进行按摩,同时进行被动吞咽功能训练,如口腔冰刺激等。

(6)多感觉刺激法:应用 Rood 技术,利用快速擦刷、拍打、挤按、冷热等方法刺激病人皮肤,尤其是较为敏感的部位,如手、脚、面部等,影响该区的皮肤感受器,可获得局部促通作用。

(7)本体感觉刺激:应用神经肌肉本体感觉促进法(PNF)进行被动活动,采用快速牵拉、关节加压等关节深感觉刺激促通中枢神经。

(8)环境刺激:每天安排病人到户外,如马路边、社区健身广场、海边、公园等环境更丰富的地方活动,让病人感受声、光、触觉、空气、湿度、温度变化等环境刺激,30 分钟 / 次,2次 / 天。

(9)条件操作治疗法:条件操作治疗法是一种条件反射法,根据条件操作的原理对自发的或诱发出的反应给予系统性增强。

(10)穴位刺激:两根导线一端接变压装置,调节合适电流和电压;一端接 4cm×6cm 极板,极板分别固定足三里穴(双侧),接通电源,低电流刺激穴位。

**2. 神经刺激疗法** 主要应用电刺激的方法,电极放置于不同的中枢和周围神经部位,有一定的促醒作用。

(1)周围神经电刺激:此方法无创、有一定疗效,已广泛应用于临床。

1)四肢:即用低频电流持续刺激双侧腓神经和正中神经,在正常人有激活脑电的效果,使 α 频域的波幅增大,提示可能有促使大脑皮质广泛觉醒的潜能,因此可作为治疗措施之一。正中神经电刺激机制是增加脑血流量及提高去甲肾上腺素和多巴胺水平,通常选用右侧正中神经电刺激,因多数病人左侧大脑半球为优势半球。采用脉冲方波,脉宽 10~20ms,频率 50~150Hz,电流强度 4~20mA,刺激 20s,间断 40s,以能引起拇指、示指轻微运动为宜,每次 40min,2 次 / 天,15 日为 1 个疗程。

2)小脑电刺激治疗:将表面电极贴于病人两耳后乳突处,通过数字频率合成技术,产生安全有效的仿生物电流刺激小脑顶核区,可显著提高脑循环血量,减少半影区神经元死亡数目,缓解脑水肿。参数为:脉冲方波,强度 60%~90%,频率 150~195Hz,30 分钟 / 次,2 次 / 天。

(2)深部电刺激法:指将电极放置于脑内或高颈髓进行持续电刺激的方法。因其有创、价高、疗效未肯定,目前尚不能普及。其适应证:①年龄 40 岁以下;②无弥漫性脑萎缩;③无大面积双侧性严重脑损伤(CT、MRI 所见);④单侧大面积严重脑损伤不应包括丘脑;⑤无严重的脑血流和脑代谢率降低;⑥双侧或单侧 ABR 的 v 波存在,P300 波出现。禁忌证:①昏迷与植物状态的同时伴有严重并发症;②双侧大脑半球广泛区域结构和功能的紊乱;③脑干结构和功能的严重破坏;④在病程中严重脑缺氧、低血压并持续较长时间;⑤严重的 ABR 和 SEP 异常。另外,脊髓电刺激对缺氧性脑病的神经功能严重异常疗效较差。

1)电极植入深部脑刺激(deep cerebral stimulation,DCS):包括丘脑电刺激、脑干中脑电刺激、小脑电刺激。是通过立体定向手术将 DCS 电极植入中脑网状结构的楔形核或丘脑的非特异性核团,接收器置于胸壁皮下,按照一定的参数进行刺激,作用为:①促进脑内5-HT 的代谢;②增加局部血流量;③在动物试验中发现乙酰胆碱的量增加;④改善脑电,通过对脑干网状结构的兴奋刺激,激活上行网状系统,再达到大脑皮质,以唤醒皮质功能,即所谓"唤起反应"(arousal response)。可连续刺激 6 个月以上。DCS 可作为治疗 PVS 的一种有效治疗方法。

2)高颈髓后索电刺激(spinal cord stimulation,SCS):电刺激经高颈部脊髓上行达脑干,通过上行性网状结构激活系统及下丘脑激活系统,传达到大脑皮质。在此路径中通过促进脑内 5-HT 的代谢,增加局部血流量。在全麻下将电极放在 $C_2\sim C_4$ 水平硬膜外正中部,刺激强度是 $2\sim 5V/0.1\sim 0.5ms$,频率 100Hz,放大 15%~25%,每日刺激持续 6~12h,如放在硬膜下,强度可减少 1/2。脊髓电刺激疗法对 PVS 有一定的刺激促醒作用。

### 3. 运动疗法

(1)关节被动运动:VS 病人无随意运动,关节、肌肉极易挛缩,应每日上午、下午和晚上各进行一次从头至足、从大到小各关节的被动活动,使肌肉得到有效牵拉,维持最大关节活动度。维持肢体关节活动范围的被动活动是防止关节挛缩、肢体静脉血栓形成的有效措施。手法应轻柔,切勿过快、过猛,防止软组织损伤和骨折。可同时利用卧位或坐位MOTO-MED 训练及关节 CPM(膝、踝、髋等)。

(2)神经肌肉本体感觉促通法(PNF 疗法):治疗原则是按照正常的运动发展顺序,运用适当的感觉信息刺激本体感受器,使某些特定的运动模式中的肌群发生收缩,促进功能性运动产生。

(3)躯干及痉挛肢体的牵伸:大多 VS 病人有较严重的肌肉痉挛,所以,需要进行痉挛肌包括躯干肌的牵伸治疗。

(4)胸腹部按压:胸部按压按照心肺复苏的按压方式进行,可以增强心肺功能;腹部顺时针揉按,可增强胃肠蠕动,促进营养吸收。

(5)轮椅及坐位训练:病人是否清醒均可进行。

(6)站立训练:站立训练是 VS 病人不可缺少的康复内容,对于保持血管调节功能、维持躯干和下肢负重肌群的张力、预防骨质疏松、促进排便均有积极意义。站立训练应遵循卧位→坐位→站立循序渐进的原则。VS 病人的站立训练在站立床或智能下肢运动仪上进行。起立的角度也应逐渐增加,从 30° 逐渐加至 90°。每个角度的适应性训练一般为 1~2周,30 分钟/次,2 次/天。即使病人已能在站立床上完全直立,每日的站立训练仍然必要。

### 4. 吞咽治疗
大部分 VS 病人早期均需吞咽治疗,主要对吞咽肌的手法及电刺激治疗以预防吞咽肌的废用性萎缩;对已经能经口进食的病人进行食物性质的选择。

### 5. 高压氧疗法
高压氧(hyperbaric oxygen,HBO)疗法的作用机制有:①增加血流、脑脊液及脑组织的氧合作用,提高组织的氧储量、血氧弥散率及有效弥散距离;②可使微血管内皮细胞变得活跃起来,促进血液微循环,减轻脑缺血及继之而来的代谢障碍;③降低血小板聚集率,改善红细胞及血小板生理功能,从而改善微血流的再流通,减轻脑水肿,打断缺氧—脑水肿—代谢障碍的恶性循环。④改善脑干网状激活系统功能,促进昏迷觉醒。Sukoff 认为是否进行高压氧治疗,应根据 GCS 来决定。3~9 分的病人最为适宜,而对 GCS低于 3 者不可施行此项治疗;高于 9 分者因均能自行恢复,故无需高压氧治疗。

HBO 治疗必须建立在有效循环、呼吸的基础上进行。带气管插管病人采用单人纯氧舱,或在多人氧舱内装置气动呼吸机,氧气加压 1.5~2.5ATA,80 分钟/次。生命体征平稳者可采用中型多人舱,压缩空气加压至 2.5ATA,戴面罩吸氧 2 次 /30 分钟,2 次间改吸舱内空气 10 分钟,1 次 / 天。应注意进舱前的血压监测、水电解质平衡,预防 HBO 治疗并发症,如气压伤、氧中毒、减压病的发生。由于 HBO 治疗消耗大,加强营养具有非常重要的意义。

HBO 治疗 VS 的疗效,与病情、年龄、HBO 治疗开始时机相关。治疗次数增多,疗效显著提高,年龄越小,恢复越快,疗效越显著;治疗时间越早,疗效越好。

### (二)手术疗法

脑积水导致脑室明显扩大的病例,可试行脑室 - 腹腔分流术。

### (三)家庭康复

VS 病人生命体征平稳后,需要回家继续恢复的,医护人员应将护理、康复方法及注意事项向家属说明,并定期随访,了解病人康复进展,指导康复的治疗方法,设立家庭病房,使病人能及时得到医疗。

### (四)中医治疗

1. **中药** 中医认为 PVS 病位在脑,涉及心、脾、肾,病理关键在虚、瘀、痰三方面,多表现为虚实夹杂,本虚标实。由血脉瘀阻,痰浊蒙窍,气血亏虚,精气不荣脑窍,神明闭阻所致。气虚血瘀型可治以益气活血,以补阳还五汤加减;髓海失养型可治以补肾填精,以地黄饮子加减,痰蒙清窍型可治以清心化痰,以导痰汤合礞石滚痰丸加减;瘀血痹阻型可治以化瘀通络,醒脑开窍,以通窍活血汤加减。

2. **针灸** 方法较多,如石氏醒脑开窍法、大接经法等。

3. **推拿按摩** 包括头部按摩、循经按摩等。有松解肌肉关节、促进血液循环的功效,并与感觉刺激法有异曲同工之作用。

### (五)VS 的治疗新进展

1. **神经干细胞移植** 神经干细胞可以分泌多种神经营养因子,促进损伤细胞的修复,并激活休眠或体内功能抑制状态的神经细胞,从而改善机体神经功能,增强突触之间的联系,建立新的神经环路,是一种新的神经系统疾病治疗手段已成为国内外医学领域关注的焦点。

2. **脑组织移植** 选取胎龄 12 周的引产死胎大脑皮层、脑干及垂体,配制成混悬液备用。依据病人病情和 CT、BEAM 改变确定脑实质内移植靶点。采用术前快速定位,经皮锥颅细针穿刺植入法将脑组织悬液移植于侧脑室、侧裂池和脑实质内靶点。

3. **基因治疗** 是一种很有前途的治疗手段。实验证实,通过基因工程获得的神经生长因子可以调控成年哺乳动物中枢神经系统神经的可塑性。

(陈红霞)

# 第十八章

# 神经疾病常见并发症的康复

## 第一节 压疮康复治疗

### 一、概述

美国国家压疮协会将压疮定义为皮肤或者皮下组织由于压力、剪切力或者摩擦力而导致的皮肤、肌肉和皮下组织的局限性损伤,常发生于骨隆突处。压疮常见于瘫痪和年老体弱长期卧床者,可发生于身体的任何部位,好发部位有骶尾部、足跟、股骨大转子、后枕部及坐骨结节等骨性隆起表面皮肤。压疮一旦发生不仅给病人带来痛苦,加重病情,延长疾病康复的时间,严重时还会因继发感染引起败血症而危及生命。

#### (一)发生压疮原因

**1. 机械力因素** 持续性的外部机械力超过毛细血管压时,造成毛细血管血流受阻,组织发生缺血、缺氧、细胞代谢障碍导致组织坏死即出现压疮。局部过度受压和受压时间过长是发生压疮的两个关键因素。

(1)垂直压力:对局部组织的持续性垂直压力是引起压疮的最重要因素。压疮的形成与压力的大小和持续的时间有密切关系。压力越大,持续时间越长,发生压疮的概率就越高。皮肤和皮下组织可在短时间内耐受一定的压力而不发生组织坏死,如果压力持续6~12小时,局部皮肤色泽变暗,坏死,皮肤破溃,形成压疮。

(2)剪切力:骨骼及深层组织因重力作用向下滑行,而皮肤及表层组织由于摩擦阻力的缘故仍停留在原位,两层组织产生相对性移位。两层组织间发生剪切力时血管被拉长、扭曲、撕裂而发生深层组织坏死。剪切力是由压力和摩擦力相加而成,与体位有密切关系。如病人平卧抬高床头时,身体下滑皮肤与床铺之间出现摩擦力,加上身体垂直方向的重力从而导致剪切力的产生。

(3)摩擦力:两层相互接触的表面发生相对移动。摩擦力作用于皮肤时易损害皮肤的角质层。病人在床上活动或坐轮椅时,皮肤随时都可受到床单和轮椅表面逆行阻力的摩擦。

**2. 营养状况** 营养障碍是形成压疮的另一个重要因素。营养摄入不足,血清白蛋白减少,出现负氮平衡,肌肉萎缩,皮下脂肪减少,皮肤弹性变差。此时一旦受压骨隆突处皮肤要承受外界的压力,受压部位又缺乏肌肉和脂肪组织的保护,容易引起血液循环障碍出现压疮。

**3. 皮肤受潮或排泄物的刺激** 长期卧床病人皮肤经常受到汗液、尿液或各种渗出物的刺激而变得潮湿,出现酸碱度改变致使表皮角质层的保护能力下降,潮湿是形成压疮的一个重要促进因素。

**4. 年龄** 随着年龄增长,有效分配压力的能力被削弱,加之胶原蛋白合成改变,导致组织机械力降低且僵硬程度增加,这些因素可使组织中的液体流动的耐受性降低。当年龄增长时软组织弹性成分减少则皮肤上的机械负荷增加。

### (二)压疮的好发部位

压疮常发生于缺乏脂肪组织保护、无肌肉包裹或肌层较薄的骨隆突处。由于体位不同受压点不同,好发部位亦不同,见表18-1。

**表18-1 不同体位下压疮好发部位**

| 体位 | 好发部位 |
| --- | --- |
| 仰卧位 | 枕骨粗隆、肩胛、肘部、脊椎体隆突处、骶尾、外踝、足跟 |
| 侧卧位 | 耳廓、肩峰、肘部、髋部、膝关节内外侧、内踝、外踝 |
| 俯卧位 | 前额、面颊、耳廓、肩部、女性乳房、男性生殖器、髂嵴、膝部、足背脚趾 |
| 坐位 | 骶骨、坐骨结节处 |

## 二、康复评定

### (一)压疮评定流程

压疮评定始于入院时,检查病人皮肤,若未发现压疮,应进行压疮的危险度评估,发现高危病人,重点干预;若发现皮肤压疮则应做好压疮评定和上报工作,具体见图18-1。

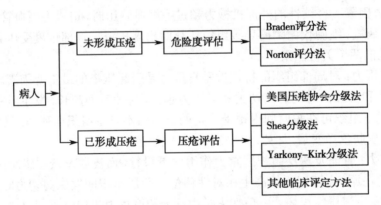

**图18-1 压疮评定流程**

### (二)危险度评估

危险度评估的目的是确定需要采取预防措施的高危人群和处于危险中的特殊因素。危险度评估量表包括制动、失禁、进食、营养状况、意识障碍等。目前常用的评定法有 Braden 评分法和 Norton 评分法。

**1. Braden 评分法** 是目前国内外用来预测压疮的最常用方法之一。Braden 量表包括6 个因素:活动性、运动能力、摩擦和切力、湿度、感觉、营养。总分为 4～23 分。评分≤16分,被认为具有一定危险性;评分≤12 分,属于高危病人,应采取相应措施实施重点预防。Braden 评分的分值越少发生压疮的危险性越高。

**2. Norton 评分法** Norton 评分法是公认的预测压疮发生的有效评分方法,特别适用于评估老年病人。其分值越少发生压疮的危险性越高。评分≤14分提示易发生压疮。Norton量表包括5个因素：身体状况、精神状况、活动性、运动能力及二便失禁情况。每个因素定为1~4分，总分为5~20分，分值越低危险度越高。危险度评估临床应用参考图18-2。

## 压疮危险度评估表

### 一、基本信息

姓名　　　性别　　　年龄　　　　入院时间　　　　主要诊断：

### 二、高危因素

| | | | |
|---|---|---|---|
| 昏迷 | 瘫痪 | 长期卧床 | 自主活动能力丧失 |
| 疼痛 | 肥胖 | 营养不良 | 高龄（>65岁） |
| 发热 | 石膏固定 | 大小便失禁 | 身体局部组织长期受压 |
| 肿瘤晚期 | 心力衰竭 | 呼吸衰竭 | 局部或者全身水肿 |
| 代谢紊乱 | 药物：镇静剂/类固醇 | | 其他 |

### 三、评定项目（可任选其中一个，Braden评分法广泛应用于综合医院，Norton评分法特别适合老年人）

A：Braden评分法得分：

| 因素 | 项目 | 4 | 3 | 2 | 1 | 分值 |
|---|---|---|---|---|---|---|
| 活动性 | 身体活动程度 | 经常步行 | 偶尔步行 | 局限于床上 | 卧床不起 | |
| 运动能力 | 活动能力改变和控制体位能力 | 不受限 | 轻度限制 | 严重限制 | 完全不能 | |
| 摩擦和切力 | 摩擦力和剪切力 | 无 | 无明显问题 | 有潜在危险 | 有 | |
| 感觉能力 | 感觉对压迫有关的不适感受能力 | 未受损害 | 轻度丧失 | 严重丧失 | 完全丧失 | |
| 湿度 | 皮肤暴露于潮湿的程度 | 很少发生 | 偶尔发生 | 非常潮湿 | 持久潮湿 | |
| 营养 | 通常摄食状况 | 良好 | 适当 | 不足 | 恶劣 | |

注：评分≤16分，被认为具有一定危险性；评分≤12分，属于高危患者

B：Norton评分法得分：

| | 项目 | 4 | 3 | 2 | 1 | 分值 |
|---|---|---|---|---|---|---|
| 精神状况 | 意识状态 | 清醒 | 淡漠 | 模糊 | 昏迷 | |
| 身体状况 | 营养状态 | 好 | 一般 | 差 | 极差 | |
| 运动能力 | 运动 | 运动自如 | 轻度受限 | 重度受限 | | |
| 活动性 | 活动 | 活动自如 | 扶助行走 | 依赖轮椅 | 运动障碍 | |
| 二便失禁 | 排泄控制 | 能控制 | 小便失禁 | 大便失禁 | 二便失禁 | |
| 循环 | | 毛细血管再灌注迅速良好 | 毛细血管再灌注减慢 | 轻度水肿 | 中至重度水肿 | |
| 体温 | | 36.6~37.2℃ | 37.2~37.7℃ | 37.7~38.3℃ | >38.3℃ | |
| 药物 | | 未使用镇静药和类固醇类药 | 使用镇静药 | 使用类固醇类药物 | 使用上述两类药物 | |

注：评价≤14分提示易发生压疮

图18-2　压疮危险度评估表

## （三）压疮的分级与临床描述

压疮分级方法有多种，国内一般选用美国压疮协会压疮分级法、Shea分级或Yarkony-Kirk分级。临床描述方法也尚未统一，许多方法尚处于摸索阶段。

**1. 美国压疮协会压疮分级**，见表18-2。

表 18-2　美国压疮协会压疮分级

| 分级 | 评定标准 |
| --- | --- |
| Ⅰ 级 | 局部皮肤有红斑但皮肤完整 |
| Ⅱ 级 | 损害涉及皮肤表层或真皮层可见皮损或水疱 |
| Ⅲ 级 | 损害涉及皮肤全层及皮下脂肪交界处可见较深创面 |
| Ⅳ 级 | 损害涉及肌肉、骨骼或结缔组织（肌腱、关节、关节囊等） |

### 2. Shea 分级

（1）损害涉及表皮包括表皮红斑或脱落；

（2）损害涉及皮肤全层及其皮下脂肪交界的组织；

（3）损害涉及皮下脂肪和深筋膜；

（4）损害涉及肌肉或深达骨骼；

（5）损害涉及关节或体腔（直肠、小肠、阴道或膀胱）形成窦道。

### 3. Yarkony-Kirk 分级

（1）红斑区

1）呈现时间超过30分钟但不超过24小时；

2）呈现时间超过24小时；

（2）表皮损害不涉及皮下组织和脂肪；

（3）损害涉及皮下组织和脂肪但不涉及肌肉；

（4）损害涉及肌肉但未累及骨骼；

（5）损害涉及骨骼但未损害关节腔；

（6）涉及关节腔；

（7）压疮愈合但容易复发。

**4. 压疮临床评定**　压疮的临床描述包括部位、形状、大小、颜色、深度、边缘、基底坏死组织、分泌物、周围皮肤情况等。深浅大小测量可借助皮尺或者纤维素尺；不规则溃疡面积、容积测量可应用醋酸网栅描图、照相、Kundin 六角测量器、牙科印模材料等；潜行或者隧道式溃疡可借助超声波或者造影影像手段，压疮评定临床应用参考图18-3。

**临床压疮评估表**

**一、病人基本信息**

姓名　　性别　　年龄　　住院号　　　主要诊断

**二、压疮来源**

院外压疮：家中/敬老院/其他（　　）

科外压疮：由（　　）科发生

院内压疮：发生时间（　　年　　月　　日）难免压疮/非难免压疮

三、压疮分级与临床描述

| 压疮编号 | 1 | 2 | 3 | 4 |
|---|---|---|---|---|
| 部位 | | | | |
| 压疮评定法 | | | | |
| 压疮分级 | | | | |
| 形状 | | | | |
| 大小 | | | | |
| 深度 | | | | |
| 颜色 | | | | |
| 边缘 | | | | |
| 潜行 | | | | |
| 分泌物 | | | | |
| 基底坏死组织 | | | | |
| 周围皮肤情况 | | | | |
| 其他 | | | | |
| 备注 | | | | |

注：压疮评定法可依据临床实际自美国压疮协会压疮分级/shea 分级/Yarkony–Kirk 分级中选择

**图 18-3　临床压疮评估表**

## 三、评定内容的表达

### （一）康复计划

压疮康复计划见表 18-3。

**表 18-3　常见并发症（压疮）康复计划单**

| 一般情况 |
|---|
| 姓名：　　　　性别：　　　　年龄：　　　　职业：　　　　病历号： |
| **主要诊断** |
| |
| **压疮部位及临床评估结果** |
| |
| |
| **康复目标** |
| 近期目标 |
| 远期目标 |
| 康复方案 |
| 全身治疗　□ 加强营养　□贫血的治疗　□ 抗生素的应用 |
| 局部治疗　□ 创面换药　□ 局部用药抗感染　□ 红外线　□紫外线　□超声　□电刺激<br>　　　　　□ 微波　□激光　□ 超短波　□手术治疗　□ 其他 |
| 预防措施　□正确的体位摆放　　□ 按时翻身　　□改良床垫及坐垫　　□保持皮肤干燥<br>　　　　　□健康教育 |
| **注意事项** |
| |

## （二）康复医嘱

压疮康复医嘱单见表18-4。

**表18-4 压疮治疗医嘱单**

姓名　　　　　　　科室　　　　　　　床号　　　　　　　住院病历号

| 日期 | 时间 | 医嘱 | 医师签名 | 护士/治疗师签名 | 时间 |
|------|------|------|----------|-----------------|------|
| ×× | ××× | 康复科护理常规 | ×× | ×× | ×××× |
| .. | .. | 一级护理 | .. | .. | .. |
| .. | .. | 高蛋白饮食 | .. | .. | .. |
| .. | .. | 留陪人 | .. | .. | .. |
| .. | .. | 卧气垫床 | .. | .. | .. |
| .. | .. | 每2小时翻身一次 | .. | .. | .. |
| .. | .. | 保持皮肤干燥清洁 | .. | .. | .. |
| .. | .. | 健康宣教 | .. | .. | .. |
| .. | .. | 压疮创面换药 prn | .. | .. | .. |
| .. | .. | 紫外线 Qd | .. | .. | .. |
| .. | .. | 红外线 Qd | .. | .. | .. |
| .. | .. | 头孢类抗生素静脉注射 Q8h | ×× | ×× | ×××× |
|  |  |  |  |  |  |
|  |  |  |  |  |  |
|  |  |  |  |  |  |
|  |  |  |  |  |  |
|  |  |  |  |  |  |
|  |  |  |  |  |  |
|  |  |  |  |  |  |

## 四、康复治疗

### （一）全身干预

1. **加强营养**　营养缺乏对压疮的恢复十分不利,加强营养是压疮预防和治疗的基本要求,主要以蛋白质和微量元素的补充为主。CSCM压疮指南推荐Ⅱ期压疮蛋白质需要量为1.2~1.5g/kg·d,Ⅲ或Ⅳ期压疮蛋白质需要量为1.5~2.0g/kg·d,而且病人的营养补充应结合其他合并病情综合分析。微量元素如维生素A、维生素C、维生素E及精氨酸和锌均对于治疗压疮有积极作用。

2. **定时更换姿势**　对于运动功能障碍病人定时更换姿势,不管是坐位还是卧位,均应避免持续受压。卧床病人推荐使用翻身床垫,且应每2小时翻一次身。坐位病人推荐每15分钟变化一次体位,减轻坐骨结节处皮肤压力。

## （二）局部治疗

压疮的局部治疗目的在于为伤口提供一个最佳愈合环境，以促进伤口尽快愈合。

**1. 伤口潮湿度** 众所周知，伤口在适当的湿度下可以更好的愈合，过于干燥或者潮湿均不利于伤口愈合，视伤口情况选择合适的敷料改善创面湿润度。如Ⅱ和Ⅲ期压疮，创面少量渗出，可选用凝胶或者水状胶体敷料，增加伤口湿润度。

**2. 创面清创** 清创换药是治疗压疮的基本措施，每次清创应清除创口表面的异常物质如坏死组织，渗出物，代谢废物，残留的药物等。一定压力生理盐水冲洗创面，不仅能促进健康组织生长且不会引起创面伤害，是首选的创面清洗液。另可根据创面渗出液多少决定换药频率，每次换药均需更换敷料，保护伤口防止外界伤害。

## （三）其他治疗措施

**1. 水疗** 水疗对Ⅲ或Ⅳ期压疮伤口的清洗和机械清创尤为有效，现有水疗主要是漩涡浴水疗法和脉冲式冲洗法。与前者相比，脉冲式冲洗法具有脉冲水压可调，避免交叉感染，临床操作简单实用的特点，被认为是漩涡浴水疗法的替代方法。

**2. 负压吸引疗法** 负压吸引疗法有效的原理是负压有助于伤口分泌物引流，从而减少细菌定植，改善创面微循环，促进肉芽组织生长，促进伤口愈合。负压吸引疗法是负压泵和特殊的伤口密封敷料连接，保持创面处于负压状态，通常创面负压吸引后2～4周见效，若4周后创面面积减少<30%，应停止使用该疗法。

**3. 物理治疗** 电刺激疗法可用于常规治疗无效的Ⅲ或Ⅳ期压疮，以及难以治愈的Ⅱ期压疮，其可能的机制是电刺激疗法刺激内源性生物电系统，促进电活动，促进慢性创面愈合。治疗用超声通过深部加热的方式增强炎症反应，促进增生加速伤口愈合。电磁疗法近来受到越来越多的关注，实验证实它可以伤口增加局部血流，促进胶原蛋白合成，增加粒细胞浸润，促进伤口愈合。此外在创面愈合的不同阶段，也可以选用紫外线，红外线，超短波，氦氖激光等多种理疗。

**4. 外科治疗** 外科手术治疗压疮适用于正规保守治疗无效的Ⅲ或Ⅳ期压疮，或者合并骨髓炎需对感染骨质进行清创者，手术方式包括直接闭合，皮肤移植，皮瓣或肌皮瓣转移等。压疮手术长期效果尚无明确结论，筛选符合手术指征病人时需慎重。

（崔宝娟）

# 第二节　疼痛康复治疗

## 一、概述

疼痛是由伤害性刺激引起的一种复杂的主观感觉，常伴有自主神经反应、躯体防御运动、心理情感和行为反应。国际疼痛研究会将疼痛定义为：一种不愉快的感觉和对实际或潜在的组织损伤刺激所引起的情绪反应。

### （一）疼痛的产生机制

疼痛是由痛觉感受器、传导神经和疼痛中枢共同参与完成的一种生理防御机制。各种伤害性因素作用于人体，组织受刺激后释放组织胺、钾离子、5-羟色胺、缓激肽等相关生物活性物质，这些物质作用于相应部位的痛觉感受器并产生痛觉传入信号，经脊髓丘脑束传至脊髓、丘脑及大脑的痛觉中枢，产生疼痛觉。

## （二）疼痛的分类

疼痛是一种症状，涉及临床各个学科，特点是同症异病，另外，疼痛又随着疾病的变化过程而千变万化，因此，有关疼痛的分类至今尚无统一标准，比较常用的分类如下所述。

### 1. 根据疼痛的持续时间分类

（1）急性疼痛：疼痛时间通常在1个月以内。

（2）慢性疼痛：疼痛时间通常在6个月以上。

（3）亚急性疼痛：疼痛时间介于急性疼痛和慢性疼痛之间，约3个月。

### 2. 根据临床症状分类

（1）中枢性疼痛：如丘脑综合征、幻肢痛。

（2）外周性疼痛：分为内脏痛和躯体痛。内脏痛如胆囊炎、胆结石引起的疼痛。躯体痛即深部肌肉、骨、关节、结缔组织的疼痛以及浅部的各种皮肤疼痛。

（3）心因性疼痛：癔病性疼痛、精神性疼痛等。

### 3. 根据疼痛的程度分类

（1）微痛：常与其他感觉如：痒、麻、酸、沉等症状同时出现，大多不被病人重视。

（2）轻痛：疼痛局限且轻微。

（3）甚痛：疼痛较著，病人要求止痛治疗。

（4）剧痛：一般疼痛难忍，疼痛反应剧烈，多需立即处理。

## 二、康复评定

疼痛的评定是指在疼痛治疗前及过程中利用一定的方法测定和评价病人的疼痛强度及性质等。疼痛评定可以准确判断疼痛特征，寻找疼痛与解剖结构之间的联系；确定疼痛对运动功能和日常生活活动能力的影响；为选择恰当的治疗方法和药物提供依据；用定量的方法判断治疗效果。

### （一）评定流程

由于疼痛是纯主观性的，难以定量定性进行客观判断与对比。在临床工作中疼痛评定方法也需要根据临床实际需要进行选择，评定流程见图18-4。

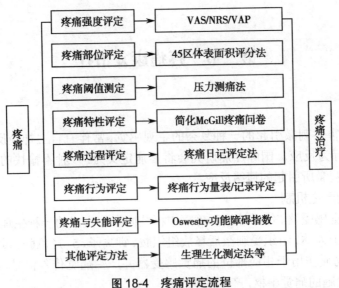

图18-4 疼痛评定流程

**（二）常用的疼痛评定方法**

**1. 疼痛强度的评定方法** 适用于需要对疼痛的强度及强度变化（如干预前后）进行评定的病人。

（1）视觉模拟评分（VAS）：是目前临床上最为常用的评定方法，用一条 10cm 长横向或者竖向直尺，按毫米划分，两段分别表示"无痛"（0mm）和"极痛"（100mm）。被测试者根据自己的感受程度，用笔在直线上画出与其疼痛程度相符合的某点，从"无痛"端至记号之间的距离即为痛觉评分分数。见图 18-5。

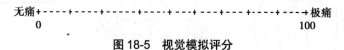

**图 18-5　视觉模拟评分**

注意事项

1）最好是以小时为单位进行间歇评定。

2）周期性动态评分不宜过度频繁使用，避免病人焦虑不合作。

3）病人自控丧失和焦虑可加重疼痛感觉，影响评分结果。

（2）数字评分法（NRS）：以数字 0~10 描述疼痛强度，0 表示无疼痛，10 表示最剧烈的疼痛，见图 18-6。

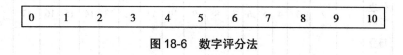

**图 18-6　数字评分法**

（3）口述分级评分法（VRS）：是应用言语评价量表进行疼痛评价。言语评价量表由一系列用于描述疼痛的形容词组成，描述词以疼痛从最轻到最强的顺序排列，最轻程度疼痛的描述常被评定为 0 分，以后每级增加 1 分，因此每个形容疼痛的词都有相应的评分，以便于定量分析疼痛。临床常用的是疼痛评价 5 级评分法，此方法将疼痛分为：0 为无痛；1 为轻度疼痛；2 为中度疼痛；3 为重度疼痛；4 为极重度痛为不可忍受的痛。见图 18-7。

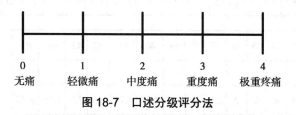

**图 18-7　口述分级评分法**

**2. 疼痛部位的评定方法** 最常用的是 45 区体表面积评分法，它将人体表面分成 45 个区域，每个体表区域内标有该区的代码，评定时让被评定者将自己身体感受到的疼痛部位在相应区域上标出示意。该法以量化评定疼痛部位、疼痛强度和疼痛性质。

评定之前应做详细的说明，避免评定者涂盖时出现误涂。被评定者根据自身疼痛实际情况用不同符号或颜色，每个区无论大小均定为 1 分，其余为 0 分，总评分反映疼痛区域的数目，最后再计算出被评定者的疼痛所占体表面积的百分比。该方法适用于疼痛范围相对较广的被评定者。优点是：操作简单，易于评分；结果可靠，有助于某些疼痛的病理诊断；在选择手术及介入性治疗方法时有帮助。缺点是涂盖时容易出现失误；老年人操作困难；不适用于精神疾病及头痛病人。见图 18-8。

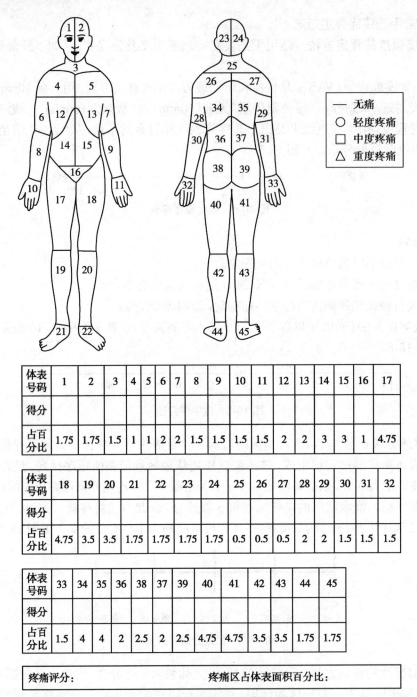

| 体表号码 | 1 | 2 | 3 | 4 | 5 | 6 | 7 | 8 | 9 | 10 | 11 | 12 | 13 | 14 | 15 | 16 | 17 |
|---|---|---|---|---|---|---|---|---|---|---|---|---|---|---|---|---|---|
| 得分 | | | | | | | | | | | | | | | | | |
| 占百分比 | 1.75 | 1.75 | 1.5 | 1 | 1 | 2 | 2 | 1.5 | 1.5 | 1.5 | 1.5 | 2 | 2 | 3 | 3 | 1 | 4.75 |

| 体表号码 | 18 | 19 | 20 | 21 | 22 | 23 | 24 | 25 | 26 | 27 | 28 | 29 | 30 | 31 | 32 |
|---|---|---|---|---|---|---|---|---|---|---|---|---|---|---|---|
| 得分 | | | | | | | | | | | | | | | |
| 占百分比 | 4.75 | 3.5 | 3.5 | 1.75 | 1.75 | 1.75 | 1.75 | 0.5 | 0.5 | 0.5 | 2 | 2 | 1.5 | 1.5 | 1.5 |

| 体表号码 | 33 | 34 | 35 | 36 | 38 | 37 | 39 | 40 | 41 | 42 | 43 | 44 | 45 |
|---|---|---|---|---|---|---|---|---|---|---|---|---|---|
| 得分 | | | | | | | | | | | | | |
| 占百分比 | 1.5 | 4 | 4 | 2 | 2.5 | 2 | 2.5 | 4.75 | 4.75 | 3.5 | 3.5 | 1.75 | 1.75 |

| 疼痛评分： | 疼痛区占体表面积百分比： |
|---|---|

图 18-8  45 区体表面积评分法

**3. 疼痛阈值测定法**　压力测痛法是临床上常用的疼痛阈值测定方法,常用于对疼痛强度(痛阈、耐痛阈)的评定,特别适用于肌肉骨骼系统疼痛的评定。但不适用于末梢神经炎、糖尿病病人和因凝血系统疾病而易产生出血倾向的病人。

评定者先以手按找准痛点,将压力测痛器的探头平稳地对准痛点,逐渐施加压力并观察和听取评定者反应。记录被评定者诱发疼痛第一次出现所需的压力强度(N 或 kg/cm$^2$),此值为痛阈。继续施加压力至被评定者不可耐受时记录下最高疼痛耐受限度所需的压力强度,此值为耐痛阈。同时记录所评定痛区的体表定位以便对比。应在数日或数周后重复评定,记录读数。见表18-5。

注意事项:

(1)测量记录应从压力测痛计加压时开始。

(2)施加的压力在整个实验中应保持不变。

(3)测量内脏痛时结果不可靠。

**表 18-5 压力测痛法**

| 评估项 | 年月日 | 年月日 | 年月日 |
|---|---|---|---|
| 痛点标记 1 | | | |
| 痛阈(kg/cm²) | | | |
| 耐痛阈值(kg/cm²) | | | |
| 痛点标记 2 | | | |
| 痛阈(kg/cm²) | | | |
| 耐痛阈值(kg/cm²) | | | |

**4. 疼痛特性的评定方法** 常用的是简化 McGill 疼痛问卷(SF-MPQ),临床应用简便、快速,适用于对疼痛特性进行评定的评定者和存在疼痛心理问题者。见表18-6。

**表 18-6 简化 McGill 疼痛问卷(SF-MPQ)**

| Ⅰ疼痛分级指数(PRI) | | | |
|---|---|---|---|
| 疼痛性质 | | 疼痛程度 | |
| A 感觉项 | 无 | 轻 | 中 | 重 |
| 跳痛 | 0 | 1 | 2 | 3 |
| 刺痛 | 0 | 1 | 2 | 3 |
| 刀割痛 | 0 | 1 | 2 | 3 |
| 锐痛 | 0 | 1 | 2 | 3 |
| 痉挛牵扯痛 | 0 | 1 | 2 | 3 |
| 绞痛 | 0 | 1 | 2 | 3 |
| 热灼痛 | 0 | 1 | 2 | 3 |
| 持续固定痛 | 0 | 1 | 2 | 3 |
| 胀痛 | 0 | 1 | 2 | 3 |
| 触痛 | 0 | 1 | 2 | 3 |
| 撕裂痛 | 0 | 1 | 2 | 3 |
| B 情感项 | | | |
| 软弱无力 | 0 | 1 | 2 | 3 |
| 厌烦 | 0 | 1 | 2 | 3 |
| 害怕 | 0 | 1 | 2 | 3 |
| 受罪惩罚感 | 0 | 1 | 2 | 3 |
| 感觉项总分: | | 情感项总分: | |

Ⅱ视觉模拟评分(VAS):

无痛+•••••••+•••••••+•••••••+•••••••+•••••••+•••••••+•••••••+•••••••+•••••••+•••••••+ 极痛

0                       100

Ⅲ现时疼痛强度(PPI):

| 0 无痛 | 1 轻度不适 | 2 不适 |
|---|---|---|
| 3 难受 | 4 可怕的 | 5 极为痛苦 |

**5. 疼痛过程的评定方法** 临床上常采用疼痛日记评定法（PDS）进行疼痛过程的评定。PDS 适用于需要连续记录疼痛相关结果范围，如疼痛严重程度、疼痛发作频度、持续疼痛时间、药物用法和日常活动对疼痛的效应等，以及了解被评定者行为与疼痛、疼痛与药物用量之间关系等。疼痛日记评分法无特殊的禁忌证，特别适于癌性疼痛的镇痛治疗观察。

评定记录由评定者、评定者亲属或护士记录。以日或小时为时间段记录与疼痛有关的活动、使用药物名称及剂量、疼痛的强度等。疼痛强度用 0~10 的数字量级来表示，睡眠过程按无疼痛记分（0 分）。

注意事项：该法最好以小时为单位间歇评估，且不宜过度频繁使用，以免被评定者发生过度焦虑和丧失自控能力。见表 18-7。

表 18-7 疼痛日记评定法

| 时间间隔 | 坐位活动时间 | 走活动时间 | 卧位活动时间 | 药物名称剂量 | 疼痛度 0~10 |
|---|---|---|---|---|---|
| AM | | | | | |
| 6：00- | | | | | |
| 7：00- | | | | | |
| 8：00- | | | | | |
| 9：00- | | | | | |
| 10：00- | | | | | |
| PM | | | | | |
| …… | | | | | |
| 4：00- | | | | | |
| 5：00- | | | | | |
| 合计 | | | | | |
| 备注 | | | | | |

注：0 为无痛 10 为最剧烈疼痛

**6. 疼痛行为评定**

（1）疼痛行为量表：是对疼痛引起的行为做出定量测定。此法将 10 种疼痛行为按严重程度和出现的频率做出评分，得分越高，表示疼痛程度越严重。该量表的缺点是操作复杂，耗时较长，指标较局限，需要与主观评价一起使用。适用于缺乏语言表达的儿童，言语表达能力差的成人等不能进行有效交流的人群。

（2）疼痛行为记录评定：为一种系统化的行为观察。通过观察被评定者疼痛时的行为提供有关失能的量化数据，如六点行为评分法（BRS-6）将疼痛分为 6 级，每级定为 1 分，从 0 分（无疼痛）到 5 分（剧烈疼痛无法从事正常工作和生活）见表 18-8。

表 18-8 六点行为评分法（BRS-6）

| 分级 | 疼痛行为 | 评分 |
|---|---|---|
| 1 级 | 无疼痛 | 0 |
| 2 级 | 有疼痛但易被忽视 | 1 |
| 3 级 | 有疼痛无法忽视，但不干扰日常生活 | 2 |
| 4 级 | 有疼痛无法忽视，干扰注意力 | 3 |
| 5 级 | 有疼痛无法忽视，所有日常活动均受影响，但能完成基本生理需求如进食和排便等 | 4 |
| 6 级 | 存在剧烈疼痛无法忽视，需休息或卧床休息 | 5 |

**7. 疼痛与失能的评定方法** 疼痛与失能关系密切，尤其是在慢性疼痛时，因此有必要对疼痛及其相应失能情况进行评定，此时通常需采用专门的针对性的评定量表，如针对腰腿痛病人对日常生活影响而专门设计的 Oswestry 功能障碍指数，量表主要针对腰腿痛的程度；对提物、坐、站、走等单项功能以及日常生活能力、社会活动及郊游等综合能力的影响进行量化并最终计算得出 Oswestry 指数，0% 为正常，100% 则表示功能障碍严重。

## 三、评定内容的表达

### （一）康复计划

疼痛康复计划见表 18-9。

表 18-9　疼痛康复计划单

| 一般情况 |
| --- |
| 姓名：　　性别：　　　年龄：　　　职业：　　　病历号： |
| **主要诊断** |
| |
| **疼痛部位及临床评估结果** |
| |
| **康复目标** |
| 近期目标<br>远期目标 |
| **康复方案** |
| 物理治疗　□ 经皮神经电刺激神经疗法　□ 经皮脊髓电刺激疗法　□ 脊髓刺激疗法<br>　　　　　□深部脑刺激　□ 其他电疗　□ 热疗　□ 冷疗　□ 运动疗法　□ 松动术 |
| 药物治疗　□ 麻醉性镇痛药　□ 非甾体类消炎药　□ 其他消炎药　□ 镇静药<br>　　　　　□ 抗抑郁药　□ 抗痉挛药　□ 糖皮质激素　□ 血管活性药物　□ 中草药　□ 其他 |
| 认知行为疗法　□ 忽略想象　□ 疼痛想象转移　□ 注意力训练　□ 放松训练　□ 其他 |
| 其他疗法　□ 身体支持和支具治疗　□ 针灸　□ 推拿和按摩　□ 神经阻滞疗法　□ 手术<br>　　　　　□ 健康教育 |
| **注意事项** |
| |

### （二）康复医嘱

疼痛治疗医嘱单见表 18-10。

表 18-10　疼痛治疗医嘱单

| 姓名 | | 科别 | | 床号 | | 住院病历号 | |
|---|---|---|---|---|---|---|---|
| 日期 | 时间 | | 医嘱 | 医师签名 | 护士/治疗师签名 | | 时间 |
| ××× | ××× | | 康复科护理常规 | ×× | ×× | | ××××× |
| .. | .. | | 一级护理 | .. | .. | | .. |
| .. | .. | | 低盐低脂饮食 | .. | .. | | .. |
| .. | .. | | 留陪人 | .. | .. | | .. |
| .. | .. | | 健康宣教 | .. | .. | | .. |
| .. | .. | | 非甾体类消炎药 qd | .. | .. | | .. |
| .. | .. | | 抗痉挛药（巴氯芬 10mg）tid | .. | .. | | .. |
| .. | .. | | 经皮神经电刺激疗法 qd | .. | .. | | .. |
| .. | .. | | 热疗 qd | .. | .. | | .. |
| .. | .. | | 运动疗法 qd | .. | .. | | .. |
| .. | .. | | 针灸 qd | .. | .. | | .. |
| .. | .. | | 放松疗法 qd | ×× | ×× | | ××××× |

## 四、康复治疗

### （一）物理治疗

#### 1. 物理因子治疗

（1）冷疗法与热疗法：冷疗和热疗被认为可直接或间接作用于肌梭，降低肌梭兴奋性，缓解肌肉痉挛，而肌肉痉挛为肌肉骨骼系统疼痛最常见的诱因，是缓解该系统疾病疼痛公认的有效方法。

冷疗常应用于急性软组织损伤，其主要作用主要是：减慢血流，降低体温，减轻痉挛及缓解疼痛。对于运动相关急性损伤常用 PRICE 方案（保护、休息、冷疗、加压包扎、及抬高患肢），其中冷疗的作用是促进血管收缩，减少渗出，减轻炎症反应，降低痛感。热疗治疗疼痛最常用于疾病的亚急性及慢性阶段，热疗增加局部血液循环，促进新陈代谢，缓解炎症，增加胶原纤维延伸，减轻关节僵硬，缓解肌肉痉挛，热疗还能直接或间接地提高痛阈而发挥镇痛作用。热疗可以治疗多种疼痛及其伴随的相关病症。但在急性扭挫伤后 48 小时内禁用热疗。

（2）电疗法：电疗法涉及治疗方法较多，其中直流电疗法中利多卡因和草乌总生物碱离子导入具有较好的镇痛作用；中频电疗法中干扰电、音频、正弦调制及脉冲调制中频电均有较好的止疼效果；高频电疗法中超短波及微波也有不同程度的止痛作用。低频电疗法中镇痛最具代表性的是经皮神经电刺激疗法（transcutanous electric nerver stimulation，TENS）。

经皮神经电刺激疗法是通过皮肤将特定频率、波宽的电流输入人体刺激感觉神经从而达到镇痛效果。TENS作用机制可能为选择性激活大量传入纤维从而抑制疼痛信号传导。也有研究证实低频脉冲电刺激兴奋了周围神经的粗纤维，冲动传入到脑，可能刺激了脑内源性吗啡样多肽能神经元，引起内源性吗啡样肽释放而产生镇痛效果，但其抑制疼痛的确切生理机制仍未明了。TENS除直接的镇痛作用外，还可以改善局部的血液循环，减轻水肿，促进炎症吸收，从而起到间接的镇痛作用。

TENS广泛应用于疼痛的处理。对急性疼痛具有明显的镇痛作用，如急性软组织扭伤，关节脱位，轻度骨折，急性肌腱炎，口腔疼痛等等，均能产生早期镇痛。TENS另一个临床常用领域是治疗术后疼痛，如腹部、胸部、骨关节等术后。TENS也广泛应用于处理慢性疼痛，但与急性疼痛相比，治疗效果存在一定不稳定性。

（3）光疗法：红外线、紫外线及激光等均有镇痛作用。红外线辐射机体产生的温热效应可引起血管扩张、循环血量增加、新陈代谢活跃、免疫功能增强，因而可以促进渗出吸收、水肿消除、炎症消散；同时也可降低感觉神经的兴奋性，起到镇痛、解痉的作用。紫外线的镇痛作用除对局部病灶治疗作用外，也可抑制感觉神经兴奋性，同时红斑反应产生的反射性机制具有中枢镇痛效果。低强度激光对组织的激活、光化作用，改善血液循环，清除致痛物质，抑制痛觉。

（4）磁疗法：磁场作用于人体可以改变人体生物电流的大小和作用方向，并可感应生成微弱的涡电流，改变细胞膜的通透性，细胞内外的物质交换和生物化学过程。所以具有镇痛、消肿、消炎等作用。

（5）其他：超声波疗法作用于人体时产生微细按摩作用、温热效应，局部组织血管扩张、血流加速、细胞增生，使损伤的组织修复和器官的功能恢复正常，从而减轻疼痛。

**2. 运动疗法**　运动疗法主要通过神经反射、神经体液因素和生物力学作用等途径对人体全身和局部产生影响。改善运动组织血液循环，松解粘连，缓解或消除原发痛点；纠正不良姿势，加强关节稳定性，维持正常功能；减轻肌肉痉挛和紧张、减轻神经组织的压力，从而缓解疼痛；增强肌力、耐力和防止废用性改变（防止废用性骨质疏松、肌萎缩、关节挛缩）；提高日常生活活动能力和工作能力。提高生存质量。

慢性疼痛的运动方式很多，多数学者主张以主动肌力、耐力运动、渐进抗阻力运动和短暂最大收缩练习为主。常见的运动方式有：①耐力性项目：如步行、健身跑、骑自行车、游泳、原地跑、上下楼梯等；②力量性项目：如各种器械医疗体操，抗阻力训练（沙袋、哑铃、拉力器等）；③放松性项目：如推拿、按摩、气功等；④矫正性项目：如推拿、牵伸技术、关节活动度训练技术、脊柱畸形矫正体操等。选择活动类型时，应充分考虑到病人的年龄、功能和健康状态、其他合并的疾病等因素，制订出适合病人的运动处方，包括运动强度、运动持续时间、运动频率等。

**3. 手法治疗**　手法治疗包括西医的手法治疗和中医的按摩或推拿治疗。两者皆通过手力治疗缓解病人病痛，西医手法最具代表性的是关节松动术。关节松动术是治疗者在关节活动允许的生理和附属运动范围内完成的针对性很强的手法操作技术。关节松动术治疗疼痛，主要是其力学作用和神经作用。力学作用表现为：促进关节液的流动，增加关节软骨营养，降低关节活动减少引起的关节退变，从而缓解疼痛。神经作用表现为：抑制脊髓和脑干致痛物质释放，提高痛阈。

中医的手法按摩,通过对皮肤、肌腱和关节等感受器的直接力学刺激,间接神经反射及体液循环对局部及全身产生影响,主要表现为促进血液循环,改善关节内部位置关系,松解软组织粘连,降低外周感觉神经兴奋性等。

### (二)药物治疗

药物治疗是临床上治疗疼痛最常用,最基本的方法,常用的疼痛治疗药物有:麻醉性镇痛药、非麻醉性镇痛药、抗抑郁、抗惊厥与神经安定药、糖皮质激素类药、局部麻醉药以及一些其他药物。

麻醉性镇痛药又称阿片类镇痛药,它是中枢性镇痛药,能解除或减轻疼痛并改变对疼痛的情绪反应,剂量过大则可产生嗜睡的药物。按麻醉性镇痛药与阿片受体作用的关系可分为阿片受体激动药,阿片受体激动-拮抗药和阿片受体拮抗药。其共同特点包括具有镇痛效力;具有耐受、依赖、成瘾和呼吸抑制等副作用。在疼痛治疗中,麻醉性镇痛药主要适用于严重创伤、急性心肌梗死等引起的急性疼痛,以及手术后疼痛和癌性疼。阿片类镇痛药代表药物是吗啡。

非麻醉性镇痛药主要包括水杨酸类、苯胺类、非甾体类抗炎药及其他类型的镇痛药。其共同特征是具有解热、镇痛、抗炎与抗风湿作用。这些作用均与其抑制环氧化酶使体内前列腺素的合成减少有关。非麻醉性镇痛药具有中等程度的镇痛效应,对头痛、牙痛、神经痛、肌肉痛和关节痛等一般性疼痛、炎症性疼痛、术后疼痛和癌性疼痛均有较好的止痛效果。其代表性药物是阿司匹林和吲哚美辛。

抗抑郁药是指具有提高情绪、增强活力的药物。抗抑郁药可显著改善一些慢性疼痛的症状,其镇痛作用既有继发于抗抑郁作用的效应,也具有不依赖其抗抑郁作用的独立镇痛效应。抗抑郁药的镇痛作用主要是通过改变中枢神经系统的递质功能而实现的。临床上抗抑郁药主要用于伴有慢性疼痛的抑郁症病人,代表性的药物有阿米替林、丙咪嗪。

抗惊厥药如卡马西平、拉莫三嗪和加巴喷丁可用于治疗神经源性、撕裂性或抽搐样疼痛。抗惊厥药可单用于不能耐受抗抑郁药治疗的病人,亦可用于阿片类药物引起的肌阵挛反射者。目前卡马西平、拉莫三嗪和加巴喷丁是用于治疗神经源性疼痛的较常用药物。

临床上伴有精神病症状(如幻觉、妄想、兴奋、躁动等)的急慢性疼痛是安定药的绝对适应证。对多种疾病和外伤所致的神经源性疼痛和癌性疼痛,神经安定药也可显著缓解其症状。此外也可用于一些急性疼痛的治疗,如混合性疼痛、腹部和牙科的术后疼痛及产后痛,代表性药物氯丙嗪、奋乃静。

糖皮质激素的药理作用非常广泛,具有抗炎、免疫抑制、抗毒素、抗休克作用。糖皮质激素因其具有显著的抗炎作用,而常用于慢性炎症性疼痛的治疗。代表性药物地塞米松,主要用于炎症性疼痛,如各种关节炎、软组织炎症;免疫性疼痛,如各种结缔组织炎、筋膜炎以及创伤性,如创伤、扭伤、劳损等。地塞米松可局部注射,亦可经关节腔、硬膜外间隙、骶管给药。地塞米松的不良反应较多,使用时应权衡用药时机和疗程。

局部麻醉药是在适当的浓度下局部应用于神经末梢或神经干,可逆地阻断神经冲动的产生和传导的药物。在疼痛治疗中,局部麻醉药主要用于神经阻滞疗法,代表性药物为利多卡因、曲安奈德。

其他药物包括曲马多、可乐定、氯胺酮、维生素及高乌甲素。曲马多主要用于中度到重度的各种急性疼痛及手术后疼痛的镇痛治疗,对各种类型的慢性癌性疼痛和非癌性疼痛,包括神经源性疼痛均有效。可乐定原为中枢性抗高血压药,近年来研究发现其还具有镇静、镇痛、抗焦虑、抗惊厥、抗休克等广泛的药理作用,临床主要用于术后镇痛和癌性疼痛治疗。维生素 $B_1$ 在疼痛治疗中主要适用于神经炎和神经痛的治疗以及慢性疼痛治疗,如面神经炎、三叉神经痛、慢性腰腿痛等。高乌甲素镇痛作用强,可用于各种急、慢性中等度的疼痛,如关节痛、肩周炎、带状疱疹、扭伤及术后疼痛,对癌性疼痛不仅可以镇痛,而且有治疗作用。

### (三)神经阻滞疗法

神经阻滞疗法是指采用化学(包括局麻药、神经破坏药)或物理(加热、加压、冷却)的方法,作用于神经节、根、丛、干和末梢的周围,使其传导功能被暂时或永久阻断的一种技术。神经阻滞疗法具有阻断疼痛的传导通道、阻断疼痛的恶性循环、改善血流状态、抗炎、辅助心理治疗的作用,其镇痛效果可靠,治疗范围及时效性可选择性强,也是临床常用的镇痛疗法。

根据注射部位及临床操作不同,神经阻滞可分为经皮阻滞、激痛点阻滞、硬膜外阻滞、神经根阻滞等。临床上亚急性期带状疱疹后神经痛,可采用稀释后局麻药疼痛部位真皮及皮下局部浸润,效果肯定;苯酚或者酒精破坏神经轴索治疗三叉神经痛和肋间神经痛等,立竿见影。

### (四)祖国传统治疗方法

中药和针灸是祖国传统医学的瑰宝,中药如延胡索是常用的止痛方剂,临床上可根据病症不同,辨证施治。针灸通过对穴位和经络的刺激,产生内源性鸦片样物质,从而产生镇痛作用。

### (五)姿势矫正及支具应用

维持身体的正确姿势体位,对于预防和治疗疼痛都是十分必要的,除了让病人自身矫正,注意姿势正确外,可借助支具巩固效果。

### (六)认知行为疗法

认知行为疗法是通过改变思维和行为的方法来改变不良认知,达到消除不良情绪和思维的心理治疗方法。慢性疼痛病人多伴有认知行为和精神心理的改变,从而进一步加重疼痛,形成恶性循环,针对慢性疼痛病人心理治疗十分必要,常用的方法有放松训练,忽略想像,想像转移,注意力训练等。

### (七)健康教育

通过不同的形式如口头、宣传册、影像资料等将疼痛的产生机制、治疗方法、药物副作用、服药注意事项等向病人宣教,应注意不同的病人接受情况采取不同的宣教方式,从而达到最佳教育效果。

(崔宝娟)

## 第三节　吞咽的康复治疗

### 一、概述

吞咽是人类的一项生理活动,而吞咽出现障碍将会导致人类无法正常摄取食物、获得足够的营养,甚至出现其他严重的并发症。随着经济和生活水平的提高、医疗技术的发展,人们越来越重视吞咽及其功能障碍。吞咽障碍是由于下颌、双唇、舌、软腭、咽喉、食管括约肌或食管功能受损,不能安全有效地把食物由口送到胃内取得足够营养和水分的进食困难。

吞咽障碍尚无统一定义,一般符合以下标准:认知障碍导致摄食困难;食物或饮品从口腔输送至胃部过程中出现问题;口腔及咽部肌肉控制或协调不灵而未能正常吞咽等。上述症状持续存在并导致一系列并发症,如误吸性肺炎、脱水和营养不良等。

吞咽障碍只是某种疾病的临床表现之一,临床上较常见的引起吞咽障碍的疾病有神经系统疾病,如脑卒中、脑外伤、脑炎、脑部肿瘤以及术后引起的并发症等;食管疾病;头颈部肿瘤术后;风湿免疫性疾病等。随着疾病的自然恢复,多数情况下吞咽障碍会逐渐好转,但如果到慢性期吞咽障碍还残留 10% 以下的话,这表明恢复情况不好,需要专门治疗的参与。

## 二、吞咽障碍的分类

吞咽障碍的分类方法有两种。

**1. 按有无解剖结构异常** 分为功能性吞咽障碍和器质性吞咽障碍两种。功能性吞咽障碍解剖结构没有异常,属于口咽、食管运动异常引起的吞咽障碍。多由中枢神经系统及末梢神经系统障碍、肌肉病变等病理因素所致。包括:①神经系统疾病:如脑卒中、痴呆、帕金森病、多发性硬化、吉兰-巴雷综合征、运动神经元病等;②肌肉病变:如重症肌无力、多发性肌炎、硬皮病、肌萎缩侧索硬化症、颈部肌张力障碍等;③食管动力性病变:如胃食管反流病、食管-贲门失弛缓症、弥漫性食管痉挛、环咽肌失弛缓症、食管憩室、机械性梗阻等;④心理因素:如癔症。器质性吞咽障碍是口、咽、喉、食管等解剖结构异常引起的吞咽障碍。常见有吞咽通道及邻近器官的炎症、损伤、肿瘤(头颈部的肿瘤)、外伤手术或放射治疗等。

**2. 按发生部位** 分为口咽吞咽障碍和食管吞咽障碍。口咽部吞咽障碍包括流涎、吞咽启动较费力、食团在会厌谷和梨状窦滞留或残留等。食管吞咽障碍发生部位在近端和远端食管,如环咽肌功能障碍、贲门失弛缓等。

正常情况下,根据食团在吞咽时所经过的解剖部位,将吞咽全过程分为口腔准备期/口腔期(oral preparatory/oral stage)、咽期和食管期:①口腔准备期是食物在口腔被咀嚼并形成食团的过程。口腔期是食团从口腔进入咽的过程。这两个过程出现问题可表现为:病人因下颌下垂而无法将食物含在口中(咀嚼进食需要咀嚼的食物),食物分散、残留在舌面中部或颊沟、唇沟,在吞咽前发生呛咳,口腔过渡期延长等;②咽期是食团从咽进入食管入口的过程,是中枢调控的一系列反射活动所致。这一期进行得极快,正常人通常仅需 0.1 秒。咽期障碍主要表现为:舌骨-喉复合体上抬前移延迟或受限,食物在舌根部及梨状隐窝堆积,病人进食后出现阻塞感,会厌翻转受限,食物进入气道,病人出现呛咳,吞咽后听诊颈部出现水泡音等;③食管期是食团由食管下行进入胃的过程。此期也属于不随意运动,也是由中枢控制的一系列反射调节完成,食团正常运行时间约 6～10 秒。食管期障碍表现为:病人颈部底部出现阻塞感,食物反流,吞咽后发生咳嗽、哽呛等。

## 三、康复评定

吞咽障碍评定的目的在于:确定吞咽障碍是否存在;提供吞咽障碍的解剖和生理学依据;确定病人有关误吸的危险因素,防止误吸发生;明确是否需要改变营养方式,以改善营养状态;为进一步检查和治疗提供依据。

#### （一）临床评定

（1）主诉（complain）：临床评估的第一步是从病人叙述他们的症状开始，即病人的主诉。吞咽障碍可能有各种不同的症状，或有不同的症状组合。吞咽障碍的主诉询问要点包括：①发生的部位和时间；②发病的起因、频度和进程；③诱发因素和代偿机制；④合并症状，如语言或声音的改变、衰弱、噎呛或咳嗽、反复多次吞咽或"清嗓"动作增加、呕吐、咽喉部梗阻感和粘贴感、疼痛、吞咽痛；⑤次要症状或发生并发症的证据，如体重减轻、缺少活力（包括因脱水导致者）、对食物的态度和欲望变差、呼吸症状（咳嗽、痰量增多、气短、呼吸道感染、反复肺炎）、睡眠障碍、唾液分泌过多或过少、发热等；⑥进食的方式、餐具、时间及需要辅助的程度等。仔细分析病人的这些主诉，可以初步鉴别口咽性或食管性病变，有助于推导吞咽障碍的病因诊断。

（2）病史询问：病史询问侧重于收集与吞咽有关的既往病史及其相应的检查、治疗情况。通常包括如下内容：①一般状况；②内、外科情况；③神经病学状况；④肺部情况；⑤以前的吞咽检查；⑥X线检查；⑦精神/心理病史；⑧家庭史；⑨现在和既往服药情况：处方药和（或）非处方药，这与临床病历记录一致，详见下述。

1）神经系统：尤需注意病人神经系统疾病史，如卒中、脑外伤、神经系统感染、脱髓鞘性神经疾病、老年痴呆症、帕金森病、神经肌肉萎缩等，神经系统疾病史影响吞咽的感觉及运动功能。

病人的高级脑功能和意识状态对吞咽过程亦有影响。初步认知功能如定向力、理解力、记忆力、计算力等可在病史询问过程中获得。

2）心血管系统：心血管系统的问题会影响病人的身体状态，使病人容易疲劳。

3）呼吸系统：吞咽障碍的病人常有食物或液体误吸的现象，因此常有误吸性肺炎或肺功能障碍的病史。下列症状之中有三项即为有肺炎的征兆：①白细胞增高；②X线有炎症的表现；③长期不明原因持续在38℃左右的低热；④带有脓性分泌物的咳嗽；⑤血氧分压降低 $PO_2 < 70mmHg$；⑥呼吸道、肺听诊有异常，如支气管音、大小水泡音。

4）胃肠消化系统：尤其是有胃食管反流病，可影响口腔、咽腔及食管的功能。

此外，口腔呼吸及牙齿的状况也很重要，口臭提示进展期失弛缓症或者食管长期梗阻致腔内有缓慢分解的食物残渣积聚。

5）药物：很多药物可影响吞咽功能，在病史询问中应予注意。抗抑郁药引起黏膜干燥、嗜睡；镇静剂可影响精神状况；利尿剂会使病人觉得口干；肌松剂使肌力减退；抗胆碱药引致口干、食欲差；黏膜麻醉药抑制咳嗽反射等。

6）其他：需记录的病史如鼻咽癌、口腔癌、口/咽喉部切除或放射治疗后、烧伤等，往往造成咽、食管平滑肌炎症、纤维化或增生，使管腔变窄；既往住院史、手术史、既往声音、语言或吞咽问题及其医疗干预等均需详细记录。

社会活动包括独立性及可获得的支持程度，也会影响诊断及治疗过程，应注意询问与记录。

（3）营养状态：由于病人营养摄入不足，常有贫血、营养不良及体重下降。病人体能、抵抗力等都下降，因此在住院期间更易并发肺炎或其他部位的感染，以及胃肠道出血。病人的营养状况与死亡率及日常生活能力密切相关。国际上尚无公认的具有较高敏感性及特异性的营养监测方法来确定病人的营养状况。目前临床上常用的营养评价指标包括躯体营养指标和实验室指标。躯体营养指标包括：体重指数（BMI）、TSF、上臂肌围。实验室指标包括 Hb、ALB、血清前白蛋白,一些探索性研究还包括测量免疫指标、血清前白蛋白是目前临床上常用的最基本的评价指标。

(4)心理问题:进食是一种社交活动,吞咽障碍会对病人心理产生不可估量的影响,如焦虑、羞耻、窘迫、恐惧和自尊心下降等。欧洲一项多中心研究显示,360 名吞咽障碍病人中 55% 有不愉快情绪,41% 有焦虑和恐慌现象,36% 出现拒食等;McHorney 对 386 名吞咽障碍者调查报道 33% 的病人存在着抑郁状态。如此高比率的精神障碍问题在临床上多被忽视。

### (二)功能评定

#### 1. 临床相关筛查评估试验及量表

(1)反复唾液吞咽试验(repetitive saliva swallowing test,RSST):本评估法由才藤荣一在 1996 年提出,是一种评定吞咽反射能否诱导吞咽功能的方法,其内容是:①被检查者原则上应采用坐姿,卧床时应采取放松体位;②检查者将手指放在病人的喉结及舌骨处,让其尽量快速反复吞咽,喉结和舌骨随着吞咽运动,越过手指,向前上方移动再复位,确认这种上下运动,下降时刻即为吞咽完成时刻;③观察在 30 秒内病人吞咽的次数和动度。

当被检查者口腔干燥无法吞咽时,可在舌面上注入约 1ml 水后再让其吞咽。高龄病人 30 秒内完成 3 次即可。对于病人因意识障碍或认知障碍不能听从指令的,反复唾液吞咽试验执行起来有一定困难,这时可在口腔和咽部做冷按摩,观察吞咽的情况和吞咽启动所需要的时间。

(2)饮水试验评估:本评估方法由洼田俊夫在 1982 年提出。观察过程为:先让病人像平常一样喝下 30ml 水,然后观察和记录饮水时间、有无呛咳、饮水状况等,并记录病人是否会出现下列情况,如啜饮、含饮、水从嘴唇流出、边吃边要勉强接着喝、小心翼翼地喝等等,并对其进行分级及判断(表 18-11)。

表 18-11　饮水试验分级及判断标准

| 分级 | 判断 |
|---|---|
| Ⅰ. 可一次喝完,无呛咳 | 正常:Ⅰ级,5 秒内完成 |
| Ⅱ. 分两次以上喝完,无呛咳 | 可疑:Ⅰ级,5 秒以上完成; |
| Ⅲ. 能一次喝完,但有呛咳 | 异常:Ⅲ、Ⅳ、Ⅴ |
| Ⅳ. 分两次以上喝完,且有呛咳 | |
| Ⅴ. 常常呛住,难以全部喝完 | |

临床上,为了避免大量误吸导致窒息等危险,常常先让病人喝下 1～2ml 水,逐渐增加一口量至 8～10ml,如果病人无明显误吸的症状,则可进行饮水试验,如病人频繁呛咳,则中止饮水试验。

(3)染色试验(dye test):对于气管切开的病人,可以利用食用色素或其他可作染色剂用的水果(如:火龙果等)测试,是筛查有无误吸的一种方法。方法是给病人进食一定量的食用色素调制的食物,吞咽后,观察或用吸痰器在气管套管中抽吸,确认是否有被食用色素染色的食物。若有咳出染色食物或从气管套管中吸出染色食物,安排行吞咽造影检查。如果稍后才从气管套管中吸出染色的分泌物,就不一定是误吸所致。因为正常的分泌物也会流经口腔和咽,染色混合分泌物流经上述器官并覆盖于气管壁,吸出染色分泌物并非异常,应视为假阳性结果。这一测试最好给病人尝试各种质地的食物,筛选出有误吸危险的质地食物进行测试,以免出现假阳性结果。

**2. 与吞咽有关的口颜面功能评价**

(1)直视观察:观察唇结构及黏膜有无破损,两颊黏膜有无破损,唇沟和颊沟是否正常,硬腭(高度和宽度)的结构,软腭和悬雍垂的体积,腭、舌咽弓的完整性,舌的外形及表面是否干燥、结痂,牙齿及口腔分泌物状况等。

(2)唇、颊部的运动:静止状态唇的位置,有无流涎,露齿时口角收缩的运动,闭唇鼓腮、交替重复发"u"和"i"音、观察会话时唇的动作。咬肌是否有萎缩,是否有力。

(3)颌的运动:静止状态下颌的位置,言语和咀嚼时颌的位置,张口时颞颌关节活动度是否正常,是否能抗阻运动。

(4)舌的运动:静止状态下舌的位置,伸舌运动、舌抬高运动、舌向双侧的运动、舌的交替运动、言语时舌的运动及抗阻运动。舌的敏感程度,是否过度敏感及感觉消失,舌肌是否有萎缩,是否有震颤。

(5)软腭的运动:发"a"音观察软腭的抬升、言语时是否有鼻腔漏气,刺激腭弓是否有呕吐反射出现。

(6)咽功能检查:①咽反射:诱发咽反射可用冰冷物,用棉签或尺寸0号(直径1/4)的喉镜,触碰硬腭与软腭的交界处或软腭和腭垂的下缘,这样的触碰会引起软腭的向上向后动作,但咽壁不会有反应,也不会造成呕吐的全咽反应。②呕吐反射:正常呕吐反射是由有害物质刺激所启动,如呕吐或食物逆流,引发的动作反应是把食物从咽向上及向外推挤出来,其目的是清除咽的有害物质,这正好和吞咽动作相反。呕吐反射检查时由表面的触觉感受器所启动。常用的方法是用棉签触碰舌面或用喉镜触碰舌根或咽后壁,在触碰后,观察此触碰是否能引起整个咽后壁和软腭强劲而对称的收缩。若咽后壁收缩不对称,可怀疑有单侧咽无力现象。有研究确认呕吐反射的缺失不一定导致吞咽能力下降。③咳嗽反射:咳嗽反射是由于气管、咽黏膜受刺激而作出的一种应激性咳嗽反应。观察病人自主咳嗽以及受刺激后的咳嗽反应。如果咳嗽反射减弱或消失,导致咽及气管内的有害刺激物误吸,容易产生误吸及误吸性肺炎。以上反射主要涉及舌咽神经、迷走神经所支配的反射活动。

(7)喉的运动及功能:观察发音的音高、音量、语言的协调性、空吞咽时喉上抬的运动。做空吞咽检查喉上抬运动的方法是:治疗师将手放于病人下颌下方,手指张开,示指轻放于下颌骨下方的前部,中指放在舌骨,以无名指放在甲状软骨的上缘,小指放于甲状软骨下缘,嘱病人吞咽时,无名指的甲状软骨上缘能否接触到中指来判断喉上抬的能力。正常吞咽时,甲状软骨能碰及中指(2cm)。

通过以下两方面检查喉功能:①屏气功能检查:令病人吸气后闭气,以检查声门是否能关闭;②闭气后发声:令病人随意咳嗽,若能随意咳嗽,说明可以自己清理声门及喉前庭的食物残渣。

**3. 摄食评定**　摄食评估是了解病人吞咽功能的最直接手段,是确定是否要做进一步实验室检查的依据。为了达到更好的效果,可以特地准备一些病人喜爱的食物的种类和味道等。食物的性状应包括:①稀流质:如水、清汤、茶、咖啡等;②浓流质:如稀粥、麦片饮料、酸奶、加入增稠剂的水等;③糊状:如米糊、浓粥等;④半固体:如烂饭;⑤固体:如正常的米饭、面包、饼干等。对于主诉多种食物易呛咳或无法陈述情况的病人,由于误吸体积较大或者不易分散的食团容易导致窒息,此时可选择先使用稀流质或浓流质,在过渡至糊状食物等；而对于主诉以饮水呛咳为主的病人，可选择先使用糊状食物或浓流质，再过渡至半固体、固体、稀流质；对于根据判断疑似环咽肌功能障碍的病人亦建议先使用稀流质，再逐渐增加食物的浓稠度。摄食评估的内容包括：①精神意识状态；②呼吸状况；③口腔控制食物状况；④进食前后声音的变化；⑤吞咽动作的协调性；⑥咳嗽情况；⑦进食的体位选择；⑧食物的内容及质地的选择；⑨分泌物情况等。

（1）精神意识状态：完整的进食过程，需要一定的身体耐力及意识控制。观察病人是否能遵从配合有关要求，自主张口，身体耐力能否坚持进食过程。

（2）呼吸状态：呼吸和吞咽时维持生命的主要功能，但呼吸和吞咽两者之间协调有着重要的联系。正常吞咽需要暂停呼吸一瞬间（会厌关闭呼吸道 0.3~0.5s），让食物通过咽部；咀嚼时，用鼻呼吸。如果病人在进食过程中呼吸急促，咀嚼时用口呼吸或吞咽瞬间呼吸，均容易引起误吸。主要观察呼吸节律、用口呼吸还是用鼻呼吸、咀嚼和吞咽时呼吸的情况等。

（3）口腔控制食物情况

1）观察内容：口腔进食时，应观察是否自主性张口及张口的幅度，张口是否困难；唇是否有力地闭合，含住吸管、汤匙，咀嚼时唇能否控制食物不流出来（特别是流质食物）；吞咽时是否保持闭合状态。食物在口腔内，口腔对感知觉（温度觉、味觉、食块性质）辨别；牙齿对食物的咀嚼能力；咀嚼时舌对食物的左右、上下搅拌情况；吞咽食团时舌前后运送及协调运动；咀嚼、吞咽食团时软腭的活动，食物是否有反流。

2）障碍分析：在口腔进食过程中，口腔对感知觉（温度觉、味觉、食块性质）辨别差或消失，将影响食欲、唇和舌功能应用；唇闭合无力或张力增高，将导致流质食物无法在口腔停留（固体食物相对较好），食物流出唇外，同时影响后续的其他功能；如果舌的左右、上下搅拌运动差，前后运送及协调运动差，导致食物在口腔内分散、无法形成食团，食物在口腔的唇沟、颊沟、舌底残留和食团不能有效运送至舌根部及咽吞咽启动点（initiation of swallow），从而影响咽期吞咽。

食团的大小与一口量有很大关系，也因个体而异。有些病人需要较小的食团，以便能更好地控制和安全运送食团，在吞咽过程中或吞咽后残留最少。另一些病人需要较大的食团增加感觉输入。液体食团选择应有一定范围，一般为 2~6ml。男性与女性不同。

（4）吞咽动作协调性及进食前后声音的变化

1）吞咽动作协调性（swallowing coordination）：吞咽时，检查吞咽动作幅度大小，是否流畅，了解舌骨和喉上抬幅度是否足够。用听诊器听颈段吞咽前后声音的变化，可以了解食物是否残留在咽部。

2）进食前后声音的变化：吞咽动作幅度的大小能反映咽期吞咽信息，当舌骨和喉上抬幅度不够时，吞咽动作幅度减小，不能引发有效吞咽，食物在咽喉部哽噎、黏附或残留在咽的凹陷处，如会厌谷和梨状窦，以致病人有异物感，有声音"湿润（wetting）"，听诊残留部位有水泡音。此症状在吞咽造影检查中可有清晰的显示。

（5）咳嗽情况：观察进食及吞咽前后咳嗽情况

1）吞咽前咳嗽，提示吞咽前有误吸，是由于口腔内食物控制不良，食物在喉部开始上抬之前流入咽，进入呼吸道。

2）吞咽后咳嗽，提示吞咽后发生误吸，是由于咽腔的残留物溢流、滑落到呼吸道，主要来自于会厌谷、梨状窦的残留物。

3）整个进食过程完成后的咳嗽，提示有隐性误吸，是由于呼吸道的反射性咳嗽差，对误入物未及时作出咳嗽反应，未能咳出吸入物，此种情况最危险。

（6）进食的姿势选择：评价用哪种姿势进食较容易使误吸症状减轻或消除。体力较佳者，应尽量采取自然的坐位姿势；体力较弱者，可采取半卧位，头部确保维持在30°以上。在这些体位下，可选择低头、头旋转、侧头、仰头等姿势进食。

（7）食物的形态及质地的选择

1）原则：首先是确定食物的形态，其次选择在口腔内容易运送或吞咽的食物，以使哽噎、呛咳减少或消失。

2）具体要求：选择的食物柔软，密度及性状均匀；有适当的黏度，不易松散；通过口腔和咽时容易变形；不易粘在黏膜上。可根据以上条件结合病人的喜好，选择食物内容并加以调制。

（8）分泌物情况：主要是痰液。观察进食后痰液是否增多，咳嗽出的痰液是否有食物。及时清理口腔及咽的痰液（有时有食物），可减少误吸性肺炎的发生。

（9）吞咽失用：临床上吞咽失用的病人也很常见，在没有给病人任何有关进食和吞咽的语言提示情况下，给予病人盛着食物的碗与餐具时，病人能正常地拿起进食，吞咽也没有问题。但给予口头指令让其进食吞咽时，病人却无法完成整个进食过程，病人意识到需要吞咽的动作，却无法启动。作者在临床中也常见到，有些病人给予其食物时，他们会自行拿勺子舀食物，张口送入口中，但不会闭唇、咀嚼，或舌不会搅拌运送食物，不能启动吞咽。但在无意识或检查中，可观察到病人唇舌各种运动功能都正常。吞咽失用与认知功能障碍有关。

**4. 吞咽障碍仪器检查**

（1）电视荧光吞咽检查：由于床旁评估存在局限性，仪器评估可帮助进一步明确诊断。改良的吞钡试验，也称为电视荧光吞咽检查（videofluoroscopy swallow study，VFSS），可以动态地、全面地评估口、咽和食管上部吞咽功能，能明确病人是否发生误吸及其原因，是吞咽困难评估的金标准。

VFSS由放射科医师和语言治疗师共同指导完成。在检查过程中，语言治疗师可以指导病人在不同体位下（尤其是改变头部位置）进食，以观察何种体位更适合病人。当病人出现吞咽障碍，则随时给予辅助手段或指导病人使用合适的代偿性手段以帮助其完成吞咽。侧位像上VFSS检查异常所见主要表现有：①吞咽启动过度延迟或不能启动；②鼻咽部反流；③吞咽后口腔、梨状隐窝、会厌谷的食物滞留及残留；④会厌谷或梨状窦的内容物积聚超过其容积而溢出，通常会溢入喉前庭；⑤造影剂进入气管、支气管及肺泡内造成误吸；⑥造影剂流向鼻咽腔、喉前庭、气管等处称为渗漏，溢出和渗漏往往同时发生；⑦环咽肌功能障碍，有完全不开放/松弛、开放/松弛时间不当、开放/松弛不完全等表现形式。正位像上VFSS主要检查吞咽的对称性，观察梨状窦、会厌谷的残留等。

VFSS简单易行，是临床上有吞咽障碍表现的病人的首选检查方法；对于发现吞咽运动的细微异常改变较敏感，能区分造成吞咽障碍结构异常和功能异常。但VFSS不能区分神经肌肉源性疾病与其他疾病，不能发现咽喉处有唾液的残留，不能定量分析咽收缩力和食团内压，也不能反应咽部的感觉功能。

（2）纤维光学内镜吞咽评估：纤维光学内镜吞咽评估（fiber optic endoscopic examination of swallowing，FEES）是采用柔软鼻内镜经鼻腔及腭帆上方进入咽部进行吞咽评估。FEES价格便宜、便于携带、检查结果可靠，可作为吞钡试验的替代方法，在检测喉穿透、误吸和滞留方面，该方法同吞钡试验同样有效。专业人员可根据病人情况选择适当方法。

### 5. 其他辅助检查

(1) 测压检查(manometry):测压技术是目前唯一能定量分析咽部和食管力量的检查手段。由于吞咽过程中咽期和食管期压力变化迅速,使用带有环周压力感应器的固态测压导管进行检查。每次吞咽过程,压力传感器将感受到的信息传导到电子计算机进行整合及分析,得到咽收缩峰值压及时间、食管上段括约肌(upper esophageal sphincter, UES)静息压、松弛率及松弛时间。根据数据,分析有无异常的括约肌开放、括约肌的阻力和咽推进力。

(2) 食物荧光核素扫描检查(bolus scintigraphy):通过在食团中加入半衰期短的放射性核素如:$^{99m}$锝胶态硫,用伽马照相机获得放射性核素浓集图像,从而对食团的平均转运时间及清除率即吞咽的有效性和吸入量作定量分析,并且可以观察到不同病因所致吞咽障碍的吞咽模式。

(3) 超声检查(ultrasonography):超声检查是通过放置在颏下的超声波探头(换能器)对口腔期、咽期时口咽软组织的结构和动力、舌的运动功能及舌骨与喉的提升、食团的转运情况及咽腔的食物残留情况进行定性分析。超声检查是一种无射线辐射的无创性检查,能在床边进行检查,并能为病人提供生物反馈治疗。与其他检查比较,超声检查对发现舌的异常运动有明显的优越性,尤其在儿童病人中。但是,超声检查只能观察到吞咽过程的某一阶段,而且由于咽喉中气体的影响对食管上括约肌的观察不理想。

(4) 肌电图检查:用于咽喉部的肌电图检查一般使用表面肌电图(surface electromyography, SEMG),即用电极贴于吞咽活动肌群(上收缩肌、腭咽肌、腭舌肌、舌后方肌群、舌骨肌、颏舌骨肌等)表面,检测吞咽时肌群活动的生物电信号。口咽部神经肌肉功能障碍是吞咽障碍的主要病因,SEMG可以提供一种直接评估口咽部肌肉在放松和收缩引起的生物电活动的无创性检查方法,并且能鉴别肌源性或神经源性损害,判定咀嚼肌和吞咽肌的功能,同时可以利用肌电反馈技术进行吞咽训练。

(5) 脉冲血氧定量法(pulse oximetry):吞咽障碍病人大约有1/3会将水和食物误吸入呼吸道,其中40%的病人吸入是无症状的。近年来,除了使用内镜及X线检查病人有无发生误吸外,越来越多研究人员提倡应用脉冲血氧定量法。脉冲血氧定量法无创伤、可重复操作,是一种较可靠的评估吞咽障碍病人吞咽时是否发生误吸的方法。但是由于血氧饱和度受多种因素影响,因此当用于检测老年人、吸烟者、慢性肺部疾病病人时需要谨慎、综合地考虑其结果。

## 四、评定内容的表达

具体评定内容的表达见下表18-12与表18-13。

**表 18-12　吞咽障碍评定报告表**

| 姓名: | | 性别: | | 年龄: | | 联系电话: |
|---|---|---|---|---|---|---|
| 发病日期: | | 评估日期: | | | | |
| 临床诊断:_____ | | | | | | |
| 影像学诊断:_____ | | | | | | |
| □病人存在(□严重　□中等　□轻微)的口腔期吞咽困难<br>请描述:_____ | | | | | | |
| □病人存在(□严重　□中等　□轻微)的咽腔期吞咽困难<br>请描述:_____ | | | | | | |

续表

| □ 病人没有临床误吸的症状和体征 |
| --- |
| □ 病人存在明确的临床误吸的症状和体征 |

| □ 其他：_____ |
| --- |

功能性经口进食分级：□ 1 级　□ 2 级　□ 3 级　□ 4 级　□ 5 级　□ 6 级　□ 7 级

预后（选一项）：□ 很好　□ 好　□ 一般　□ 差

影响因素：_____

| 目标 | 长期目标：_____ |
| --- | --- |
| | 短期目标： |

治疗师签名：_____

**表 18-13　吞咽障碍训练计划表**

| □ 可经口进食，无需改变营养方式 |
| --- |
| □ 不可经口进食，需改变营养方式：□ 鼻饲管 / 空肠管　　□ 胃造瘘　　□ 间歇插管 |

□ 能经口进食以下食物：
□ 冰块　□ 水（稀流质）　□ 浓流质　□ 糊状食物　□ 固体食物　□ 混合物

□ 需进行进一步检查：
□ 纤维电子喉镜吞咽检查（FEES）
□ 吞咽造影检查（FESS）
□ 固态咽腔测压

□ 需要进行吞咽治疗_____次 / 周。持续_____周，目标如下：
□ 增加口腔吞咽器官的运动功能_____
□ 增加病人吞咽过程中的气道保护功能_____
□ 增加咽的功能_____
□ 提供给病人或照顾者安全的吞咽技巧_____
□ 其他_____

训练项目：
间接吞咽训练：□ 触觉刺激　□ 咽部冷刺激　□ 颜面部训练　□ 空吞咽　□ 针灸
□ 电刺激　□ 球囊扩张训练　□ 舌压训练　□ 呼吸及咳嗽训练
□ 佩戴说话瓣膜　□ 其他
直接摄食训练：_____

病人及其照顾者的教育：
□ 根据治疗提供了建议和教育：_____
□ 其他：_____

治疗师签名：
日期：_____

## 五、吞咽障碍的康复治疗

### （一）行为治疗

吞咽障碍的行为治疗包括：①代偿方法；②温度刺激训练；③呼吸道保护手法训练；④吞咽姿势调整；⑤生物反馈训练等。其中代偿方法和吞咽姿势调整主要是用于改善吞咽障碍的症状,而温度刺激训练、呼吸道保护手法训练、生物反馈训练则主要用于改善吞咽的生理状态,这些治疗也称为康复性技术。

**1. 代偿性吞咽治疗** 不改变病人吞咽的生理状态,通过改变食物通过的路径达到改善吞咽障碍的方法。代偿性吞咽治疗可以减轻病人误吸和食团残留等症状。

(1) 口、颜面功能训练:包括:①口唇力量训练:抿唇、拢唇、唇拢缩运动、唇抗阻力训练、肥皂泡吹气训练、吹哨子、唇夹纽扣训练等。目的是加强唇的运动控制、力量和协调,提高进食能力。②下颌、面部及颊部运动训练:下颌运动、腮部运动、咬牙胶训练等。目的是加强上下颌的运动控制、稳定性和协调、力量,提高进食和咀嚼能力。③舌肌运动:伸舌训练:舌左右运动、舌上抬训练、舌压力量和精确性训练、舌抗阻力训练、吸管分级训练等。目的是加强舌及软腭的运动控制、力量和协调,提高进食和吞咽功能。

(2) 声带闭合/喉上抬练习:声门关闭时防止误吸的重要措施,因此需要进行促进声门关闭,改善发音的训练。①练习腹式呼吸,做咳嗽训练。②通过声门开始发声,逐渐增加音量。③运用各种声调进行持续性发音。④大叫疗法(lee silverman voice treatment,LSVT):进行持续的元音发音,逐渐拉长,增强声带的闭合能力,治疗主力在加强音量。在一个月内经过反复密集的练习,加强病人的说话音量及清晰度。⑤屏气-发声运动:病人坐在椅子上,双手支撑椅面做推压运动,屏气。此时胸廓固定、声门紧闭;然后,突然松手,声门大开、呼气发"啊"声。此运动不仅可以训练声门的闭锁功能、强化软腭的肌力,而且有助于出去残留在咽部的食物。

(3) Shaker 训练法:即头抬高训练。该法可以增强 UES 开放的肌肉力量,增加 UES 开放的时间和宽度;减少下咽腔食团内压力,减小食团通过 UES 入口时的阻力,改善吞咽后食物的残留和误吸。训练方法:病人仰卧位,尽量抬高头但肩不能离开床面,眼睛看自己的脚趾,保持1分钟,头放下1分钟,重复数次。

(4) 呼吸训练:正常吞咽时,呼吸停止,而吞咽障碍的病人有时会在吞咽时吸气,引起误吸。此外有时由于胸廓过度紧张或呼吸肌肌力不足、咳嗽能力下降而无法咳出误吸物。呼吸训练的目的正是改善此类情况。呼吸训练包括:①通过提高呼吸控制力来控制吞咽时的呼吸;吹肥皂泡、吹哨子等分级训练,同时运用腹式呼吸并延长吹气的气流。②强化腹肌,学会迅速随意的咳嗽。③学习腹式呼吸,缓解颈部肌肉的过度紧张。④缩口呼吸训练。

**2. 感觉刺激训练** 包括温度觉、触觉、味觉刺激。

(1) 温度刺激:冷刺激咽腭弓前部是临床上治疗吞咽障碍时应用最为普遍的间接方法。通过冷刺激可以提高软腭和咽部的敏感性,改善吞咽过程中的神经肌肉活动,增强吞咽反射,减少唾液分泌。方法是用头端呈球状的不锈钢棒蘸冰水或用冰棉棒接触以咽腭弓为中心的刺激部位,交替刺激左、右相应部位,然后嘱病人做空吞咽动作。

(2) 触觉刺激:用手指、棉签、压舌板、纱布等在面颊部内外、唇周、整个舌部实施按摩、摩擦、振动、拍打等刺激,旨在增加这些器官感受器敏感度,进而提高中枢神经在吞咽过程中的敏感度及功能性的调节能力。

(3) 味觉刺激:用棉棒蘸不同味道的果汁或菜汁(酸、甜、苦、辣等)刺激舌面部味觉,增强味觉敏感性及食欲。

**3. 呼吸道保护手法** 主要包括:保护气管的声门上吞咽法及超声门上吞咽法、增加吞咽通道压力的用力吞咽法、延长吞咽时间的门德尔松手法等。

(1) 声门上吞咽法(supraglottic swallow):是在吞咽前及吞咽时关闭真声带处的呼吸道

防止误吸，吞咽后立即咳嗽清除残留在声带处的食物，保护呼吸道。实施步骤如下：①深吸一口气后屏气；②将食团放在口腔内的吞咽位置；③保持屏气状态，同时做吞咽动作1~2次；④吞咽后在吸气前，立即咳嗽；⑤再次吞咽。声门上吞咽法是常用的吞咽训练方法，但可产生咽鼓管充气效应，有冠心病的病人应禁用。

（2）超声门上吞咽法（super-supraglottic swallow）：在吞咽前及吞咽时，将勺状软骨向前倾至会厌软骨底部，让假声带紧密闭合，关闭呼吸道入口。方法是吸气并保持紧密的屏气，吞咽时继续保持屏气，并用力将气向下压，吞咽结束时立即咳嗽。超声门上吞咽法适合于喉声门上切除术后呼吸道入口闭合不足的病人；由于可以增加喉上抬的速度，因此对颈部放疗后的病人特别有帮助。

（3）用力吞咽法（effort swallowing）：可在咽期吞咽时增加舌根向后的运动，多次干吞可清除食团的滞留。具体方法是吞咽时，所有咽喉部肌肉一起用力挤压。当咽部已有食物残留，如继续进食，则残留积累增多，容易引起误咽。因此每次进食吞咽后，可以反复做数次空吞咽动作，待食团全部咽下再继续进食，亦可每次进食吞咽后饮极少量的水（1~2ml），这样既有利于刺激诱发吞咽反射，又能达到除去咽部残留食物的目的，称为"交互吞咽"。

（4）门德尔松手法（Mendelsohn maneuver）：可以增加喉上抬的幅度与时间，从而增加环咽肌开放的时间和宽度，保护呼吸道，改善整体吞咽的协调性。实施步骤如下：先进食小口食物，咀嚼后吞咽，在咽下的同时，治疗师或病人本人以食指及拇指托着甲状软骨上提，直至食物吞下去为止。此动作一定要与吞咽动作同步，且手法轻柔上提，不能大力向后挤压。注意可先让病人感到喉上抬，喉上抬逐渐诱发出之后再让病人有意识地保持上抬的位置。

**4. 吞咽姿势的改变** 通过调整吞咽时的姿势，达到改善吞咽的功能。

（1）身体姿势调整：由于口腔阶段及咽腔阶段同时存在功能障碍的病人较多，因此开始训练时应选择既有代偿作用且又安全的体位。一般选择半卧位及坐位下配合头颈部运动的方式进食，严禁在水平仰卧及侧卧位下进食。

1）半仰卧位：一般让病人最少取躯干30°仰卧位，头部前屈，偏瘫侧肩部以枕垫起，辅助者位于病人健侧。此时进行训练，食物不易从口中漏出，有利于食团向舌根运送，还可以减少向鼻腔逆流及误吸的危险。颈部前屈也是预防误吸的一种方法。因此仰卧位时颈部易呈后屈位，使与吞咽活动有关的颈椎前部肌肉紧张、喉头上举困难，容易发生误吸。但是，适于病人的体位并非完全一致，实际操作中应该因人而异，予以调整。

2）坐位：当病人体能许可时，应尽早提倡坐位下进食。身体坐直，为一般正常进食的坐姿。借助地心引力帮助及头颈与躯干合适的线性关系，让食物自然地经口流至咽部及食管。但在下述情况下，则需要头颈部的运动才能较安全地进食。

（2）头部姿势调整：通过头部活动促进吞咽动作的完成。

1）仰头吞咽：能使口咽的解剖位置变宽，食团较容易进入口腔；增加食管内压力。当颈部后屈仰头时会厌谷变狭小，残留食团可被挤出，紧接着尽量前屈点头，同时做用力吞咽，可帮助舌运动能力不足以及会厌谷残留的病人清除咽部的残留物。仰头吞咽适用于口、颜面肌力差，口唇不能闭拢但咽反射较好的卒中病人、下颌骨折等术后病人。

2）低头吞咽：指下颌与胸骨柄接触。低头吞咽使口咽解剖结构变窄，舌骨与喉之间的距离缩短；会厌软骨被推向咽后壁，会厌软骨与杓状软骨之间的距离也减少，从而使呼吸道入口变窄。低头吞咽适用于咽期吞咽启动延迟、舌根部后缩不足、呼吸道入口闭合不足的病人。

3）转头或头旋转吞咽：转头时，吞咽通道的解剖结构在头偏向侧变得狭窄或关闭，在只局限于舌骨水平的咽上方，咽下方保持开放。转头吞咽主要应用于单侧吞咽功能减弱的病人，如偏瘫病人头应偏向患侧吞咽。头旋转吞咽可使咽食管内的压力下降，增加咽和食管的开放，减少食团的残留。咽部两侧的梨状隐窝是最容易残留食物的地方，如左侧梨状窦残留，可嘱病人向右侧转头吞咽或偏向左侧方吞咽；反之亦然。

**5. 肌电生物反馈训练** 可以通过即刻的语音反馈来帮助病人维持并提高吞咽能力。对于运动和协调性降低所致的生理性吞咽障碍病人，肌电生物反馈训练可作为首选；对于由于解剖结构被破坏（如头颈部癌症）导致的吞咽障碍病人，使用肌电生物反馈恢复吞咽功能的效果不佳。将 sEMG 电极放置于颈前舌骨与甲状软骨上缘之间，嘱病人用力干吞，使喉上抬肌肉收缩幅度尽可能达到正常范围。当肌电信号水平超过预先设定的阈值时，通过肌电触发刺激器提供一次有功能活动的肌肉收缩，显示屏可提供与正常人喉上抬动作比较的参数和曲线，给予视觉反馈，并通过语音提示即时给予病人鼓励。随着病人肌电阈值的提高，生物反馈仪能自动调整阈值。

### （二）电刺激治疗

吞咽障碍治疗常用低频电刺激。临床上常用的神经肌肉电刺激 Vitalstim 治疗仪可以辅助强化肌力，帮助喉上抬，增加咽肌收缩的力量和速度，增加感觉反馈和时序性。病人在接收刺激的同时，边做空吞咽动作或边进食，效果更佳。刺激的参数为：波形：双向方波；波宽：700ms；输出强度：0～15mA；频率：变频固定，在 30～80Hz 范围可调；治疗时间：每次30～60 分钟，每天 1～2 次，每周 5 天。Vitalstim 的电极放置有四种，最常用的放置方法为沿正中线垂直排列所有电极：第一电极放置于舌骨上方；第二电极紧挨第一电极下放置，置于甲状软骨上切迹上方；第三和第四电极按前两个电极等距放置；最下方的电极不超过环状软骨之下。这种放置可以影响多数肌肉群，适用于大多数病人。

### （三）经颅磁刺激治疗和经颅直流电刺激治疗

近年来国外采用重复经颅磁刺激（repetitive transcranial magnetic stimulation，rTMS）和经颅直流电刺激（transcranial direct current stimulation，tDCS）治疗吞咽障碍取得了令人兴奋的结果。已有部分研究提示，高频 rTMS（5Hz）刺激病人患侧半球的吞咽运动皮质可提高皮质兴奋性，从而改善吞咽功能。研究亦表明，以 120% 运动阈值、低频 rTMS（1Hz）刺激下颌舌骨肌的健侧大脑的皮质代表区，治疗后吞咽协调性得到改善，进食流质和糊状食物的反应时间缩短。所以低频和高频 rTMS 治疗脑卒中后吞咽障碍，都具有可行性和有效性。但是 rTMS 用于治疗吞咽障碍的时间较短，刺激频率、刺激强度、刺激时间等参数的设定尚未统一，而不同参数的刺激方案治疗吞咽障碍的效果可能不同。总之，rTMS 在吞咽障碍治疗中的应用还需要更多的临床研究以验证有效性和安全性。tDCS 阳极刺激健康人咽运动皮质可以提高刺激区域的皮质兴奋性，吞咽手法训练联合 tDCS 阳极刺激健侧吞咽皮质可以有效改善卒中后吞咽障碍病人的吞咽功能。

### （四）球囊扩张术

在脑干损伤引起的吞咽障碍中，环咽肌功能障碍约占 80%，但常规治疗往往效果不佳。已有多项研究证明，导管球囊扩张术对神经源性病变所致的环咽肌功能障碍和鼻咽癌放疗术后环咽肌良性狭窄，均有显著的疗效。在球囊导管扩张前应进行准备：插入前先将水注入专用环咽肌双腔球囊扩张导管（直径为 4mm）中，使球囊充盈，检查球囊是否完好无损，然后将水抽出后备用。操作步骤：①按插鼻饲管操作方法常规将导管经鼻孔插入食管中，确定进入食管并完全穿过环咽肌后将导管保持原位；②将抽满水的注射器与导管相连接，向导管内注射一定量水，使球囊扩张，顶住针栓防止水逆流回针筒；③操作者将导管缓慢向外拉出，直到有卡住感或拉不动时，提示此处为失迟缓的环咽肌下缘所在位置，用记号笔在鼻孔处做标记，作为再次扩张时的参考点；④操作者抽出适量的水（根据环咽肌紧张程度，球囊拉出时能通过为适度）后，再次轻轻地反复向外提拉导管，并嘱病人主动吞咽球囊，一旦有滑过感，或持续保持后拉出阻力锐减时，迅速抽出球囊中的水；⑤操作者再将导管从咽腔插入食管中，重复操作 8～10 遍，自下而上缓慢移动球囊，通过狭窄的食管入口，充分扩张环咽肌，降低肌张力。扩张后，可给予地塞米松加糜蛋白酶和庆大霉素雾化吸入，防止黏膜水肿，减少黏液分泌。上述操作每天 1 次，每周 5～6 次，每次需时约 30 分钟；根据病情，每个病人需要经过 10～25 次球囊扩张；球囊容积每天增加 0.5～1ml 较为合适，最大不超过 9ml。由于鼻咽癌放疗后病人的吞咽障碍呈渐进性发展，因此建议病人定期进行球囊扩张。

### （五）吞咽与说话瓣膜

气管切开的病人，在气管套管口放一个单向通气阀，可以改善吞咽和说话功能。由于病人佩戴此通气阀后，恢复了发声、语言交流能力，故称为说话瓣膜。说话瓣膜在国外应用较为普遍，但在国内极少见到报道。采用的品牌有 Montgomery、Shikani-French、Passy-Muir 吞咽说话瓣膜等。说话瓣膜可以恢复喉和上呼吸道中的气压和气流，对吞咽功能的改善具体表现在：增加经口进食、减少管饲的需要和由于恢复声门下生理性呼气末正压从而减少了误吸的发生。

### （六）吞咽障碍训练

**1. 禁忌证**　并非所有吞咽障碍病人均可接受吞咽训练，下列疾病不适宜进行吞咽训练：①运动神经元病；②中度至严重老年痴呆症；③严重弱智；④早产婴儿；⑤脑外伤后有严重的行为问题或神志错乱者。在以下情况下，病人暂时也不能进食，如昏迷状态或意识尚未清醒，对外界的刺激迟钝，认知严重障碍，吞咽反射、咳嗽反射消失或明显减弱，处理口水的能力低，不断流涎，口部功能严重受损的。

**2. 综合训练**　治疗与代偿有机结合，提倡综合训练。吞咽障碍的治疗是一个复杂的系统工程，涉及多学科多专业的通力合作。以小组工作方式进行。只有在医师的指导下，语言治疗师、物理治疗师、作业治疗师、护士、营养师等密切配合，通力合作才会取得满意的效果。

除积极处理原发病外，应将吞咽康复的行为性治疗和非行为性治疗相结合，提倡综合训练，此外，还要将与摄食有关的细节都应考虑在内，如：①肌力训练；②排痰法的指导；③上肢的助食功能训练；④食物的调配；⑤餐具的选择（开始以采用长或粗柄、小且边缘钝的硬塑勺子为宜）；⑥辅助具的选择与使用；⑦进食前后口腔卫生的保持；⑧家人照顾与监护方法等。

（胡昔权）

## 第四节　排尿障碍的康复

### 一、概述

### （一）定义

排尿障碍（dysfunction of the lower urinary tract）是指贮尿和排尿过程中任何环节受损而

导致的排尿异常。大脑皮质等排尿反射高级中枢通过对脊髓排尿反射低级中枢施加易化或者抑制性的影响，以控制排尿反射活动。因神经源性膀胱（neurogenic bladder, NB）是临床常见的合并症之一，故本节主要阐述神经源性排尿功能障碍。NB 是一类由于神经系统病变导致膀胱和 / 或尿道功能障碍（即储尿和 / 或排尿功能障碍），进而产生一系列下尿路症状及并发症的疾病总称。

### （二）分类

排尿障碍主要分为两大类：神经源性排尿障碍和下尿路梗阻性排尿障碍。

神经源性膀胱根据损伤部位又分为中枢性和周围性排尿障碍。目前国际上比较通用的是依据临床表现和尿流动力学特点制订的分类方法（表 18-14 和图 18-9）。近年来，随着尿流动力学检查方法的发展和完善，Krane 根据尿流动力学而制订的 Krane 分类（表 18-15），分别揭示了逼尿肌、尿道内外括约肌功能障碍情况，还反映了它们之间的协调关系，从而能提出更具有针对性的治疗方案，已取代根据病变解剖部位和临床表现而制订的分类方法，被泌尿科、神经科及康复科医师广泛接受。

**表 18-14　根据临床表现和尿流动力学特点的分类方法**

| 临床表现 | 尿流动力学特点 |
| --- | --- |
| 尿失禁 | （1）由膀胱引起逼尿肌无抑制性收缩；膀胱容量减少；膀胱顺应性降低；逼尿肌正常（但有认知、运动等问题） |
| | （2）由出口引起膀胱颈功能不全；外括约肌松弛等 |
| 尿潴留 | （1）由膀胱引起神经源性逼尿肌松弛；肌源性逼尿肌松弛；膀胱容量增大 / 顺应性增加；逼尿肌正常（但有认知、运动等问题） |
| | （2）由出口引起机械性因素；内括约肌功能性梗阻；外括约肌功能性梗阻 |
| 潴留与失禁混合 | （1）逼尿肌 – 括约肌失协调引起 |
| | （2）逼尿肌和括约肌正常（但有认知、运动等问题） |

**表 18-15　Krane 神经源性膀胱尿道动力学分类**

| 逼尿肌反射亢进 | 逼尿肌无反射 |
| --- | --- |
| 括约肌协调正常 | 括约肌协调正常 |
| 外括约肌协同失调 | 外括约肌痉挛 |
| 内括约肌协同失调 | 内括约肌痉挛 |
| | 外括约肌失神经 |

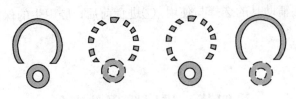

1 　　　　2 　　　　3 　　　　4
1. 逼尿肌过度活跃伴括约肌过度活跃
2. 逼尿肌活动不足伴括约肌活动不足
3. 逼尿肌活动不足伴括约肌过度活跃
4. 逼尿肌过度活跃伴括约肌活动不足
（实线代表肌肉过度活跃，虚线代表肌肉活动不足）

**图 18-9　Madersbacher 分类法**

下尿路梗阻性排尿困难常见的病症：①前列腺增生症；②膀胱颈梗阻；③先天性尿道瓣膜；④女性压力性尿失禁；⑤尿道狭窄；⑥膀胱颈部结石；⑦膀胱及颈癌；⑧尿路感染等。

### （三）流行病学

下尿路神经源性功能障碍可发生于许多神经疾病的病人，但尚不知道具体发生率；因此需要进一步进行流行病学数据的荟萃分析加以确定。

脊髓损伤的病人中几乎所有脊髓损伤都可以影响膀胱尿道功能。不同节段、不同程度的脊髓损伤会导致不同类型的膀胱尿道功能障碍，在损伤后的不同时间段临床表现也有所不同。

糖尿病并发的神经源性膀胱（DNB），可见于 40%～80% 的糖尿病病人，即使血糖控制良好仍有约 25% 的发病率。

多发性硬化症（MS）的病人大约超过 90% 的病人整个病程的某一阶段可能出现下尿路症状，其临床表现多样，尿频和尿急是最常见的症状，约占 31%～85%，而尿失禁约占 37%～72%，伴或不伴有尿潴留的尿路梗阻约占 2%～52%。有 10% 的病人排尿症状是疾病早期的唯一表现。

脑血管意外病人常见的后遗症之一是排尿功能障碍，最常见的排尿异常表现为尿失禁，发生率一般在 37%～58% 之间。

帕金森病是最常见的基底节病变，基底节具有广泛、复杂的功能，包括运动、认知以及情感等，帕金森病病人大约 37%～71% 有排尿异常。

脑肿瘤特别是额叶肿瘤，24% 的大脑上、中额叶脑肿瘤可能引起膀胱尿道功能障碍，可能与其占位效应有关。其症状与累及程度及范围有关，尿动力学多表现为逼尿肌过度活动，出现尿频、尿急、尿失禁等症状。

老年性痴呆与尿失禁关系密切，尿失禁的病因常是多因素的，如认知障碍、步态紊乱以及膀胱过度活动等。阿尔茨海默病（AD）是引起老年痴呆的最常见原因，病理特征包括老年斑和神经纤维紊乱。阿尔茨海默病病人尿失禁的发病率较高，痴呆门诊病人中约 11%～15% 的阿尔茨海默病病人合并有尿失禁。

神经系统的感染性疾病，如带状疱疹、HIV 感染等。带状疱疹病毒可侵犯腰骶神经，除可造成相应神经支配部位皮肤簇集水疱外，还可导致盆丛及阴部神经受损，进而影响膀胱及尿道功能，后者的发生率大约为 4%～5%，但此症导致的排尿异常多为暂时性的。急性感染性多发性神经根炎，又称吉兰－巴雷综合征（GBS），是由于病毒或接种疫苗引起的自发、多发性的神经根疾病，大约 6%～40% 的 GBS 病人有排尿异常症状。

医源性因素若手术操作损伤了与膀胱尿道功能相关的神经，亦会产生相应的排尿异常。其中脊柱外科手术后出现排尿困难者可高达 38%～60%。一些盆腔的手术，如子宫颈癌根治术、直肠癌根治术等，若损伤盆神经或阴部神经，也会导致排尿异常。

## 二、康复诊断与功能评定

### （一）康复诊断

**诊断方法** 排尿功能障碍的临床诊断主要通过详细的询问病史、病人的临床表现、体征和影像学的辅助检查完成。但是对于排尿功能障碍的病人的临床评定，除诊断是否有排尿障碍外，还需要对病人是否有原发病进行诊断，因为其与病情的严重程度直接相关且影响康复治疗手段的选择。

(1) 原发病诊断

1）大脑损伤：排尿高级控制中枢损伤后，失去对膀胱排尿功能的控制，但是，原始排尿反射仍然是完整的，表现为急迫性尿失禁。脑损伤常见的疾病如脑卒中、脑肿瘤、颅脑外伤、帕金森病、脑性瘫痪等。

2）脊髓损伤：常见于车祸、高处坠落伤、多发性硬化、先天性脊膜膨出、脊髓炎、脊髓肿瘤、脊髓血管病变、手术损伤等。脊髓损伤休克期过后，神经系统重新激活，导致对受累器官的过度刺激，出现急迫性尿失禁，表现为膀胱过频过快排空，与大脑损伤时相似。但外括约肌也呈现反常收缩，若膀胱和外括约肌同时痉挛，此即所谓的逼尿肌－括约肌协同失调。

3）骶髓损伤：骶髓和其发出的相应神经根的选择性损伤可导致膀胱不能排空。常见于脊柱裂、脊膜膨出、骶骨畸形，骶髓肿瘤、椎间盘突出、骨盆挤压伤等。如有感觉性神经源性膀胱，即使膀胱胀满也不能感知，而运动神经源性膀胱，可感知膀胱充盈但逼尿肌不能收缩，即逼尿肌反射消失。病人排尿困难，出现尿潴留，或膀胱逐渐充盈至过度扩张直至尿液溢流出来。

4）周围神经损伤：膀胱神经损伤后，膀胱充盈感丧失，引起无痛性的膀胱膨胀。常见于慢性糖尿病、脊髓灰质炎、吉兰－巴雷综合征、生殖肛门区的严重疱疹，腰部麻醉术后、恶性贫血和神经性梅毒等。

5）药物影响：长期或过量服用一些药物而影响排尿中枢神经，以及对中枢神经系统作用的药物，可影响中枢神经系统及血管平滑肌组织引起排尿功能障碍，如降压药物、消化道溃疡治疗药物、脱敏药如普鲁苯辛、阿托品、麻黄碱、酚苄明、安定及饮酒过度等。

6）此外，在神经源性膀胱的病人中，还有大约20%病人原因不明。

导致膀胱尿道功能障碍的神经系统病变有许多，其诊断和鉴别诊断参见相关章节。

7）排尿障碍和泌尿系并发症的诊断：如下尿路功能障碍的类型、程度，是否合并泌尿系感染、结石、肿瘤，是否合并肾积水、输尿管积水、膀胱输尿管返流等。应从相应的病史、体格检查、实验室检查、尿动力学检查和影像学检查、膀胱尿道镜加以明确。

8）其他相关器官、系统功能障碍的诊断：如是否合并性功能障碍、盆腔脏器脱垂、便秘或大便失禁等，应通过病史、体格检查、实验室检查、影像学检查加以明确。

(2) 病史：详尽的病史采集对神经源性膀胱的诊断十分重要，在神经源性膀胱的病因、病理生理及分类中较为详细地总结了神经源性膀胱的病因，除此之外还应询问病人的生活方式、生活质量等内容。

1）遗传性及先天性疾病史：如脊柱裂、脊髓脊膜膨出等发育异常疾病。

2）代谢性疾病史：如糖尿病史，注意询问血糖治疗及控制情况，是否合并糖尿病周围神经病变等并发症。

3）神经系统疾病史：如带状疱疹、吉兰－巴雷综合征、多发性硬化症、老年性痴呆、帕金森病、脑血管意外、颅内肿瘤、脊柱脊髓肿瘤、腰椎间盘突出症等病史。

4）外伤史：应详细询问受伤（尤其是脊髓损伤）的时间、部位、方式，伤后排尿情况及处理方式等。

5）既往治疗史：特别是用药史、相关手术史，如神经系统手术史、泌尿系统手术史、盆腔及盆底手术史、抗尿失禁手术史等。

6）生活方式及生活质量的调查：了解吸烟、饮酒、药物成瘾等情况，评估下尿路功能障碍对生活质量的干扰程度等。

7) 尿路感染史：应询问感染发生的频率、治疗方法及疗效。

8) 女性还应询问月经及婚育史。

（3）症状

1) 尿频：正常人排尿白天4～5次，夜间0～1次，超过此范围者为尿频。

2) 尿急：是指有尿意时就迫不及待地排尿。最常见原因是膀胱和后尿道结石、炎症。

3) 尿痛：是指排尿时伴有下腹疼痛及尿道烧灼感。常见于急性尿道炎、急性膀胱炎、膀胱结石或异物。

4) 排尿困难：表现为排尿无力，尿线变细，有尿不尽之感，常需增加腹压或按摩膀胱区帮助排尿；严重时尿线中断，滴沥样排尿。

5) 尿潴留：各种原因引起膀胱内充满大量尿液而不能排出。常见病因有逼尿肌 - 括约肌协同失调、逼尿肌功能减退、排尿反射消失或括约肌痉挛等；男性病人应排除引起尿量梗阻的泌尿系统疾病如前列腺增生和尿道狭窄等。

6) 尿失禁：指排尿失去意识控制，尿液不自于尿道流出。尿失禁可分为真性尿失禁、充盈性尿失禁、压力性尿失禁、急迫性尿失禁等。根据尿道动力学可将尿失禁原因分为膀胱压过高、尿道压过低或膀胱压高合并尿道压低三类。

7) 尿流中断：指在排尿过程中，尿流突然中断，常伴有尿道的疼痛感。经过变换体位，则可继续排尿，多见于膀胱结石。

8) 多尿、少尿、无尿：正常人每天尿量约为1500～2000ml。24小时内尿量达到数千毫升以上，称为多尿；少于400ml属于少尿；少于100ml为无尿。

9) 其他症状：盆底疼痛、直肠感觉异常、里急后重感、大便失禁、发热等。

（4）体格检查

1) 一般体格检查：注意病人精神状态、意识、认知、步态、生命体征等。

2) 泌尿及生殖系统检查：注意腰腹部情况，男性应常规进行肛门直肠指诊，女性要注意是否合并盆腔器官脱垂等。

3) 神经系统检查：主要决定以下内容：①髓损伤平面：以及上下肢感觉运动功能和上下肢关键肌的肌力、肌张力。感觉与运动平面的检查参考相关章节。应特别重视会阴及鞍区感觉的检查；②神经反射检查：包括膝腱反射、跟腱反射、提睾肌反射、肛门反射、球海绵体肌反射、各种病理反射（Hoffmann 征和 Babinski 征）等；③会阴部 / 马鞍区及肛诊检查：为高度推荐的检查，以明确双侧 $S_2$～$S_5$ 节段神经支配的完整性。会阴部 / 马鞍区感觉检查范围从肛门皮肤黏膜交界处至两侧坐骨结节之间、包括肛门黏膜皮肤交界处的感觉，通过肛门指诊检查直肠深感觉。运动功能检查是通过肛门指诊发现肛门括约肌张力、有无自主收缩，也可进行球海绵体反射检查。不完全性脊髓损伤指在神经损伤平面以下、包括最低位的骶段保留部分感觉或运动功能；反之，如果最低位的骶段感觉和运动功能完全消失则确定为完全性脊髓损伤。

（5）实验室检查

1) 尿常规：可了解尿比重、尿中红细胞、白细胞、蛋白水平，是否存在泌尿系感染等，并间接反映肾功能状况。

2) 肾功能检查：通过血肌酐、尿素氮水平反映总的肾功能状况，肾功能异常时病人用药应相应调整药物剂量。

3) 尿细菌学检查：存在泌尿系感染时高度推荐，通过检查明确病原菌种类，并根据药物敏感试验结果选择敏感药物。

（6）影像学检查

1）泌尿系超声：此检查无创、简便易行，通过检查重点了解肾、输尿管、膀胱形态及残余尿量。

2）泌尿系平片：了解有无隐性脊柱裂等腰骶骨发育异常、是否合并泌尿系结石等。

3）静脉尿路造影：可了解肾、输尿管、膀胱形态以及分侧肾功能，但肾功能异常时应慎重使用造影剂。

4）泌尿系 CT：较静脉肾盂造影能更清楚显示上尿路及膀胱形态，了解泌尿系统邻近器官情况，但肾功能异常时应慎重选择增强扫描。

5）泌尿系 MRI 水成像：该检查无需使用造影剂即可了解肾盂输尿管积水情况，不受肾功能影响，当病人体内有心脏起搏器等金属植入物时禁用。

6）核素检查：包括肾图、利尿肾图或肾动态检查，可反映分侧肾功能情况，利尿肾图可以鉴别上尿路梗阻性质是机械性或动力性梗阻。

7）膀胱尿道造影：可以了解膀胱尿道形态，是否存在膀胱输尿管反流、逼尿肌 - 括约肌协同失调等情况；尿动力学检查时可同期行此项检查，即为影像尿动力学检查。

（7）膀胱尿道镜检查：此检查对明确膀胱尿道的解剖性异常具有诊断价值，长期留置导尿管或膀胱造瘘管的病人推荐定期行此项检查以除外膀胱肿瘤。

（8）尿动力学检查及相关电生理检查：尿动力学检查能对下尿路功能状态进行客观定量的评估，病人病史、症状及体检结果是选择检查项目的主要依据，鉴于大部分尿动力学检查项目为有创性检查，因此应当先行排尿日记、自由尿流率、残余尿测定等无创性检查项目，然后再进行充盈期膀胱测压、排尿期膀胱压力流率测定、肌电图检查、神经电生理检查等有创性检查项目。首次尿流动力学检查应在脊髓休克结束后，即伤后 2～6 周进行。

在尿动力学检查过程中，认识和排除由受检者、检查者和仪器设备等因素产生的干扰，对正确分析和解释检查结果具有重要意义。建议在检查前 48 小时停用可能影响下尿路功能的药物，检查前拔除或关闭尿管、膀胱造瘘管，否则在解释所获得的数据时要考虑到这些因素的影响。对于高位脊髓损伤的病人，检查过程可能诱发自主神经反射亢进，建议在尿动力学检查中监测血压。

尿动力学检查是由一系列检查项目构成，常用的尿动力学检查项目有：

1）排尿日记：是一项半客观的检查项目，建议记录 2～3 天以上得到可靠的结果。此项检查具有无创性和可重复性。

2）自由尿流率：尿流率（uroflowmetry，UF 或 urinaryflow rate，UFR）是指单位时间内自尿道口排出的尿量，单位是 ml/s，反映排尿过程中逼尿肌与尿道括约肌之间的协调功能，即下尿路的总体功能情况，可用于判断有无膀胱出口梗阻及逼尿肌收缩。检查前病人应尽量饮水达 1000ml 以上使膀胱充分充盈，到检查室后病人再饮水 1000ml，然后让病人自己在检查室内排尿，病人排完尿后进行膀胱超声检查以测定参与尿量。当病人完成 3 次尿流率测定及残余尿测定后，将结果制成尿流率。最大尿流率男性为 20～25ml/s，女性为 25～30ml/s，当膀胱容量在 200～400ml 时最大尿流率应大于 15ml/s。尿流率还受尿量、年龄和性别的影响。尿量在 150ml 以上时，尿流率测定才有意义。

3）残余尿测定：建议排尿后即刻通过超声或导尿法进行残余尿测量。

4）充盈期膀胱压力容积测定：通过测定膀胱内压力和容积的关系，可反映膀胱的功能。

将膀胱充盈及收缩过程描记成膀胱压力容积曲线，从而了解膀胱顺应性、逼尿肌稳定性、膀胱容量、感觉和逼尿肌收缩等情况。正常膀胱压力容积测定结果为：无残余尿；膀胱充盈期压力恒定维持在 $15cmH_2O$，$100\sim200ml$，此时膀胱仍保持低压状态，压力曲线无变化；膀胱容量为 $300\sim500ml$；排尿及终止排尿受意识控制。同时要记录膀胱充盈过程中是否伴随尿急、疼痛、漏尿、自主神经反射亢进等异常现象。

5）漏尿点压测定：主要内容有：①逼尿肌漏尿点压（DLPP）测定：指在无逼尿肌自主收缩及腹压增高的前提下，测量膀胱充盈过程中出现漏尿时的最小逼尿肌压力，可预测上尿路损害危险。当 $DLPP \geqslant 40cmH_2O$ 时上尿路发生继发性损害的风险显著增加。在无逼尿肌自主收缩及腹压改变的前提下，灌注过程中逼尿肌压达到 $40cmH_2O$ 时的膀胱容量称为相对安全膀胱容量，严重的膀胱输尿管返流可缓冲膀胱压力；若返流出现在逼尿肌压力达到 $40cmH_2O$ 之前，则相对安全膀胱容量为开始出现返流时的膀胱容量。②腹压漏尿点压（ALPP）测定：指增加腹压、测量发生漏尿时的膀胱腔内压力，主要反映尿道括约肌对抗腹压增加的能力，该指标在神经源性膀胱病人中的应用价值有限。

6）压力－流率测定：为目前唯一能准确判断是否存在膀胱出口梗阻的检查项目，其更适合于评估机械性或解剖性因素所致尿道梗阻的程度，而神经源性膀胱尿道功能障碍所引起的大部分梗阻类型为逼尿肌－括约肌协同失调、尿道外括约肌或膀胱颈松弛障碍导致的功能性梗阻，所以此项检查在神经源性膀胱病人中的应用价值有限。

7）肌电图（EMG）检查：用以记录尿道外括约肌、尿道旁横纹肌、肛门括约肌或盆底横纹肌的肌电活动，间接评估上述肌肉的功能状态。尿动力学检查中的 EMG 一般采用募集电位肌电图，通常使用肛门括约肌贴片电极记录 EMG，反映整块肌肉的收缩和舒张状态。检查时同步进行充盈期膀胱测压或压力－流率测定，可反映逼尿肌压力变化与尿道外括约肌活动的关系、排尿期逼尿肌收缩与外括约肌活动的协调性，同心圆针电极肌电图仅在特殊情况使用。更精细的肌电图检查如运动单位肌电图、单纤维肌电图等，更多应用于神经生理方面的研究。

8）尿道压力描记：主要用以测定储尿期尿道控制尿液的能力，在反应膀胱出口阻力中也具有一定价值。但影响尿道测压的因素较多，结果变异较大。

（9）影像尿动力学检查：该项目将充盈期膀胱测压及压力－流率测定同 X 线或 B 超等影像学检查同步结合起来，显示膀胱尿道形态及膀胱－输尿管反流存在与否，是目前尿动力学检查中评估神经源性膀胱最为准确的方法。

（10）膀胱诱发实验：为确定有无逼尿肌过度活动以及鉴别神经损伤平面位于上位神经元还是下位神经元，可在充盈期膀胱测压过程中行诱发试验。通常可以通过增加腹压、改变体位、快速灌注刺激性介质等方式来诱发逼尿肌过度活动。

1）冰水实验（IWT）：IWT 指充盈期膀胱测压过程中应用冰盐水快速灌注膀胱，IWT 在鉴别神经损伤位于上位神经元还是下位神经元方面有一定价值。逼尿肌反射完整的上位神经元损伤病人 IWT 可以诱发出逼尿肌收缩，但结果存在假阳性和假阴性的可能，应结合其他检查项目对结果进行解释。

2）氯贝胆碱超敏实验（BST）：有关氯贝胆碱（bethanechol）对神经病变的诊断价值有不一致结果，一些学者认为 BST 阳性结果通常提示神经源性逼尿肌无反射。BST 可用来鉴别神经源性和非神经源性逼尿肌无反射，但此实验具有局限性，结果应综合其他检查结果进行解释。

（11）神经电生理检查：下尿路及盆底神经电生理检查项目有尿道括约肌或肛门括约肌肌电图、阴部神经传导速率、球海绵体反射潜伏期、阴部神经体感诱发电位等。常见检查项目有：

1）球海绵体反射（BCR）潜伏期：主要用于下运动神经元损伤病人 $S_2 \sim S_4$ 阴部神经反射弧完整性的评估。目前国内外健康人群 BCR 潜伏期尚无统一标准，一般所测 BCR 潜伏期超过均值 ±2.5～3 倍标准差或波形未引出可判断为异常。BCR 潜伏期在正常范围并不能排除骶髓反射弧轴突存在损伤的可能性。脊髓栓系综合征和骶髓上脊髓损伤病人的 BCR 潜伏期经常可缩短。

2）阴部神经体感诱发电位：阴部神经体感诱发电位可以检测脉冲刺激通过阴茎背神经、阴部神经沿脊髓传导至大脑皮层的速度，从阴部神经刺激点到大脑皮层整个传导通路上存在损害，可以导致诱发电位波峰、潜伏期、波幅的变化。它反映了神经冲动沿阴部神经传入纤维到达骶髓后，沿脊髓上行传导到大脑皮层通路的完整性。

目前临床上对排尿功能障碍的诊断，仍以病人的主诉（通常以尿频、尿急、排尿费力、小便失禁、小便潴留等）、详细的病史、体格检查、临床表现、辅助检查为诊断提供大部分信息，包括主要的症状，详细的神经损伤平面以及相关的感觉和运动缺失程度，还包括评估病人全身的神经肌肉功能和膀胱及尿道功能状态，筛查有无可能引起周围神经损害的隐匿性疾病，大多数病人的临床病因是非常明显的，可明确是中枢神经系统还是周围神经系统损伤，或尿路梗阻引起。

**（二）功能评定**

**1. 评定内容**

（1）病史资料：见概述。

（2）体格检查：①评估病人的一般情况；②评定病人躯体功能：包括运动、感觉、平衡、日常生活活动能力，尤其是脊髓损伤所致的神经源性膀胱病人，准确的体格检查能够确定损伤平面，而会阴区皮肤感觉和外括约肌的张力，对于脊髓损伤程度的评估十分重要（具体评定见相关章节）；③评估社会参与能力：主要是了解排尿障碍对病人造成困扰的程度，是否影响其日常生活和工作。

（3）实验室检查：主要有尿常规、彩超、内镜、泌尿系造影、尿流动力学等（见概述）。

（4）简易膀胱容量和压力测定术：简易膀胱容量和压力测定是根据压力量表的原理，将与大气压相通的压力管与膀胱相通，膀胱内压力随储量的改变通过水柱波动来显示，以判断病人膀胱容量大小和压力变化情况的技术。由于各康复机构的设备条件限制和病人在卧床期间转移不便等原因，尿流动力学检查往往无法进行，为了使临床医护人员获得膀胱功能的客观资料，可采用简易膀胱容量和压力的测定方法，初步评估膀胱内压力和容量之间的关系。

简易膀胱容量和压力测定术主要用于评估神经源性膀胱病人膀胱储尿期与排尿期逼尿肌和括约肌的运动功能及膀胱感觉功能，获得逼尿肌活动性和顺应性、膀胱内压力变化、安全容量等信息。禁用于膀胱内感染伴全身症状、有出血倾向诱发、自主神经过反射、尿道狭窄的病人。

1）用物准备：可调式输液架 1 个，测压标尺 1 个，膀胱冲洗器 2 副，500ml 的生理盐水 1 瓶、带有刻度的量杯（或有刻度的尿壶）、无菌导尿包 1 个，14 号的无菌尿管 1 根。

2）操作方法及流程：①固定标尺。将膀胱冲洗器作为测压管垂直固定于测压标尺旁，避免迂曲，将测压标尺挂在输液架的一侧。②将 500ml 的生理盐水瓶加温至 35℃~37℃将刻度标记贴于瓶上，插上另一膀胱冲洗器进行排气并悬挂在输液架另一侧。③调节标尺。将测压管下端的与输注生理盐水的膀胱冲洗器相接，调节输液架使测压管的零点（先少量灌入部分生理盐水以调零）与病人的耻骨联合平齐。④测定膀胱残余尿量。嘱病人尽可能排空膀胱后，取仰卧位或坐位，打开无菌导尿包插入无菌导尿管，固定导尿管，引流出膀胱内的尿液即为残余尿量。记录残余尿量。⑤测定膀胱压力。打开调节器以适当的速度向膀胱内灌入生理盐水，一般采用 20~30ml/min 作为常规灌注速度，但膀胱过度活跃时可减慢点滴的速度至小于 10ml/min。观察每进入 50mL 液体量，对应测压管中的水柱波动（以 $cmH_2O$ 代表压力的变化），记录容量改变对应的压力改变。记录膀胱的感觉、膀胱压力及容量、漏尿点压力。⑥当测压管中的水柱升至 40$cmH_2O$ 以上或尿道口有漏尿时停止测定。⑦撤除测定装置，引流排空膀胱，拔出导尿管，记录导尿量并进行分析。

3）注意事项：①如使用气囊导尿管，不要向气囊内注水，以免影响测压结果。②灌注速度对测定结果有影响。最好用输液泵以均匀的速度滴入膀胱。一般采用 20~30ml/min 为常规灌注速度，但膀胱过度活跃时可减慢点滴的速度至小于 10ml/min。如果水柱上升速度很快，此时不一定要停止测定，可以先减慢滴速，再做观察。③病人清醒，未服镇静药和影响膀胱功能的药物。④测量前、中、后要测量血压。⑤询问病人的感觉，首次膀胱充盈感、首次排尿感、强烈排尿感和疼痛等。并记录相应膀胱容量。⑥在测定前、中、后嘱病人咳嗽，以测试各管道是否通畅。水柱波动是否灵敏。⑦尿常规显示白细胞"++"以上并有红细胞时需慎用该检查。伴有全身症状时禁用。

4）简易膀胱容量和压力测定的结果判读。

简易膀胱容量测定装置示意图见图 18-10。

A. 膀胱的感觉：正常的膀胱感觉：正常人的膀胱容量为 300~500ml，首次膀胱充盈感（首次注意到膀胱充盈时的感觉）为 100~250ml，首次排尿感（首次感觉到需要在合适的时候排尿的感觉）为 200~330ml，强烈排尿感（持续存在的排尿感）为 350~560ml。

异常的膀胱感觉：膀胱感觉增强（如 100ml 时就出现首次排尿感）、膀胱感觉减退（强烈的排尿感出现延迟）、膀胱感觉缺乏（在膀胱充盈的过程中无任何感觉）。

B. 膀胱安全压力与安全容量：正常人在充盈期的压力为 10~15$cmH_2O$。当膀胱内压力>40$cmH_2O$ 时，发生输尿管返流和肾积水等上尿路功能损害的风险显著增加。最大膀胱容量指受检者有正常的排尿感觉，当充盈达到受检者感觉到不能再延迟排尿（有强烈的排尿感）时刻的膀胱容量。男性：600（±150）ml，女性：500（±100）ml。

C. 膀胱的顺应性：高顺应性膀胱：随着膀胱容量的增加，压力始终保持低水平，达到正常膀胱容量时压力仍然不升高。且膀胱容量高于正常膀胱容量（一般>500ml）。低顺应性膀胱：随着膀胱容量的增加，膀胱压力明显升高，且膀胱容量低于正常的膀胱容量（一般<200ml）。

D. 逼尿肌漏尿点压力（detrusor leak point pressures，DLPP）：在膀胱充盈过程中，因膀胱顺应性下降，膀胱腔内压力随着充盈量的增加超过尿道阻力时产生漏尿，此时记录的逼尿肌压力即为 DLPP。DLPP≥40$cmH_2O$ 为造成上尿路损害的临界压力。在无逼尿肌自主收缩及腹压改变的前提下，灌注过程中逼尿肌压达到 40$cmH_2O$ 时的膀胱容量为相对安全容量。相对安全膀胱容量越小，意味着膀胱内低压状态的时间越短，上尿路扩张发生越早，扩张程度也越严重。

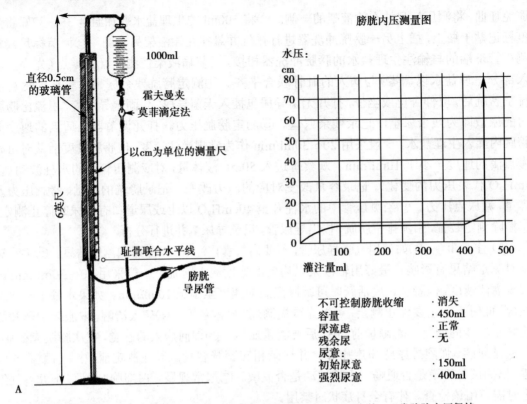

A

膀胱内压测量器和正常的膀胱内压测量图。膀胱灌注量达350～500ml之前，正常膀胱内压保持在11～21 mmHg（8～15cm水柱），之后膀胱内压急剧上升至或高于71 mmHg（100cm水柱），无限制膀胱收缩发生，尿道口周围漏尿，膀胱残余尿为0。（from Smith DR: *General Urology*. 7th ed. Lange, 1972.）

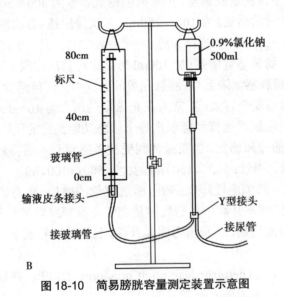

B

图 18-10　简易膀胱容量测定装置示意图

　　2. **评定流程**　神经源性膀胱的评估主要依据病史、临床表现以及专科检查，明确引起排尿障碍的原因及类型，进行分级评估。并借助相关实验室设备进行更客观准确评估，具体流程如图 18-11。

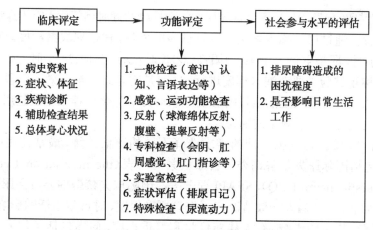

图 18-11　神经源性膀胱的评估流程

（1）排尿日记：通过让病人记录包括白天和夜间至少 24 小时的排尿次数、出现尿失禁的次数、时间及量、伴随症状及程度、饮水量、饮食结构、尿垫使用情况等。排尿日记可以评估排尿障碍病人在他们所习惯的环境中下尿路功能障碍的严重程度。具体见下表 18-16。

表 18-16　排尿日记

| 频率表 | 频率严重程度表 | 频率量表 | 排尿日记 |
| --- | --- | --- | --- |
| 排尿次数 | 排尿次数 | 每次排尿的时间 | 每次排尿的时间 |
| + | + | + | + |
| 出现尿失禁的次数 | 出现尿失禁的次数 | 每次排尿量 | 每次排尿量 |
| | + | + | + |
| | 使用尿垫的次数 | 每次出现尿失禁的次数 | 每次出现尿失禁的次数 |
| | | | + |
| | | | 与下尿路有关的饮食、活动类型 |

（2）四种不同类型的排尿日记：尿动力学提问：主要围绕尿失禁和排尿症状进行提问。

1）尿失禁：内容有：①压力性尿失禁：病人用力活动时尿液不自主的由尿道漏出，问题："你在咳嗽、打喷嚏、锻炼、举重物或下山时是否有尿液漏出？"；②急迫性尿失禁：是因为着急排尿而尿液不自主地漏出（尿急），问题："当你感觉尿意后是否因需要过长时间达到厕所而漏尿？"；③夜间遗尿：指睡眠时的尿失禁，即夜间遗尿，问题："睡眠时是否曾有漏出尿液浸湿床单和睡衣？"；④性生活时的尿失禁：与性活动密切相关，多为性交时女性出现尿失禁症状，偶见于男性射精时；⑤尿失禁分级：尿失禁分级是确定病情严重程度的具体标准：1 级：滴沥弄湿内裤；2 级：流尿，流在地上；3 级：流尿，弄湿外裤。

2）排尿症状：内容有：①尿等待：病人有尿意并开始排尿，但不能马上排出尿液为尿等待，问题："当你有尿意并已在厕所中准备排尿时，你能够马上排出尿液还是需要等待一会儿？"；如果病人有尿等待，应进一步提问："你需要等待多长时间？10 秒还是 30 秒还是更长时间？"；②尿流减小，问题："当你排尿时尿液射向前方还是滴到自己脚上？"；③排尿中断，问题："你排尿能保持连续还是时断时续？"；④排尿用力，问题："开始排尿或排尿过程中是否需要用力？"；⑤尿痛，问题："排尿时有无疼痛不适？"；⑥尿终滴沥，问题："排尿终末你的尿流能很快终止还是呈滴沥状?";⑦尿潴留,问题:"如果不进行导尿你能否排尿?"同时询问病人有无尿潴留病史。

3）尿垫试验：通过尿垫称重量化尿诱发试验的尿量,评估尿失禁程度。可分为①短时测试：历时 1 小时,尿垫重量大于 1g 为阳性；②长时试验：历时 24 小时,尿垫重量大于 4g 为阳性。尿垫称重试验主要对漏尿程度进行定量,是定量漏尿最有效的手段。但不用于评估某种程度的尿失禁对病人生活质量的影响。尿动力学学会推荐尿垫试验用于评估治疗前尿失禁病人的情况与治疗后效果的随访。

4）症状评分：临床可根据不同的需求选择不同的评估系统,最常使用的是各种类型的评估量表,包括国际尿失禁咨询委员会尿失禁问卷表（the international consultation on incontinence questionnaire,ICIQ）、SEAPI 评分等。国际尿失禁咨询委员会尿失禁问卷表通过 5 个部分的问卷,了解病人一般情况和尿失禁严重程度、对日常生活的影响、对性生活的影响、对病人精神状态的影响、有无伴随症状和严重程度,问卷包括了与尿失禁相关的问题,可用于对临床治疗效果的评估。

## 三、康复治疗

排尿障碍是临床神经性损伤所致的常见并发症之一,对病人生活和工作造成诸多不便。康复治疗计划是在评定的基础之上,全面了解基础性疾病、所致功能障碍、该功能障碍对病人造成的困扰,以及病人的需求,针对引起障碍的原因,确立个体化的治疗方案。帮助病人建立自主排尿模式,通过系统的膀胱功能训练,合理的环境改造,尽可能使病人独立完成如厕,提高病人的 ADL 能力和社会参与能力。

对于神经源性膀胱的治疗目标：①首要目标为保护上尿路功能,防止功能恶化,确保病人相对正常的寿命。②次要目标为恢复 / 部分恢复下尿路功能,提高控尿能力,减少残余尿量,预防泌尿系感染,提高病人生存质量。

总的原则是：恢复膀胱的正常容量；增加膀胱的顺应性,恢复低压贮尿功能,减少膀胱 - 输尿管反流,保护上尿道；减少尿失禁,恢复膀胱的可控性排尿；减少或避免泌尿系感染和结石等并发症。使病人能够适当控制尿液的排泄,使排尿间隔时间不短于 3～4 小时,便于从事日常活动,保证夜间睡眠不受排尿干扰,而且能够避免不良并发症。

选择治疗方式的原则：首先要积极治疗原发病,在原发的神经系统病变未稳定以前应以保守治疗为主；应遵循逐渐从无创、微创到有创的原则；由于病人病情具有临床进展性,因此对脊髓损伤病人泌尿系统状态应定期随访,并且随访应伴随终身,随病情进展,要及时调整治疗方案；单纯依据病史、症状和体征、神经系统损害的程度和水平不能明确尿路功能状态,影像尿动力学检查对于治疗方案的确定和治疗方式的选择具有重要意义。依据病人病史、临床症状以及辅助检查结果,选择如下的神经源性膀胱临床常用诊疗技术。

### （一）保守治疗方法

1. 饮食治疗 注意避免辛辣食物、含巧克力的甜食和柑橘等加重膀胱刺激症状的事物；避免过多饮水,或饮水过少,避免含咖啡因的饮料或含钾浓度高的饮料。

2. 外部集尿器 阴茎套集尿的目的是将男性病人漏出的尿液收集在一个容器中,可防止尿液溢出,使小便管理更卫生,减少难闻的气味,改善生活质量。

这种方法使用起来非常方便,常为不能自行导尿的四肢瘫男性病人所乐于使用。但要注意预防阴茎损伤、过敏、尿路感染等并发症。

3. 留置导尿 脊髓损伤早期的膀胱障碍主要为尿潴留,因此常采用留置导尿的方式,可经尿道或耻骨上造瘘行留置导尿。要注意保持尿管朝向正确的方向和夹放导尿管的时间。膀胱贮尿在300～400ml时有利于膀胱自主功能的恢复。因此，要登记水的出入量，以判断放尿的时间。留置导尿时每天的进水量需达到2500～3000ml，定期冲洗膀胱，每周更换导尿管。

留置导尿的方法虽简单易行，但长期留置导尿容易导致尿路感染、膀胱输尿管返流、尿道关闭不全、漏尿、肾盂积水、自主反射异常、肾及膀胱结石、膀胱癌等并发症。

**4. 成人尿布或保护性衣物** 采用高吸收性材料制作，可保证内衬干燥。常用于有痴呆、可排空的病人。

**5. 清洁间歇性导尿术** 清洁间歇导尿（clean intermittent catheterization，CIC）又称清洁导尿，是指在清洁条件下，定时将尿管经尿道插入膀胱，规律排空尿液的方法。清洁的定义是所用的导尿物品清洗干净，将会阴部及尿道口用清水清洗干净，无需消毒，插管前使用洗手液洗净双手即可，不需要无菌操作。通过间歇导尿可使膀胱间歇性扩张，有利于保持膀胱容量和恢复膀胱的收缩功能。长期应用CIC能免除留置导尿的不便，并能显著降低尿路感染及其他并发症的发生率，使病人的生活质量得到显著改善。

CIC适用于神经系统功能障碍或损伤导致的排尿问题、非神经源性膀胱功能障碍、膀胱内梗阻致排尿不完全。禁用于尿道梗阻、尿道狭窄、膀胱颈梗阻、尿道肿瘤、尿路感染、尿道损伤、阴茎异常勃起、严重的自主神经反射亢进等病人。

常见并发症有包括尿路感染、膀胱过度膨胀、尿失禁、尿道创伤与血尿、尿路梗阻、尿道狭窄、自主神经异常反射（损伤平面多在$T_6$或以上）、膀胱结石等。

操作流程及方法：具体方法参见图18-12、图18-13。

（1）知情同意。告知病人／家属清洁间歇性导尿的原因、目的、操作过程及潜在的并发症或风险。

（2）在全面评估排尿情况的基础上制订饮水计划和确定导尿次数、时间表，宜在病情基本稳定、无需大量输液、饮水规律、无尿路感染的情况下开始，一般于受伤后早期（8～35天）开始。

导尿间歇时间依据残余尿量多少而定，开始导尿一般4～6小时一次，根据简易膀胱容量及压力测定评估，每次导尿量以不超过病人的最大安全容量为宜，一般每日导尿次数不超过6次；随着残余尿量的减少可逐步延长导尿间隔时间；当残余尿<100ml时，可以停止间歇导尿，导尿次数与残余尿关系参见表18-17。

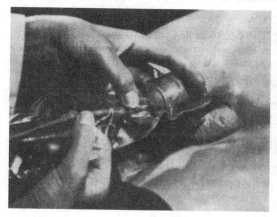
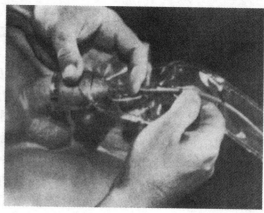

**图18-12 导尿管的润滑和使用**

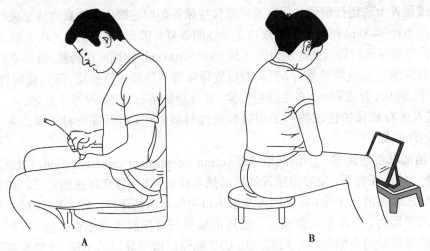

图 18-13　病人坐位间歇导尿示意图

表 18-17　残余尿量与导尿次数的对应关系

| 残余尿量（ml） | 导尿次数（次/日） |
| --- | --- |
| 500～600 | 5 |
| 400～500 | 4 |
| 300～400 | 3 |
| 200～300 | 2 |
| 100～200 | 1 |

（3）按照七步洗手法清洁双手。操作者使用肥皂或洗手液搓洗双手用清水冲洗干净，再用清洁毛巾擦干。

（4）协助病人取舒适体位，保护病人隐私，放置集尿器。病人通常取半卧位或坐位，脱下一边裤管，将两腿分开（女病人双膝屈曲并两腿分开，足底对足底）。

（5）导尿管的润滑和使用：如使用的是需要水化的亲水涂层导尿管，打开包装灌入温开水（按照厂家说明）后，将包装袋悬挂在病人身旁或治疗车旁，等待至推荐时长。如使用的是预润滑的即取即用型亲水导尿管，将包装袋直接悬挂于病人身旁即可。如使用非涂层导尿管，需将润滑剂涂抹于导尿管表面。

（6）清洗会阴部：清洗尿道口和会阴，暴露尿道口，用消毒湿巾擦拭尿道口及周围皮肤。

（7）再次洗手。

（8）采用零接触的方式插入导尿管。持导尿管外包装或使用无菌手套将导尿管插入尿道。女性病人每次插入 2～3cm，直到尿液开始流出为止（插入约 3～5cm 后），再插入 1～2cm，以确保导尿管已完全进入膀胱中。男性病人握住阴茎，使其与腹部呈 45°角，慢慢将导尿管插入尿道开口中。每次插入 2～3cm，直到尿液开始流出为止（插入约 18～20cm 后），再插入 2～3cm，以确保已完全进入膀胱中。插尿管时动作轻柔，切忌用力过快过猛而损伤尿道黏膜。

（9）当尿液停止流出时，可以将导尿管抽出 1cm，确定是否仍有尿液流出，然后将导尿管慢慢拉出，如发现仍有尿液流出，应稍做停留，如无尿液再流出时，将导尿管完全拉出。

（10）将导尿管取出后，将其丢弃在医疗废弃物中，然后用湿纸巾擦拭尿道口周围皮肤，将手彻底洗干净。

（11）记录日期和时间、尿液量并报告在操作过程中遇到的问题。

附：饮水计划制订

由于病人的饮水量或进食量会直接影响其排排尿液的次数及容量，甚至影响肾功能等，所以正确的饮水计划至关重要。

（1）膀胱训练期间饮水量应限制在1500～2000ml之间，并平均分配于早上6时到晚上8时之间进行，每次不超过400ml，入睡前3小时尽量避免饮水。可将饮水计划表放置于床边，以便于病人及家属沟通。

（2）在限水的同时应特别注意病人有无出现脱水或意识不清的现象，脱水会使尿液浓缩，加重对膀胱黏膜的刺激，导致尿频或尿急等现象。

（3）交代病人尽量避免饮用茶、咖啡、酒精等利尿性饮料，同时尽量避免摄入刺激性、酸辣食物等。

（4）病人口服抑制膀胱痉挛的药物时会有口干的副作用，交代病人不要因此而大量进水，只须间断少量饮水湿润口腔即可。

（5）进食或进饮后，请即时准确地记录分量，每天的出入量须保持平衡，如未能达到目标，需根据情况做出适当的调节。

参考饮水计划：

早餐：200～250ml水分、流质或粥类

早餐后午餐前：200～250ml水分、流质

午餐：200～250ml水分、流质或粥类

午餐后晚餐前：200～250ml水分、流质

晚餐：200～250ml水分、流质或粥类

（如进食水果或汤类，则减少饮水量）

1碗（普通碗7成满）粥含水分约200ml

1碗（普通碗7成满）麦片含水分150ml

1碗（普通碗7成满）饭含水分100ml

**6. 耻骨上膀胱造瘘**　耻骨上膀胱造瘘（suprapubie catheterization）指由下腹部耻骨联合上缘穿刺进入膀胱，放置导管将尿液引流到体外的一种方法，分为暂时性和永久性两种。可用于引流尿液，保持上尿路通畅，保护肾脏功能；减少尿道并发症；保持会阴部清洁。其适应证有：①尿道异常，如尿道狭窄、尿路梗阻或尿道瘘；②复发性尿路梗阻；③导尿管插入困难；④继发于尿失禁的尿漏导致会阴部皮肤损伤；⑤心理因素，如身体形象或个人意愿；⑥希望改善性功能；⑦存在前列腺炎、尿道炎或睾丸炎。禁用于：①膀胱未充盈者；②有下腹部手术史，腹膜反折与耻骨粘连固定者。

操作方法与流程：①穿刺前需行膀胱触诊，必要时用超声波检查或其他方法确认膀胱充盈；②会阴部备皮、消毒；③定位：穿刺点为耻骨联合上1～2cm处或脐下3～4cm处；④局部麻醉；⑤将膀胱造瘘管连接膀胱穿刺针后直接由穿刺点进入，进入膀胱后，导管有尿流出，将导管沿穿刺针置入膀胱内，缝针固定膀胱造瘘管于皮肤。

**7. 膀胱功能再训练**　膀胱再训练是根据学习理论和条件反射原理，通过病人的主观意识活动或功能锻炼来改善膀胱的储尿和排尿功能，从而达到下尿路功能的部分恢复，减少下尿路功能障碍对机体的损害。主要包括：行为技巧、反射性排尿训练、代偿性排尿训练

（Vahalva 屏气法和 Crede 手法）、肛门牵张训练及盆底肌训练。

适用于：上运动神经元损伤综合征病人合并膀胱控制障碍，包括脊髓损伤、中风、脑外伤等。病人能够主动配合，手功能良好时可以独立完成，或由陪护协助完成。禁用于：神志不清，或无法配合治疗；膀胱或尿路严重感染；严重前列腺肥大或肿瘤病人。

（1）排尿习惯训练：排尿习惯训练是基于排尿规律安排病人如厕时间的方法，是建立可预见的膀胱排空模式，防止有认知缺陷并有急迫性、压力性或功能性尿失禁的病人出现尿失禁。这种训练方法能帮助病人养成有规律的排尿习惯，不仅能提醒病人定时排尿，还可保持病人会阴部皮肤干洁。应鼓励病人避免在安排时间以外排尿，但这在尿急时常会难以控制。操作方法与流程如下：

1）详细记录病人 3 天的排尿情况，以确定病人排尿模式。

2）根据排尿模式和日常习惯，确立最初的排尿间隔时间表。

3）排尿间隔时间不少于 2 小时，在预定的时间协助并提示病人排尿。

4）在排尿时提供固定的方式和体位。

5）结合病人具体情况可采取以下适当的方式诱导排尿：利用条件反射诱导排尿。能离床的病人，协助病人到洗手间，坐在坐厕上，打开水龙头让病人听流水声。对需卧床的病人，放置便器，用温热毛巾外敷膀胱区或用温水冲洗会阴，边冲洗边轻轻按摩病人膀胱膨隆处。

开塞露塞肛诱导排尿。采用开塞露塞肛，促使逼尿肌收缩，内括约肌松弛而导致排尿。

必要时可采用针灸方法。针刺中极、曲骨、三阴交穴或艾灸关元、中极穴等方法，刺激排尿。

6）排尿间隔时间的选择：如果 24 小时内尿失禁超过 2 次，将排尿间隔时间减少半小时。如果 24 小时内尿失禁不超过 2 次，保持排尿间隔时间不变。如果病人 48h 内都没有出现尿失禁，将排尿间隔时间增加半小时，直至达到 4 小时排尿一次的理想状态。

7）保持在预定时间排尿习惯，避免病人如厕时间超过 5 分钟。

8）评价病人排尿习惯改变，给予积极的正强化。

（2）延时排尿：对于因膀胱逼尿肌过度活跃而产生尿急症状和反射性尿失禁的病人，可采用此法。部分病人在逼尿肌不稳定收缩启动前可感觉尿急，并能收缩括约肌阻断尿流出现，最终中断逼尿肌的收缩。治疗目标为形成 3～4 小时的排尿间期，无尿失禁发生。

（3）反射性排尿训练：反射性排尿训练是指为引发膀胱反射性收缩，寻找触发点（排尿扳击点），定时对病人膀胱区域进行不同方法的刺激，促进排尿功能的恢复，适用于反射性尿失禁者。扳机排尿应用范围有限，仅适用于一些特殊病例，其前提是：逼尿肌括约肌功能协调，膀胱收缩容易触发，且收缩时压力在安全范围，收缩时间足够，无尿失禁。如在排尿时膀胱内压力明显增加，应确保压力在安全范围，否则可配合药物或弃用该方法。$T_6$ 平面以上的脊髓损伤在刺激时可出现自主神经异常反射，如发生则停用该方法。禁用于：逼尿肌收缩不良；引发非协调性排尿，膀胱内压力长时间高于 $40cmH_2O$；膀胱输尿管反流；膀胱容量过小，复发性尿路感染持续存在的病人。

反射性排尿训练方法：导尿前半小时，通过寻找扳机点，如以手腕的力量，指腹轻轻叩击耻骨上区 / 大腿上 1/3 内侧，50～100 次 / 分，每次叩击 100～500 次。或牵拉阴毛、挤压阴蒂 / 阴茎或用手刺激肛门诱发膀胱反射性收缩，产生排尿。

本方法多用于骶髓以上部位脊髓损伤病人,但临床效果并不十分理想。因为通过诱发骶髓反射使膀胱收缩排尿是非理性的,膀胱收缩不是随意、间断的,90%以上病人同时出现逼尿肌-括约肌协同失调,后者阻止了尿的排出或是尿流中断。而且反射性排尿是骶髓的非生理性反射,必须通过每天数次的触发才能诱发出。

(4)尿意识训练(意念排尿):适用于留置尿管的病人。每次放尿前5分钟。病人卧于床上。指导其全身放松,想象自己在一个安静、宽敞的卫生间。听着潺潺的流水声,准备排尿,并试图自己捧尿,然后由陪同人员缓缓放尿。想象过程中,强调病人利用全部感觉。开始时可由护士指导。当病人掌握正确方法后由病人自己训练,护士每天督促、询问训练情况。

(5)代偿性排尿训练:代偿性排尿训练包括Crede按压法和Valsalva屏气法,用于逼尿肌和括约肌均活动不足的病人。当病人出现以下情况则禁止使用该方法:①括约肌反射亢进;②逼尿肌括约肌失协调;③膀胱出口梗阻;④膀胱输尿管-肾脏返流;⑤颅内高压;⑥尿道异常;⑦有心律失常或心功能不全不适合行屏气动作者。

Crede按压法:用拳头于脐下3cm深按压,并向耻骨方向滚动,动作缓慢柔和,同时嘱病人增加腹压帮助尿排出。

Valsalva屏气法:病人取坐位,身体前倾,屏气呼吸,增加腹压,向下用力作排便动作帮助尿液排出。

这两种方法在临床上使用多年,临床经验显示虽然许多病人通过腹部按压能促进膀胱排尿,但大部分不能排空。长期不当的Valsalva或Crede手法排尿还可能导致后尿道的压力过高,尿液向前列腺和精囊的流入诱发前列腺炎或附睾炎以及其他并发症,应慎重掌握指征。

(6)肛门牵张训练:肛门牵张导致尿道括约肌活动的断续现象类似于正常的自主排尿方式。适用于有盆底肌痉挛的病人,通过此法可以帮助病人有效排尿。做法是先缓慢牵张肛门使盆底肌放松,再采用Valsalva屏气法排空膀胱。

(7)盆底肌功能训练:盆底肌训练指病人有意识地反复收缩盆底肌群,增加支持尿道、膀胱、子宫和直肠的盆底肌肉力量,以增加控尿能力。适用于盆底肌尚有收缩功能的尿失禁病人。慎用于心律失常或心功能不全的病人、膀胱出血(血尿)、急性期尿路感染、肌张力过高者。操作方法与流程如下:

1)确定病人的尿失禁类型及配合程度。

2)告知病人及家属盆底肌训练目的和方法,指导病人配合。

3)病人在不收缩下肢、腹部及臀部肌肉的情况下自主收缩盆底肌肉(会阴及肛门括约肌),每次收缩维持5~10秒,重复做10~20次,每日3组。

4)在指导病人呼吸训练时,嘱病人吸气时可收缩肛门,维持5~10秒,呼气时放松。

5)病人可在桥式运动下做收缩肛门的动作,这时可用一些引导式的话语帮助病人维持收缩肛门的动作(约5~10秒),如让病人想象着自己尿急,但还找不到卫生间,所以要先憋住尿(想象疗法)。

6)病人坐在椅子上,由后向前缓慢地把肛门、阴道、尿道等盆底肌收缩上提,感觉想阻止肛门排气,从1数到10,然后缓慢放松。

7)病人可以坐在马桶上,两腿分开,开始排尿,中途有意识地让收缩盆底肌肉,使尿流中断,如此反复排尿、止尿,重复多次,使盆底肌得到锻炼。

（8）生物反馈治疗：生物反馈治疗是通过生物刺激反馈仪，将其探头置入阴道或直肠内，以检测盆底肌肉电信号活动，并采用模拟的声音或视觉信号反馈给病人和治疗者，使病人根据这些信号训练，学会自主控制盆底肌的收缩和舒张，而治疗者可通过反馈的信息找正确的锻炼方法。通过生物反馈治疗可发现和纠正病人不正确的盆底肌肉锻炼方法，并且通过生物反馈的个体化治疗，更有利于提高康复治疗的疗效。操作方法与流程如下：

1）嘱病人侧卧位或仰卧位，放松肌肉。

2）调节电流强度。利用 10～50Hz、200μs 的波宽，0～100mA 的电流强度来进行恰当的神经肌肉电刺激。

3）将治疗棒置于直肠（男性或未婚女性）/阴道（已婚女性）。电流的大小以病人感觉肌肉强力收缩而不疼痛或病人盆底肌肉有跳动感而无疼痛为准。

4）根据病人的个人情况，按照屏幕显示的生物反馈仪给出的压力波型指导病人进行盆底肌肉的收缩和放松，治疗循序渐进。

（9）针灸治疗：针灸治疗排尿障碍也是临床常用的治疗方法，常采取普通针刺、电针治疗、穴位注射等方法，常用穴位有关元、中极、三阴交、阴陵泉、肾俞、膀胱俞、次髎、中髎、下髎、委中、太溪等，根据不同情况（尿失禁、尿潴留）选用不同的波形，每次 25 分钟。

（10）神经调节和神经电刺激：神经电调节和神经电刺激是目前治疗下尿路功能障碍最具前景的途径之一。目前，世界范围内对神经调节的各种方法进行了实验室和临床研究，如：脊髓刺激、骶神经刺激、外周的盆神经、阴部神经刺激、盆底肌和逼尿肌等效应器官刺激。肉毒毒素 -A 也被作为一种调节剂来调节膀胱尿道功能。这些技术的进展为我们展示了较好的前景。

1）骶神经前根刺激（sacral anterior root stimulation，SARS）和骶神经刺激：为了更好地理解不同的技术和它们的适应证，首先有必要了解两者之间的区别：

骶神经前根刺激：用以诱导一次能够导致膀胱排空的膀胱收缩，从这种意义上说，在下运动神经元完整的脊髓损伤（SCI）病人中，SARS 是一种真正意义上的"膀胱起搏器"。1976 年英国 Brindley 和美国 Tanagho 将骶神经前根电刺激技术应用于人体，获得了良好的排尿效果，尤以 Brindley 电刺激较为成熟，全世界至 2000 年年底已有 2000 多例的临床经验。为了扩大膀胱容量和减轻括约肌的不协调收缩，可配合进行骶神经后根切断去传入手术，效果更好。目前 SARS 配合完全性骶神经后根切断去传入手术，被认为是治疗脊髓损伤病人排尿功能障碍的最理想方法。

进行 SARS 排尿必须具备两个先决条件：①病人的骶髓 - 盆腔副交感传出通路完整；②病人膀胱未发生纤维化，具有较好的收缩功能。Brindley 认为下列病人可供选择：①反射性尿失禁的女性，因为女性缺乏合适的体外集尿装置，且女性骶神经后根切断后对性功能影响很小；②不存在反射性阴茎勃起的男性；③反复发生尿路感染的病人；④由膀胱或直肠激发存在自主神经反射亢进的病人；⑤截瘫病人较四肢瘫者为好，这类病人手部功能不受影响，可以自己操作体外无线电刺激。

主要并发症有：完全切断骶神经后根导致病人残存的勃起和射精功能损害、便秘症状加重、电极装置故障、电极植入部位感染和疼痛、脑脊液漏等。

2）骶神经调节术（sacral neuro modulation，SNM）：治疗下尿路功能障碍已有 30 多年历史，SNM 的效果主要是由能够将传入冲动输送入 $S_2$～$S_4$ 骶髓节段或和脑桥中脑排尿中枢的

δ 髓鞘传入神经纤维的电活动来实现的。因此，SNM 主要被用于治疗那些具有能够达到中枢神经系统的完整感觉传入通路的特发性排尿功能障碍，如运动型及感觉型急迫性尿失禁、逼尿肌收缩无力等。适应证为急迫性尿失禁、严重的尿急尿频综合征和无膀胱出口梗阻的原发性尿潴留。目前美国 FDA 尚未将神经源性膀胱列入适应证，但研究提示，SNM 对于部分神经源性膀胱（如隐性骶裂等）也有治疗作用。SNM 具有双向调节作用，它可以恢复尿路控制系统内部兴奋与抑制之间的正常平衡关系，其作用机制尚未完全阐明。SNM 的治疗作用可能通过传入和传出两条途径实现。在运动型急迫性尿失禁病人中，临床有效率达到 70%～90%。在尿潴留病人中也可以获得相似的疗效。

神经调节术分经皮穿刺骶神经调节测试和刺激装置永久植入两阶段。测试期间通过排尿日记和症状改善程度评估疗效，测试 7～10 天，如观察指标或病人主观症状改善 50% 以上，即可进行刺激装置的永久植入。主要并发症有电极植入部位感染、疼痛、电极移位、电极被包裹纤维化等。

目前双导程的植入装置已经问世，因此可进行双侧或两个节段的骶髓传入神经电刺激，以增加临床效果。当前的研究主要集中于可调节的电流特征或不同的电极设计，以进一步改善疗效。

3）阴部神经调节：由起自 $S_2$～$S_4$ 神经根的躯体纤维组成，是支配盆底肌肉、尿道外括约肌、肛门括约肌和盆腔器官的主要神经。最近 20 年来，不断有学者寻找各种方法直接刺激阴部神经，目的在于获得对盆底功能障碍有益的效应。最近，2 种新的微创阴部神经调节方法被描述，为临床广泛应用带来了曙光。一种方法采用骶神经刺激器，方法与 SNS 大致相似。经会阴入路或后方入路，局麻下经皮穿刺植入尖端倒刺电极，不同的是要进行神经生理学监测以指导电极进入正确位置，即阴部神经管，尽可能靠近阴部神经。如果测试有效即尿失禁次数改善超过 50%，则二期植入脉冲发生器。另一种方法是慢性阴部神经刺激方法，采用 bion（一种自带电池、远程控制、电流可调、整合电极的微型神经刺激器），大小 28mm×3.3mm，重 0.7g。亦先进行筛选，采用穿刺针和外部脉冲发生器，进行尿动力学检查。如果膀胱反射容积或测压容积增加 50% 以上，适合植入 bion。上述 2 种方法均为微创，技术相对简单，初步研究效果可靠，副作用轻微，病人耐受良好，显示出良好的应用前景。

目前的研究聚焦于开发一些使用微创技术，更容易地对下尿路不同部位的神经进行刺激的新方法。非侵入性神经调节包括：通过肛门 - 外生殖器刺激进行的阴部传入神经刺激、阴茎背神经刺激。

4）盆神经电刺激：主要用以治疗膀胱收缩无力，系经手术暴露盆神经，将环圈状电极悬挂在神经干上进行电刺激；但实际应用中病人常同时伴尿道外括约肌收缩，因而实际应用价值有限。

5）盆底肌肉电刺激：目的是促进盆底肌肉的反射性收缩，教育病人如何正确收缩盆底肌肉并提高病人治疗的依从性。对于盆底肌及尿道括约肌不完全去神经化的病人，使用经阴道或肛门电极进行盆底肌肉电刺激，通过增强盆底肌肉的力量可以治疗压力性尿失禁，也通过激活神经通路，抑制逼尿肌收缩，以达到治疗急迫性尿失禁的目的，盆底电刺激结合生物反馈治疗可以在增加盆底肌肉觉醒性的同时使肌肉被动收缩，多数学者认为效果满意。

6）逼尿肌直接电刺激：既往通过手术将电极埋植于逼尿肌内进行电刺激。由于电极移位、纤维化、侵蚀等问题，使临床应用受限；但经尿道的膀胱腔内刺激（intravescal electrical stimulation，IVES）值得临床应用。IVES 是一项在皮质或外周神经不全损伤的病人中，能够诱导和改进膀胱感觉、增强后排尿反射的技术。主要用于治疗逼尿肌收缩无力，只有当逼尿肌与大脑皮质之间的传入神经通路完整，并且逼尿肌尚能收缩，膀胱腔内电刺激才可能有效。IVES 取决于技术细节，必须进一步研究。随着神经科学研究的进一步深入和技术的进步，神经调节将在适应证的选择、刺激设备和植入技术的开发、参数的选择、作用机制的阐明等方面获得更大的进展。

### （二）药物治疗

迄今已经使用过多种药物治疗下尿道功能障碍，均是基于动物或立体实验研究。总体而言，用于神经源性膀胱治疗的药物疗效并不令人满意，其中最有效的是抑制逼尿肌活性的一类药物。

**1. 胆碱能药物**　膀胱逼尿肌是由胆碱能受体支配。氨基甲酰甲基胆碱是一种胆碱能促效剂，可相对选择性的刺激膀胱，提高膀胱逼尿肌的活动性，增强膀胱肌收缩。但不能应用于括约肌 - 逼尿肌协同失调的病人，对膀胱出口阻塞的病人也是禁忌的。此外具有消化性溃疡、哮喘和冠心病等的病人也是禁用此药。

**2. 抗胆碱能药物**　多年前即已开始应用此类药物抑制逼尿肌活动。已有较多证据表明，抗胆碱能药物能够有效松弛过度活动的逼尿肌。丙胺太林是最先采用的（15~30mg，每日 3 次），莨菪碱（0.125~0.2mg，每日 3~4 次）也比较常用。奥昔布宁口服 5~10mg，每天三次也有相似效果。在间歇性导尿中，奥昔布宁还可以溶于液体做膀胱内灌注，且现在已经有了缓释剂型和经皮给药剂型，可以降低副作用。所有这些药物可以增加最大膀胱测压容量，降低最大逼尿肌排尿压力。

有多位学者推荐采用丙米嗪治疗逼尿肌活动亢进，因为其他也有抗胆碱作用，据认为在与其他药物如奥昔布宁和溴丙胺太林合用时具有累加疗效，且不增加副作用。比较新且相对安全的药物托特罗定 2mg bid 口服，具有较好的抗胆碱能活性，且副作用较少，目前已经有了缓释剂型。

在服用抗胆碱能药物的同时，若联合采用间歇导尿可能有效控制膀胱内压，使 70% 病人的尿失禁可以得到控制。

**3. 抗肾上腺素能药物**　α- 肾上腺受体拮抗剂对于外周神经源性损害导致的一些症状有一定的治疗作用。选择性的 α- 肾上腺受体阻滞剂特拉唑嗪可以选择性作用于后尿道、膀胱经、前列腺部的 α 受体，解除膀胱经以及前列腺尿道部的痉挛，降低后尿道阻力，改善病人排尿功能。非选择性的 α- 肾上腺受体阻滞剂—酚苄明（PZB）也可以阻滞 $\alpha_1$ 和 $\alpha_2$ 受体，抑制膀胱颈和前列腺平滑肌的收缩，减少尿道阻力。

**4. 肾上腺能促效剂**　常用于有轻度压力性尿失禁的病人，其作用为增加尿道阻力。如麻黄碱，25mg，每日 3 次。但高血压和心绞痛病人禁用。

**5. 雌激素**　绝经后妇女常有尿道黏膜下层萎缩，由此导致压力性尿失禁。局部使用雌激素可以使这些组织恢复或维持，对于盆底肌部分失神经支配和压力性尿失禁的女性病人可起到一定作用。例如替勃龙片（利维爱），其主要活性成分为 7- 甲基异炔诺酮，其代谢产物兼有雌、乳激素的活性，对尿道黏膜有较高的选择性作用，可促使尿道黏膜上皮增强，增强尿道闭合功能。

**6. 肌肉松弛剂**　巴氯芬、替扎尼定和丹曲林常用于骨骼肌痉挛的治疗，但在尚未在治

疗逼尿肌 - 横纹括约肌协同失调中显示疗效。已有人使用过鞘内巴氯芬给药治疗降低膀胱压力,但疗效尚不肯定。

**7. 腔内药物灌注治疗**　应用于腔内灌注治疗的药物主要有抗胆碱能药物和 C 纤维阻滞剂。膀胱内给药适用于神经源性损伤和疾病所致的逼尿肌活动亢进,且口服药物疗效不佳的病人。膀胱腔内灌注抗胆碱能药物抑制逼尿肌反射亢进的同时,还能有效降低抗胆碱能药物的全身副作用。这些药物的腔内直接灌注、经皮途径,以及与其他影响下尿路感觉的药物联合应用的临床实验正在进行。另外可用肉毒毒素 A 在膀胱壁上分散注射,可注射多大 30～40 个部位,注射总量为 300U。缓解膀胱壁活动亢进的疗效可持续达 6 个月,之后还可以重复注射治疗。另一种方法是采用辣椒辣素膀胱内灌注,方法简单,也可起到一定的作用,但不如肉毒毒素注射。

### (三) 手术治疗

神经源性膀胱的手术治疗方法分为治疗储尿功能障碍的术式、治疗排尿功能障碍的术式、同时治疗储尿和排尿功能障碍的术式和尿流改道术式四大类,重建储尿功能可以通过扩大膀胱容量和(或)增加尿道控尿能力两条途径实现,重建排尿功能可以通过增加膀胱收缩力和(或)降低尿道阻力两条途径实现,本节仅阐述这些术式在神经源性膀胱中的应用,参见表 18-18。

**1. 扩大膀胱容量的术式**　施行该类术式的目的在于扩大膀胱容量、抑制逼尿肌过度活动、改善膀胱壁顺应性,为膀胱在生理安全的压力范围内储尿创造条件,从而降低上尿路损害的风险。术式的选择要遵循循序渐进的原则。

(1) A 型肉毒毒素膀胱壁注射术:适应证为保守治疗无效但膀胱壁尚未纤维化的成人逼尿肌过度活动病人。对于同时合并肌萎缩侧索硬化症或重症肌无力的病人、怀孕及哺乳期妇女、过敏性体质者以及对本品过敏者禁用 A 型肉毒毒素治疗。使用 A 型肉毒毒素期间禁用氨基糖苷类抗生素。

(2) 自体膀胱扩大术(逼尿肌切除术):适应证:经过 M 受体阻断剂等药物或 A 型肉毒毒素注射治疗无效的神经源性逼尿肌过度活动病人,推荐术前膀胱测压容量成人不应低于300ml 或同年龄正常膀胱容量的 70%,术后大多数病人须配合间歇导尿。

(3) 肠道膀胱扩大术:适应证为严重逼尿肌过度活动、逼尿肌严重纤维化或膀胱挛缩、膀胱顺应性极差、合并膀胱输尿管返流或壁段输尿管狭窄的病人。

**2. 增加尿道控尿能力的术式**　任何增加尿道控尿能力的术式都会相应地增加排尿阻力,因此这类术式对于神经源性膀胱的主要适应证为因尿道括约肌功能缺陷导致的尿失禁。

(1) 填充剂注射术:适应证:尿道固有括约肌功能缺陷,但逼尿肌功能正常的病人,通过注射增加尿道封闭作用提高控尿能力。该术式应用于儿童神经源性尿失禁病人的近期有效率 30%～80%,远期有效率 30%～40%,儿童可选使用。

(2) 尿道吊带术:适应证为在神经源性膀胱中应用的指证为尿道闭合功能不全的病人。术前膀胱的容量、稳定性、顺应性良好或可以控制,术后排尿问题可以通过间歇导尿解决。

(3) 人工尿道括约肌植入术:适应证为尿道括约肌去神经支配导致的神经源性括约肌功能不全的病人。术后总体控尿率在 70%～95%,人工尿道括约肌装置翻修率在 16%～60%,装置取出率在 19%～41%。主要远期并发症包括人工尿道括约肌装置机械故障、感染、尿道萎缩、侵蚀等。

### 3. 增加膀胱收缩力的术式

（1）骶神经前根刺激术：骶神经前根刺激术（sacral anterior root stimulation，SARS）通过在 $S_2 \sim S_4$ 骶神经前根植入 Brindley 刺激器，电极刺激骶神经前根诱发膀胱收缩。

（2）逼尿肌成形术：适应证为逼尿肌无反射的神经源性膀胱病人。该类术式主要包括腹直肌转位膀胱重建术、背阔肌转位膀胱重建术等，施行该类手术的前提是必须解决尿道阻力过高的问题，术后需长期随访，以避免形成或加重上尿路损毁。

### 4. 降低尿道阻力的术式

通过阻断尿道外括约肌和（或）尿道周围横纹肌不自主性收缩，改善膀胱排空能力，由于术后呈现尿失禁状态需配合外用集尿器，因此这类手术主要适合男性脊髓损伤病人。

（1）A 型肉毒毒素尿道括约肌注射术：A 型肉毒毒素（BTX-A）尿道括约肌注射术是一种可逆的"化学性"括约肌去神经支配手术，根据后尿道阻力增高的部位分为尿道外括约肌注射术与尿道内括约肌（膀胱颈）注射术。BTX-A 尿道外括约肌注射术的适应证：成人保守治疗无效的逼尿肌-尿道外括约肌协同失调（DESD）治疗。BTX-A 尿道内括约肌或膀胱颈注射术的适应证：成人保守治疗无效的逼尿肌无反射、逼尿肌收缩力减弱、尿道内括约肌（膀胱颈）松弛障碍或痉挛、逼尿肌-膀胱颈协同失调等治疗。BTX-A 的一般应用剂量为 100～200IU，注射前将其溶于 5～10ml 注射用水中，在膀胱镜下通过特制的注射针于 3、6、9、12 点位将其分 8～10 个点注射于尿道外括约肌内和（或）尿道内括约肌内。

（2）尿道外括约肌切断术：主要适应证是男性脊髓损伤病人逼尿肌-尿道外括约肌协同失调，次要指证有频繁发作的自主神经反射亢进、因逼尿肌-尿道外括约肌协同失调导致残余尿量增多反复泌尿系感染发作、因尿道假道或狭窄而间歇导尿困难的病人、因膀胱引流不充分导致上尿路损害等。该术式不适于女性病人和由于阴茎萎缩配戴外用集尿器困难的男性病人。

（3）膀胱颈切开术：神经源性膀胱病人实施经尿道外括约肌切断术时，如果合并逼尿肌-膀胱颈协同失调、膀胱颈纤维化或狭窄，推荐同期行膀胱颈切开术。

（4）尿道支架置入术：适应证同尿道外括约肌切断术。与尿道外括约肌切断术相比，尿道支架置入术具有出血少、住院时间短、对残存勃起功能影响小等优点。

（5）同时治疗储尿和排尿功能障碍的术式：①骶神经后根切断＋骶神经前根刺激术（SDAF+SARS）适应证：逼尿肌-尿道外括约肌协同失调（DESD）合并反射性尿失禁、残余尿增多的骶髓以上完全性脊髓损伤病人。该术式仅适用于完全性脊髓损伤病人。②骶神经调节术：骶神经调节的适应证为急迫性尿失禁、严重的尿急尿频综合征和无膀胱出口梗阻的原发性尿潴留。目前美国 FDA 尚未将神经源性膀胱列入常规适应证，但骶神经调节对于部分神经源性膀胱（如隐性骶裂、不全脊髓损伤、多发硬化等）也有治疗作用。

（6）尿流改道术：尿流改道包括可控尿流改道和不可控尿流改道两类。可控尿流改道的适应证：①神经源性膀胱合并膀胱肿瘤；②膀胱严重挛缩合并膀胱出口功能不全；③病人长期留置尿管产生尿道瘘、骶尾部压疮等严重并发症；④病人因肢体畸形、尿道狭窄、尿道瘘、过度肥胖等原因经尿道间歇导尿困难者。

虽然排尿障碍的手术治疗为神经源性膀胱治疗开辟了新的途径，但治疗效果尚需一定的临床验证。上述神经源性膀胱临床表现与治疗方法选择总结如表 18-18。

表 18-18　根据膀胱功能障碍表现的处理策略

| 问题 | | | 处理方法选择 |
|---|---|---|---|
| 储尿障碍<br>（尿失禁） | 膀胱原因所致 | 膀胱再训练 | 定时排尿 |
| | | 集尿装置 | 外部集尿器（尿垫阴茎套） |
| | | 导尿 | 间歇（清洁）导尿或留置导尿，并联合使用药物，降低膀胱内压 |
| | | 药物 | 抗胆碱能药物、肾上腺素能激动药、钙通道阻断药、肉毒毒素注射 |
| | 出口障碍所致 | 手术治疗 | 膀胱扩容术 |
| | | 膀胱再训练 | 定时排尿、盆底肌训练、生物反馈 |
| | | 集尿装置 | 外部集尿器（尿垫阴茎套） |
| | | 导尿 | 留置导尿 |
| | | 药物 | 受体激动药丙咪嗪 |
| | | 手术治疗 | 尿道周围胶原注射、尿道悬吊、人工括约肌 |
| 排尿障碍<br>（尿潴留） | 膀胱原因所致 | 膀胱再训练 | 定时排尿反射性排尿训练、Valsalva 屏气法和 Crede 手法 |
| | | 导尿 | 间歇清洁导尿或留置导尿 |
| | | 药物 | 胆碱能激动药（氨基甲酰甲基胆碱） |
| | | 手术治疗 | 神经刺激疗法、括约肌切除 |
| | | 膀胱再训练 | 肛门牵张排尿 |
| | 出口障碍所致 | 导尿 | 间歇（清洁）导尿或留置导尿 |
| | | 药物 | 受体阻滞药口服骨骼肌松弛药等 |
| | | 手术治疗 | 括约肌切除、括约肌支架膀胱出口手术、阴部神经切除、气囊扩张术等 |
| 储尿和排尿均障碍 | | 导尿 | 解除逼尿肌痉挛后若允许导尿管插入，可用间歇导尿的方式处理 |
| | | 手术治疗 | 耻骨上造瘘留置导尿管，回肠行膀胱替代成形术 |

（钱宝延）

# 第五节　排便障碍的康复

## 一、概述

### （一）定义

在《ICF 国际功能、残疾、健康分类》中排便功能的定义指以粪便形式将废弃物从直肠中排出体外的功能。排便过程是受中枢神经以及肠内、外源性神经系统多重调控的反射活动，低位中枢与高位中枢失去联系以及反射弧中任一环节受损均可导致排便障碍。本节中重点介绍的是外源性神经通路病变导致的排便障碍，如脊髓损伤、多发性硬化、脑卒中、脑外伤、脑肿瘤、肌萎缩性脊髓侧索硬化症和糖尿病病人中肠道功能异常非常普遍，也称神经源性排便障碍；其次介绍多种疾病导致肠道功能异常而致的排便障碍。

### （二）分类

（1）根据肠道发生的部位分类

1）肠道传输功能障碍：肠道内容物通过缓慢称为慢传输性排便功能障碍。临床以结肠传输功能障碍多见,如:痉挛性结肠、结肠迟缓无力、乙状结肠冗长、先天性巨结肠、结肠易激综合征、功能性排便障碍(FDD)等。

2)肛管、直肠功能异常:又称出口梗阻综合征。临床常见如直肠内脱垂、直肠前突、盆底疝,孤立性直肠溃疡综合征、内括约肌痉挛综合征等。

3)结肠慢传输和出口梗阻:两种类型疾病互为因果,同时并存。慢传输性便秘因粪便干结、排出困难而长期用力排便,造成盆底功能障碍致出口梗阻;出口梗阻者因重复排便、排便不尽、排便用力而长期服用各类泻剂造成结肠功能紊乱而出现慢传输性便秘。

(2)依据发病机制及临床分型

1)无抑制性直肠:由大脑上运动神经元损伤引起,如脑卒中、多发性硬化、脑肿瘤、老年痴呆及外伤等。此时,尽管排便感觉冲动从骶反射中心传至大脑,但是大脑无法理解并抑制排便冲动,即产生无意识的排便行为。

2)反射性直肠:上运动神经源性直肠,骶反射中枢以上脊髓的运动神经元及感觉通路受损,而 $S_{2~4}$ 节段相应的周围神经完好,则直肠功能是属于反射性的。

3)自主性直肠:即无反射性直肠,通常也被称为下运动神经源性直肠。该型肠道功能障碍是由支配肛门括约肌的下运动神经元或外周神经病变引起,多见于圆锥或马尾病变、多发性神经病、盆腔手术、经阴道分娩等。

## 二、康复诊断与功能评定

### (一)康复诊断

(1)原发病的诊断:神经疾患能在多个神经支配水平影响肠道的功能,在康复医学中,多是外源性神经通路病变导致的排便障碍,如脊髓损伤、多发性硬化、脑卒中、脑外伤、脑肿瘤、肌萎缩性脊髓侧索硬化症和糖尿病等。其诊断参见相关章节。

(2)排便障碍诊断:目前临床对排便障碍的诊断尚无金标准,主要参照罗马Ⅲ诊断标准和国际胃肠组织(world organization of gastroenterology)的 0MGE 指南。功能性排便障碍(functional defecation disorders,FDD)是功能性便秘(functional constipation,FC)的一种常见类型,可以表现为排便频率异常或排便困难综合征或粪便质量异常。目前国内 FC 的诊断标准主要是 2003 年修订的《慢性便秘的诊治指南》,国际的则是罗马Ⅲ诊断标准。

1)FC 的诊断标准:根据 2006 年国际功能性胃肠疾病,罗马Ⅲ标准诊断见表 18-19。

**表 18-19　FC 的罗马Ⅲ诊断标准**

| 疾病名称 | 诊断标准 |
|---|---|
| 功能性便秘 | 1. 必须包含下列 2 项或 2 项以上:至少 1/4 的排便感费力,至少 1/4 的排便为硬粪块,至少 1/4 的排便有不完全排空感,至 1/4 的排便有肛门直肠阻塞感和(或)坠胀感,至少 1/4 的排便需手助排便(如用手指协助排便、支托盆底),每周排便次数少于 3 次<br>2. 不用泻药时很少出现软粪便或稀便<br>3. 不符 IBS 的诊断标准 |

2）FDD 的诊断标准：根据 2006 年国际功能性胃肠疾病，罗马Ⅲ标准诊断见表 18-20。

**表 18-20　FDD 的罗马Ⅲ诊断标准**

| 疾病名称 | 诊断标准 |
| --- | --- |
| 功能性<br>排便障碍 | 1. 必须符合 FC 的诊断标准<br>2. 在反复用力排便的过程中，至少有以下 3 项中的 2 项：a. 球囊逼出试验或影像学检查有排出功能受损的证据；b. 肛管直肠压力测定、影像学或 EMG 检查证实盆底肌肉（如肛括约肌或耻骨直肠肌）有异常收缩或括约肌松弛少于静息状态的 20%；c. 肛管直肠压力测定或影像学检查证实排便时直肠推动力不足 |

功能性排便障碍（FDD）是现代医学功能性便秘的一个主要的临床亚型，其以持续性排便困难、排便次数减少或有排便不尽感为主要的特点。

3）病史：采集过程中需注意排便感、是否存在精神疾患及家族便秘史。

4）体格检查：包括叩诊（检查肠气）、触知粪块、直肠触诊。

在诊断检查中，注意通过粪块形态及分析评估肠道功能障碍严重程度（连续称量 3 天内排出的粪便，平均少于 100g 为便秘）。功能性排便障碍（FDD）是功能性便秘的一个主要的临床亚型，其以持续性排便困难、排便次数减少或有排便不尽感为主要的特点。

5）临床症状：排便障碍病人通常以胃胀、腹部膨隆、排便费力、大便失禁、肛周感觉减退等为主要症状。检查神经损伤平面以及相关的感觉和运动缺失程度，还应评估病人全身的神经肌肉功能和胃肠道功能状态，并筛查有无可能引起周围神经损害的隐匿性疾病，如肺癌、淀粉样病变。大多数病人的临床病因是非常明显的，有助于确定是上运动神经元还是下运动神经元损伤。

**（二）功能评定**

排便障碍的评估：首先需要对引起排便障碍的各项因素进行分析评估。目前在我国这方面的工作进行得很少。评估的意义：判断病人有无神经源性直肠；确定神经源性直肠的类型和严重程度；预测病人的症状和可能的临床表现；为治疗和护理计划提供理论依据；对治疗和护理的效果进行评价。

**1. 通过询问病史了解是否有影响直肠功能的神经系统和消化系统疾病**　了解有无使用直肠刺激、计划外排便、使用诱发排便的食物及影响肠道功能的药物服用史等；了解发病前后其肠道功能及排便方式：

1）排便次数：排便次数因人而异，正常成人每天排便 1～3 次，每次大便间隔时间基本固定。

2）排便量：正常人每天排便量 100～300g。进食低纤维、高蛋白质食物排便量少；进食粗纤维、蔬菜和水果时排便量较多。

3）粪便性状：正常人的粪便为成形软便、变细；便秘时粪便坚硬；腹泻时为稀便或水样便。

4）每次大便消耗时间：正常人每次大便应在半小时内完成。便秘者消耗时间延长；腹泻病人消耗时间少但排便次数增多。

5）括约肌能力：括约肌有无失能或失禁，即排便不受意识控制，也不受场合和时间限制，粪便自行自肛门溢出。

**2. 体格检查**　了解其病人的神志及精神状态，评估病人的认知能力及语言表达能力等：评估病人肌力、肌张力及感觉等确定脊髓损伤的运动、感觉损伤平面及损伤程度；评估肛门周围皮肤的触觉及针刺觉及外括约肌的张力；评估病人的日常生活活动能力评定；评估病人肠道症状对病人社会和工作参与能力的影响等；上述具体评估方法参照相关章节。

**3. 辅助检查**

1）排粪造影：让病人坐位模拟排便，X 线透视下动静态结合观察其肛管直肠的活动，本项检查着重于功能方面。

2）肛管直肠压力测定：通过测压的方法，可以获得静息状态下肛门括约肌的相关信息及收缩时的肛门括约肌的反应，界定肛门括约肌的功能缺点和异常反射，是被推荐的大便失禁及慢性便秘的常规评价方法，可提示神经肌肉的功能障碍及肛门直肠反射的协调障碍，指导生物反馈治疗，对失弛缓型便秘和巨结肠的诊断有重要指导作用。

3）盆底表面肌电评估：在病人肛门置入一种相应配套的特殊电极，它可以在肛门括约肌处记录到肌肉活动的电信号，识别括约肌损伤，提示神经病变，联合肛管直肠测压可揭示失弛缓便秘病人盆底肌肉活动的异常行为，显示排便时不恰当的括约肌松弛，为肛门直肠疾病提供重要的病理生理信息。

4）结肠运输实验：通过口服特定标记物后观察其运行情况，是诊断 STC 的重要检查手段。

5）盆底神经电生理检查：可以提供常见的肛门直肠疾病（如：大便失禁、盆底失弛缓、直肠敏感性异常和骨盆神经病变）的病理生理信息，是电子成像 PET 和功能核磁伽 U 的补充，可以提供关于脑－肠轴的新的见解。

6）其他检查：电子结肠镜、钡剂灌肠是排除肠道良恶性肿瘤，结直肠结构异与常人的重要方法。辅助检查还包括腹部平片、结肠镜及肛镜检查有无肠道结构性改变；肛门外括约肌肌电检查了解支配该肌肉的神经有无失神经现象。

## 三、康复治疗

排便障碍的康复治疗有非手术和手术两大类。治疗的目标是降低病人便秘或大便失禁的发生率，降低对药物的依赖性，帮助病人建立胃结肠反射、直结肠反射、直肠肛门反射，使大部分病人在厕所、便器上利用重力和自然排便机制独立完成排便，在社会活动时间内能控制排便。

**1. 非手术治疗**

（1）健康教育：加强病人及陪护人员的直肠管理健康教育，帮助病人初步建立适宜的直肠管理方案，为病人出院后的自我直肠管理提供支持。神经源性肠道的有效管理是非常重要的，以防止潜在的胃肠道并发症，也对病人成功地重返社会、家庭、学校或工作岗位发挥重要作用。有效和成功的肠道管理意味着可预测的、定期的和彻底的排便而无失禁的发生，制订方案时应考虑到饮食和营养因素，必要时的药物使用，病人是上运动神经源性直肠还是下运动神经源性直肠，受伤前排泄的模式或习惯，生活方式和预期会进行的活动（如工作或计划就学），家庭卫生间的可使用性；如果需要的话，还应考虑是否能得到他人的辅助。人与人之间的差异所导致肠道管理项目的不同，对于满足个体需求是非常重要的。

（2）行为管理：参照病人既往的习惯安排排便时间，养成定时排便的习惯，每日执行肠道管理的时间应该是一致的。推荐每日或者隔日排便，每次排便应小于 1 小时，通常于 45 分钟内完成。心理治疗，目前临床上提倡酌情应用心理治疗，主要是根据心理学方面专业的治疗原则和方法,针对便秘病人的心理、情绪等问题采取相应的治法。

(3)建立直结肠反射:直肠功能训练,如手指直肠刺激(digital rectal stimulation,DRS)可缓解神经肌肉痉挛,诱发直肠肛门反射,促进结肠尤其是降结肠的蠕动。具体操作为示指或中指戴指套,涂润滑油后缓缓插入直肠,在不损伤直肠黏膜的前提下,沿直肠壁做环形运动并缓慢牵伸肛管,诱导排便反射。每次刺激时间持续1分钟,间隔2分钟后可以再次进行,直到围绕手指的内括约肌闭合或2次刺激后没有再排便为止。这种方法通常适用于上运动神经源性损伤休克期结束后,肠道功能反射亢进时。

(4)腹部推拿:腹部按摩可以从盲肠部位开始,顺着结肠的走行,沿顺时针方向进行。推拿主要用拇指平推腰部和骶部两侧,用拇指尖推小肠俞、大肠俞、八髎穴等,10分钟/次,2次/天,10次为1疗程。

(5)传统针灸:针灸治疗具有独特的优势,通过刺激相应腧穴,兴奋胃肠平滑肌,蠕动变强变快,促使肠腔内积存的粪便排出,同时具有疗效确定,安全、简便、价格低廉、创伤小、无副作用及整体调节的优点。针灸取足三里、上巨虚、下巨虚、天枢、肾俞、大肠俞、八髎穴、合谷等为主,以健脾益气,通利二便。以电针为主,取连续波,每次留针20分钟,每天1次,10次为1疗程。

(6)排便体位:排便常采用可以使肛门直肠角增大的体位即蹲位或坐位,可辅助装置常包括一个站立台和一个改良的马桶,此时可借助重力作用及增加腹压使大便易于排出。

(7)饮食管理:在膳食方面进行指导,指导病人增加膳食中粗纤维含量,通常选择粗粮及富含食物纤维的蔬菜及水果,对病人宣讲正常的排便,训练病人形成定时、临厕不持续大力排便的生活习惯和排便规律,保持健康绿色清淡富有膳食纤维营养的饮食习惯,多做适量的体育锻炼,腹部适时予逆时针方向一定深度的按摩等。

(8)液体摄入:液体摄入对提高粪便的含水量有显著疗效,也影响排便的连续性。通过保持粪便柔软、成形,可以预防某些常见的并发症,如便秘、肠梗阻、痔疮等,或将症状控制在最低水平。

(9)Brindley型骶神经前根(S$_1$~S$_4$)刺激:该刺激器除了可以诱发排尿反射外,亦可诱发排便。包括肛门外括约肌电极置入,促进或抑制排便功能。

(10)生物反馈:如果神经源性损害是不完全的并残留一定程度的运动和感觉功能,可采用生物反馈增强病人残余的感觉和运动功能。生物反馈治疗后感觉功能好转是治疗成功的标志。

(11)药物治疗:通常直肠排泄所形成的粪便不需要使用专门的肠制剂或药物。使用的药物制剂应被视为一种辅助工具,来易化有效的整体排便管理。

1)泻剂:

A.容积性泻剂:常用药物有魔芋等。此类药物通便效果缓和,通过吸收肠道水分,软化和增加大便。仅适用于轻度便秘,大剂量容易致严重腹胀。

B.渗透性泻剂:常用的有聚乙二醇等。作用机制:在肠腔内形成高渗环境,刺激肠黏膜使其分泌水分和电解质,使大便性状得到改变,还可增大肠道内容物容积,刺激排便。生理盐水泻药的作用是液体流入小肠刺激结肠运动。高渗性泻药,包括乳果糖、山梨醇和聚乙二醇。乳果糖更常用于预防和治疗肝性脑病,对于肠道的作用与粪便成形剂类似。适用于轻、中度慢性便秘的治疗,可长期服用,但不宜急诊通便治疗。

C.盐类泻剂:通常是镁盐、钠盐或钾盐(硫酸镁、芒硝等)。包括镁牛奶、柠檬酸镁和护舒达口服液。因含不能被吸收的阴阳离子，能改变肠腔渗透压，肠内水分增多有利于排便。

D. 润滑性泻剂：大便软化剂，如多库酯钠、多库酯钙可在胃肠道乳化脂肪，减少结肠中水的重吸收，从而增加粪便中的含水量，使大便软但成形，有助于降低用力排便的病人出现痔的风险。要注意的是，这些药物不是兴奋剂或泻药，因此对于提高结肠运送功能或肠蠕动没有特别作用。适当的液体摄入对于这些药物发挥作用是必要的。还有液状石蜡等。可避免排便费力，使粪便变软易于排出，适用以粪便干硬为主要症状的病人。

E. 刺激性泻剂：主要通过刺激肠道蠕动和增加分泌，水、电解质的交换加强，使大便性状改变引起粪便变稀。可作为临时使用的通便药物。主要有番泻叶、大黄、酚酞片等。长期服用会引发药物依赖，甚则有结肠黑变的可能，严重的甚至损害肠道神经，结肠动力会因此减弱，最终导致便秘症状加重。可能会造成一种渐进性的对药物缺乏敏感性的并发症，可能会演变为扩张的失张力性结肠。

2）促胃肠动力药：目前常用的有莫沙必利、普卡必利等，此类药物因近年来相继报道部分药物有诱发比便秘本身更严重的并发症的危险，因此临床上已停用。甲氧氯普胺是一种胆碱能受体激动剂和多巴胺拮抗剂，因其增如胃肠蠕动和排空而不影响结肠活性的特点，常用于胃排空较慢的病人，但是其具有锥体外系的副作用，同时服用单胺氧化酶抑制剂或抗抑郁药的病人应避免使用该药。

新斯的明（neostigmine）有望成为神经源性直肠病人的有效促排空剂，该药主要作用于副交感神经，增加对结肠副交感神经冲动的传入。

3）微生态制剂：主要为美常安、谷参肠安等。可以补充肠道内正常细菌量，可改善因菌群失调导致的便秘。

4）灌肠：应该在使用口服药物和栓剂后仍有大量肠阻塞的时候使用。持续灌肠可能出现对更高强度的刺激的依赖，也可能会发生外伤和电解质紊乱。小剂量药物灌肠 15 分钟后即会出现肠蠕动，可减少自主神经过反射的发生，适用于 $T_6$ 以上的脊髓损伤病人。

5）接触性刺激物：如比沙可啶、甘油栓剂、二氧化碳（$CO_2$）栓剂等，这些药物通过直接刺激或刺激结肠黏膜来增加结肠的蠕动。需要注意的是，对于任何接触刺激性制剂，插入栓剂或灌肠剂之前需用手指将直肠壁上的粪便尽可能地清理干净，使活性剂可以很容易地接触肠壁。对于那些常出现自主神经反射异常的病人，可结合局麻药一起应用以减少促进排便时伴随的传入刺激。

6）大便成形剂：如车前子、聚卡波非钙片（利波非）、甲基纤维素等，在肠道内通过吸收水使大便成形并增加大便体积，从而扩张肠道，刺激肠蠕动。要注意的是，过量使用这些药物可引起腹泻；而如果服药后未摄入充足的液体，会发生胃肠道梗阻。

7）传统中药在神经源性直肠的管理中也起到了显著的疗效。

四磨汤口服液是在《济生方》名方"四磨汤"的基础上加减而成，其主要成分木香、枳壳、乌药、槟榔均可使胃肠蠕动增加。木香含木香内酯、木香碱能使大肠兴奋，收缩力加强，蠕动加快，可缓解胃肠积气腹胀。木香刺激胃黏膜 Mo 细胞产生内源性胃动素，加速胃排空；枳壳行气宽中，消积除痞，对胃肠平滑肌有一定兴奋作用，可使胃肠运动收缩节律增加；槟榔行气导滞，含槟榔次碱等，可治食积、气滞、腹胀、便秘等。四磨汤口服液既能促进胃排空，又具胃肠运动的双向调节作用，且有抗菌消炎功效。

中药汤剂养阴润肠汤，药方组成：南沙参 20g，麦门冬 20g，玄参 30g，熟地黄 30g，杏仁

10g，生白术 40g，枳壳 15g，川厚朴 10g，瓜蒌仁 20g，火麻仁 10g，郁李仁 15g，莱菔子 15g。汉代张仲景所著的《伤寒论》原文第 181 条和第 203 条明确了大便难的病机是归因于"亡津液"，津液亏损，肠失濡润，故而大便秘结不出。便秘的最本质因素是腑气不通，津亏不润。治疗强调肺脾肾同治，治肺为主，其次为脾，侧重疏导肠腑气机，治宜理气布津，增水行舟，养阴润肠。本方中熟地黄补肾阴以增水行舟；麦门冬、南沙参擅补肺津，二药合用运肺治节输布津液以壮水；玄参清金补水，滋阴生津；川厚朴和莱菔子理气消积行滞去胀，鼓荡气机，以挂帆共济肠道运化，旨在开痞通便；生白术长于健脾益气，补而不滞。现代研究证明大剂量单味生白术煎剂可以促进小鼠胃肠运动，益于肠道涩滞的解除。枳壳破气消积，运脾开胃，消胀满，功专利气，则脾胃升降有序，气机通达；诸仁中杏仁宣肺亦润肺，润五脏，降浊消郁，润肠通便；瓜蒌仁清肺润肠，通调大便；火麻仁祛瘀生新，益肺润燥；郁李仁质润行气润肠，善于消畅呆滞。纵观养阴润肠汤全方，遵循治病求本，审证求因，审因论治，诸药相伍，通补兼施，用药温和，和调脏腑气机。

麻仁软胶囊系由火麻仁、苦杏仁、大黄、枳实（炒）、厚朴（姜制）、白芍（炒）组成。具有润肠通便，用于肠燥便秘；能促进和提高排便和排便次数，软化肠道内容物。

大黄碳酸氢钠片中主要作用的成分有大黄、薄荷油、碳酸氢钠，大黄主要为蒽醌衍生物，主要包括蒽醌苷和双蒽醌苷。双蒽醌苷中有番泻苷 A、B、C、D、E、F，能增加肠蠕动，抑制肠内水分吸收，促进排便，且不妨碍小肠对营养物质的吸收，具有清热、解毒、通便的作用；薄荷油能对抗乙酰胆碱而呈现解痉作用；碳酸氢钠为弱减性，能中和胃中过剩的胃酸，溶解黏液，降低消化液的黏度，并加强胃肠的收缩，起到健胃、抑酸和增进食欲的作用。

**2. 外科治疗**　外科手术常用的有：①肌肉移位；②括约肌切除术；③电刺激骶神经根；④顺向控制灌肠法；⑤结肠造口术或回肠造口术。

**3. 其他治疗措施**　大便失禁需注意清洁局部卫生，加强盆底肌训练。对于合并直肠炎症的病人需注意抗感染治疗。物理治疗师、作业治疗师旨在改善病人的活动能力，提高自理能力，以减少便秘和大便嵌顿情况。

（钱宝延）

# 第十九章

## 神经-肌肉阻滞注射技术

### 第一节　神经阻滞技术

神经阻滞技术是指在神经干或者肌肉运动点注射苯酚或者酒精,导致神经鞘或轴索细胞膜变性,或者肌肉蛋白凝固变性,从而降低局部肌肉-神经活跃程度的治疗方法,已经广泛应用于上运动神经元综合征病人痉挛状态的康复治疗。

#### 一、基本知识

##### (一)上运动神经元综合征与痉挛状态

由于下行皮质脊髓束持久性损害而造成的病人运动行为的改变,称为上运动神经元综合征(upper motor neuron syndrome,UMNS)。UMNS 的运动行为改变包括阴性征和阳性征两种,阴性征改变包括:肌肉无力、运动灵活性丧失、运动控制和运动协调受损、易疲劳等。阳性征改变包括下述各种不同类型的肌肉过度活动:①紧张性和位相性牵张反射活跃(exaggerated tonic and phasic stretch reflexes);②拮抗肌的共同收缩(co-contraction of antagonist muscles);③联合反应(associated reactions);④增强的屈肌反射传入(flexors reflex afferent,FRA);⑤痉挛性肌张力障碍(spastic dystonia)。

痉挛状态是上运动神经元综合征的阳性运动行为改变之一,其特征为速度依赖性的牵张反射亢进。在临床检查中,被动牵拉病人肢体时阻力增加,且随着牵拉速度的增快而增大(Lance 1980)。更为广义的痉挛状态,是指由上运动神经元损害后的运动感觉控制障碍导致的各种间歇或持续的非自主的肌肉活动。在临床水平,肢体痉挛产生的被动运动阻力主要有来自两方面:①神经源性因素:由牵张反射活跃而导致的过度肌肉收缩;②生物力学因素:肌肉和其他软组织的僵硬和短缩。

##### (二)治疗痉挛状态的必要性

痉挛状态如果不治疗,就会发生恶性循环,受累肌群没有力量对抗痉挛性张力障碍所致收缩,造成肢体姿势异常,导致软组织缩短,收缩的肌肉发生进一步的生物力学变化。这些变化可阻碍肌肉的伸长,进一步加重张力障碍。及早治疗痉挛状态可避免继发不良的代偿和功能损害,以及避免丧失活动和参与活动的能力。

##### (三)痉挛状态的治疗

痉挛状态的治疗目标是促进康复、提高 ADL 能力、保持肌肉长度、维持肢体的正常位置、防止继发性软组织缩短以及减轻疼痛。主要治疗方法是牵拉肌肉,在两次理疗和手法治疗的间隔期打夹板/戴矫形器,可以长期保持肌肉的伸展状态。神经阻滞治疗能够使目标肌肉出现暂时的无力和松弛,从而在牵拉这些肌肉时比较容易,因此可以减轻造成痉挛状态的神经源性因素和生物力学因素。但是神经阻滞治疗本身只能减轻造成痉挛状态的神经源性因素。

病人因痉挛状态出现功能问题或护理问题时才需要治疗。因此,临床医生应首先考虑痉挛状态是不是确实有害,并考虑治疗对病人的功能产生的影响。其次,需根据痉挛状态类型选择治疗方式。痉挛状态可分为局灶性、多灶性、区域性和全身性。治疗方式分外周性和中枢性,前者如局部使用苯酚水溶液等神经溶解剂或肉毒毒素或骨科矫形术,后者如口服抗痉挛状态药物、使用巴氯芬泵或进行神经外科的背根切断术。外周策略是局灶性和多灶性痉挛状态的合理治疗方式。区域性痉挛状态的处理则可以结合区域性和中枢性方式。全身性痉挛状态则主要考虑中枢性治疗方式。

痉挛状态的处理比较复杂,需要多学科综合治疗小组与病人及其家人(护理)人员合作进行。多学科综合治疗是局灶性痉挛状态的首选治疗,神经阻滞治疗和肉毒毒素治疗旨在减轻症状、改善功能及预防恶化,以实现更好的康复目标,并要与恰当的物理治疗及其他抗痉挛的合理措施同时进行。

## 二、神经阻滞治疗的适应证及禁忌证

### (一)适应证

1. 由于肌肉痉挛而严重限制拮抗肌活动,从而导致关节活动显著障碍,并影响肢体功能;

2. 由于严重痉挛而导致日常生活护理极度困难。一般不用于全身痉挛者。

### (二)禁忌证

1. 正在接受抗凝治疗者;

2. 酒精或苯酚过敏者;

3. 注射局部有感染或皮肤破损;

4. 发热和急性传染病病人;

5. 严重脏器疾病病人、孕妇、哺乳期妇女和小儿慎用。

## 三、药物及设备

神经阻滞需要用到的药物及设备如下:

1. **药物**  2%～7%苯酚或者95%酒精。

2. **治疗剂量**  成人运动点0.5～1ml/点,神经干1～2ml/点,最大一次注射量<15ml,但是可以在数天内重复注射。苯酚注入中枢神经的致死剂量为8.5g。

3. **副作用**  最常见的副作用是注射后局部肿胀和疼痛(一般3天内缓解)。注射剂量过大可导致肌肉过度松弛。多次注射可能导致肌肉纤维化,而产生挛缩。药物注射入血管有可能导致血栓。

4. **仪器**  神经阻滞需要一定的引导注射技术才能准确地将药物送达需要阻滞的神经。目前常用的设备包括专用电刺激器、骨肌超声两种等。

5. **注射用针电极**  如果使用电刺激器引导注射,需要用到针体绝缘,针尖导电,针柄通过导线连接到电刺激器。

## 四、操作程序

在进行神经阻滞前，可以采用诊断性阻滞（局部注射利多卡因等短效麻醉剂）、步态和运动分析、动态肌电图等方法，结合临床检查和判断，确定靶肌肉或靶神经以及治疗目标。如果采用电刺激引导注射，其主要步骤包括：

1. **准备电刺激器**　选定脉冲电流（方波）、波宽（0.05～0.1ms）、频率（0.5～3Hz），将电流降低到0。

2. **注射点确定**

（1）运动点阻滞的确定：用表面电极在靶肌肉的体表运动点区域施加低频电刺激，寻找用最低电流诱发靶肌肉收缩的部位，作为注射点。在注射点四周用标记笔做定位标记。深部肌肉（例如胫后肌）需要采用注射用针电极在穿刺时选择定位。

（2）神经干阻滞的确定：根据神经走向确定大致的体表位置，也可采用表面电极的电刺激选择敏感部位。

3. **准备药物**　注射药物的容器在穿刺部位常规消毒，采用5～10ml注射器，吸入注射药物。

4. **皮肤常规消毒**。

5. **麻醉**　皮肤痛觉敏感者可以在注射点用局麻注射皮丘后注射，以避免皮运动反射。

6. **穿刺**

（1）运动点：在皮肤标记处穿刺进入靶肌肉。采用注射用针电极者，在达到预定部位和深度时，施加低频电刺激，观察靶肌肉收缩情况，以最低电流诱发肌肉收缩的位置作为注射点。采用普通针头者，可通过主动收缩或被动牵拉靶肌肉的方式，观察针柄是否随肌肉收缩而活动，并以此判断针头的位置。

（2）神经干：在标记部位将注射用针电极穿刺入预定的部位和深度，施加刺激电流（条件同上）。先找到可以诱发靶肌肉收缩反应的部位，然后逐渐降低刺激电流强度，寻找到刺激电流强度<0.4mA的部位作为神经干注射点。诱发靶肌肉收缩的刺激电流越低，针尖距离神经干的部位就越近。

7. **注射**　注射前务必回抽针筒，观察无回血时，可以缓慢注入药物，避免注射入血管、皮下组织、脂肪、筋膜等。药物浓度越高，剂量越大，越靠近神经干，其作用持续时间越长。注射完成后迅速拔出注射针，局部稍压迫避免出血。采用注射用针电极定位者，应该在拔出注射针后再关闭刺激器的电源。

8. **注射后康复训练**　包括肌力训练、牵伸训练、其他神经肌肉功能训练、步态训练等。牵伸性夹板或矫形器可以增强肌肉痉挛的治疗作用。

9. **常用注射部位**　参见表19-1。

表19-1　神经阻滞常用注射部位

| 阻滞神经 | 进针部位 |
| --- | --- |
| 闭孔神经 | 长收肌腱起点外侧 |
| 胫神经 | 腘窝顶部腘绳肌内外侧腱正中或稍偏向内侧处 |
| 坐骨神经 | 坐骨结节外侧臀大肌肌腹顶的下缘部位 |
| 股神经 | 腹股沟处股动脉外侧 |

续表

| 阻滞神经 | 进针部位 |
|---|---|
| 椎旁神经 | 椎旁 |
| 肌皮神经 | 胸大肌肱骨附着处下方肱二头肌肌腹内侧 |
| 正中神经 | 肱骨外上髁后 |
| 尺神经 | 肱骨内上髁 |

### 五、注意事项

进行神经阻滞时需要注意以下问题：

1. 神经干阻滞一般不注射混合神经。

2. 一次注射作用维持3～4个月。药物剂量不足时可以追加注射。

3. 运动点注射需要选择皮肤完整，没有感染，同时靶肌肉有明确收缩反应的部位。

4. 股神经和上肢神经干往往有大血管伴行，需要在注射时特别注意。

5. 注射后部分病人可发生局部疼痛和肿胀，一般在数天内自行缓解。可以在注射后每2小时采用局部冷敷10～15分钟。

6. 慎用于抗凝治疗病人。

7. 建议无水酒精注射前先行利多卡因诊断性阻滞，如果有效再进一步行无水酒精注射治疗。

8. 神经干注射时不应该有显著阻力，以免注射入神经干内。

## 第二节 肉毒毒素注射技术

肉毒毒素注射技术是指采用肉毒毒素（botulinum neurotoxin，BoNT，BTX）肌肉注射，与运动神经终板结合，抑制乙酰胆碱释放，以阻断神经-肌肉接头的兴奋传递，从而减弱肌肉张力或痉挛的治疗方法，在康复医学领域已经用于上运动神经元综合征病人痉挛状态的治疗。

### 一、基本知识

肉毒杆菌毒素也被称为肉毒毒素或肉毒杆菌素，是由肉毒杆菌在繁殖过程中所产生的一种神经毒素蛋白。肉毒毒素是150kD的多肽，它由100kD的重（H）链和50kD轻（L）链通过一个双硫链连接起来。依其毒性和抗原性不同，分为A、B、C、D、E、F、G、H七个类型，用于临床治疗的是A、B型。市场上有不同的BoNT产品，不同BoNT产品的生产工艺、配方、结构及分子大小都不同，且采用不同的生物鉴定方法，故不同的BoNT产品的剂量单位不可相互换算。

目前国际上主要商用BoNT产品有Botox® 保妥适®（Allergan），衡力（兰州生化），Dyspot（Ispen），Xeomin（Mertz），Neurobloc/Myobloc（Solstice）。目前国内被批准上市的产品只有进口的保妥适®和兰州的衡力。不同的BoNT产品的疗效可能存在差异，不良事件的发生率可能不同。目前的临床证据显示：保妥适安全性良好，其引起的不良事件的发生与安慰剂无显著差异。近年来经改良的保妥适配方，不易引起免疫反应。

肉毒杆菌毒素的作用机制是阻断运动终板乙酰胆碱突触间隙量子式释放，从而阻断了有效性神经－肌接头的兴奋传递，致使肌肉失神经支配，临床表现为肌肉弛缓性瘫，即所谓的肌肉"化学性去神经支配"（chemodenervation），这是迄今临床应用肉毒毒素治疗肌肉高张更为普遍认同的理论基础。近年来有学者提出了肌肉反射活动抑制（或牵张反射抑制）理论，认为肉毒毒素肌内注射也影响着肌肉感觉传入反馈环路，从而影响着肌张力。在肌肉部分性去神经支配前提下，肉毒毒素可能通过梭内肌阻滞效应致使肌梭紧张性降低，从而继发性减弱Ⅰa纤维的传入冲动，进而发挥着感觉反馈性肌张力下降效应。肌肉单次注射BTX-A后，神经－肌接头功能修复过程分为两个阶段观点。第一阶段，BTX-A注射后原始神经－肌肉接头中毒失去功能，后续数天内肌肉致瘫而诱导内在与外在神经营养因子（neurotrophic factors）和蛋白酶（proteases）水平改变，进而触发了中毒神经末梢胞膜迅速延展的芽生；芽生可能形成幼稚性突触联系，而成为早期肌肉功能恢复电生理迹象的基础。第二阶段，随着BTX-A清除、神经末梢膜蛋白结构修复，原始神经－肌接头功能逐渐恢复；在竞争抑制机制作用下，乙酰胆碱囊泡逐步集中至原始神经末梢，并伴同逐步的新芽结构退化及清除，最终原始神经－肌接头功能完全性恢复。这个过程需要3～6个月完成，这也是肉毒毒素单次注射后临床疗效维持时间的理论基础。自从1979年第1次将其作为一种治疗药物应用于临床治疗斜视，肉毒毒素在临床的应用至今已有30年的历史，目前已发展为治疗各种局限性张力障碍性疾病，其疗效稳定而可靠。

## 二、肉毒毒素注射治疗的适应证和禁忌证

### （一）肉毒毒素注射治疗的适应证

1. 由于肌肉痉挛而严重限制拮抗肌活动，从而导致关节活动显著障碍，并影响肢体功能，包括手功能、步行功能和日常生活活动能力。

2. 由于严重痉挛而导致日常生活护理极度困难。

3. 眼肌痉挛、面肌痉挛、痉挛性斜颈、局灶性肌肉张力异常（书写痉挛、职业性痉挛）等。

一般不用于全身痉挛者。

### （二）肉毒毒素注射治疗的禁忌证

1. 过敏体质及对该药品过敏者。

2. 注射局部有感染或皮肤破损者。

3. 发热和急性传染病病人。

4. 严重脏器疾病病人、孕妇、哺乳期妇女和小儿慎用。

## 三、药物准备和注射引导仪器

### （一）药品

目前用于临床治疗的A型肉毒毒素产品，常见的包括保妥适（Botox）和衡力两种，规格100U，−5～20℃保存。一旦用生理氯化钠溶液稀释后必须立即使用，或者储存于2～8℃冰箱在4h内使用完。

## （二）治疗剂量

取决于靶肌肉大小（表 1），成人一次最大剂量 600U（保妥适），或 2～6U/kg 体重。单个注射点最大剂量<50U，最大注射容量<0.5ml。为了避免免疫抵抗作用，一般在 3 个月之内不能重复注射。肉毒毒素的作用持续时间一般为 3～4 个月。

## （三）稀释度

常用生理盐水稀释，稀释度为 20～100U/ml。建议在铺有带塑料衬垫的纸巾上进行稀释操作和注射器准备，以防液体外溅。本品会由于气泡或类似力量的振动而变性，所以应使稀释液通过瓶中负压被缓慢吸入。如果瓶中无真空负压抽吸稀释液，应废弃该瓶药物。本品配制后应为无色至略显黄色、不含杂质的透明液体。本品只能单次使用，剩余溶液应丢弃。

## （四）副反应

严重不良事件罕见，但可发生轻度、一过性的不良反应。不良反应与 BoNT 弥散到邻近和远端组织相关，不同产品的弥散度是不同的，因此不同产品的安全性是不同的。临床试验显示，用不同剂量的保妥适®（75、100 和 300U）治疗上肢痉挛，各组在不良事件方面没有差异。用单剂保妥适®400U 注射到腓肠肌中耐受性良好，没有影响邻近肌肉的证据。一项对 37 个研究的荟萃分析证实保妥适®在安全性方面表现良好。不良反应一般最常发生于注射后 2～4 周，且都有自限性。相同剂量、相同注射方式可产生不同的结果，即使在几次似乎完全相同并且有效的注射后，也可能发生不良反应。所以临床医生要与病人和家属沟通可能发生的不良反应，并采取措施，调整以后的注射，尽量减少或避免这些不良反应。报告的不良反应有：

1. **局部肌肉无力**　因毒素弥散邻近肌肉所致。

2. **吞咽困难**　主要见于颈部或上肢近端周围大剂量注射的情况下。但是，要注意的是，脑损伤或卒中病人的吞咽反射可能会受损，因此有吞咽障碍的病人在进行较大剂量的 BoNT 注射时要尤其谨慎。

3. **呼吸衰竭**　在成年人中没有报道过，但是在脑瘫儿童中有过个案报道。从理论上讲，大剂量治疗时有这种风险。对于有严重神经肌肉抑制的病人，在制订注射计划时，要考虑到这种风险。

4. **自主神经功能障碍**　即使有，也几乎没有什么明显的临床表现。但是，与上述情况相同，对于可能已经有一定程度自主神经功能障碍的病人，如某些帕金森病或糖尿病病人，也要谨记他们有发生自主神经功能障碍的风险。

5. **"流感样"症状**　最长达 1 周。可发生于注射后第一个月内的某些时间点，但都为一过性，属于轻度不良反应。

6. **皮疹及过敏反应**　有文献研究报道，不含明胶的保妥适®无皮肤过敏反应发生。

7. **臂丛神经炎**　很罕见。

8. **味觉改变**。

## （五）安全性

猴的半数致死量为 40U/kg 体重。预计的人类致死量为 30U/kg 体重。目前尚无人类用药致死的报告。成人常用 A 型肉毒毒素肌内注射参考剂量见表 19-2。

表 19-2　成人肉毒毒素 A 常用肌内注射参考剂量

| 临床类型 | 受累肌肉 | 治疗剂量（U/次） | 注射部位（处） |
|---|---|---|---|
| 颈部 | 胸锁乳突肌 | 15～75 | 2 |
| | 斜角肌 | 15～50 | 3 |
| | 斜方肌 | 50～150 | 3 |
| 肘屈肌群 | 肱桡肌 | 25～75 | 2 |
| | 肱二头肌 | 50～200 | 4 |
| | 肱肌 | 25～75 | 2 |
| 前臂旋前 | 旋前方肌 | 10～50 | 1 |
| | 旋前圆肌 | 25～75 | 1 |
| 屈腕 | 桡侧腕屈肌 | 25～100 | 2 |
| | 尺侧腕屈肌 | 10～50 | 2 |
| 拇指对掌 | 拇长屈肌 | 5～25 | 1 |
| | 拇内收肌 | 5～25 | 1 |
| | 对掌肌 | 5～25 | 1 |
| 握拳 | 指浅屈肌 | 25～75 | 4 |
| | 指深屈肌 | 25～100 | 4 |
| 屈髋 | 髂肌 | 50～150 | 2 |
| | 腰肌 | 50～200 | 2 |
| | 股直肌 | 75～200 | 3 |
| 屈膝 | 腘绳肌内侧 | 50～150 | 3 |
| | 腘绳肌外侧 | 100～200 | 3 |
| | 腓肠肌（屈膝肌） | 50～150 | 4 |
| 髋内收 | 股长和股短收肌、股大收肌 | 75～300 | 4～6 |
| 膝僵直 | 股四头肌 | 100～300 | 6～8 |
| | 臀大肌 | 200～300 | 4 |
| 足下垂内翻 | 腓肠肌 | 50～200 | 4 |
| | 比目鱼肌 | 50～100 | 2 |
| | 胫后肌 | 50～200 | 2 |
| | 胫前肌 | 50～150 | 3 |
| | 趾长屈肌 | 50～100 | 4 |
| | 蹈长屈肌 | 30～100 | 2 |
| 足外翻 | 腓骨长肌 | 50～150 | 2 |
| | 腓骨短肌 | 50～100 | 1 |
| 拇趾过伸 | 蹈长伸肌 | 20～100 | 2 |

### （六）注射引导仪器

目前常用的肉毒毒素注射方法包括电刺激引导、肌电图引导和超声引导三种方式。这三种方式均可以把肉毒毒素准确的投送到需要处理的靶肌肉。已发表的系统回顾表明，痉挛处理使用电刺激和超声引导为佳；肌张力（dystonia）异常使用肌电图引导为佳；至于以哪一种引导方式更加优越目前没有定论。

## 四、操作程序

在进行肉毒毒素注射治疗前，可以采用诊断性阻滞（局部注射利多卡因等短效麻醉剂）、步态和运动分析、动态肌电图等方法，结合临床检查和判断，确定靶肌肉以及治疗目标。如果在局部肌肉运动点注射利多卡因后病人肌张力缓解，功能获得改善，即可进一步考虑肉毒毒素注射治疗。如果采用电刺激引导注射，其主要步骤包括：

### （一）确定靶肌肉

可以采用诊断性阻滞、步态和运动分析、动态肌电图等方法，结合临床检查和判断，确定靶肌肉，并根据靶肌肉的大小和治疗目标确定药物剂量。靶肌肉选择。靶肌肉选择原则一般根据以下原则：找出问题的原因是制订治疗计划的根本所在。区别痉挛状态和肌肉无力至关重要，虽然它们都能引起肢体畸形，但是其治疗却大不相同；痉挛状态通常会涉及几块肌肉，综合治疗小组要根据预定治疗目标，考虑哪些肌肉在活动中占主导地位；对肌肉选择和治疗的次序，负责治疗的临床医生与多学科综合治疗小组要达成一致。主要功能障碍累及的肌肉及表现，参见表 19-2；具体的注射部位和参考剂量，参见表 19-3。

**表 19-3  常见痉挛模式及 A 型肉毒毒素局部注射的效果**

|  | 可能累及的肌肉 | 功能障碍表现 | 注射后效果 |
|---|---|---|---|
| 肩内收内旋 | 胸大肌<br>背阔肌<br>大圆肌<br>肩胛下肌<br>菱形肌 | 取物困难，可能影响穿衣、进食、修饰、个人卫生有助于腋窝卫生等；可能出现肩痛、皮肤溃烂及腋臭 | 改善坐姿<br>减轻穿衣困难<br>有助于腋窝卫生；提高平衡能力和步态对称性<br>减轻肘和手的痉挛状态 |
| 肘屈曲 | 肱二头肌<br>肱肌<br>肱桡肌 | 伸手、穿衣和伸手取物困难<br>严重者影响个人卫生，皮肤溃烂 | 改善屈曲畸形；<br>改善伸肘功能 |
| 前臂旋前 | 旋前圆肌<br>旋前方肌 | 影响日常生活活动如取物、洗脸、使用汤匙 | 改善前臂及手的功能 |
| 屈腕和握拳 | 尺侧和桡侧腕屈肌<br>指浅和指深屈肌<br>拇长屈肌 | 导致抓握或操纵物件困难；可影响穿衣及个人卫生 | 保持手掌皮肤卫生；<br>提高抓握、放松能力 |
| 拇指内收于手掌 | 拇对掌肌<br>拇收肌<br>拇短屈肌<br>第一骨间背侧肌 | 影响手掌的清洁和干燥、指甲的修剪，可导致皮肤溃烂；抓握时拇指功能受限，可影响手夹板的使用 | 提高抓握能力 |
| 下肢内收 | 大收肌<br>长收肌<br>短收肌 | 下肢内收致身体重心不稳，影响会阴部卫生及性生活 | 改善"剪刀步态"；<br>便于保持会阴部卫生；<br>便于插入导尿管；<br>改善性生活质量 |

| | 可能累及的肌肉 | 功能障碍表现 | 注射后效果 |
|---|---|---|---|
| 髋屈曲畸形 | 腰大肌<br>髂肌 | 步长短，步行无效率，能耗大；影响行走功能；影响会阴部护理 | 改善负重、承重能力；改善坐姿；<br>改善步态模式 |
| 膝伸肌群痉挛 | 股四头肌 | 影响坐姿（不能屈膝）、上下楼梯和步态 | 改善坐姿（注意：可能会使坐站转移以及站立不稳和步态） |
| 膝屈曲畸形（痉挛） | 股薄肌<br>半腱肌<br>半膜肌<br>股二头肌 | 步行时能耗增加；影响坐姿；<br>体位转移困难 | 改善负重能力；<br>改善行走模式 |
| 马蹄内翻足 | 腓肠肌<br>比目鱼肌 | 导致足外侧缘疼痛，胼胝形成，可能使皮肤破损；步行时影响肢体稳定性，使体位转移困难 | 纠正马蹄畸形和足内翻，允许足跟着地 |
| 屈拇、屈趾畸形 | 胫骨后肌<br>踇长屈肌<br>趾长屈肌 | 穿鞋困难；可导致足趾底部鸡眼及槌状趾畸形 | 减轻穿鞋袜的困难，提高穿鞋袜的舒适度 |
| 拇趾过伸 | 踇长伸肌 | 妨碍穿鞋 | |

摘自：中国康复医学会．肉毒毒素治疗成人肢体痉挛状态中国指南（2015）．中国康复医学杂志，2015，30：81-110.

### （二）准备电刺激器

选定脉冲电流（方波）、波宽（0.05～0.1ms）、频率（0.5～3Hz），将电流降低到0。

### （三）运动点确定

用表面电极在靶肌肉的体表运动点区域施加低频电刺激，寻找用最低电流诱发靶肌肉收缩的部位，作为注射点。在注射点四周用标记笔做定位标记。建议对于前臂肌群及深部肌肉（例如胫后肌、踇长屈肌、趾长屈肌等）采用注射用针电极选择定位。

### （四）准备药物

在 BTX A 的药瓶中加入生理氯化钠溶液后轻轻震荡，直到药物完全溶解，然后吸入1ml注射器待用。

### （五）皮肤常规消毒

采用注射的常规方式皮肤消毒。由于酒精可以降低肉毒毒素活性，因此如果用酒精消毒，应该在酒精干后注射。

### （六）运动点穿刺

在皮肤标记处穿刺，在达到预定部位和深度时，可以施加低频电刺激（注射用针电极），观察靶肌肉的收缩情况，以最低电流诱发肌肉收缩的位置作为注射点。一旦确定注射点之后，就要将电刺激器的电流降低到0，但不要关机，应该在拔出注射针后再关闭电源。如果没有注射用针电极，可以采用普通针头直接穿刺入靶肌肉，通过靶肌肉主动收缩或被动牵拉的方式，观察针柄是否随肌肉收缩而活动，并以此判断针头的位置。个别对痛觉特别敏感的病人可以采用局部皮丘麻醉，以避免皮神经反射。

### （七）注射

注射前务必回抽针筒，观察无回血时，可以缓慢注入药物。注射时应该避免注射入血管、皮下组织、脂肪、筋膜等。

### （八）注射后康复训练

包括肌力训练、牵伸训练、其他神经肌肉功能训练、步态训练等。牵伸性夹板或矫形器可以增强治疗作用。

## 五、注意事项

在用肉毒毒素处理病人痉挛时需要注意以下几个问题：

（1）靶肌肉的准确选择是治疗的关键。

（2）表浅肌肉可以直接注射，但是深部靶肌肉（例如胫后肌、指深屈肌等）必须使用注射用针电极定位。

（3）禁止使用氨基糖苷类抗生素（如庆大霉素等）。

（4）由于最大剂量的限制，上肢前臂肌肉或其他较小的肌肉可采用肉毒毒素，而下肢大肌肉（股四头肌、半腱肌、半膜肌、股二头肌、内收大肌、臀肌、小腿三头肌等）所需要的剂量较大，需要谨慎注意用药量与疗效的关系。有时可以采用苯酚或酒精运动点或神经干注射。

（5）不要通过追加注射来弥补剂量不足。

（6）鼓励病人在注射后加强功能锻炼，而不需要休息制动。

（7）治疗效果应该以活动功能改善为标志，而不是单纯地以肌肉痉挛缓解为标志。

## 六、肉毒毒素在痉挛状态中的总体原则

（一）肉毒毒素只能作为多学科综合治疗痉挛状态的组成部分，使用肉毒毒素时必须结合应用其他康复计划。

（二）肉毒毒素应该用于解除局部痉挛状态所致的具体功能限制（即与具体的功能问题有关的肌肉过度活动，只累及数块肌肉）。

（三）用肉毒毒素治疗不能恢复已丧失的功能，除非该功能的丧失是因为拮抗肌过度活动造成的。

（四）急性期痉挛状态的肉毒毒素应用

肉毒毒素可以对某些急性神经系统疾病（如卒中）的病人产生长期益处。如果在康复早期使用得当，可预防因痉挛状态和肢体制动的综合作用所致的软组织短缩。这可能有助于防止功能失用，并有助于神经系统功能的恢复。

（五）肉毒毒素长期应用

对于重度且长期处于痉挛状态的病人，治疗重点更多要放在控制症状或改善被动活动上（如减轻疼痛、使用夹板）。例如，重度屈指畸形可引起疼痛，影响手的卫生，造成皮肤损害。这些病人可能要用肉毒毒素反复治疗数年。在注射间期要认真进行物理治疗／作业治疗，这样有助于减少肉毒毒素治疗的次数，降低继发性无效的概率。

（六）注射前康复医生需要考虑的问题

由于肉毒毒素是比较贵重的药物，因此治疗前我们需要充分考虑投入产出比，已确保病人最大获益。以下问题是我们决定病人是否可以接受肉毒毒素注射治疗的评判标准：

1. 降低痉挛后是否恢复功能，特别是局部的肌痉挛处理，肉毒毒素注射是首选。

2. 是否减轻症状，如减轻疼痛可以提高佩戴矫形具的耐力，减轻内收肌痉挛可以减少尿失禁。

3. 是否改善外观,给病人带来自信和自尊。

4. 是否减轻了护理人员的工作量。

5. 治疗后是否影响到其他正常肌群工作。

6. 是否能够达到病人的期望值。

(李建华)

# 第二十章
## 神经康复医学科病历书写

### 第一节 住院病历书写

#### 一、住院病历格式与内容

**（一）一般项目**

包括姓名、性别、年龄、婚姻、出生地、民族、职业、工作单位、地址、利手、供史者（注明与病人的关系）、可靠程度、入院日期、记录时间。需逐项填写，不可空缺。

**（二）主诉**

病人就诊康复医学科最主要的原因，应以功能障碍为主，主要症状和体征的概括，包括时间、性质、部位、程度及持续时间等内容，应简明扼要，不超过 20 字。原则上不可使用诊断性名词。

**（三）现病史**

应围绕主诉进行描写，主要描述病人到康复医学科住院康复的原因以及得出后面诊断的相关过程，主要内容包括：

1. **起病情况** 患病时间、发病急缓、可能的病因和诱因。

2. **主要症状特点** 应包括主要症状的部位、性质、持续时间及程度。

3. **病情的发展与演变** 包括起病后病情是持续性还是间歇性发作，是进行性加重还是逐渐好转，缓解或加重的因素。

4. **伴随症状** 各种伴随症状出现的时间、特点及其演变发展过程，与主要症状的相互关系。

5. **阴性症状** 与鉴别诊断相关的阴性资料。

6. **诊疗经过** 何时、何处就诊，做过何种检查，诊断何病，经过何种治疗及治疗效果。有无外院康复治疗史，如有，需重点记录重要康复治疗方法及疗效。

7. **目前功能障碍情况** 目前存在哪些功能缺陷（从 ICF 三个层面上分别叙述，如日常生活能力层面包括发病以来日常生活能力描述，包括进食、穿衣、修饰、洗澡、二便控制、如厕、转移、行走、上下楼梯等情况。该部分内容将有助于得出 ADL 的诊断，也是病人住院期望改善的问题。）

**（四）一般情况**

病人目前的精神状况、睡眠、食欲、体重、大小便等情况。

凡与现疾病直接有关的病史，虽年代久远亦应包括在内。

**（五）既往史**

是指病人过去的健康和疾病情况，主要内容应包括：

1. 传染病史及预防接种史。

2. 食物或药物过敏史，有过敏史者应注明变应原（含药物）、发生时间、反应类型及程度。

3. 手术、外伤史及输血史，手术史应注明疾病名称、手术名称、日期及预后情况。

4. 过去健康状况及疾病的系统回顾：需描述既往疾病有无遗留功能障碍。每一系统回顾应围绕综合征询问，撰写时应先写阳性症状，后写阴性症状，凡患有某一疾病时应写明疾病的名称、确诊依据及日期，目前治疗情况，主要内容应包括：呼吸系统、循环系统、消化系统、泌尿系统、血液系统、内分泌系统、代谢系统、神经精神系统及肌肉骨骼系统。

**（六）个人史**

主要内容应包括：

1. **出生地及居留地**　记录出生地及长期居留地，注意有关疫源地。

2. **生活习惯及嗜好**　有无烟、酒、药物等嗜好及其用量和年限。

3. **职业与工作条件**　有无工业毒物、粉尘、放射性物质接触史。记录内容包括两方面内容，即环境因素和个人因素。环境因素又包括个体层面（家庭、工作场所、学校、家人、熟人、同行和陌生人等）和社会层面（组织和服务机构、社区活动、政府机构、通讯、交通、法律、条例、规定、态度和意识形态等）的内容；而个人因素包括性别、种族、年龄、其他健康情况、生活方式、习惯、教养、应对方式、社会背景、教育、职业、经历、行为方式、性格类型、个人心理和其他特征等内容。病人如果是脑瘫患儿，应记录患儿出生情况、喂养情况、生长发育情况等。该部分作为 ICF 的应用和编码资料支持。

4. **冶游史**　有无婚外性行为，是否患过梅毒、淋病等性病。

5. **婚育史**　婚姻状况、结婚年龄、配偶健康状况等。生育情况按下列顺序写明：足月分娩数 - 早产数 - 流产或人流数 - 存活数。并记录计划生育措施。

6. **月经史**　女性病人应记录初潮年龄、行经期天数、月经周期天数、末次月经时间（或闭经年龄），月经量、痛经等情况。

**（七）家族史**

主要内容应包括：

1. 父母、兄弟、姐妹健康状况，有无与病人类似疾病，如有死亡，应记录死亡原因及年龄。

2. 家族中有无结核、肝炎、性病等传染性疾病。

3. 有无家族遗传倾向的疾病，如糖尿病、高血压病等。

**（八）体格检查**

应当按照系统循序进行书写。内容包括体温、脉搏、呼吸、血压和一般情况、皮肤、黏膜、全身浅表淋巴结、头部及其器官、颈部、胸部（胸廓、肺部、心脏及血管）、腹部（肝、脾等）、肛门、外生殖器、脊柱、四肢等。注意生命体征、意识状态、体位、姿势、步态、表情、头颈部及脊柱的检查。神经系统检查、功能情况检查为重点，要全面详细检查并记录。

1. **一般情况**　体型（中、高、矮、胖、瘦），发育（正常、畸形），营养（良好、中等、不良），体位（自动、被动、强迫），查体（合作、不合作），步态（正常、异常、描述）。

2. **皮肤、黏膜**　颜色（红润、苍白、黄染），温度（温、冷、热），水肿（无、有，部位＿＿＿），皮疹(无、有,部位____),瘀斑(无、有,部位____),褥疮(无、有,部位____)。

**3. 淋巴结** 肿大(无、有,部位____)。

**4. 头部** 颅骨缺损(无、有,部位____),角膜溃疡(无、有____侧),结膜充血(无、有____侧),鼻窦压痛(无、有,部位____),耳鼻流脓(无、有,部位____),咽部充血(无、有)。

**5. 颈部** 倾斜(无、有),气管偏移(无、有),甲状腺肿大(无、有),静脉怒张(无、有____侧)。

**6. 胸部** 胸廓(对称、畸形),语颤(正常、减弱____侧),叩诊(左侧____音,右侧____音),呼吸音(清晰、粗糙____侧),干啰音(无、有____侧部位____),湿啰音(无、有____侧部位____),心前区(正常、隆起),心尖冲动位置(左锁骨中线,内、外____cm),震颤(无,有____侧部位____),心界(正常,增大____侧),心率____次/分,节律(齐,不齐),心音(正常,强,弱),杂音(无,有,描述____)。

**7. 周围血管征** 无,有,描述____。

**8. 腹部** 腹形(平坦,膨隆,舟状腹),肠型及蠕动波(无,有,部位____),腹柔软度(正常,柔韧,板状),腹部包块(无,有,部位____),肝脏触诊(正常,肿大,肋下____cm),脾脏触诊(正常,肿大,肋下____cm),Murphy征(阴性,阳性),麦氏点压痛(无,有),腹部叩诊(____音),肾区叩痛(无,有____侧),移动性浊音(无,有),肠鸣音____次/分。

**9. 外阴及肛门** 根据病情需要作相应检查。男性:包皮,阴囊,睾丸,附睾,精索,有无发育畸形、鞘膜积液等。女性:检查时必须有女医护人员在场,必要时请妇科医生检查,包括外生殖器(阴毛、大小阴唇、阴蒂、阴阜)和内生殖器(阴道、子宫、输卵管、卵巢)。

**10. 脊柱及四肢** 脊柱活动度,有无畸形(侧凸、前凸、后凸)、压痛和叩击痛等;四肢有无畸形、骨折、关节红肿、脱臼、压痛等。

**11. 神经系统检查**

(1) 高级脑功能:意识状态(清醒,嗜睡,昏睡,昏迷),言语(流利,含糊,失音,失语,口吃),如有失语则需按自发言语、复述、听理解、命名等顺序另外分别描述,对答(切题,不切题),理解力(正常,减退),注意力(正常,减退),计算力(正常,减退),定向力(正常,减退),记忆力(正常,减退),精神状态(正常,焦虑,抑郁,幻听,幻视,烦躁,强哭,强笑,多语欣快)。

(2) 颅神经:嗅觉(正常,减退,消失,幻嗅____侧),视力(正常,异常,____侧),视野(正常,异常____侧),眼球位置(正常,异常____侧),眼球运动(正常,异常____侧),眼睑下垂(无,有____侧),复视(无,有____侧),眼震(无,水平,垂直,旋转____侧),瞳孔直径(左____mm,右____mm),直接光反射(正常,减弱,消失____侧),间接光反射(正常,减弱,消失____侧),角膜反射(正常,减弱,消失____侧),咀嚼(正常,减弱),颜面触觉(正常,减弱,消失____侧 眼眶,面颧,下牙床,其他区域),颜面痛觉(正常,减弱,消失____侧,眼眶,面颧,下牙床,其他区域),额纹(对称,变浅,消失____侧),皱眉闭眼(正常,减弱,不能____侧),露白(无,有,____mm____侧),鼻唇沟(对称,变浅,消失____侧),鼓腮吹哨(正常,减弱,不能____侧),患侧露齿(无,露齿____颗____侧),乳突压痛(无,有____侧),外耳道周疱疹(无,有____侧),味觉(正常,减弱,消失____侧),听力粗侧(正常,异常____侧),Rinne试验(正常,异常____侧),Weber试验(正常,异常____侧),咽反射(正常,减退,消失____侧),吞咽(正常,呛咳,困难),悬雍垂(居中,偏左,偏右),锐痛(无,有),声音(正常,鼻音,嘶哑,失音),耸肩(正常,减弱____侧),转颈(正常,减弱____侧),颈部痉挛(无,有),伸舌运动(居中,偏左,偏右),舌肌萎缩(无,有＿＿侧),舌肌纤颤(无,有＿＿侧)。

(3) 运动

1) 一般情况:肌肉(正常,萎缩,肿胀,痉挛,部位＿＿),关节(正常,畸形,发红,肿胀,疼痛,部位＿＿),肢体围度(正常,增大,减小,部位＿＿)。

2) 肌张力(描述有无异常增高或减低,异常部位,异常程度)。

3) 肌力(描述有无异常,异常部位,异常性质及程度,具体肌力属几级)。

4) 关节活动度(包括主动及被动关节活动度,描述有无异常,异常部位,异常性质及程度)。

5) Brunnstrom 分期(偏瘫病人填写):＿＿侧,上肢＿＿期,手部＿＿期,下肢＿＿期,＿＿侧,上肢＿＿期,手部＿＿期,下肢＿＿期。

6) 肩关节半脱位(偏瘫病人填写):(无,有＿＿侧),肩痛(无,有＿＿侧),手肿(无,有＿＿侧)。

7) 指鼻试验(正常,异常＿＿侧),跟膝胫试验(正常,异常＿＿侧)。

8) 不自主运动(无,有,描述＿＿)提踵试验(正常,异常＿＿侧)。

9) 利手(左、右、双利)。

(4) 平衡能力、步行能力:Romberg 征(＿＿),坐位平衡(3 级,2 级,1 级),站位平衡(3 级,2 级,1 级),步行能力(5 级,4 级,3 级,2 级,1 级,0 级)。

(5) 感觉:浅感觉(正常,异常,异常部位描述＿＿痛觉,温度觉,触觉,压觉),深感觉(正常,异常,异常部位描述＿＿位置觉,运动觉,震动觉),皮层觉(正常,异常,异常部位描述＿＿定位觉,实体觉,图形觉,两点辨别觉)。

(6) 反射:浅反射(左:上腹壁反射、中腹壁反射、下腹壁反射、提睾反射;右:上腹壁反射,中腹壁反射,下腹壁反射,提睾反射),深反射(左:肱二头肌,肱三头肌,桡骨膜,膝腱,跟腱,髌阵挛,踝阵挛;右:肱二头肌,肱三头肌,桡骨膜,膝腱,跟腱,髌阵挛,踝阵挛),病理征(左:Babinski 征,Chaddock 征,Gordon 征,Oppenheim 征,Hoffmann 征;右:Babinski 征,Chaddock 征,Gordon 征,Oppenheim 征,Hoffmann 征)。

(7) 脑膜刺激征:颈强直(有,无),Kernig 征(阴性,阳性),Brubzinski 征(阴性,阳性)。

(8) 神经康复专科量表评定(根据病人情况选择合适量表评定):GCS 评分(昏迷病人评定)、简易精神状态检查量表(MMSE)、洼田饮水实验、改良 Ashworth 肌张力评定、脊髓损伤评分(脊髓损伤病人评定)、Barthel 指数(所有病人必填)。

**(九) 辅助检查**

重要的异常检查结果,院外重要的康复评定结果(如 VFSS、MEP、SEP 等),格式如下:

血常规(××年××月××日,××医院):未见明显异常。

肝功全项(××年××月××日,××医院):谷丙转氨酶 65U/L,余正常。

头颅 CT(××年××月××日,××医院):左侧基底节区片状高密度影,提示脑出血,量约 15ml。

头颅 MRI(××年××月××日,××医院):左侧基底节区小片状高密度影,考虑为脑出血吸收期。

腹部彩超(××年××月××日,××医院):肝胆胰脾未见明显异常。

下肢静脉彩超(××年××月××日,××医院):双下肢静脉未见明显异常。

**(十) 摘要**

简明扼要、高度概括病史要点,体格检查、辅助检查、专科量表检查的重要阳性和具有重要鉴别意义的阴性结果,字数以不超过 300 字为宜。

**（十一）诊断**

诊断名称应确切,分清主次,顺序排列,主要疾病在前,次要疾病在后。诊断应尽可能包括病因诊断、病理解剖部位和功能诊断,功能诊断应从 ICF 三个层面上分别叙述,除躯体功能障碍外应包括个体活动障碍及社会参与障碍的描述。

**1. 初步诊断**　入院时的诊断一律写"初步诊断"。初步诊断写在住院病历或入院记录末页中线右侧。

初步诊断举例:

　　　　1. 疾病诊断
　　　　左侧基底节脑出血恢复期
　　　　定位:
　　　　定性:
　　　　高血压病 3 级,极高危
　　　　肝功能异常
　　　　2. 功能诊断
　　　　失语症(传导性失语)
　　　　右侧偏身运动功能障碍(手功能障碍为主)
　　　　肩关节半脱位一横指
　　　　ADL 极重度功能缺陷(22 分)
　　　　社会参与障碍

签名:×××

**2. 入院诊断**　住院后主治医师第一次检查病人所确定的诊断为"入院诊断"。入院诊断希望在初步诊断的下方,并注明日期;如住院病历或入院记录系主治医师书写,则可直接写"入院诊断",而不写"初步诊断"。入院诊断和初步诊断相同时,上级医师只需要在病历上签名,则初步诊断即被视为入院诊断,不需重复书写入院诊断。

**3. 更正诊断(包含入院时遗漏的补充诊断)**　凡以症状待诊的诊断以及初步诊断、入院诊断不完善或不符合,上级医师应作出"更正诊断",更正诊断写在住院病历或入院记录末页中线左侧,并注明日期,更正医师签名。

住院过程中增加新诊断或转入科对转出科原诊断的修正,不宜在住院病历、入院记录上作增补或修正,只在接收记录、出院记录、病案首页上书写,同时于病程记录中写明其依据。

**（十二）医师签名或盖章**

在初步诊断的右下角签全名,字迹应清楚易认。上级医师审核签名应在署名医师的左侧,并以斜线相隔。

## 二、住院期间常用医疗文件

**（一）康复治疗计划**

神经康复科病人入院后,医师应该在诊断的基础上对病人进行全面、系统、准确功能评定,根据病人的需求,制定适宜的康复目标,选择正确的治疗方法,并指出病人在康复治疗过程中的注意事项。一份康复治疗计划通常包括病人的一般情况、诊断、主要的功能障碍、康复目标、治疗方案和注意事项六个部分内容。

### （二）入院记录

由住院医师书写，其内容和要求原则上与住院病历相同，但应简明扼要，重点突出，必须24小时内完成。其主诉、现病史、神经系统专科检查与住院病历相同，其他病史（如既往史、个人史、月经生育史、家族史）和体格检查可以简明记录，免去系统回顾、摘要等。

### （三）再次住院病历

因旧病复发再次住院，住院医师书写"第×次入院记录"，需将过去病历摘要及上次出院后至本次入院前的病情与治疗经过详细记入现病史中，但重点描述本次发病情况。

### （四）24小时内入、出院记录或24小时入院死亡记录

1. **入院不足24小时出院的病人**　可以书写24小时内入、出院记录。内容：姓名、性别、年龄、婚姻、出生地、民族、职业、工作单位、住址、供史者（注明与病人关系）、利手、入院时间、记录时间、主诉、入院情况（简要的病史和体检）、入院诊断、诊治经过、出院时间、出院情况、出院诊断、出院医嘱、医师签全名等。

2. **入院不足24小时死亡的病人**　可以书写24小时内入院、死亡记录。内容：姓名、性别、年龄、婚姻、出生地、民族、职业、工作单位、住址、供史者（注明与病人关系）、利手、入院时间、记录时间、主诉、入院情况（简要的病史和体检）、入院诊断、诊治经过（抢救经过）、死亡时间、死亡原因、死亡诊断、医师签全名等。

### （五）病程记录

1. **首次病程记录**　病人入院后由经治医师或值班医师书写的第一次病程记录，应在入院后8小时内完成，注明书写时间。摘要记述和分析疾病特征，提出诊断依据及诊断，列出主要的鉴别诊断，制定诊疗计划（重点记录康复治疗措施及康复目标制定）。

2. **上级医师查房记录**　包括主治医师查房记录和主任医师查房记录。记录内容应包括对病史和体征的补充、诊断依据、鉴别诊断的分析和诊疗计划（康复治疗措施及康复目标调整），能反应"三级查房"的质量。首次主治医师查房的记录应在病人入院48小时内完成，首次主任医师查房记录应在病人入院后72小时内完成。

3. **一般病程记录**　一般每天记录一次，危重病例应随病情变化及时记录，并注明时间。病程记录内容应确切、重点突出，有医师分析和判断，内容包括：病人自觉症状、功能障碍、心理活动、睡眠、饮食等情况变化，新症状的出现和体征的改变，并发症发生等；对病情、预后、主要治疗反应及目前功能障碍及评定，诊疗计划康复目标调整；实验室、辅助检查结果及其分析判断，重要医嘱的更改及更改原因；他科会诊意见和执行情况；诊断的确定、补充和原诊断的更正依据。

4. **特殊操作应单独记录**　如肉毒毒素靶肌内注射、关节腔注射、神经阻滞等，应详细记录诊疗操作的经过情况。

5. **谈话记录**　向病人或其代理人介绍病情或告知的谈话要点（必要时可签字）。

6. **阶段小结**　对住院时间较长的病人，应每月作阶段小结。

7. **抢救病例的抢救记录**　系指病人病情危重，采取措施时所作的记录，由经治医师书写、主治医师审签，包括危重病名称、主要病情、抢救起始时间、抢救措施及结果。

8. **死亡记录**　经治医师对病人诊疗和抢救经过所作的记录，应在病人死亡后及时完成（最迟不超过24小时）。记录内容：病人姓名、性别、年龄、婚姻、民族、职业、工作单位、住址、入院时间、入院情况、诊治经过、死亡时间、死亡诊断等。

### （六）同意书

常用的有：①知情及授权委托书；②72小时医患谈话记录；③康复治疗计划知情同意书；④康复治疗过程中医疗和意外风险告知书；⑤肉毒毒素注射告知书；⑥劝阻住院病人外出、请假告知书。

### （七）康复治疗团队会议记录

1. **病人一般信息**　姓名、年龄、床号、住院号、诊断。

2. **入院时主要功能障碍**　肢体运动、感觉障碍、言语障碍、认知障碍、平衡障碍、ADL缺陷等。

3. **入院时主要评定结果**。

4. **康复目标**　本次住院康复目标，近期目标及中、远期康复目标；病人及其家属诉求及康复目标。

5. **具体康复措施**。

6. **出院时主要功能障碍**　肢体运动、感觉障碍、言语障碍、认知障碍、平衡障碍、ADL缺陷等。

7. **出院时主要评定结果**。

8. **出院前讨论**　有无完成康复目标，给病人的后续治疗意见；病人及其家属对康复疗效满意度。

### （八）出院记录

对病人此次住院期间诊疗情况的总结，在病人出院时及时完成。一式两份，另立专项，正页归档，附页交病人或其授权委托人。

1. **内容**　包括姓名、年龄、住院号、入院日期、出院日期、入院诊断、出院诊断等一般内容；入院时情况；诊疗经过；出院时情况；出院医嘱（用药指导、随访复诊安排、注意事项）；病人出院去向。

2. **出院功能评定**　上肢功能（正常/辅助手/功能手/失用手）；步行能力（依赖家属/辅助器具下行走/治疗性步行/室内步行/社区步行/正常）；转移（完全依赖/部分依赖/独立转移/正常）；自我照料（重度受损/中度受损/轻度受损/ADL自理）；言语（视听理解受损/言语表达受损/正常）；认知（痴呆/轻度认知功能受损/正常）、心理（焦虑/抑郁/正常）；括约肌控制（排便功能：失禁/便秘/正常；排尿功能：失禁/潴留/正常）。

3. **康复宣教**　如病人去向回家，可给予家庭康复方案，包括：康复目标，康复运动处方（根据病人功能制定，包括简易康复器具购置），康复随访安排，家庭设施改造建议。

出院前家属宣教：饮食、病人心理健康、防跌倒、呛咳误吸意外、长期卧床病人护理知识宣教、癫痫急救知识宣教。

## 三、神经康复病历书写的注意事项

（一）病人往往有躯体、精神、言语、社会四个方面的功能障碍或之一，因此康复病史应有相关功能障碍的描述和评定的记录。

（二）病人往往难于独立而需依赖他人，必要时对支持他的配偶、家人或有关人员的情况有较详细的记录。

（三）病人在生活中常需借助轮椅、支具等辅助用品，因此对这些用品用具的使用情况也需加以记录。

（四）康复评定和辅助检查

（五）应制订阶段治疗计划（含近期和远期目标）：近期目标是病人入院后 2～4 周内的康复计划及达到的目标，部分变化较快的病情，可以根据具体情况增加评定次数，修改近期目标；远期目标是康复治疗 3 个月后达到的目标。

# 第二节　门诊病历书写

## 一、初诊病历

### （一）评定

疼痛评估、营养评估、心理评估、康复需求评估、跌倒风险评估、误吸和窒息风险评估。

### （二）主诉

主要症状及持续时间。

### （三）病史

要突出主诉、发病过程、相关阳性症状及有鉴别诊断价值的阴性症状，但一般阴性症状可不列举；与本次疾病有关的既往史，特别是以往出院诊断和相关康复治疗过程。

### （四）康复评定和体检

针对存在的功能障碍予以相应的评定和体检。

### （五）辅助检查

包括检验、影像学检查等。

### （六）诊断

包括主要疾病诊断和功能障碍诊断，应按主次排列。

### （七）康复目标

包括近期目标和远期目标，要密切与病人的需求相结合。

### （八）处理意见

包括下列内容之一或数项：①提出可进一步检查的项目；②康复治疗处方及注意事项；③随机（立即）会诊或约定会诊申请或建议；④其他医嘱；⑤病休医嘱。

### （九）医师签名

要求签署及处方权留迹相一致的全名。

## 二、复诊病史

### （一）一致性要求

复诊病史的必需项目与撰写要求原则上与出诊病史一致。

### （二）时间性要求

同一疾病相隔 3 个月以上复诊者原则上按初诊病人处理，但可适当简化。

### （三）简单性要求

一般复诊病史须写明下列之一或数项：①上次康复治疗后，病人的症状、体征和病情变化情况（包括治疗后的不良反应）及疗效；②初诊时各种辅助检查结果的反馈（转录）；③对病人进行再评定，根据评定结果提出进一步的康复治疗措施。

### 三、康复治疗单

无论是门诊病人，还是住院病人的康复治疗都需要记录，治疗方法、治疗过程、病人的治疗效果和满足度是其主要内容，一般包括以下内容：①一般信息：姓名、年龄、住址、职业、联系方式、利手；②病史：主诉、功能障碍、评定结果、既往疾病史；③治疗项目：部位、剂量（理疗）、方法、时间；④治疗疗效（每10次一个疗效小结、康复评定、有无不良反应）；⑤治疗者签名。

**附：某医院康复医学科住院病历**

姓名_____　　　　康复医学科入院记录　　　　病历号_____

_____

| 姓名： | 出生地： |
|---|---|
| 性别： | 职业： |
| 年龄： | 入院时间： |
| 民族： | 记录时间： |
| 婚姻： | 病史陈述者： |

**主诉**：是指促使病人就诊的最主要原因，包括主要功能障碍的致因和表现，以及持续时间。

**现病史**：是指病人本次功能障碍的发生、演变、诊疗等方面的详细情况（按时间顺序书写）。内容包括：

**1. 引起主要功能障碍的疾病的发病情况**　记录发病时间、地点、起病缓急、前驱症状、可能原因或诱因。

**2. 主要功能障碍的特点及其发展变化情况**　按发生的先后顺序描述主要症状的部位、性质、持续时间、程度、缓解或加剧因素，以及演变发展情况。

**3. 伴随症状**　记录伴随症状，描述伴随症状与主要症状之间的相互关系。

**4. 发病以来诊疗经过及结果**　记录病人发病后到入院前，在院内、外接受检查与治疗的详细经过及效果。对病人提供的药名、诊断和手术名称需加引号（""）以示区别。

**5. 发病以来一般情况**　病人发病后的精神状况、睡眠、食欲、体重等情况。

**6. 发病以来日常生活活动能力描述**　包括进食、穿衣、修饰、洗澡、二便控制、如厕、转移、行走、上下楼梯等情况。

与本次患病有密切关联的其他疾病情况，以及虽与本次患病无关联但确需治疗的其他疾病情况，都可在现病史后另起一段予以记录。

**既往史**：是指病人过去的健康和疾病情况。内容包括既往一般健康状况、疾病史、传染病史、预防接种史、手术外伤史、输血史、食物或药物过敏史等。

**个人史**：记录出生地及长期居留地，生活习惯及有无烟、酒、药物等嗜好，职业与工作条件及有无工业毒物、粉尘、放射性物质接触史，有无夜游史。记录病人平素生活和工作环境、职业特点、经济背景及心理社会适应状况等内容。病人如果是脑瘫患儿，应记录患儿出生情况、喂养情况、生长发育情况等。

**婚育史、月经史**：婚姻状况、结婚年龄、配偶健康状况、有无子女等。女性病人记录初潮年龄、行经期天数、间隔天数、末次月经时间（或闭经年龄），月经量、痛经及生育等情况。

**家族史**：父母、兄弟、姐妹健康状况，有无与病人类似疾病，有无家族遗传倾向的疾病。

体格检查：

T____℃          P____次/分          R____次/分          BP____/____mmHg

按系统循序进行书写，内容包括体温、脉搏、呼吸、血压，一般情况（对脑损伤病人意识状态、精神状态可见专科检查），皮肤、黏膜，全身浅表淋巴结，头部及其器官，颈部，胸部（胸廓、肺部、心脏、血管），腹部（肝、脾等），直肠肛门，外生殖器，脊柱，四肢等。

专科情况：专科情况应当根据专科疾病特点重点记录专科特殊情况。某病没有出现症状和体征不必填写。具体说明如下：

**1. 高级脑功能**　包括意识状态、言语、理解、表达、注意、计算、定向、记忆、精神状态等，可自行选择 NIHSS 量表和 GLS 评分进行评定，有言语障碍者应用失语症筛查量表区分失语症、构音障碍，然后再进一步应用相应评定量表进行评定。

**2. 颅神经**　如有吞咽障碍者可自行选择应用吞唾液测试或饮水试验等。

**3. 运动**

1）一般情况：包括肌肉（正常 萎缩 肿胀 痉挛 部位）、关节（正常 畸形 发红 肿胀 疼痛 部位）、肢体围度（正常 增大 减小 部位）

2）肌张力：对病人肢体肌张力情况如降低、正常、增高进行填写，如增高可自行选择量表如改良 Ashworth 等进行描述。

3）肌力：自行选择量表如徒手肌力测定（MMT）等对病人肢体肌力情况进行文字描述，如肩前屈、肩外展、屈肘、伸腕、屈髋、伸膝、踝背伸等肌力。对于周围神经的病损，要按肌群详细填写。脊髓损伤病人检查上下肢各 5 个关键肌群的肌力以及鞍区运动的有无，确定运动平面。

4）关节活动度：对病人各个关节活动情况自行描述，如颈椎、肩关节、肘关节、髋关节、膝关节等。

骨科其他情况：如涉及骨科其他检查内容，如颈椎、腰椎、躯干、四肢等特殊检查方式，可在此处文字描述，如颈椎间孔挤压试验、臂丛牵拉试验、直腿抬高试验、"4"字试验、仰卧挺腹试验、股神经牵拉试验、Tinel 征、Thomas 征等内容。

5）Brunnstrom 分期（适于偏瘫）：____侧、上肢____期、手部____期、下肢____期

**4. 感觉**　包括浅感觉、深感觉、皮层感觉、脊髓损伤病人检查28个感觉关键点、鞍区感觉，确定感觉平面。

**5. 反射**　包括浅反射、深反射、病理反射、脑膜刺激征、其他反射如球海绵体反射、肛门反射、脑瘫患儿增加原始反射/反应与姿势反射。

**6. 平衡与协调功能**　平衡功能可自行选择量表如 Berg 平衡量表。协调功能：指鼻试验、指-指试验、轮替试验、拍膝试验、跟-膝-胫试验等。

**7. 步行能力**　可自行选择应用步行能力评定量表如 Holden 步行功能分级、FIM 步行能力评定量表等。

**8. 日常生活活动能力**　采用改良 Barthel 指数等量表。

辅助检查：

辅助检查是指入院前所作的与本次疾病相关的主要检查及其结果。应分类按检查时间顺序记录检查结果，如系在其他医疗机构所作检查，应当写明该机构名称及检查号。

初步诊断：

医师签名：

初步诊断是指经治医师根据病人入院时情况，综合分析所做出的诊断。如初步诊断为多项时，应当主次分明。对待查病例应列出可能性较大的诊断。注意疾病诊断书写在前，功能诊断书写在后。如：

1. 脑梗死（左侧基底节，恢复期）

右侧肢体偏瘫

混合性失语

ADL 部分依赖

2. 高血压病（3 级极高危）

这样描述符合病历书写对诊断的通用规则和一贯原则，也便于统计时对疾病谱和一段时间住院病人疾病构成比的准确统计，明确引起某种障碍的疾病及数量。

**（白玉龙　李建华）**

# 参考文献 ▌▌

[1] Pompeii LA, Moon SD, McCrory DC. Measures of Physical and Cognitive Function and Work Status Among Individuals With Multiple Sclerosis: A Review of the Literature. Journal of occupational rehabilitation, 2005, 15(1): 69-84.

[2] Hobart JC, Freeman JA, Thompson AJ. Kurtzke scales revisited: the application of psychometric methods to clinical intuition. Brain, 2000, 123: 1027-1040.

[3] Finsterer J, Burgunder JM. Recent progress in the geneties of motor neuron disease. Eur J Med Genet, 2014, 57(2/3): 103-112.

[4] Montuschi A, Iazzolino B, Calvo A, et al. Cognitive correlates in amyotrophic lateral sclerosis: a population-based study in Italy. Journal of neurology, neurosurgery and psychiatry, 2015, 86(2): 168-173.

[5] Krabbe KS, Pedersen M, Bruunsgaard H. Inflammatory mediators in the elderly. Exp Gerontol, 2004, 39: 687-699.

[6] Denkinger MD, Lindemann U, Nicolai S, et al. Assessing physical activity in inpatient rehabilitation assessment. Arch Phys Med Rehabil, 2011, 92(12): 2012-2017.

[7] Sommer C, Laurie G. Skin biopsy in the management of peripheral neuropathy. Lancet Neurol, 2007, 6(7): 632-642.

[8] Kohzenburg M, Bendszus M. Imagirtg of peripheral nerve lesions. Curr Opin Neurol, 2004, 17(5): 621-626.

[9] Feldman EL, Comblath DR, Porter J, et al. NINDS: Advances in understanding and treating neuropathy. J Peripher Nerv Syst, 2008, 13(1): 1-6.

[10] Platz T, Pinkowski C, van Wijck F, et al. Reliability and validity of arm function assessment with standardized guidelines for the Fugl-Meyer Test, Action Research Arm Test and Box and Block Test: a multicentre study. Clin Rehabil, 2005, 19(4): 404-411.

[11] Jamour M, Becker C, Bachmann S, et al. Recommendation of an assessment protocol to describe geriatric inpatient rehabilitation of lower limb mobility based on ICF: an interdisciplinary consensus process. Z Gerontol Geriatr, 2011, 44(6): 429-436.

[12] Reddihough D. Measurement tools: new opportunities for children with cerebral. palsy. Dev Med Child Neurol, 2006, 48(7): 548.

[13] American Psychiatric Association. Diagnostic and Statistical Manual of Mental Disorders. 5th ed. American Psychiatric Association, 2013.

[14] 王玉龙. 康复功能评定学. 2版. 北京: 人民卫生出版社, 2013.

[15] 朱图陵. 残疾人辅助器具的基层与应用. 北京: 求真出版社, 2010.

[16] 励建安. Delisa 物理医学与康复医学理论与实践. 北京: 人民卫生出版社, 2013.

[17] 卓大宏. 康复治疗处方手册. 北京：人民卫生出版社, 2007.

[18] 郭铁城, 黄晓琳, 尤春景. 康复医学临床指南. 北京：科学出版社, 2013.

[19] 宋为群, 周谋望, 贾子善. 康复医师速查手册. 北京：科学技术文献出版社, 2011.

[20] 吴江. 神经病学. 2 版. 北京：人民卫生出版社, 2014.

[21] 黄晓琳, 燕铁斌. 康复医学. 5 版. 北京：人民卫生出版社, 2013.

[22] 崔慧先. 系统解剖学. 7 版. 北京：人民卫生出版社, 2014.

[23] Halter J B, Ouslander J G, Tinetti M E. 哈兹德老年医学. 6 版. 李小鹰, 王建业, 译. 北京：人民军医出版社, 2015.

[24] 沈晓明, 桂永浩. 临床儿科学. 2 版. 北京：人民卫生出版社, 2013.

[25] 万学红, 卢雪峰. 诊断学. 8 版. 北京：人民卫生出版社, 2013.

[26] 金征宇. 医学影像学. 2 版. 北京：人民卫生出版社, 2010.

[27] 陈忠等. 神经源性膀胱. 北京：人民卫生出版社, 2009.

[28] 王吉耀. 内科学. 北京：人民卫生出版社, 2005.

[29] 李晓捷. 实用小儿脑性瘫痪康复治疗技术. 北京：人民卫生出版社, 2009.

[30] 陈秀杰. 儿童运动障碍和精神障碍的诊断与治疗. 北京：人民卫生出版社, 2009.

[31] 何侃, 路英智, 李浒, 等. 儿童神经精神病学. 天津：天津科学技术出版社, 2007.

[32] 刘湘云. 儿童保健学. 4 版. 南京：江苏科学技术出版社, 2011.

[33] 李雪荣, 陈劲梅. 孤独症诊疗学. 长沙：中南大学出版社, 2004.